国家出版基金项目
NATIONAL PUBLICATION FOUNDATION

道地药材
生产技术规范研究

主编
郭兰萍　黄璐琦

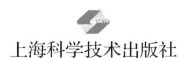

上海科学技术出版社

图书在版编目（CIP）数据

道地药材生产技术规范研究 / 郭兰萍，黄璐琦主编
. -- 上海：上海科学技术出版社，2023.3
ISBN 978-7-5478-6096-0

Ⅰ．①道… Ⅱ．①郭… ②黄… Ⅲ．①中药材－生产
技术－技术规范－研究－中国 Ⅳ．①R282

中国国家版本馆CIP数据核字(2023)第036989号

本书出版得到以下课题资助：

国家自然科学基金重大项目"中药道地性环境成因"（81891014）；

国家中医药管理局多学科交叉创新团队项目"道地药材生态化与资源可持续利用"
（ZYYCXTD-D-202005）；

中国中医科学院科技创新工程重大攻关项目"中药资源学"（CI2021A03900）；

中国中医科学院科技创新工程项目"中药资源生态学创新团队"（CI2021B013）；

财政部和农业农村部"国家现代农业产业技术体系"（CARS-21）；

国家财政部名贵中药可持续发展能力建设项目"现代中药农业种植装备关键技术
和中药材品种提升示范工程"（2060302）。

道地药材生产技术规范研究

主编　郭兰萍　黄璐琦

上海世纪出版（集团）有限公司
上 海 科 学 技 术 出 版 社　出版、发行
（上海市闵行区号景路159弄A座9F-10F）
邮政编码201101　　www.sstp.cn
苏州工业园区美柯乐制版印务有限责任公司印刷
开本 889×1194　1/16　印张 42.75
字数 650千字
2023年3月第1版　2023年3月第1次印刷
ISBN 978-7-5478-6096-0 / R·2715
定价：498.00元

内容提要

同一种中药材在不同产地其栽培及加工的模式和规范可能相差很大，而与生境和物候期相适应的生产和加工模式不仅是确保中药材产量的关键，更是保障中药材质量的关键。中国中医科学院中药资源中心基于以往的研究基础，立足行业需要，选择最有特色的道地药材产区或中药材主产区为目标基地，组织几十家科研单位、大专院校和药材生产企业，发挥各自优势，编写本书。本书系统梳理、提取了当归、苍术、三七等111种常用道地或主产药材的特色栽培和产地加工技术，解析了其历史沿革，提炼了其特色、关键技术形成的自然、经济和人文方面的科学内涵，并通过试验和实践，验证了所提取的特色栽培及产地加工技术的科学性和实用性，对传统技术进行了传承和创新，实现了"道地性"从"传统公认"到现代"科学、规范"的提取与应用，进一步丰富了"道地性"成因的"人为因素（栽培和产地加工）"作用，并形成了本书所述的111种道地药材或主产药材生产技术规范。各药材所论的生产技术包括产区生态环境、栽种、田间管理、采收、产地加工等多个方面。本书系统全面，论述翔实，可供从事道地药材或主产药材种植及生产加工的企业人员或研究人员参考阅读。

编　委　会

主编

郭兰萍　黄璐琦

副主编

谢晓亮　杨　野　李旻辉　张　燕　何雅莉

编　委
（按姓氏笔画排序）

卜建英	于　莉	于　营	于福来	万　统	万雨露	万修福	卫　威	卫梽强	马　召
马　庆	马　林	马　骏	马　琳	马　蕊	马方励	马存德	马忠华	马春英	马常念
马焕豪	马维思	马聪吉	王　升	王　巧	王　欢	王　丽	王　岩	王　盼	王　晓
王　凌	王　涛	王　浩	王　娟	王　乾	王　敏	王　瑛	王　强	王　腾	王　馨
王二欢	王广军	王小宁	王小青	王文乐	王文全	王世强	王平理	王东江	王汉波
王汉卿	王红兰	王志安	王志财	王英平	王明辉	王诗文	王建寰	王承潇	王秋玲
王晓宇	王晓彤	王晓琴	王铁霖	王海洋	王家金	王继永	王彩红	王喆之	王婷婷
王新村	王德勒	韦　莹	韦荣昌	公　剑	乌力吉	方　艳	方　遒	方成武	方旭东
方清茂	尹　震	尹茂财	邓　清	邓　辉	邓先能	邓绍勇	邓祥松	左华丽	左应梅
左智天	石　玥	石　瑶	石亚娜	卢瑞克	叶建明	田　伟	田　壮	田国庆	田梦媛
叩根来	代春艳	付雪艳	白　冰	白宗利	白隆华	仝在利	乐智勇	兰才武	兰青山
兰金旭	冯　冰	冯中宝	冯世鑫	冯家兴	边建波	吉姣姣	毕雅琼	曲　媛	吕　颖
吕惠珍	吕朝耕	朱卫丰	朱文涛	朱寿东	朱建广	朱校奇	朱健俭	朱继忠	朱培林
朱翔慧	朱富勇	任振丽	华　桦	伊乐泰	向晓锋	向增旭	危必路	邬晓勇	刘　伟

刘　江　刘　迪　刘　佳　刘　庚　刘　波　刘　洋　刘　勇　刘　圆　刘　浩　刘　爽
刘　铭　刘　雳　刘　智　刘　影　刘大会　刘正坤　刘地发　刘守金　刘红娜　刘志风
刘志妙　刘灵娣　刘国库　刘国雄　刘迪秋　刘忠模　刘凯凯　刘宝莲　刘冠萍　刘晓清
刘晖晖　刘跃飞　刘颖超　刘震东　齐琳琳　闫　恒　闫亚平　闫梅霞　闫滨滨　江艳华
江维克　池莲锋　安锦玉　许　伟　许　雷　许丹枫　许冬瑾　许兰杰　许宗亮　许春南
许谨帆　农东新　那木汗　牟　兰　牟小虎　纪开明　孙　文　孙　健　孙　鸿　孙　辉
孙　楷　孙　豫　孙乙铭　孙传伯　孙洪兵　孙海波　孙海峰　孙雁霞　孙楷填　孙嘉慧
严　辉　严　蓓　严玉平　严世武　苏秀红　苏国林　杜　杰　杜　锐　杜玖珍　杜崇福
李　世　李　凯　李　佳　李　莹　李　砾　李　峰　李　倬　李　菁　李　辉　李　锋
李　颖　李　慧　李　霞　李　鑫　李卫文　李子唯　李丰胜　李开言　李文海　李石清
李军德　李纪潮　李进瞳　李青苗　李林玉　李明焱　李金鑫　李学军　李宗元　李建领
李绍平　李春明　李荣乔　李荣欣　李显辉　李复兴　李振丰　李振华　李振宇　李振皓
李晓敏　李敬仁　李鹤汀　杨　云　杨　帅　杨　光　杨　珂　杨　威　杨　萍　杨　敏
杨　雁　杨　斌　杨小倩　杨丰庆　杨天梅　杨太新　杨玉霞　杨光明　杨红旗　杨丽英
杨明友　杨绍兵　杨相波　杨彦杰　杨美权　杨晓艳　杨维泽　杨晶凡　肖　伟　肖　钰
肖建才　肖承鸿　肖深根　吴　卫　吴　波　吴　萍　吴人照　吴叶峰　吴兰芳　吴华庆
吴志刚　吴和平　吴统选　吴晓毅　吴涛涛　吴德玲　邱道寿　何　刚　何小群　何伯伟
何国庆　何顺志　何祥林　何勤敏　余　马　余　坤　余　意　余永亮　余丽莹　余建强
余威府　余笑笑　邹　琦　邹　辉　邹元锋　邹琼隆　邹德志　汪享惠　沈千重　沈宇峰
沈学根　沈晓霞　宋　荣　宋向文　宋军娜　宋良科　迟吉娜　张　飞　张　丹　张　军
张　美　张　莉　张　峰　张　慧　张　磊　张广明　张小波　张文晋　张水利　张水寒
张世旺　张艾华　张亚玉　张红瑞　张松林　张国亮　张明旭　张金渝　张学文　张学倩
张春红　张春波　张春锋　张春椿　张洪胜　张晓佳　张海涛　张智慧　张简荣　张新慧
张慧慧　陈　林　陈　雨　陈　超　陈　鹏　陈乃富　陈千良　陈小雅　陈艺鹏　陈存武
陈兴福　陈红平　陈昌婕　陈建钢　陈彦林　陈美兰　陈美红　陈艳君　陈铁柱　陈盛秋
陈彩霞　陈清平　陈随清　陈靳松　邵湘宁　武慧肖　范　宁　范淑英　范慧艳　林　娟
林义洛　欧阳艳飞　　　　　尚兴朴　明　鹤　易进海　罗　冰　罗水孟　罗慧霞　季鹏章
金　华　金　剑　金　艳　金　航　金　乾　金正强　金传山　周　凤　周　来　周　林
周　俊　周　洁　周　根　周　涛　周　毅　周　霞　周世成　周先建　周远成　周远程
周佳民　周泽辉　周建松　周海燕　庞代有　庞福海　郑　钧　郑开颜　郑化先　郑玉光
郑冬梅　郑亚鑫　郑全林　郑玲玲　郑钦方　宗侃侃　赵　丹　赵　平　赵　伟　赵　锋
赵　群　赵云生　赵凤杰　赵东岳　赵冬艳　赵光荣　赵宇平　赵安洁　赵军宁　赵国峰
赵建军　赵振玲　赵润怀　赵蔓茜　郝庆秀　胡　平　胡忠庆　胡凌娟　胡崇武　南铁贵

前　言

　　由于所处地理环境不同，中药材生产中所面临的立地条件、所经历的物候期差异极大。因此，同一种药材在不同产地的栽培及产地加工模式和规范可能存在较大差异。如丹参在山东、陕西和四川的种植及干燥加工方式就极为不同。换言之，离开产地和生境谈栽培种植规范，很可能会误导药农。

　　道地药材是指经过中医临床长期应用优选出来的，产在特定地域，与其他地区所产同种中药材相比，品质和疗效更好，且质量稳定，具有较高知名度的中药材。道地药材是中医药重要遗传资源及传统知识的精髓之一，是我国特有的珍贵的文化遗产。其从选种、育苗、栽培、收获到加工成品，无不是当地人民数百年来善于总结经验、辛勤劳动、注重与自然环境相结合的成果。因此，药材优良品质在很大程度上可以说就是"天、药、人合一的作品"，人为因素对道地药材品质的形成具有直接的影响。栽培及产地加工技术是中药材优良品质形成的重要环节，在中药材生产中，人们发现对很多道地或主产药材而言，道地及主产区独特的栽培及产地加工技术对药材优良品质的形成起着决定性的作用。

　　然而，由于生态环境或社会政治、经济等因素的影响，历史上很多道地药材都存在主产区变迁的情况，加上传统中药材小农业的生产方式，决定了很多栽培加工方式都是老百姓的口传心授，缺少梳理和记载，没有确定的规范可循，造成即使同为道地及主产区，由于栽培加工技术不规范，药材质量不稳定，严重阻碍了中药材产业的发展。另外，由于现代农业技术在道地或主产药材栽培和生产中的大量应用，一方面极大地促进了道地或主产药材生产的现代化和规模化，另一方面也对一些传统栽培及采收加工方法产生了负面影响。一些传统栽培及产地加工方法逐步淡出生产，严重影响了药材品质。

　　党和国家高度重视中医药产业发展和中药质量。2023年2月国务院办公厅发布了《关于印发中医药振兴发展重大工程实施方案》的通知，要求制定常用300种中药材种植养殖技术规范和操作规程，广泛开展中药材生态种植、野生抚育和仿野生栽培，开发30～50种中药材林下种植模式并示范推广。在此背景下，我们在国家自然科学基金重大项目"中药道地性环境成因"（81891014）、国家中医药管理局多学科交叉创新团队项目

"道地药材生态化与资源可持续利用"（ZYYCXTD-D-202005）、中国中医科学院科技创新工程重大攻关项目"中药资源学"（CI2021A03900）、中国中医科学院科技创新工程项目"中药资源生态学创新团队"（CI2021B013）、财政部和农业农村部"国家现代农业产业技术体系"（CARS-21）等课题的支持下，组织相关单位，系统整理了当归、苍术、三七等111种常用道地或主产药材的特色栽培和产地加工技术，形成了第一批中药材技术规范。目的有二：一是继承和推广与品质相关的道地或主产药材特色栽培技术及产地加工技术，从源头上保证中药材的质量，确保消费者安全用药；二是由于道地药材多分布于我国中西部落后地区，为乡村振兴提供技术支撑。

本书主要提取了当归、苍术、三七等道地或主产药材的特色栽培和产地加工技术，解析了其历史沿革，提炼了其特色、关键技术形成的自然、经济和人文方面的科学内涵，对传统技术进行了传承和创新，对道地药材在栽培种植中必须遵照的适宜地区、产地生态环境、选地和整地、育苗移栽、田间管理、病虫害防治等栽培技术，以及在加工技术中必须遵循的采收、产地加工、包装、贮存及运输等加工技术进行了规范，实现了"道地性"从"传统公认"到现代"科学、规范"的提取与应用，进一步丰富了"道地性"成因的"人为因素（栽培和产地加工）"作用；并且在道地药材栽培中引进了现代化、规范化、机械化操作方法，道地药材产地加工方法着重引进流水线工艺等新技术、新方法，提高了生产效率，降低了生产成本，保障了药材质量，具有很强的实用性。这些技术规范在生产实践中的推广应用，不仅可以从源头上保证中药材的质量，确保用药安全，还可以保护我国中医药物质传统文化，所建立道地药材栽培及产地加工技术服务平台，可为构建现代中药农业技术体系打下基础。

参加本书编写工作的有中国中医科学院中药资源中心、中国中医科学院中药研究所、北京中医药大学、南京中医药大学、天津大学、河北中医学院、湖北中医药大学、河南中医药大学、河北省农林科学院经济作物研究所、山西大学、山东省科学院分析测试中心、广西壮族自治区药用植物园、安徽中医药大学、武汉轻工大学、贵州中医药大学、西南交通大学、重庆大学、云南省农业科学院药用植物研究所、昆明理工大学、内蒙古自治区中蒙医药研究院、中国中药有限公司、华润三九医药股份有限公司、山东步长制药股份有限公司、无限极（中国）有限公司、浙江寿仙谷医药股份有限公司、贵州同济堂制药有限公司、北京中研百草检测认证有限公司等研究院所、高校和全国各药材公司及基地单位，本书的编写出版是集体智慧的结晶。本书各药材图片由参与本书编写的专家和单位，以及关心中药材发展的同行提供，在此也谨向他们表示衷心的感谢！

道地药材研究是一项长期工作，同时也囿于时间和经验，本书内容难免疏漏，期盼同道和广大读者在使用本书中不吝赐教，以便我们进一步完善提高。

编者

2023年2月

目 录

（按药材名称汉语拼音排序）

艾　叶

　　艾叶为菊科植物艾 *Artemisia argyi* Lévl. et Vant. 的干燥叶，蕲艾为艾的栽培品种（cv. Qiai）。艾叶具有温经止血、散寒止痛、祛湿止痒的功效，用于吐血、衄血、崩漏、月经过多、胎漏下血、少腹冷痛、经寒不调、宫冷不孕，外治皮肤瘙痒等病证。艾叶在我国具有悠久的应用历史和广阔的应用范围，作为药物最早收载于《名医别录》。李时珍在《本草纲目》中对艾叶的道地产区进行详细记载，提出"艾叶……宋时以汤阴复道者为佳，四明者图形，近代惟汤阴者谓之北艾，四明者谓之海艾。自成化以来，则以蕲州者为胜，用充方物，天下重之，谓之蕲艾"，自此蕲艾之名广为传播。

　　本篇所述药材即为菊科植物蕲艾 *Artemisia argyi* Levl. et Vant. var. *argyi*. cv. Qiai 的干燥叶，相关技术和规范适用于湖北蕲春及邻近地区道地药材蕲艾的生产加工。

一、产区生态环境

（一）海拔

　　适宜低海拔至中海拔地区，在海拔 50～300 m 的区域长势较好。

（二）气温

　　适宜年平均气温为 16.9℃，极端最高气温 41.1℃，最低气温 -14.9℃，大于 10℃ 的积温为 4 500～5 000℃。

（三）无霜期

　　适宜年平均无霜期为 214～256 d。

（四）光照

　　在光照充沛时生长较佳，适宜年平均日照时数为 2 000 h 以上。

（五）降雨量

　　适宜年平均降雨量为 1 100～1 500 mm。其中，春夏季降雨量占全年总降雨量的 70%～75%。

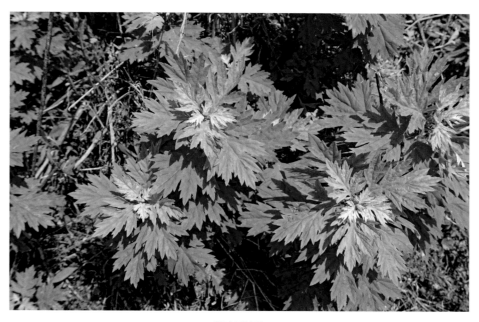

艾叶原植物

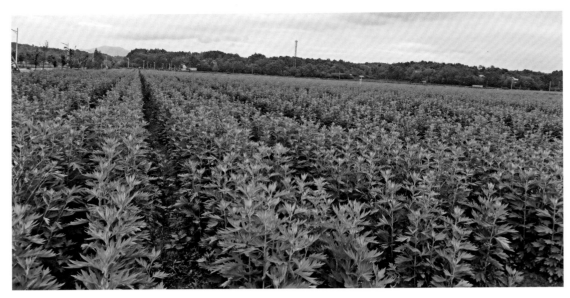

艾叶种植基地

（六）土壤

以土层深厚、土壤通透性好、有机质丰富的中性土壤为宜。

（七）地形地势

对气候和土壤的适应性较强，喜湿怕涝，在潮湿肥沃、排水良好的土壤生长较好。多栽培于丘陵、低山、中山地区，地势以向阳和排灌良好的平地或缓坡为宜。

二、选地和整地

（一）选地

1. 产地环境要求　多栽培于蕲春江河湖泊周边丘陵地带的水稻田和旱地中，不宜选用过于黏重和排水不好的地块。

2. 空气质量　应符合GB 3095二级标准的规定。

3. 土壤质量　应符合GB 15618二级标准的规定。

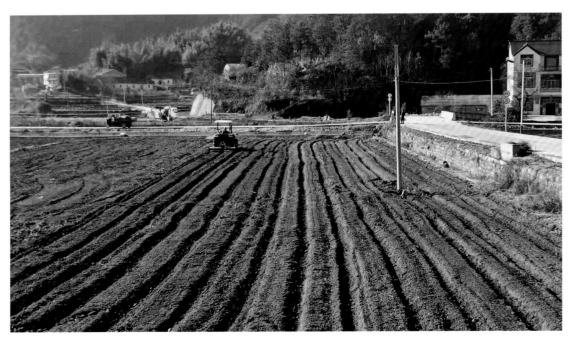

整地时拖拉机起高垄

4. 用水质量　应符合 GB 50842 标准的规定。

（二）整地

在秋冬季进行整地种植。深翻土地，每公顷施钙镁磷肥 1500 kg、氯化钾 15 kg、有机肥 1 000 kg 作底肥，均匀混合翻入土壤内，耙细整平。顺坡向开沟做高垄，垄宽 80 cm，垄沟宽 40 cm，垄沟深 25 cm。同时开好田间四沟，利于雨季田间排水。

三、栽　种

（一）种苗选择及处理

在头年 11 月至次年 1 月，选取生长状态良好、茎秆粗壮、无病变的蕲艾作母株，挖取地下根状茎。选取粗壮根状茎，用刀截成 10 ～ 15 cm 长的小段保鲜待种。种苗一般随种随挖，如不能及时种植，需将挖取的根状茎放置阴凉地方，用草帘、麻布等覆盖保湿保存，种植前再截成小段。

（二）栽种时间

一般在头年 11 月至次年 1 月栽种，不宜迟于 1 月。

（三）栽种密度

在垄上开沟条植，沟间距 20 cm，根状茎株距 5 ～ 10 cm。

（四）栽种方法

在 80 cm 的垄面上，开 3 条种植沟，沟深 8 ～ 10 cm，沟宽 10 ～ 15 cm；将截好的根状茎种苗，按照适宜株距横放在种植沟内；播种后用垄沟土将条播艾苗压实，使垄面平整。定植后如遇干旱天气要浇水保湿。定植完成后 3 ～ 5 d，可全田喷施一遍金都尔（精 – 异丙甲草胺）作封闭防草。

四、田间管理

（一）中耕除草

在 3 月中上旬，进行一次中耕除草，利于蕲艾出苗生长。在 5 ～ 6 月，蕲艾采收之后，清除干净地上残留的蕲艾茎枝和田间杂草。在 11 月清除田间衰败茎叶残体后，还要进行一次除草。

（二）施肥

在 2 月中旬和 3 月中下旬分别追施尿素 120 ～ 150 kg/hm² 促蕲艾出苗和提苗；第 1 茬艾叶收割后，趁下雨追施尿素 150 kg/hm² 促发新苗。第 2 年老地在 1 月初结合田间清沟除杂，每公顷施有机肥 15 000 kg+氯化钾 15 kg+尿素 10 kg 做基肥促出苗，3 月中下旬追施尿素 120 ～ 150 kg/hm² 提苗；第 1 茬艾叶收割后，趁下雨追施尿素 150 kg/hm² 促发新苗。

（三）灌排水

蕲艾喜湿怕涝，干旱季节可采用田间浅灌或喷灌防旱；雨季要及时清理田间四沟，做好排水。

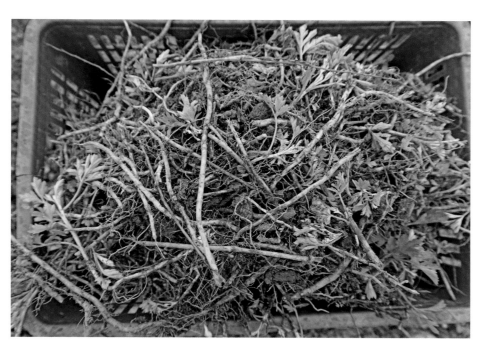

艾叶根状茎

（四）理沟培垄

各茬艾收割后，要及时理沟培垄，可采用开沟除草机械或锄头，清除沟内杂草和生长到垄沟的蕲艾根状茎小苗，并将沟土及时培到垄上，保持田间蕲艾合理的生长密度和田间通风排湿。

（五）病虫害防治

1. 防控原则　贯彻"预防为主，综合防治"的植保方针，通过选用抗性品种、培育壮苗、加强田间管理、科学施肥等栽培措施，综合采用农业防治、物理防治、生物防治等方法，将有害生物危害控制在允许范围以内。

注：在生产实际中，如涉及农药使用，农药安全使用间隔期遵守 GB/T 8321 的要求，没有标明农药安全间隔期的品种，收获前30 d停止使用，执行其中残留性最大的有效成分的安全间隔期。

2. 防治措施

（1）农业防治：① 冬季做好清园，防止蚜虫田间地头过冬。② 4月上中旬安插可降解诱虫板（黄板、蓝板）19 500片/hm²，诱杀蕲艾田间蚜虫、粉虱、蓟马及叶蝉等害虫。③ 田边间套作诱集植物玉米、苜蓿等，诱集蚜虫，减轻田间蚜虫为害。

（2）生物防治：在蚜虫爆发初期（4月中下旬），应用植物源农药0.5%藜芦碱SLX和采用无人机飞防进行蕲艾蚜虫统防统治；释放天敌异色瓢虫控制蕲艾园中蚜虫危害。

五、采　收

（一）采收

蕲艾分2～3期采收，头茬在5月中下旬，蕲艾下部叶开始枯落时采收；二茬在7月中上旬采收；三茬在10月农历重阳节前采收。选择晴天采收。

（二）采收方式

采用收割机从蕲艾的艾秆基部10 cm左右割取蕲艾全株，在田间或晾晒场摊薄，晒至半干进行脱叶。

六、产地加工

将叶片摊在竹席上置于室内阴干，注意不要摊得太厚。每1～2 d需要翻动1次，避免出现沤黄，前期勤翻，待至七成干时每3 d翻动1次，约九成干时可每周翻动1次。当叶片含水量小于14%时即为全干。

七、包装、贮存及运输

（一）包装

蕲艾含挥发油，包装应打捆成机械包，外层包装材料选用干净麻袋，用竹片定型、铁丝打捆成包。外包装上必须贴好标签，标签应包括产品名称、质

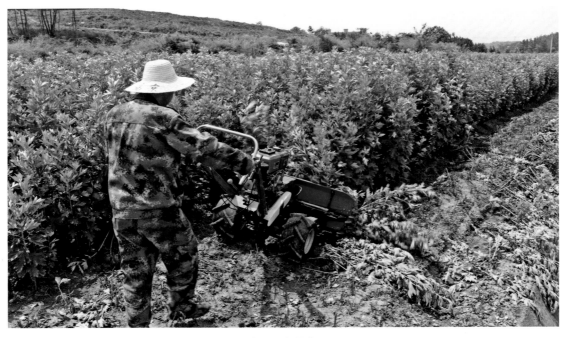

机械采收艾叶

量等级、规格、产地、净含量、批号、生产日期、生产单位。

（二）贮存

堆垛高度不宜高于5层，不应重压，防止叶片破碎，影响质量。室内应当保持阴凉、干燥、避光。储藏时要按不同的间隔期测定含水量，如果含水量超标，应及时翻垛、拆包重新晾干。库房应有专人管理，定期检查与养护。严禁与有毒、有害物质混装。库房中应有排风设施。

（三）运输

运输工具必须清洁、干燥，遇阴雨天应严防雨、防潮。运输时严禁与可能污染其品质的货物混装。

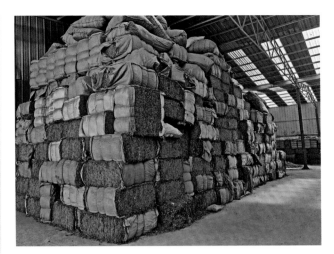

艾叶储藏

历史沿革

宋代《本草图经》最早记载了艾叶的产地，并明确指出其道地产地有复道、四明和明州，并附有"明州艾叶"图："旧不著所出州土，但云生田野。今处处有之，以复道者为佳，云此种灸病尤胜，初春布地生苗，茎类蒿，而叶背白，以苗短者为佳。"其中的"复道"又名"扶道"，位于河南汤阴复道乡；明州和四明现今位于浙江宁波及其下辖的鄞州区。可见，在宋代艾叶的道地产地为复道和明州，并一直延续至明代。

明代，艾叶的道地产地有了较大变化。《本草品汇精要》首次将蕲州作为艾叶的道地产区，"道地蕲州、明州"。其中的"蕲州"即是现今湖北蕲春。陈嘉谟在《本草蒙筌》中指出："各处田野有，以复道者为佳。"李时珍在《本草纲目》中对艾叶的道地产区作了详细记载，并首次提出"蕲艾"："艾叶，本草不著土产，但云生田野，宋时以汤阴复道者为佳，四明者图形，近代惟汤阴者谓之北艾，四明者谓之海艾。自成化以来，则以蕲州者为胜，用充方物，天下重之，谓之蕲艾。"可见，李时珍认为当时艾叶的道地产地已逐渐由复道、明州转变为蕲州，自此蕲艾之名广为传播。卢之颐《本草乘雅半偈》指出了当时蕲州艾叶已作为贡品："蕲州贡艾叶，叶九尖，长盈五七寸，厚约一分许，岂唯力胜，堪称美艾……生山谷田野间，蕲州者最贵，四明者亦佳。"因此，明代是艾叶道地产地由复道至蕲州转变的时期，至明末，蕲州作为道地产地已基本无甚争议，并一直延续至今。

清代，多继承前人论述，多推崇蕲州产艾叶。《本草备要》记载艾叶："宋时重汤阴艾，自明成化来，则以蕲州艾为胜。"《得配本草》中记载艾叶："产蕲州者为胜。"《植物名实图考》中记载艾叶："今以蕲州产者良。"

现代，大多认为湖北蕲春（古时曾称"蕲州"）产的艾叶质量较好。《中国药物学》对艾叶产地的记载："产于我国各处，以湖北蕲春所产者最佳，故又名'蕲艾'。"《新编中药志》也认为"药用艾叶以蕲艾为佳，蕲州即今湖北省蕲春县，为李时珍的家乡所在地"。2011年国家质检总局批准对"蕲艾"实施地理标志产品保护。

综上，宋以前以浙江四明（今浙江宁波一带）和河南复道（今河南安阳汤阴）为道地药材。但到了明代，艾叶的道地产地变迁为湖北的"蕲州"（今湖北蕲春），蕲州作为艾叶的道地产地，并一直延续至今。艾叶产地历史沿革见表1。

表1 · 艾叶产地历史沿革表

年　代	出　处	产　地 及 评 价
魏晋	《名医别录》	生田野。三月三日采，暴干
宋	《本草图经》	旧不著所出州土，但云生田野
明	《本草汇言》	所在处处皆有，或生山原，或生田野
	《本草蒙筌》	各处田野有，以复道者为佳
	《本草纲目》	自成化以来，则以蕲州者为胜
	《本草乘雅半偈》	蕲州贡艾叶，叶九尖，长盈五七寸，厚约一分许，岂唯力胜，堪称美艾……生山谷田野间，蕲州者最贵，四明者亦佳
清	《本草备要》	宋时重汤阴艾，自明成化来，则以蕲州艾为胜。云灸酒坛，一灸便透
	《得配本草》	产蕲州者胜。可灸百病，可入煎丸
	《植物名实图考》	今以蕲州产者良
现代	《中国药物学》	产于我国各处，以湖北蕲春所产者最佳，故又名"蕲艾"
	《新编中药志》	药用艾叶以蕲艾为佳

参考文献

[1] 苏颂，等.本草图经：卷第四［M］.尚志钧，辑校.北京：学苑出版社，2017.
[2] 神农本草经［M］.尚志钧，校注.北京：学苑出版社，2008.
[3] 陶弘景.名医别录［M］.尚志钧，辑校.北京：中国中医药出版社，2013.
[4] 倪朱谟.本草汇言［M］.郑金生，甄雪燕，杨梅香，校注.北京：中医古籍出版社，2005.
[5] 陈嘉谟.本草蒙筌［M］.北京：人民卫生出版社，1988.
[6] 李时珍.本草纲目（金陵版排印本）［M］.北京：人民卫生出版社，2004.
[7] 卢之颐.本草乘雅半偈［M］.北京：中国中医药出版社，2016.
[8] 汪昂.本草备要［M］.北京：人民卫生出版社，1965.
[9] 严西亭，施澹宁，洪缉菴.得配本草［M］.上海：上海科学技术出版社，1959.
[10] 吴其濬.植物名实图考［M］.北京：世界书局，1974.
[11] 肖培根.新编中药志：第4卷［M］.北京：化学工业出版社，2002.

白 芍

白芍为毛茛科植物芍药 *Paeonia lactiflora* Pall. 的干燥根，具有养血调经、敛阴止汗、柔肝止痛、平抑肝阳的功效，用于血虚萎黄、月经不调、自汗、盗汗、胁痛、腹痛、四肢挛痛、头痛眩晕等病证。《中药大辞典》记载白芍主产于浙江、安徽、四川等地。安徽产者，称为"亳白芍"，产量最大；浙江产者，商品称为"杭白芍"，品质最佳，为道地药材。

本篇所述药材即为毛茛科植物芍药 *Paeonia lactiflora* Pall. 的干燥根，相关技术和规范适用于浙江杭州、磐安及邻近地区白芍道地药材的生产加工。

一、产区生态环境

（一）海拔
适宜海拔为 200～500 m。

（二）气温
适宜年平均气温在 15℃ 左右。

（三）降雨量
芍药喜温暖湿润气候，降雨量 1 000 mm 以上不用浇水。

（四）土壤
以土层深厚、疏松肥沃、排水良好的砂质壤土、夹沙黄泥土或淤积泥砂壤土为宜，盐碱地不宜栽种。

二、选地整地

（一）选地
1. 环境质量要求　选择阳光充足、土层深厚、保肥保水能力好、疏松肥沃、排水良好、远离松柏的地块。

注：芍药种植忌连作，宜间隔1年以上再种。

2. 空气、土壤及用水质量要求　同"艾叶"。

（二）整地
栽种前，深翻土地25～35 cm，清除草根、石块，然后耙细整平，四周开通排水沟。

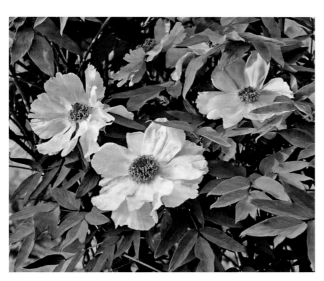

白芍原植物一

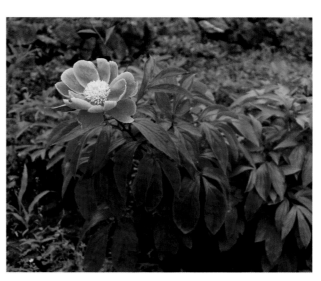

白芍原植物二

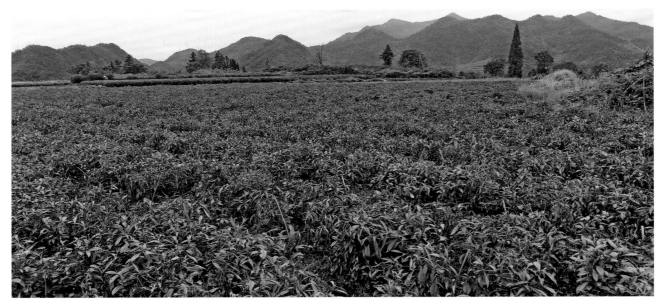

白芍种植基地一

三、栽 种

（一）留种

在亮根修剪时，将带芽新根剪下作种栽。

（二）栽种时间

栽种宜在10月下旬至12月上旬，最佳种植期为11月。

（三）栽种方法

开成20°～30°斜面，深16～22 cm的穴，按行距45～50 cm、株距40～45 cm进行穴栽，每穴2根，分叉斜种，根呈"八"字形，芽头紧靠朝上，

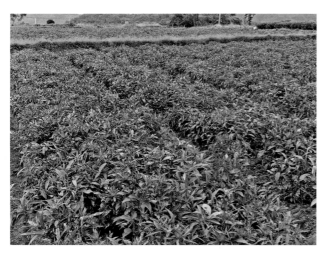

白芍种植基地二

种后初覆土压紧固定，然后在根尾部上方穴边施入基肥，覆细土成垄状，保持芽在地下2～3 cm、根尾在地下7～8 cm。

四、大田管理

（一）中耕除草

幼苗出土时，开始中耕除草。生长期要保持土壤疏松、无杂草，做到雨后即锄、久旱即锄。中耕宜浅，勿伤及苗芽。

（二）摘侧蕾

芍药除茎顶生出蕾外，茎上部叶腋部还生有3～6个侧蕾，选晴天露水干后将其侧蕾全部摘除。

（三）浇水追肥

芍药系肉质根，根系发达，抗旱能力强，一般不用浇水，如春旱或伏旱时间较长，可浇水1～2次，冬季视土壤墒情，也可浇一次越冬水。

芍药生长旺盛，需肥量大，1年可施2次，入冬前，施长效肥，如腐熟的饼肥（2 250 kg/hm²）或大粪干（22 500 kg/hm²）；花开前或花后施一些速效肥，如复合肥、二铵（均为150～225 kg/hm²）。

（四）亮根修剪

对一年生、二年生的芍药，枯苗后，进行亮根修剪，把带病、带虫、空心的粗根减去，选取性状粗大、不空心、无病虫害的2～3个主根，留作商品

芍药根。在留好主根上芽头的同时，将带芽新根剪下作种栽，然后施肥、覆土，重新起垄。

（五）病虫害防治

1. 防治原则　同"艾叶"。

2. 防治措施

（1）农业防治：① 选择较好的抗病品种。② 不宜连作，轮作间隔1年以上，间隔期间种植禾本科植物为好。③ 发病季节及时摘除病叶，清除病残株，集中烧毁；收获后清洁田园，烧毁残枝落叶。

（2）化学防治：无登记可用于白芍的农药。

注：在生产实际中，药农针对白芍种植中常见的叶斑病会施用多菌灵等；针对蛴螬会施用辛硫磷等。

五、采　收

（一）采收期

大田定植3年以上，一般在8～10月进行采收。

（二）采收方式

人工采收。在晴天用锄头等工具挖出地下根，抖去泥土，切下芍药根，并进行初分级。

六、产地加工

（一）修剪

将剪下的粗根除去尾端，修去小枝根，并削去凸出部分使表面平整。切掉芦头，按芍药根自然生长情况切成长9～12 cm、两端粗细相近的芍药条，并按大小分级。

（二）擦皮

将截成条的芍药根用木床去皮，床中加入黄沙，用木耙来回搓擦，或人工刮皮，使芍药根条的表皮全部脱落，再用水冲洗，使根条表面变成洁白，然后将其全部浸在清水缸里。

（三）煮根

先将锅中水烧至80℃左右，将10～15 kg芍药根从清水缸里捞出倒入锅中，在锅内煮沸30 min，以细竹针刺芍药条，如易刺穿，证明已经煮好，即可捞起。

（四）干燥

将煮熟的芍药条，放在席上日晒，在强烈的阳光下，每过1～2 h，芍药条晒热时，即将晒席折转覆盖，凉后再晒。晒时经常翻动，以使表皮不皱缩、皮色不发红。如此连续曝晒后，待芍药条发硬、能敲出清脆响声时，收回室中，堆置后再晒至全干。

七、包装及贮存

（一）包装

选择透气性好、无异味和污染的材料包装。包装要牢固、密封、防潮，以保证药材在运输、贮藏、使用过程中的质量。包装上应注明品名、重量、规格、产地、批号、日期、编号、注意事项等。

（二）贮存

选择通风、干燥、清洁、无异味、无污染的地方作为仓库，彻底灭虫，防止霉变和虫蛀。

历史沿革

南北朝陶弘景在《本草经集注》最早提及白芍产地："今出白山（今江苏江宁）、蒋山（今南京紫金山）、茅山（今江苏句容境内）最好。"

明代《本草品汇精要》云："【道地】泽州（今山西晋城）、白山（今江苏江宁）、蒋山（今南京紫金山）、茅山（今江苏句容境内）、淮南（今安徽淮南、亳州等地区）、海盐（今浙江海盐）、杭越（今杭州、绍兴）。"清代《本草崇原集说》云："芍药始出中岳山谷，今白山、蒋山、茅山、淮南、扬州、江浙、吴淞处处有之。"而且《清宫医案研究》收载的御医处方中多次采用杭白芍，清代医药学家对浙江出产的芍药推崇备至。

民国时期《药物出产辨》："产浙江杭州为杭芍。"现代《中药材手册》（1959）："习惯认为浙江产者品质最佳，因集散地为杭州，故俗称杭白芍……【产地】主产于浙江东阳、磐安，四川中江，安徽亳县、涡阳等地。"

综上分析，从古迄今对芍药的论述较多。汉代赤、白芍名称与疗效不分；至唐代虽明确了赤、白芍两药名不同，但临床上混用；宋代以后，两者才明确区分，但其配伍、炮制、剂量、产地等大相径庭。通过考证历代临床使用芍药的状况，可以肯定在中医发展史上，浙江芍药品质佳，清代广泛用于临床。因此，杭州及周边地区白芍种植、加工、炮制历史悠久，为道地药材。鉴于白芍为"浙八味"之一，结合文献，因此本标准采纳杭白芍称谓。

白芍产地历史沿革见表2。

表 2 · 白芍产地历史沿革表

年 代	出 处	产地及评价
明	《本草品汇精要》	【道地】泽州（今山西晋城）、白山、蒋山、茅山、淮南、海盐、杭越
清	《本草崇原集说》	芍药始出中岳山谷，今白山、蒋山、茅山、淮南、扬州、江浙、吴淞处处有之
民国	《药物出产辨》	产浙江杭州为杭芍
	《医学衷中参西录》	白芍出于南方，杭州产者最佳，其色白而微红其皮则红色又微重
	《本草药品实地之观察》	在杭州笕桥培植者，特称杭白芍，为芍药中之上品
现代	《中药材手册》	习惯认为浙江产者品质最佳，因集散地为杭州，故俗称杭白芍……【产地】主产于浙江东阳、磐安，四川中江，安徽亳县、涡阳等地

参考文献

[1] 小熊亮子.古代本草著作中白芍、赤芍之研究［D］.北京：北京中医药大学，2004.
[2] 吕华，郭兰.不同因素对白芍中芍药苷含量的影响研究进展［J］.中国医院药学杂志，2012，32（20）：1643-1645.
[3] 周义峰，杭悦宇，吴宝成，等.产地及生长年限对白芍根中芍药苷含量的影响［J］.江苏农业科学，2007，34（1）：149-150.
[4] 胡世林，付桂兰，冯学锋，等.不同产地和部位赤芍中芍药苷的含量测定［J］.中国中药杂志，2000，25（12）：714-716.
[5] 陈天健，周庆年.对目前杭白芍栽培中的几点改进意见［J］.中药通报，1958（10）：353-355.
[6] 冷春鸿，陶正明，李林，等.杭白芍规范化种植技术操作规程［J］.浙江亚热带作物通讯，2009（2）：17-19.
[7] 孟祥松，蒋磊.不同年限及不同炮制方法对白芍中芍药苷含量的影响［J］.安徽医药，2008，12（12）：1167-1168.
[8] 张贵君.中药商品学［M］.2版.北京：人民卫生出版社，2008.
[9] 周永良.杭白芍的产地加工［J］.中国中药杂志，1996，21（4）：218.
[10] 童富淡，胡家恕，宋勤.不同方法加工杭白芍的芍药苷含量和FTIR光谱特征［J］.中国药学杂志，2006，41（16）：1262-1264.

白 鲜 皮

白鲜皮为芸香科植物白鲜 *Dictamnus dasycarpus* Turcz. 的干燥根皮，具有清热燥湿、祛风解毒的功效，用于湿热疮毒、黄水淋漓、湿疹、风疹、疥癣疮癞、风湿热痹、黄疸尿赤等病证。白鲜皮药用历史悠久，当前野生白鲜皮主产于内蒙古、辽宁、吉林和黑龙江等地，其产量占全国总量的80%左右，内蒙古主产区主要有海拉尔、牙克石、陈巴尔虎旗、额尔古纳、根河、莫力达瓦旗、阿荣旗、扎兰屯、鄂温克族自治旗、新巴尔虎左旗、鄂伦春旗等地。

本篇所述药材即为芸香科植物白鲜 *Dictamnus dasycarpus* Turcz. 的干燥根皮，相关技术和规范适用于内蒙古呼伦贝尔等主产地区道地药材白鲜皮的生产加工。

一、产区生态环境

（一）海拔

适宜栽培海拔为550～1 000 m。

（二）气温

喜温暖湿润气候。适宜年平均气温为-2.0～5.3℃，最冷月（1月）平均气温为-18～-30℃，最热月（7月）平均气温为16～21℃。

（三）光照

适宜年平均日照时数为2 700～3 100 h。

（四）降雨量

适宜年平均降雨量为300～500 mm。

（五）土壤

宜选择富含腐殖质的中性或微酸性砂质壤土或壤土。

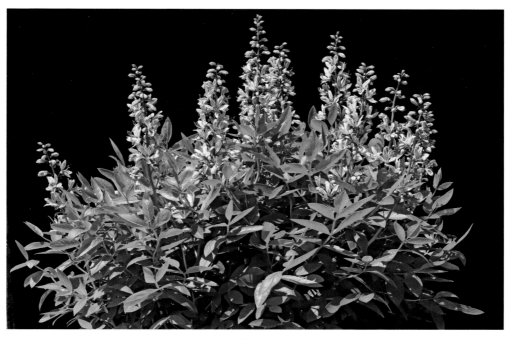

白鲜皮原植物

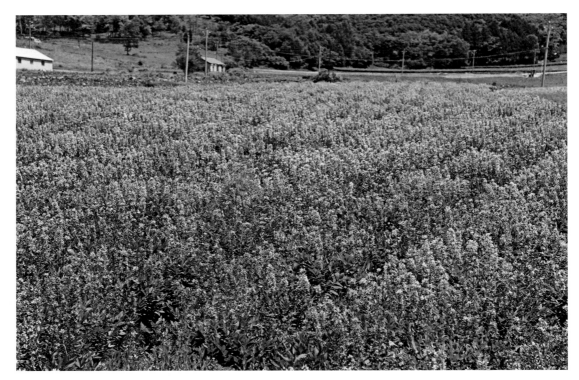

白鲜皮种植基地

二、选地和整地

（一）选地

1. 产地环境要求 通常应选择不受污染源影响或污染物含量限制在影响范围之内、生态环境良好的农业生产区域。前茬作物以小麦、豆类、粟等为宜；亦可与薏苡轮作。

2. 空气、土壤及用水质量要求 同"艾叶"。

（二）整地

育苗田选在播种当年早春或上一年秋整地，整地前先施入底肥，施腐熟有机肥15 000～30 000 kg/hm²和磷酸二铵450～600 kg/hm²，翻地25～30 cm，将地里的石块拣出，打碎土块，耙平后做床，床面中间略高于两边，便于排水。床宽90～120 cm、高10～20 cm，长度根据地块决定，床间距40～50 cm。

移栽田适宜的土壤为砂质壤土和壤土，地势高燥、向阳、排水良好，土层深厚，栽植前深翻土壤40 cm以上。根据土壤肥力情况施农家肥每公顷12 000～30 000 kg，配施磷、钾肥每公顷300～450 kg。做成1.3 m宽的床或65 cm宽的大垄，长度根据地块决定，以待栽种。

三、播种育苗

（一）播种

1. 选种 选择上一年新产的颗粒饱满、不携带虫卵病菌的种子，净度≥95%，发芽率≥70%。

2. 种子处理 将种子放入适当容器，倒入清水，清水量需没过种子，于50℃左右的温水中浸泡24～48 h（浸泡时不需要换水），浸泡后捞出控干待使用。采用层积处理法，即：用湿度为60%～70%的细沙按沙子与种子3∶1的比例搅拌均匀，装入无纺布袋中。于11月初选择排水良好的地方将种子埋于土里，覆土深度10～20 cm，经过一个冬天的低温冷冻处理解除休眠，于第2年播种。

3. 播种期及方法 可采用春播和秋播2种播种方式，为保证出苗，通常采用春播进行育苗。可根据条件选择大棚或室外进行播种。

春播（撒播）：一般在4月上旬至5月中旬进行。播种时将上述经过层积处理法处理过的种子均匀撒播在做好的床面上，根据种子发芽率情况每公顷播种150～300 kg，覆盖1～3 cm的细土，盖土后对床面稍加镇压，在有条件的床面可覆盖一层稻草保

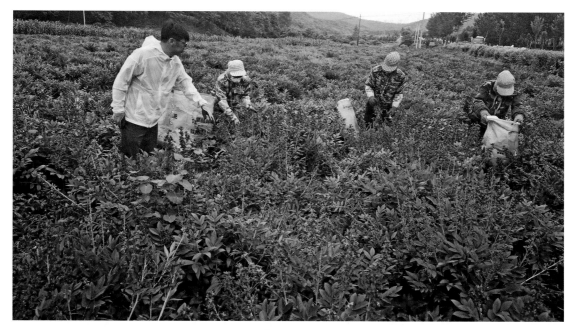

收获白鲜皮种子

湿，有利出苗。出苗前表土层需始终保持湿润状态，遇春旱需及时浇水。

秋播（条播）：一般在9月下旬至10月上旬进行。播种时将上述经过层积处理法处理过的种子与3倍体积的干净细河沙均匀搅拌，按行距12～15 cm开沟，开沟深度为4～5 cm，将拌好的种子均匀撒入沟内。播种量及播种后处理方式与春播相同。

（二）育苗移栽

1. 育苗　育苗田出苗后将床面的覆盖物除去。待幼苗长至4～5枚叶片后要及时除草松土，雨季应做好田间排水。

2. 起苗　幼苗的畦土挖虚后，将苗子拔出，略带土。

3. 移栽　白鲜幼苗生长1～2年后，在当年秋

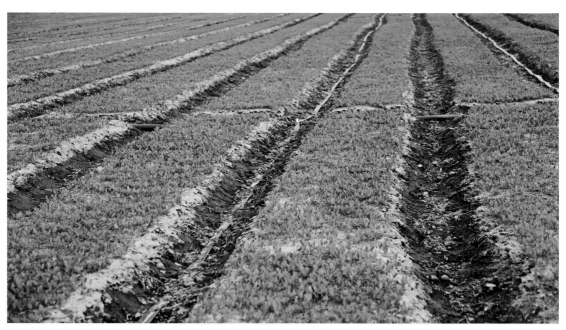

白鲜皮苗期

季（9月中旬至10月上旬）或翌年春季（5月中旬至下旬）返青前移栽。采用开沟移栽方式，沟槽宽15～20 cm、深15～30 cm，株距35～40 cm，行距40 cm。种苗顶芽向上，倾斜放入沟槽，顶芽应低于畦面1～2 cm。种苗覆土，厚度须盖过顶芽3～5 cm。

四、田间管理

（一）中耕除草

移栽的头1～2年，必须及时清除杂草，每年要除草3～5次。

（二）追肥

立秋以后视生长情况，可追施2～3次磷酸二氢钾叶面肥，喷施浓度为0.3%～0.5%。

（三）灌溉水

若遇干旱要及时浇水，保持土壤湿润，雨季注意及时排水防涝，以免烂根死苗，降低产量和品质。

（四）摘花去蕾

5～6月白鲜开始开花，对于不留种子的植株，在孕蕾初期和开花期要摘掉花蕾和花，摘蕾时注意不要伤害茎叶。

（五）病虫害防治

1. 防治原则　同"艾叶"。

2. 防治措施

（1）农业防治：① 栽种前防治霜霉病，需在秋冬清园，清除枯枝落叶，减少病源。② 生长时预防蛴螬，要及时镇压土壤，清除田间杂草，秋冬翻地可把越冬幼虫翻到地表使其风干、冻死或被天敌捕食。③ 对于东方蝼蛄，可利用其趋光性进行诱杀。

（2）化学防治：无登记可用于白鲜的农药。

注：在实际生产中，药农针对白鲜种植中常见的锈病会施用粉锈宁、代森锌等；针对菌核病会施用甲基硫菌灵等；针对霜霉病会施用乙膦铝、甲基硫菌灵、瑞毒霉等；针对蛴螬、东方蝼蛄会施用辛硫磷乳油等。

五、采 收

（一）采收期

种植5～6年后收获经济效益最高。在霜冻前（9月下旬至10月上旬）收获。

（二）采收方式

1. 人工采挖　选雨后晴天、土壤稍干时，从畦一端开始在距离植株根部25～30 cm的地方，用镐由外向里将地下根全部刨挖出来，将根部挖出后用力抖动和摔打几下，把残存在根上的泥土抖落干净。

2. 机器采挖　割去地上茎秆，采用挖药机采挖，

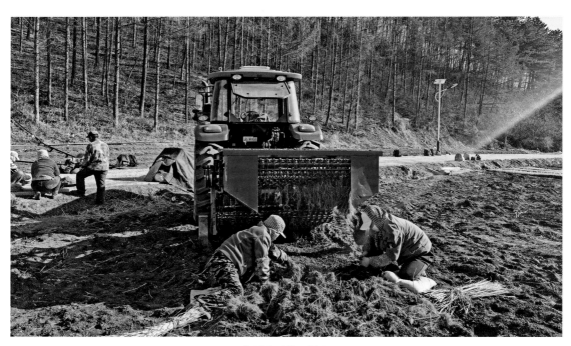

机械化采收白鲜皮

保证根条完整。

六、产地加工

将采收回来的新鲜白鲜根条摊放在阳光下晾晒。晒到半干时，去掉须根和外边粗糙的表皮。然后，用木棒砸根茎，把根茎的外皮砸裂开，抽出根茎中间的硬心（也就是木质部），将根皮晒至全干，即成为商品药材。

七、包装、贮存及运输

（一）包装

将检验合格的产品堆垛存放，或选择无公害的包材，按不同商品规格等级分级后包装。外包装上必须注明产品名称、批号、重量、产地、等级、日期、生产单位、地址、贮存条件等。

（二）贮存

包装好的产品应贮存于清洁卫生、干燥、无异味、无污染的库房中。水分超过14%的白鲜皮不得入库。库房应有专人管理，定期检查与养护，防潮、防霉变、防虫蛀，一经发现立即采取措施。

（三）运输

运输工具必须清洁、干燥，遇阴雨天应严防雨、防潮。运输时应严禁与可能污染其品质的货物混装。

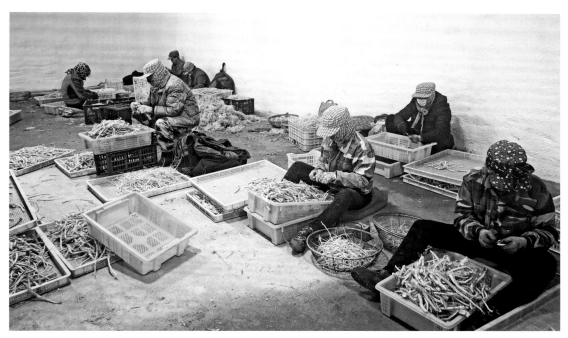

白鲜皮初加工

历史沿革

白鲜皮原名白鲜，始载于《神农本草经》，列为中品。据历代记载，白鲜在唐代以前产地均为河北和山东一带；自宋代以来产地开始扩大，且以蜀中地区即今四川成都平原一带所产白鲜质量为佳，宋代、明代、清代时期白鲜的产地一致；民国时期记载产地与今相符，自民国时期，白鲜产地开始扩大到察哈尔省（今主要划分至内蒙古、河北和山西等地区）、甘肃、陕西地区。历代对于白鲜皮道地产区未有明确的记载，而且从历代本草考证结果可以看出古代与现代典籍中描述的白鲜皮的产地有明显的变迁，其道地产区有待考究。

　　现今市场上流通的白鲜皮药材主要为内蒙古、辽宁、吉林和黑龙江等地区所产。主要产区有内蒙古、辽宁、吉林，以及河北、安徽、山东等地。内蒙古呼伦贝尔野生白鲜分布面积较大，加之白鲜种植基地的建设，以及向周边地区辐射，目前内蒙古地区作为全国产区之一，产量占到全国总产量的30%。

参考文献

[1] 丁立威.白鲜皮产销走势分析 [J].中国现代中药，2019，14（9）：66-69.
[2] 黄成就.中国植物志：第43卷 [M].北京：科学出版社，2001.
[3] 许世全，焉石，张瑞，等.白鲜栽培管理 [J].特种经济植物，2010（10）：39-40.
[4] 彭庆涛，辛丹，于会.白鲜皮栽培技术 [J].新农业，2013（9）：51.
[5] 贾晓龙，刘卉，李莹.白鲜生物学特性、化学组分与药理作用的研究现状 [J].黑龙江科学，2018，9（20）：42-43.
[6] 刘凤霞，崔凯峰，于长宝，等.白鲜种子不同处理方法对出苗率的影响 [J].吉林林业科技，2012，41（2）：11-12.
[7] 姜振侠，张天也.白鲜皮规范化栽培技术 [J].河北科技报，2015（6）：2.
[8] 李洪贤，张学政，崔文革，等.白鲜栽培技术 [J].林业实用技术，2008（12）：29-30.
[9] 黄卫红，崔凯峰，于长宝.白鲜的开发利用与栽培技术 [J].吉林林业科技，2005（4）：41-44.
[10] 陈瑞生，陈相银，贾王俊.祛风解毒的白鲜皮 [J].首都食品与医药，2015（15）：52.

白　芷

白芷为伞形科植物白芷Angelica dahurica (Fisch. ex Hoffm.) Benth. et Hook. f.或杭白芷Angelica dahurica (Fisch. ex Hoffm.) Benth. et Hook. f. var. formosana (Boiss) Shan et Yuan的干燥根，具有解表散寒、祛风止痛、宣通鼻窍、燥湿止带、消肿排脓的功效，用于感冒头痛、眉棱骨痛、牙痛、鼻塞、鼻渊、湿胜久泻、赤白带下、痈疽疮疡等病证。白芷植物分布甚广，根据古籍、历史文献《五十二病方》《神农本草经》《名医别录》《本草纲目》等资料记载，白芷主产于山西、河南、河北、江苏、浙江、四川等地。从本草的记载来看，北方的山西、南方的江浙一带为白芷的道地产区，但由于历史的变迁，北方的主产地已由山西一带变为现在的河北、河南，形成现在的祁白芷、禹白芷；南方的主产地由江浙一带广泛引种，形成如今的杭白芷、川白芷。

本篇所述药材即为伞形科植物白芷Angelica dahurica (Fisch. ex Hoffm.) Benth. et Hook. f.或杭白芷Angelica dahurica (Fisch. ex Hoffm.) Benth. et Hook. f. var. formosana (Boiss) Shan et Yuan的干燥根，相关技术和规范适用于浙江杭州、宁波，河北安国，河南禹州，四川遂宁、达州、简阳、南充，重庆南川及周边地区道地药材白芷的生产加工。

一、产区生态环境

（一）海拔

适宜海拔为30～600 m。

（二）气温

适宜年平均气温为16～19℃，以10～30℃变温为佳。

（三）降雨量

适宜年平均降雨量为600～1 450 mm。

（四）土壤

适宜富含腐殖质的夹砂土、黑砂土或冲积壤土；禹白芷选取土层深厚、疏松肥沃、排水良好的砂质

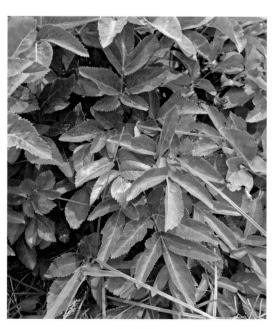

白芷原植物一

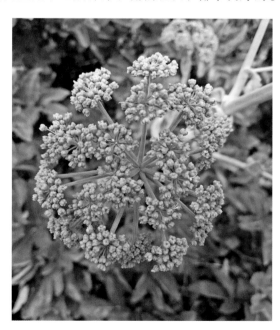

白芷原植物二

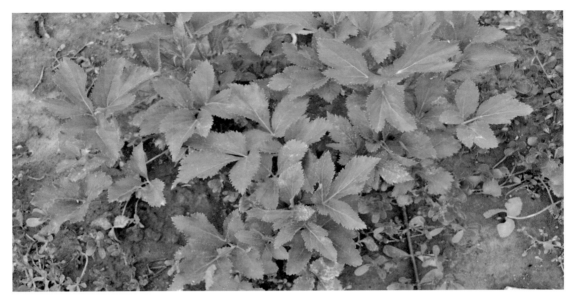

白芷原植物三

土壤。土壤pH以6～8为宜。

（五）地形地势

宜选择地势高燥、平坦，土壤透水性好，阳光充足，土层深厚，排水条件良好的地势；禹白芷适宜种植在地势平坦地区。

二、选地和整地

（一）选地

1. 产地环境要求　选择不受污染源影响或污染物含量限制在影响范围之内、生态环境良好的农业生产区域。

注：白芷栽培忌连作，对前茬作物要求不严，一般棉花地、玉米地均适宜白芷种植，仅不宜与伞形科作物连作。

2. 空气、土壤及用水质量要求　同"艾叶"。

（二）整地

前茬作物收获后，选晴天进行翻耕，深约30 cm，晒干1～2 d再翻耕一次。结合整地，每公顷施入农家

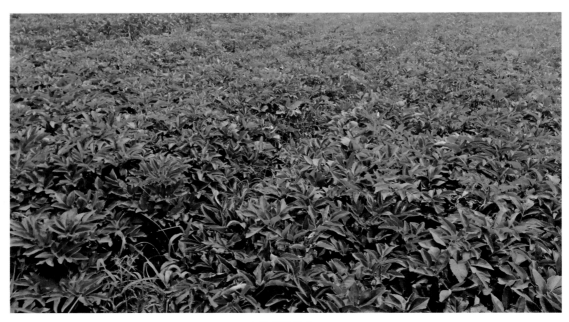

白芷种植基地一

肥 30 000 ～ 45 000 kg 或生物有机肥 6 000 ～ 7 500 kg，翻入土中作基肥。整平耙细，四周开好高约 20 cm 的排水沟以利排水。

三、播 种

（一）留种

以伞形科植物白芷 Angelica dahurica (Fisch. ex Hoffm.) Benth. et Hook. f. 或杭白芷 Angelica dahurica (Fisch. ex Hoffm.) Benth. et Hook. f. var. formosana (Boiss) Shan et Yuan 为物种来源。待种子变成黄绿色时，选侧枝上结的种子，分批剪下种穗，挂通风处阴干，轻轻搓下种子，去杂后置通风干燥处贮藏。当年采收的种子发芽率为 80% ～ 86%，隔年种子发芽率低，不宜选用；禹白芷选取当年根条胡萝卜状、芦头小、分叉少、皮色米黄色及健壮的禹白芷移栽留种或就地留种，待第 2 年 6 月、7 月种子陆续成熟后采收，放于通风干燥处晾干，去除杂质后窖藏。

（二）种子处理

播种前，将贮藏好的良种进行清选，除去瘪种及混有的枝条等杂质后，用 40 ℃温水浸种 12 h，或用 60% 湿度的沙与种子以 3：1 的比例均匀混后，湿堆 24 h，也可用 2% 的磷酸二氢钾水溶液喷匀种子后再闷种 8 h。

（三）播种方法

北方地区河南、河北等地分春播和秋播，以秋播为主，春播于 4 月上旬至下旬，秋播一般在 8 月中旬至 9 月中旬播种。南方地区多秋播，一般在 9 月上旬至 10 月下旬播种。种子直播，多采用条播。在整好的畦（厢）面上，按行距 25 ～ 30 cm 开浅沟，深度 1.5 cm 左右，每公顷用种量 22.5 ～ 30.0 kg。将种子均匀撒播在沟里，随即人工踩踏，使种子紧贴泥土或覆盖一层细土。

禹白芷分为春播和秋播，春播于 4 月中、下旬进行，但产量及质量品质较差，一般不采用。生产中禹白芷采用秋播方式，在 9 月下旬至 10 月中下旬播种，依据气候与土壤肥力而定，秋季气温高则迟播，反之则早播，穴播或条播均可。① 穴播法：按行距 30 cm、株距 20 cm，将种子与腐殖质细土或火灰土拌匀播于穴内，再覆土 1 ～ 2 cm。每公顷播种量为 15 kg。② 条播法：在整好的畦面上，按行距 30 cm 开深度 1.5 cm 浅

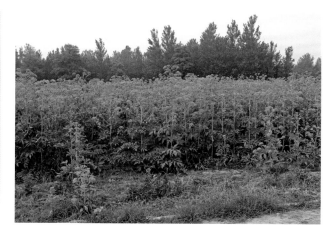

白芷种植基地二

沟，将种子与细沙土混合，均匀地撒于沟内，覆土盖平，用锄顺行推一遍，或播种后随即人工踩踏，使种子与土壤紧密接触。每公顷播种量为 15 ～ 22.5 kg。播种后 20 ～ 25 d 即可出苗。

四、田间管理

（一）间苗、定苗

播种第 2 年早春返青后，苗高 5 ～ 7 cm 时，第 1 次间苗，间去过密的瘦弱苗。条播每隔约 5 cm 留 1 株，穴播每穴留 5 ～ 8 株。苗高 10 cm 左右时，第 2 次间苗，条播每隔约 10 cm 留 1 株或每穴留 3 ～ 5 株。苗高 15 cm 左右时进行第三次间苗即定苗，条播者按株距 12 ～ 15 cm 定苗；穴播者按每穴留壮苗 3 株，呈三角形错开。同时除去特大苗，以防早抽薹。

（二）中耕除草

在不同季节结合间苗和定苗同时进行中耕除草。定苗前除草可用手拔或浅锄，定苗时可边除草、边松土、边定苗，以后中耕逐渐加深，次数依土壤干湿程度和杂草生长情况而定，松土时一定注意勿伤主根。第 1 次苗高 3 cm 时用手拔草，浅松表土，不能过深；第 2 次待苗高 6 ～ 10 cm 时用锄头除草，中耕稍深；第 3 次在定苗时，松土除草要彻底除尽杂草，以后植株长大封垄，不能再行中耕除草。

（三）追肥

白芷喜肥，但一般春季前少施或不施肥，以防苗期长势过旺，提前抽薹开花。封垄前追肥可配施磷、钾肥，每公顷施用过磷酸钙 300 ～ 375 kg，促使根部粗壮。封垄前每公顷施用过磷酸钙或钙镁磷酸

肥375 kg和氯化钾75 kg，施后随即培土，可防止倒伏、促进生长。追肥次数和数量可依据植株的长势而定，如即将封垄时叶片颜色浅绿、植株生长不旺，可再追肥一次；若此时叶色浓绿、生长旺盛，则不再追肥。

（四）排灌

白芷喜水，但忌积水，雨水充足的地方可不用浇水，但在干旱、半干旱地区，播前必须浇水，播种后如土壤干燥应立即浇水，播种后如长时间不下雨，每隔几日应浇水1次，以保持幼苗出土前畦面湿润，有利于种子发芽和出苗。苗期保持土壤湿润，以防出现黄叶，产生较多侧根。幼苗越冬前要浇透水一次。次年春季以后可配合追肥灌水。在大田植株封行后，一般不再浇水，但要特别注意防止地内积水，如遇雨季田间积水，应及时开沟排水，以防积水烂根及病害发生。

（五）拔除抽薹

抽薹植株，应及时拔除。

（六）病虫害防治

1. 防治原则　同"艾叶"。

2. 防治措施

（1）农业防治：① 彻底清除病残桩和地面落叶。② 选择无病地块培育种子，在无病植株上采种。③ 挑选无根瘤的种根移栽留种，且与禾本科作物实行2年以上的轮作，不能与伞形科作物轮作。④ 远离发病地块种植。⑤ 合理密植，降低植株田间湿度，注意雨后排水防涝。⑥ 早春进行翻地，清除地面杂草，保持越冬卵孵化期间田间没有杂草，使红蜘蛛因找不到食物而死亡，减少部分越冬虫源。

（2）物理防治：在有害生物幼虫如黄凤蝶、大造桥虫等常发生初期和3龄期以前，结合田间管理进行人工捕杀。

（3）化学防治：无登记可用于白芷的农药，推荐生物防治方法。

注：在生产实际中，药农针对杭白芷种植中常见的斑枯病会施用波尔多液、甲基硫菌灵、多菌灵、代森锌等；针对灰斑病会施用波尔多液、甲基硫菌灵、代森锰锌、多菌灵等；针对紫纹羽病会施用代森锰锌等；针对蚜虫会施用吡虫啉、吡蚜酮、噻虫嗪等；针对赤条蝽会施用辛硫磷、虱螨脲、虫螨腈等；针对黄凤蝶会施用阿维菌素、甲胺基阿维菌素苯甲酸盐乳油等。

五、采　收

（一）采收时间

杭白芷栽种为2年收根，3年收籽。秋季9月下旬至10月上旬播种，翌年大暑至立秋时（7月下旬至8月上旬）采挖，以地上部茎叶变黄枯萎为标志；春播禹白芷当年10月至11月霜降前后采收。秋播禹白芷第2年7月至8月大暑至白露时期，叶片枯萎时采收。河南、河北等北方地区春播白芷当年霜降前后采收，秋播白芷第2年7月中旬至9月上旬采收；四川、浙江等南方地区一般在7月中旬至8月上旬采收。

（二）采收方式

当叶片橘黄时开始收获，选晴天，将白芷地上部割去，依次将根挖起，抖去泥沙。对于平地大面积种植白芷，可采用根茎类药材挖掘机进行采收。

六、产地加工

采收的药材，除净泥土，运至晒场，曝晒1～2 d，再按大小分别晒干即可。晒时切忌淋雨，晚上务必要收回摊放，否则易霉烂。也可采用烤房烘干。烤时应将头部向下尾部向上摆放（不要横放），同时注意分开大小规格，根大者放在下面，中等者放在中间，小者放在上面，侧根放在顶层，每层厚度以7 cm左右为宜，温度保持在60℃左右为宜。烤时不要翻动，以免断节，烘烤6～7 d即可全干。干燥的杭白芷药材含水量不得超过14%。

七、包装、贮存及运输

（一）包装

将检验合格的产品用达卫生标准的印刷纸箱或编织袋包装，包装外均需注明药材名称、产地、收获日期、级别、总重量、体积、件数、单件重、产地邮编等，还应有防晒、防潮、防雨淋和防摔、绿色药材标志等。

（二）贮存

贮存于阴凉干燥处，温度不超过30℃，相对湿度在70%～75%。

（三）运输

产品出库时应核对品种、批号、数量，并根据

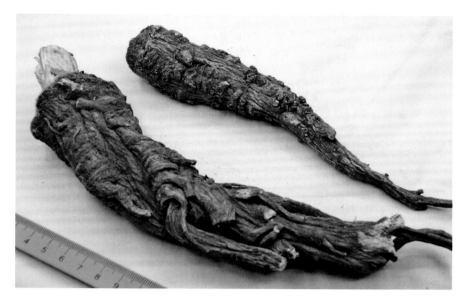

白芷药材

产品的类别、特点、包装性能、运输距离及季节不同采用不同的运输工具和方法。运输工具应清洁卫生、无异味，运载容器应具有良好的通气性，以保持干燥，并应有防潮措施。运输时不得与有害药品混运，忌烈日暴晒和雨淋。

历史沿革

　　白芷一词最早见于公元前278年屈原的《离骚》"有辟芷、有芳芷、有芳香"等记载，但并未注明是否药用。一般认为白芷药用始载于《神农本草经》，列为中品。但早于《神农本草经》成书的《五十二病方》首次提出白芷治痈，用"白芷、白衡、菌桂、薪雉，凡五物等"，因此白芷药用应始于《五十二病方》，至少有2 170余年的历史。

　　宋代《图经本草》对白芷产地有了非常详尽的描述，"白芷生河东川谷下泽，今所在有之，吴地（今浙江及其邻近地区）尤多"，由此可见，宋代江浙白芷已经发展到一定规模。明代以后，杭白芷在南方多地区被广泛引种，产地逐渐扩大。四川也开始引入栽培，据四川遂宁县志记载，当地白芷由杭白芷引种栽培。清代广泛引入到河南、安徽等地栽培，据河南地方志《长葛县志》载："长葛县有悠久的白芷种植历史，乾隆年间，后河溪镇画匠村有个姓乔的药商，从外地带回白芷试种……以禹白芷驰名全国。"近现代白芷产区进一步扩大，祁白芷也被引入栽培。1956年仲坚记载安国"白芷栽培，也有二十多年"。而据《安国县志》记载，祁白芷的历史不早于20世纪30年代。《中国药典》（2020年版）规定伞形科植物白芷 *Angelica dahurica* (Fisch. ex Hoffm.) Benth.. et Hook. f.或杭白芷 *Angelica dahurica* (Fisch. ex Hoffm.) Benth. et Hook. f. var. *formosana* (Boiss.)Shan et Yuan的干燥根为正品白芷 Angelica Dahuricae Radix。

　　目前，白芷药材主要以栽培为主，主产于河北、河南、浙江和四川。市场上主流的商品白芷药材主要有：河北安国的"祁白芷"，河南禹州的"禹白芷"，浙江磐安和东阳的"杭白芷"，四川遂宁的"川白芷"等。

参考文献

［1］彭成.中华道地药材［M］.北京：中国中医药出版社，2011.
［2］王梦月，贾敏如.白芷本草考证［J］.中药材，2004，27（5）：382-385.
［3］吴宝成，冯煦，顾红梅.等.栽培因子对江苏杭白芷产量和香豆素成分含量的影响［J］.安徽农业科学，2013，41（22）：9238-9242.
［4］翟娟园，吴卫，廖凯，等.土壤环境对川白芷产量和品质的影响研究［J］.中草药，2010，41（6）：984-988.
［5］陈兴福，丁德蓉，刘岁荣，等.白芷生态环境和土壤理化特性的研究［J］.中草药，1996，27（8）：489-492.
［6］黄娅，韩凤，韦中强，等.中药材白芷GAP种植技术［J］.亚太传统医药，2012，8（2）：11-13.
［7］孙凤建，陈绕生.白芷GAP生产技术［J］.上海农业科技，2012（5）：28-29.
［8］薛琴芬，张普，许家隆.白芷的栽培与病虫害防治［J］.特种经济动植物，2009，12（3）：37-38.
［9］仲坚.介绍河北省安国县几种药用植物栽培经验［J］.中药通报，1956，2（6）：233.

白　术

白术为菊科植物白术*Atractylodes macrocephala* Koidz.的干燥根茎，具有健脾益气、燥湿利水、止汗、安胎的功效，用于脾虚食少、腹胀泄泻、痰饮眩悸、水肿、自汗、胎动不安等病证。白术在我国分布广，浙江、安徽等地的资源首先得以利用，江西、湖南等地也相继引种，扩大栽培，逐步发展为主产区之一。由于野生资源的匮乏和医家对野生药材的推崇，祁门白术渐受关注，被奉为道地。浙江的新昌、嵊州、磐安、东阳、天台为主产地，仙居、缙云、永康、安吉、衢江、武义等地亦产，是著名的"浙八味"之一。

本篇所述药材即为菊科植物白术*Atractylodes macrocephala* Koidz.的干燥根茎，相关技术和规范适用于浙江绍兴、金华及周边地区白术药材的生产加工。

一、产区生态环境

（一）海拔

白术大田栽培适宜海拔为500～800 m，育苗基地适宜海拔为100～300 m。

（二）气温

在浙江白术产区磐安、新昌、天台一带，年平均气温为13.9～17.4℃。白术喜凉爽气候，怕高温，地下部的生长以26～28℃为最适宜，白术能耐−10℃的严寒，当气温达35℃以上时，则生长缓慢。

（三）无霜期

适宜年平均无霜期为200～260 d。

（四）光照

适宜年平均日照时数约为2 000 h。

（五）降雨量

适宜年平均降雨量为1 200～1 500 mm。土壤含水量为30%～50%，空气相对湿度为75%～80%。

（六）土壤

适宜土质为砂质、黄壤或红壤，富含铁质，pH为4.5～6.0。

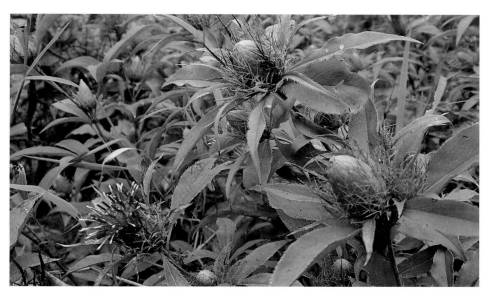

白术原植物

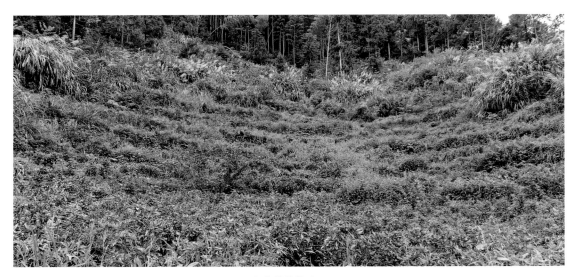

白术种植基地一

（七）地形地势

白术适宜生长于土壤地势平坦、排水良好、土层深厚、肥沃的地块。若选择生山地，要求坡度控制在 3°～5°。

二、选地和整地

（一）选地

1. 产地环境要求　白术不宜连作，应选新垦地或5年未栽过白术的地块种植。前茬作物以禾本科植物为宜，忌与花生、白菜、山药、烟草、瓜类等连作。磐安白术多采用异地育苗移栽的栽培方式。

2. 空气、土壤及用水质量要求　同"艾叶"。

（二）整地

前茬作物收获后及时深耕30 cm左右，灭茬晒垡，秋后浅耕，打耱保墒；移植地所需肥力要多于育苗地，故要结合整地，每公顷施用火土灰3 000 kg、腐熟人粪尿1 500 kg；地块四周留有排水沟。

三、育苗移栽

（一）播种育苗

1. 育苗地选择与苗床准备　选择前作物为禾本科植物或撂荒5年以上的砂质壤土荒地为好。选好育苗地后，应在头年冬季进行深耕，次年春季播种前再次翻耕。于播种前，结合整地每公顷施入腐熟农家肥37 500 kg，整细、耙平做成高畦，畦面宽1.2～1.5 m，沟宽25～30 cm，沟深度15～20 cm。

在育苗地四周应开较畦间沟略深的环沟，利于排水。

2. 播种　选留籽粒饱满的种子，在播种前经25～30 ℃温水浸种24 h，待胚根露白时，即可播种。以3月下旬至4月上旬播种为宜，生产上多采用条播，沟间距20 cm，播幅10 cm，沟深5 cm，覆土3 cm厚，最后盖草保湿。每公顷用种量75 kg，育苗1 hm² 可移栽大田105～150 hm²。

3. 苗圃管理　播后盖草保墒，播后10～15 d即可出苗，需及时除去畦面盖草，以防阻碍幼苗生长。要及时清除田间杂草，苗株距按5 cm左右定植。根据生长状况可适度追肥，一般在6月枝叶生长茂盛时追肥1次，每公顷施用生物有机肥7 500 kg或追施三元素复合肥20～30 kg。雨季应注意及时排除沟内的积水和清理病株，在病株根穴可撒石灰进行消毒；旱季应注意对白术地进行遮阴、降温、土壤保墒等处理。

4. 起苗　起苗应在上冻前挖起贮藏。将种栽摊放在阴凉通风的室内3～5 d，待表皮水气干后进行贮藏，产地一般不进行长时间储藏。常用沙藏法进行贮藏，储藏期间每隔15～30 d检查1次，如发现病株要及早剔除；若种栽发芽萌动，要及时翻堆，避免幼芽腐烂，影响质量。

（二）大田移栽

种植时选择根形健壮、大小均匀、无病的优质种栽。栽种前应对种栽进行药剂浸种消毒处理。浸种消毒方法：将净选后的种栽，先浸入清水中轻拌

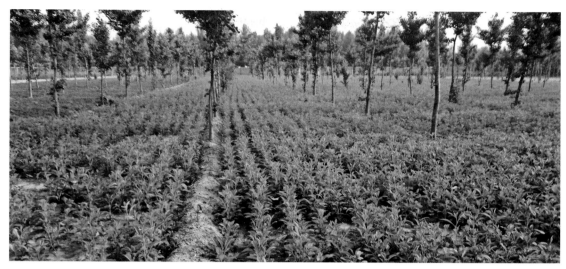

白术种植基地二

后捞出沥干，再将其浸入40%多菌灵溶剂300～400倍或70%甲基硫菌灵500～600倍液浸种1h，然后捞起沥干表面多余药剂。

移栽适于清明之前，按行株距20cm×30cm开穴种植，穴深7cm，覆土深度为6～8cm。要求芽头向上，栽种应做到齐头不齐尾，以保证出苗整齐。

四、田间管理

（一）中耕除草

植株未出苗前应进行中耕，有利于白术幼苗破土，但中耕不宜过深，否则容易伤及幼芽，待出苗后要及时清除田间杂草。5月下旬白术生长旺盛，茎秆较粗壮，机械除草容易对茎秆造成损伤，可适当采用人工除草的方法。

（二）灌溉与追肥

苗肥一般施用2次，在移植后的20d左右，可施用腐熟人粪尿22 500 kg/hm²。待5月下旬白术茎叶生长旺盛期，追施三元复合肥450 kg/hm²。保蕾肥应在8月上旬进行，即在摘完蕾后10d左右施用水溶肥750 kg/hm²。白术生长后期施肥，在收获前50d左右进行。白术根茎膨大期，若遇天气干旱，应及时浇水或灌溉，以利植株生长；同时，雨后应及时疏沟排水，降低田间湿度。

（三）摘蕾

白术摘蕾多在7月上旬至8月上旬，分2～3次完成，除最后一次全部摘除花蕾外，先前几次摘蕾，应适当保留1～2个花蕾。留种白术可留取3～5个饱满的花蕾。

（四）病虫害防治

1. 防治原则　同"艾叶"。

2. 防治措施

（1）农业防治：① 选择矮秆阔叶品种，肉质肥厚，质量好，抗病力强。② 与禾本科作物轮作间隔期5年以上。③ 施足基肥，多施有机肥，增施磷、钾肥。④ 合理追肥培育壮苗。⑤ 及时拔除病株。

（2）物理防治：采用黄板诱杀蚜虫。

（3）化学防治：有登记可用于白术的农药。如确需使用，应按照农业管理部门批准使用的农药进行化学防治。

五、采　收

（一）采收期

二年生（第1年北方种子育苗，第2年移栽至浙江磐安及周边地区）。多在定植当年10月下旬至11月上旬，茎秆由绿色转枯黄时收获。

（二）采收方式

收获应选晴天进行，将全株挖出土，抖去泥土，剪去茎秆，留下根茎，除去烂根。

1. 人工采挖　对于山地种植白术，利用农用工具或小型机械采收。采收时尽量深挖，保持根系完整。

2. 机械采挖　对于平地大面积种植白术，可采用根茎类药材挖掘机进行采收。

六、产地加工

（一）净选

将采收的白术根茎及时分拣，去除非药用部分和其他杂质。

（二）发烟熏烤

磐安白术产地加工采用烘炕技术。烘烤白术宜用暗火，忌明火。烘箱要分两层或三层，白术上盖麻袋或草帘，以助其烟熏火烤。将新鲜白术倒入烘箱内，放入木柴（要求木柴不含树脂成分，切忌煤炭），不见明火，直至木柴烧到烘箱蒸汽上升，温度控制在70℃左右。同时，将烘烤过程中脱落的白术须根也放到木柴堆上使其发烟熏烤，每隔6 h翻动一次，利于须根脱落，持续熏烤18～24 h，使白术块茎均匀干燥。

（三）发汗

经60～70℃发烟熏烤至白术八成干时取出，将白术块茎移至竹箩筐内，堆放发汗6～7 d，使水分逐渐外渗，表皮变软。

（四）复烘

白术药材表皮变软后，盖上麻布，复烘12 h左右，温度控制在50～60℃，翻动白术时发出响亮清

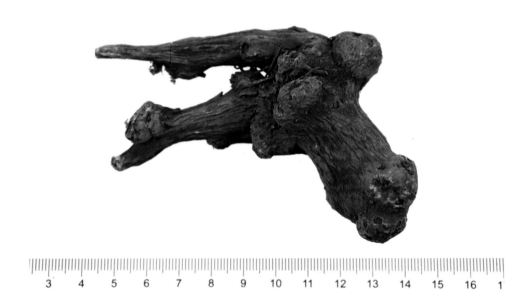

白术药材一

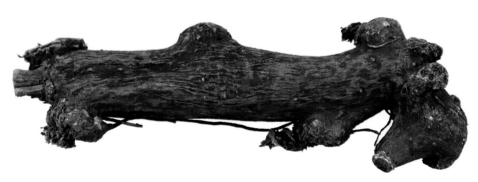

白术药材二

脆碰撞声时说明干燥完成，即可进行贮存。

七、包装及贮存

（一）包装

按不同商品规格分级后，用竹篓或麻袋包装。

（二）贮存

白术药材应储存于通风、透光、干燥、清洁、无异味的专用房间内的货架上，其间定期检查与养护，若发现虫贮、霉变、鼠害等问题，应及时采取措施。白术不宜多年久贮，否则易走油或变黑。

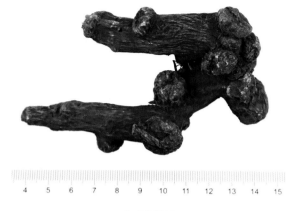

白术药材三

历史沿革

最早对产地的描述见于《神农本草经》："术味苦……生郑山山谷、汉中、南郑。"《名医别录》曰："生郑山山谷、汉中、南郑。"南北朝时期，陶弘景《本草经集注》记载："今处处有，以蒋山（今江苏省南京市）、白山（今江苏宁县）、茅山（今江苏省句容县）者为胜……"但不明确为白术。

宋代《本草图经》云："今白术生杭（今浙江杭州及周边地区）、越（浙江绍兴）、舒（安徽潜山）、宣州（安徽宣城）高山岗上……"表明宋代就以杭州产者为著，如在宋代方志中较多地记载了浙江产的白术。《嘉定赤城志》云："术，白者叶大有毛，甘而少膏，赤者反是。"《乾道临安志》记载药有白术，《会稽志》："石鼓山多黄精、白术。"《海盐澉水志》记载药品有白。当今被公认为最道地的浙江於潜白术，则见于《咸淳临安志》，其后《本草品汇精要》白术道地项说"杭州於潜佳"，万历《杭州府志》亦云："白术以产於潜者佳，称於术。"

明代《本草蒙筌》云："浙术，俗呼云头术，种平壤，颇肥大，由粪力滋溉。"《本草纲目》专门记载了白术的栽种，云："白术，枹蓟也，吴越有之。人多取根栽莳，一年即稠。嫩苗可茹，叶稍大而有毛，根如指大，状如鼓槌，亦有大如拳者……白而肥者，是浙术；瘦而黄者，是幕阜山所出，其力劣。"万历《绍兴府志》云："白术，新昌多。"表明在明代白术已有栽种，并记载产地为浙江一带。

清代《本草纲目拾遗》除详细记载了於潜白术外，还较为详细记载了杭州周边的小和山、翁家山和仙居、青田等所产的白术。《本草从新》亦言："产於潜者最佳，今甚难得……种白术，产浙江台州、烟山。"台州、烟山即今新昌、磐安、天台交界的彩烟山、天台山一带。《本草纲目拾遗》和《本草求真》云："出浙江於潜地者为於潜术，最佳。"

民国时期《药物出产辨》云："白术产于浙江宁波府。"《增订伪药条辨》云："白术种类甚多，云术肥大气壅，台术条细力薄，宁国狗头术，皮赤稍大，皆栽灌而成，故其气甚浊，却少清香之味。当以浙江於潜野生者，名於术，为第一。一名天生术，形小有鹤颈，甚长，内有朱砂点，术上有须者尤佳，以得土气厚也。"民国二十二年（1933）《中国实业志》记载："浙江省白术，以新昌所产为最多，计产白术2.05万担。"民国二十九年（1940）《重修浙江通志》记载："磐安生产药材，白术9 600担。"

现代，《中药材手册》（1959）记载白术："【产地】主产于浙江新昌、嵊县、天台、东阳、磐安，安徽歙县、宁国，江苏南通，江西修水、铜鼓等地。此外，湖南平江、衡阳，湖北通城、利川各地亦产。"

《中华本草》（1997）："【药材及产销】白术 Rhizoma Atractylodis Macrocephalae 主产于浙江、安徽，湖北、湖南、江西、福建、四川等地亦产。以浙江产量最大，销全国，并出口。"

综上，白术从《本草图经》记载杭州和越州产白术开始，金元医家在宋代苍、白两术初步分立的实践基础上，明清医家在长期实践中推崇浙江产的白术，尤其是推崇于潜所产野生者，然白术用量大，野生难以满足所需，自明代以来就已开始人工栽培，且在采收加工中用柴火烟熏干燥，气味清香，公认其质佳，疗效好。因此，浙江逐渐成为道地产区，并一直延续至今。

白术产地历史沿革见表3。

表3·白术产地历史沿革表

年 代	出 处	产 地 及 评 价
宋	《本草图经》	今白术生杭（今浙江杭州及周边地区）、越（今浙江绍兴）、舒（今安徽潜山）、宣州（今安徽宣城）高山岗上
	《会稽志》	石鼓山多黄精、白术
明	《本草精品汇要》	杭州於潜佳
	《杭州府志》	白术以产於潜者佳，称於术
	《本草纲目》	白术，枰蓟也，吴越（今江苏、浙江一带）有之
清	《本草纲目拾遗》	於潜出产白术为於术
	《本草从新》	产於潜者最佳，今甚难得。种白术，产浙江台州、烟山
	《本草求真》	出浙江於潜地者为于潜术，最佳
民国	《药物出产辨》	白术产于浙江宁波府
	《增订伪药条辨》	当以浙江於潜野生者，名於术，为第一
	《中国实业志》	浙江省白术，以新昌所产为最多，计产白术20 500担
	《重修浙江通志》	磐安生产药材，白术9 600担
现代	《中药材手册》	主产于浙江新昌、嵊县、天台、东阳、磐安，安徽歙县、宁国，江苏南通，江西修水、铜鼓等地。此外，湖南平江、衡阳，湖北通城、利川各地亦产
	《中华本草》	主产于浙江、安徽，湖北、湖南、江西、福建、四川等地亦产。以浙江产量最大，销全国，并出口

参考文献

[1] 神农本草经［M］.孙星衍，孙冯翼，辑.北京：科学技术文献出版社，2003.
[2] 陶弘景.本草经集注［M］.尚志钧，尚元腾，辑注.北京：人民卫生出版社，1994.
[3] 俞小平，黄志杰.本草纲目精译［M］.北京：科学技术文献出版社，1999.
[4] 刘文泰.本草品汇精要［M］.北京：人民卫生出版社，1982.
[5] 南京中医药大学.中药大辞典［M］.2版.上海：上海科学技术出版社，2009.

百 合

百合为百合科植物卷丹 *Lilium lancifolium* Thunb. 的干燥肉质鳞叶，具养阴润肺、清心安神的功效，用于阴虚燥咳、劳嗽咳血、虚烦惊悸、失眠多梦、精神恍惚等病证。《神农本草经》列为中品。百合为传统常用中药材，栽培历史悠久。临床调剂、药企投料多为卷丹，目前卷丹栽培产区以安徽、湖南等地为主。

本篇所述药材即为百合科植物卷丹 *Lilium lancifolium* Thunb. 的干燥肉质鳞叶，相关技术和规范适用于大别山地区安徽霍山、金寨、舒城、庐江、岳西及湖北英山、罗田等地道地药材百合的生产加工。

一、产区生态环境

（一）海拔
适宜海拔为 100 ～ 800 m。

（二）气温
适宜年平均气温为 14.2 ～ 16.1℃。

（三）降雨量
适宜年平均降雨量为 1 300 ～ 1 800 mm。

（四）土壤
适宜黄棕壤和棕壤，兼有沙土和黏土的优点，养分含量较高，水热条件较好，通透性良好。土壤多呈弱酸性，微酸性壤土或砂壤土，pH 为 5.0 ～ 6.5，有机质含量＞ 1.5%。

（五）地形地势
适宜栽培在中山、低山和盆地地带。

二、选地整地

（一）选地
1. 产地环境要求　前茬可与瓜类、豆类和水稻等作物轮作，忌与百合科的植物重茬。
2. 空气、土壤及用水质量要求　同"艾叶"。

（二）整地
深翻整匀，做成高畦，畦宽 150 ～ 200 cm，沟深 30 ～ 50 cm，沟宽 25 ～ 30 cm，畦面呈龟背状。每公顷施用腐熟有机肥 37 500 ～ 45 000 kg、腐熟饼肥 750 ～ 1 125 kg、三元复合肥 750 ～ 1 500 kg，农家肥或饼肥结合土地耕翻施入，无机肥采用沟施，即在播种行间开沟，沟深 8 ～ 10 cm，施用后立即覆土，须避免种子与肥料直接接触。

三、育　苗

（一）种子选择
留种百合可在 8 月底采收。选择单个百合芽头 3 ～ 5 个，单鳞茎重 25 ～ 40 g，无病斑、虫眼、腐烂，芽头平、鳞茎圆整、鳞片洁白、抱合紧密、大小均匀的鳞茎作种子。

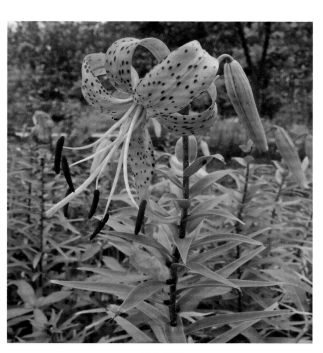

百合原植物

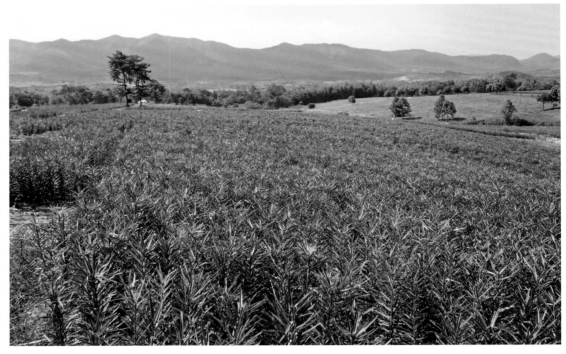

百合种植基地

（二）播种

9月至11月中旬播种均可，不宜过迟。每穴倾斜放种茎覆土3～6 cm。

每公顷用种量3 000～4 500 kg。播种前，用甲基硫菌灵液或百菌清液浸种20～30 min消毒，阴干表面水分后播种。先从畦的一端开第1沟，再按株距将百合从靠沟的一侧依次排入，排后再按行距开第2条沟，用第2条沟的土壤覆盖第1条沟，以后逐次进行。把百合插入土中后，鳞茎上覆土8 cm左右。行距25～30 cm，株距20～25 cm，每公顷栽种18万～22.5万株。播种后每公顷用稻草5 250～6 000 kg覆盖，厚度3～4 cm，保墒保温。

四、田间管理

（一）中耕除草

苗高约10 cm时进行中耕，及时清除杂草。除草时要注意浅、薄、匀、细，防止间空、土块压苗和损伤根茎。

（二）灌溉与施肥

百合怕涝，要及时进行清沟排水，做到雨停畦干，沟无积水。

苗高10 cm左右时，每公顷施用稀释后沼液22 500 kg或三元复合肥375～450 kg，无机肥采用沟施。当新瓣形成后，即5月上中旬后，用0.3%磷酸二氢钾和0.3%尿素液进行叶面喷施2～3次，每10 d一次。

（三）摘顶去珠芽

及时打顶，去除花蕾、敲去株芽。百合现蕾后，在花蕾转色未开时，及时摘除花蕾，促进鳞茎迅速膨大。在打顶10 d后，百合植株叶腋里紫褐色珠芽开始出现，应随现随抹。若珠芽成熟，应在晴天用短棒轻敲百合茎基部，珠芽可自行脱落。

（四）病虫害防治

1. 防治原则　同"艾叶"。

2. 防治措施

（1）农业防治：① 与禾本科植物轮作2年以上。② 用无病土培育无病苗。③ 合理配方施肥。④ 精耕细耙、深耕深翻，使用充分腐熟的有机肥，适当增施有机肥和磷钾肥。⑤ 早期及时拔除病株。⑥ 用石灰消毒。

（2）物理防治：在幼虫盛发期进行人工捕杀，在成虫发生期利用规模化灯光诱杀。

（3）化学防治：有登记可用于百合的农药。如确需使用，应按照农业管理部门批准使用的农药进行化学防治。

五、采 收

（一）采收期

播种当年即可采收，最佳采收时间是8月上、中旬（立秋后），待地上植株枯萎后进行。

（二）采收方式

选择晴好天气，挖起全株，除去茎秆和须根。采收后的百合需堆放至干燥、通风、避光的地方。

六、产地加工

（一）剥片

一般用手剥，也可用刀在鳞茎基部横切一刀，使鳞茎分离。

（二）分拣

剥下的鳞片依据老嫩、厚薄情况，按外、中、内层分别洗净、沥干、盛装，供加工。

（三）泡片

鳞片依据老嫩、厚薄情况分类加工，根据分类后百合薄厚情况掌握烫片时间。加适量清水放锅内，水沸后，将洗净沥干的鳞片分类下锅。每100 kg水可放入鳞片20～30 kg，以鳞片不出水面为度。下锅后，要用棍棒轻轻搅拌数圈，促使锅中鳞片受热均匀。泡片时火力要均匀。在锅中水重新沸后5（小片）～10 min（大片），即煮至鳞片边缘柔软、背面有极小的裂缝时，迅速捞出，放入清水中漂洗净黏液，稍沥干。每锅水一般可泡片2～3次，若见锅内开水混浊，应换新水烧开后再泡，以免影响药材的色泽和质量。烫片过程可随时折断鳞片观察，待里面只有一粒米大小的生心时即可捞出，过熟干片开裂爆粉，太生易产生黑心。

（四）烘晒

选择卫生、无污染的场地和工具晾晒。泡片漂洗后不能堆积，应及时摊晒。鳞片六成干时方可翻晒1次，选择晴天晒至全干。若遇阴天，应把鳞片摊放在室内通风处，切忌堆积，以防霉变。当日采收的鳞茎宜当日全部加工完，且宜选择晴天进行，遇阴天可用文火烤干。

百合片加工现也多采用烘烤法烘干以提高生产

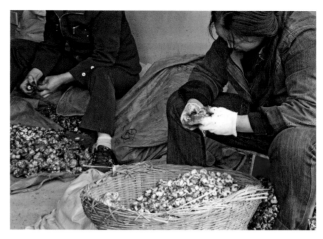

百合手动剥片

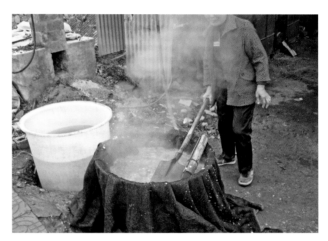

百合烫片

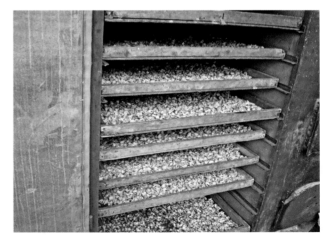

百合烘干

效率。把沥干表面水分的鳞片倒入烘托，扣摊均匀后，装上烘架，推入烘干设备中进行热风循环干燥。温度控制在60～80℃，干燥至鳞片含水量至10%左

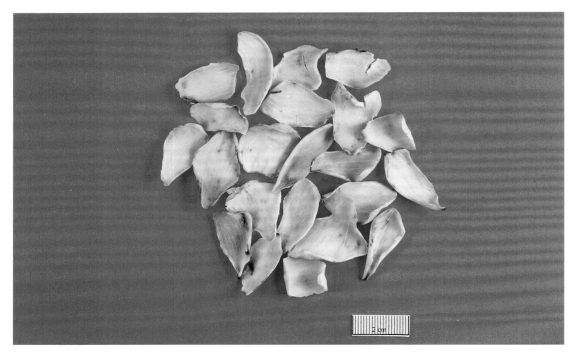

百合饮片（卷丹）

右，手摸鳞片发脆为度，即完成脱水过程。将干片摊晾于室内冷却至室温。

七、包装及贮存

（一）包装

百合片含水量在13%以下时，即可进行包装。人工选片分级，鳞片类白且完整、大而肥厚者为优。将分级后的百合饮片立即包装密封，防止吸潮及细菌污染。包装袋上必须注明产品名称、重量、产地、销售单位名称、地址、生产日期、储藏条件等。

（二）贮存

置干燥、通风处储藏，过程中注意防鼠、防潮等。

历史沿革

百合药用始载于《神农本草经》，列为中品。后世各家医书中均对百合有描述，李时珍在其所著的《本草纲目》中，已对药用百合的3种基原植物做了清楚的区分，其来源与今之商品来源一致。百合栽培历史较为悠久，在全国多地都有栽培。唐代孙思邈在《千金翼方》中详细记载了百合的栽培方法："上好肥地粪熟介讫，春中取根大者，擘取瓣于畦中栽，如蒜法，五寸一瓣种之，直作行，又加粪灌水，苗出，即锄四边，绝令无草，春后看稀稠所得，稠出更别移亦得，畦中干，即灌水三年后其大如芋……"明代农书《花蔬》中有"百合宜兴最多，人取其根馈客"的记述。《沈氏农书》中有吴兴栽种卷丹的记载，资料显示在明朝晚期，太湖流域已有大面积卷丹栽培，说明其在江苏宜兴已有数百年的栽培历史，尤以江苏宜兴、浙江湖州、湖南邵阳、甘肃兰州栽培百合历史悠久，被尊为全国四大百合产区，其中江苏宜兴、浙江湖州、湖南邵阳三大产区为药用百合（亦可食用），甘肃兰州百合为菜用百合。

　　卷丹百合传统上以宜兴太湖沿岸为道地产区，以鳞片宽厚、味浓微苦、糯性高者为优，素有"太湖人参"之称，在20世纪50～60年代逐步引种到湖南龙山、安徽霍山等地。大别山区有百合药材出产历史已逾百年，清代《六安州志》即有记载。其大规模栽培历史源自20世纪50～60年代，引自江苏宜兴地区所产卷丹 *L. lancifolium* 到安徽霍山，在漫水河地区栽培成功，之后生产规模不断扩大，最盛时霍山及周边地区栽培面积近4 000公顷。目前安徽大别山区已成为全国百合主产区之一。

参考文献

[1] 顾观光.神农本草经［M］.余童蒙，编译.哈尔滨：哈尔滨出版社，2006.
[2] 陶弘景.名医别录［M］.尚志钧，辑校.北京：中国中医药出版社，2013.
[3] 苏颂.本草图经［M］.胡乃长，王致谱，辑注.福建：福建科学技术出版社，1988.
[4] 唐慎微.重修政和经史证类本草［M］.北京：人民卫生出版社，1997.
[5] 刘文泰.本草品汇精要［M］.上海：上海古籍出版社，1996.
[6] 中国科学院《中国植物志》编委会.中国植物志：第14卷［M］.北京：科学出版社，1980.
[7] 郑虎占，董泽宏，余靖.现代中药研究与应用：第2卷［M］.北京：学苑出版社，1998.
[8] 李时珍.本草纲目［M］.北京：人民卫生出版社，1975.
[9] 张志聪.本草崇原［M］.张淼，伍悦，点校.北京：学苑出版社，2011.
[10] 吴其浚.植物名实图考［M］.北京：华夏出版社，1999.
[11] 陈仁山，蒋淼，陈思敏，等.药物出产辨（三）［J］.中药与临床，2010，1（3）：62-64.
[12] 卢赣鹏.500味常用中药材的经验鉴别［M］.北京：中国中医药出版社，2002.
[13] 金世元.金世元中药材传统经验鉴别［M］.北京：中国中医药出版社，2010.
[14] 国家药典委员会.中华人民共和国药典：一部［M］.1963版.北京：中国医药科技出版社，1963.
[15] 冯耀南，刘明，刘俭，等.中药材商品规格质量鉴别［M］.广州：暨南大学出版社，1995.
[16] 国家中医药管理局《中华本草》编委会.中华本草：第八册［M］.上海：上海科学技术出版社，1999.
[17] 王建锋，吴军，陆志新，等.宜兴百合标准化生产技术［J］.长江蔬菜，2011，28（11）：22-23.
[18] 张贵君.现代中药材商品通鉴［M］.北京：中国中医药出版社，1977.
[19] 邓余良，彭慧，金鑫.皖西山区卷丹病害流行原因及其防治技术［J］.中国植保导刊，2006，26（9）：28-29.
[20] 郭兰萍，黄璐琦，谢晓亮.道地药材特色栽培及产地加工技术规范［M］.上海：上海科学技术出版社，2016.
[21] 杜弢，陈红刚，连中学，等.中药材百合生产现状及发展对策［J］.中药材，2011，34（2）：165-168.
[22] 宋向文，王魁，陈乃富，等.大别山区百合生产现状与存在问题研究［J］.中国野生植物资源，2016，35（1）：49-52.
[23] 陈军华，吴剑锋，方洁，等.百合连作障碍形成机制及防治技术研究进展［J］.长江蔬菜，2019，36（20）：41-47.

半　夏

半夏为天南星科植物半夏 *Pinellia ternata* (Thunb.) Breit. 的干燥块茎，具有燥湿化痰、降逆止呕、消痞散结的功效，用于湿痰寒痰、咳喘痰多、痰饮眩悸、风痰眩晕、痰厥头痛、呕吐反胃、胸脘痞闷、梅核气，外治痈肿痰核等病证。半夏为常用的大宗药材之一。

本篇所述药材即为天南星科植物半夏 *Pinellia ternata* (Thunb.) Breit. 的干燥块茎，相关技术和规范适用于山东济南、章丘、济阳、禹城、齐河、临邑等地及周边地区道地药材半夏的生产加工。

一、产区生态环境

（一）海拔
大田栽培适宜海拔为 1 000 m 以下。

（二）气温
适宜年平均气温为 11.5 ～ 15℃。

（三）降雨量
适宜年平均降雨量为 400 ～ 1 000 mm。

（四）土壤
宜选择质地疏松的砂质壤土或壤土，忌黏重土壤。

（五）地形地势
选择排灌良好的平地种植，亦可选择半阴半阳的缓坡地。

二、选地和整地

（一）选地
1. 产地环境要求　半夏耐寒、不耐干旱，忌烈日暴晒，喜温暖阴湿的环境。

注：半夏忌连作，前茬作物以禾本科、豆科为

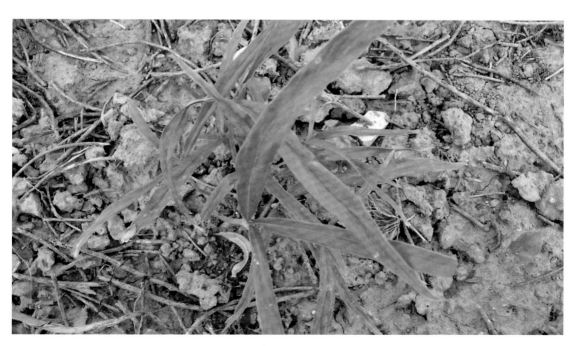

半夏原植物

宜，可与玉米、油菜、小麦、果树进行间套种。

2. 空气、土壤及用水质量要求　同"艾叶"。

（二）整地

整地前每公顷施腐熟农家肥 60 000 kg、复合肥 900 kg，翻耕土地 20 cm 左右，整平耙细做畦。

三、繁　殖

（一）球茎繁殖

1. 种茎选择　在 11 ～ 12 月，选择无病虫害、无伤痕、直径 0.8 ～ 1.2 cm 的球茎作种，置于通风处晾 1 ～ 2 d 后，在室内阴凉处贮藏，或当年采挖当年种植。

2. 播种时间　春播在 3 月下旬至 4 月中旬进行，秋播在 10 月下旬进行。

3. 种茎处理　播种前，要对种茎进行人工筛选，除去有霉变、破损和劣质的球茎。然后对球茎进行消毒处理，用 50% 多菌灵可湿性粉剂 800 倍液或 30% 恶霉灵 600 倍液浸种 10 ～ 15 min，沥干后播种。

4. 播种方法　生产上多采用球茎播种。种植前将球茎大小分级，分别下种，以便管理。在平均气温 8℃ 以上的春季播种，按行距 20 ～ 25 cm、株距 3 ～ 5 cm、深 3 ～ 5 cm 开沟，将球茎均匀播入沟内，覆土整平畦面后稍加镇压，上覆一层稻草或无籽杂草，并用水淋透畦面。每公顷用球茎 1 200 ～ 1 800 kg。

（二）珠芽繁殖

在夏秋季期间，当老叶即将枯萎时，株芽已成熟，将其采下，在整好的畦面上按行距 10 cm、株距 3 cm、沟深 3 cm 进行条播，栽后覆以细土和草木灰 2 cm，稍加压实，秋季所结的小株芽亦可留种栽种，每公顷播种珠芽 750 ～ 900 kg。也可原地盖土繁殖，在第 2 年第 1 次倒苗时，株芽散落在地上，用铁耙搂起土面，起到覆盖株芽的作用，同时施入适量的有机肥或复合肥，既可促进株芽萌发生长，又能为块茎增加肥料。

（三）种子繁殖

在夏秋季节半夏种子成熟时，随收随种，或将种子储存于湿润的细沙土中，到翌年春季，按行距 10 cm、沟深 2 cm、株距 1 cm，将种子均匀撒在沟内，整平畦面，然后在畦面上覆盖地膜，保持土壤湿润。当温度上升到 14℃ 时即可出苗，待苗出齐后将薄膜揭去。

注：利用种子繁殖的方法，在种子播种后 3 年才能收获，生长周期较长，因此生产中较少采用。

四、田间管理

（一）遮阴

于 4 月中下旬，在畦边间种玉米、高粱等高秆作

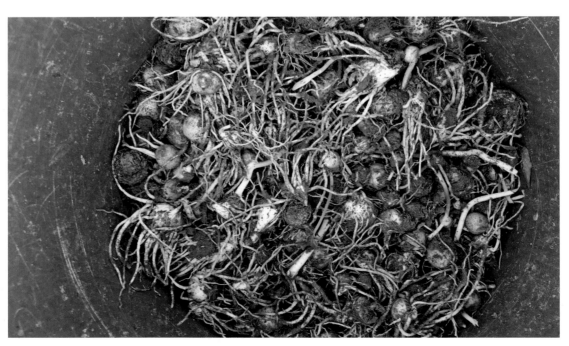

半夏球茎

物进行遮阴。一般玉米行株距在60 cm × 35 cm左右。可在玉米行内播种2行半夏，半夏行距15 cm。8月收获玉米，9～10月收获半夏。

（二）中耕除草

及时中耕除草，避免伤及根系，保持田间无杂草。

（三）培土追肥

6月下旬至7月上旬，当珠芽成熟后，培土以盖住珠芽，每公顷追施硫酸钾75 kg、尿素150 kg。8月中下旬开始，每隔10 d喷施0.2%磷酸二氢钾溶液，连喷2～3次。

（四）排灌水

半夏喜湿怕涝，如遇干旱需及时灌水；雨季积水后需及时排水，以防烂根。

（五）病虫害防治

1. 防治原则　同"艾叶"。

2. 防治措施

（1）植物检疫：禁止检疫性病虫害从疫区传入保护区，保护区不得从疫区调运球茎、珠芽或种子，一经发现立即销毁。

（2）农业防治：① 与禾本科作物实行3～5年轮作。② 苗期加强中耕锄草。③ 雨后及时排水。④ 合理施肥，适施氮肥，增施磷、钾肥，提高植株抗病力。⑤ 及时拔除病株烧毁，并用10%的石灰水对病穴消毒。

（3）物理防治：① 应用灯光防治害虫，可用黑光灯引诱或驱避吸果夜蛾、金龟子、卷叶蛾等。② 蓟马发生初期用蓝色板诱杀，用60 cm × 40 cm长方形蓝色纸板或木板等，涂上一层机油，挂在行间株间，或用市场出售的商品蓝色诱杀板，每公顷挂450～600块。

（4）生物防治：应用生物源农药防治害虫。蓟马发生初期，用0.3%苦参碱乳剂800～1 000倍液，或天然除虫菊素2 000倍液等喷雾防治。

（5）化学防治：无登记可用于半夏的农药。

注：在生产实际中，药农针对半夏种植中常见的根腐病和立枯病会施用甲基硫菌灵、胶肥酸铜（DT杀菌剂）、广枯灵（恶霉灵＋甲霜灵）、咪鲜胺等；针对炭疽病会施用恶霉灵、代森锰锌等；针对叶斑病会施用苯醚甲环唑、吡唑醚菌酯、氟硅唑等；针对蓟马会施用吡虫啉、啶虫脒、联苯菊酯或高效氯氰菊酯等。

五、采 收

（一）采收期

春播当年秋季收获，秋播于第2年秋季收获。一般于9月下旬至10月上旬，气温低于13℃以下，叶

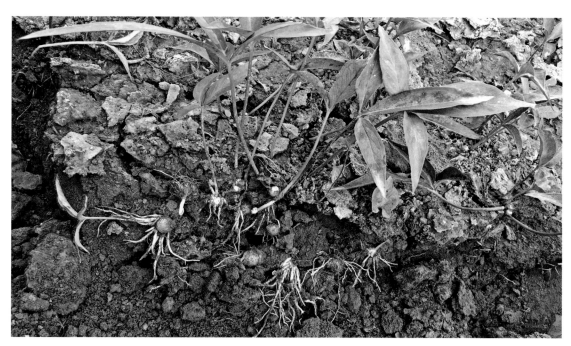

半夏采收

子开始变黄时采收为宜。

（二）采收方式

用爪钩顺垄挖 8 ～ 10 cm 深的沟，逐一将半夏挖出；或用专用机械收获。

六、产地加工

（一）筛选

采收的鲜半夏应放置于阴凉处，忌暴晒，及时进行分级筛选。

（二）去皮

及时将筛选后的半夏用人工或机械去皮，直至无残存表皮。

（三）干燥

自然晾晒或 50 ～ 60℃烘干，药材含水量不高于13.0%。

七、包装和贮存

（一）包装

选择无公害的包装材料，将检验合格的产品按不同商品规格分级包装。在包装物上应注明产地、品名、等级、净重、毛重、生产者、生产日期及批号。

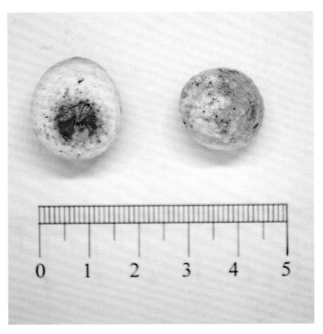

半夏药材

（二）贮存

半夏药材宜贮存在通风、干燥、阴凉、无异味、避光、无污染并具有防鼠、防虫设施的仓库内。贮存期应注意防止虫蛀、霉变、破损等现象发生，做好定期检查养护。

历史沿革

半夏之名始见于《礼记·月令》，魏晋《名医别录》、唐代《千金翼方·药出州土》《新修本草》均有记载，宋代《图经本草》《证类本草》、明代《御制本草品汇精要》、清代《植物名实图考》均以山东济南、齐州一带最为地道。现代《现代中药材商品通鉴》《全国中药药汇编》记载："东北、华北及长江流域诸地均有分布，以湖北、河南、山东所产品质较佳。"山东地区所产的半夏素有"齐州半夏"之称。

参考文献

[1] 宋金斌，张国泰，郭巧生，等.不同半夏种质田间比较试验 [J].时珍国药研究，1996，7（5）：330-331.
[2] 曾令祥，李德友.旱半夏病虫害识别及防治 [J].农技服务，2007，24（3）：73-76.
[3] 张小斌.半夏病虫害现状调查 [J].安徽农业科学，2007，35（32）：10364-10366.
[4] 谢晓亮，杨太新.中药材栽培实用技术500问 [M].北京：中国医药科技出版社，2015.
[5] 赵训焕，郑福安.半夏人工栽培块茎药剂处理作用的研究 [J].现代应用药学，1993（2）：25-32.
[6] 张明，黄惠玲，宋秋星，等.半夏间作不同植物及不间作的观察研究 [J].贵阳中医学院学报，2011，33（1）：93-94.

［7］陈中坚，孙玉琴，赵雄廷，等.施肥水平对半夏产量和质量影响的研究［J］.中药材，2006（8）：757-759.

［8］裴国平，裴建文.施肥对半夏药材质量等级和出干率的影响［J］.中国药事，2017，31（8）：910-916.

［9］张明，钟国跃，马开森，等.半夏倒苗原因的实验观察研究［J］.中国中药杂志，2004（3）：85-86.

［10］孟庆杰.半夏早春促成栽培技术［J］.安徽农学通报，2004（3）：64-65.

［11］靳光乾，刘善新，董宜广.半夏的林下种植技术［J］.山东林业科技，2004（5）：35-36.

［12］闫和健.半夏栽培与加工技术初探［J］.农业技术与装备，2014（9）：16-18.

［13］查登明.半夏高产栽培技术研究［D］.武汉：华中农业大学，2008.

［14］曾建红，彭正松.不同采收期半夏生物碱含量的变化规律［J］.中南林学院学报，2004，24（4）：109-112.

［15］张小斌.干燥方法对商洛半夏质量的影响［J］.中国现代应用药学，2009，26（5）：378-380.

北 沙 参

北沙参为伞形科植物珊瑚菜 *Glehnia littoralis* Fr. Schmidt ex Miq. 的干燥根，具有养阴清肺、益胃生津的功效，用于肺热燥咳、劳嗽痰血、胃阴不足、热病津伤、咽干口渴等病证。北沙参药用历史悠久，为我国常用大宗中药材，始载于《神农本草经》。根据历代文献记载，北沙参以山东莱阳所产质量为最佳，称为道地药材。目前，山东莱阳、河北安国、内蒙古赤峰及邻近地区为北沙参主产区。

本篇所述药材即为伞形科植物珊瑚菜 *Glehnia littoralis* Fr. Schmidt ex Miq. 的干燥根，相关技术和规范适用于山东莱阳、河北安国、内蒙古赤峰及邻近地区道地药材北沙参的生产加工。

一、产区生态环境

（一）海拔
适宜海拔为 100 ～ 1 000 m。

（二）气温
适宜年平均气温为 18 ～ 22℃。

（三）无霜期
适宜年平均无霜期为 180 d 以上。

（四）光照
适宜年平均日照时数为 2 500 ～ 3 000 h。

（五）降雨量
适宜年平均降雨量为 300 ～ 800 mm。

（六）土壤
以砂壤土为主，土壤质地以结构疏松的壤土为佳，土壤 pH 以 6.5 ～ 8.0 为宜，土层厚度以 30 cm 以上为宜。

（七）地形地势
选择田间通风和排水条件良好、有浇灌条件的平地、山地。

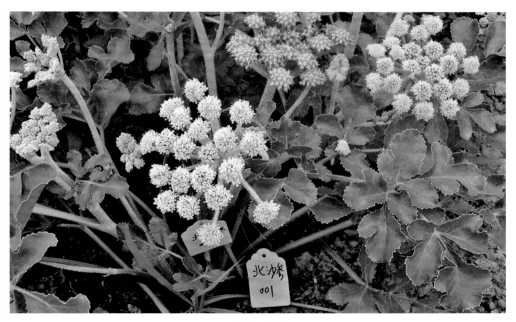

北沙参原植物

二、选地整地

（一）选地

1. 产地环境要求　选择不受污染源影响或污染物含量限制在允许范围之内、生态环境良好的农业生产区域。

2. 空气、土壤及用水质量要求　同"艾叶"。

（二）整地

每公顷施充分腐熟的有机肥30 000 ～ 45 000 kg，氮、磷、钾复合肥900 kg，撒匀，翻入地内，深耕细耙。

三、播　种

（一）播种材料

1. 选种　以《中国药典》（2020版）收载的伞形科植物珊瑚菜 *Glehnia littoralis* Fr. Schmidt ex Miq. 为物种来源，选择常温贮藏不超过1年、籽粒饱满的种子。

2. 种子处理　入冬后将种子用清水浸泡5 ～ 6 d，中间每24 h要更换一次水，捞出后拌入3倍的湿沙，埋入40 cm深的坑内，种子层厚度30 cm左右，期间要保持沙子湿润，于翌年春季土壤解冻后取出播种。秋播前将种子用40℃温水浸泡8 ～ 12 h，稍晾后进行播种。

（二）播种

1. 播种时期　春播在3月进行；秋播在霜降前后进行。

2. 播种方法　在整好的畦面上，按25 cm行距开条沟，沟深3 ～ 4 cm，将种子均匀撒入沟内，覆土稍加镇压即可。每公顷播种湿籽量75 ～ 90 kg。

四、田间管理

（一）定苗

苗高8 ～ 10 cm时，按株距5 ～ 7 cm定苗。缺苗的地方，间出壮苗于阴天或晴天傍晚进行补栽。

（二）中耕除草

结合定苗进行中耕除草。浇水或雨后及时中耕，保持田间土壤疏松无杂草。

（三）灌水排水

定苗后适当灌水，追肥后及时灌水，采收前酌情灌水。多雨地区和雨季及时清沟，排出田间积水。

（四）追肥

6月下旬至7月上旬，每公顷追施氮、磷、钾复合肥375 ～ 750 kg，以后酌情追肥。

（五）病虫害防治

1. 防治原则　同"艾叶"。

2. 防治措施

（1）农业防治：① 通过机械或人力翻耕。② 通过中耕除草来破坏虫卵。③ 冬前将栽种地块深耕多耙，杀伤虫源、减少幼虫的越冬基数。④ 选择地势较高，透水性好的土壤种植。⑤ 加强田间管理，做好排水排涝，及时中耕改良土壤结构，增施有机肥和磷钾肥，提高植株抗病力。⑥ 与禾本科作物实行3 ～ 5年轮作。

（2）物理防治：① 利用黑光灯诱杀钻心虫类害虫，利用黄板诱杀蚜虫。② 利用虫对糖、酒、醋的趋性进行诱杀。③ 在幼虫盛发期进行人工捕杀。④ 播种前深翻晒土杀虫灭菌。

（3）化学防治：无登记可用于北沙参的农药。

注：在实际生产中，药农针对北沙参种植中常见的锈病会施用多菌灵、甲基硫菌灵、代森锰锌络合物等；针对花叶病会施用吡虫啉、啶虫脒、噻虫嗪、烯啶虫胺等；针对根腐病会施用苯醚甲环唑、嘧菌酯、代森锰锌络合物等；针对钻心虫会施用氯虫苯甲酰胺、氯虫苯甲酰胺、甲氨基阿维菌素苯甲酸盐等；针对蚜虫会施用吡虫啉、啶虫脒、噻虫嗪等；针对蛴螬会施用辛硫磷乳油、溴氰虫酰胺、氯虫苯甲酰胺等；针对红蜘蛛会施用阿维菌素、苦参碱、哒螨灵等。

五、采　收

（一）采收期

采收时期对保证药材质量非常重要，过早、过迟均不宜。生长1 ～ 2年的根质量好，4年以上的根易空，质量差。1年收者在白露至秋分之间进行；2年或3年收者在夏至前后5 d内进行。此时采收的药材，质坚实，粉性足，质量好，产量高。

（二）采收方式

选择晴好天气，采挖前先将地上茎叶部分割去，顺垄人工采挖或使用根茎类药材收获机械采收，抖去泥土，及时运回。

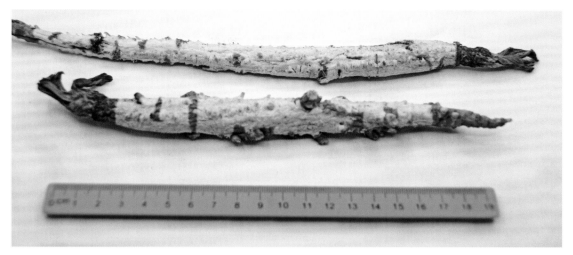

北沙参药材（去皮）

六、产地加工

（一）去皮

北沙参运回后，将参根按粗细分开，洗净泥土，放入沸水锅中，不断翻动，烫煮3～5 min，至参根中部能搂下皮，立即捞出，摊开冷晾，待冷却后及时除去外皮。

（二）晾晒

将去皮后的参根，及时摊开晾晒，防止发霉变质，晾晒期间，每日翻动1～2次，直至晒干，干燥的北沙参水分不得超过10%。如有霉烂，及时剔除。

七、包装及贮存

（一）包装

选择无公害的包装材料将检验合格的北沙参药材按不同商品规格分级后包装。外包装上必须注明产品名称、批号、重量、产地、等级、日期、生产单位、地址、贮存条件。

（二）贮存

包装好的北沙参药材需贮存在清洁卫生、阴凉干燥、通风、防潮、防虫蛀、防鼠、无异味的库房中，药材堆放时与地面、墙壁保持一定间距，堆放层数以10层之内为宜。需定期检查与养护，如发现虫蛀、霉变、鼠害等，应及时采取措施。

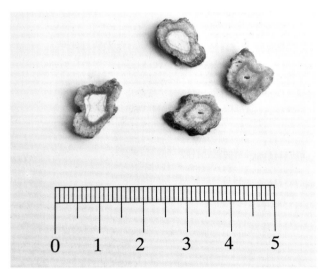

北沙参饮片

历史沿革

沙参最早记载于《神农本草经》，曰："生川谷。"1928年，曹炳章《增订伪药条辨》载："北沙参山东日照、故墩、莱阳、海南各县均产。海南出者条细质坚，皮光洁，色白、鲜治润泽者为佳；莱阳出者质略松，皮略糙、白黄色亦佳；日照、故墩出者条粗质松、皮糙黄色者次；广东出者粗松质硬皮糙，黄色更次；台湾、福建、广东出者粗大松糙为最次不入药用。"均指北沙参。1930年，陈仁山《药物出产辨》明确记载沙参"产山东莱阳"。1935年，《莱阳县志》称："莱参，邻封所不及，性宜松土，故产于五龙河沿岸者品质优良。"1959年，《中药志》载北沙参主产山东莱阳、烟台、文登，其中以莱阳胡城村产品最著名。2010年，《金世元中药材传统鉴别经验》载："莱阳胡城村产品质量最佳，称为地道药材。"据《中华道地药材》记载，北沙参分布于辽东、华北及山东地区。目前北沙参三大产区分别是山东莱阳、内蒙古赤峰、河北安国。

参考文献

［1］徐昭玺.中草药种植技术指南［M］.北京：中国农业出版社，2000.
［2］石俊英，张永清，张钦德，等.追肥对北沙参药材质量的影响［J］.山东中医药大学学报，2003（2）：152-154.
［3］李逢菊，王芝春，王兴珍.地道产区土壤养分对北沙参化学成分的影响［J］.山东医药，2015，55（8）：99-100.
［4］彭英，汤兴利，莫日江，等.光、肥、水三因素对北沙参生长及生理特性的影响［J］.《农业科学与技术（英文版）》，2014，15（8）：1351-1355.
［5］徐华玲，吕华瑛.北沙参药材的质量标准研究［J］.山东中医杂志，2012，31（10）：758-759.

苍　术

苍术为菊科植物茅苍术 *Atractylodes lancea*(Thunb.) DC.或北苍术 *Atractylodes chinensis* (DC.) Koidz.的干燥根茎，具有燥湿健脾、祛风散寒、明目的功效，用于湿阻中焦、脘腹胀满、泄泻、水肿、脚气痿躄、风湿痹痛、风寒感冒、夜盲、眼目昏涩等病证。商品苍术分为两个品种，一种名南苍术，主产华东、中南；一种名北苍术，主产华北、东北。其中，产于江苏江宁、句容、金坛、溧阳、溧水等茅山一带者，为道地药材"茅苍术"。

本篇所述药材即为菊科植物茅苍术 *Atractylodes lancea* (Thunb.) DC.的干燥根茎，相关技术和规范适用于以江苏茅山地区为核心及其周边江苏西南部丘陵地区道地药材苍术的生产加工。

一、产区生态环境

（一）海拔

适宜海拔为 50 ～ 500 m。

（二）气温

适宜年平均气温为15℃。最冷月（1月）平均温度为0℃，最热月（7月）平均温度为30℃。

（三）无霜期

适宜年平均无霜期为220 d 左右。

（四）光照

适宜年平均日照时数为2 000 h。

（五）降雨量

适宜年平均降雨量为1 000 mm。

（六）土壤

适宜砂质壤土，土质疏松，土壤pH以5.0 ～ 7.0为宜。

（七）地形地势

适宜排水良好的丘陵缓坡地带。

二、选地整地

（一）选地

1. 产地环境要求　苍术适宜生长在丘陵山区，宜在土层深厚疏松（耕作层土厚40 cm以上）、土质肥沃、排水良好（梅雨季节无积水）的砂质壤土栽种，黏土和盐碱地均不宜栽培。

注：苍术适宜栽培在半阴半阳的坡地（宜东晒、避西晒），露地栽培时宜与玉米等高秆作物套种，以保持在30%左右的遮光度为宜；忌连作，可与小麦、玉米、葱、大蒜、薏苡、蓖麻等作物或非根类中药材轮作，或在果园中套种，不适于与豆科作物或其他根类药材轮作。

2. 空气、土壤及用水质量要求　同"艾叶"。

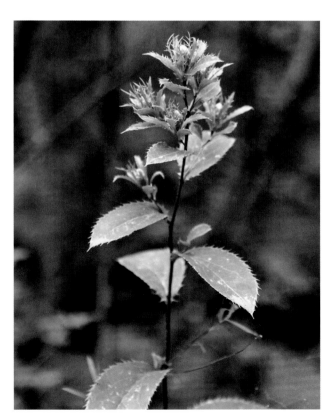

苍术原植物

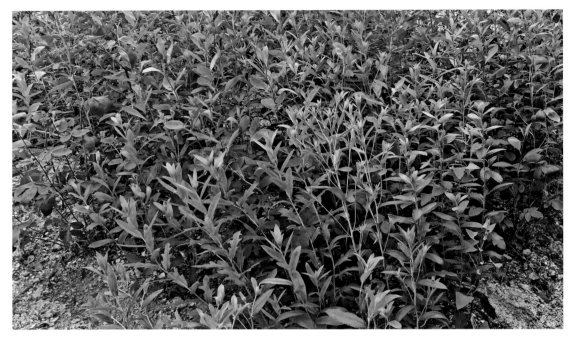

苍术种植基地一

（二）整地

10月整地，深耕30 cm以上，结合整地施用充分腐熟的农家肥2 000 ～ 3 000 kg（或生物有机肥300 ～ 500 kg）作底肥，整细、耙平。丘陵地根据地形做成小高垄，垄宽40 ～ 80 cm，垄高25 cm，沟宽25 cm，四周开排水沟。

三、育苗移栽

（一）种子

1. 质量要求　选择当年产新的种子，千粒重≥10 g

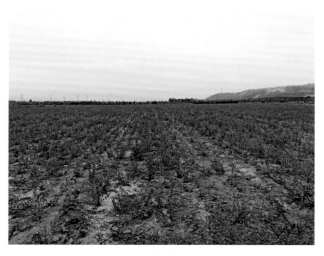

苍术种植基地二

的种子为合格种子，要求净度不低于95%，发芽率不低于85%。

2. 留种要求　宜选生长健壮、无病虫害、种质纯正的母株或其上采集的苍术种子留种。

（二）苗圃地选择与苗床准备

选择有排、灌水条件的砂质壤土做苗圃，深耕30 cm以上；结合整地每公顷施用充分腐熟的农家肥45 000 kg（或生物有机肥500 kg）作底肥，整细、耙平。

（三）播种

可进行冬播和春播。冬播的适宜时期为11月下旬至土壤封冻前，春播适期为3月上旬。每公顷用种量52.5 ～ 75 kg，均匀撒施在苗床上，使用铁耙等农用工具均匀耧耙，使种子与表土充分混合，上覆1 ～ 2 cm细土，播种后及时浇水，以利保墒。

（四）苗田管理

播种后，保持土壤合理墒情。及时清除苗田杂草。

（五）起苗

一般在植株休眠后的11 ～ 12月前后进行，以随起随栽为好，起苗后放于背阴处选苗，剔除不合格苗。

（六）大田移栽

移栽前先进行检验检疫，剔除患病虫害的根茎，

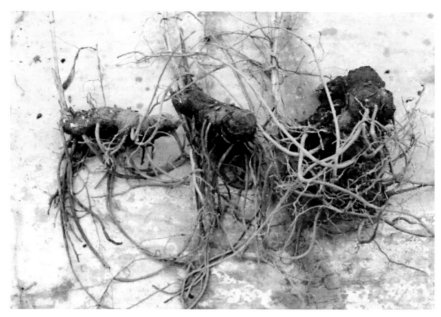

苍术种苗

以免传染，同时，不同大小的根茎分开移栽，为保证根茎的品质，每个根茎保留 2 ～ 3 个主芽。目前句容地区尚有用茅苍术根茎分根繁殖的方式，与湖北英山等地类似，将大的根茎分株为保留 2 ～ 3 个主芽的小根茎。然后用 500 倍 50% 多菌灵溶液浸泡消毒 25 min，取出阴干后用 50% 辛硫磷乳剂 1 500 倍的溶液浸泡 30 min，取出置于阴凉处过夜，待芽头表面的水分充分风干后，撒草木灰拌匀，准备移栽。栽种时，芽头向上，排列在同一方向，覆土厚度 1 cm 左右。

四、田间管理

（一）中耕除草

结合中耕和田间管理，及时清除杂草。杂草清除一般在 3 月（出芽期）、6 月（杂草快速生长期）及雨季结束后。

（二）灌溉与施肥

在苍术生长关键时期，如遇干旱需及时浇水。雨后遇到积水需及时排水。

在根茎生长最迅速的时期（孕蕾期），可结合浇水追施复合肥。忌用氮肥和未腐熟的农家肥。

（三）摘蕾控苗

大田一般在 6 ～ 7 月把主轴上和侧枝上出现的带蕾花枝全部打掉，地上部分留 40 cm 即可。留种田每个单株留 2 个健壮花蕾，其余全部摘掉。

（四）病虫害防治

1. 防治原则　同"艾叶"。

2. 防治措施

（1）农业防治：① 与禾本科植物轮作 3 年以上。② 清洁田园，种植前后收集并烧毁田间枯枝烂叶，减少病源。③ 苍术生长期及时拔除病株并清理病叶，集中处理。④ 用无病土培育无病苗，并采用高垄栽培，忌积水。⑤ 用草木灰拌种。⑥ 合理配方施肥，适当增施有机肥和磷钾肥。

（2）化学防治：有登记可用于苍术的农药。如确需使用，应按照农业管理部门批准使用的农药进行化学防治。

五、采　收

（一）采收期

大田定植后 2 年，一般在秋季 11 ～ 12 月采收。

（二）采收方式

利用农用工具或小型机械，从地下将根茎挖出。

六、产地加工

（一）分拣

采收的苍术鲜根茎需及时进行分拣晾晒，去除非药用部分、杂质及泥沙。

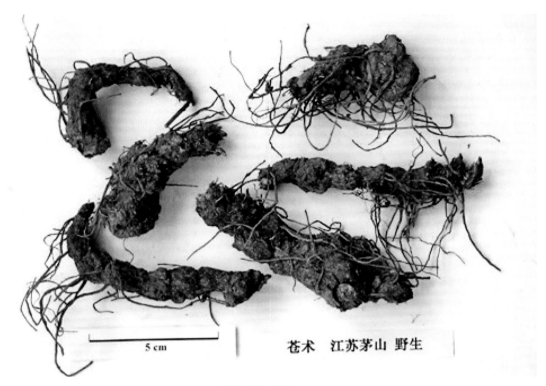

苍术　江苏茅山　野生

苍术药材（野生）

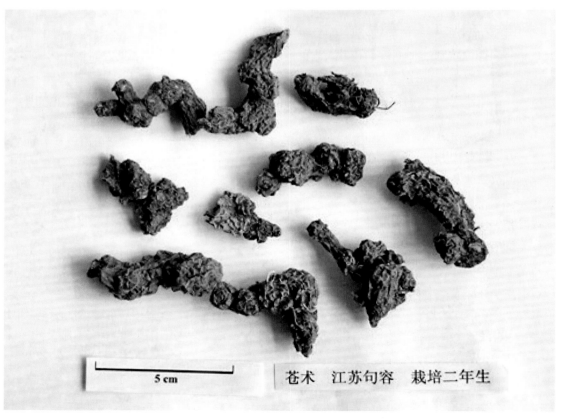

苍术　江苏句容　栽培二年生

苍术药材（栽培）

（二）干燥

晾晒或烘房烘干。

在清净晾晒场摊薄晾晒，需经常翻动，防止发热变质，晾晒期间不要淋雨或受潮。

如果采用烘房烘干，需将温度控制在45～50℃，避免挥发油类成分损失。

（三）发汗

晾晒或烘房干燥至八成干后，发汗48 h，然后继续干燥至全干（含水量<11%）。

（四）去须

干燥后，采用人工或打毛机将须根打掉。

七、包装及贮存

（一）包装

苍术含水量在11%以下时，即可选用无公害材料进行包装。

包装袋上必须注明产品名称、重量、产地、销售单位名称、地址、生产日期、储藏条件等。

（二）贮存

置阴凉干燥、通风处储藏，过程中注意防鼠、防潮、防串味等。

历史沿革

南北朝《本草经集注》首次指出"术"的产地："郑山，即南郑也。今处处有，以蒋山、白山、茅山者为胜。"并认为蒋山、白山、茅山地区所产药材质量较好，其中蒋山为现今南京钟山，白山为现今江苏南京东部（一说为现今陕西眉县和太白交界处的太白山，为秦岭山脉的主峰所在地），茅山现今位于江苏句容茅山风景区，与金坛交界。

宋代，苏颂的《本草图经》记载："术，生郑山山谷、汉中、南郑，今处处有之，以嵩山、茅山者为佳。"可见，此时进一步认定茅山地区所产药材质量较好。

明代，大多数本草著作均把茅山作为苍术的道地产区之一。《救荒本草》记载："生郑山汉中山谷，今近郡山谷亦有，嵩山、茅山者佳。"认为嵩山（今河南嵩山地区）、茅山（今江苏茅山地区）所产术品质较好。李时珍在《本草纲目》中沿袭了前人有关苍术品质的记载。《本草原始》苍术项下记载："今以茅山者为良。"认为茅山苍术质量较高。《本草乘雅半偈》记载："出嵩山、茅山者良。"《本草汇言》记载："苍术，处处山中有之，惟嵩山、茅山者良。"

清代，本草多推崇茅山所产苍术，认为其质量上乘。《本草便读》记载："苍术汉时名赤术，处处山谷皆有之，而以江苏茅山者为上，其形较白术为小，切之内有朱砂点。"《本草备要》记载："出茅山坚小有朱砂点者良。"《本草经解》记载："苍术苦辛气烈……苍术茅山者良，糯泔浸焙也。"

民国时期，《增订伪药条辨》记载："又有南京茅山出者，曰茅术，亦有朱砂点，味辛甘，性糯，形瘦长，有细须根，利湿药中用之，亦佳。"

现代，《500味常用中药材的经验鉴别》记载："两种苍术商品均以个大、形如连珠状、质坚实、有油性、断面朱砂点或雄黄点多，折断或切片后放置生白霜（苍术醇的白色针状结晶），及香气浓郁者为佳。多认为茅山苍术优于北苍术，京苍术（茅山苍术）又为苍术中之极品。"

综上，历代本草对茅山苍术较为推崇，认为以江苏茅山地区为核心的周边区域所产苍术品质较高，称茅山苍术或茅术，为道地药材。

苍术产地历史沿革见表4。

表 4 · 苍术产地历史沿革表

年 代	出 处	产 地 及 评 价
南北朝	《本草经集注》	郑山，即南郑也。今处处有，以蒋山、白山、茅山者为胜
唐	《新修本草》	以蒋山、白山、茅山者为胜
宋	《本草图经》	术，生郑山山谷、汉中、南郑，今处处有之，以嵩山、茅山者为佳
明	《救荒本草》	生郑山汉中山谷，今近郡山谷亦有，嵩山茅山者佳
	《本草乘雅半偈》	出嵩山、茅山者良
	《本草汇言》	苍术，处处山中有之，惟嵩山、茅山者良
	《本草原始》	今以茅山者为良
	《本草经解》	苍术茅山者良
清	《本草便读》	处处山谷皆有之，而以江苏茅山者为上，其形较白术为小
	《本草备要》	出茅山坚小有朱砂点者良
民国	《增订伪药条辨》	又有南京茅山出者，曰茅术
现代	《500味常用中药材的经验鉴别》	多认为茅苍术优于北苍术，京苍术（茅山苍术）又为苍术中之极品

参考文献

［1］胡世林.苍术的本草考证［J］.中国医药学报，2001，16（1）：11-13.
［2］郭兰萍，黄璐琦，阎洪，等.基于3S的苍术道地药材研究（一）——苍术道地药材气候生态特征研究［C］//中国生态学会.全国第二届中药资源生态学学术研讨会论文集.淄博：中药资源生态专业委员会，2006：92-97.
［3］张燕，樱井美希，郭兰萍，等.不同小生境对苍术生长和4种挥发油的影响［J］.中国中药杂志，2015，40（21）：12-18.
［4］张燕，樱井美希，陈美兰，等.不同石灰处理对苍术生长、产量和挥发油成分影响的研究［J］.中药材，2015，38（3）：429-432.
［5］杨秀珍，池小妹.茅苍术优质、高产及无公害人工栽培技术概述［J］.云南中医中药杂志，2007，28（9）：21-22.
［6］陈佳.茅苍术生态环境、药材品质及其最佳采收期的研究［D］.武汉：湖北中医药大学，2013.

草　果

草果为姜科植物草果 *Amomum tsao-ko* Crevost et Lemaire 的干燥成熟果实，有草豆蔻、漏蔻、豆蔻之异称，又名香果，最早出现于《本草品汇精要》。草果具有燥湿健脾、温胃止痛、止呕截疟的功效，用于寒湿内阻、脘腹胀满、冷痛噫气、呕逆、不思饮食等病证，是药食两用中药材大宗品种之一，食用量大于药用量。云南作为草果的道地产区，出产的草果果皮薄、气味香浓，且坐果率高、产量高，其中尤以文山马关及红河金平所产的草果质量较佳。

本篇所述药材即为姜科植物草果 *Amomum tsao-ko* Crevost et Lemaire 的干燥成熟果实，相关技术和规范适用于云南金平、元阳、河口、屏边、绿春、马关、西畴、富宁、麻栗坡、盈江、芒市、泸水、福贡、贡山及邻近地区道地药材草果的生产加工。

一、产区生态环境

（一）海拔

适宜海拔为 1 200～1 800 m。

（二）气温

适宜年平均气温宜为 16～20℃，生长期最低温度不得低于−2℃，最高温度不得超过 35℃。

（三）无霜期

适宜年无霜期为 240 d 以上。

（四）光照

适宜遮阴度为 50%～70%。

（五）降雨量

适宜年平均降雨量为 1 200～1 600 mm，环境相对湿度以 70%～90% 为宜。

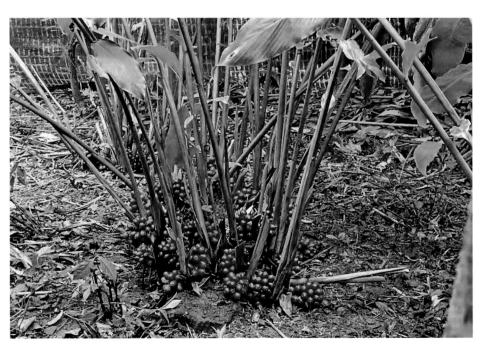

草果原植物

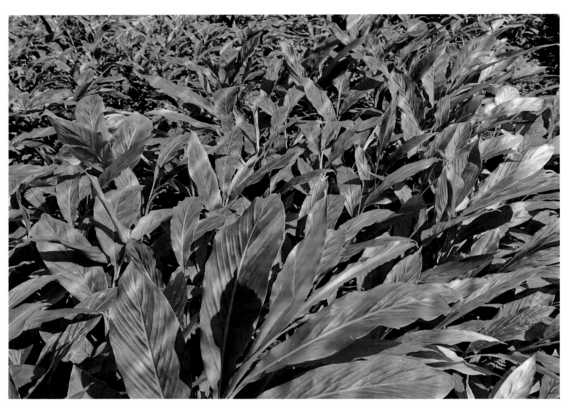

草果种植基地

（六）土壤

以红黄壤、棕壤等为主，土壤质地以腐殖质多、疏松肥沃的壤土为宜。

二、选地和整地

（一）选地

1. 产地环境要求　选择有水源的山谷地或溪边平缓地，以地势平缓、遮阴度为50%～70%的常绿阔叶林地（壳斗科、茶科等），箐、沟谷两旁种植为宜，贫瘠土不宜栽种。

2. 空气、土壤及用水质量要求　同"艾叶"。

（二）整地

春季砍除过多的灌木草丛，清除树根杂草与石块，保留林内遮阴度50%～60%。播种前，翻土深耕20～30 cm，翻耕打碎土块，施足底肥，施有机肥30 000～45 000 kg/hm²。

三、育苗移栽

（一）种子繁殖

1. 留种要求　秋季果实成熟时，采摘个大、果皮呈红褐色、种子呈浅灰色的果实，挑选出充分成熟、粒大饱满且无病虫害的果实作种。

2. 种子处理　将果实去除果皮及果肉，种子用清水洗净，放置12 h左右，再用沙子搓揉后，并用清水清洗附着在种子表面的胶质物即可播种，若不能及时播种可将种子晾干（勿用阳光晒）贮存于密闭容器中。

3. 播种　播种期分为春播和秋播。春播宜在每年2～3月进行，秋播宜在8～10月，不能晚于10月中旬，气温需达到18℃以上。播种采用条播的方式，在整好的畦面上开沟，行距15～25 cm，沟深1.5～2 cm，按株距5～10 cm点播种子1～2粒，播完后覆土盖草，及时浇水。播种1～2个月后出苗，现苗后应及时揭去盖草，拔去较密的弱苗，同时清除杂草，雨量过多时注意排水，防止幼苗软化腐烂。

（二）分株繁殖

春季草果新芽出土前，选择生长较为粗壮、分株多且无病害的一年生植株，将其截断，每节长为7～20 cm，剪掉下部叶片，仅留上部2～3片叶，作为繁殖材料。

（三）移栽

选择苗高60～120 cm、根系发达、假茎粗壮、无病虫害的种苗进行移栽。种子育出的苗，起苗时要小心，避免损伤苗，影响植株的成活率。将整好的地块深翻20～30 cm，待风化5～15 d后，即可按株距1.3～1.7 m，挖宽约13 cm、深7～10 cm的穴，每穴种植苗1～2株，将苗在穴中扶正，覆土6 cm，压实，淋足定根水。移栽选择在春分前后，以阴雨天气为宜。

四、田间管理

（一）除草

夏季和秋季果实采摘后采用人工除草，除草时应避免踩踏草果的根状茎和地上部。

（二）培土

开花前需培土一次，若发现根部裸露应及时培土。培土应用富含腐殖质、疏松肥沃的土壤，以利于根部吸收营养。

（三）排水灌溉

旱季应引水灌溉；雨季水量过多时，应及时排水。尤其在草果开花的时期，若雨量过多，会造成花苞腐烂。如过于干旱，花易干枯，导致减产。

（四）修剪

及时清理枯死的老株及仔株，以减少对丛兜养分的消耗，从而利于新株的生长。将割下的老株及仔株平放于丛株间，让其腐烂以增加土壤肥力和湿度。修剪老株和仔株在10～11月果实收获后进行。

（五）施肥

1. 定植后追肥

（1）第1次追肥：3月气温开始回升时，进行第1次追肥，以有机肥与过磷酸钙混合肥为主，可增施适量的氮肥，施肥量以有机肥15 000～30 000 kg/hm²、过磷酸钙225～300 kg/hm²为宜。

（2）第2次追肥：8～9月进行第2次追肥，以有机肥混合磷肥为主，施肥量以有机肥3 750～4 500 kg/hm²、过磷酸钙150～225 kg/hm²为宜，拌匀后均匀撒施，然后培土，取适量的肥沃腐殖土置于丛兜，为下一年开花结果提供充足的养分。

2. 开花结果期施肥

（1）第1次施攻苗肥：11～12月在草果采摘后，清除病株、枯株以及杂草，混合撒施有机肥22 500～37 500 kg/hm²、过磷酸钙300～375 kg/hm²。施肥后适当培以肥土，以盖过匍匐茎1/2为宜。

（2）第2次施壮花肥：3月下旬至4月中旬为草果花期，此时可施有机肥2 250 kg/hm²、尿素30～60 kg/hm²。

（3）第3次施保果肥：4月下旬至5月上旬，用1 200～2 250 kg/hm²的磷酸二氢钾（0.3%）和硼酸（0.01%）混合液喷施叶面。

（4）第4次施保果肥：6月草果果实生长时，施保果肥1次。可用2%高效磷钾复合肥加入5 mg/kg 2,4-D喷果，促进幼果长大和降低落果率。每隔7 d喷洒1次，每次用药液750 kg/hm²，一般1～3次。

（六）病虫害防治

1. 防治原则 同"艾叶"。

2. 防治措施

（1）农业防治：① 确保合理的种植密度。② 草果采收后在清除杂草的同时，将当年枯、残、病茎秆砍去，以便改善林内的通风透光条件。③ 清除杂草，减少害虫的藏身处。

（2）物理防治：① 通过安装电灯和黑光灯来诱杀地老虎类害虫。② 利用虫对糖、酒、醋的趋性进行诱杀。③ 在幼虫盛发期进行人工捕杀。④ 播种前深翻晒土杀虫灭菌。

（3）化学防治：无登记可用于草果的农药。

注：在生产实际中，药农针对草果种植中常见的花腐病、果腐病会施用波美0.5°石硫合剂、多菌灵等；针对基腐病会施用敌磺钠水剂等；针对斑蛾会在花苞未开放前施用生物制剂Bt乳剂等。

五、采收

（一）采收期

草果种植2年后开花结果，一般10～12月为成熟期，在果实成熟后呈红褐色、未开裂时及时采收。

（二）采收方式

采收时将整个果穗从基部割下，把果实从果穗上带柄剪下。若长途运输，需用透气性好的容器装载，可加上少量海花或蕨草保持新鲜。

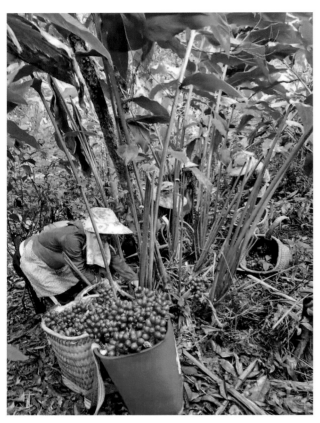

草果采收

六、产地加工

（一）晾晒干燥

用沸水将鲜草果烫 2 ～ 3 min 后取出，放置在太阳下晒干，再在室内堆放 5 ～ 7 d，使草果色泽变为棕褐色即可。

（二）烘烤干燥

炉温保持 50 ～ 60℃，常翻动，使其受热均匀，烤至足干。

七、包装及贮存

（一）包装

将检验合格的产品堆垛存放，按不同商品规格等级分级后包装。外包装上应注明产品名称、批号、重量、产地、等级、日期、生产单位、地址、贮存条件。

（二）贮存

加工干燥后草果药材应贮存在通风、干燥、阴凉、无异味、避光、无污染并具有防鼠、防虫设施的仓库内，仓库相对湿度控制在 45% ～ 60%，温度

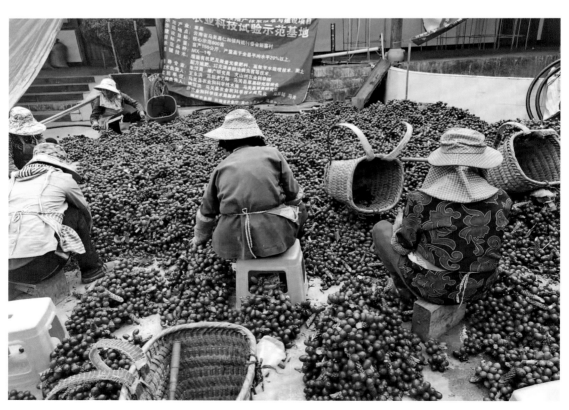

草果挑拣

控制在 0～20℃。药材应存放在货架上，与地面距离 15 cm、与墙壁距离 50 cm，堆放层数不宜超过 8 层。贮存期应注意防止虫蛀、霉变、破损等现象发生，做好定期检查养护。

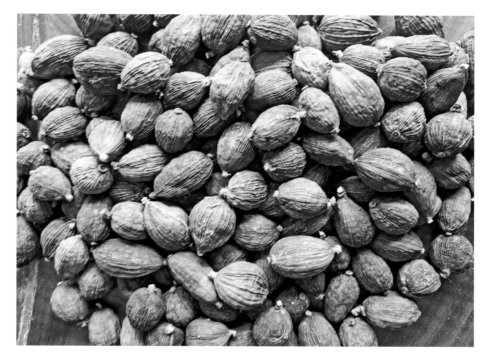

草果药材

历史沿革

历代本草对草果产地记载主要以云南、广西居多，另外还有福建、台湾、贵州、四川、西藏，以及越南、印度等地，而云南最早有草果记载的时期为宋代，如《竹洲集·邕州化外诸国土俗记》记载："汉西南夷故地（包括今云南东部文山、曲靖与红河东部地区）……药有牛黄、人参、草果等。"云南草果自宋代、元代以来就作为药食同源的药材及辛香料广泛使用，明代《云南图经志书》中"草果，入药品，出临安府教化三部"和《云南通志》中"草果俱临安府出"等记载表明云南文山、红河一带盛产草果。而近代《常用中药材品种整理和质量研究》通过本草考证、文献查考、药源调查、分类学鉴定、性状鉴定、显微鉴定、商品鉴定、挥发油成分分析、药理研究，最终得出我国广西草果并非为草果 *Amomum tsao-ko*，而是拟草果 *Amomum paratsaoko* 的结论，因此近代以来形成以云南南部和东南部沿边境山区为核心及周边地区为草果的道地产区。

草果产地历史沿革见表 5。

表 5 · 草果产地历史沿革表

年 代	出 处	产 地 及 评 价
宋	《竹洲集·邕州化外诸国土俗记》	汉西夷故地（今云南东部、贵州西部、广西西部及越南西北部）物产"……药有牛黄、人参、草果等"
	《宝庆本草折衷》	或云生广西州郡。实熟时采，暴干
明	《本草品汇精要》	草果生广南（今云南文山与广西、越南接壤的一带）及海南……又云南出者，名云南草果，其形差小耳
	《本草纲目》	滇广（今云南及广西）所产草果……
	《云南图经志记》	草果，入药品，出临安府教化三部（今文山、马关一带）
	《云南通志》	草果俱临安府（今红河大部和文山部分地区）出
清	《本草备要》	闽产名草蔻，滇广（今云南及广西）所产名草果
	《本草从新》	草果，形如诃子……滇广（今云南及广西）所产
	《植物名实图考》	云南山中多有之
民国	《药物出产辨》	草果产云南和广西百色、龙州等处
	《新纂云南通志》	草果，麻栗坡年产百万斤，广南、永善亦产
现代	《中国植物志》	云南、广西、贵州等省区
	《金世元中药材传统鉴别经验》	主要产于云南西畴、马关、文山、屏边、麻栗坡，广西的靖西、睦边和贵州的罗甸等地
	《中药大辞典》	生于山坡阴湿处。分布四川、云南等地
	《中华本草》	生于沟边林下，分布于广西和云南南部地区
	《常用中药材品种整理和质量研究》	通过考证研究得出草果 Amomum tsao-ko 主要分布于云南，广西草果实为拟草果 Amomum paratsaoko 而非为草果 A. tsao-ko，并通过实地调查，证实了广西、贵州无草果分布

参考文献

［1］张薇，杨生超，魏翔，等.云南草果种植发展现状及对策［J］.世界科学技术：中医药现代化，2011（5）：899-903.

［2］杨志清，胡一凡，依佩瑶.等.云南草果种植区域调查及生态适宜性气候因素分析［J］.中国农业资源与区划：2017，38（12），178-186.

柴　胡

柴胡为伞形科植物柴胡 *Bupleurum chinense* DC. 或狭叶柴胡 *Bupleurum scorzonerifolium* Willd. 的干燥根，具有疏散退热、疏肝解郁、升举阳气的功效，用于感冒发热、寒热往来、胸胁胀痛、月经不调、子宫脱垂、脱肛等病证。按性状不同，柴胡可分为"北柴胡"和"南柴胡"。春、秋季采挖，除去茎叶和泥沙，干燥。涉县柴胡属于北柴胡，且种植历史悠久，亦是全国最大的柴胡产区之一。

本篇所述药材即为伞形科植物柴胡 *Bupleurum chinensed* DC. 的干燥根，相关技术和规范适用于河北涉县及周边山区主产药材柴胡的生产加工。

一、产区生态环境

（一）海拔
适宜海拔为 200 ～ 1 500 m。

（二）气温
适宜年平均气温为 10.7 ～ 14.2℃。

（三）无霜期
适宜年平均无霜期为 181 ～ 204 d。

（四）光照
适宜年平均日照时数为 1 998 ～ 2 956 h。

（五）降雨量
适宜年平均降雨量为 331 ～ 1 032 mm。

（六）土壤
以结构疏松的壤土为佳，土壤pH以7.0 ～ 8.0为宜。

（七）地形地势
以山坡地为主，坡度小于15°的坡地，坡向以东南至西北方向为佳，田间通风和排水条件良好。

二、选地整地

（一）选地
1. 产地环境要求　选择不受污染源影响或污染物含量限制在允许范围之内、生态环境良好的农业生产区域。

2. 空气、土壤及用水质量要求　同"艾叶"。

（二）整地
每公顷施腐熟有机肥 7 500 kg，氮、磷、钾复合肥 750 kg。撒匀，翻入地内，再深耕细耙。

三、播　种

（一）播种材料
选择上一年新产的颗粒饱满、不携带虫卵病菌的种子。要求净度不低于95%，发芽率不低于70%。

（二）播种时间
春播在 3 ～ 5 月进行；秋播在 10 月至结冻前进行。

（三）播种方法
宜浅播，按20 cm行距条播，播种深度0.5 cm左右，每公顷播种量30 ～ 37.5 kg，出苗前保持土壤湿润。

四、田间管理

（一）中耕除草
幼苗期要及时中耕、除草，保持田间土壤疏松、无杂草。

（二）灌水排水
苗期、追肥后及收获前，应根据土壤墒情酌情灌水。雨季注意排水。

（三）追肥
结合除草间苗，分蘖期可每公顷追施尿素300 kg、硫酸铵300 ～ 450 kg，行间开沟追施，然后覆土盖严；在开花现蕾期，可喷施磷酸二氢钾0.3% ～ 0.4%，进行根外追肥，促使坐果结实。

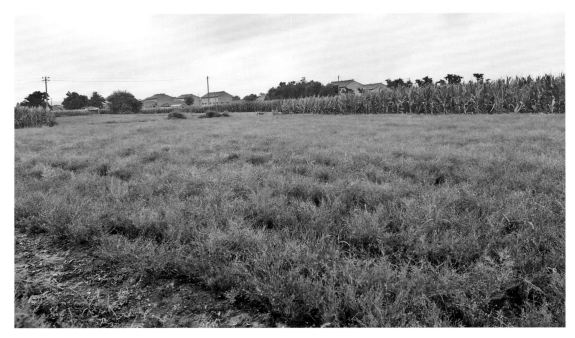

柴胡种植基地

（四）摘心除蕾

除留种田外，应于第2年6～7月，选择晴天将柴胡抽出的花薹全部割掉，留茬高度5～10 cm。

（五）病虫害防治

1. 防治原则　同"艾叶"。

2. 防治措施

（1）农业防治：① 实行轮作。② 选用无病虫害的种子。③ 栽种前，清理田间，将病叶残株、杂草集中烧毁。④ 加强水肥管理，雨后及时排水，保持田间排水通畅。⑤ 发病后，及时拔除病株，集中烧毁。

（2）物理防治：① 通过安装电灯和黑光灯来诱杀地老虎类的害虫。② 悬挂黄板诱杀蚜虫。③ 利用虫对糖、酒、醋的趋性进行诱杀。④ 在幼虫盛发期进行人工捕杀。⑤ 播种前深翻晒土杀虫灭菌。

（3）化学防治：无登记可用于柴胡的农药。

注：在实际生产中，药农针对柴胡种植中常见的根腐病会施用多菌灵、甲基硫菌灵等；针对斑枯病会施用波尔多液、代森锌等；针对赤条蝽会施用甲基辛硫磷、凯撒（四溴菊酯）乳油等。

五、采　收

（一）采收期

种植2～3年后，于10～11月霜降前后、地上茎叶开始枯萎时采挖。

（二）采收方式

1. 人工采挖　选晴天，在采挖前将茎秆齐地面割去，用齿耙等农具挖取柴胡地下根，抖去泥土、杂质，运回晾晒。

2. 机械采收　对于平地大面积种植柴胡可采用根茎类药材挖掘机进行采收。

六、产地加工

（一）晾晒

柴胡运回后，应及时摊开晾晒，防止发霉变质。晾晒期间，注意翻动、检查，如有霉烂及时剔除。

（二）分级扎把

将晾至七八成干的柴胡，趁药材柔软，剪去芦头、除去杂质，直接干燥，使含水量不高于12%，作为统货。如需分等级，可依据根直径0.5 cm以上、0.2～0.5 cm、0.2 cm以下分类扎成小把，再晾晒至干。干燥的柴胡含水率不得超过10%。

七、包装、贮存及运输

（一）包装

干燥柴胡皮部浅棕色，木部黄白色。将检验合格的药材选择无公害的包材，按不同商品规格

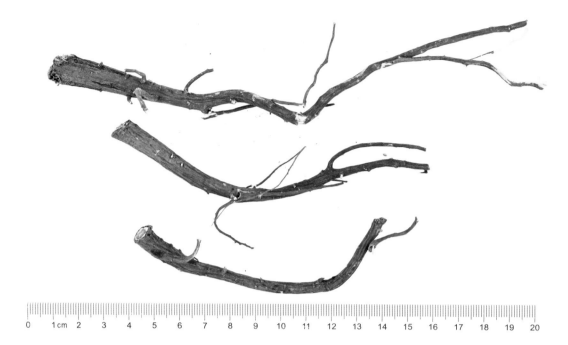

柴胡药材一

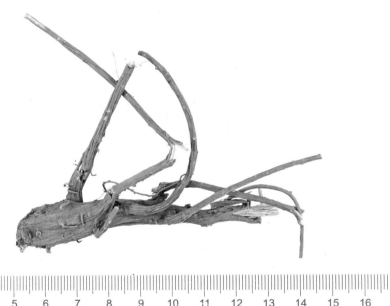

柴胡药材二

分级后包装。外包装上必须注明产品名称、批号、重量、产地、等级、日期、生产单位、地址、贮存条件。

（二）贮存

分级包装好的柴胡药材应贮存在清洁卫生、阴凉干燥、通风、防潮、防虫蛀、防鼠、防鸟、无异味的库房中，药材堆放时与地面、墙壁保持一定间距，堆放层数以10层之内为宜。需定期检查与养护，如发现虫蛀、霉变、鼠害等，应及时采取措施。

（三）运输

运输工具必须清洁、干燥，遇阴雨天应严防雨、防潮。运输时应严禁与可能污染其品质的货物混装。

历史沿革

据《涉县县志》记载，物产柴胡为其主产之一。据华北版《新华日报》记载，在艰苦卓绝的抗日战争时期，八路军一二九师的卫生工作者利用当地的柴胡资源，研制成功"柴胡注射液"，挽救了无数抗日军民的生命，为抗日战争的胜利作出了贡献。1941年5月1日，该药受到晋冀鲁豫边区大会的奖励。1943年5月，华北版《新华日报》发表了题为《医学界的新贡献——利华药厂发明柴胡注射液》的报道，盛赞柴胡注射液的研制成功是我国中药西制的重大创举。该药的研制成功还开创了世界制药史上生物药品现代制剂的空白。历版《中国药典》皆以涉县产柴胡为标准药材，作为制订该药国家药品标准的基本药材。

涉县素有"秦晋之要冲，燕赵之名邑"之称。涉县柴胡主要分布在海拔500～1 500 m的中山区和低山区，涉及偏城、偏店、鹿头、聊城、索堡、河南店、固新、西达、合漳、关防、更乐、井店、西戌、龙虎、木井、涉城、神头等17个乡镇308个村，地理坐标为东经113°26′55″～114°00′16″，北纬36°16′18″～36°54′07″。涉县柴胡保护面积2万公顷，种植面积0.33万公顷，年产量400万千克左右，为柴胡主产区之一。

参考文献

[1] 吴燕.不同播期对柴胡生长影响的研究初报 [J].农业科技与信息，2019（9）：47-48.

[2] 王梦迪，靳光乾.柴胡中药资源研究进展 [J].山东林业科技，2019（8）：107-110，114.

[3] 王惠，刘霞.柴胡属药用植物的鉴别研究 [J].中国药事，2019（5）：503-512.

[4] 侯芳洁.柴胡药材不同采收时间质量比较及最佳采收期的研究 [D].石家庄：河北医科大学，2017.

[5] 侯芳洁，李英，宋军娜，等.河北省涉县不同采样点柴胡药材中柴胡皂苷的含量比较 [J].时珍国医国药，2016（3）：720-722.

[6] 周燕燕，郭禅英，蔡彩敏.北柴胡、南柴胡及藏柴胡的鉴别分析 [J].海峡药学，2019（11）：59-62.

陈　皮

陈皮为芸香科植物橘 *Citrus reticulata* Blanco 及其栽培变种的干燥成熟果皮，具有理气健脾、燥湿化痰的功效，用于脘腹胀满、食少吐泻、咳嗽痰多等病证。陈皮的道地产地为广东，但主产于四川、湖北、湖南、福建等地。四川是全国柑橘主产区之一，柑橘栽培面积与产量均居全国前列。

本篇所述药材即为芸香科植物橘 *Citrus reticulata* Blanco 及其栽培变种的干燥成熟果皮，相关技术和规范适用于四川及重庆地区主产药材陈皮和橘红的生产加工。

一、产区生态环境

（一）海拔
大田栽培适宜海拔为 50 ～ 1 000 m。

（二）气温
适宜年平均气温在 15℃以上，绝对最低温度不低于−9℃。

（三）降雨量
空气平均相对湿度以 70% ～ 80% 为宜。适宜年平均降雨量 1 000 mm 以上。

（四）土壤
橘对土壤的适应范围较大，pH 在 4.8 ～ 8.5 的范围内均可生长，宜选择酸性、微酸性、中性土壤，土层厚度宜在 60 cm 以上。土壤含水量以 60% ～ 80% 为宜。

（五）地形地势
大田栽培适宜在土层深厚、排灌便利、温暖湿润的低海拔缓坡地区。

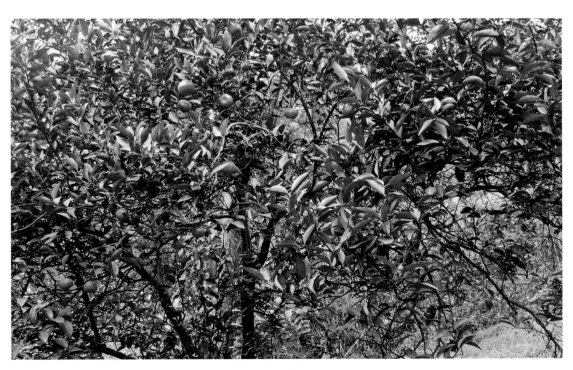

陈皮种植基地

二、选地和整地

（一）选地

空气、土壤及用水质量要求　同"艾叶"。

（二）整地

1. 苗田整地　将苗床土整细整平，开厢1.6 m宽，营养土底层厚度15 cm，用木板扒平，并轻轻压实。

2. 大田整地　深翻土地25～30 cm，打碎土块，清除杂物，整平耙细。

三、育苗移栽

（一）种子育苗

1. 留种　以生长旺盛、无病虫害、果脐明显的植株作采种母树。从母树上采下成熟果实，去掉果皮，取出种子，用清水洗净，晾干水汽。选择成熟种子与湿沙1：2混合，置通风阴凉处贮藏备用。

2. 播种时间　在1月开始播种育苗。

3. 种子处理　播种前将种子放入30℃左右温水中浸种24 h，取出晾干后按1：10比例拌入草木灰。

4. 播种方法　按照每100 kg种子用0.5 kg 50%多菌灵可湿性粉剂的比例拌种，播种量约为1 125 kg/hm²，播种后及时覆盖营养土3 cm，并立即浇水让营养土充分湿透，后期应根据降雨和墒情保持苗床湿润。

5. 苗田管理　保持苗床湿润，及时除草，结合除草进行间苗，去弱留强，保持株距1 cm左右。橘苗生长末期可进行追肥，追肥以速效氮肥为好，一般用浓度0.3%尿素溶液或腐熟的淡粪水在根部附近淋施。

6. 嫁接

（1）砧木的选择：多采用枳壳、红柠檬、江西红橘、年橘、软枝酸橘等作为砧木，砧木可为用种子培育的实生苗。

（2）嫁接方法

1）枝接法：在砧木树液开始流动，而接穗尚未萌动时进行，将砧木在离地面10～30 cm处锯断，再从砧木断面中央向下垂直纵切5～6 cm深切口，选择无病虫害、健壮、质量好的橘嫩枝作接穗，并将接穗剪成10～15 cm长、有2～3个芽，在接穗基

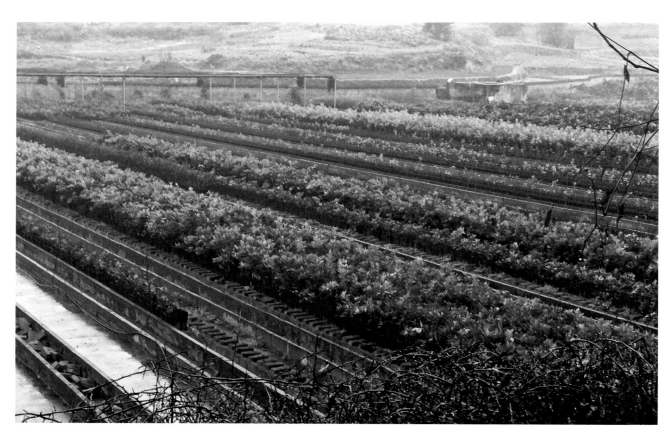

橘种苗田

部两侧各削1刀，呈"V"字形，其长度、倾斜度与劈口吻合。将接穗插入砧木切口内，使双方形成层韧皮部互相衔接，然后以薄膜包扎。

2）芽接法：9～10月进行，于砧木离地面5cm处开1.5 cm²的方洞，去表皮直至木质部，从橘树叶腋处切取1.5 cm²左右的方块芽作接穗。将削好的芽片嵌入砧木切口内，两者的韧皮部紧接，接后用塑料薄膜带自下向上捆扎，并露出芽头，接口愈合后，去掉薄膜。当芽生长正常后，剪除接口以上的砧木。

（二）大田移栽

1. 移栽时间 可春植（立春至立夏）或秋植（白露至寒露）。受倒春寒影响的围垦地区宜在5至6月雨季来临前栽植。

2. 移栽密度 栽植密度应根据品系、砧穗组合和环境条件等而定。每公顷栽植900～1 200株，以株距2.5～3.0 m、行距3.3～3.7 m为宜。每公顷栽植植株数不超过120株。

3. 移栽方法 挖穴种植，穴深、长、宽各0.8 m，表土、底土分开放，每穴施入腐熟的农家肥25 kg，磷肥1 kg，然后依次回填表土、底土做成龟背状土墩定植。

种植时，将苗木的根系和枝叶适度修剪后放入穴中央，舒展根系，扶正，边填土边轻轻向上提苗、踏实，使根系与土壤密接。填土后在树苗周围做直径1 m的树盘，浇足定根水。栽植深度以嫁接口露出地面5～10 cm为宜。

四、田间管理

（一）合理间种

应选择浅根、矮秆、与橘无共生性病虫的间作物或草类，以豆科植物和禾本科牧草或韭菜为宜。适时收割，将秸秆翻埋于土壤中或覆盖于树盘。

（二）扩穴、覆盖与培土扩穴

在秋梢老熟后进行，从定植穴外缘开始。幼龄树每年向外扩展0.4～0.5 m。回填时混以绿肥、秸秆或腐熟的有机质肥等，表土放在底层，心土放在表层，然后对穴内灌足水分。高温或干旱季节，树盘内用秸秆等覆盖，厚度10～15 cm，覆盖物应与根颈保持10 cm左右的距离。培土在秋冬旱季中耕松土后进行。可培入塘泥、河泥、沙土或橘园附近的肥沃土壤，厚度8～10 cm。

（三）中耕除草

在夏、秋季和采果后进行，每年中耕1～2次，保持土壤疏松无杂草。中耕深度8～15 cm，坡地宜深些，平地宜浅些。雨天不宜中耕。

（四）灌溉与排水

1. 灌溉 橘树在春梢萌动期、开花期及生理落果期（2～5月）和果实膨大期（6～10月）对水分敏感，傍晚出现叶片萎蔫时应及时灌溉。在果实成熟期和采收期（10月中旬至12月中旬），若发生干旱应及时适量淋水。

2. 排水 多雨季节或果园积水时应及时排水。

（五）施肥

1. 施肥方式

（1）土壤施肥：可采用埋施、淋施和土面撒施等方法。埋施：在树冠滴水线处挖沟（穴），深度20～40 cm，宜轮换位置施肥。土面撒施：在空气和地面湿度适宜时，可以造粒缓释肥为主进行撒施。有微喷和滴灌设施的橘园，可进行灌溉施肥。

（2）叶面追肥：在不同的生长发育期，选用不同种类的肥料进行叶面追肥。高温干旱期应按使用浓度范围的下限施用，果实采收前20 d内停止叶面追肥。

（3）幼树施肥：勤施薄施，以氮肥为主，配合施用磷、钾肥。春、夏、秋梢抽生期施肥实行一梢二肥，顶芽自剪至新梢转绿前增加根外追肥。有冻害的地区，8月以后应停止施用速效氮肥。1～3年生幼树单株年施纯氮100～400 g，氮：磷：钾比例以1：（0.25～0.30）：0.5为宜。施肥量应由少到多逐年增加。

（4）结果树施肥：一般以产果100 kg施纯氮0.8～1.0 kg，氮：磷：钾比例以1：（0.3～0.4）：（0.8～1.0）为宜，适当施用微量元素。

2. 施肥时间及用量 基础肥（农历正月、5月和9月）：埋施足量有机肥，占有机肥年用量75%。

花前肥（1月上旬至3月上旬）：以氮为主，结合施用微量元素和适量磷。氮施用量约占全年的30%。

花后肥（3月中旬至4月上旬）：氮钾平衡，结合施用微量元素。因树况适量以施氮钾肥，施氮量占全年的15%，补充树体因开花大量消耗的矿物营养。

保果肥（4月上旬至6月上旬）：低氮高钾，氮的用量占全年的5%。

壮果肥（6月中旬至7月中旬）：以氮、钾为主，氮施用量约占全年的15%。

秋梢肥（8月中旬至9月中旬）：以腐熟有机肥和氮肥为主，氮肥的用量约占全年的20%，并配合施用适量磷钾肥。

采补肥（9月下旬至12月下旬）：结合采摘的补肥措施，及时进行采前、采后养分补给，迅速恢复树势。施淋两三次腐熟麸水，占有机肥年用量的25%。以氮、钾速效肥为主，氮施用量约占全年的15%。

（六）整形修剪

1. 幼树期修剪 1~2年龄树每年放4次梢（春梢、小满梢、小暑梢、白露梢）；3年龄树（初投产）放3次梢（春梢、小暑大暑梢、白露前后梢）。修整以短截、拉形等措施为主。首先选定主干、主枝和副主枝。对过强枝条进行适度短截，并以短截程度和剪口芽方向调节各主枝之间生长势，保持树冠平衡，培养丰产树形。避免过多的疏剪和重短截。除可对过密枝群、徒长枝作适当删除外，内膛枝和树冠中下部较弱的枝梢一般均应保留。对过于直立的枝条应进行拉形。

2. 结果期修剪 4年龄以上结果树年放2~3次梢，分别是春梢（立春至雨水）、选择早夏梢（小满、芒种、夏至），或夏梢（小暑），或晚夏梢（大暑）、选择早秋梢（立秋），或秋梢（处暑），或晚秋梢（秋分）。对树龄3~5年，长势较旺盛的树，需进行控夏保果（一般控制在夏至前）。在树势中等、果量适相当的树，也可按3∶1果梢比保留夏梢。对无花无果，过多过旺的营养枝应及时疏除或短截。短截或剪除结果后枝组，抽生较多夏梢营养枝的，可采用三种处理方式：即短截长势较强的，疏去长势衰弱的，保留长势中等的。及时回缩或剪除结果枝组、落花落果枝组和衰退枝组。剪除枯枝、病虫枝。对较稠密的骨干枝适当疏剪开出"天窗"，将光线引入内膛。花量较大时适量疏花或疏果。对无叶枝组，进行重疏剪。

3. 老龄树修剪 6年以上树龄，年放梢1~2次（春梢和自由梢），一般不需进行控夏。及时回缩或剪除结果枝组、无花果枝组，疏除内膛荫蔽枝、剪除枯枝、病虫枝。对较稠密的骨干枝适当疏剪开出"天窗"，将光线引入内膛。已封行或开始衰退的田园应进行间伐、重缩和开窗等措施。残弱树应减少花量，甚至舍弃全部产量以恢复树势。极衰弱植株在萌芽前对侧枝或主枝进行回缩处理。经重缩更新后促发的夏、秋梢应进行短强、留中、去弱的处理。

（七）控花控果

1. 控花 通过冬季疏剪、回缩以及花前复剪，进行控花。强枝适当多留花，弱枝少留或不留，有叶单花多留，无叶花少留或不留；抹除畸形花、病虫花等。

2. 保果 应根据树势和挂果量决定环割时期和次数，一般每次间隔时间不少于15 d，次数不多于3次。对于树势旺盛，花量中等偏少的树，谢花后在主枝基部环割一圈（不要剥皮），以抑制夏梢，减少落果。老、弱树应在开花前增施速效氮肥。开花前和谢花后每7~10 d喷施一次营养液。盛花期每2~3 d摇动主枝一次，以摇落花瓣，利于小果见光。

3. 疏果 在生理落果后，根据叶果比进行疏果，疏除小果、病虫果、畸形果、密弱果。适宜叶果比为（50~60）∶1。

4. 果实套袋 建议果实套袋，套袋适期为6月下旬至7月中旬（生理落果结束后）。套袋前应根据当地病虫害发生情况对橘园全面喷药1~2次。纸袋应选用抗风吹雨淋、透气性好的橘果专用纸袋，以单层袋为宜。果实采收前15 d左右摘袋。

（八）病虫害防治

1. 防治原则 同"艾叶"。

2. 防治措施

（1）植物检疫：禁止检疫性病虫害从疫区传入保护区，保护区不得从疫区调运苗木、接穗、果实和种子，一经发现立即销毁。

（2）农业防治：① 种植防护林，修筑必要的道路、排灌系统、附属建筑物和生态配套工程等设施、营造防护林。防护林须选择速生的且与橘没有共生性病虫害的树种。② 平地及缓坡地，栽植行为南北向。宜采用长方形栽植。山地、丘陵地，行向与梯地走向相同。宜采用等高栽植。梯地水平走向应有3‰~5‰的比降。③ 实施翻土、修剪、清洁果园、排水、控梢等农业措施，减少病虫源，加强栽培管理，增强树势，提高树体自身抗病虫能力。④ 提高采果质量，减少果实伤口，降低果实腐烂率。⑤ 选用抗病品、株系或砧木，根据橘生态区划指标，在最适宜区和适宜区，推荐选择优良品种"大种油身"。

（3）物理防治：① 可用黑光灯引诱或驱避吸果夜蛾、金龟子、卷叶蛾等。② 对于大实蝇、拟小黄卷叶蛾等害虫，可在糖、酒、醋液中加入药剂进行诱杀。③ 可用黄板诱集蚜虫。

（4）生物防治：① 结合防风固沙，在果园营造生态林网，有选择和有条件地实行"有限生草栽培法"。② 人工引移、繁殖释放天敌，放养捕食螨以防治害螨；用日本方头甲和湖北红点唇瓢虫等来防治矢尖蚧；用松毛虫赤眼蜂防治卷叶蛾等。③ 应用生物源农药和矿物源农药防治害虫。④ 利用性诱、光诱、食诱和色诱进行诱捕，在田间放置性引诱剂，如丁香油、丁香酚、甲基丁香酚等少量农药，杀死蛀果虫雄虫，减少与雌虫的交配机会。⑤ 柑橘园引种胜红蓟，对红

蜘蛛等有害生物具有自然化学抑制作用。

（5）化学防治：有登记可用于陈皮、橘红的农药。如确需使用，应按照农业管理部门批准使用的农药进行化学防治。

不得使用未登记的农药。限制使用的农药每年每种药剂最多使用1次。允许使用的农药每年每种药剂最多使用2次。使用的农药必须按要求控制施用量。注意不同作用机理的农药应交替使用和合理混用，避免害虫、致病菌产生抗药性。

五、采　收

（一）采收期

大田定植嫁接后1年以上，一般于11～12月进行采收，次年1～2月前采摘完毕。雨天及果面露水未干时不宜采果。早熟和晚熟品种，可于头一年7月至第2年4月采收。

（二）采收方式

人工采收　采收时一果两剪，首剪在果蒂适当部位剪下，留叶的第2剪在靠果柄两片叶处剪掉，不

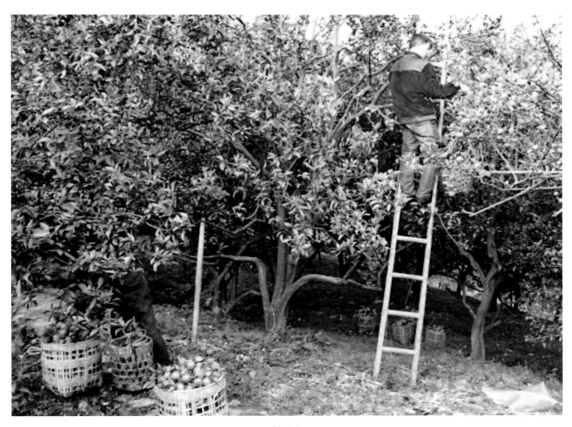

橘采收

留叶的第2剪沿果蒂平齐剪掉。

（三）采收注意事项

果实采收前10～15 d内，果园不准进行漫灌，极其干旱情况下可进行适量的淋水。宜在晴天、雾水干后采收，雨天、雾天不适采收。做到先熟先采、分期分批采收。

六、产地加工

（一）陈皮

1. 开皮　开皮用"正三刀法"或"对称二刀法"。正三刀法：果蒂朝下，从果顶向果蒂纵划三刀，留果蒂部相连，正三瓣剥开。对称二刀法：果蒂朝上，从果肩两边对称反向弧划两刀，留果顶部相连，三瓣剥开，用刀削下外果皮。

2. 翻皮　选择晴朗天气，将已开好的鲜果表皮置于当风、当阳处，使其自然失水萎蔫，质地变软后翻皮，使表皮内部向外。

（二）橘红

采集外果皮：用刀削下外果皮，多呈长条状。或者先开皮，然后刮掉内部白色瓤（中果皮），切成长条形。

（三）干燥

1. 晒干法　选择晴朗、干燥天气，将已翻好的果表皮置于专用晒皮容器或晒场内自然晾晒干。

2. 烘干法　将翻好的果表皮置于干皮专用容器，在45℃以下低温烘房内烘干。

七、包装及贮存

（一）包装

包装用透气性好，无异味和污染的材料包装。包装要牢固、密封、防潮，以保证药材在运输、贮藏、使用过程中的质量。包装上应注明品名、重量、规格、产地、批号、日期、编号、注意事项等。

（二）贮存

选择通风、干燥、清洁、阴凉、无异味、无污染的地方作为专用仓库，彻底灭虫，防止霉变和虫蛀。

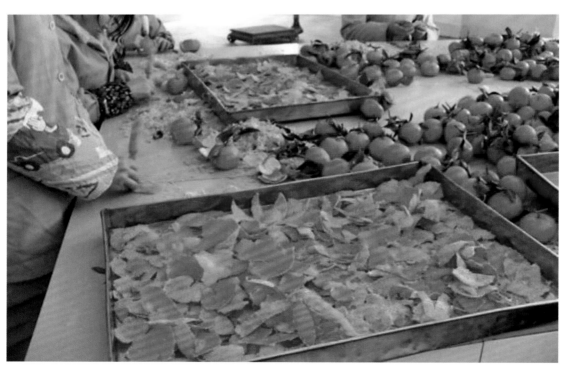

橘红加工

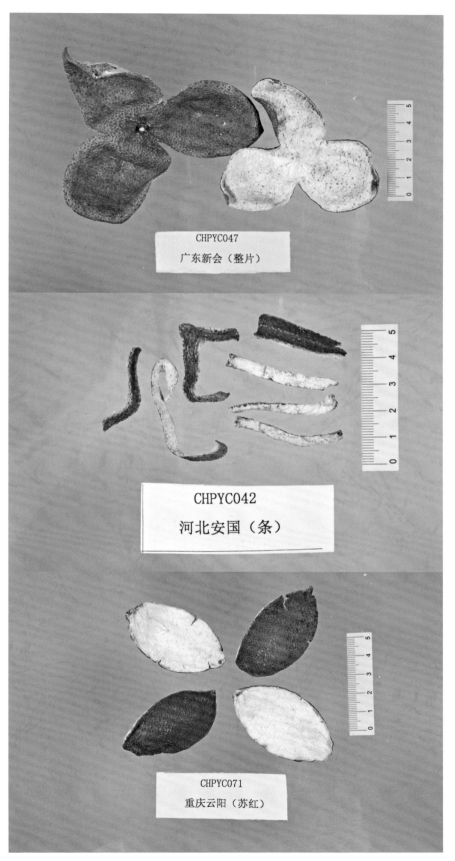

CHPYC047
广东新会（整片）

CHPYC042
河北安国（条）

CHPYC071
重庆云阳（苏红）

陈皮药材

历史沿革

从产地来看，柑橘属植物在南方地区普遍栽种，《本草图经》云："橘柚生南山川谷及江南，今江浙、荆襄、湖岭皆有之。"《本草纲目》也说："今天下多以广中来者为胜，江西者次之。"可见陈皮的道地产地一直主要为广东、四川、湖北、湖南、福建等地。《现代中药材商品通鉴》记载："产于广东新会，广州近郊，四会等地，习称'广陈皮'，奉为道地药材，但产量小，多供出口。其次四川江津、綦江、重庆、简阳等地，产量大，国内多用。此外，福建漳州，浙江温州、黄岩、台州、衢县，江西，湖南等地所产亦较著名，通称'陈皮'，自产自销。"可见陈皮的道地产地为广东，但主产于四川、湖北、湖南、福建等地。四川、重庆是全国柑橘主产区之一，2020年统计种植柑橘40多万公顷，柑橘栽培面积与产量均居全国前列，也是中药材陈皮和橘红的主产区。

参考文献

［1］汲守信，张国燕，尚军.陈皮品种变迁沿革［J］.中药与临床，2010，1（3）：51-52.
［2］郑小吉，詹晓如，王小平.陈皮道地性研究近况［J］.江西中医药，2008，39（7）：71-72.
［3］陈晓华.中国农业统计资料2009［M］.北京：中国农业出版社，2010.
［4］金世元.金世元中药材传统鉴别经验［M］.北京：中国中医药出版社，2010.
［5］刘荣.不同栽培品种橘的主要药效成分动态变化与遗传多样性分析研究［D］.成都：成都中医药大学，2011.
［6］徐建国.柑橘生产配套技术手册［M］.北京：中国农业出版社，2013.
［7］黄铭恒，曾耀佳，梁社坚.小陈皮里学问多［J］.生命世界，2016（10）：14-17.
［8］张贵君.中药商品学［M］.2版.北京：人民卫生出版社，2008.

赤　芍

赤芍为毛茛科植物芍药 *Paeonia lactiflora* Pall. 或川赤芍 *Paeonia veitchii* Lynch 的干燥根。东汉时期的《神农本草经》最早记载有芍药的药性及主治功用，列为中品，梁代陶弘景始将芍药分为赤白二芍，后代诸家本草多有记载。赤芍具有清热凉血、散瘀止痛的功效，用于热入营血、温毒发斑、吐血衄血、目赤肿痛、肝郁胁痛、经闭痛经、癥瘕腹痛、跌扑损伤、臃肿疮疡等病证。魏晋时期的《名医别录》开始对芍药产区有了明确记载："芍药生中岳（为嵩山，在今河南洛阳一带）川谷及丘陵，二月、八月采根曝干。"1963 年版《中国药典》："赤芍多系野生，主产于内蒙古、河北、辽宁等地。"《本草经集注》《药材资料汇编》《中药材手册》《中药大辞典》等典籍均记载产自内蒙古的赤芍质量最佳，内蒙古多伦所产赤芍为道地药材。芍药资源调查结果表明，赤芍的野生资源在逐渐减少，表现为野生芍药能够生长的区域范围在缩小和北移。随着近年来临床需求量的不断加大，在内蒙古、黑龙江、吉林、安徽等地出现了野生芍药的试验性栽培。

本篇所述药材即为毛茛科植物芍药 *Paeonia lactiflora* Pall. 的干燥根，相关技术和规范适用于内蒙古呼伦贝尔草原、科尔沁草原和锡林郭勒草原等东部地区道地药材赤芍的生产加工。

一、产区生态环境

（一）海拔

适宜海拔为 600 ～ 1 300 m。

（二）气温

适宜年平均气温为 –5.3 ～ 5℃，最冷月（1 月）平均气温为 –29.4 ～ –16.9℃，最热月（7 月）平均气温为 15.2 ～ 19.8℃。

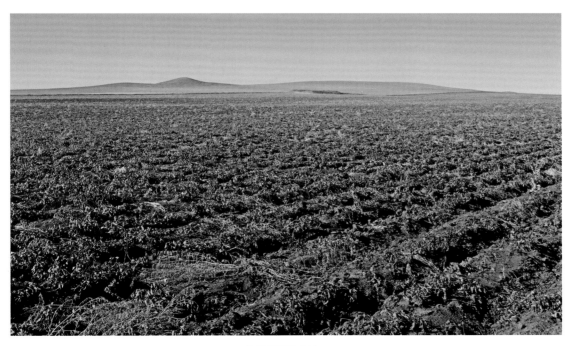

赤芍种植地生境一

（三）无霜期

适宜年平均无霜期为 85 ～ 155 d。

（四）光照

适宜年平均日照时数为 2 700 ～ 3 100 h，日照百分率在 60% ～ 70%。

（五）降雨量

适宜年平均降雨量为 250 ～ 400 mm，湿润度 0.5 ～ 0.7。

（六）土壤

以黑钙土和栗钙土为主，土壤质地以结构疏松的砂壤土为佳，土壤pH以 5.5 ～ 6.5 为宜。

（七）地形地势

适宜土质疏松、土层深厚、地势高燥或倾斜的坡地。

二、选地和整地

（一）选地

1. 产地环境要求　选择不受污染源影响或污染物含量限制在允许范围之内、生态环境良好的农业生产区域。

2. 空气、土壤及用水质量要求　同"艾叶"。

3. 土地要求　排水良好，土质肥沃的砂质壤土、夹砂黄土及淤积壤土。

（二）整地

播种前进行整地，土壤深翻40 cm以上，结合整地每公顷施入农家肥 30 000 ～ 37 500 kg作底肥，使用旋耕机旋地，整平耙细。

三、种植方法

（一）育苗移栽

1. 种子选择　来源于内蒙古东部地区野生芍药或其后代当年成熟种子，种子籽粒饱满度为75%以上，发芽率不低于55%，净度不低于95%。采收后，除虫蛀、净杂质，选籽粒饱满的优良种子直接使用。

2. 种子处理　播种前，通过风选或水选方式除去瘪粒、杂质和不充实的种子。用室温水或温水浸种24 ～ 48 h，取出即播。

3. 播种　于8月底9月初进行秋播，将优良种子条播于床面，行距13 ～ 18 cm，间距2 ～ 4 cm，播种量为每公顷450 ～ 750 kg，覆土3 ～ 5 cm厚。若采集种子后，未及时选地、整地时，可将种子晾干，贮藏在通风、干燥的室温环境中，来年5月上旬按秋播方式进行春播。

4. 起苗　于第2年8月起苗，起挖深度控制在10 ～ 15 cm，以赤芍全根起出为标准。抖去泥土，剔除不合格苗，割除地上部分，直接移栽。

5. 移栽　秋季8月进行。垄上开沟，垄距60 ～ 70 cm，深10 ～ 15 cm，株距30 ～ 35 cm，将赤芍苗朝一个方向平栽于沟内，覆土3 ～ 5 cm，镇压。移栽密度为每公顷45 000株。

（二）芽头栽种

1. 芽头选择　9月下旬至10月中上旬收获时，割除地上茎叶，再取芽头。选择形状粗大、芽饱满、发育充实、不空心、无病虫害的健壮芽头，根据芽

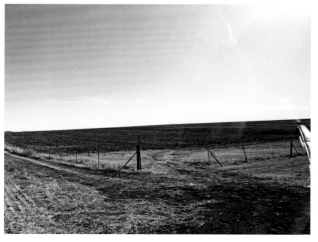

赤芍种植地生境二

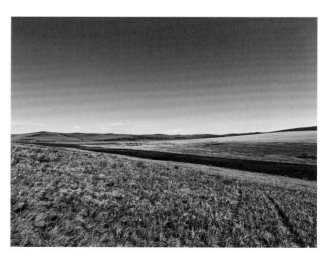

赤芍种植地生境三

眼数切成数块。

2. 芽头贮藏　若未及时选地、整地，可将芽头贮藏于−5℃的恒温冷藏库中，次年使用前取出栽种。

3. 栽种方法　8月随挖、随分割、随栽种。栽植的垄距60～70 cm，株距30～35 cm。每穴放芽头1～2个，顶芽向上，以顶芽在地面以下3～6 cm为宜。

四、田间管理

（一）间苗、定苗、补苗

育苗田无需间苗、定苗、补苗；移栽田或芽头栽种田，当幼苗出现5片小叶时，按株距30～35 cm进行间苗，缺垄断苗处可补苗。

（二）中耕除草

根据田间杂草状况，每年除草3～4次。第1次除草在齐苗后进行；第2、第3次于夏季杂草大量滋生时进行；秋季进行第4次除草。第2年同上，到第3年以后，田间杂草对赤芍危害减弱，可减少除草次数。

（三）培土

冬季封冻前，清理枯枝残叶后，结合除草适当培土抗寒；夏季高温干燥，适当培土抗旱。

（四）追肥

在播种前施足底肥的基础上，从次年开始，每年5月上旬或9月中旬追肥一次，每公顷追施生物复合肥450～750 kg。根据土地贫瘠情况确定追肥数量。

（五）灌溉排水

秋季播种，只需在严重干旱时灌溉；春季播种时灌一次透水。在多雨季节必须及时疏通排水沟，降低土壤湿度。

（六）病虫害防治

1. 综合防治原则　同"艾叶"。

2. 综合防治措施

（1）农业防治：①加强田间栽培管理，确保枝叶健壮、根系发育。②避免氮素过多，适当增施磷、钾肥。③及时清除田间杂草和病残体，摘除下部病叶或拔除已病植株并销毁；收获时将残株病叶集中销毁。

（2）物理防治：注意通风透光，雨后及时排水，秋后彻底清除田间病株残体并集中销毁，以减少越冬菌源基数。

（3）化学防治：无登记可用于多伦赤芍的农药。

注：在实际生产中，药农针对赤芍种植中常见的白粉病会施用甲基硫菌灵、多菌灵；针对锈病会施用敌锈钠等；针对根腐病会施用甲基硫菌灵、多菌灵等；针对叶斑病会施用波尔多液等。

五、采　收

（一）采收期

种苗移栽或芽头栽种后5年进行采收，于秋季上冻前完成。

（二）采收方式

选择晴天，将地上茎叶割去，人工或采用机器将根挖出，抖掉泥土。

六、产地加工

（一）除杂

人工挑除夹杂于其中的枯枝，并剔除破损、虫害、腐烂变质的部分。

（二）修剪

剪去根茎及须根等杂质，切去芍头（芍头用于芽头繁殖），留下芍根。

（三）干燥

修剪好的芍根，理直弯曲，采用晾晒或烘烤方式干燥。晾晒宜选择晴天进行，防止堆捂发热，晾晒时间一般为10～20 d，晒至表面由光滑变为褶皱，易折断，且折断时有清晰的"啪"声即可；或可用烘烤设备烘干，烘干温度为50～60℃，烘干时间一般为24 h。

（四）初分等级

经采收和初加工的赤芍外观需满足：无疙瘩头、无空心、无须根，且无杂质、虫蛀、霉变现象；满足上述条件的药材按长度和直径分为三个等级（表6）。

表6·赤芍等级划分

等级	长　度	直　径
一等	16 cm以上	1.2 cm以上
二等	10～16 cm	0.7～1.2 cm
三等	10 cm以下	0.7 cm以下

注：允许有直径够、长度不够的情况，但长度未达到规定范围的不超过10%。

七、包装及贮存

（一）包装

将检验合格的产品按不同规格等级用编织袋或麻袋包装，在包装物上注明产地、品名、等级、净重、毛重、生产者、生产日期及批号等。

（二）贮存

贮存在温度为−5℃的恒温冷藏库中，或者通风、防潮、防虫蛀、无异味的仓库中，并定期检查药材的贮存情况。

历史沿革

在唐代《新唐书·地理志》记述的各州芍药贡品中，芍药来自"胜州榆林郡"，隋唐时期的胜州或榆林郡的辖区为今天的陕西榆林北部、内蒙古准格尔旗东北十二连城大片地区。说明当时内蒙古所产芍药即品质较佳。

最早提出赤芍道地产地的是明代的《本草汇言》："客云：真赤芍出直隶。"当时的直隶包含了今天的北京、天津和河北大部分地区，内蒙古与之毗邻。

此后的清代和民国时期，赤芍已在全国流通，且均认为产于北方的野生赤芍为著。

最早提出"多伦赤芍"的是《中药材手册》（1959）："原植物系毛茛科多年生草本植物，多系野生。我国北部地区多有分布。商品中习惯以内蒙古多伦者糟皮粉渣，质最佳，俗称'多伦赤芍'。华北一带产者皮紧、粉性差，质稍逊，俗称'山赤芍'。二者均同等入药。产地：主产于内蒙古多伦，河北滦平、围场及东北等地。"1963年版的《中国药典》收载的赤芍主产于内蒙古、辽宁、河北等地。以条粗、外皮易脱落、断面白色粉性大、习称"糟皮粉渣"者为佳。

自《中药材手册》发行至今60余年来，赤芍的产地为内蒙古、辽宁、吉林、黑龙江。道地产地以内蒙古多伦所产的质量最佳，特称为"多伦赤芍"。以根条粗长、外皮易脱落、皱纹粗而深、断面白色、粉性大者佳。

综上分析，古代白芍和赤芍区分的概念较模糊，最早记载的芍药产地是河南嵩山，其次是江苏。唐宋时期，陕西、山西、江苏、浙江是芍药的产地。直到明代末期《本草汇言》明确了好赤芍的产地为当时的"直隶省"，也就是今天的北京、天津和河北大部，逐步形成了"赤芍"的道地性概念。清代末期至民国时期赤芍的产地为东北三省，包含了今天的赤芍部分产地。民国中期以山西产的为"京赤芍"，实际"京赤芍"是山西、河北、内蒙古赤峰地区和北京所产的赤芍的统称，当时认为这些地方产的赤芍为道地药材。20世纪50年代以后，以内蒙古多伦产的为代表，形成了更加明确的赤芍道地药材概念。通过文献和实地调查，在种质方面，分布在大兴安岭西部和东部的芍药主要是芍药属芍药 *P. lactiflora* Pall；产地方面，目前野生芍药的产地在不断北移，赤芍产地主要集中在大兴安岭东部和西部地区，多伦地区处于大兴安岭最南端，现已无赤芍药材产量。这种道地范围北移的现象与用量增大，不断采挖，资源减少有关。

参考文献

［1］周红涛.中药赤芍与白芍的道地性研究［D］.北京：中国中医研究院，2002.
［2］南京中医药大学.中药大辞典［M］.2版.上海：上海科学技术出版社，2009.
［3］郭景丽.论赤芍的开发价值以及栽培技术［J］.中国保健营养，2016（27）：335-336.
［4］唐永祝.芍药标准化种植技术［J］.特种经济动植物，2013（10）：44.
［5］郑颖.板栗林下赤芍栽培技术［J］.林业科技通讯，2016（12）：49-50.

重　楼

重楼为百合科植物云南重楼*Paris polyphylla* Sm. var. *yunnanensis* (Franch.) Hand.-Mazz.或七叶一枝花*Paris polyphylla* Sm. var. *chinensis* (Franch.) Hara的干燥根茎，具有清热解毒、消肿止痛、凉肝定惊的功效，用于疗疮痈肿、咽喉肿痛、蛇虫咬伤、跌扑伤痛、惊风抽搐等病证。重楼原名蚤休，始载于《神农本草经》，在我国药用历史悠久，使用较为普遍，向来被誉为蛇伤痈疽之良药。云南重楼主要分布于云南，是云南的道地药材，习称"滇重楼"。近年来，由于市场需求增加及价格不断上涨，且重楼生长周期较长，致使重楼野生资源濒临枯竭。随着重楼人工种植技术日趋成熟，家种货源逐渐替代野生货源，其中滇重楼主产于云南，七叶一枝花主产于四川、湖南等地。

本篇所述药材即为百合科植物云南重楼*Paris polyphylla* Sm. var. *yunnanensis* (Franch.) Hand.-Mazz.的干燥根茎，相关技术和规范适用于云南大理、丽江、曲靖、玉溪、昆明、楚雄、文山、红河及其周边地区道地药材重楼的生产加工。

一、产区生态环境

（一）海拔
适宜海拔为1 400 ～ 3 000 m。

（二）气温
适宜年平均气温为8 ～ 14℃。

（三）降雨量
适宜年平均降雨量为800 mm以上。

（四）土壤
土壤耕层厚度宜在30 cm以上，以质地疏松、排水良好、富含有机质的砂壤土或壤土为宜。

（五）地形地势
宜选择坡度小于15°的坡地。

二、选地和整地

（一）选地
1. 产地环境要求　应选择生态环境良好的区域建设种植基地，要求灌溉方便、排水良好，土壤质地疏松，富含有机质的砂质黑壤土、棕壤土或红壤土。切忌在贫瘠易板结的土壤中种植。

注：滇重楼忌连作。

2. 空气、土壤及用水质量要求　同"艾叶"。

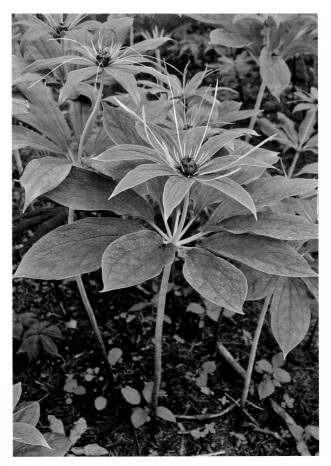

重楼原植物

（二）整地

选好地后清除地块中的杂质、残渣。每公顷施用腐熟的农家肥30 000 ～ 45 000 kg和过磷酸钙40 kg，均匀撒在地面上，深翻30 cm以上，晒垡1个月，以消灭虫卵、病菌。再深翻一次，然后细碎耙平土壤。

三、播种移栽

（一）搭建荫棚

整地完成后，用遮阳网搭建荫棚，高度为1.8 m，保持四周通风。育苗期荫棚的透光率为20% ～ 30%，大田生长期荫棚的透光率为30% ～ 40%。

（二）作畦

1. 苗田作畦　畦面宽120 cm、高25 cm，畦沟宽30 ～ 40 cm。畦面撒厚3 ～ 4 cm筛过的腐殖土或细土，整平。撒施50%福美双10 g/m²。

2. 大田作畦　根据地块的坡向从高向低作畦，以利于雨季排水。畦面宽120 cm、高25 cm，畦沟宽30 ～ 40 cm，整平畦面。

（三）播种

1. 种子生产

（1）留种要求：选取生长健壮的滇重楼植株留种。

9 ～ 11月当种子充分成熟时采收种子。

（2）种子加工：洗去种子外种皮，即为白籽。晾干种子表面水分可直接播种。也可将种子晾干为干种子，放入种子袋中，储藏于室内。

（3）种子质量要求：鲜种子千粒重要求在22 g以上，干种子千粒重要求在12 g以上，发芽率不低于80%，净度不低于95%。

2. 种苗生产

（1）播种时间：鲜种子播种时间为10月中旬至11月下旬，第3年4 ～ 5月苗出齐。干种子播种时间为4月上旬至5月上旬，第2年4 ～ 5月苗出齐。

（2）种子处理：播种前用50%多菌灵500倍溶液浸泡种子1 h，晾干种子表面水分。

（3）播种方法：按株行距4 cm×5 cm点播，每穴一粒种子。播后覆盖过筛腐殖土或细土，覆土厚度1 ～ 2 cm，适度压实，在床面上盖一层厚2 cm的松针或碎草，浇透水。

（四）苗期管理

1. 浇水和排涝　育苗地应保持土壤湿润。干旱时及时浇水。雨季到来前应对排水沟进行清理，雨季及时排出积水。

2. 除草　在杂草高度1 ～ 2 cm时及时拔除，要

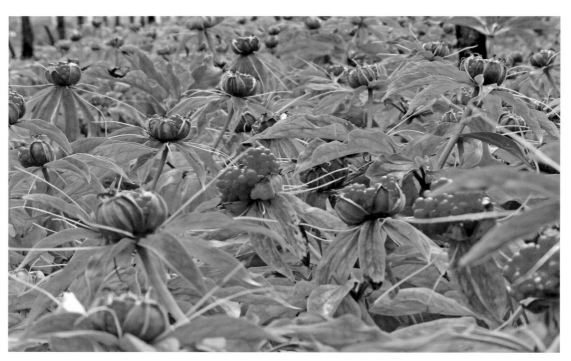

重楼留种基地

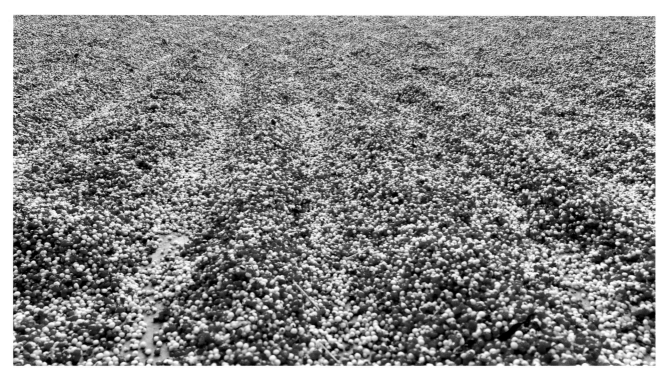

晾晒重楼种子

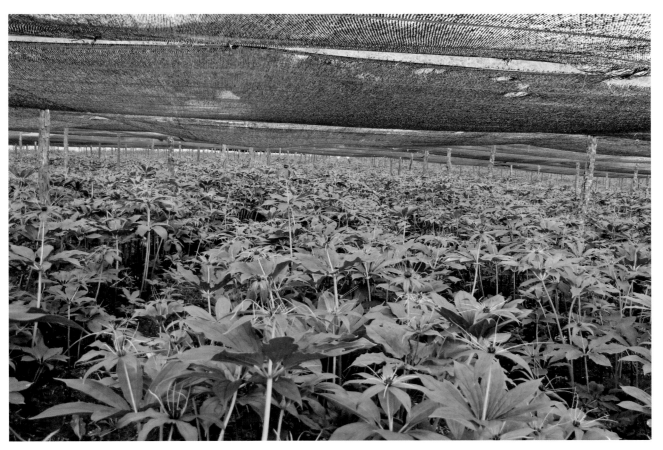

重楼种植基地

做到田间无杂草。禁止使用除草剂。

3. 追肥　出苗当年，6月下旬开始用2%尿素水溶液浇施，每15 d 1次，连续3次；7月中旬开始喷施0.2%磷酸二氢钾水溶液，每15 d 1次，连续3次。第2、第3年，5月下旬每公顷施用尿素75 kg，兑水浇施，尿素和水的比例为1∶100；7月下旬施用复合肥（氮∶磷∶钾=15∶15∶15）12 kg，兑水浇施，复合肥和水的比例为1∶50；8月初开始喷施0.2%磷酸二氢钾水溶液，每15 d 1次，连续3次。

4. 越冬管理　在冬季休眠期，每公顷用7 500～15 000 kg腐熟农家肥均匀撒在畦面上，起保湿增肥作用。每隔15 d检查一次土壤墒情，保持土壤湿润。

5. 起苗　出苗后第3年7～11月起苗，即苗龄为3年。起苗时，要确保苗床土壤湿润，起苗前一日浇一次透水。从畦面一侧开始起苗，尽量避免损伤根茎及须根。将机械损伤的种苗和有病虫害的种苗拣出来单独存放。

6. 运输　用竹筐、塑料筐、纸箱等符合卫生要求的包装材料包装。用标签标明种苗名称、数量、批号、产地、生产单位、起苗日期等。运输途中特别是长途运输应注意通风透气、保湿，忌敞篷运输。一般起苗后2～3 d栽种完。

（五）大田移栽

1. 种苗质量要求　顶芽完好，根茎重4.0 g/株以上，须根6条以上，无明显病斑和破伤痕迹。

2. 移栽时间　7月上旬至11月上旬。

3. 种苗处理　移栽前，用70%甲基硫菌灵800倍液或50%多菌灵500倍液浸泡根茎30 s。

4. 移栽方法　按行距15 cm，开5～6 cm深的沟，按株距15 cm将种苗放入沟内，理顺须根，芽头向上，覆土搂平，适度压实，再在畦面上盖厚2 cm的松针或碎草，浇透水。每公顷种植30万～33万株。

四、田间管理

（一）浇水和排涝

干旱时及时浇水，保持土壤湿润。雨季到来前应对排水沟进行清理，雨季及时排出积水。

（二）除草

及时拔除杂草，要做到田间无杂草。禁止使用除草剂。

（三）追肥

移栽后第1年，6月下旬每公顷施用尿素120 kg，兑水浇施，尿素和水的比例为1∶50；7月下旬施用复合肥（氮∶磷∶钾=15∶15∶15）20 kg，兑水浇施，复合肥和水的比例为1∶50；8月初开始每隔15 d在叶面上喷施0.5%磷酸二氢钾水溶液。以后每年5月下旬每公顷施用尿素180 kg，兑水浇施，尿素和水的比例为1∶50；7月下旬施用复合肥（氮∶磷∶钾=15∶15∶15）30 kg，兑水浇施，复合肥和水的比例为1∶30；8月初开始在叶面上喷施0.5%磷酸二氢钾水溶液，每15 d 1次，连续3次。

（四）摘花

不留种的植株，在其叶片展开后及时摘除子房花部。

（五）越冬管理

在冬季休眠期，每公顷用15 000～22 500 kg腐熟农家肥均匀撒在畦面上，起保湿增肥作用。每隔15 d检查一次土壤墒情，保持土壤湿润。

（六）病虫害防治

1. 防治原则　同"艾叶"。

2. 防治措施

（1）农业防治：① 合理轮作。② 及时排除田间积水。③ 及时拔除田间杂草。④ 发现病株立即拔除，集中烧毁或深埋。

（2）物理防治：① 安装频振式杀虫灯，诱杀金龟子、地老虎成虫。② 整地时人工捕杀暴露的蛴螬、地老虎等害虫。

（3）化学防治：无登记可用于滇重楼的农药。

注：在生产实际中，药农针对重楼种植中常见的叶斑病会施用退菌特、代森锰锌、苯醚甲环唑等；针对灰霉病会施用腐霉利、嘧霉胺、代森锰锌等；针对软腐病会施用乙蒜素、中生菌素、氢氧化铜等；针对根腐病会施用甲霜·噁霉灵等；针对金龟子会施用辛硫磷、溴氰菊酯等；针对地老虎会施用敌百虫、辛硫磷等。

五、采　收

（一）采收期

选择7年生以上重楼采挖，即种子育苗3年成种苗，种苗大田种植4年以上。选择10～12月重楼地

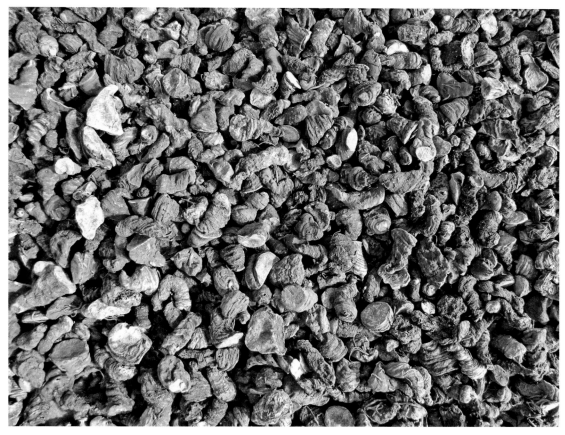

重楼晾晒

上茎枯萎后采挖。

（二）采收方式

选择晴天采挖。割去枯萎的茎叶，从畦面一侧顺序向前刨挖出根茎，抖去泥土，除去残留茎秆。采挖时应尽量避免损伤根茎。

（三）运输及贮存

采收的重楼根茎，需用透气性好的容器（如竹篓）装载。鲜重楼运回后应及时加工，如不能及时加工，应置于库房存放，库房温度不高于10℃，库房应宽敞、通风，鲜重楼贮存时间不能超过15 d。

六、产地加工

（一）分拣

重楼运回加工场地后，拣出破损、腐烂的根茎。

（二）清洗

分拣后的重楼运往清洗车间，用水冲去泥土。

（三）晾晒

洗净的重楼运往晒场，均匀平摊于竹帘或木层架上，晾晒至含水量≤12%。在晾晒时要每日翻动1～2次，并逐步搓去须根和芽。整个晾晒过程需15～30 d。

七、包装及贮存

（一）包装

重楼包装材料采用干燥、清洁、无异味及不影响品质的材料制成，包装要牢固、密封、防潮。在包装外标签上注明品名、产地、数量、生产者、采收时间及批号。

（二）贮存

包装好的重楼商品药材，及时贮存在清洁、干燥、阴凉、通风、无异味的专用仓库中。贮藏温度25℃以下，相对湿度55%～70%。配有空调及除湿设备，具有防鼠、防虫设施。专人管理，定期检查重楼的贮存情况，必要时进行翻晒，防止霉变。

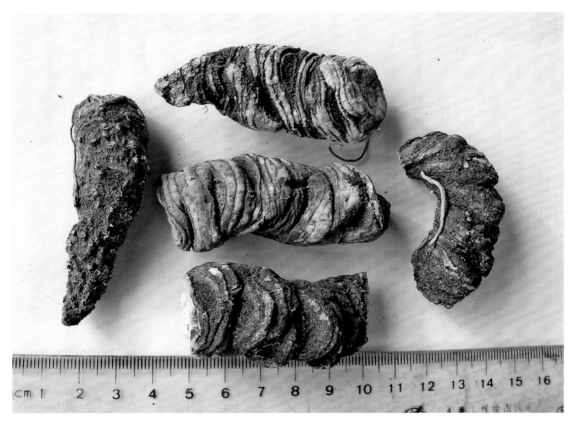

重楼药材

历史沿革

云南重楼首次在《滇南本草》中记载，其后《云南通志》和《植物名实图考》均有记载。万历《云南通志》姚安军民府（今楚雄姚安）、大理府（今大理市）、鹤庆军民府（今大理鹤庆）均记载有重蒌（重楼）。

徐国钧《常用中药材品种整理和质量研究》记载，滇重楼主要分布在云南、四川、贵州，缅甸也有分布。《云南重要天然药物》记载，云南重楼主产区是曲靖、玉溪、昆明、大理、丽江等地，四川、贵州等亦有分布。大理、丽江地区是滇重楼的主要产区，也是市场上重楼类药材主流产品的来源之地，其中以大理的云龙、巍山、剑川、永平和丽江的永胜产量最大。《云南省滇重楼栽培现状及可持续利用研究》通过调查表明，云南滇重楼主要分布在曲靖、大理、丽江、玉溪、昭通、楚雄等地。

综上所述，云南重楼在云南分布最广，是云南的道地产区，习称滇重楼。云南自古就用重楼治各种疮毒痈疽，《滇南本草》中就有"是疮不是疮，先用重楼解毒汤。此乃外科之至药也。主治一切无名肿毒。攻各种疮毒痈疽，发背痘疔等症最良"之记载。目前，重楼栽培面积主要集中在云南，以云南的大理、丽江、曲靖、玉溪、昆明、姚安及周边地区为滇重楼的道地产区。滇重楼以粗壮、粉性足为质优。

重楼的产地历史沿革见表7。

表 7 · 重楼产地历史沿革表

年 代	出 处	产 地 及 评 价
魏晋	《名医别录》	生山阳（今河南）川谷及冤句（今山东）
宋	《本草图经》	今河中（今山西永济）、河阳（今河南焦作）、华（今陕西华县）、凤（今陕西凤县）、文州（今甘肃文县）及江淮间亦有之
明	《滇南本草》	重楼，一名紫河车，一名独脚莲。味辛、苦，性微寒。俗云：是疮不是疮，先用重楼解毒汤。此乃外科之至药也。主治一切无名肿毒。攻各种疮毒痈疽，发背痘疔等症最良。
	《本草纲目》	处处有之
	万历《云南通志》	姚安军民府（今楚雄姚安）、大理府（今大理市）、鹤庆军民府（今鹤庆、剑川以及丽江、怒江州的部分地区）均记载有重蒌（重楼）
清	《植物名实图考》	滇南谓之重楼一枝箭
现代	《常用中药材品种整理和质量研究》	滇重楼主要分布在云南、四川、贵州，缅甸也有分布
	《中华本草》	云南重楼分布于福建、湖北、湖南、广西、四川、贵州、云南
	《中国药材学》	产于云南、四川、广西、陕西、江西等地
	《云南重要天然药物》	云南重楼主产区是曲靖、玉溪、楚雄、昆明、大理、丽江等地，四川、贵州等地亦有分布

参考文献

［1］尚志均.神农本草经校注［M］.北京：学苑出版社，2008.
［2］陶弘景.名医别录（辑校本）［M］.尚志钧，辑校.北京：人民卫生出版社，1986.
［3］苏颂.本草图经（辑复本）［M］.尚志钧，辑校.合肥：安徽科学技术出版社，1994.
［4］兰茂.滇南本草［M］.《滇南本草》整理组，整理.昆明：云南人民出版社，1975.
［5］李时珍.本草纲目（校点本）：第四册［M］.北京：人民卫生出版社，1977.
［6］吴其濬.植物名实图考：下册［M］.北京：中华书局，1963.
［7］徐国钧，徐珞珊.常用中药材品种整理和质量研究：南方协作组：第一册［M］.福州：福建科学技术出版社，1992.
［8］云南省药物研究所.云南重要天然药物［M］.昆明：云南科技出版社，2016.
［9］郭兰萍，黄璐琦，谢晓亮.道地药材特色栽培及产地加工技术规范［M］.上海：上海科学技术出版社，2016.
［10］徐国钧，何宏贤，徐珞珊，等.中国药材学［M］.北京：中国医药科技出版社，1996.
［11］国家中医药管理局《中华本草》编委会.中华本草第：22 卷［M］.上海：上海科学技术出版社，1999.
［12］蒋露，康利平，刘大会，等.历代本草重楼基原考［J］.中国中药杂志，2017，42（18）：3469-3473.
［13］江燕.明代云南省志中的物产——以万历《云南通志》为例兼述其特点价值［J］.西南古籍研究，2006（1）：259-337.
［14］林蓉.云南省滇重楼栽培现状及可持续利用研究［J］.教育教学论坛，2016，4（15）：54-55.

川 贝 母

川贝母为百合科植物川贝母 *Fritillaria cirrhosa* D. Don、暗紫贝母 *Fritillaria unibracteata* Hsiao et K. C. Hsia、甘肃贝母 *Fritillaria przezvalskii* Maxim.、梭砂贝母 *Fritillaria delavayi* Franch.、太白贝母 *Fritillaria taipaiensis* P. Y. Li、瓦布贝母 *Fritillaria unibracteata* Hsiao et K. C. Hsia var. *wabuensis* (Y. Tang et S. C. Yue) Z. D. Liu, S. Wang et S. C. Chen 的干燥鳞茎，是润肺止咳化痰的名贵中药材，具有止咳化痰、润肺散结的功效，用于肺虚久咳、虚劳咳嗽、燥热咳嗽、肺痈、瘰疬、痈肿、乳痈等病证。川贝母主产于四川松潘、康定、若尔盖、马尔康、红原、理县，青海兴海、班玛等地。

本篇所述药材即为百合科植物川贝母 *Fritillaria cirrhosa* D. Don、暗紫贝母 *Fritillaria unibracteata* Hsiao et K. C. Hsia 的干燥鳞茎，相关技术和规范适用于四川康定、松潘、茂县、黑水等邻近地区道地药材川贝母的生产加工。

一、产区生态环境

（一）海拔
大田栽培适宜海拔为 2 800 ～ 3 600 m。

（二）气温
适宜年平均气温为 5.0 ～ 6.5℃。

（三）无霜期
适宜年平均无霜期 > 100 d。

（四）降雨量
适宜年平均降雨量 550 ～ 650 mm。

（五）土壤
适宜土层深厚、肥沃疏松、富含腐殖质的壤土、砂壤土，pH 为弱酸性。

（六）地形地势
适宜坡度小于15°、水源条件较好的阴凉开阔地带。

二、选地整地

（一）选地
1. 产地环境要求　宜选择自然植被较好、有水源、地形开阔地段；以土层深厚、疏松排水良好、富含腐殖质的弱酸性壤土、砂质壤土为宜。

2. 空气、土壤及用水质量要求　同"艾叶"。

（二）整地
施用腐熟有机肥 15 000 ～ 19 950 kg/hm² 做底肥。深翻 30 ～ 45 cm，耙细整平，做畦或厢，畦或厢面宽 1.2 ～ 1.5 m，沟宽 20 ～ 25 cm，沟深 15 cm。在畦或厢面上间距 7 ～ 10 cm 横向开沟，沟深 8 ～ 10 cm，待播。

三、播 种

（一）留种
1. 种子　应选择 5 ～ 6 年生健壮植株留种。7 月下旬至 8 月中旬，分批采收成熟果荚，置于通风阴凉干燥处阴干后脱离种子。应选择籽粒饱满、无褐变、无虫蛀、千粒重不小于 0.8 g 的种子。采用窖藏进行种子后熟处理。窖深宽各 60 cm，种子脱粒后，入水浸泡 24 h 左右，再加 4 倍的砂子拌匀，撒入窖中，上盖苔藓类植物或草帘，四周挖排水沟。每隔 20 d 左右翻动种子一次，至冻结为止不再翻动。翌年解冻后，及时播种。

2. 鳞茎　宜选择色泽鲜亮、无褐变、无虫蛀和病斑的 3 年生鳞茎作种。

（二）播栽时间
1. 种子播种　可秋播，也可春播。春播以 3 月中下旬、土壤温度高于 0℃ 时为宜；秋播以 8 月中下旬到 9 月上旬为宜。

2. 鳞茎栽种　以 8 月中下旬到 9 月上旬为宜。

（三）播前密度
1. 种子　播种量在 12.75 ～ 15.00 kg/hm²。

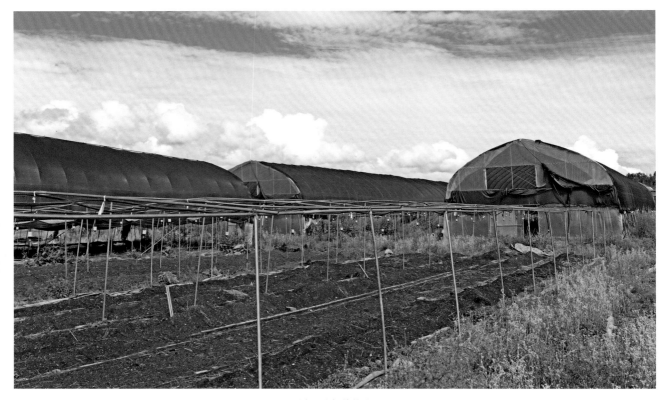

川贝母留种基地

2. 鳞茎　栽种量在400万～600万粒/hm²。

（四）播栽方法

1. 种子　播种前按种子∶细沙=1∶3.5的体积比拌细沙，拌匀后均匀撒在沟内，播种后将地抹平并镇压，并在畦或厢面上均匀覆盖草帘或麦草。

2. 鳞茎　栽种时将鳞茎芽口向上平放于沟底或窝底，覆土、压实，抚平沟面或窝面，覆土厚度6～8 cm。

四、田间管理

（一）适时遮阴

出苗率达到80%或地表温度达25 ℃时，为避免晒伤晒死贝母幼苗，需分畦搭棚遮阴。棚高120～150 cm，荫蔽度60%。

（二）中耕除草

川贝母和暗紫贝母幼苗生长受杂草影响较大，应勤除杂草。行间杂草郁闭度最大不超过0.3，杂草高度不超过贝母植株高度的50%。3月底未出苗前中耕除草1次、5月上旬齐苗期除草1次。采用人工拔草，拔草时注意勿将贝母苗带出，若带出直接栽回。

（三）施肥

1. 种子播种地　第1年出苗整齐、清除杂草后，施用45 kg/hm²尿素；第2年施用120 kg/hm²复合肥（N∶P₂O₅∶K₂O=15∶15∶15）；第3年施用150 kg/hm²复合肥（N∶P₂O₅∶K₂O=15∶15∶15）。将肥料与细土按重量1∶1混合均匀后，均匀撒到厢面上。施肥后浇水，湿透表土。

2. 鳞茎栽种地　齐苗时和初花期分别施用200 kg/hm²和270 kg/hm²复合肥（N∶P₂O₅∶K₂O=15∶15∶15）。8月下旬倒苗后施腐熟有机肥15 000 kg/hm²和200 kg复合肥（N∶P₂O₅∶K₂O=15∶15∶15）。将腐熟有机肥与复合肥混匀后，均匀撒到厢面上，再撒细土厚约2 cm。

（四）灌溉与排水

川贝母和暗紫贝母均喜湿润，怕干旱，春季久晴无雨需及时补水，帮助出苗。生长季中根据苗的生长情况及时浇水，保证土壤湿润。夏季久雨或暴雨后应注意排水防涝。

（五）病虫害防治

1. 防治原则　同"艾叶"。

2. 防治措施

（1）农业防治：① 选离麦类作物，或不易被上河风侵袭的地块栽种。② 整地时清除病残组织，减少越冬病源。③ 增施磷钾肥或降低田间湿度，增强抗病能力。④ 冬季清除杂草，集中销毁，消灭越冬虫卵。⑤ 施用充分腐熟的厩肥、堆肥，减少虫源。⑥ 利用大棚、塑料网等设施防治成虫在畦面上产卵。

（2）化学防治：有登记可用于贝母类植物的农药。川贝母栽培过程中如确需使用，应按照农业管理部门批准使用的农药进行化学防治。

五、采 收

（一）采收期

采收4年生至5年生鳞茎。采收时间为8月下旬植株倒苗后。

（二）采收方式

选择晴好天气，采挖前，提前将地上枯萎植株清除。采挖时力求保持鳞茎完整，及时清除泥土。直径小于0.3 cm的鳞茎不宜做药材，应作为种茎播种。采挖时要避免碰伤鳞茎。

六、产地加工

（一）清洗

将采挖的鳞茎放入水池中，用清水冲洗干净，除去须根和杂质，沥干。

（二）晾晒

将清洗后的鳞茎摊开在竹篱或竹席上直接晾晒至鳞茎完全干燥。晾晒过程中及时进行翻晒，避免鳞茎腐烂。

（三）产地初分级

将晒干的鳞茎置于分拣台上，按照鳞茎直径和高度长短进行鳞茎分级。

七、包装及贮存

（一）包装

按鳞茎不同商品规格分级后包装。包装袋上必须注明产品名称、重量、产地、销售单位名称、地址、生产日期、储藏条件等。

（二）贮存

清洁卫生、阴凉干燥、通风、防潮、防虫蛀、无异味的库房中，定期检查和养护，发现霉变、虫害，及时进行无害化处理。

历史沿革

川贝母药用历史悠久。古人对贝母的最早认识可以上溯到先秦时期，始载于《诗经·国风·鄘风·载驰》。《神农本草经》将贝母列为中品，曰："味辛，平。主伤寒烦热，淋沥，邪气，疝瘕，喉痹，乳难，金创，风痉。一名空草。"魏晋时期《名医别录·中品卷第二》提到"咳嗽上气"是贝母用于止咳的最早记载。唐代苏敬《新修本草·卷第八》载贝母："味辛、苦，平、微寒，无毒……"明代李时珍《本草纲目·第十三卷草部一》曰："夫贝母乃太阴肺经之药……虚劳咳嗽、吐血咯血、肺痿、肺痈、妇人乳痈、痈疽及诸郁之证……皆贝母为向导。"明代倪朱谟《本草汇言》载："贝母，开郁、下气、化痰之药也。润肺消痰，止咳定喘，则虚劳火结之证……然川者味淡性优，土者味苦性劣，二者宜分别用。"文中所言川产"贝母"，是第一次将"川贝""浙贝"作了分类且功效的描述与近代所述川贝、浙贝的功效非常类似。清代张石顽《本经逢原·卷一山草部》对川贝、浙贝、土贝功效进行比较，提出川贝最优的观点。清代吴仪洛《本草从新·卷一草部》载贝母："宣、散结清火、润肺、化燥痰，甘微寒……川产最佳，圆正底平，开瓣味甘。"

历代本草记载贝母产地有山西、江苏、湖北、河南、安徽、浙江、四川等地。宋代以前，以葫芦科土贝母为主流，但也已经使用百合科贝母属多种植物。明代以后，贝母逐渐形成两种道地药材：川贝和浙贝。川贝母来源较广泛，产地相对集中，主要分布四川、重庆、青海、甘肃、西藏、云南等高海拔地区。2010年版《金世元中药材传统鉴别经验》中提到暗紫贝母作为商品松贝母的主流产品："主产于四川若尔盖、红原（毛尔盖）、松潘、九寨沟（南坪）、茂县、汶川、理县（杂谷脑）、黑水、马尔康；青海久治、班玛、同仁、同德等。"

综上，历代本草认为以川贝母品质较高，为道地药材。

川贝母产地历史沿革见表8。

表 8 · 川贝母产地历史沿革表

年　代	出　处	产 地 及 评 价
明	《本草汇言》	贝母，开郁，下气，化痰之药也，润肺息痰，止咳定喘，则虚寒火结之证，贝母专司首剂……以上修为必以川者微妙
清	《本草崇原》	荆襄（今湖北、湖南）、江南（今江苏、安徽）皆有，唯川蜀出者为佳，其子在根下，内心外瓣，其色黄白，如聚贝子，故名贝母
清	《本草从新》	川者最佳，圆正底平，开瓣味甘
清	《本草逢原》	川者味甘最佳，西者味薄次之，象山者微苦又次之
民国	《增订伪药条辨》	按贝母惟川蜀出者为佳。其子在根下，内心外瓣，其色带白，如聚贝子，故名贝母。盖色白、味辛，生于川西，故属肺金之药……炳章按：川贝，四川灌县产者，底平头尖，肉白光洁而坚，味微苦兼甘，为最佳

参考文献

［1］徐云，谢慧敏，谢慧淦，等.不同采收期栽培卷叶贝母与暗紫贝母的质量比较［J］.华西药学杂志，2018，33（5）：515-518.

［2］陈雨，杨正明，石峰，等.微肥配施对瓦布贝母产量和总生物碱含量的影响［J］.核农学报，2018，32（11）：2258-2266.

［3］邓秋林，杨正明，陈雨，等.氮磷钾配施对瓦布贝母产量及总生物碱质量分数的影响［J］.西北农业学报，2019，28（7）：1138-1146.

［4］陈雨，张亚琴，邓秋林，等.基于对瓦布贝母核苷类成分贡献率的锌硼钼最优配施浓度［J］.植物营养与肥料学报，2019，25（8）：1401-1412.

川　牛　膝

　　川牛膝为苋科植物川牛膝 *Cyathula officinalis* Kuan 的干燥根，具有逐瘀痛经、通利关节、利尿通淋的功效，用于经闭癥瘕、胞衣不下、跌扑损伤、风湿痹痛、足痿筋挛、尿血血淋等病证。川牛膝为著名的川产道地药材，野生或栽培均有，主要分布在四川、贵州、云南，其中以四川雅安天全、金口河产量最大，质量最佳。经多番考证，1977年版《中国药典》将 *Cyathula officinalis* Kuan 确定为川牛膝的原植物。据文献考证，川牛膝的主产区为四川乐山金口河和雅安宝兴，近几年四川雅安汉源、重庆奉节和巫山川牛膝种植逐步形成规模，产量逐步增大。根据实地调查，天全等传统川牛膝主产地基本为半野生状态，规模化不足，天全作为传统、公认的川牛膝道地产区，由于受到人为因素和经济效益的较大影响，以及产地存在基原混杂等现象，导致其种植面积大幅减少。

　　本篇所述药材即为苋科植物川牛膝 *Cyathula officinalis* Kuan 的干燥根，相关技术和规范适用于四川雅安宝兴、天全、金口河及周边地区道地药材川牛膝的生产加工。

一、产区生态环境

（一）海拔

　　适宜海拔为1 200～2 400 m，以1 500～1 800 m生长最好。

（二）气温

　　适宜温凉湿润气候，适宜年平均气温为11.3～15.3℃，最低温度−5℃，最高温度33.9℃，大于10℃的积温4 500℃左右。

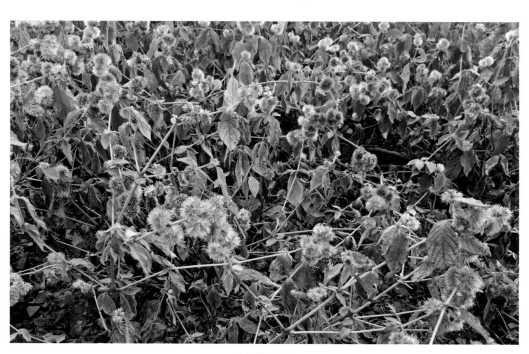

川牛膝原植物

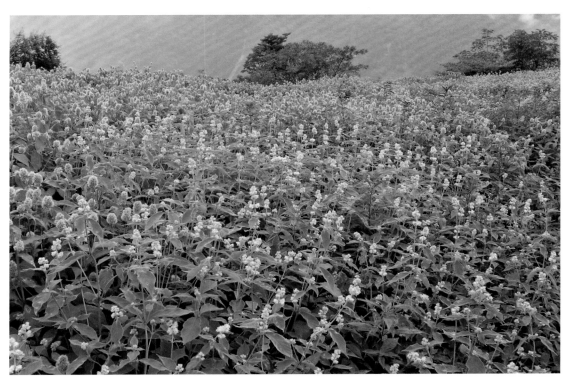

川牛膝种植基地一

（三）光照

适宜年平均日照时数为1 000 h以上，生育期日照时数大于300 h。

（四）降雨量

适宜年平均降雨量为1 500 mm，平均相对湿度为70%左右。

（五）土壤

适宜土层深厚、富含腐殖质的中壤土或重壤土，以黄壤土为佳，pH为5.5～6.0。黏性板结土壤或

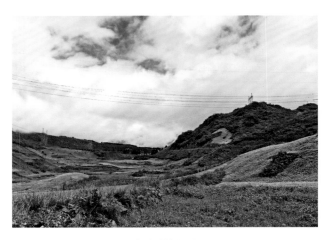

川牛膝种植基地二

涝洼盐碱地不适合种植川牛膝。以土壤有机质含量25～45 g/kg，含全氮1.2～2 g/kg、速效磷200～1 000 mg/kg、速效钾5～20 g/kg为宜。

（六）地形地势

选择山地阳坡林缘，以干燥、向阳和排灌良好的平地或缓坡为宜。

二、选地和整地

（一）选地

1. 产地环境要求　通常应选择不受污染源影响或污染物含量限制在影响范围之内、生态环境良好的农业生产区域。

注：忌连作，可与禾本科植物实行2年以上的轮作。

2. 空气、土壤及用水质量要求　同"艾叶"。

（二）整地

熟地于播种当年整地。生荒地于9～10月（下雪前），砍去灌木杂草，就地烧灰作肥，深翻30～40 cm，多次犁耙，整细土，并施足底肥，每公顷施堆沤发酵圈粪60 000～75 000 kg。翌年清明前后翻耕1次，拣去石块和未腐烂草根，耙细整平。易积水

平地宜作畦，开厢宽140 cm，沟宽20 cm、深15 cm，坡地及排水良好之地可不作畦。

三、播种育苗

（一）种子采集

选3～4年生、健壮、无病虫害的植株作为采种母株。于10月当果实充分成熟，呈黑褐色时采种。连果穗摘下，捏成一团，运回晾于通风处阴干，次年播种前脱粒；亦可晾干后搓出种子，贮藏备用。隔年种子发芽率低，不宜作种。

（二）播种

1. 种子处理　播种前进行催芽：用40℃左右的温水，浸泡种子1～2 h，待种子润透后，捞出放容器内，置温暖处，隔1～2 d翻动一次，如湿度不足则洒水，待幼芽萌动时播种。

2. 播种时间　适时播种是川牛膝栽培生产的关键，一般采取高山春播、低山秋播。春播于惊蛰至谷雨3～4月，秋播于9月前后。

3. 播种方法　穴播或条播均可，以穴播居多。播种时，按0.5 kg种子与100 kg火灰的比例，拌成种子灰。条播按沟心距33 cm在畦上开横沟，播幅约10 cm，深约5 cm，每公顷用人畜粪水22 500 kg施于沟内，再均匀撒播种子灰，不覆土。穴播按行距33 cm，穴距20 cm左右挖穴，穴宜浅而平，每公顷用人畜粪水22 500 kg，先施于穴内，然后将种子灰均匀播于穴内，每穴约有种子10粒即可，不覆土。每公顷用种量15 kg左右。

（三）套种

海拔较低地区可与玉米套种。整地时不作畦，谷雨前后按行距1 m，株距50 cm播种玉米，随即在玉米行间播种两行川牛膝，行距33 cm，株距18～22 cm。玉米定苗时每穴留2株。川牛膝生长第2～3年亦可间种玉米，第4年不宜再间种。

四、田间管理

（一）间苗和补苗

播种后10～15 d出苗。第1～2次中耕时各间苗、补苗1次。条播的，第1次间苗每隔4～5 cm留苗1株；第2次每隔8～10 cm留苗1株。穴播者，第1次每窝留苗4～6株，第2次留苗2～3株，株距4～6 cm。结合间苗进行补苗。

（二）中耕除草

每年中耕除草3～4次。播种当年5月中、下旬进行第1次，幼苗刚出土，株高6 cm左右时浅锄，株间杂草用手拔除，第1次除草宜早宜净。6月中、下旬苗高10 cm时进行第2次中耕除草。8月上旬苗高30 cm左右时进行第3次中耕除草。第2年亦需中耕除草2～3次，时间与第1年同。第3年不收获的除草2～3次，收获的除草1～2次。第4年收获的上半年除草1次。

（三）施肥培土

每年结合中耕追肥3次。在第1、第2次中耕后，每公顷施人畜粪水22 500～30 000 kg或腐熟饼肥50～100 kg加水1 500 L。第3次在6月中耕前，施腐熟肥或专用肥，肥量同前，并进行培土防冻。培土厚度，以使根头幼芽埋入土里约7 cm为宜。第2年追肥时间、种类、数量同第1年。如第1、第2年施肥充足，第3年施肥2次。第4年收获的，开春后应施肥1～2次。

（四）灌溉水

适量浇水，出苗前及苗期应保持畦面湿润。到8月中旬主根基本不再向地下生长，应适量加大灌水量，以利主根加粗，提高产量。

（五）摘薹打顶

8月，对生长过旺的植株进行打顶，方法是留30～40 cm高植株后，上部用镰刀割顶。除留种田外，出现花序及时摘除。

（六）病虫害防治

1. 防治原则　同"艾叶"。

2. 防治措施

（1）农业防治：① 深耕和清除病残组织。② 春寒多雨季节，开沟排水降低田间湿度。③ 实行合理轮作，可与禾本科作物实行2年以上的轮作。④ 采用高畦栽培，严禁大水漫灌，减少水流传染。

（2）物理防治：在幼虫发生期，利用幼虫的假死性进行人工捕杀。

（3）化学防治：无登记可用于川牛膝的农药。

注：在生产实际中，药农针对川牛膝种植中常见的白锈病会施用乙膦铝、甲基硫菌灵等；针对叶斑病会施用甲基硫菌灵、硫酸亚铁等；针对银纹夜

蛾会施用活芽孢Bt、氟啶脲、氟啶脲、氟虫脲、苦参碱水剂、天然除虫菊、烟碱、阿维菌素、氯氰菊酯、联苯菊酯、氯虫苯甲酰胺、辛硫磷等；针对大猿叶虫会施用亚胺硫磷、敌百虫等；针对红蜘蛛会施用敌百虫等。

五、采收

（一）采收期

播种后3～4年的10月上旬至下旬的20 d内为川牛膝的最佳收获期。

（二）采收方式

采收时要求深挖，减少断根。挖后抖去泥土，除去芦头、须根，割下倒根，使主根和侧根均成一堆，然后按根的粗细分级。注意弃掉过细的根。

六、产地加工

（一）干燥

将初分级的川牛膝立放炕上用无烟火烘炕或放在晒场上晾晒。半干后堆放，使内部水分向外蒸发变软后，再晒或烘，如此反复数次。

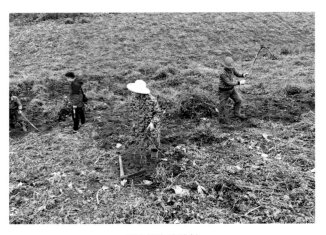

采挖川牛膝药材

（二）扎把

晒或烘至九成干时，扎成小捆，再晒至全干。

注：干燥的川牛膝含水率不得超过16.0%。

七、包装、贮藏及运输

（一）包装

将检验合格的产品堆垛存放，或选择无公害的包材，按不同商品规格等级分级后包装。外包装上必须注明产品名称、批号、重量、产地、等级、日

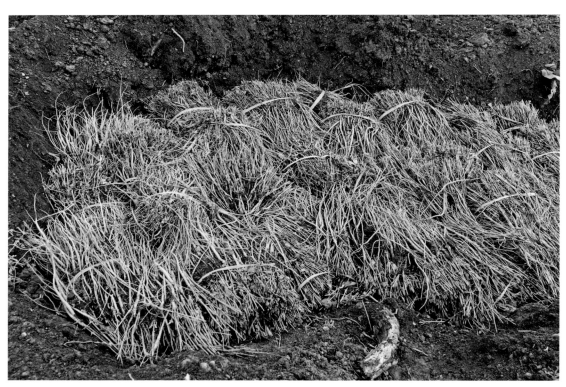

川牛膝药材分级

期、生产单位、地址、贮存条件。

（二）贮存

包装好的产品贮藏在清洁、干燥、无异味、无污染的库房中。水分超过16.0%的川牛膝不得入库。库房应有专人管理，定期检查与养护，防潮、防霉

变、防虫蛀，一经发现立即采取措施。

（三）运输

运输工具必须清洁、干燥，遇阴雨天应严防雨、防潮。运输时应严禁与可能污染其品质的货物混装。

历史沿革

川牛膝在明代《药品化义》记载："取川产而肥润根长者佳，去芦根用。"清代《得配本草》云："川牛膝辛、酸、苦。入肝经。"《本草易读》《本草备药》记载"处处有之，以川中人家栽莳者为良"，"出西川及怀庆府，长大肥润者良"。《天全州志》中也记载了川牛膝在天全的产销情况。民国《增订伪药条辨》中将牛膝根据产地分为四川产川牛膝、淮庆产淮牛膝以及江浙产杜牛膝，记载："四川产者，曰川牛膝，根茎粗无芦，色黑黄，枝粗软糯者良，去头稍用。"由此可见明清以及民国的文献中明确记录了川牛膝，川中和川西（包括成都、乐山、德阳、眉山、雅安等地区）为其产区，根条粗壮，以补益肝肾见长。

中华人民共和国成立以来，许多著作对川牛膝产地变迁描述更为详细、准确，指出川牛膝主要分布于四川、贵州、云南等地，尤以天全、金口河栽培的历史悠久，产量大而质优。

综上分析，在唐宋以前对川牛膝的记载较少，明清以后到民国的本草逐渐将牛膝与川牛膝衍化成功效有别的两个药，而其中产于西川和川中即成都平原、绵阳、雅安、乐山等地的川牛膝自明清以来逐步形成川产道地药材。

川牛膝产地历史沿革见表9。

表9 · 川牛膝产地历史沿革表

年　　代	出　　处	产 地 及 评 价
明	《神农本草经疏》	四川产者，下行祛湿，在用者之运筹耳
	《药品化义》	取川产而肥润根长者佳
	《本草备要》	出西川及怀庆府，长大肥润者良
	《本草易读》	处处有之，以川中人家栽莳者为良
清	《本经逢原》	川产者细而微黑，精气不固者宜之
	《本草求真》	牛膝出于川者，气味形质虽与续断相似……怀牛膝较之川牛膝微觉有别
	《本草便读》	惟以怀庆及川中所产者为良，亦地土之各有异宜，故功用亦有差等耳
民国	《增订伪药条辨》	四川产者，曰川牛膝，根茎粗无芦，色黑黄，枝粗软糯者良，去头稍用

参考文献

［1］李时珍.本草纲目：上册［M］.点校本.北京：人民卫生出版社，1991.

［2］赵华杰，舒光明，周先建，等.我国川牛膝资源分布及生产状况调查［J］.资源与环境，2012，28（5）：141-415.

［3］田惠萍，董亚琳.川牛膝的药学研究进展［J］.国际中医中杂志，2013，35（3）：270-273.

［4］陈翠平，裴瑾，张祎楠，等.川牛膝种子生物学特性及萌发特性的初步研究［J］.中药与临床，2014，5（4）：1-6.

［5］尚雪，董丽君，文路军，等.基于遥感与GIS的四川省川牛膝资源适宜性分布研究［J］.中草药，2016，47（24）：4445-4451.

［6］张红瑞，杨静，沈玉聪，等.栽培技术对牛膝品质的影响研究［J］.河南农业，2015（11）：42-43.

［7］王书林，陈丹丹.川牛膝规范化生产技术标准操作规程［J］.中国现代中药，2006，8（8）：38-40.

［8］王新民，张重义，李宇伟，等.怀牛膝GAP栽培技术标准操作规程［J］.安徽农业科学，2006，34（5）：922-923，926.

川　芎

川芎为伞形科植物川芎 *Ligusticum chuanxiong* Hort. 的干燥根茎，具有活血行气、祛风止痛的功效，用于胸痹心痛、胸胁刺痛、跌扑肿痛、月经不调、经闭痛经、癥瘕腹痛、头痛、风湿痹痛等病证。川芎药用历史悠久，为常用大宗中药材，亦为著名的川产道地药材。道地产区位于四川盆地中央丘陵平原区的成都平原亚区，包括都江堰、彭州、崇州、邛崃、什邡、眉山等地。

本篇所述即为伞形科植物川芎 *Ligusticum chuanxiong* Hort. 的干燥根茎，相关技术和规范适用于四川盆地中央丘陵平原区的都江堰、彭州、崇州、邛崃、什邡、眉山等地区道地药材川芎的生产加工。

一、产区生态环境

（一）海拔

大田栽培适宜海拔为 400 ～ 750 m。

（二）气温

适宜年平均气温为 13 ～ 15℃。

（三）降雨量

适宜年平均降雨量在 1 200 mm 以上。

（四）土壤

宜选地势向阳、土层深厚、排水良好、肥力较高的中性土壤。

（五）地形地势

适宜地势平坦的成都平原区域。

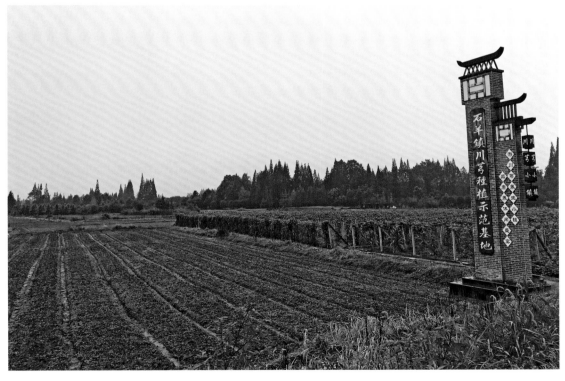

川芎种植基地一

二、选地整地

（一）选地

1. 产地环境要求　川芎多栽培于水稻田或砂壤土中。不宜选用过砂的砂土或过黏的黄泥、白鳝泥土等。

注：川芎栽培的前茬作物多为水稻。

2. 空气、土壤及用水质量要求　同"艾叶"。

（二）整地

深翻土地，每公顷用过磷酸钙1 800 kg，拌腐熟农家肥22 500 kg作底肥，耙细整平。开沟作厢，厢面宽1.6～2.0 m，沟宽30 cm左右，沟深20 cm左右，表土挖松整细，做到深沟高厢，厢面平整。

三、栽　种

（一）选种及苓子处理

选用茎节粗壮，节间短，无病虫害的健壮苓子，去掉上尖，剪成3 cm左右的小节，每节带1个节盘。

（二）栽种时间

一般在秋分至处暑期间，不宜迟于处暑后。

（三）栽种密度

栽种密度范围为12万～18万株/hm²。

（四）栽种方法

按行距25～30 cm开2～3 cm的浅沟，沟内每隔15～20 cm放1个苓子，苓子应芽向上或侧向上斜放沟内，轻轻按入土中，使苓子既与土壤接触，又有部分露出土表，苓子茎节入土1～2 cm为宜，栽后用细渣肥或细土覆盖苓子。每公顷用苓子450～600 kg。苓子栽种后，及时进行稻草覆盖。稻草覆盖有两种方式，一种是垂直厢面覆盖稻草，另一种是横厢面稻草覆盖苓种行，一般采用横厢面覆盖稻草的方式。

（五）封口苓子和扁担苓子栽种

每厢行与行之间的两端各栽1个封口苓子，每隔10行的行间栽1行扁担苓子，以备补苗或起挖抚芎用。

四、田间管理

（一）补苗

川芎出苗后，及时查苗补缺。补苗宜选择阴天，挖取"扁担苓子"和"封口苓子"进行补苗。补苗时应带土移栽，补后及时浇水，保证成活率。

（二）追肥

栽后2个月内每隔20 d追肥1次，结合除草集中追肥3次。第1次于栽后半个月，川芎二叶一心时，每公顷用45%的复合肥（氮∶磷∶钾=2∶1∶1）75～120 kg，腐熟猪粪水11 250 kg，硫酸钾75 kg；以后每次用肥量在上一次的基础上适当增加，以氮

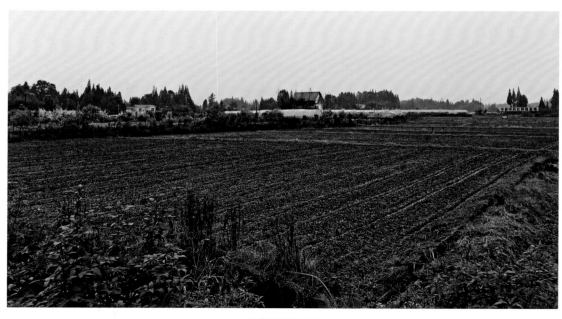

川芎种植基地二

肥为辅，增施磷钾肥为主。

次年春季茎叶返青后，视土壤情况和苗情可追肥3～4次。同时，在川芎封行和第2年的4月中旬各喷施一次0.2%磷酸二氢钾，以促进根茎膨大，提高产量。

（三）除草

生长期间，采用人工除草方法及时拔除田间杂草。

（四）灌排水

川芎生长期间如遇干旱，应及时引水浸灌厢沟，使厢面保持湿润；如遇积水，应挖沟排水。

（五）病虫害防治

1. 防治原则　同"艾叶"。

2. 防治措施

（1）农业防治：① 实行水稻-川芎水旱轮作。② 选用无病虫害的健壮苓种。③ 栽种前，清理田间，病叶残株及杂草集中烧毁。④ 加强水肥管理，雨后及时排水，保持田间排水通畅，厢面不积水。⑤ 发病后，及时拔除病株，集中烧毁。

（2）化学防治：有登记可用于川芎的农药。如确需使用，应按照农业管理部门批准使用的农药进行化学防治。

五、采　收

（一）采收期

栽种次年的5月中下旬至6月上旬，即：小满

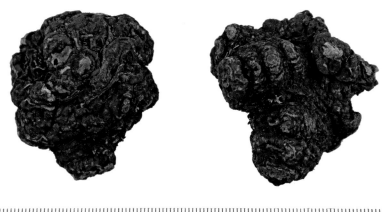

川芎药材一

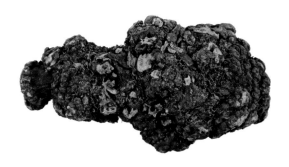

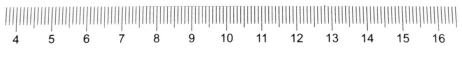

川芎药材二

前后。

（二）采收方式

选晴天，先扯去地上茎叶，再用双齿耙将全株挖出，抖掉泥土，在田间稍晒后运回加工。

六、产地加工

（一）干燥

1. 晒干法　晒干过程中应常翻动，保持川芎晾晒均匀，且不被雨水冲淋。

2. 炕干法　将鲜川芎平铺在炕床上，炕干过程应严格控制炕床温度，火力不宜过大，温度不得超过50℃，烘烤2～3 d，每日翻2～3次。

（二）撞笼

根茎散发出浓郁香气时，把半干块茎取出，放入竹笼内进行抖撞，除净泥沙和须根，选出全干的即为成品，未干的放到上层，继续再干燥，如此每日翻动，直到全部干燥为止。

七、包装及贮存

（一）包装

选择无公害的包材，将干燥后的川芎按不同商品规格分级后包装。包装上应有明显标签，注明品名、规格、数量、产地、采收（初加工）时间、包装时间、生产单位等，并附有质量合格的标志信息。

（二）贮存

清洁卫生、阴凉干燥、通风、防潮、防虫蛀、无异味的库房中，定期检查和养护，发现霉变、虫害，及时进行无害化处理。

历史沿革

川芎在《神农本草经》曰："……生川谷……"《本草崇原》描述为："芎䓖今关陕、川蜀、江南、两浙皆有，而以川产者为胜，故名川芎。"提出了产于四川者为川芎的定义。《本草从新》记录为："蜀产为川芎……"民国《灌县志·食货书》有"河西商务以川芎为巨。集中于石羊场一带，发400万～500万斤，并有水路传输，远达境外"的记载，说明当时灌县（今都江堰）川芎产销两旺。另据《彭州志》记载："早在明代彭州就家种川芎。"

综上分析，自宋代起芎䓖药材质、量均以蜀川为胜，其历史道地产区应是现在四川都江堰市（灌县）金马河上游以西地区，而邻近县历史上也有栽种。宋以后用药均以产于四川的川芎 *Ligusticum chuanxiong* Hort. 为正品。

川芎的产地历史沿革见表10。

表10 · 川芎产地历史沿革表

年　代	出　处	产地及评价
汉	《神农本草经》	……生川谷……
魏晋	《名医别录》	生武功、斜谷、西岭（今陕西武功县、陕西眉县西南）……
南北朝	《本草经集注》	今惟出历阳（今安徽和县），节大茎细，状如马衔，谓之马衔芎䓖。蜀中亦有而细……
宋代	《本草图经》	生雍州（今陕西凤翔雍山）川泽及冤句，今关陕、蜀川、江东山中多有之，而以蜀川者为胜……
	《吴船录》	癸酉（1153）西登山五里，至上清宫…上六十里，有坦夷白芙蓉坪，道人于此种川芎

续 表

年 代	出 处	产 地 及 评 价
明代	《本草品汇精要》	……〔道地〕蜀川（今四川）者为胜……
	《本草蒙筌》	……生川蜀名雀脑芎者，圆实而重，状如雀脑，此上品也……
清代	《本草崇原》	……芎藭今关陕、川蜀、江南、两浙皆有，而以川产者为胜，故名川芎
	《本草从新》	……蜀产为川芎，川产大块，里白不油，辛甘者良
民国	《灌县志·食货书》	河西商务以川芎为巨。集中于石羊场一带，发400万～500万斤，并有水路传输，远达境外

参考文献

[1] 彭国照，彭骏，熊志强.四川道地中药材川芎气候生态适应性区划［J］.中国农业气象，2007，28（2）：178-182.

[2] 杨江，李彬，李青苗，等.川芎镉含量与栽培土壤pH及镉活性态含量的相关性研究［J］.中国农学通报，2014，30（7）：142-147.

[3] 夏燕莉，丁建，李江陵，等.川芎常见病虫害种类及防治方法［J］.资源开发与市场，2008，24（5）：390-391.

[4] 陈莉华，张伟.川穹栽培及病虫害防治技术［J］.四川农业科技，2012（3）：36-37.

[5] 杨念民，苗明三.川芎现代研究与应用［M］.北京：中国中医药出版社，2014.

[6] 蒋桂华，贾敏如，马逾英，等.川芎的适宜采收期和加工方法［J］.华西药学杂志，2008，23（3）：312-314.

[7] 刘金亮，范巧佳，郑顺林，等.栽种期和采收期对川芎产量及品质的影响［J］.中药材，2015，38（8）：1576-1581.

穿 心 莲

穿心莲为爵床科植物穿心莲 *Andrographis paniculata* (Burm.f.) Nees 的干燥地上部分，具有清热解毒、凉血、消肿的功效，用于感冒发热、咽喉肿痛、口舌生疮、顿咳劳嗽、泄泻痢疾、热淋涩痛、痈肿疮疡、蛇虫咬伤等病证。穿心莲始载于《岭南采药录》，言其"能解蛇毒，又能理内伤咳嗽"，后分别在《泉州本草》《江西草药》《福建中草药》《广西中草药》等著作中有所记载。穿心莲药用历史悠久，为常用大宗中药材，主产区为广东和福建，近年来由于种植收益可观，很多地区都在大面积种植穿心莲，包括广西南宁和贵港、海南海口等地。

本篇所述药材即为爵床科植物穿心莲 *Andrographis paniculata* (Burm.f.) Nees 的干燥地上部分，相关技术和规范适用于广东湛江、福建漳浦、广西贵港及其周边地区道地药材穿心莲的生产加工。

一、产区生态环境

（一）海拔
适宜海拔为 600 ～ 1 700 m。

（二）气温
适宜年平均气温为 23 ～ 30℃。

（三）无霜期
适宜年平均无霜期为 140 ～ 185 d。

（四）光照
喜阳，适宜年平均日照时数为 1 700 ～ 2 100 h。

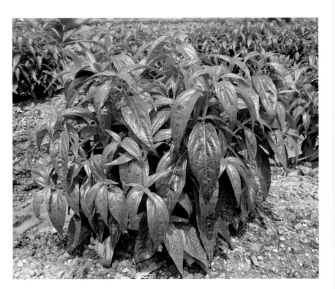

穿心莲原植物

（五）降雨量
适宜年平均降雨量为 1 395 ～ 1 750 mm。

（六）土壤
适宜砂壤土或壤土，土层厚度在 30 cm 以上，土壤酸碱度为中性或偏酸性为宜，尤以深厚、肥沃、疏松的砂壤或壤土中生长最好。土壤 ph 为 5.5 ～ 7.5。

（七）地形地势
以地势平坦、背风向阳、排灌方便的地形为佳。干旱地和盐碱地不宜种植。

二、选地整地

（一）选地
1. 产地环境要求　宜选择阳光充足、排灌方便、土层深厚、土质疏松、土壤肥沃的砂壤或壤土，pH 5.5 ～ 7.5。依不同栽培区，粗放式、精细化或半机械化管理均可，重金属、农药残留低，产品安全性好。

注：宜轮作，忌连作，忌与茄科作物轮作。

2. 空气、土壤及用水质量要求　同"艾叶"。

（二）整地
春播整地：深耕耙细，宜每公顷施入腐熟的厩肥、堆肥、土杂肥等有机肥 30 000 ～ 45 000 kg，必速灭（棉隆）、土菌消或多菌灵适量，充分耙细，拌匀，整平，作畦。畦宽 120 ～ 150 cm，畦高 20 ～ 30 cm，畦间开沟，沟宽 30 ～ 40 cm。

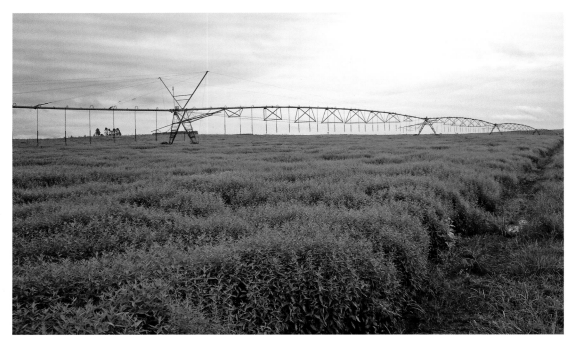

穿心莲基地照片一

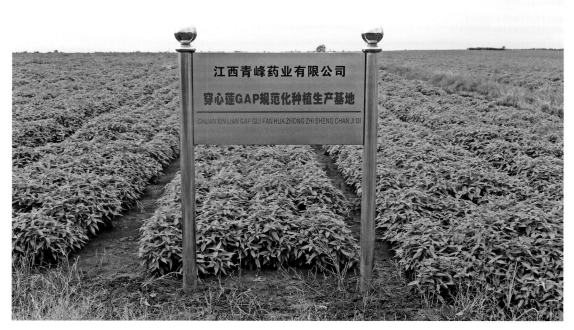

穿心莲基地照片二

三、育苗移栽

（一）育苗时间

播种时间为3～4月，宜3月上旬至4月中旬。

（二）种子处理

播种前宜适当晒种，按1份种子拌入2份细沙的

比例装入布袋内，反复搓揉，磨去表皮蜡质层直至表面失去光泽。然后用40～45℃的热水浸种24 h，捞起后，宜保持湿润催芽2～3 d，待有个别种子萌芽时即可播种。

（三）大田育苗

宜选择晴天或阴天播种，将待播苗床淋透一次

水，待水渗下后，在畦面上覆一薄层过筛细土。

将催芽后的种子与适量草木灰或细沙拌匀，均匀撒播于苗床上，再撒盖3～5 mm厚的泥炭土或细土，以不见种子为宜。

播种后，细洒清水至覆土湿润。畦面宜用稻草覆盖10～15 d，保持土壤湿润，至苗出齐后除去。整畦苗床宜用竹片或小树枝等拱成小拱棚，外盖薄膜保温、保湿。播种量宜2.0～2.5 g/m²，可移栽大田为10～12 m²。

机械直播：宜在3月底至4月中旬播种。播种前，机械深耕细耙，起垄作畦。畦宽120～150 cm，高20～30 cm，沟宽30～40 cm。调节播种机，保持行距25～33 cm，深度0.5～1 cm，每行行进1 cm播入2～3粒种子，每公顷用种量3～6 kg。

（四）苗田管理

出苗前，苗床温度控制在白天28～30℃，夜间16～17℃。保持苗床湿润。苗床浇水时，宜选择上午9:00～10:00进行，一般浇水3～4次即可出苗。

当种子出芽率达到50%～70%时，揭开拱棚两侧的地膜，先揭小缝，随后逐渐加大。温度控制在白天25～28℃，夜间15～16℃，高于30℃时应及时通风降温。

出苗后，宜每天早晚浇水1次，保持苗床间干间湿，在中午温度较高时，经常通风排湿，防止湿度过大而死苗。

苗出齐后，应减少浇水次数，防止苗期病害。

（五）施肥

每隔5 d喷施腐熟的稀薄去渣粪水或浓度为0.1%的复合肥水肥1次，随着幼苗生长浓度可逐渐增加。

（六）大田移栽

播种后45～60 d，幼苗高10 cm或有4～5对真叶时，即可移栽。移栽前1 d，将苗床浇透水，选择健壮秧苗起苗，带土移栽；宜选择阴天、小雨天或傍晚移栽。移栽密度在行距20～33 cm，株距15～25 cm，每公顷栽7 000～13 000株为宜。移栽时注意根系舒展，盖土后马上浇水，栽后每天浇水1～2次，缓苗期间，应保持土壤湿润和疏松。

四、田间管理

（一）中耕除草

移栽幼苗成活后或直播苗高15～20 cm时，应进行第1次中耕除草，中耕宜浅，避免伤根，并追肥1次。以后每隔15～20 d中耕除草并结合追肥1次。封行以后不再进行。结合除草追肥进行培土，保证茎基部和侧枝基部接触土壤，着生不定根，增强水、肥吸收能力，同时加固植株，防止倒伏。

（二）灌溉与施肥

缓苗后，一般每隔3～7 d浇水1次，遇上高温干旱季节，则需早晚各浇水1次，切忌中午浇水，以保持土壤湿润，利于植株营养生长。

施足基肥，及时追肥，平衡施肥；封行前宜施高氮三元复合肥，封行后宜施均衡三元复合肥；育

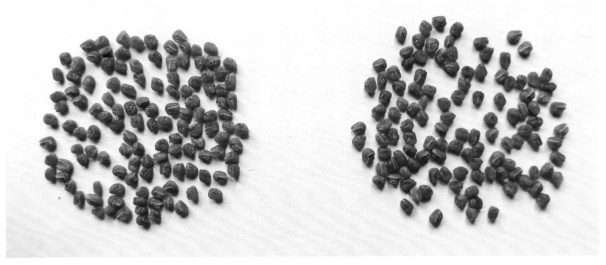

穿心莲种子照片

苗移栽宜追肥3～4次，直播栽培宜追肥5～6次；封行前宜15～20 d/次，封行后宜30 d/次。

（三）病虫害防治

1. 防治原则　同"艾叶"。

2. 防止措施

（1）农业防治：① 采收后清洁田园，集中烧毁残株病叶，不过量施用化肥，结合除草翻地，保持土壤透气，喷施石硫合剂或叶面肥等方式共同防治穿心莲的病害（立枯病、猝倒病、枯萎病、病毒病等）。② 冬剪完清除杂草，将枯枝、烂叶清理掉，结合施肥冬耕，施用腐熟肥料。③ 在植株未发芽前用石硫合剂喷一次，在穿心莲周围种植玉米、高粱诱集带，也可套种大蒜、葱等有辛辣刺激气味的驱避植物。

（2）化学防治：有登记可用于穿心莲的农药。如确需使用，应按照农业管理部门批准使用的农药进行化学防治。

五、采　收

（一）采收期

栽后当年8～10月为采收季节，应于植株现蕾期至开花期采收。

（二）采收方式

采收时应选晴天，用镰刀在茎基2～3节处割取全草。

六、产地加工

（一）分拣

收获后，宜放在室外晒至七八成干时打成小捆，再晾晒至全干即成药材原料。

（二）干燥

自然干燥，在干净晾晒场所摊薄晒干或阴干，晾晒初期不要翻动，防止褐变，晾晒期间不要淋雨。

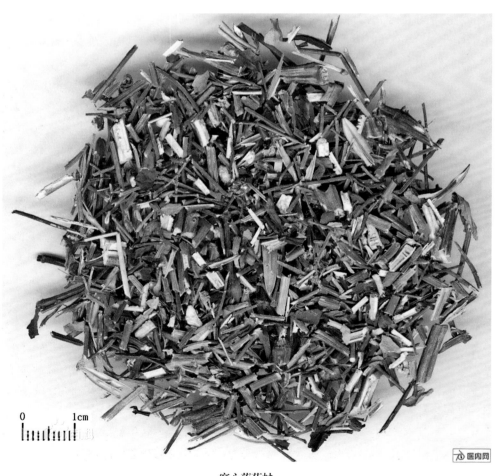

穿心莲药材

七、包装及贮存

（一）包装

包装材料应符合GB/T 34343-2017及GB/T 34344-2017的要求。包装袋上必须注明产品名称、批号、重量、产地、生产、销售单位名称、地址、生产日期、储藏条件等，并附有质量合格的标志。

（二）贮存

置于干燥处贮存。注意通风、防潮、防虫、防霉变，防有毒有害物质污染。

历史沿革

穿心莲原产于印度、斯里兰卡、巴基斯坦、缅甸、印度尼西亚、泰国、越南等国。印度用作健胃药，载于1954年《印度药典》。我国于20世纪50年代在广东、福建南部民间有引种栽培，用于治疗多种感染性疾病及毒蛇咬伤。近年来我国各地对穿心莲的栽培、化学成分、药理及临床方面进行深入的研究。穿心莲原名春莲秋柳，有"同一本有叶两种，春季所发叶似莲叶，秋季所发叶似柳叶"之释名。本品的异名有一见喜，相榄核莲、苦胆草、斩龙剑、苦草等。其中以形命名者如榄核莲，其蒴果长楠圆形，形似橄榄核，花似莲，故有榄核莲之名；其味极苦，故以味命名的异名居多，如苦胆草、苦草等；以其功命名者，有一见喜，以示其清热力强，热证遇之则愈；还有斩龙剑之名，则示其有解蛇毒之功，能治毒蛇咬伤。

穿心莲入药的历史不长，为近代清热常用之品。对其功用的记载则紧扣苦寒清热。如始载于《岭南采药录》中言其"能解蛇毒，又能理内伤咳嗽"；《泉州本草》补充了其功效，认为穿心莲能"清热解毒，消炎退肿。治咽喉炎症，痢疾，高热"，使穿心莲的功用从解蛇毒、治咳嗽等方面进一步扩展为治疗高热、痢疾等证。广州部队《常用中草药手册》则进一步详细地阐述了穿心莲的功用，如"治急性菌痢，胃肠炎，感冒发烧，扁桃体炎，肺炎，疮疖肿毒，外伤感染，肺结核，毒蛇咬伤"，明确了穿心莲的应用范围不仅局限在体内热证，还可用于肌肤热毒疮痈等证。《江西草药》认为穿心莲能"清热凉血，消肿止痛"，还能治"胆囊炎……高血压"等。《青岛中草药》记载了穿心莲能"利尿解毒，治肾炎、血淋、膀胱炎、尿道炎"等。这些记载与现今临床应用基本相符，从各个角度归纳了穿心莲所具有的清热解毒、燥湿，凉血解毒的功用。

1977年版《中国药典》开始收载穿心莲，但是各版本均没有记载产地信息。1986年，《中药大辞典》记载：穿心莲长江以南温暖地区多栽培。热带、亚热带部分地区有野生。1994年，《全国中草药汇编》记载：穿心莲长江以南温暖地区普遍种植，尤以广东海南岛、广西、福建为多；在北方少数地区亦有引种栽培。1996年，《中国药材学》记载：穿心莲原产于亚洲热带地区。我国主要栽培于广东、广西、福建、江西、浙江、江苏等地也有栽培。1999年，《中华本草》记载：穿心莲在我国南方诸地均有栽培。本种原产东南亚。我国主产于广东、福建等地。此外，江西、湖南、广西、四川及上海等地亦产。1999年，《中药植物原色图鉴》：穿心莲生于湿热的平原、丘陵地区。分布于我国江西、福建、湖南、广东、海南、广西、四川等地，许多省（区）已广泛引种栽培。2002年《中国植物志》：我国福建、广东、海南、广西、云南常见栽培，江苏、陕西亦有引种。目前，我国南方诸地均有栽培。

关于穿心莲药材质量，1977年版《中国药典》记载：以色绿、叶多者为佳。1986年《中药大辞典》记载：宜夏季采收。1994年，《全国中草药汇编》记载：在未开花前采收为宜。1996年，《中国药材学》记载：本品以色绿、叶多者为佳。栽种当年，于现蕾、开花初期采收，质量较好（穿心莲总内酯含量最高）。1999年《中华本草》记载：根据《中华人民共和国药典》1995年版规定，本品以干燥品计算，含脱水穿心莲内酯（$C_{20}H_{28}O_4$）不得少于0.40%。栽种当年，于花蕾、开花初期采收用量较好，穿心莲内酯的含量最高。在广东每年可采收两次。以叶片多、颜色深绿、不带花枝或果实为佳。2015年版《中国药典》记载：穿心莲内酯和脱水穿心莲内酯总量不得少于0.80%。综上所述，穿心莲以色绿、叶多者为佳。于现蕾、开花初期采收，质量较好。

参考文献

［1］黄辰昊，薛建平，王振，等.南药大品种穿心莲无公害栽培技术体系探讨［J］.世界科学技术—中医药现代化，2018，20（11）：2095-2100.

［2］邓乔华，徐友阳，丘金裕，等.穿心莲旱地绿色栽培技术的研究［J］.现代中药研究与实践，2011，25（6）：13-14.

［3］徐鸿华.30种岭南中药材规范化种植（养殖）技术：上册［M］.广州：广东科技出版社，2011（6）.

［4］邱道寿，王泽清，白春华，等.优质穿心莲GAP种植技术［J］.广东农业科学，2008（S1）：102-105.

［5］庄文彬.穿心莲高产优质栽培技术［J］.中国农技推广，2008（2）：33-34.

［6］张敬君.穿心莲栽培管理技术［J］.现代农业科技，2007（17）：45.

［7］高杰军，魏艳玲，李录久，等."穿心莲"优质无公害栽培技术［J］.现代农业科技，2005（4）：33.

大　黄

大黄为蓼科植物唐古特大黄 *Rheum tanguticum* Maxim. ex Balf.、掌叶大黄 *Rheum palmatum* L.、药用大黄 *Rheum officinale* Baill. 的干燥根和根茎，具有泻下攻积、清热泻火、凉血解毒、逐瘀通经、利湿退黄等功效，用于实积便秘、热结胸痞、湿热泻痢、黄疸、淋病、水肿腹满、小便不利、目赤、咽喉肿痛、口舌生疮、胃热呕吐、吐血、咯血、衄血、便血、尿血；蓄血、经闭、产后瘀滞腹痛、癥瘕积聚、跌打损伤、热毒痈疡、丹毒、烫伤等病证。四川为大黄的一个优质道地产区。

本篇所述药材即为蓼科植物唐古特大黄 *Rheum tanguticum* Maxim. ex Balf. 的干燥根和根茎，相关技术和规范适用于四川及邻近区域道地药材大黄的生产加工。

一、产区生态环境

（一）海拔

适宜生长在海拔 3 100 ～ 4 400 m 的高山沟谷。

（二）气温

喜冷凉，耐寒，忌高温。冬季平均气温宜在 −10℃以上，夏季气温不超过30℃。

（三）无霜期

适宜年平均无霜期为 150 ～ 180 d。

（四）光照

适宜年平均日照时数 1 000 h 以上（其中年生育期日照时数大于 400 h），但以阴坡或有其他遮阴为宜。

（五）降雨量

喜水忌涝，适宜年降雨量为 500 ～ 1 000 mm。

（六）土壤

喜肥，适宜于土层深厚、富含腐殖质、排水良好的壤土或砂质壤土。

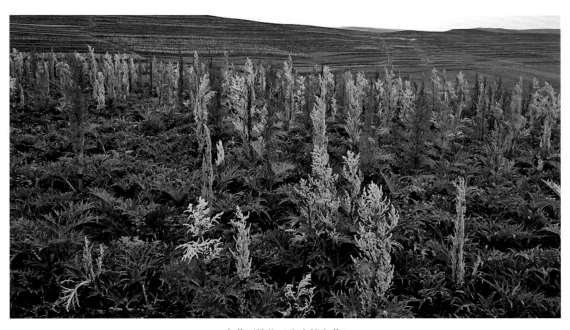

大黄原植物（唐古特大黄）

（七）地形地势

多栽培于山地半阴坡林缘，以干燥、排灌良好的平地或缓坡为宜。

二、选地和整地

（一）选地

1. 产地环境要求　通常选择无污染、生态环境良好的农业生产区域，以亚高山森林土和高山草甸土为佳。要求水源方便、土地平整、排水良好、土层深厚、腐殖质丰富的地块。

注：川大黄种植要避免连作，一般需休耕或者与豆科作物轮作两年以上才能再次种植。

2. 空气、土壤及用水质量要求　同"艾叶"。

（二）整地

施腐熟有机肥混合腐殖土45 000 ～ 75 000 kg/hm²；翻耕混匀，整细耙平，拣去杂草、石块，清除多年生杂草繁殖根茎、宿根等。易积水平地宜作厢，沿坡度从上至下开厢，育苗地厢面宽1.0 ～ 1.2 m、沟深20 cm。定植地厢面宽1.2 ～ 1.5 m、沟深30 cm。坡地及排水良好之地可不作厢。

三、播种育苗

（一）选种

1. 种子采收　在植株生长良好的留种地，选生长健壮、无病虫害、品种较纯的三年生植株，留薹，待果实变褐色尚未完全成熟时（8月下旬左右，80%种子呈黑褐色时）割回，保存在通风阴凉处使其后熟，脱粒精选，风干。

2. 种子储藏　在阴凉干燥处摊晾，或在低于40℃的条件下烘干。置阴凉干燥处储藏，种子含水量控制在10%以下，储藏时间不超过3年。

（二）播种

1. 种子处理　种子先在20 ～ 30℃的湿水中浸泡4 ～ 8 h，然后以2 ～ 3倍于种子重量的细沙拌匀，放在向阳的地下坑内催芽，或用湿布将要催芽的种子覆盖起来，每日翻动2次，少量种子萌发时，揭去覆盖物稍晾后，即可播种。

2. 播种时间　分为春季播种和秋季播种，春播于当地土壤耕作层解冻后播种，秋播时间为9月下旬至10月中旬，一般以秋播较好。

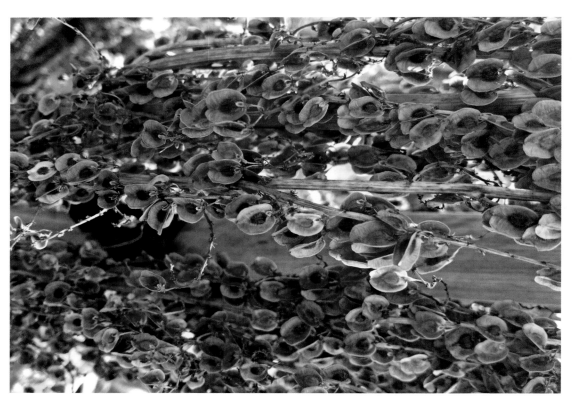

大黄种子

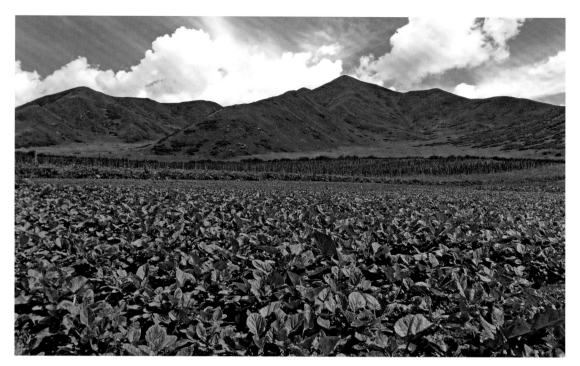

大黄种植基地

3. 播种方法　直播和育苗移栽均可。育苗移栽可提早供苗，更适于高寒地区大黄栽培。播种可以条播，也可以撒播。条播者横厢开沟，沟距25 cm，播幅10 cm，深3 cm，用种量约600 kg/hm²；撒播将种子均匀撒在厢面，以每隔2～3 cm有种子1粒为宜，播后盖细土，以盖没种子为度，最后厢面盖草保湿，用种量约90 kg/hm²。播种时和播种后保持厢面湿润，同时盖草保墒，促使种子萌发早、出苗齐、苗壮。秋播苗须在倒苗后用草垫覆盖越冬。大黄直播可以在土地整理、开厢起垄后按行距60～80 cm、株距50～70 cm穴播，穴深3 cm左右，每穴播种2～3粒种子，覆土2 cm。

（三）套种

大黄喜阴，可与玉米/大豆套种以遮阴。整地时不作厢，谷雨前后按行距100 cm、株距50 cm播种玉米/大豆，随即在玉米/大豆行间播种1行大黄。玉米/大豆定苗时每穴留2株。大黄生长第2～4年亦可间种玉米/大豆。

四、田间管理

（一）移栽

秋播翌年4月出苗后，春播当年9～10月倒苗后，进行大田移栽。根据根直径大小，按大、中、小分为3级，分别定植。选出的种苗应及时移栽。横厢开沟，将处理好的根均匀摆放于沟底，栽种深度10～15 cm，以能将大黄芦头盖住为主。按行距60～80 cm、株距50～70 cm密度栽种。用土覆盖，抚平表层土壤后，施定根水。

（二）中耕除草

定植后从第2年开始，每一年可进行3次除草：4月出苗后浅锄松土除草；6月中下旬适当深锄除草；倒苗后进行清除田间枯草和培土。根茎采挖当年可以只进行前2次中耕除草。

（三）施肥培土

每年每次中耕除草后，都应追肥1次，以有机肥和厩肥效果较好。移栽后的第1年春季除草后施肥提苗，施入粪水15 000 kg/hm²；8月施粪水30 000 kg/hm²、加过磷酸钙750 kg/hm²、硫酸钾150 kg/hm²；秋季苗枯后结合培土施入土杂肥30 000 kg/hm²。

（四）灌排水

适量浇水，出苗前及苗期应保持厢面湿润。雨水多时需开挖排水沟防涝。

（五）摘薹

栽种2年以上的大黄会抽薹开花，除留种外应及时摘除花薹以促进根茎发育。

（六）病虫害防治

1. 防治原则　同"艾叶"。

2. 防治措施

（1）农业防治：①深耕和清除病残组织。②春寒多雨季节，开沟排水降低田间湿度。③采取轮作。④去除病叶，以减少病菌源。⑤采用高厢栽培，严禁大水漫灌，减少水流传染。⑥农家肥需要充分腐熟以杀灭其中有害微生物及虫卵。

（2）化学防治：无登记可用于川大黄的农药。

注：在生产实际中，药农针对川大黄种植中常见的叶斑病会施用甲基硫菌灵、硫酸亚铁等；针对金龟子在低龄幼虫期会施用1.8%阿维菌素、甲胺基阿维菌素苯甲酸盐乳油等。

五、采　收

（一）采收期

移栽后第4年（五年生植株）的10月下旬至11月，地上部分完全枯萎后、土壤冻结前采挖，或在春季3月下旬至4月，土壤解冻后、出苗前采挖。

（二）采收方式

选择晴天，将根及根茎挖出，去净地上残叶、须根，抖去泥土砍去芦头后放入箩筐等容器运回。采收时要求深挖，减少断根，有条件的产地可采用挖机采挖。

六、产地加工

新鲜药材洗净泥沙，除去细根，刮去外皮，横切成4～6 cm厚的块段晒至半干或在40～60℃烘至半干，堆放发汗，干燥。有条件的可以建立产地初加工场所，以便集中处理。

七、包装及贮存

采用清洁、干燥和符合国家食品卫生标准的塑料编织袋进行包装，包装时按照药材等级进行分级包装。包装袋外注明药材名、基原、产地、等级、重量（毛重、净重）、生产单位、批号等信息。置于通风、干燥、避光和阴凉处贮藏，相对湿度40%～60%，地面为混凝土或可冲洗的地面。

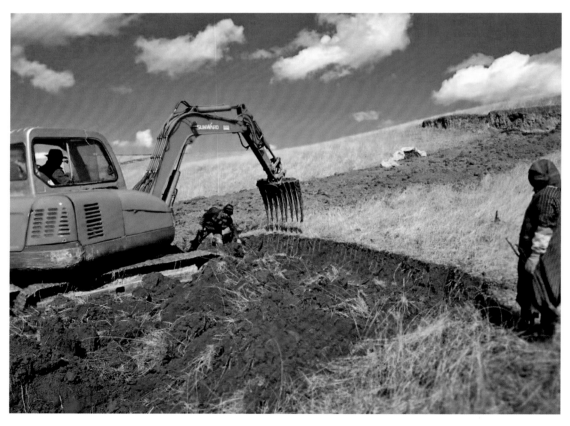

大黄采收

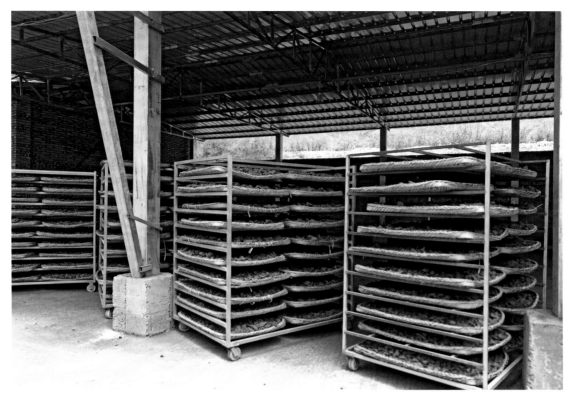

大黄晾晒

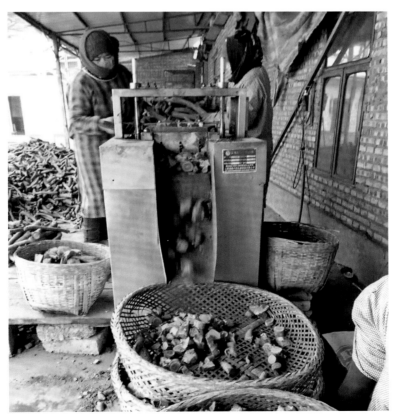

大黄趁鲜加工

历史沿革

　　本品为产于四川西部高山峡谷、西北高原及盆地边缘山区的野生及栽培掌叶大黄、唐古特大黄或药用大黄。传统商品名为马蹄大黄，亦叫"雅黄"和"南大黄"，其中"雅黄"来源于掌叶大黄和唐古特大黄，主产于四川甘孜州、阿坝州、凉山州等四川西部高山峡谷、西北高原地区；"南大黄"来源于药用大黄，主产于四川北川、青川等盆地边缘山区。

　　从历代本草记载来看，古代河西地区及蜀郡北部，即现青海东部及东南部、四川西北部是唐古特大黄的主要分布区；古代陇西及周边地区，即现甘肃东部及东南部、青海与四川西北部交界区域是掌叶大黄的主要分布区；古代蜀川、陕西州郡，即现四川东北部及陕西南部、湖北西北部是药用大黄的主要分布区，形成了大黄不同种质资源的各自主产区。可见在四川产的川大黄和甘肃、青海等地产的西大黄是自古以来推崇的两类道地药材。

　　大黄产地历史沿革表见表11。

表 11 · 大黄产地历史沿革表

年　　代	出　　处	产地及评价
南北朝	《本草经集注》	今采益州北部汶山（今四川茂汶以北）及西山（今昆明）者，虽非河西、陇西，好者犹为紫地锦色，味甚苦涩，色至浓黑。西川阴干者胜
唐	《新修本草》	幽（今北京南）、并（今太原）以北渐细，气力不如蜀中者。今出宕州（今甘肃宕昌南阳）、凉州（今甘肃宕昌）、西羌、蜀地皆有
宋	《本草图经》	生河西山谷及陇西，今蜀川、河东（今山西西南部）、陕西州郡皆有之，以蜀川锦文者佳。其次秦陇（秦岭和陇山的并称）来者，谓之土蕃大黄
明	《本草品汇精要》	大黄，无毒，植生……今以产四川者良，【道地】蜀州、陕西、凉州
	《本草蒙筌》	形同牛舌，产自蜀川。必得重实锦纹，勿用轻松朽黑
清	《植物名实图考》	今以产四川者良

丹　参

丹参为唇形科植物丹参 *Salvia miltiorhiza* Bunge 的干燥根和根茎，具有活血祛瘀、通经止痛、清心除烦、凉血消痈的功效，用于胸痹心痛、脘腹胁痛、癥瘕积聚、热痹疼痛、心烦不眠、月经不调、痛经经闭、疮疡肿痛等病证。从本草考证来看，丹参的产地越来越广泛，先有河南、山东，后依次增加了湖北、陕西、四川、安徽、山西。其道地产区的变迁较大，明朝时为湖北随州，民国时为安徽、四川。历代本草中所提及的丹参产地与今丹参的主要栽培产区（山东、四川、陕西、山西、河南、安徽等地）较为接近。

本篇所述药材即为唇形科物丹参 *Salvia miltiorrhiza* Bunge 的干燥根及根茎，相关技术和规范适用于山东、四川中江等区域及邻近地区道地药材丹参的生产加工。

一、产区生态环境

（一）海拔

大田栽培适宜海拔为1 000 m以下的丘陵低山生态区。

（二）气温

适宜年平均气温为11 ～ 16℃。

（三）无霜期

适宜年平均无霜期为170 ～ 300 d。

（四）光照

适宜年平均日照时数为1 200 ～ 2 890 h。

（五）降雨量

适宜年平均降雨量为550 ～ 1 100 mm。

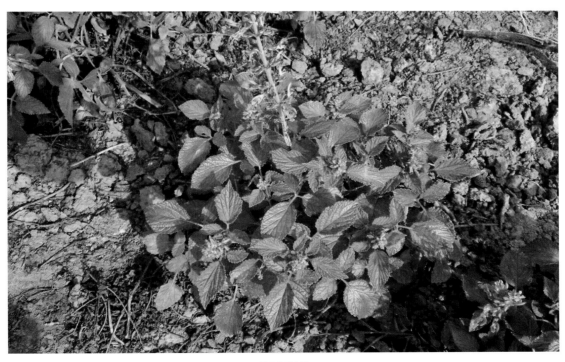

丹参原植物

（六）土壤

适宜砂质壤土，土质疏松，土壤酸碱度为中性或微碱、微酸性，土层厚度要在30 cm以上。

（七）地形地势

选择排水良好的丘陵缓坡地带或平原。

二、选地整地

（一）选地

1. 产地环境要求　应在土层深厚疏松（耕作层土厚40 cm以上）、土质肥沃、排水良好的砂质壤土栽种，黏土和盐碱地均不宜栽培。丹参喜气候温和，光照充足，空气湿润。大田应选择远离农舍和生活区。

注：忌连作，可与小麦、玉米、葱头、大蒜、薏苡、蓖麻等作物或非根类中药材轮作，或在果园中套种，不适于与豆科或其他根类药材轮作。

2. 空气、土壤及用水质量要求　同"艾叶"。

（二）整地

山东丹参：2月底至3月初整地、深耕30 cm以上，结合整地施用充分腐熟的农家肥2 000～3 000 kg/hm²（或生物有机肥300～500 kg）、三元复合肥750～1 500 kg/hm²作底肥，整细、耙平；丘陵地根据地形做成小高垄。垄宽40～80 cm，垄高25 cm，沟宽25 cm。

川丹参：耕地深度大于30 cm。栽种丹参前应拣净杂草、石块等杂物，每公顷撒施符合DB 51/338要求的腐熟有机肥15 000～22 500 kg，深翻入土，混合均匀，整细耙平，开好土地四周的排水沟。

（三）作垄覆膜

作垄前，先在垄的中心线均匀条施基肥，每公顷施用符合DB 51/338要求的商品纯氮42 kg、磷210 kg、钾187.5 kg，用锄头将中心线范围的肥土混匀，起垄。垄间距80 cm，垄面宽50 cm，垄高30 cm，垄间沟宽30 cm，要求垄直、面平。将地膜拉伸、铺平、紧贴垄面覆盖，膜边缘四周用泥土压实封严。忌底水不足、膜下干旱栽培。

三、育苗移栽

（一）种子

1. 质量要求

山东丹参：选择当年产的种子，种子质量要求净度不低于95%，发芽率不低于75%。

川丹参：选择根条较直、色泽紫红、大小均匀、无畸形、无破裂、无病虫、直径7～12 mm的一年生健壮根条。

2. 留种要求　宜选生长健壮、无病虫害、种质纯正的母株或其上采集的丹参种子留种。

3. 种子储藏　生产上丹参种子一般随采随播。如需储藏，储藏不当会造成发芽率大幅度快速降低，文献报道的丹参种子储藏方法包括：① 常温超干储藏，为将丹参种子含水量降至5%～7%，严格密封后在室温条件下储藏，储藏年限一般为一至二年。② 超低温储藏，利用液氮罐（-196℃），每隔50 d左右补充一次液氮，可长期保存丹参种质资源。

（二）苗圃地选择与苗床准备

选择有排、灌水条件的沙质壤土做苗圃，深耕30 cm以上；结合整地施用充分腐熟的农家肥3 000 kg/hm²（或生物有机肥500 kg）作底肥，整细、耙平。

（三）播种

山东丹参：播种时间在7月中旬至8月下旬，每公顷用种量52.5～75 kg，均匀撒施在苗床上，使用铁耙等农用工具均匀耧耙，使种子与表土充分混合，上面用农作物秸秆等覆盖，播种后及时浇水，以利保墒。

川丹参：栽种时间在1月至2月，可根据当地的雨季适当调整，采用小厢垄作+薄膜覆盖的种植方式，用钝撬或扦担呈"丁"字形开窝，每垄错窝双行，行间距25 cm，窝间距15～20 cm，窝深3～6 cm。由上端至下端依次将根条折断或切断成2.0～2.5 cm长的根段，将根段按上下端顺向插入窝内土中（种根切忌倒插），盖上2～3 cm厚的细土，压实，用5：1清粪水及时浇定根水。

（四）苗田管理

播种后，每日检查苗床1次，观察苗床墒情和出芽情况，出苗期间如遇干旱，及时浇水，有条件的地方可采用喷灌，保持土壤合理墒情。及时清除苗田杂草。出苗后，及时揭去覆盖物。

（五）起苗

一般头年雨季育苗，翌年3月上旬或中旬，起苗移栽，以随起随栽为好，起苗后放于背阴处选苗，选择主根长15 cm左右、侧根系发达的苗用于栽培，剔除不合格苗，打捆，每捆100株。

（六）大田移栽

春秋两季移栽均可，春季3月中、下旬进行，秋季在10月下旬至11月上旬（寒露至霜降）进行。丘陵砂壤地小高垄栽培。株行距25 cm×30 cm，挖穴或开沟栽植，沟或穴的深度以苗根伸直为度，培土至微露芽头。密度为8 000～10 000株/hm²。栽种后及时浇水。

（七）补苗

丹参苗基本出齐后，及时查缺补苗。从育苗地中选取一级和二级苗。栽苗时，应根据苗根系长度将窝挖一定深度，然后将苗放入窝内，注意勿伤其根系，每窝栽两苗，用手提着苗子进行覆土，苗要栽正，随后浇定根水。

四、田间管理

（一）中耕除草

结合中耕和田间管理，及时清除杂草，一般在5、6月中耕2～3次。

（二）灌溉与施肥

山东丹参：在丹参生长关键时期，如遇干旱，及时浇水。在生长旺盛时期，结合浇水，每公顷施用尿素300 kg，在8月根茎膨大期，每公顷施用磷酸二铵复合肥300～450 kg。若雨后遇到积水，应及时排水。

川丹参：生长前期如遇干旱，采用沟灌方式及时灌水抗旱。7～10月，暴雨和秋雨易使土壤过湿造成烂根死苗，应开深沟排水防涝。追肥2次。第1次是7月上旬至8月上旬，每公顷施用N 34.5～69.0 kg，兑3：1清粪水15 000 kg窝施。第2次是8月上旬至9月上旬，每公顷窝施N 25.5 kg、P₂O₅ 126 kg、K₂O 112.5 kg和22 500 kg粪水。丹参生长后期视植株长势，可用0.2%的磷酸二氢钾液、铁锌肥液根外追施2～3次，每次间隔7～10 d。

（三）摘蕾控苗

山东丹参：除留种田块外，其余地块均应剪除花枝。一般在5、6月主轴上和侧枝上出现带蕾花枝时，应分批剪除，可采用电动机械进行作业。

川丹参：在丹参初花期，及时摘除花苞，勿伤叶片。

（四）病虫害防治

1. 防治原则 同"艾叶"。

2. 防治措施

（1）农业防治

山东丹参：①与禾本科植物轮作3年以上。②用无病土培育无病苗。③合理配方施肥，适当增施有机肥和磷钾肥。④早期及时拔除病株，用石灰消毒。

川丹参：①实行轮作，忌选重茬地块。②选用无病健壮的种根，培育适龄健康壮苗。③选择地势高，通风好，土壤疏松的地块种植，深翻土。④加强水肥管理，施用符合DB 51/338要求的腐熟有机肥，增施磷钾肥，适当控制氮肥。⑤防止大水漫灌，雨后及时排水。⑥及时除去丹参植株基部发病的老叶、拔除病株，集中烧毁。⑦收获后及时清除田间病叶残株及杂草集中烧毁或沤肥。

（2）化学防治

山东丹参：无登记可用于山东丹参的农药。

注：在生产实际中，药农一般不施用农药针对丹参种植中常见的病虫害，专家建议可以采用以下农药防治：针对根腐病施用多菌灵、甲基硫菌灵、代森锰锌（络合态）+甲霜灵、广枯灵（噁霉灵+甲霜灵）等；针对叶斑病会施用多菌灵、代森锰锌（络合态）+甲霜灵、多抗霉素、嘧菌酯、醚菌酯、咯菌腈等；针对根结线虫病会施用青霉菌（2亿孢子/g）、阿维菌素、噻唑磷、威百亩等；针对地下害虫（蛴螬、金针虫等）施用辛硫磷、氯虫苯甲酰胺、氯虫苯甲酰胺等。

川丹参：无登记可用于川丹参的农药。

注：在生产实际中，药农针对川丹参种植中常见的根结线虫病会施用阿维菌素（爱福丁乳油）、晶体敌百虫、波尔多液等；针对根腐病会施用多菌灵、甲基硫菌灵、多硫悬浮剂等。

五、采　收

（一）采收期

山东丹参：大田定植后1年以上，一般在秋季10～12月采收，也可在春季萌芽前采挖。

川丹参：栽种当年12月下旬至次年2月下旬。

（二）采收方式

1. 人工采挖　对于山地种植丹参，利用农用工具或小型机械顺垄采收。采收时尽量深挖，保持根系完整。

2. 机械采挖　对于平地大面积种植丹参，可采用根茎类药材挖掘机进行采收。

六、产地加工

（一）分拣

采收的丹参鲜根及时进行分拣晾晒，去除非药用部分和其他杂质。

（二）晾晒

在清净晾晒场带芦头摊薄晾晒，经常翻动，防止发热变质，晾晒期间避免淋雨或受潮。

（三）加工

晾晒至五成干后，堆放回软，码成宽50 cm，高70 cm的长垛，每10 d倒垛1次，倒垛2～3次直到干燥，避免细根折断，然后继续挑拣晾晒至全干（含水量<12%）。

七、包装及贮存

（一）包装

丹参含水量在12%以下时，即可选用无公害材料进行包装。包装袋上必须注明产品名称、重量、产地、销售单位名称、地址、生产日期、储藏条件等。

（二）贮存

置干燥、通风处储藏，存放货架与地面距离15 cm，与墙壁距离50 cm。储藏过程中注意防鼠、防潮、防霉变、防串味等。

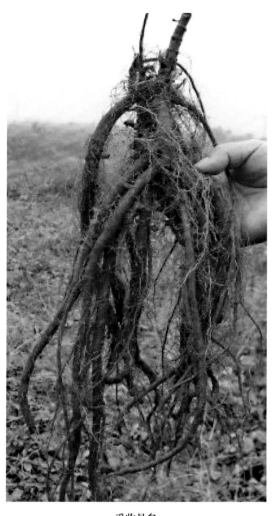

采收丹参

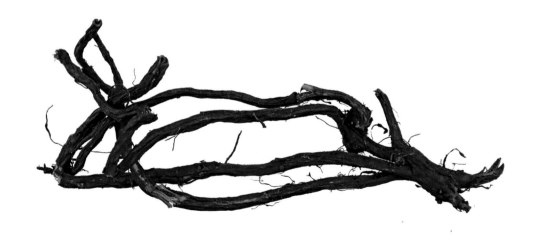

丹参药材一

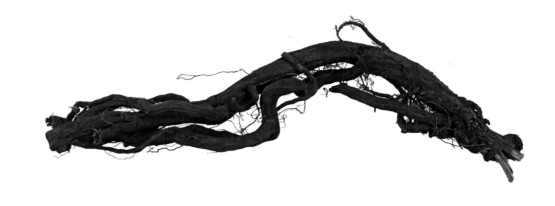

丹参药材二

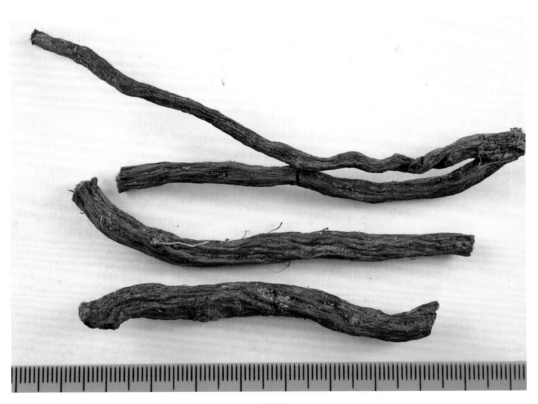

丹参药材三

历史沿革

丹参始载于《神农本草经》，列为上品："味苦微寒。主治心腹邪气，肠鸣幽幽如走水，寒热积聚，破癥除瘕，止烦满，益气。一名却蝉草。生山谷。"其后历代本草均有收载。

有关丹参的产地记载始于《名医别录》："生桐柏山（今河南南阳桐柏境内）川谷及太山（今山东泰安一带），五月采根。"说明当时的丹参产于河南桐柏和山东泰安一带。

南北朝《本草经集注》对"桐柏山"有了更为详细的解释："此桐柏山（今河南桐柏境内），是淮水源所出之山，在义阳（义阳国，今河南南部，湖北北部），非江东临海之桐柏也。"指出前人所说的桐柏山为今河南南阳之桐柏县，而非江东临海之桐柏。

宋代《太平御览》："生桐柏（今河南桐柏境内），或生太山（今山东泰安一带）山陵阴。"《本草图经》描述为："生桐柏山川谷（今河南桐柏境内）及泰山（郡名，今山东泰安一带），今陕西（今陕西大部分地区）、河东州郡（今山西绝大部分地区）及随州（今湖北随州、枣阳、大洪山，河南桐柏一带）亦有之。"新增陕西、山西、湖北等产地。以上记载丹参产地分别为河南、山东、陕西、山西、湖北。

明代刘文泰《本草品汇精要》："【地】《图经》曰：出桐柏山川谷（今河南桐柏境内）及泰山（今山东泰安一带），陕西（今陕西大部分地区）、河东州郡（今山西绝大部分地区）亦有之。【道地】：随州（今湖北随州）。"首次指出丹参的道地产区为随州。李中立《本草原始》："始生桐柏山谷（今河南桐柏境内）及泰山（今山东泰安一带），今陕西（今陕西大部分地区）、河东州郡（今山西绝大部分地区）及随州（今湖北随州）皆有之。"与宋代丹参产地记载相一致。

清代《握灵本草》："近地处处有之。"《本草崇原》："生桐柏川谷及泰山，今近道处处有之。"《植物名实图考》："处处有之。"说明清代丹参的分布已经较为广泛。

民国《增订伪药条辨》载："出桐柏川谷，今近道处处有之……产安徽古城（今安徽合肥）形状同前，亦佳。产凤阳定远、白阳山漳浒者，芦细质松，多细枝次。产四川者，头小枝粗，肉糯有白心，亦次。郑君所云土丹参，或即川丹参也。抑或福建土产之一种，别具形态，余未之见也。"《药物出产辨》云："产四川龙安府（四川北部，辖平武、江油、北川、彰明）为佳，名川丹参。有产安徽、江苏，质味不如。"《500味常用中药材的经验鉴别》及《金世元中药材传统经验鉴别》均记载，20世纪50年代以前丹参以野生为药用主要来源，仅有四川有少量家种产品，60年代以后全国各地均有引种，目前丹参的主要栽培产区与历代本草提及的产地较为接近。

从本草考证来看，丹参的产地越来越广泛，先有河南、山东，后依次增加了湖北、陕西、四川、安徽、山西。总体来说丹参主产于华中地区及华东部分地区。其道地产区的变迁较大，明朝时为湖北随州，民国时为安徽、四川，曾被认为四川中江为道地产区。目前主产于山东、河南、安徽、四川、陕西、山西等地，与今丹参的主要栽培产区较为接近。山东仍是丹参主产区。

参考文献

［1］邓爱平，郭兰萍，詹志来，等.丹参本草考证［J］.中国中药杂志，2016，41（22）：4274-4278.
［2］贺玉林.丹参有效成分的积累及其与生态因子的关系［D］.北京：中国协和医科大学，2007.
［3］张贵祥，张敬君.丹参栽培技术［J］.现代农业科技，2011（18）：165-167.
［4］赵志刚.丹参生长规律和栽培方式及加工方法的研究［D］.北京：北京中医药大学，2014.
［5］张燕，赵瑜，金艳，等.不同活性炭处理对丹参生长、活性成分和土壤微生物影响的研究.中国现代中药，2018，20（1）：1760-1763.
［6］张燕，李晓明，任振丽，等.不同石灰处理对丹参生长、生物量和活性成分的影响［J］.中国实验方剂学杂志，2015，21（7）：75-79.

当 归

当归为伞形科植物当归*Angelica sinensis* (Oliv.) Diels 的干燥根，具有补血活血、调经止痛、润肠通便的功效，用于月经不调、经闭、痛经、癥瘕结聚、崩漏、虚寒腹痛、痿痹、肌肤麻木、肠燥便难、赤痢后重、痛疽疮疡、跌扑损伤等病证。由于当归补血、调经功效显著，中医将其称为"妇科调经要药""血中之圣药"。除药用之外，当归由于补益作用佳、气味辛香的特点也常入药膳，成为使用频率最高的大宗药材之一。当归药用历史悠久，最早出现于《神农本草经》，被其列为中品，且历代本草均重点记载。甘肃作为当归道地产区，其出产的当归以质重、气香、油性足、产量大而驰名中外，其中尤以岷县及邻近地区所产当归质量最佳。此外，据史料载，约在清嘉庆至道光年间（1815—1821），当归从甘肃引种到云南兰坪的"洋芋山"并获得成功，称为"喇井鸣归"，该产品以个头大、颜色正、质结实、气味浓烈、油性足等著称，即"云当归"。

本篇所述药材即为伞形科植物当归*Angelica sinensis* (Oliv.) Diels 的干燥根，相关技术和规范适用于甘肃岷县，云南丽江、维西及周边地区道地药材当归的生产加工。

一、产区生态环境

（一）海拔

岷当归大田栽培适宜海拔在2 000～3 000 m，育苗基地适宜在2 500～3 000 m；云当归大田栽培适宜海拔在2 000～3 300 m，育苗基地适宜在2 600～3 000 m。

（二）气温

岷当归适宜年平均气温为5.5～6.7℃；云当归适宜年平均气温为7～14℃。

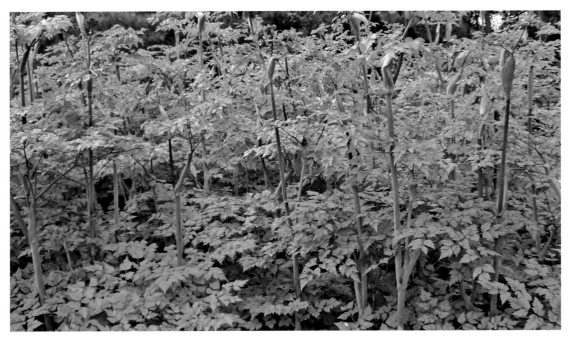

当归原植物

（三）降雨量

岷当归适宜年平均降雨量为570 mm；云当归适宜年平均降雨量为800 ～ 1 100 mm。

（四）土壤

育苗地适宜选择土层深厚、肥沃疏松、富含腐殖质的砂壤土，云当归偏弱酸性；岷当归偏弱碱性。移栽地适合选择土层深厚，土壤质地疏松、肥沃、有机质含量高的棕壤土或红壤土，砂壤土的黑土或灰褐土。

（五）地形地势

苗地要求阴凉潮湿，日照时间短，以5° ～ 25°背风向阳坡地为佳。移栽地坡度一般小于15°。

二、选地整地

（一）选地

1. 产地环境要求　当归道地中药材传统采用高山育苗、低山移栽的栽培方式。当归育苗地通常选择生地、轮歇地，尤以土层深厚、肥沃的生荒地为宜。当归大田栽培前茬以麦类作物为好，轮作周期要求3年以上。

2. 空气、土壤及用水质量要求　同"艾叶"。

（二）整地

1. 苗田整地　深翻土地25 cm以上。基肥以农家肥为好，于播种前，结合整地每公顷施入农家肥37 500 ～ 45 000 kg，翻入土中作基肥，做成带状高畦平畦。一般按1.3 m开沟作畦，畦沟宽30 ～ 40 cm，畦高约25 cm，四周开好排水沟。

2. 大田整地　前作收获后及时深耕30 cm左右，灭茬晒垡，秋后浅耕，耙耱保墒。移栽前结合浅耕，每公顷施家肥60 000 ～ 75 000 kg、三元复合肥750 ～ 1 500 kg，或有机肥4 500 ～ 7 500 kg，整平耙细，根据地形起小高垄，一般垄高10 ～ 15 cm，垄面宽60 cm，垄距30 cm，垄面要平整。云当归也有做墒，墒面宽10 cm，高20 cm，墒面留沟宽30 cm。

三、育苗移栽

（一）播种育苗

1. 留种　在高海拔地区建立育种、育苗基地，选择根体大，生长健壮，种子成熟度适中、均一的种子作播种材料。当归种子萌发到产生新的成熟种子的整个过程，需要跨3年、越两冬，要在3个生长季节内才能完成，可分为3个生育期：育苗期（第1

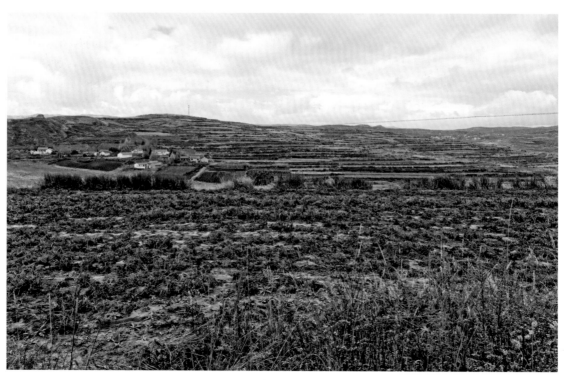

当归种植基地

年）、成药期（第2年）和留种期（第3年）。种籽采收一般以七成熟为宜，即种皮略呈粉红色、花葶下垂时，连花葶一起剪下。由于当归种子成熟不一致，收种工作必须分批进行，选用籽粒饱满充实的作种子用，切忌整株整片采收。置通风阴凉处晾干、脱粒贮藏备用。

2. 播种时间　岷当归以6月中、下旬为适宜播种期。云当归海拔2 000～2 500 m地区，1～2月播种，海拔500 m以上地区7～8月播种。

3. 播前浸种　将种子放入30℃左右温水中浸种24 h，取出晒干后按1：10比例拌入草木灰。

4. 播种方法　育苗一般采用撒播，将整理好的育苗地按行距20 cm，开3～5 cm深的横沟，并将种子均匀地撒入畦面，加盖细肥土约0.5 cm，以盖住种子为度，借助农业器械使种子和土壤紧贴。在种子发芽良好（发芽率达70%以上）的情况下，每公顷播量以60～75 kg为宜。

5. 苗田管理

（1）盖草保墒：播种后的苗床必须保持湿润，同时盖草保墒，促使种子萌发早、出苗齐、苗壮。当苗高1～2 cm时，选阴天或傍晚抖松盖草，盖草厚约3 cm。然后小心揭去，以免幼苗钻入草缝中，造成伤苗。

（2）遮阴：揭草后搭棚或插枝遮阴，棚架高60 cm左右，遮阴度控制在全光照1/3～1/2，插枝选长约1 m，多分枝的树枝人字形均匀斜插于畦两侧，若遮阴期间遇到较长时期的阴雨天，则应及时揭开棚盖，否则会因光照太弱而导致苗子过小。

（3）锄草施肥：育苗期间保持苗床无杂草，并结合除草进行间苗，去弱留强，保持株距1 cm左右。以有机肥为主，无机肥为辅。肥料以基施为主，追施为辅。结合栽植前整地，施入有机肥2 000～3 000 kg/hm²和过磷酸钙50 kg/hm²，翻入土中作基肥。第2次追施有机肥1 000～1 500 kg/hm²。

（二）窖藏越冬

1. 适时起苗　幼苗不宜露地越冬，所以应在地冻前将幼苗掘起贮藏。到9月下旬至10月上旬地上叶片枯黄时即可起苗。起苗时都要一般苗龄110 d左右，百苗重40～60 g为好。起苗时用小铲挖起幼苗，将苗子拔出，力求根系完整，然后抖掉泥土，切去叶片保留1 cm长的叶柄，挑选后，大小分开，每100株捆成一把，摆放在阴凉干燥处的生干土上晾5～7 d，使鲜苗外皮稍干，根体开始变软（含水量60%～65%），叶柄萎缩后就可贮藏。切忌晾晒时间过长，以免失水过多。

2. 贮苗越冬　贮苗的方法有窖藏和堆藏两种。均应选择阴凉干燥处，防止受光照过多、受热、受湿，则易烂苗或发芽。

云当归：1～2月播种的种子，5～6月随起随栽。7～8月播种的种子，播种后100～110 d起苗。

（1）窖藏：应选干燥、阴凉、无鼠洞、不渗水的地方挖窖，窖的大小按苗子的多少而定，形状长方形、圆形均可。窖底先铺一层干湿适宜的生土，厚约3 cm，然后放一层种苗，铺一层土，如此依次存放6～7层，高65～75 cm，最后顶上覆土高出地面，以防积水引起腐烂。放苗时要头尾交错，排列整齐。

（2）堆藏：在无烟避风的室内，用干燥土坯砌成长100 cm，宽100 cm的方形坑，坑底铺土厚度约10 cm，然后将苗子由中心向外摆放一层，尾部向中心，头部向外，每层最外一圈，苗的头部与坑壁之间要留6 cm宽的空隙，如此一层苗一层土，厚度约5 cm，将坑贮满，最后一层覆土厚度约30 cm，顶部成鱼背形。也可以不砌坑，在地上一层一层贮藏，最后覆土成馒头状。如果种苗数量少，还可用筐进行层积贮藏。

（三）大田移栽

采取精选种苗，适期移栽原则。移栽前选取根形健壮，均匀（苗主根直径3～5 mm、百苗重110 g左右）的优质种苗。栽植适宜期为3月下旬至4月中旬，以4月上旬栽植为佳。

云当归：7～8月所育种苗，宜次年2～4月移栽。1～2月所育种苗，宜5月下旬至6月上旬完成移栽。

四、田间管理

（一）地膜侧栽，合理密植

当归栽培地膜覆盖斜栽技术以保温节水，移栽时边挖穴斜栽、边起垄、边覆膜的方式。常选用幅宽为40 cm，厚度0.015 mm的高压聚乙烯地膜或厚度为0.008～0.010 mm的聚乙烯地膜。垄面宽30 cm，垄沟宽40 cm，垄高15 cm，地膜两边压紧压实，膜上每隔2 m左右压一土腰带，以防大风揭膜。栽种前用噻虫嗪和40%多菌灵各250 g，兑水10 kg配成的药液浸苗10 min，晾干后栽植。在距地膜两侧2～3 cm处用镢头开穴，每穴栽当归苗2～3个，每垄栽2行，保持当归苗的头部在沟内，根部在膜内。当归栽培通常行距30 cm，株距25 cm，穴深15 cm，每穴植2株，覆土厚度2～3 cm。待早薹盛期过后，即第三次除草时定苗，每穴保苗1株，每公顷保苗90 000～120 000株。

（二）中耕除草，及时拔薹

结合中耕和田间管理，及时清除杂草，一般在5～6月间除草2～3次。在当归成药期，要求中耕除草3次。第1次约在5月中旬进行，要浅锄；第2次约在6月中旬，要深锄；第3次约在7月中下旬进行，要求浅锄、细除；后期出现杂草应及时拔出。6月中下旬进入早薹盛期，要及时拔除早薹的植株，以免浪费水肥，影响正常生长。

（三）灌溉与施肥

1. 适期追肥　当归需肥量较多，除施足底肥外，还应及时追肥。一般追肥分两次进行，第1次于地上部茎叶生长盛期（7月上旬），每公顷施尿素75 kg；第2次于根迅速增重期（8月上旬），每公顷施尿素75 kg，配施磷酸二氢钾30 kg。追肥时要求肥料距植株8 cm左右，撒施肥料后覆土即可。

2. 灌水抗旱，排水防病　地墒过差时，封冬前可灌冬水，栽种前亦可春灌；生长期遇旱时，应及时沟灌或窝灌，但控制水量不宜过大过多，以田间无积水为宜。进入7月下旬后，当遇连阴雨且田间有积水时要及时排出，防止造成烂根。

（四）病虫害防治

1. 防治原则　同"艾叶"。

2. 防治措施

（1）农业防治：① 与禾本科植物轮作3年以上。② 有机肥必须充分腐熟。③ 选用无病害感染、无机械损伤、侧根少、表皮光滑、直径3～5 mm（百苗重110 g左右）的优质种苗，禁用带病苗。④ 清洁田园；及时清沟排水。

（2）物理防治：① 通过安装电灯和黑光灯来诱杀地老虎类的害虫。② 利用虫对糖、酒、醋的趋性进行诱杀。③ 在幼虫盛发期进行人工捕杀。④ 播种前深翻晒土杀虫灭菌。

（3）化学防治：有登记可用于当归的农药。如确需使用，应按照农业管理部门批准使用的农药进行化学防治。

注：在生产实际中，药农针对当归种植中常见的根腐病会施用生石灰、多菌灵、扑海因等；针对白粉病会施用退菌特、百菌清等；针对褐斑病会施用代森锰锌、大生M-45可湿性粉剂等；针对地老虎会施用溴氰菊酯、敌百虫、辛硫磷等；针对蓟马会施用吡虫啉等。

五、采　收

（一）采收期

当归的最佳采收时间为移栽后当年10月中下旬至11月上旬，叶片开始变黄枯萎时采挖。

（二）采收方式

选择晴好天气，采挖前，提前数日先将地上茎叶割去，采挖时要避免断根或漏挖。刚挖出的当归质脆易断，采挖时力求保持根系完整，在田间翻晒半日，待水分稍蒸发后抖去泥土，运回加工。

六、产地加工

（一）晾晒

采挖出的鲜当归药材运回后不能堆置，防止冻害及发霉变质。应选择阴凉干燥通风处，及时摊晾晒至残留叶柄干缩，侧根失水变软为止。晾晒期间，每日翻动1～2次，并注意检查，及时剔除霉烂、病株。切忌在阳光下暴晒，以免起油变红。

（二）扎把

将晾至半干的当归抖净泥土，切除残留叶柄，置于板上揉搓，将其支根收拢塑形。按根条大小采用传统柳丝等植物材料扎把的工艺扎成小把，保持外形完整。大的2～3支每把，小的4～6支每把，每把鲜重约0.5 kg，加工成不同商品规格等级。

（三）上架

选干燥通风室或特制的熏棚，内设高1.2～1.5 m

木架，上铺竹帘，将当归把堆放上面，以平放2～3层、立放1层，厚30～50 cm为宜，熏棚的一侧敞开，便于通风。

（四）熏炕

采用传统烟熏干燥的产地加工方式，长时间反复熏炕，适宜温度干燥。用蚕秸、麦秆等作燃料，用水喷湿，生火燃发烟雾，给当归上色、烘炕。烟熏要均匀，火力大小要适中，忌用明火。10～15 d后，待表皮呈现黄棕色或淡褐色时，再用柴火徐徐加热烘干。室内温度控制在30℃以上、70℃以下，烘10 d左右进行注意及时翻炕。翻炕后继续烘干，经8～20 d，含水量达20%～30%，即可停火，冷晾3～5 d，让内部水分透出后，用柴火继续烘炕5～7 d下架，此时毛须全部脱落，归身较坚硬，归尾用力即碎。一般需历时30～60 d才能熏炕制成合格的当归药材。

（五）机器烘干

当归也可采用烘干设备烘干，使用干燥设施温度控制在50±5℃。

七、包装及贮存

（一）包装

按烟熏法生产出的鲜药材到适宜干燥程度时，即可停火，待其缓慢自干。熏制完毕的当归药材外表皮呈黄棕色至棕褐色，质地柔韧，断面呈淡黄白色至淡黄棕色，有浓郁的香气。剔除质地轻泡、失去油性的当归。将检验合格的产品堆垛存放，或选择无公害的包材，按不同商品规格分级后包装。包装袋上必须注明产品名称、重量、产地、销售单位名称、地址、生产日期、储藏条件等。

（二）贮存

当归加工产品贮存在通风、干燥、阴凉、无异味、避光、无污染并具有防鼠、防虫设施的仓库内，仓库相对湿度控制在45%～60%，温度控制在0～20℃。药材应存放在货架上与地面距离15 cm、与墙壁距离50 cm，堆放层数为8层以内。贮存期应注意防止虫蛀、霉变、破损等现象发生，做好定期检查养护，及时进行无害化处理。

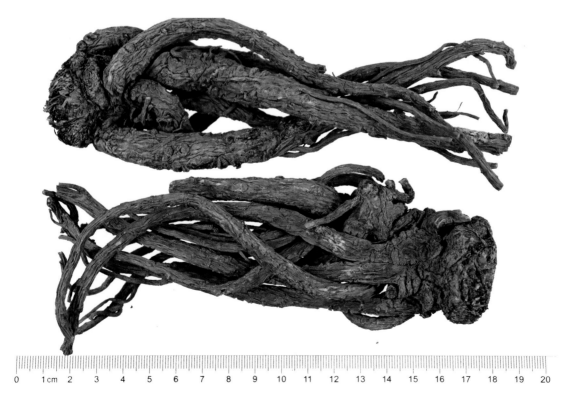

当归药材一（岷当归）

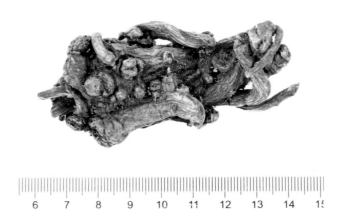

当归药材二（云当归）

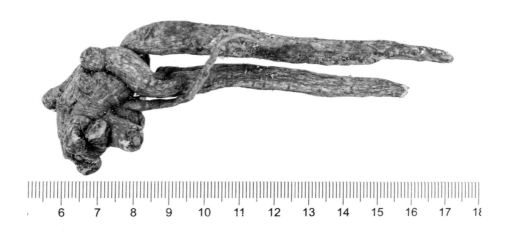

当归药材三（云当归）

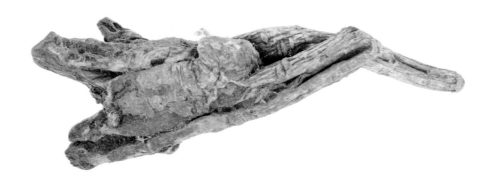

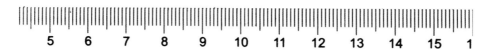

当归药材四（云当归）

历史沿革

历代本草文献记载当归的历史变迁，尤以沿岷山山脉高寒冷凉地区甘肃岷县及周边地区所产当归药材为佳。

当归自东汉《神农本草经》开始已经有了明确的记载，"当归生川谷"。东汉以前的文献未见当归之名，三国时《广雅》一书中指出："山薪，一名当归也。""薪"即古芹，郭璞注云："当归也，似芹而粗大。"许慎的《说文》云："生山中者名莫，一名山薪。然则当归，芹类也，生山中粗大者，名当归也。"晋代的崔豹所著的《古今注》一书记载："相赠以芍药，相招以靡芜""靡芜，一名当归也""文无，一名当归也"。魏晋《名医别录》记载，"生陇西"。

南北朝《本草经集注》曰："生陇西川谷。""今陇西叨阳（今甘肃渭源北），黑水（今甘肃武山），多肉少枝气香，名马尾当归，稍难得。西川北部当归，多根枝而细。叨阳所出，色白而气味薄，不相似，呼为草当归，阙少时乃用之。"

而据土贡史料《文献通考》中记载，当归作为贡品，南北朝时期主要产自"陇西（今甘肃陇西至兰州一带），叨（洮）阳（今甘肃临潭），黑水（今甘肃定西）及西川（今四川西部）"。当归产地主要还是集中在岷山南北一带。《文献通考》记载唐代天下诸部每年常贡当归的地区包括"宕州（今甘肃岷县宕昌）""今出当州（四川省黑水县）、交川郡（今松州）""松潘（松州，今四川松潘）""临翼郡（今翼州，四川茂县）""归城郡（今悉州，四川黑水县东南）""静川郡（今静州，四川马尔康东）""蓬山郡（今柘州，四川省黑水县西）""恭化郡（今恭州，重庆）"，其产地分布较之前朝有所扩大。

唐代《新修本草》记载，"生陇西川谷，当州（今四川松潘县叠溪营西北）、宕州（今甘肃岷县南）、翼州（今四川松潘县叠溪营西南）、松州（今四川松潘县），宕州最胜"。

北宋《本草图经》云："当归生陇西川谷、川蜀、陕西诸郡及江宁府、滁州皆有之，以蜀中者为胜。"《政类本草》曰："生陇西。"《本草衍义》记载："今川蜀皆以平地作畦种。"这明确说明北宋时栽培当归已较为常见。可见，当时已有了主产区和新产区的概念。

明代《滇南本草》载："当归，味辛、微苦，性温……"说明当归在云南有分布。明朝景泰年间的《云南图经志书》记载："武定府有土当归入药品。"正德年间的《云南通志》记载："归出施甸当归山。"并记载建水、武定也有当归出产，其后明朝万历、天启年间的《云南通志》也记载："武定、施甸、鹤庆、大理、澄江、姚安等地有产。"《本草品汇精要》记载，"以川蜀及陇西叨阳、文州、宕州、当州、翼州、松州者最胜"。《本草蒙筌》："味甘、辛，气温。气味俱轻，可升可降。阳也，阳中微阴。无毒。生秦蜀两邦（秦属陕西，蜀属四川）有大小二种。大叶者名马尾当归，黄白气香肥润；（此为上品）小叶者名蚕头当归，质黑气薄坚枯。（此为下品，不堪入药）"《本草纲目》记载："今陕蜀、秦州（甘肃天水）、汉州（四川茂县）诸处，人多栽莳为货，以秦归头圆、尾多、色紫、气香、肥润者名马尾归，最胜他处。"

清代《本草乘雅半偈》记载："当归生陇西川谷，今当州、宕州、翼州、松州、秦州、汉州多种时矣……秦州者，头圆尾多，色紫气香，肥润多脂，名马尾归，此种最佳。他处者头大尾粗，色白枯燥，名头归，不堪用也。川产者力刚而善攻，秦产者力柔而善补。"《本草崇原》云："当归始出陇西川谷及四阳（甘肃渭源）、黑水（甘肃省武山县），今川蜀、陕西诸郡皆有。"道地产区所产的当归药材，其商品形态与其他产地已有明显差异。《本草备要》："川产力刚善攻，秦产力柔善补。以秦产头圆尾多肥润气香者良，名马尾当归；尾粗坚枯者，名头当归，只宜发散用。"《本草易读》中记载："生陇西川谷，今蜀州

（四川崇庆）、陕西、江宁（南京）、滁州（安徽滁县）皆有之，以蜀州者为胜。"《本草从新》则记载："秦产力柔善补，川产力刚善攻。"由于产地不同，其功效也有了差别区分。这说明当归药材形态、效用差异与产地生态环境密切相关，产地生态因子诸多因素的影响形成的药材性状、质量存在差异性。

近代以来，《民国新纂云南通志》记载："鹤庆西山（大理鹤庆县马厂）产，不亚于川陕，年产达数十万斤，远销各处。近剑川亦种，当归已为大宗出产，又丽江、凤仪亦为著名产地。"说明在民国，鹤庆当归产量已达一定规模，鹤庆及周边的剑川、丽江、凤仪成为当归的著名产区。《药材资料汇编》记载："云当归主产于云南维西、丽江、兰坪、德钦、宁蒗、中甸。"《中国中药资源丛书系列——中国中药区划》记载："当归主产于滇西北山地。据考证，早在清代嘉庆二十年（1815）至道光元年（1821）之间，当归则引种于华坪县洋芋山（实为兰坪县营盘镇和拉井镇之间的洋芋山，清代兰坪归属丽江）种植，迄今已有160多年栽培史……该地区当归商品个大、肉质、体坚实、味香浓、色白肥润、油性充足，素有'云归头'誉称，远销海外。"《中国药材学》中当归："主产于甘肃、云南；四川、陕西、湖北等地亦产。其中以甘肃岷县和宕昌产量多，质量佳。销全国，并出口。"《中华本草》记载："其中以甘肃岷县产量多、质量佳。销全国，并出口。"《金世元中药材传统经验鉴别》记载："以岷县（梅川区、南川区、西寨区）和宕昌县的（白龙区）产量最大，又以岷县产品质量最优，行销全国及大量出口，为著名的'地道药材'。"临床一直推崇甘肃岷县及周边地区出产的当归，以其骨质重、气香浓、油性足，质量好，习称"岷归"。主要产于甘肃的岷县、宕昌、漳县、渭源等地，在计划经济时代，由药材公司定点种植、收购。除甘肃以外，云南也有大量种植。目前，我国当归主要产地集中于甘肃定西、陇南地区，云南丽江、大理地区；四川的阿坝、雅安地区；青海海东地区等地也有一定规模栽培。当归药材现全部依靠栽培生产提供，尤以甘肃产"岷归"为道地药材，占全国总产量85%以上。

综上，当归是典型的生态主导型道地药材，历代对于当归的应用非常强调产地质量，特有的自然生态环境是影响其药材品质的重要因素。

当归历史沿革见表12。

表12 · 当归产地历史沿革表

年　代	出　处	产地及评价
魏晋	《名医别录》	生陇西
南北朝	《本草经集注》	生陇西川谷 今陇西首阳（今甘肃渭源北），黑水（今甘肃武山），多肉少枝气香，名马尾当归，稍难得。西川北部当归，多根枝而细。历阳所出，色白而气味薄，不相似，呼为草当归，阙少时乃用之
唐	《新修本草》	生陇西川谷、当州、宕州、翼州、松州，宕州最胜
宋	《本草图经》	当归生陇西川谷、川蜀、陕西诸郡及江宁府、滁州皆有之，以蜀中者为胜
	《证类本草》	生陇西
	《文献通考》	南北朝时生"陇西，叨（洮）阳，黑水及西川"。唐代"出当州、交川郡""松潘""临翼郡""归城郡""静川郡""蓬山郡""恭化郡"
明	《滇南本草》	"当归，味辛、微苦，性温……"说明当归在云南有分布
	景泰《云南图经志书》	有土当归入药品的记载

续 表

年 代	出 处	产 地 及 评 价
明	《本草品汇精要》	以川蜀及陇西四阳、文州、宕州、当州、翼州、松州者最胜
	正德《云南通志》	当归出施甸当归山，并记载建水、武定也有当归出产
	万历《云南通志》	当归在武定、施甸、鹤庆、大理、澄江、姚安等地有产
	《本草纲目》	今陕蜀、秦州、汉州诸处，人多栽莳为货，以秦归头圆、尾多、色紫、气香、肥润者名马尾归，最胜他处
清	《本草乘雅半偈》	当归生陇西川谷，今当州、宕州、翼州、松州、秦州、汉州多种时矣。秦州者，头圆尾多，色紫气香，肥润多脂，名马尾归，此种最佳。他处者头大尾粗，色白枯燥，名头归，不堪用也。川产者力刚而善攻，秦产者力柔而善补
	《本草崇原》	当归始出陇西川谷及四阳、黑水，今川蜀、陕西诸郡皆有
	《本草易读》	生陇西川谷，今蜀州、陕西、江宁、滁州皆有之，以蜀州者为胜
民国	《民国新纂云南通志》	鹤庆西山（大理鹤庆县马厂）产，不亚于川陕，年产达数十万斤，远销各处。近剑川亦种，当归已为大宗出产，又丽江、凤仪亦为著名产地
现代	《药材资料汇编》	云当归主产于云南维西、丽江、兰坪、德钦、宁蒗、中甸……云南西部维西、横断山脉区有大量野生当归（近年来亦逐渐栽培）
	《中国中药资源丛书系列——中国中药区划》	当归主产于滇西北山地。据考证，早在清代嘉庆二十年（1815）至道光元年（1821）之间，当归则引种于本区的华坪县洋芋山（实为今兰坪县营盘镇和拉井镇之间的洋芋山）种植
	《中国药材学》	主产于甘肃、云南；四川、陕西、湖北等地亦产
	《中华本草》	主产于湖南、浙江甘肃、云南；四川、陕西、湖北等地亦产。其中以甘肃岷县产量多、质量佳。销全国，并出口

参考文献

［1］尚志均.神农本草经校注［M］.北京：学苑出版社，2008.
［2］陶弘景.名医别录（辑校本）［M］.尚志钧，辑校.北京：人民卫生出版社，1986.
［3］陶弘景.本草经集注（辑校本）［M］.尚志钧，尚元胜，辑校.北京：人民卫生出版社，1994.
［4］马端临.文献通考［M］.北京：中华书局，2006.
［5］苏敬，等.唐·新修本草（辑复本）［M］.尚志钧，辑校.合肥：安徽科学技术出版社，1981.
［6］苏颂.本草图经（辑复本）［M］.尚志钧，辑校.合肥：安徽科学技术出版社，1994.
［7］唐慎微.重修政和经史证类备急本草［M］.尚志钧，校点.北京：华夏出版社，1993.
［8］寇宗奭.本草衍义［M］.颜正华，常章富，点校.北京：人民卫生出版社，1990.
［9］刘文泰，等.本草品汇精要［M］.北京：人民卫生出版社，1982.
［10］宋平顺，马潇，李冬华.当归等八种甘肃道地药材质量标准制订［J］.中国科技成果，2018，19（16）：19-20.
［11］陈嘉谟.本草蒙筌［M］.王淑民，陈湘萍，周超凡，点校.北京：人民卫生出版社，1988.
［12］卢之颐.本草乘雅半偈［M］.冷方南，王齐南，校点.北京：人民卫生出版社，1986.
［13］钱超尘，温长路，赵怀舟.金陵本《本草纲目》新校正［M］.上海：上海科学技术出版社，2008.
［14］汪讱庵.本草易读［M］.吕广振，陶振岗，王海亭，等，点校.北京：人民卫生出版社，1987.
［15］张志聪.本草崇原［M］.刘小平，点校.北京：中国中医药出版社，1992.
［16］吴仪洛.本草从新［M］.朱建平，吴文清，点校.北京：中医古籍出版社，2001.
［17］汪昂.本草备要［M］.王效菊，点校.天津：天津科学技术出版社，1993.
［18］赵橘黄，步毓芝，王孝涛，等.药用当归本草学及生药学的研究［J］，药学学报，1956，4（2）：161-174.

［19］国家中医药管理局《中华本草》编委会.中华本草：第5册［M］.上海：上海科学技术出版社，1999.

［20］严辉，张小波，朱寿东，等.当归药材生产区划研究［J］，中国中药杂志，2016，41（17）：3139-3147.

［21］郭兰萍，黄璐琦，谢晓亮.道地药材特色栽培及产地加工技术规范［M］.上海：上海科学技术出版社，2016.

［22］WEI WL, ZENG R, GU CM, et al. Angelica sinensis in China — A review of botanical profile, ethnopharmacology, phytochemistry and chemical analysis[J]. Journal of Ethnopharmacology, 2016, 190: 116-141.

党　参

党参为桔梗科植物党参*Codonopsis pilosula* (Franch.) Nannf.等3种植物的干燥根，为常用大宗药材，具有悠久的药用历史，具有健脾益肺、养血生津的功效，用于脾胃虚弱、食少便溏、四肢乏力、肺虚喘咳、气短自汗、气血两亏等病证。商品党参药材目前大多为人工栽培品，主要包括"潞党参""白条党参""纹党参"和"板桥党参"。党参之名始见于清代吴仪洛《本草从新》，谓："参须上党者佳。"张秉成《本草便读》云："党参出山西潞安者为上，其余所处者皆次之。"其中"上党""潞安"便是今山西晋城陵川、长治壶关、平顺及其周边地区，所产党参名"潞党参"，来源为桔梗科植物党参*Codonopsis pilosula* (Franch.) Nannf.的干燥根，简称"潞党"。

本篇所述药材即为桔梗科植物党参*Codonopsis pilosula* (Franch.) Nannf.的干燥根，相关技术和规范适用于山西长治、晋城及周边生境相近区域道地药材党参的生产加工。

一、产区生态环境

（一）海拔
适宜海拔为1 200～2 300 m。

（二）气温
适宜年平均气温为6.5～7.0℃。

（三）无霜期
适宜年平均无霜期为156.8～181.9 d。

（四）光照
适宜年平均日照时数为2 400～2 700 h，年日照百分率59%。

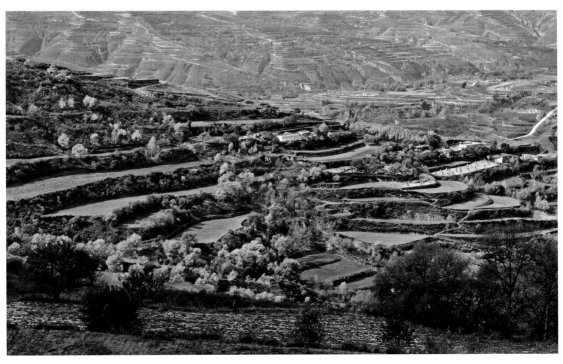

党参种植基地一

（五）降雨量

适宜年平均降雨量为 530 ～ 670 mm。

（六）土壤

适宜黄土母质褐土性土和红黄土母质褐土性土，质地为砂质壤土，pH呈微碱性。含有丰富的铁、铜、锰、锌等多种微量元素，是形成党参外表色泽和内在有效成分的土壤条件。

二、选地和整地

（一）选地

1. 产地环境要求　野生党参常见于林下、林缘、灌木丛或半阴半阳山坡上。栽培多在靠近水源，土壤疏松、肥沃、排水良好的砂质土壤种植。

选土层深厚、肥沃疏松、腐殖质含量高、排水良好的熟地或半阴半阳的坡地。党参不连作，轮作倒茬需一年或一年以上。党参根系入土深，定植地宜选土层深厚、疏松、腐殖质含量高、排水良好的土壤。产区定植地都选用熟地，不连作，要隔3年以上（包括3年）才能再种党参。党参产区土壤全氮和速效钾含量较高，交换性镁的含量明显高于其他土壤；党参的N、P、K、Ca、Mg、Fe、Mn、Zn的浓度都很高，党参对Fe、Mn、Zn存在有选择性地吸收，而且主要是用于地下部分的生成。伏耕20 cm晒垡，并进行秋耕冻融，杀灭病菌和害虫虫卵，还可抑制杂草生长。定植前打碎土块，平整土地，耙平，待开沟移栽。

2. 空气、土壤及用水质量要求　同"艾叶"。

（二）整地

将优质农家肥（堆肥、厩肥均可）平铺地面做底肥，深翻、耙平、做畦。每公顷施用农家肥7 500 kg/hm²。

三、育苗移栽

（一）育苗

1. 种子　选择籽粒饱满、色泽光亮、无污染的当年新产种子，种子纯度≥98%，净度≥95%，含水量≤10%，发芽率≥90%。

2. 苗床准备　育苗地宜选土壤疏松、土质肥沃、湿润又不渍水地块。播种前打碎土块，平整土地，并做成宽1.2 m左右的苗床，床高12 ～ 15 cm，床沟深25 cm左右，深翻、耙平，待种。

3. 播种　春播或秋播。多采用春播，在2月底至3月初土地解冻后进行。播种时，可将浸泡后的种子混入5倍体积的细沙或细土，然后均匀撒于地面，覆盖0.5 ～ 1 cm厚的细土，公顷播种量为75 ～ 80 kg。播后耙耱使种子与土壤紧密接触，再在地表覆盖厚松枝或遮阳网等遮阴，覆盖程度以遮住地面为准，覆盖物或遮阳网高度在15 cm左右为宜。

4. 苗期管理　参苗出土后，要揭去少量覆盖物，使透光率达到15%左右；待参苗出齐并长到5 ～ 7 cm时，要逐渐揭去覆盖物（不可一次揭完），每隔3 ～ 5 d揭一次；待苗高15 cm时可将覆盖物去掉。以后苗床要"见干见湿"，雨季注意排涝。幼苗5 ～ 7 cm时及时进行间苗，株距2 ～ 3 cm，以每平方米

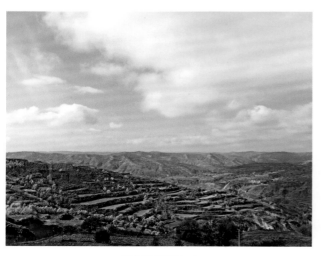

党参种植基地二

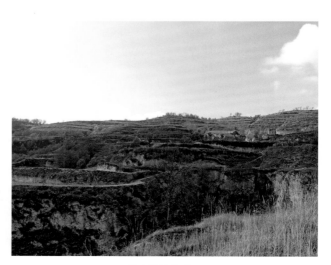

党参种植基地三

200株为宜，结合间苗进行除草。

5. 起苗　春季3月上旬至4月上旬，土壤解冻后至苗萌芽前起苗移栽；秋季宜在停止生长后，约10月上中旬至土壤封冻前起苗移栽。种苗选择的标准：主根粗而长，一般根粗在0.2～0.4 cm，根长在13～18 cm，发育均匀，分叉少，皮色正，无破损，无病虫危害的种苗做栽培用。

（二）移栽

春季和秋季移栽。春季在土壤解冻后至清明前移栽，秋季移栽在霜降前后进行。移栽时，按行距22～25 cm，在地面横向开沟，沟深25～30 cm，将参苗按株距8～10 cm均匀斜放于沟内，尾部不得弯曲，根系自然舒展；然后覆土超过根头2～3 cm，压实。

四、田间管理

（一）查苗、补苗

出苗或移栽后，随时检查是否有缺苗，如有缺苗可取地边栽的备用苗带土移栽补上。

（二）中耕除草

4月初进行第1次中耕除草，5月初，进行第2次中耕除草，植株快封垄时，进行第3次中耕除草；以后视杂草生长情况随时除草。

（三）排水

进入雨季后，则应注意挖好排水沟，及时排除积水，以免烂根。

（四）整枝

党参茎藤具有无限生长的特性，地上部分高度达到40 cm以上时，用镰刀割去茎尖端生长过旺的幼嫩枝蔓15 cm左右。

（五）病虫害防治

1. 防治原则　同"艾叶"。

2. 防治措施

（1）农业防治：① 轮作倒茬，轮作周期一年以上。② 选排水良好的土地种植。③ 生长期雨后注意及时排除积水。④ 选无病健壮的栽子作种苗。⑤ 清除田间杂草，摘除植株叶片上的虫卵，以减少虫源。⑥ 农家肥必须经过高温发酵腐熟。

（2）化学防治：无登记可用于党参的农药。

注：在实际生产中，以综合防治为主。必须施用农药时，按照《中华人民共和国农药管理条例》的规定。

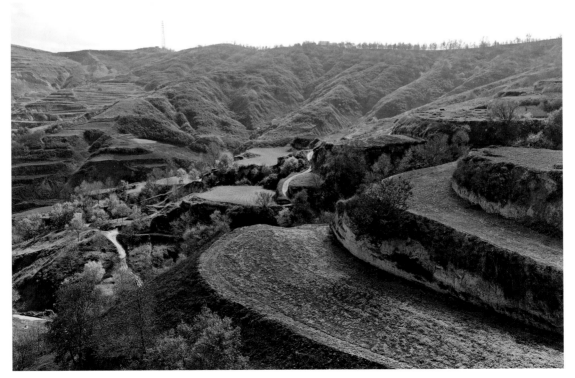

党参种植基地四

五、采 收

（一）采收期

生长年限为2年以上。秋季10月中旬采挖。

（二）采收方式

人工采挖，先割去茎蔓，再沿行两侧进行采挖，将挖出的根除去地上部分和泥土。采收时尽可能不伤根皮，去掉泥土。

六、产地加工

（一）初晒

将采收后的鲜根及时摊开，晾晒2～3 d，晒至两成干。

（二）拣选

根据芦下直径大小将参根分成三个等级：直径≥0.8 cm，为一等；直径介于0.6～0.8 cm，二等；直径＜0.6 cm，为三等。

（三）水洗

初晒后的党参进行水洗时，先将党参浸泡5～10 min，再用专用毛刷将参条表面泥土清洗干净；取出晾晒，晒至三到四成干，表皮略起润发软。

（四）揉搓

顺理根条，捆成小把，一手紧握成把党参芦头处，一手从头至尾向下顺握，使皮部与木质部密切接触，或放木板上反复压搓（不可用力过大）；搓握时保证根条完整、根条梢部如已干燥，需用35℃左右温水浸泡2～3 min，待柔软后再整体揉搓，用力不可过猛。晒1～2 d，再按上述方法揉搓一遍，反复3～5次即可。每次理参或搓参后，必须摊晾，不能堆放。

（五）捆把

揉搓后参根分成0.5 kg左右的小把，然后将芦头处整齐，用专用棉绳或麻绳在小把中部捆紧。

（六）晒干

将捆把的党参置阳光下进行晾晒，至党参水分含量不得过16.0%（八九成干）即可收藏。

七、包装及贮存

（一）包装

包装材料应清洁、干燥，无毒、无污染、无破损，应符合应GB/T 191的规定。包装袋上必须注明产品名称、重量、产地、销售单位名称、地址、生产日期、储藏条件等。

（二）贮存

存放于清洁、干燥、通风、无异味的仓库中，定期养护。

历史沿革

党参即古之"上党人参"，始出于上党。因秦时置此地为上党郡，党参由此而得名。唐代改为潞州（今山西长治、晋城），故又有潞党参之名，并沿用至今。综上，潞党参历史悠久，历代本草均推崇为党参中之佳品，山西长治地区为党参 *Codonopsis pilosula* (Franch.) Nannf. 最早发源地，古今产地一致。

党参的产地历史沿革见表13。

表 13 · 党参产地历史沿革表

年　代	出　处	产地及评价
南北朝	《本草经集注》	上党郡在冀州西南。今魏国所献即是，形长而黄，状如防风，多润实而甘
清	《本草从新》	按：古本草云，参须上党者佳。今真党参久已难得，肆中所卖党参种类甚多，皆不堪用。唯防风党参性味和平足贵，根有狮子盘头者真，硬纹者伪也

年　代	出　处	产　地　及　评　价
清	《本经逢原》	产山西太行山者，名上党人参，虽无甘温峻补之功，却有甘平清肺之力
	《本草纲目拾遗》	《百草镜》云：党参，一名黄参，黄润者良，出山西潞安、太原等处。有白色者，总以净软壮实味甜者佳。嫩而小枝者，名上党参。老而大者，名防党参
	《本草纲目拾遗》	翁有良《辨误》云：党参功用，可代人参，皮色黄而横纹，有类乎防风，故名防党。江南徽州等处呼为狮头参，因芦头大而圆凸也，古名上党人参。产于山西太行山潞安州等处为胜，陕西者次之。味甚甜美，胜如枣肉。近今有川党，盖陕西毗连，移种栽植，皮白味淡，类乎桔梗，无狮头，较山西者迥别，入药亦殊劣不可用
	《植物名实图考》	山西多产，长根至二三尺，蔓生，叶不对，节大如手指，野生者根有白汁，秋开花如沙参，花色青白，土人种之为利，气极浊
民国	《增订伪药条辨》	前贤所谓人参，产上党郡，即今党参是也。考上党郡，即今山西长子县境，旧属潞安府，故又称潞党参。其所产参之形状，头如狮子头，皮细起皱纹，近头部皮略有力纹，体糯糙，黄色，内肉白润，味甜鲜洁，为党参中之最佳品
	《药物出产辨》	其初产自湖北防县，为防党，后来不见防县有出。均以陕西阶州马岛出产者制而成之，名曰防党。湘党产陕西阶州，亦制而成之。气味质均与防党同。已上均熟党。纹党以陕西西边为正，四川汶县亦佳。潞党产河南潞州府、漳德府。已上均生党，秋季出新

灯 盏 花

　　灯盏花为菊科植物短葶飞蓬 *Erigeron breviscapus* (Vant.) Hand.-Mazz. 的干燥全草，具有解毒、祛风除湿、活血化瘀、通经活络、消炎止痛的功效，用于偏瘫、冠心病、脑血栓、脑溢血、高黏血症、眩晕症、风湿痛及微循环障碍等病证。云南作为灯盏花的主产区，其产量占全国资源总量的95%以上，其中尤以红河及周边地区的灯盏花质量最佳。

　　本篇所述药材即为菊科植物短葶飞蓬 *Erigeron breviscapus* (Vant.) Hand.-Mazz. 的干燥全草，相关技术和规范适用于云南红河及周边地区主产药材灯盏花的生产加工。

一、产区生态环境

（一）海拔

　　适宜海拔为1 200 ～ 3 500 m。

（二）气温

　　适宜年平均气温为5 ～ 18℃，最低气温不低于−10.8℃，最高气温不超过35℃，种子出苗适宜的温度为15 ～ 25℃。

（三）降雨量

　　适宜年平均降雨量为1 100 ～ 1 200 mm。

（四）土壤

　　以土壤疏松、肥沃、富含腐殖质的红壤为宜。

（五）地形地势

　　宜选择背风向阳、光照充足的平地或缓坡地。

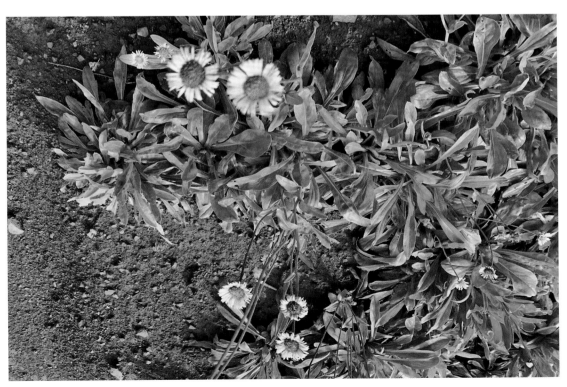

灯盏花原植物

二、选地和整地

（一）选地

1. 产地环境要求　选择水源条件好、交通便利、光照充足的平地或坡地，以水、旱轮作的田块较为理想，最好选择利于灌溉、前茬作物为玉米、小麦、水稻的旱地。不宜选择因沙性过重、严重缺水而较易板结的地块。严禁选择前作为蔬菜、除虫菊等作物的地块。

2. 空气、土壤及用水质量要求　同"艾叶"。

（二）整地

1. 翻地晒土　翻地前施入腐熟的农家肥 30 000 kg/hm²，并加入 25 kg 氮磷钾比例为 15 ： 15 ： 15 的复合肥。

2. 开排水沟　在田周围开主排水沟（25 ～ 40 cm），便于雨季排水。同时在墒与墒之间开出一深（25 cm）一浅（20 cm）的分支沟，并在浅沟处装上喷水带。

3. 整地开墒　理出墒面，墒面长 10 m，宽 1.5 m，过宽或过长都会影响管理。将墒面上的土块敲碎去杂质，做到墒面平整，沟宽 30 cm，沟深 25 cm。

4. 浇水盖膜　将墒面浇透水后盖上薄膜，任其自行出草。

5. 除草　大约 15 d 后，墒面土壤里的杂草籽大部分都已长出，可用锄头将土壤翻起以晒死草芽。

三、育苗移栽

（一）播种育苗

1. 留种要求　所采的籽粒一定要饱满成熟，千粒重不能低于 0.13 g，以保证种子的出苗率与成苗率。

2. 种子采集

（1）种子采收期：留种地块一般于 8 ～ 9 月种子成熟时，选择晴天、无风、无露水时进行采收。

（2）种子成熟标准：当果序呈白色蓬松的球状时，表明种子已成熟。

（3）种子采收方法：采收时割取果穗，晒干后搓出种子（水分 < 10%），簸净杂质，用布袋贮藏，置于干燥通风处备用。

3. 播种

（1）物资准备：竹片（压膜使用）、过 10 号筛细粪土、辛硫磷、遮阳网、种子、薄膜、小木桩等。

（2）拌种、播种：一般在 2 月中下旬播种。灯盏花种子较细小，播种前要用备好的细粪土、辛硫

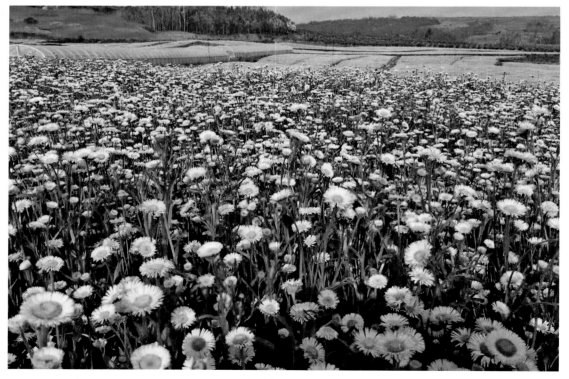

灯盏花种植基地

磷与灯盏花种子混合（100 ∶ 100 ∶ 1）均匀后再撒播，水分不宜过多，以手捏成团、松手即散为宜。为防止种子损失，应在无风天气或早晚无风时操作，播种前应先定量墒长，使种子均匀分布。从墒边到中间的顺序进行撒播，为防止浇水时冲走种子而无苗，墒边可多撒。

（3）盖草、遮阳网：播完一墒灯盏花种子应及时盖上一墒的松毛或稻草、遮阳网，为防止种子分布不均或粘在遮阳网上，禁止将遮阳网在墒面上拖动。

（4）浇水：覆盖结束后应保持墒面相对湿度为70%～90%，保证苗能出整齐，种子萌发阶段需水量较大，浇水时应少量多次浇透，防止形成积水。一般采用有喷头的皮管人工洒浇，一次性把墒面浇透，浇水量一般为4～7 kg/m²。出苗前，墒子要随时保持潮湿，苗出齐后，要适当控水。

（5）覆膜：若在冬季播种，为防止种子被冻伤，则需盖上地膜；若在夏季播种，则盖一层松毛即可，但松毛不宜过薄或过厚，以隐约看到遮阳网为宜。

（6）苗田管理：夏季种植灯盏花，可以等到苗出齐后起拱盖膜。冬季种植的灯盏花在连续浇2次透水后，可将薄膜短期平盖，且四周压实，以提高地表温度，种子萌发后起拱盖膜。夏季种植应及时通风，冬季种植在出苗时可以根据温度变化进行选择。拱棚内温度达到40℃要及时打孔通风降温，防止烧苗。

（7）揭覆盖物

1）揭松毛、稻草：灯盏花苗出齐后将1/3的稻草或松毛拣出；当幼苗长到2～3 cm时再拣出1/3的稻草或松毛；当幼苗长到4 cm时，可以把松毛或稻草全部拣除。

2）揭遮阳网：夏季种植，应在苗出齐后及时把遮阳网翻盖到薄膜上；而冬季种植，则应在春节后气温升高时，及时把遮阳网翻盖到薄膜上，当苗长到6～8 cm时再揭去遮阳网。

（8）施肥：在2叶期进行施肥，主要以氮磷钾比例为15 ∶ 15 ∶ 15的复合肥为主，进入4～5叶期开始追肥，每10～15 d追一次肥，共追肥3次。为防止肥料烧苗，浇施肥料水后应用清水冲洗叶面，勿施干肥料。

（二）移栽定植

1. 种苗移栽　灯盏花以春播夏栽最为适宜。秋季移栽则在每年的9月底至10月初进行，当灯盏花苗高10 cm左右，长出8～10片真叶，1～2个腋芽，苗龄在90～95 d时即可移栽，选择阴天或早晚进行移栽。移栽前用广枯灵+甲霜灵锰锌200倍液蘸根，浇足定根水后再起苗，在采挖株苗时一定要整株采挖，根部带少量的土，以保持根系的完整性，提高植株成活率。

2. 合理密植　种植密度可根据土壤肥力状况而定，肥土稀植，瘦土密植。株行距为10 cm×15 cm，每公顷种植56.25万～60万株。栽培时要把根系全部埋入土中，浇透定根水。移栽后要定期或不定期除草。

3. 查苗补缺　移栽后发现缺苗断垄要及时进行补苗，移栽定植20 d内，进行查苗补缺2～3次，确保苗全、苗齐、苗壮。

四、田间管理

（一）中耕除草

灯盏花生长期应及时进行人工除草，不提倡使用除草剂。一般在定植后15～20 d进行首次除草，在40～50 d进行第2次除草，并结合追肥进行提沟培土。并注意培土根茎不露出地面。为防止伤根，松土宜浅，封行后不应再松土。

（二）水分

移栽后的灯盏花比较脆弱，不耐干旱，又怕积水，因此在成活前应随时关注墒面水分。确保水分充足，苗能够成活；当苗成活后又应适当控制水分，避免积水。

（三）施肥

整个生长期进行4次追肥，在移栽后8～10 d施尿素120 kg/hm²；以后间隔30～40 d根据苗的生长情况进行追肥，每次施尿素120～150 kg/hm²；出现花蕾时施入氮磷钾比例为15 ∶ 15 ∶ 15的三元复合肥375 kg/hm²。

（四）疏花、及时去蕾

灯盏花花期较长，消耗养分较多，非留种田有零星花朵开出时应及时剪去早花促进营养生长。主花茎留一片叶后摘除，并将剪好的花及时阴干、贮藏。

在移栽后55 d左右，用镰刀收割灯盏花地上部分，但须注意不伤害到植株新的生长点。同时也要及时割除每次收割后长出的花蕾。一般在前次收割后30 d左右，叶片产量再次接近最大，可再次收割，在11月上旬气候变冷，生长减弱前，一般可以收割3次。

（五）收割后管理

若进行二次收割，则第1次收割后应进行管理，冬季收割其愈合时间较长（10 d）、夏季收割灯盏花伤口愈合较快（7 d），等伤口自然愈合后，应根据灯盏花自身情况进行浇水、施肥等工作。一般浇施提苗肥尿素为2 250 kg/hm²，有利于花枝的生长。

（六）病虫害防治

1. 防治原则　同"艾叶"。

2. 防治措施

（1）农业防治：采用轮作、合理密植、间套作等方式，降低病虫害的发生率。

（2）化学防治：无登记可用于灯盏花的农药。

注：在生产实际中，药农针对灯盏花种植中常见的根茎腐病会施用百菌清等；针对霜霉病会施用诺杜美、霜霉威等；针对黑胫病会施用甲霜灵锰锌、多菌灵等；针对黏螺蛳会施用蜗克星等；针对硬壳虫会施用高效氯氟氰菊酯等；针对地老虎会施用敌百虫、辛硫磷等。

五、采　收

（一）采收期

灯盏花属全草类药材，采收时期根据其生长发育的具体情况而定。一般在移栽后150 d左右，大约80%以上的植株均出现花蕾，此时可进行第1次收割。对于栽培2年以上的灯盏花，其老化现象较为明显，应在茎基部叶片变黄，根茎出现木质化时及时收获。灯盏花通常在第2年春末夏初或秋末冬初时收获。

（二）采收方式

收割应选晴天露水干后进行（不得带水收割），距根部2～3 cm处切割，割口太低不利于腋芽生长。收割后的鲜品放阴凉处，防止发热。同时在每次收割后应进行管理，实际生产中，一般可以收割3次，且不宜超过3次。

（三）运输

采收的灯盏花堆放易发热，不耐长途运输，若需长途运输，应用透气性好的装载工具，同时注意保鲜。

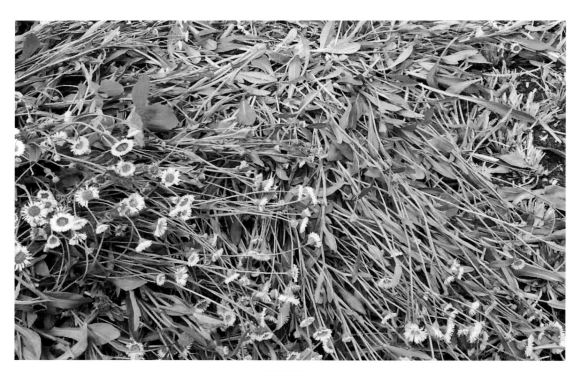

灯盏花采收

六、产地加工

（一）晾晒

灯盏花采收后，避免在高温下堆积，防止收获后发热霉烂，应及时进行初加工，在洁净的水泥地板上摊开晾晒。因种植地区的气候差异，采收期季节有所不同，收割或采挖后摊开晾晒时间也存在差异，力争叶片2～3d内晒干。晾晒过程中要拣出枯黄植株和叶片，注意薄晒少翻。

（二）质量要求

加工好的药材，叶片应保持绿色、不发黄、发黑，无杂质，且水分含量达到10%以下。以多叶、少茎和花，气清新，身干，无杂质者为最佳。

七、包装及贮存

（一）包装

选用适合包装药材的干燥、清洁的纸箱或麻袋，包装要牢固、密封、防潮、以保证药材在运输、贮藏、使用过程中的品质。在包装物上应注明货物名称、产地、品名、等级、净重、毛重、生产者、生产日期及批号。

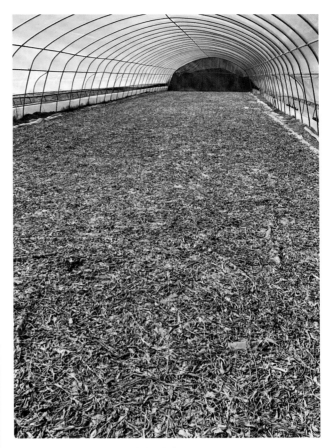

灯盏花晾晒一

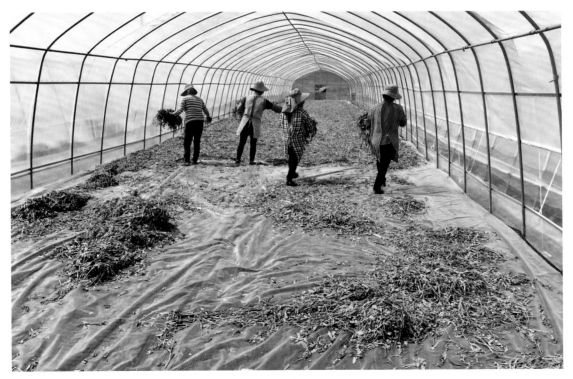

灯盏花晾晒二

（二）贮存

灯盏花加工产品贮存在通风、干燥、阴凉、无异味、避光、无污染并具有防鼠、防虫设施的仓库内，仓库相对湿度控制在45%～60%，温度控制在0～20℃。药材应存放在货架上与地面距离15 cm，与墙壁距离50 cm，堆放层数为8层以内。贮存期应注意防止虫蛀、霉变、破损等现象发生，做好定期检查养护。

历史沿革

灯盏花是云南民族药、民间常用中草药，由于其在治疗疾病方面具有巨大开发潜力和市场前景，现已得到广泛的利用。灯盏花一般生长在海拔1 200～3 500 m的中山和亚高山开阔山坡草地，以及林缘地带。

灯盏花首载于明代云南医药学家兰茂所著的《滇南本草》，并明确记载云南大部分地区均有分布。目前灯盏花主要分布于我国云南、湖南、广东、广西、贵州和四川等地，其中云南灯盏花产量占全国95%以上，尤以滇南、滇中和滇西的红河、文山、玉溪、楚雄、曲靖、大理、丽江等地较多，是云南特色药材品种之一。本品曾收录于1974年版《云南省药品标准》和2005年版、2010年版、2015年版以及2020年版《中国药典》。云南省科学技术厅于2006年12月出版的《灯盏细辛》一书曾注明云南为灯盏花的主产区。云南省内医药企业针对已上市灯盏花中药制剂大品种积极开展循证医学研究和二次开发，并制定了相关标准，建立了灯盏花全产业链体系。2008年国家质检总局发布公告对云南红河灯盏花实施地理标志产品保护，其中包括红河州泸西、弥勒、个旧、蒙自、石屏、建水、开远等地区。目前云南灯盏花种植面积最大的为红河地区，种植面积已超1 330公顷，年产量在400万千克以上。

参考文献

［1］王初华，赵会芬，杨生超.不同施肥配比对灯盏花产量和灯盏乙素含量的影响［J］.云南农业大学学报，2005，20（6）：882-884.
［2］代会琼，任玉江，郭志英，等.灯盏花大田栽培技术［J］.云南农业科技，2010（5）：31.
［3］夏保荣.灯盏花人工栽培技术［J］.农村实用技术，2006（9）：33.
［4］车吉星.灯盏花药材优质高效栽培技术［J］.农业科技通讯，2012（8）：242-243.
［5］张薇，杨生超，张广辉，等.灯盏花遗传改良研究及其策略［J］.中国中药杂志，2013，38（14）：2250-2253.
［6］周福国.灯盏花栽培技术［J］.云南林业，2007（6）：24.
［7］张俐，佘丽娜，马艳丽.灯盏花栽培技术和原药配伍相关专利信息分析［J］.中草药，2012（6）：1241-1244.
［8］朱媛，杨生超，祖艳群，等.灯盏花栽培技术及有效成分积累研究进展［J］.安徽农业科学，2009，37（10）：4499-4500.
［9］杨生超，吴道聪，王平理，等.红河灯盏花GAP基地环境质量评价［J］.现代中药研究与实践，2006，20（1）：9-11.
［10］字国进.浅谈灯盏花种植技术［J］.农业开发与装备，2016（9）：186.
［11］李育川.灯盏花的特征特性及人工种植技术［J］.云南农业科技，2004（3）：45-46.
［12］段向东.灯盏花高产栽培技术［J］.云南农业，2010（12）：33-34.
［13］刘云伟.野生灯盏花人工栽培技术［J］.农村实用技术，2004（5）：24.
［14］朱秀梅，张金莲，段忠，等.灯盏花高产栽培技术［J］.云南农业，2017（2）：33-35.
［15］李在凤.灯盏花大田直播栽培技术［J］.新农村：黑龙江，2014（6）：169.

地　黄

地黄为玄参科植物地黄 *Rehmannia glutinosa* Libosch. 的新鲜或干燥块根，具有清热凉血、养阴生津的功效，用于热入营血、温毒发斑、吐血衄血、热病伤阴、舌绛烦渴、津伤便秘、阴虚发热、骨蒸劳热、内热消渴等病证。地黄始载于《神农本草经》，被列为上品，药用历史悠久，为常用大宗药材，亦为著名的四大怀药之一。道地产区位于河南焦作一带，包括现在的温县、武陟、沁阳、博爱、修武、孟州等地。

本篇所述药材即为玄参科植物地黄 *Rehmannia glutinosa* Libosch. 的新鲜或干燥块根，相关技术和规范适用于河南焦作温县、武陟、孟州、沁阳、博爱、修武等及周边地区道地药材地黄的生产加工。

一、产区生态环境

（一）海拔

大田栽培适宜海拔为100～300 m。

（二）气温

适宜年平均气温为14.1～14.9℃。

（三）无霜期

适宜年平均无霜期为210 d左右。

（四）降雨量

适宜年平均降雨量为550～700 mm。

（五）土壤

适宜土层深厚、土质疏松、腐殖质多的中性和微酸性壤土或砂质壤土。

（六）地形地势

宜选择地势干燥、能排能灌的地带。

二、选地整地

（一）选地

1. 产地环境要求　地黄忌重茬，同一块土地一般间隔3～5年方可再种植地黄，且不宜与棉花、芝麻、

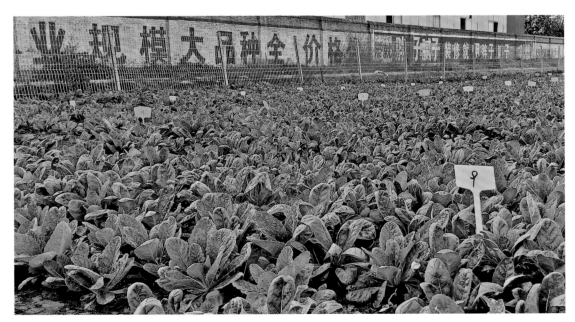

地黄原植物

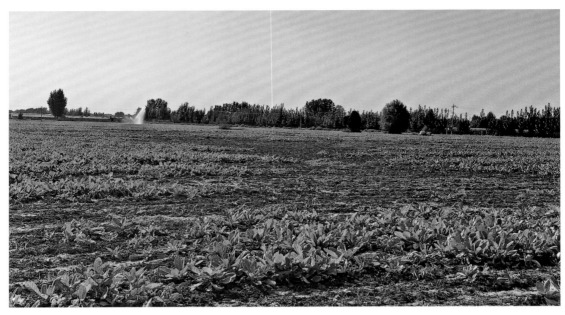

地黄种植基地

瓜类等连作，不宜与高秆作物为邻，与地黄连作间隔时间应在10年以上。前茬作物以小麦、玉米为宜。

2. 空气、土壤及用水质量要求　同"艾叶"。

（二）整地

前茬收获后，土壤要深耕1次，深度25 cm以上。种植前整地，每公顷施底肥复合肥750 kg（15：15：15）、有机饼肥750 kg，或等量有机肥等复混肥料，均匀撒施，可拌饼肥一同施入杀虫剂和杀菌剂，旋耕平整。开沟做畦，畦宽1.5～2.0 m，沟深10～15 cm进行种植，或是平地种植。怀地黄种植宜开沟起梗，可使地表熟土、肥土集中，土壤结构疏松，昼夜温差较大，有利于怀地黄健壮生长及雨后排水，有一定增产效果。

三、播种育苗

（一）留种

道地产区地黄留种目前多采用倒栽留种。选用发芽率高、抗病性好的秋繁种栽（即上一年7月倒栽的种栽，在4月地黄种植前挖出即可），也可采用窖藏方法保存上一年秋冬季采挖的小地黄留作种栽。栽种种植前，选约2 cm粗细的新鲜无病虫害的根茎作种，去掉头尾，取其中段，并切成2.5～4 cm的小段，每段应有3个以上芽眼。栽种前采挖，避免提前采挖导致久放后出芽率低。

道地产区地黄栽种品种主要为85-5、北京3号、金九等。

（二）播种

1. 种前处理　种前应对地黄种栽进行药剂处理，播种前将种栽掰成3～4 cm小段，用50%多菌灵500～800倍液浸种15～20 min，捞出晾干后即可栽种，或者将种栽掰成3～4 cm小段后用生石灰拌种，主要是将种栽断口沾满生石灰，防止其断口腐烂。

2. 播种时间　武陟、温县、沁阳和孟州及其周边地区常在每年4月中旬开始种植春地黄，如果采用覆膜栽培，可适当提前播种期。

3. 播种方法　传统采用块根无性繁殖进行栽培。按照每70 cm一垄一沟挖沟起垄，垄底宽50 cm，垄面宽35 cm，垄高15～20 cm。每垄栽两行，株距10～15 cm，地黄播种前先用农用器械在垄面上开沟，然后每公顷用70%的敌克松原粉30 kg和50%辛硫磷乳油15 kg加少量水后混以细土，均匀地撒入种沟内，将处理过的种栽平放沟底后覆土，用农用工具夯实保墒，如干旱可灌溉，以提高出苗率。

四、田间管理

（一）苗期管理

在地黄播种后，浇水一遍，之后采用地膜覆盖，道地产区种植地黄多采用地膜覆盖，在出苗一半时去膜即可。由栽种到出齐苗一般需25～30 d。当苗高3～4 cm时，要及时间苗。间苗时去劣留优，每穴留1株壮苗。发现缺苗时及时补苗。补苗最好选阴雨天进行。补苗要尽量多带原土，补苗后要及时浇水，以利幼苗成活。

（二）中耕培土和除草

地黄田杂草较多，应注意及时中耕除草。在植株封垄前应经常松土除草。幼苗期浅松土两次。第1次结合间苗进行，注意不要伤及块根处；第2次在苗高6～9 cm时进行，可稍深些。地黄茎叶封行后，地下块根开始迅速生长后，停止中耕。

（三）摘蕾

为减少开花结实消耗养分，促进块根生长，当地黄孕蕾开花时，应结合除草及时将花蕾摘除，集中养分供块根生长。

（四）适期追肥

1. 叶面追肥　在根茎膨大期叶面连续喷施0.2%磷酸二氢钾水溶液，间隔10～15 d。

2. 根际追肥　在生产中视苗情可追肥3次，但以根茎膨大期最为关键，一般追施硫基复合肥450～600 kg/hm^2。

3. 灌水抗旱，排水防病　地黄生长发育前期需水较多，应视墒情浇水3～5次，但注意不要在发芽出土时浇水，否则易回苗。进入伏天后应少浇水，

浇水原则为久旱土壤握不成团，叶片中午萎蔫，晚上仍不能直立要浇水，否则不浇水。浇水须在早上9点以前，下午5点以后进行，以喷灌浇水为好，慎用大水漫灌。入伏后7～8月地黄进入增重期，地黄忌水，雨后应及时排水。

（五）病虫害防治

1. 防治原则　同"艾叶"。

2. 防治措施

（1）农业防治：① 与禾本科作物实行2年以上轮作。② 早春进行翻地，清除地面杂草，保持越冬卵孵化期间田间没有杂草。③ 苗期加强中耕，合理追肥，浇水，雨后及时排水。④ 发病初期，摘除病叶，收获后清除病残组织，并将其集中销毁。⑤ 不施未腐熟的有机肥料。⑥ 秋冬深耕翻地防治越冬幼虫。

（2）物理防治：成虫利用杀虫灯诱杀。

（3）化学防治：有登记可用于地黄的农药。如确需使用，应按照农业管理部门批准使用的农药进行化学防治。

五、采　收

（一）采收期

地黄的有效生育期180～200 d。春种地黄最佳采收时间为11月中下旬以后，叶逐渐枯黄，茎发干

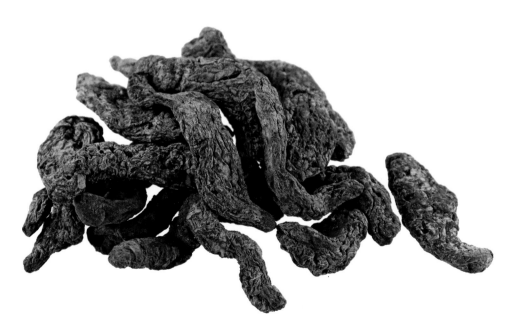

地黄药材一

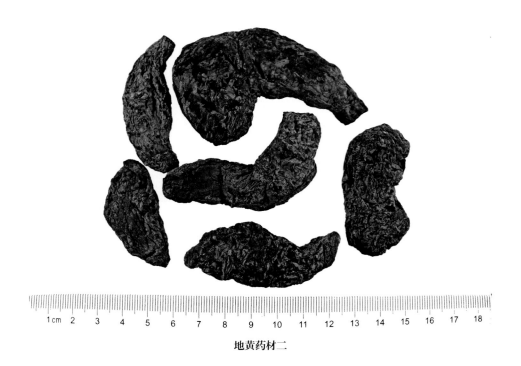

地黄药材二

萎缩，苗芯练顶，停止生长，根开始进入休眠期，即可进行采收。

（二）采收方式

1. 人工采挖　利用农用工具或小型机械顺垄采收。采收前粉碎地上部叶片再顺栽培行开沟进行采挖或用农用器械沿栽培行深翻，深度以将块根完全翻出为宜，一般为 35 ～ 40 cm，保持根系完整。

2. 机械采挖　对于平地大面积种植怀地黄，可采用根茎类药材挖掘机进行采收。

六、产地加工

（一）采挖后处理

地黄采收后的块根，抖去泥土，除净基部叶和不适宜加工的小块根、须根。按大小分为大、中、小三级，摊开晾晒 1 ～ 2 d，再入炉烘焙。传统道地产区采用天然气或煤炭加热锅炉提供热风烘干，经过装焙—翻焙—传焙得到生地黄。

（二）装焙

在建好的焙内装地黄 200 ～ 300 kg。装焙的原则是大小分开、薄厚均匀，一般不超过 30 cm，地黄入焙后，温度不宜过高，过高会从两端溢出糖分，降低地黄的药用价值。一般火候应掌握在两头小、中间大。初入焙时温度可达 50℃ 左右，维持 5 h，使内外温度一致，翻焙后升高到 70 ～ 75℃，快焙成时再降到 40 ～ 45℃。

（三）翻焙

地黄入焙后 5 h 翻 1 次，以后随着温度升高可每日翻 3 次，随翻焙随拣干货（以表面顶手，芯无硬核为标准）。焙成干货需 4 ～ 5 d。

（四）传焙

鲜地黄焙成生地下焙后，需要进行堆放，发汗，一般 1 ～ 2 d，使表里干湿一致，再放入烘炉内摊开焙，温度为 55 ～ 65℃，边烘焙边翻动，3 ～ 4 h，水分 ≤ 15.0% 方可成货。

七、包装、贮存

（一）包装

将检验合格的产品堆垛存放。或按不同商品规格分级后包装。包装袋上必须注明产品名称、重量、产地、销售单位名称、地址、生产日期、储藏条件等。

（二）贮存

地黄加工产品贮存在清洁卫生、阴凉干燥（温度不超过 20℃、相对湿度不高于 65%）、通风、防潮、防虫蛀、无异味的库房中，定期检查生地的贮藏情况。

历史沿革

地黄产地经历了从西向东变迁的过程，明代之前以咸阳等地所产的地黄质量最佳。明代之后，确定了地黄的道地产区，以河南怀庆府及其周边地区所产者为道地药材，即"怀地黄"。

地黄产地历史沿革见表14。

表 14·地黄产地历史沿革表

年　代	出　处	产地及评价
汉	《神农本草经》	生川泽
魏晋	《名医别录》	生咸阳川泽，黄土地者佳。（咸阳：指长安，即今陕西长安之渭城故城，为关中一带）
南北朝	《本草经集注》	以彭城干地黄最好，次历阳，今用江宁板桥者为胜。（彭城：今江苏徐州铜山；历阳：今安徽和县、含山县；江宁板桥：今江苏南京）
宋	《图经本草》	生咸阳川泽，黄土地者佳，今处处有之，以同州为上；熟、干地黄最上出同州。大宜肥壤，虚地则根大而多汁。（同州：今陕西大荔）
明	《救荒本草》	结实如小麦粒，根长四五寸，细如手指，皮赤黄色。千亩地黄，其人与千户侯；怀之谷，亦以此减于他郡。（怀：指怀庆）
	《本草蒙筌》	地产南北相殊，药力大小悬隔。江浙种者，多肥壤。受南方阳气，质虽光润，力微；怀庆生者，多生深谷，禀北方纯阴，皮有疙瘩，力大。（怀庆：今河南温县、武陟、博爱、修武等地）
	《本草品汇精要》	今怀庆者为胜
	《本草纲目》	今人惟以怀庆地黄为上，亦各处随时兴废不同尔
清	《植物名实图考》	地黄旧时生咸阳、历城、金陵、同州，其为怀庆之产自明始，今则以一邑供天下矣
	《本草乘雅半偈》	今唯怀庆地黄为上
	《本草问答》	河南居天下之中，名产地黄……河南地厚水深，故地黄得中央湿土之气而生，内含润泽
现代	《中药材手册》	一般以河南怀庆等县所产为道地
	《药材资料汇编》	主产河南旧怀庆府所属之温县、孟县、沁阳、博爱、焦作、武陟等处
	《中华本草》	地黄全国大部分地区均有生产，以河南温县、博爱、武陟、孟县等地产量大，质佳

参考文献

［1］姚锋，董诚明，柴茂，等.怀地黄种栽质量分级标准研究［J］.河南农业科学，2014，43（6）：120-122，127.
［2］柳红，严生德，景慧.不同怀地黄栽培条件的研究初报［J］.青海农技推广，2012（4）：25-27.

［3］师树岩.怀地黄无公害高产栽培技术［J］.农家参谋（种业大观），2011（2）：43.

［4］雷福成，刘红敏，陈利军，等.怀地黄有机生产［J］.信阳农业高等专科学校学报，2010，20（3）：124-125.

［5］常断玲，张翠英，谢彩香，等.怀地黄产地适宜性分析［J］.河南农业科学，2010（7）：77-80.

［6］魏盼盼，李爱民，张正海.怀地黄的规范化栽培［J］.特种经济动植物，2010，13（4）：39-40.

［7］宋福海.怀地黄高产栽培关键技术［J］.科学种养，2009（10）：17-18.

［8］李建军，范红军，姚换灵，等.不同怀地黄品种在地膜覆盖栽培下产量和品质的研究［J］.河南农业大学学报，2009，43（3）：252-255.

［9］丁亚君.怀地黄栽培技术［J］.中国农业信息，2006（6）：33.

冬　凌　草

　　冬凌草为唇形科植物碎米桠 *Rabdosia rubescens* (Hemsl.) Hara 的干燥地上部分，具有清热解毒、活血止痛的功效，用于咽喉肿痛、感冒头痛、气管炎、慢性肝炎、风湿痹痛、蛇虫咬伤等病证。主产于河南太行山区，河南济源冬凌草获地理标志产品保护。

　　本篇所述药材即为唇形科植物碎米桠 *Rabdosia rubescens* (Hemsl.) Hara 的干燥地上部分，相关技术和规范适用于河南济源周边太行山一带主产药材冬凌草的生产加工。

一、产区生态环境

（一）海拔

　　适宜海拔为 200～800 m。

（二）气温

　　适宜年平均气温为 14.0～16.0℃，极端最高温为 39℃，极端最低温为-10℃，全年有效积温为 4 885.8℃。

（三）无霜期

　　适宜年平均无霜期约为 230 d。

（四）光照

　　适宜年平均日照时数为 2 445.8 h，年平均日照率为 56%。

（五）降雨量

　　适宜年平均降雨量约为 600 mm。

（六）土壤

　　以中性或弱酸性、疏松、排水良好的砂壤土为佳，保水保肥性能差、过黏、通透性能差的土壤不宜种植。

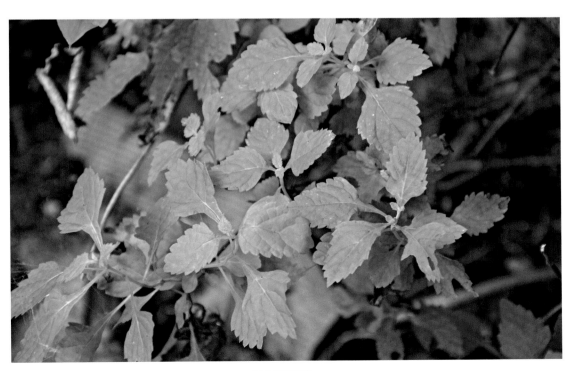

冬凌草原植物一

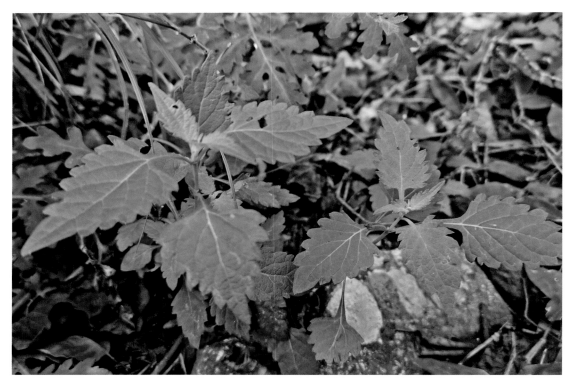

冬凌草原植物二

（七）地形地势

选择地势平坦、灌溉方便、光照、排水良好的平地或≤25℃缓坡为宜。

二、选地和整地

（一）选地

1. 环境质量要求　通常应选择不受污染源影响或污染物含量限制在影响范围之内，交通方便，平地或≤25℃缓坡。

注：冬凌草前茬主要种植小麦、玉米的农田。

2. 空气、土壤及用水质量要求　同"艾叶"。

（二）整地

于头年冬季深翻土壤30 cm以上，让其风化熟化。翌春结合整地，每公顷施入厩肥或堆肥37 500 kg左右，翻入土中作基肥。然后，整平耙细，按宽2～2.3 m，长度依地而定做平畦，备用。在做畦时要求做畦沟（上宽40 cm，下宽30 cm，沟深30 cm）；腰沟（沿畦方向每隔50 m与畦沟垂直，上宽40 cm，下宽30 cm，沟深30 cm）；田头沟（上宽50 cm，下宽40 cm，沟深40 cm），沟沟相通，利于排水。

三、育苗移栽

（一）育苗

选择健壮、无病虫害植株留种，生育期内去杂，剔除周围的弱小植株（株行距最好为40 cm×40 cm），以使养分集中于留种植株上。10月至11月冬凌草植株枯黄，果皮颜色变褐（具白色花纹）、种皮变硬时（最好经一次初霜），应立即采收。采收时，将果序一起采割。采后置阴凉干燥处储藏1周，用竹竿敲打果穗脱粒，脱粒后利用风选的方法除去秕籽和枝叶等杂质，使褐色具白色花纹的超过65%。风选后的种子置于阴凉干燥处保存。其间防虫和老鼠危害。

育苗时间在早春进行，苗床一般宽1.2 m，长度依地而定，平畦，搭0.8～1 m高的小拱棚。采用撒播的方式，播种前将净化的种子，用0.3%～0.5%高锰酸钾浸种24 h。用耙子将畦面耧平，将种子与细河沙按1∶5拌匀，均匀撒入田间，用石碌镇压即可。播后浇水，播后覆盖稻糠或腐殖质，保持土壤表层湿润，有利于出苗，按常规施肥。

（二）移栽

株高8～10 cm，具6～8对真叶时，即可在整理好的土地上，按行株35 cm×35 cm进行移栽定植。

（三）直播

1. 种子繁殖　3月中下旬，气温在15 ℃以上，采用条播的方式进行。充分整平耙细地后，在畦面上，行距30 cm开沟，沟深1.5～2 cm。播幅宽10 cm左右，沟底要平整。播前，最好将种子用0.3%～0.5%高锰酸钾浸种24 h，冲洗去药液晾干后下种，将种子与草木灰拌匀后，均匀地撒入沟内，覆盖土，以不见种子为度。播后浇水覆盖稻糠或腐殖质，保温保湿。出苗后至苗高10 cm左右时，按株行距35 cm×35 cm定苗，每公顷用种量7.5 kg左右。

2. 根茎繁殖　3月初、气温回升到10 ℃以上进行。采用根茎繁殖时，将根茎分成8～10 cm长的小段，每段根茎3～4个芽，将其置于50%多菌灵可湿性粉剂500倍液中浸10 min，捞出稍凉以不滴水为度，待种。行距35 cm开沟，沟深5 cm左右，株距35 cm种栽，覆土镇压，耧平畦面。浇定植水。

四、田间管理

（一）补苗

齐苗后，若发现死苗、断苗、弱苗、病苗应及时拔除，选阴天补苗，以保证基本苗数。

（二）中耕除草

齐苗后进行第1次中耕除草，以后每隔半个月除草1次，保持田间无杂草。封行后可以停止。

（三）灌溉排水

种植后遇旱应适时灌溉；6～8月是冬凌草开花前生长最旺盛时期，也是冬凌草需水的关键时期，也应适当灌溉保证土壤湿度。雨后，如地面积水严重，应及时开沟防渍。

（四）追肥

冬凌草在施足基肥后，后期生长过程中，对肥的需求不大，但是若基肥不足，在苗高25 cm时，结合中耕除草，每公顷可追施尿素300～450 kg或复合肥375～600 kg。如以收种子为目的，在进入生殖初期，应根据生长发育状况适当施入氮肥、磷肥等。

（五）植株更新

冬凌草生长3～4年时，由于根系密集，根部生长点开始衰退，且植株基部常常木化，从而影响来年的产量和质量。为此，连续采割3～4年后，应采用种子繁殖恢复种群活力，土地复耕或轮作，施有机肥底肥。

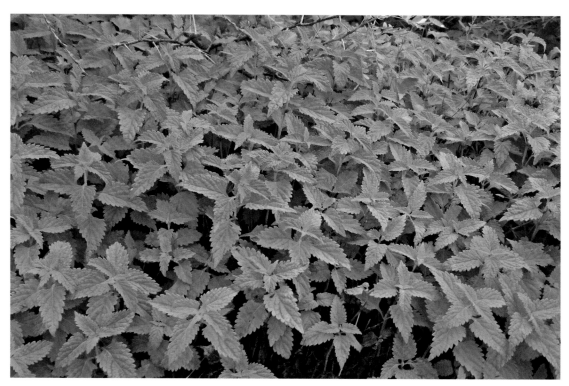

冬凌草种植基地

（六）病虫害防治

1. 防治原则　同"艾叶"。

2. 防治措施

（1）农业防治：① 加强田间栽培管理，雨后及时排出田间积水。② 清除植株基部周围杂草，及时清理田间残枝落叶保证通风透光。③ 增施有机肥料，提高植株自身的抗病能力。

（2）物理防治：人工捕杀幼虫。

（3）化学防治：无登记可用于冬凌草的农药。

注：在生产实际中，药农针对冬凌草种植中常见的叶斑病会施用百菌清、苯醚甲环唑、代森锰锌、甲基硫菌灵等；针对甜菜夜蛾会施用灭幼脲、虫酰肼、甲氨基阿维菌素苯甲酸盐、茚虫威等；针对蚜虫会施用烟碱、苦参碱、印楝素、天然除虫菊素、吡虫啉、啶虫脒、联苯菊酯、吡蚜酮、噻虫嗪、烯啶虫胺、高效氯氰菊酯、抗蚜威等。

五、采　收

（一）采收期

冬凌草植株繁茂时，便可进行采收，通常一年采收2次。第1次可于夏季5月或6月采收，以花芽生理分化为采收标准，第2次可于秋季8月或9月采收。

（二）采收方式

距地面5～10 cm，割取冬凌草植株的草质部分。

六、产地加工

（一）初加工

将采收的冬凌草及时除去杂质泥沙、非药用部分或已变质不能入药的部分，切段，并置于阴凉通风干燥处阴干或晾干。

（二）质量分级

分为一级、二级、三级、四级。见表15。

表 15 · 冬凌草药材质量分级

等级	叶片百分比（%）	杂质含量（%）
一级	60～79	0
二级	40～59	≤ 1.0
三级	30～39	≤ 5.0
四级	≤ 30	≤ 10.0

七、包装、贮存及运输

（一）包装

选择无公害的包材，每件包装物上应标明品名、产地、采收时间、规格、等级、净重、毛重、生产日期或批号、生产者或生产单位、执行标准、包装日期，并附质量检验合格证等。

（二）贮存

应于通风干燥处或专门仓库室温下贮藏。仓储应具备通风除湿设备及条件，货架与墙壁的距离不得少于1 m，离地面距离不得少于50 cm。水分超过12%的冬凌草不得入库。库房应有专人管理，防潮，防止生虫、发霉。贮藏期应定期检查、消毒，保持环境卫生整洁，库存冬凌草商品应定期检查与翻晒。

（三）运输

运输工具或容器应具有良好的通气性，以保持干燥，并应有防潮措施，尽可能地缩短运输时间，同时不应与其他有毒、有害及易串味的物质混装。

历史沿革

20世纪70年代初，冬凌草以抗癌草药从河南民间草药发掘出来，后经中国科学院昆明植物研究所、河南医科大学、河南医学科学研究所、河南生物科学研究所进行的基原、成分、工艺、药理等多种研究，充分肯定其具有抗肿瘤、植物抑菌、防癌治病和改善口感等作用。随着对冬凌草药用价值的认可，以冬凌草为主要原料生产的中成药种类越来越多，对冬凌草资源的需求量也亦日益增加，但冬凌草一直处于野生状态，其产量、质量因受自然环境影响较大而很不稳定。为提高冬凌草综合开发的水平和质量，探索野生药物资源产业化开发的途径和模式，实现科学有序开发。"十五"期间，河南中医药大学开展了冬凌草野生变家种的研究，并在河南济源五龙口逯村建立了冬凌草规范化种植基地及20多公顷的现代规范化的种植示范园，辐射周边地区333余公顷。

作为药材冬凌草主产于太行山区，包括河南的济源、沁阳、焦作、鹤壁、辉县、林州及渑池，山西的垣曲、绛县、闻喜、阳城、泽州、陵川、壶关及平顺等地，其中河南占全国产量的95%。在诸多产地中，以济源王屋山的冬凌草质量在全国最优。2006年济源冬凌草获得地理标志产品保护证书，保护范围为济源五龙口镇、承留镇、邵原镇、下冶镇、克井镇、思礼镇、王屋镇等7个镇现辖行政区域。目前河南太行山已作为我国冬凌草的主要生产基地，在河南乃至全国的冬凌草生产中具有十分重要的地位。经过多年的发展，济源冬凌草种植面积已达3 330余公顷，从品种选育到规范化种植、科学化生产，从冬凌草系列产品的开发到产品的加工、销售，已形成了一条完整的产业链。

参考文献

［1］陈随清.冬凌草生产加工适宜技术［M］.北京：中国医药科技出版社，2018.
［2］董诚明，陈随清.冬凌草生产技术操作规程（SOP）初探［C］//中国药学会，中国植物学会.第八届全国中药和天然药物学术研讨会第五届全国药用植物和植物药学学术研讨会论文集，武汉：中国药学会，2006，281-285.
［3］王新民，李明，介晓磊，等.冬凌草GAP栽培技术标准操作规程［J］.安徽农学通报，2006，12（6）：142-144.

断 血 流

断血流为唇形科植物风轮菜 *Clinopodium chinense* (Benth.) O. Kuntze和灯笼草 *Clinopodium polycephalum* (Vaniot) C. Y. Wu et Hsuan 的干燥地上部分，是安徽"十大皖药"之一，具有止血的功效，用于崩漏、尿血、鼻衄、牙龈出血、创伤出血、子宫肌瘤出血等病证，是中医临床首选口服妇科止血药。风轮菜始载于1406年的《救荒本草》，灯笼草始载于1848年的《植物名实图考》，2005版《中国药典》收载断血流的基原即为上述两种植物。风轮菜分布于山东、浙江、江苏、安徽、河南、江西、湖北、湖南等地，灯笼草主要分布于陕西，甘肃、山西、河北、河南、山东、浙江、江苏、安徽、江西、湖南等地。据统计，霍山地区的断血流产量占全国的1/3，是断血流药材的主产区。

本篇所述药材即为唇形科植物风轮菜 *Clinopodium chinense* (Benth.) O. Kuntze的干燥地上部分，相关技术和规范适用于霍山地区主产药材断血流的生产加工。

一、产区生态环境

（一）海拔
适宜海拔为100 ～ 1 000 m。

（二）气温
适宜年平均气温为10 ～ 12.5℃。

（三）无霜期
适宜年平均无霜期为179 ～ 190 d。

（四）光照
适宜年平均日照时数为1 400 ～ 1 600 h。

（五）降雨量
适宜年平均降雨量为1 400 ～ 1 600 mm。

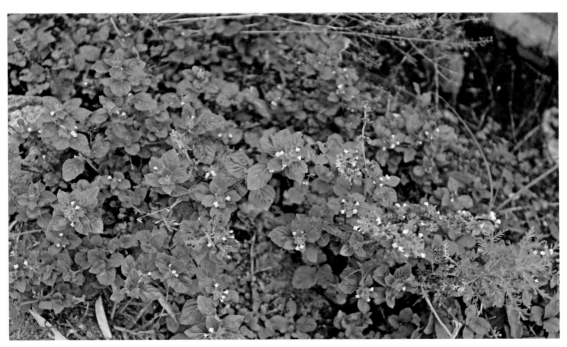

断血流原植物一

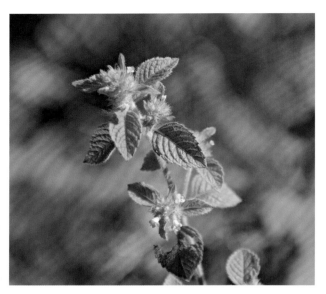

断血流原植物二

（六）土壤

适宜生长的土壤类型为黏土或壤土。

（七）地形地势

适宜向阳坡地或地势较高的平地，通风和排灌条件好。

二、选地整地

（一）选地

1. 环境质量要求 选择向阳、排水良好、土层深厚、疏松肥沃的地块，或坡度适中、通风良好的针叶林、阔叶林、针阔混交林的疏林地。

2. 空气、土壤及用水质量要求 同"艾叶"。

（二）整地

床土应整碎耙平，施足发酵底肥，浇足底水。将选好的地块每公顷撒施经无害化处理的有机肥15 000 ~ 30 000 kg，深耕细耙，整地作畦，畦面宽1.3 ~ 1.5 m或依地势而定，畦高15 ~ 20 cm，四周开挖好排水沟。疏林地采取块状整地，深耕25 ~ 30 cm。

三、繁殖方法

（一）留种技术

选择向阳、排水良好、土层深厚、疏松肥沃的平整地块，畦面整细耙平，即可播种。3月上旬将种子播到地里，采收时（夏季开花前）将长势矮壮的植株留下继续生长，到9月上旬至10月中旬，待种

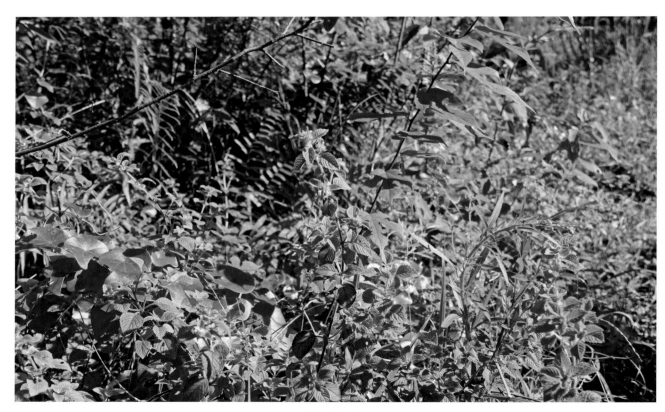

断血流生境一

子大部分呈黄色或棕黄色时收割，晒干脱粒，净选后，存放于阴凉干燥处备用。

（二）播种

翌年3月上旬，按行距20～25 cm开沟，沟深2～3 cm，种子尽量稀播，用适量细沙拌匀后均匀撒于沟内，细土覆盖压实，浇透水，每公顷用种量30 kg。

四、田间管理

（一）中耕除草

苗高10 cm左右，进行第1次人工除草，后视杂草生长情况，及时人工去除。

（二）施肥

播种前施经充分腐熟无公害的饼粕15 000 kg/hm^2。追肥在收获前1周进行，以后每收获一次追肥一次。

（三）排灌水

天气干旱时，在清晨或傍晚时分进行浇水保苗；遇有积水时，及时排除。

（四）病虫害防治

1. 防治原则　同"艾叶"。

2. 防治措施

（1）农业防治：① 及时摘除病叶或铲除病株烧毁。② 合理栽培密度，增加通风透光，减少病虫害发生的概率。③ 实行轮作。④ 清洁田园，消灭虫卵。

（2）物理防治：根据成虫具有趋光性和趋化性的习性，使用频振式杀虫灯或性诱剂。

（3）生物防治：释放松毛虫赤眼蜂可有效防控棉铃虫。

（4）化学防治：无登记可用于断血流的农药。

注：在生产实际中，药农针对断血流种植中常见的褐斑病会施用波尔多液等；针对棉铃虫会施用辛硫磷等。

五、采收与初加工

夏季开花前，晴天及时割取地上部分，除去泥沙，晒干。含水量不超过10%。

六、贮　存

将干品避光存放于阴凉、通风、干燥处，防火、防污染、防虫蛀、防鼠害。

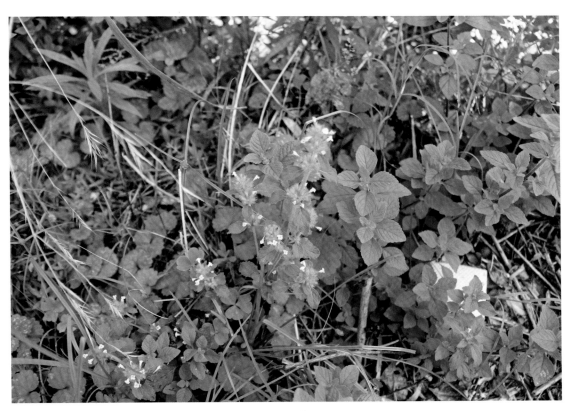

断血流生境二

历史沿革

断血流是20世纪70年代从安徽霍山民间发掘的止血药物，为安徽"十大皖药"之一。在20世纪60～70年代的"中草药群众运动"中，安徽霍山老药农刘西堂于1970年献出家传4代的外用止血秘方草药"断血流"，当时安徽省卫生部门号召成立了研究协作组，将断血流的止血作用列为重点项目进行研究。为了证实断血流收缩血管的作用，组织了寿县、金寨、霍邱等地县医院和上海曙光医院、国际妇幼保健院等多个单位，进行临床病例观察，表明断血流治疗外科创伤出血和外科功能性出血的治愈率分别达96.1%和87%。1971年开始对断血流外用止血作用进行实验，断血流粉剂，水、醇提取液，以及皂苷成分，均具有较好的止血作用。断血流第一次作为中药名收载于1975年出版的《安徽中草药》中。1977年版、1990年版《中华人民共和国药典》等均予以收录。

一直以来断血流药材主要依靠野生来源，随着野生资源的不断采挖，药材市场供不应求，安徽霍山开始规模化人工种植，年产量30万千克，产量占全国的1/3，是断血流的主产区，规范化生产技术对整个断血流产业的长足发展十分重要。

参考文献

[1] 杨友志，马磊，李耀亭.断血流栽培技术研究 [J].安徽农业科学，2014，42（33）：11662-11663.

[2] 李光燕，宋向文，盛文文，等.断血流药用历史及种质资源探讨 [J].中华医史杂志，2017，47（3）：149-151.

防　风

防风为伞形科植物防风 *Saposhnikovia divaricata* (Turcz.) Schischk. 的干燥根，具有祛风解表、胜湿止痛、止痉的功效，用于感冒头痛、风湿痹痛、风疹瘙痒、破伤风等病证。防风药用历史悠久，为我国常用大宗中药材。主产于黑龙江、吉林、辽宁、内蒙古、河北、山西、陕西、宁夏等省。防风于20世纪60年代开始人工引种驯化，各地栽培品种大多是当地野生变家种或从产地引种后多年种植人工选育的农家种，各地农家种在植株形态、习性等方面发生较大变化，产于东北地区（黑龙江、吉林、辽宁、内蒙古东部）的称为"关防风"，产于河北张家口及周边地区的称为"口防风"，产于陕西、甘肃等地的称为"西防风"，产于河北中东南部、山东、安徽、江苏等地的称为"东防风或水防风"。

本篇所述药材即为伞形科植物防风 *Saposhnikovia divaricata*（Turcz.）Schischk. 的干燥根，相关技术和规范适用内蒙古东部和张家口地区道地药材防风的生产加工。

一、产区生态环境

（一）海拔

适宜海拔为 400 ～ 1 500 m。

（二）气温

适宜年平均气温为−3 ～ 14℃。

（三）光照

适宜年平均日照时数为 2 700 h 以上。

（四）降雨量

适宜年平均降雨量为 300 ～ 500 mm。

（五）土壤

土壤以疏松、肥沃、土层深厚、排水良好的砂质

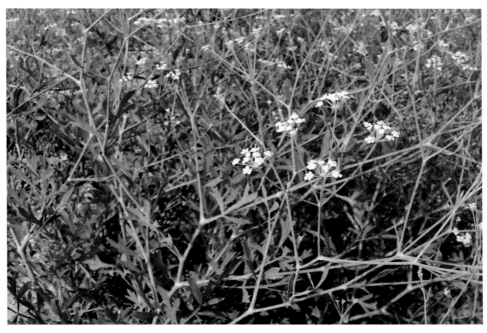

防风原植物

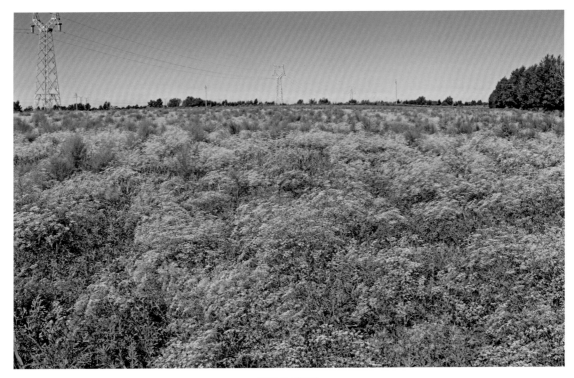

防风种植基地

土壤为好，pH为6.5 ～ 8.5，不宜在酸性大、黏性重的土壤中种植。土壤有机质不得少于40 ～ 60 g/kg，含全氮不得少于1.3 ～ 2 g/kg，速效磷不得少于10 ～ 400 mg/kg，速效钾不得少于70 ～ 400 mg/kg，速效氮不得少于80 ～ 500 mg/kg。

（六）地形地势

适宜选择地势高且干燥的向阳平原地区、山坡草地以及平地或小于15°的坡地。

二、选地和整地

（一）选地

1. 产地环境要求　应选择不受污染源影响或污染物含量限制在影响范围之内，生态环境良好的草原、山坡草地，以荒地为佳。

注：关防风栽培前茬作物以玉米等为宜，忌连作。

2. 空气、土壤及用水质量要求　同"艾叶"。

（二）整地

于栽培前一年秋季或当年春季进行整地，土壤深翻40 cm，同时一次性施足底肥，每公顷施充分腐熟的农家肥45 000 ～ 60 000 kg。结合翻地使土肥混合均匀后充足灌水。有灌溉条件的可作畦，畦高根据地下水位而确定，一般畦高10 ～ 25 cm，畦宽120 cm。没有灌溉条件的地方可以起小垄耕作。另外，在田间四周开好排水沟，排出雨后积水。

三、播　种

（一）种子选择

选择生长健壮、无病虫危害的2年以上植株所产种子。种子籽粒饱满，大小均匀，色泽鲜明，净度不低于80%，发芽率不低于70%。

（二）种子处理

播种前种子通常采用以下3种处理方法。

1. 常温催芽　播种前将种子用清水浸泡24 h，捞出后保持一定湿度在室内进行催芽处理；或把种子放于35℃温水浸泡2 ～ 3 h，捞出后放入盆中拌3 ～ 5倍细沙，置于20 ～ 25℃环境中催芽，待种子萌动时播种。

2. 越冬沙藏　部分地区将种子拌湿沙，比例为1∶3，置于室外越冬贮藏，可提高发芽率20% ～ 30%。注意不能使种子结冰或受热发霉。

3. 药剂拌种　用0.3% ～ 0.5%多菌灵与种子混合均匀，或0.8% ～ 1%高锰酸钾浸泡10 min，然后用清水冲洗2次，可以提高出苗率。

（三）播种时间

春播要在早春气温达到15℃以上时进行，一般为4月中旬。

（四）播种方法

采用直播法，分人工条播和机械条播。

人工条播：播种时，按行距20 cm开沟，深2～3 cm，将种子均匀撒于沟内，覆土1～1.5 cm，浇水，保持土壤湿润，等地表面半干时，镇压保墒。每公顷播种量30～45 kg。

机械条播：将处理过的种子置于谷物播种机的播种箱内，行距40～50 cm，每公顷播种量22.5～30 kg。播后及时镇压保墒。

四、田间管理

（一）间苗和定苗

在出苗后15～20 d，苗高3～5 cm时，进行间苗。待苗高10 cm以上时，进行定苗，苗距10～15 cm。

（二）中耕除草

第1年除草3次。间苗时进行第1次人工除草，避免伤及幼苗根系。7、8月中旬进行第2～3次锄草。第2年以后的防风可根据草害情况进行除草。

（三）追肥

结合灌溉，每年追肥2次，第1次于地上部茎叶生长盛期（7月上旬），即苗高15～20 cm时，每公顷施尿素150～225 kg、硫酸钾45～75 kg。第2次于根迅速增重期（8月上旬），每公顷施磷酸二铵300～450 kg。如果基肥多、土质良好，可以不追肥。

（四）灌溉

在播种后到出苗前，应保持土壤湿润。防风抗旱能力强，不需浇灌，只有遇严重干旱天气时适当浇水。雨季要及时排水，以防积水烂根。

（五）打薹促根

见花薹即除，避免开花消耗养分，影响根的发育。

（六）越冬期管理

一是要在10月底或11月上旬浇好越冬前的封冻水。要浇灌均匀。二是防止放牧和畜禽的践踏为害，做好田间管护工作。

（七）病虫害防治

1. 防治原则　同"艾叶"。

2. 防治措施

（1）农业防治：① 冬前将栽种地块深耕多耙，杀伤虫源、减少幼虫的越冬基数。② 与禾本科作物实行2年以上的轮作。③ 发病初期，摘除病叶，收获后清除病残组织，并将其集中烧毁。

（2）化学防治：无登记可用于防风的农药。

注：在实际生产中，药农针对防风种植中常见的白粉病会施用氨基酸络氨酮、全络合态代森锰锌、嘧菌酯等；针对斑枯病会施用醚菌酯等；针对根腐病会施用噁霉灵、全络合态代森锰锌等；针对黄凤蝶会施用氟啶脲、苦参碱等；针对黄翅茴香螟会施用高效氯氰菊酯乳油、氟啶脲乳油、辛硫磷乳油等；针对小地老虎会施用溴氰虫酰胺、茚虫威、辛硫磷乳油等；针对蛴螬会施用辛硫磷乳油等。

五、采　收

（一）采收期

人工栽培防风可以1年采收，也可以多年采挖。1年生防风达到药典标准，多年生栽培防风具有野生防风的形状特点，市场价格较高。

防风可于春秋两季收获，采收前需去除茎叶，于10月上冻前采收或春季萌芽前采收。

（二）采收方式

防风根部深入土中较深，嫩脆易断，小面积可人工采挖，大面积可用专用犁机械收割。

1. 人工采挖　收获时一般根长55 cm以上，可在畦的一边挖一条深沟，一行行掘起，看见根后，用手扒出，防止挖断。

2. 机械收割　在田地一头挖起，利用深挖机或长齿叉从一侧依次挖出，抖净泥土，或用震动式深松机起收，可深达40～50 cm。

六、产地加工

（一）干燥

采收后，摘去叶及叶残基，洗净泥土。置于阴凉地平铺风干。有条件地区可置于烘干室45℃烘干。

（二）扎把

晒至九成干，去掉须毛，按根的粗细分级，扎成1 kg的小捆，晾干即可。

七、包装、贮存及运输

（一）包装

包装材料应清洁、干燥、无异味、易回收、降解。包装标识应有品名、规格、批号、质量、重量、产地、生产日期、工号。

（二）贮存

包装好的产品贮存在清洁、干燥、无异味、无污染的库房中。库房应有专人管理，定期检查与养护，防潮、防霉变、防虫蛀，发现问题立即采取措施。

（三）运输

运输的车厢、工具或容器要保持清洁、通风、干燥，有良好的防潮措施，不与有毒、有害、有挥发性的物质混装，防止污染，轻拿轻放，防止破损、挤压，尽量缩短运输时间。

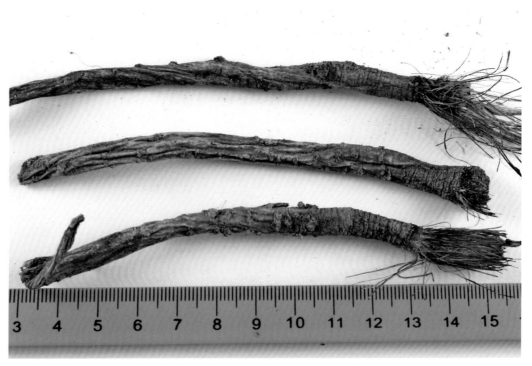

防风药材

历史沿革

防风在东汉《神农本草经》中记载："生川泽。"指出了防风的生长环境。魏晋《名医别录》记载："……一名茴草，一名百枝，一名屏风，一名兰根，一名百蜚。生沙苑（今陕西大荔洛、渭河之间）川泽及邯郸（今河北邯郸）、琅琊（今安徽滁州西南）、上蔡（今河南驻马店上蔡），二月、十月采根，曝干。"这里防风的药材产地记载多变。梁代陶弘景在《本草经集注》中记载："郡县无名沙苑。今第一出彭城（今江苏徐州）、兰陵（今山东临沂兰陵），即近琅琊者。郁州（今江苏连云港附近之云台山）互市亦得之。次出襄阳（今湖北襄阳）、义阳（今河南南部，信阳西部和南阳部分地区）县界，亦可用，即近上蔡者。"此时防风的产区记载更加广泛，认为较好者产于江苏和山东。

唐代《新修本草》记载：“今出齐州（今山东济南）、龙山（今山东日照莒县龙山镇）最善，淄州（今山东淄博）、兖州（今山东济宁）、青州者（今山东潍坊青州）亦佳。”此时的记载与之前的大致相同，指出山东产出者较好。

宋代《本草图经》记载：“生沙苑川泽及邯郸、上蔡，今京东（今河南商丘）、淮（今淮河一带）、浙州郡（今浙江宁波余姚）皆有之。”

清代《本草经解》记载：“防风气温，味甘，无毒。主大风头眩痛，恶风风邪，目盲无所见，风行周身，骨节疼痛，久服轻身，防风气温，禀天春和风木之气。”《本草便读》记载：“防风能通行一身，御外风，故名。”

民国时期《药物出产辨》道：“产黑龙江省洮南县，为最多。”此时第1次记载防风产自黑龙江地区。《本草药品实地之观察》记载：“因其有豫防风邪之效，故得是名。祁、平药肆之防风，又名口防风，乃河北省西北及东北一带山地产品。”

中华人民共和国成立后，《中药材手册》（1959）载：“张家口、承德两专区的尚义、张北、治源、古北口、丰宁等地产量大、质量好，俗称‘地道货’‘口防风’，其他如：保定、唐山等专区所产为山防风。”《药材资料汇编》（1959）载：“关防风产于黑龙江之安达、泰康、博克图、兴安、肇东、肇州、肇源等地（即滨州铁路线一带），及洮南、白城、洮安（即平齐铁路线一带）。内蒙之突泉、乾安。以上统称关防风。”《中医大辞典》记载：“又名屏风，关防风。主产吉林、黑龙江、内蒙古、河北等地。”《中国药材学》记载：“分布于东北及河北、山东、内蒙古。生于草原、干燥山坡。”《500味常用中药材的经验鉴别》对关防风有了具体描述：“关防风系防风中地道佳品，其外皮灰黄或灰褐（色较深），枝条粗长，质糯肉厚而滋润，断面菊花心明显。多为单枝。尤以产于黑龙江西部为佳，其主根发达侧根少，皮色棕黄，菊花心明显，被誉为‘红条防风’。”《现代中药材商品通鉴》记载：“主产于黑龙江省安达、泰康、肇州、吉林的洮安、镇赉，辽宁的铁岭等地，其中以黑龙江省产量大，品质佳，视为道地药材。”《金世元中药材传统鉴别经验》记载：“防风分布很广，主要分布于黑龙江、吉林、辽宁、内蒙古、河北等地。”东北三省产的防风素有“关防风”“东防风”之称，为著名的“道地药材。”1949年之后，“关防风”因为量大质优成为主流商品。

综上所述，历代本草文献记载防风的品种较多，以伞形科植物防风 Saposhnikovia divaricate 为主流，防风的产区有很大的变化，这个变化主要是防风的产地由南向北迁移，由关内移到了关外的东北和内蒙古东部地区。

防风的产地历史沿革见表16。

表 16 · 防风产地历史沿革表

年 代	出 处	产 地 及 评 价
汉	《神农本草经》	生川泽
魏晋	《名医别录》	生沙苑及邯郸、琅、上蔡
南北朝	《本草经集注》	今第一出彭城、兰陵，即近琅琊者
唐	《新修本草》	今第一出彭城、兰陵，即近琅者。郁州百市亦得之。次出襄阳、义阳县界，亦可用，即近上蔡者

续　表

年　代	出　处	产　地　及　评　价
宋	《本草图经》	生沙苑川泽及邯郸上蔡，今京东、淮、淅州郡皆有之
清	《本草备要》	黄润者良。上部用身，下部用梢
民国	《药物出产辨》	产黑龙江省洮南县，为最多
	《本草药品实地之观察》	祁、平药肆之防风，又名口防风，乃河北省西北及东北一带山地产品
现代	《药材资料汇编》	关防风产于黑龙江之安达、泰康、博克图、兴安、肇东、肇州、肇源等地（即滨州铁路线一带），及洮南、白城、洮安（即平齐铁路线一带）。内蒙之突泉、乾安。以上统称关防风
	《中医大辞典》	主产吉林、黑龙江、内蒙古、河北等地
	《中国药材学》	分布于东北及河北、山东、内蒙古。生于草原、干燥山坡
	《500味常用中药材的经验鉴别》	关防风系防风中地道佳品，尤以产于黑龙江西部为佳，被誉为"红条防风"
	《现代中药材商品通鉴》	主产于黑龙江省安达、泰康、肇州、吉林的洮安、镇赉，辽宁的铁岭等地，其中以黑龙江省产量大，品质佳，视为道地药材
	《金世元中药材传统鉴别经验》	主要分布于黑龙江、吉林、辽宁、内蒙古、河北等地。东北三省产的防风素有"关防风""东防风"之称，为著名的"地道药材"

参考文献

［1］王建华，楼之岑.中药防风的本草考证［J］.中国中药杂志，1989（10）：3-5，61.
［2］孙志蓉，杜永航，李月，等.防风产地及品种变迁的研究［C］//中华中医药学会.中华中医药学会第十届中药鉴定学术会议论文集，西安：中华中医药学会，2010：46-49.
［3］黄璐琦，王晓琴，李旻辉，等.防风生产加工适宜技术［M］.北京：中国医药科技出版社，2017.
［4］丁立威.关防风产销趋势分析［J］.中国现代中药，2012，14（3）：53-56.
［5］周希利，冯琦，金虎，等.东北寒冷地区关防风栽培管理［J］.特种经济动植物，2012（9）：33-34.
［6］许永华，黄忠军，刘双利，等.防风新品种'关防风1号'［J］.园艺学报，2016，43（6）：1221-1222.
［7］吕文义.东北地区关防风栽培模式［J］.科研技术推广，2014，12：202.
［8］曾丽君.防风质量标准研究及其质量开发［D］.沈阳：沈阳药科大学，2008.

粉　　葛

粉葛为豆科植物甘葛藤 *Pueraria thomsonii* Benth. 的干燥根，具解肌退热、生津止渴、透疹、升阳止泻、通经活络、解酒毒的功效，用于外感发热头痛、项背强痛、口渴、消渴、麻疹不透、热痢、泄泻、眩晕头痛、中风偏瘫、胸痹心痛、酒毒伤中等病证。粉葛为常用大品种药材，始载于《神农本草经》，民间食、药用历史悠久，为药食同源植物。野生资源由于掠夺式采挖，导致储量急剧减少，自然恢复较慢，人工种植日益增多，目前药用产区以广西为主，江西为粉葛第三大产区，也有作为药用。

本篇所述药材即为豆科植物甘葛藤 *Pueraria thomsonii* Benth. 的干燥根，相关技术和规范适用于江西上饶（横峰、德兴）、宜春（上高）、南昌及省内适生区道地药材粉葛的生产加工。

一、产区生态环境

（一）海拔

适宜海拔较低地区，多在 1 000 m 以下。

（二）气温

适宜年平均气温为 15 ～ 30℃，生长期最冷月的气温不低于 0℃，10℃及以上年积温 2 800 ～ 6 000℃。

（三）无霜期

适宜年平均无霜期为 250 ～ 346 d。

（四）光照

适宜年平均日照时数为 1 656 ～ 2 383 h，光能年总辐射率 10 704 kc 左右。

（五）降雨量

适宜年平均降雨量为 950 ～ 1 600 mm。

（六）土壤

以砂质红壤土为主，pH 为 6.0 ～ 8.0，土层疏松肥沃，富含有机质，土层厚度在 50 cm 以上。

（七）地形地势

选择坡度在 10°～ 25°的向阳坡地或地势较高的平地，通风和排灌条件好，保水保肥性好。

二、选地整地

（一）选地

1. 产地环境要求　要求生态环境良好。

2. 空气、土壤及用水质量要求　同"艾叶"。

（二）整地

清除土壤内石块、杂草，将土壤翻耕 30 ～ 40 cm，每公顷施高效硫酸钾型复合肥和生物有机肥各 450 kg 作基肥。如是新开垦的土地，且 pH 在 4.5 左右时，要先施生石灰 1 500 ～ 2 250 kg/hm^2，撒下旋耕，使土壤 pH ≥ 5。开沟起垄，按垄高 0.5 m、垄底宽 1.3 m、垄沟宽 0.5 m 的标准起垄。在垄面开施肥沟，沟宽约 60 cm，沟深 40 cm 以上。

三、育苗移栽

（一）育苗

1. 种蔓采集　11 月上旬至 12 月上旬，选择植株种性纯正、蔓条粗壮适中、节间较密，块根呈纺锤形或长条块状、大小适中，皮色光滑，无分叉、无病、无虫口、芽眼饱满的种株，采集离头部 30 ～ 150 cm 部分作为种蔓。

2. 种蔓催芽　采集后的种蔓用符合 NY/T 393 标准的杀菌剂处理，清水洗净，20 根扎成 1 小捆，平放于砂壤田中，深度为 15 cm，然后覆盖上一层砂壤土，湿度保持 70%以上，上面再盖上稻草或地膜，一段时间后（约为 2 个月），观察出芽情况，选择发芽良好的种蔓。

3. 种蔓扦插　扦插时间为 2 月初，宜选择天晴朗气温 10℃以上进行。将选择好的种蔓，切成节上端长 4 cm，下端长 6 cm，且切口平整的插穗，用略

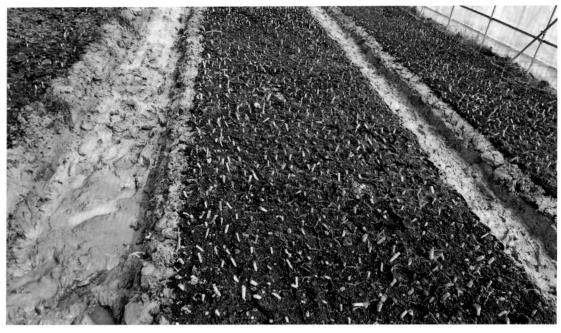

种蔓扦插

粗于插穗的小竹在育苗床中或营养钵中斜插1深孔，深度以芽刚好平贴土面为准，插入插穗后轻压实，插完后浇一次水，保持土壤湿润，然后搭小拱棚保温保湿，扦插株行距20 cm×20 cm。

4. 苗圃管理　待插穗完全成活后，人工除杂草，不能使用除草剂，视土壤情况浇水，保持苗圃土壤湿润，苗床温度以20℃左右为宜。当温度超过30℃时，应揭开棚两侧薄膜通风降温或喷水调节。移栽前，揭棚炼苗一周。起苗前应浇透水，以利起苗。用锄具或手轻起种苗，应保持种苗根系完整和减少对芽的伤害。

5. 扦插苗标准　芽长不超过5 cm；无病虫危害

和机械损伤；长出部分新根但长度不超过1.5 cm。

6. 扦插苗存放和运输　存放不应堆得过高引起扦插苗发热，影响成活率。运输应遮阳防雨，注意轻拿轻放，不能损坏嫩芽。扦插苗应12 h内定植完毕。

（二）移栽

一般在农历的春分后（3月中下旬）开始移栽，最晚不能超过农历的谷雨（4月20日左右），选择天气良好、日均气温稳定在15℃左右的条件下移栽，苗的成活率最高。

（三）移栽方法

在畦面土墩上打一个直径为5 cm洞，每洞施0.1 kg左右的钙镁磷肥与土拌匀，将种苗同一方向稍为倾斜插入（与地面成45°），插的深度以粉葛头或粉葛芽刚好贴地面为准，然后浇足定根水。种植大中苗时，每苗留根2～3条，剪去过多的根条和部分须根，成"品"字形斜插。株距100 cm，行距150 cm，每公顷定植6 750株左右。

（四）定植模式

1. 插架模式　离每株苗40 cm处插一支直径3～5 cm，长2.5 m左右的竹竿或木竿，竿顶部留一枝杈，引蔓上竿。

2. 匍匐（爬地）模式　按株距100 cm，行距150 cm交错定植，藤蔓沿地面匍匐生长。

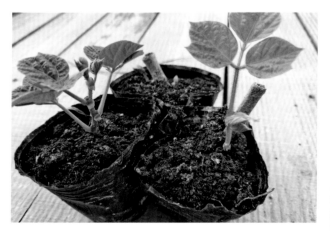

种蔓扦插苗

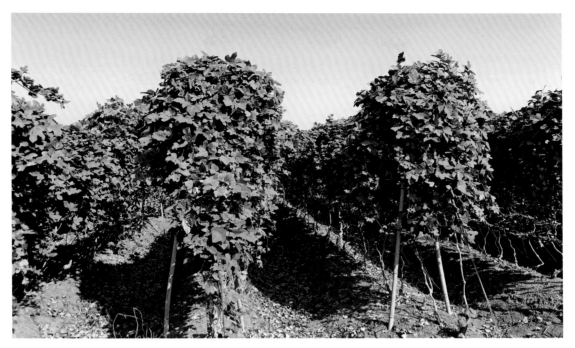

插架栽培

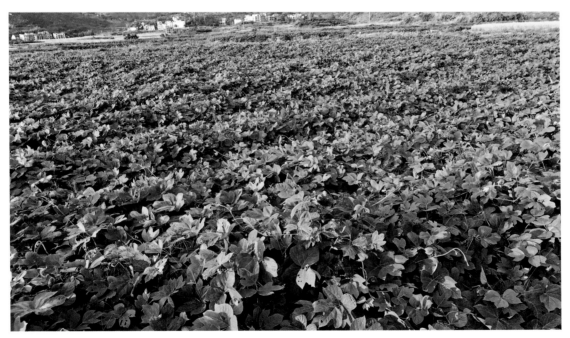

匍匐栽培

四、田间管理

（一）补苗

葛苗移栽10 d左右后注意及时检查，发现缺苗、死苗及时补苗。

（二）中耕除草

除草的时间和次数，可以结合粉葛的生长规律和杂草的繁茂程度进行。

定植后，第1年中耕3次，第1次在齐苗后，第2次在6～7月，第3次在冬季落叶后。

第2年起,中耕除草3次,第1次为齐芽后,第2次在8月。中耕人工除去杂草,不能使用除草剂。

(三)灌溉与排水

粉葛耐旱怕涝,土壤持水量低于25%,可以适量浇水,保持土壤湿润;遇连阴雨天应及时排水防涝。

(四)整枝

1. 选留主蔓 选取最长、最粗壮、顶芽完好无虫害的一条或者两条藤蔓作主蔓,若主蔓顶芽受风吹折断或被虫咬断,选择最近顶部所分生出来的侧枝作主蔓,及早将侧蔓抹掉。

2. 引蔓和提蔓 插架定植:当苗长到50 cm左右时,要及时进行引蔓,将藤蔓引向插入的竹竿或木杆上绑好,引蔓方向从右到左,使其逆时针方向缠绕,引蔓最适宜在天气晴朗,无风下午进行。

匍匐定植:当蔓长到1.2 m时,每行葛藤向同一方向理顺提蔓。

3. 整枝 剪侧枝:为合理调节养分流向,当藤蔓长到1.5 m左右时,把所有侧枝全部除去,集中养分供主蔓生长。

插架定植模式:藤蔓长到1.5～2 m时,剪去嫩梢,以促进分枝长叶,增强光合作用,促进块根膨大,主蔓长超过400 cm后,用人工切除弱枝、过密枝、病虫枝等,将主蔓挂在竹竿或木竿上部支架上,整枝时间宜在7月上中旬。

匍匐栽培模式:在4月、6月和8月进行整枝,当主蔓达到1.5 m左右时,要适时摘心打顶。

(五)露头

定植后第1年,块根直径在3～5 cm时,将粉葛头部位的泥土小心挖开,深度不超过5 cm。露头应在雨后进行。

(六)松土

土壤板结时,应及时松土,深度为30 cm左右,注意不要伤及粉葛块根。

(七)施肥

1. 施肥原则 施有机肥为主,适当补充少量的化肥,不能施用含氯元素的复合肥。苗期每年6月中旬以前,施速效氮肥作催苗肥,并配施少量的磷、钾肥。6月中旬以后,以含磷、钾为主的有机肥,配施

少量氮肥,以促进块根膨大。所用肥料要符合NY/T 394规定。

2. 施肥方法 藤蔓长到20 cm左右时,勤施薄施有机肥;藤蔓达到1 m时,每公顷施硫酸钾型复合肥;粉葛膨大时,6月下旬,重施有机肥,配以适量硫酸钾型复合肥。

(八)病虫害防治

1. 防治原则 同"艾叶"。

2. 防治措施

(1)农业防治:采取农业技术综合措施、调整和改善粉葛的生长环境,以增强粉葛对病虫害的抵抗力,创造不利于病原物和害虫生长发育或传播的条件,得以控制、避免或减轻病、虫的危害。如培育壮苗、中耕除草、合理施肥、排水防涝、清洁田园、轮作倒茬等。

(2)物理和生物防治:如利用杀虫灯、释放害虫天敌等。

(3)化学防治:无登记可用于粉葛的农药。

五、采收

(一)采收期

宜在田间生长18个月后采收,采收期以翌年11月到第3年3月为宜。

(二)采收方式

采收前切断地上所有藤蔓,清理出种植区。采收时整株挖起,可人工采挖或小型挖掘机采挖,但注意不要伤及块根表皮。

六、产地加工

(一)产地加工原则

鲜根采收后,不要长时间堆放,尽快干燥,防止发霉。从采收到干燥尽量在36 h之内完成。

(二)加工方法

1. 净制 块根采收后,用毛刷去除表面泥土和沙粒。

2. 切制 依据要求,将块根切厚约1 cm的厚片或边长为1～2 cm的立方块。

3. 干燥 将切好的厚片或立方块晒干,或置于烘房中烘干。

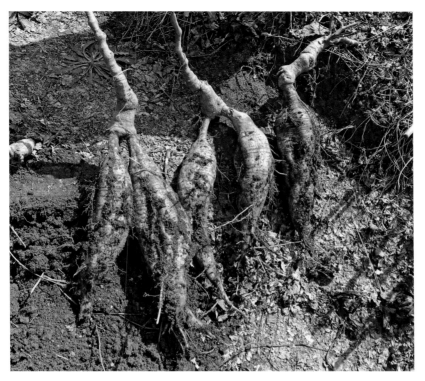

采收

七、包装、贮存及运输

（一）包装

干燥后的药材可用编织袋包装，在包装袋上注明产地、等级、净重、毛重、生产日期、生产者、批号等。

（二）贮存

加工产品贮存在清洁卫生、阴凉干燥、通风、防潮、防虫蛀、防鼠、无异味的库房中，定期检查贮存情况。

（三）运输

运输工具应清洁卫生、干燥，不允许含有化学物品。

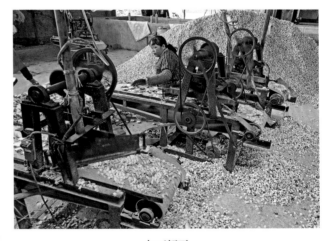

加工切丁

历史沿革

历代本草所提到产粉葛的地区分别为汶山、南康、庐陵、越州会稽郡、婺州东阳郡、信州、眉州通义郡、剑州普安郡、龙州灵郡、成州、海州等。《本草经集注》曰："南康、庐陵间最胜，多肉而少筋，甘美。但为药用之，不及此间耳。"指出南康（今江西赣州地区）、庐陵（今江西吉安地区）是粉葛的主产地，且味甜适合食用。《新唐书·地理志》土贡粉的州郡有越州会稽郡（今江浙一带）、婺州东阳郡（今浙江金华地区）、信州（今江西上饶）、眉州通义郡、剑州普安郡、龙州灵郡。《本草品汇精要》以江浙、南康、庐陵为道地。《植物名实图考》曰："今则岭南重之，吴越亦勘，无论燕、豫、江西、湖广、皆产葛。"

粉葛分布于江西、广西、广东、湖南、贵州、四川等多地。自20世纪60年代，粉葛由野生变家种，年产鲜葛约6万千克，除药用外，也作为食用。其中，广西、广东产粉葛多作食用。江西等地主要作为饮片及中成药投料使用，为药用粉葛主产区。2002年横峰获得了"中国葛之乡"称号，2007年，"横峰葛"获得国家地理标志保护产品。

江西自"十五"以来，将粉葛药材纳入国家中药材规范化种植（江西）基地建设和国家中药现代化科技产业（江西）基地建设内容。目前，全省规范化种植860余公顷，已有种苗基地约133公顷，育有赣葛1号等5个新品种，种苗销售至全国多个省份。

参考文献

［1］吴志瑰，邓可众，葛菲，等.葛类中药的品种沿革、产区及品种考证［J］.江西中医药大学学报，2020，32（1）：1-4.
［2］王艳，欧昆鹏，江文，等.粉葛空心、褐斑病害防治技术［J］.长江蔬菜，2020（4）：74.
［3］宋建予.卢氏县葛根生产的气候适应性分析［J］.宁夏农林科技，2013，54（4）：115-116.

佛　手

佛手为芸香科植物佛手 *Citrus medica* L. var. *sarcodactylis* Swingle 的干燥果实,具有疏肝理气、和胃止痛、燥湿化痰的功效,用于肝胃气滞、胸胁胀痛、胃脘痞满、食少呕吐、咳嗽痰多等病证。佛手药用历史悠久,为常用大宗中药材,亦为著名的川产道地药材。道地产区位于四川盆地的边缘山区。

本篇所述即为芸香科植物佛手 *Citrus medica* L. var. *sarcodactylis* Swingle 的干燥果实,相关技术和规范适用于四川盆地边缘山区道地药材佛手的生产加工。

一、产区生态环境

(一)海拔

适宜海拔为 400 ～ 700 m。

(二)气温

适宜年平均气温为 18℃左右。

(三)无霜期

适宜年平均无霜期为 350 d 左右。

(四)光照

适宜年平均日照时数为 1 500 h。

(五)降雨量

适宜年平均降雨量为 1 000 ～ 1 200 mm,环境平均相对湿度＞80%。

(六)土壤

适宜土层深厚、疏松肥沃、富含有机质的微酸性土壤。

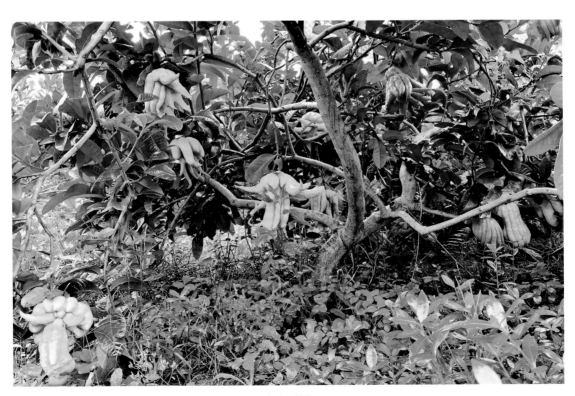

佛手原植物

（七）地形地势

选择地势向阳、排水良的地带。

二、选　地

1. 产地环境要求　喜气候温暖，光照充足，雨量充沛，土壤肥沃。佛手苗圃地可选择土层较厚、疏松的壤土或砂壤土。

2. 空气、土壤及用水质量要求　同"艾叶"。

三、育苗移栽

（一）扦插育苗

1. 扦插时间　春季2～3月或秋季8～9月均可。

2. 插条选择　选择7～8年生的壮龄佛手植株，生长旺盛、无病虫害的健壮枝条。

3. 扦插方法　将佛手健壮枝条剪去嫩梢，截成10～20 cm的插条，去掉叶片，下端剪成马蹄形斜口，斜插于苗床，露出地面1/3。插穗分老枝和嫩枝，嫩枝为当年春梢，秋季扦插，株行距6 cm×20 cm，插后搭棚遮阴，经常浇水保持土壤湿润，至发根后除去荫棚，松土，施粪水1～2次。老枝为头年生老枝，株距15～26 cm，插后苗床需盖草，适当浇水，发根后除去盖草，清除杂草每月施粪水1次。

4. 扦插密度　每公顷扦插22.5万～30万株。

5. 苗床管理　晴天浇水保湿，雨天排水防涝，苗高10 cm时抹去弱芽，每株仅留下1个壮芽，每月追肥1次以粪水为主，每次22 500～30 000 kg/hm²。追肥应选阴天进行，前期肥宜清淡，逐渐加浓，并结合除草松土。

（二）栽植

1. 栽植时间　春季或秋季均可，以2月气温转暖，春季萌芽前栽植最好。

2. 选种苗　选高50 cm以上，无病虫害的壮苗，剪除分枝和顶端的1/3，留主干30～35 cm。

3. 栽植方法　按行株距3 m×3 m开穴，穴径50 cm，深30 cm以上，先施一层堆肥或厩肥，每穴1株，栽后填入细土，浇足定根水。

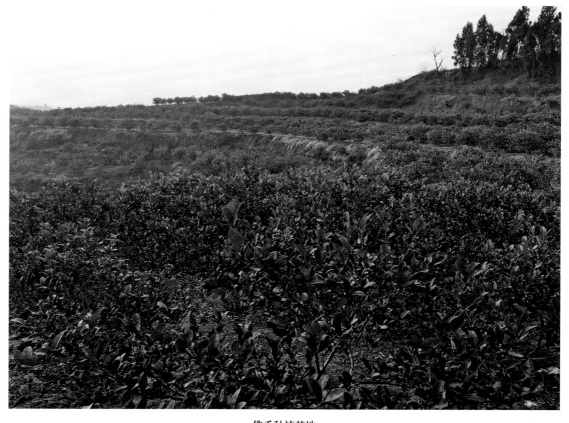

佛手种植基地

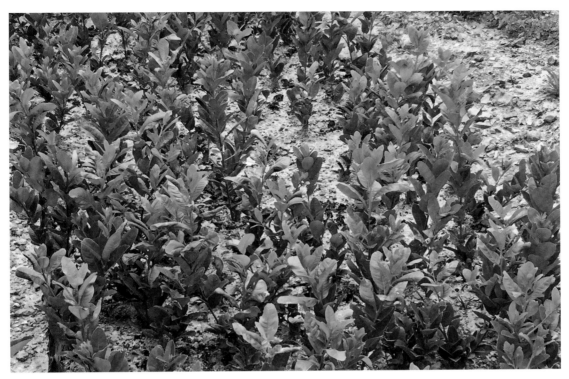

种苗

四、田间管理

（一）施肥

定植后2～3年，每1～2个月施清淡粪水，幼树期宜施低浓度肥，挂果现蕾时停止施肥，挂果后每隔半月施肥一次，采果后重施饼肥、粪肥。

3～4年开花初结果后，每年只需施春、夏、冬三次肥料即可。春肥在2月现蕾前施，追施浓肥，连续3～4次，每次间隔7 d左右，水肥浓度逐渐提高，以不伤根为原则；夏肥在夏至前后施，施肥效较长的肥料；冬肥在10～11月采果后施，重施浓肥。肥料以人畜粪尿和饼肥为主，人畜粪肥每株每次用量10 kg左右，饼肥每株每次用量0.5 kg，施后覆土盖平。

（二）整形修剪

1. 整枝　树冠修成圆头形，经2～3年培育使形成一定树冠，成年树修剪，以轻剪为主，开花时要除去多余的雄花和雌花，每短枝留1～2朵雌花。

2. 摘芽　移栽当年必须摘心抹芽，留一主干，其余50 cm以下的芽全部抹去，上部留3～5个壮芽即可，便于形成茎干。之后每年初春或秋季采果后修剪一次，剪去枯枝、病枝、弱枝、老枝、过密枝，以利于通风透光，秋季新长出的新梢，剪去顶端1/3左右，以促进抽生结果短枝。开花期间，5月上旬将主干和大枝上的春芽全部摘掉，便于营养积累，开花结果。

3. 弯枝　为避免主干徒长，促进分枝，扩大树冠，移栽后第2年植株长至1 m左右，选晴天中午进行第1次弯枝，弯枝时，将竹片一端绑在枝条上用力慢慢往下拉至枝条离地面70 cm左右时，将竹片另一端固定在地上即可。以后每年9～10月采果后，需要将向上生长的枝条进行弯枝。

（三）中耕除草

每年3次，清明前后、大暑前后、霜降后进行。中耕除草前期宜深，后期宜浅。

（四）病虫害防治

1. 防治原则　同"艾叶"。

2. 防治措施

（1）生物防治：依靠天敌进行防治，即以虫治虫、以菌治虫、以菌治病。例如投放捕食螨，用于防治红蜘蛛。

（2）物理防治：采用黄板、诱虫灯、人工捕杀

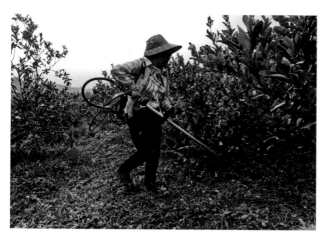

除草

等方式诱杀害虫。

（3）化学防治：无登记可用于川佛手的农药。

注：在生产实际中，药农针对川佛手种植中常见的溃疡病会施用波尔多液、代森铵等；针对炭疽病会施用波尔多液、代森锌、多菌灵等。

五、采 收

佛手栽培4～5年开始开花结果。果实从8月起陆续成熟，分批采收。当果皮由绿色开始变成浅黄绿色，表面细孔消失，皮色嫩薄而呈现亮光，质地由硬变软时，选择晴天用枝剪剪下，到冬季采完为止。

六、产地加工

果实采后晾晒3～5d，待大部分水分蒸发后，顺切成4～7mm厚的薄片，及时晒干或低温烘干。要求做到干燥、无虫蛀、无霉点或黑斑点。以个大、芳香、青皮白肉为佳。

七、包装与贮存

（一）包装

佛手药材干燥后，按不同商品规格分级后包装。包装袋上必须注明产品名称、重量、产地、销售单位名称、地址、生产日期、储藏条件等。

（二）贮存

清洁卫生、阴凉干燥、通风、防潮、防虫蛀、无异味的库房中，定期检查和养护，发现霉变、虫害，及时进行无害化处理。

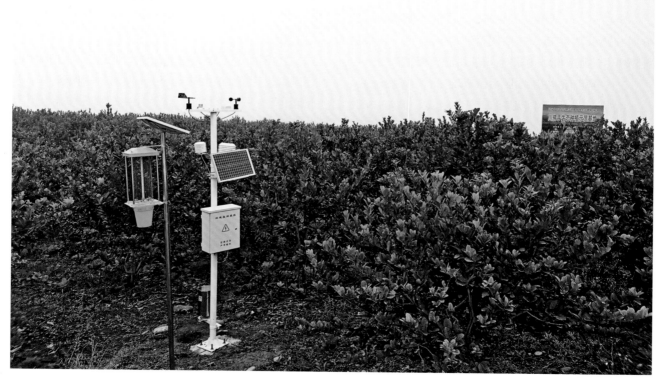

佛手种植中诱杀害虫

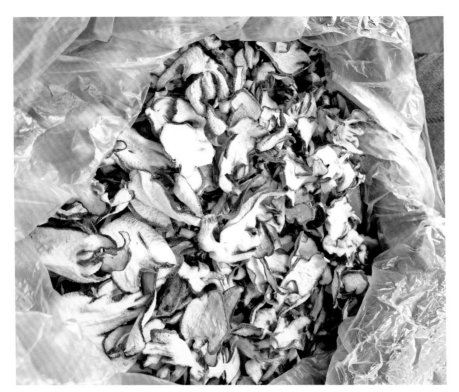

佛手药材

历史沿革

佛手产于四川永川、沐川、犍为、雅安、泸州、宜宾、合江、内江、乐山,重庆云阳、开州、江津、綦江、涪陵等地区及周边地区。

唐代《本草拾遗》曰:"枸橼生岭南……味辛酸。"宋代《本草图经》"枸橼……今闽广、江南皆有之,彼人但谓之香橼子"。明代《本草纲目》曰:"枸橼,产闽广间……其实状如人手,有指,俗呼为佛手柑。"明代《本草品汇精要》:"香橼条下[地][图经曰]:生闽、广、江西,今南方多有之。"清代《雅州府志》卷五"物产篇"记载:"雅安县和芦山县产佛手、香橼、柑子。"可见,佛手在四川省内栽培至少有260年历史。现代《药材资料汇编》载:"佛手产地分五类:广佛手、建佛手、川佛手、云佛手、兰佛手,其中广佛手为全国主产地,川佛手主产地为四川合江,其次为重庆万州,宜宾亦有少量出产。"《中药材产销》载:"四川的合江、犍为、沐川、雅安;重庆的云阳、江津为佛手主产地。"

综上分析,历代本草所载佛手可能为枸橼嫁接沿革的变种。从产地来看,古本草多以福建、广东、广西为佛手的道地产区和主产地,近代文献中药用佛手主产地为广东、四川,且对四川佛手均较为推崇,产量大,品质优,以片张完整、绿皮白肉、气清香著称,逐渐成为川产道地药材,西南地区习称"川佛手",鉴于"川佛手"概念早在清代已有,因此本标准采纳"川佛手"称谓。

佛手产地历史沿革见表17。

表 17 · 佛手产地历史沿革表

年　代	出　　处	产　地　及　评　价
清	《雅州府志》	雅安县和芦山县产佛手、香橼、柑子
现代	《药材资料汇编》	川佛手主产地为四川合江，其次为重庆万州，宜宾亦有少量出产
	《中药材产销》	四川的合江、犍为、沐川、雅安；重庆的云阳、江津为川佛手主产地

参考文献

［1］万德光，彭成，赵军宁.四川道地中药材志［M］.成都：四川科学技术出版社，2005.

［2］肖培根.新编中药志：第2卷［M］.北京：化学工业出版社，2002.

［3］徐鸿华.南方药用植物栽培技术［M］.广州：南方日报出版社，2001.

［4］王康才.中药材种养关键技术丛书：杜仲　厚朴　黄柏　肉桂　玫瑰　佛手　栀子　山茱萸　吴茱萸［M］.南京：江苏科学技术出版社，2002.

［5］徐贵禄.佛手无公害栽培与应用［M］.北京：中国农业出版社，2002.

茯　苓

茯苓为多孔菌科真菌茯苓*Poria cocos* (Schw.) Wolf的干燥菌核，具有利水渗湿、健脾、宁心的功效，用于水肿尿少、痰饮眩悸、脾虚食少、便溏泄泻、心神不安、惊悸失眠等病证。茯苓药用历史悠久，为常用大宗中药材，亦为著名的道地药材，道地产区位于云南楚雄、普洱、临沧、大理、丽江、迪庆及其周边区域。

本篇所述药材即为多孔菌科真菌茯苓*Poria cocos* (Schw.) Wolf的干燥菌核，相关技术和规范适用于云南楚雄、普洱、临沧、大理、丽江、迪庆及其周边地区道地药材茯苓的生产加工。

一、产区生态环境

（一）海拔
适宜海拔为1 400 ～ 2 600 m。

（二）气温
适宜年平均气温为13.5 ～ 18℃。

（三）降雨量
适宜年平均降雨量为1 000 ～ 1 630 mm。

二、选地整地

（一）选地
1. 产地环境要求　茯苓在山坡种植为最佳，选择排水良好的东、南、西向，坡度为10 ～ 25°的山坡，前茬为生地或3年内未种植过茯苓的地块，土层厚、土为沙土且肥沃，无白蚁；或同等位置的山坡，有直径不低于12 cm的松树在规划内可进行砍伐或已

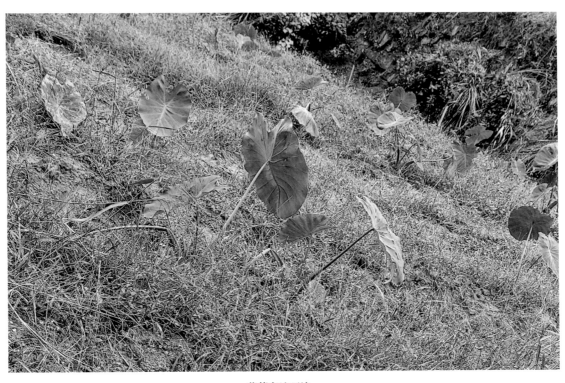

茯苓产地环境一

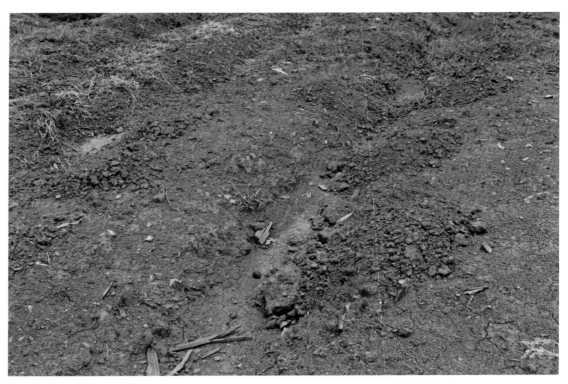

茯苓产地环境二

砍伐且保留有树蔸未挖除者。

2. 空气、土壤及用水质量要求　同"艾叶"。

（二）整地

地块选好后，在春节前后1个月内翻耕。翻耕深度应在50 cm以上，使土壤疏松、藏气，有利于茯苓生长，并能减少病虫害。翻耕前清除所有杂草、灌木及石块。在播种前1个月，再进行第2次翻耕，打碎土块。若曾有白蚁为害，需用杀白蚁药进行土壤消毒。之后顺着山势等高线开窖，因地块多不规格，所开窖的规格依地块而定，多以单个30～40 cm深，20～40 cm宽，85～90 cm长为宜，或宽30 cm左右，长度以便于管理为宜，底呈20°～30°的坡度较缓的斜面。地块周边挖排水沟，以避免积水。

三、栽培技术

（一）备料

1. 段木备料法　备料时间一年四季均可，以8月至次年2月为宜。松树的树干、枝干及树桩等均可种植茯苓，以树龄15～20年、胸径10～20 cm的中龄松树为最佳。松树砍伐后，选择直径12 cm以上的

树干、枝干，纵向间隔削去3～5面树皮，露出木质部，以削一半留一半为宜，俗称"削皮留筋"。晒至木质出现裂缝，锯成50～110 cm的段木，以"井"字形堆码待用，垛上盖草席或塑料薄膜，防止雨淋生霉。切忌用树皮与木质部已经或即将分离的材料栽培茯苓。

2. 树蔸备料法　秋、冬季砍伐松木，选择直径12 cm以上、树皮留存、木质无虫蚁蛀蚀的树桩，将其周围1.5 m范围内的杂草、灌木铲除干净，深挖0.8 m左右，露出树桩和根部。然后间隔铲去树兜上的4面树皮，露出木质部。树根一般留4～6条，留根长度1～1.5 m，间隔铲去3面的皮，将其余的截断。搁置6个月以上，干透后待用。

（二）接种

1. 选种　菌种盛装容器完整无损，硅胶塞或无棉塑料盖应干燥、洁净、松紧适度，能满足透气和滤菌要求，容器（瓶或袋）完整无破损，菌丝长满容器，菌丝体洁白浓密、生长健旺均匀，布满菌袋内，菌丝体尖端可见乳白色露滴状分泌物；紧贴袋壁，无干缩、无松散、无软化；菌丝无发黄、发黑、斑块；特异香气浓郁，无酸、臭、霉等异味；无杂菌。

2. 接种时间　备料后，在次年4～6月接种，或9月末至10月初接种。

3. 接种方法

（1）段木接种：选择晴天进行下窖和接种。检查段木，去除杂质或剔除霉变，清水浸泡2 h。视段木形状、大小及场地的坡度，将段木顺序排放，木质部对应木质部，每窖放段木10 kg左右，周围用土壤固定。

菌引接种：每窖用菌种1袋。将窖内中、细木段的上端削尖，然后将栽培种瓶或袋倒插在尖端，或将菌种袋一端一侧撕开，将暴露菌种的一面靠接于段木截面上，或将菌种倒出，集中接在段木截面上，再放一层段木或加盖1层木片及树叶。每组段木均要进行接种，覆土8～15 cm，培土呈梳背形，起利水作用。栽培场行间、周围打好排水沟。窖面前期盖上草，防雨淋和起保温作用。

肉引接种：据木段粗细采取上二下三或上一下二分层放置。接种时用干净刀剖开新鲜茯苓菌核，将苓肉面紧贴段木，苓皮朝外，用手压紧，用土覆盖。边剖边接，接种量根据地区、气候等条件而定，一般50 kg木段用2.5～10.0 kg种苓。

（2）树蔸接种：每年5～8月接种最佳，在树蔸近根处打孔或开槽，深度约10 cm，放入茯苓菌种或新鲜菌核，压实，然后用新砍松木片封（盖）好，并在接种处盖土，厚度约10 cm即可。接种量视松树蔸的大小而定：一般直径在25 cm以下的接一个点即可；30 cm左右的要接2个点；35 cm以上的需接3～4个点。

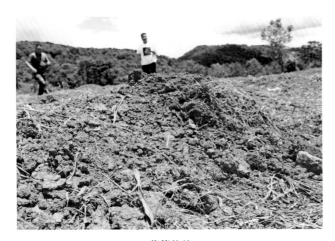

茯苓栽种

四、田间管理

（一）查窖补种

接种后7～10 d，于晨露未干之前检查苓场，若厢面土壤干燥，即表示接种成活，否则要补换新菌引。

从侧面把土挖开，若发现段木下段已有白色菌丝生长，闻之有茯苓气味，可确定为茯苓菌丝。若发现死菌和不上菌的茯苓窖，应隔7～10 d再检查1次。若第2次检查仍不见茯苓菌丝，方可开窖从其他已上菌的段木中取出1段调到未上菌的窖内。或将未上菌的段木全部挖出，晒干水分，将剥口重新削过，重新接种。

（二）覆土掩裂

一般接种后4个月茯苓生长较快，易顶开土层，更应及时覆土掩裂，避免茯苓露出地面。

（三）排水

接种后立即清理栽培场周围的排水沟，种植期间保持排水沟道顺畅，雨后要清沟排水。降雨较多或暴雨时，可在接种处覆盖薄膜，防止雨水渗入种植沟内。若长时间降雨，窖内积水，应及时将窖下端沙土扒开，露出料筒，日晒半日再覆土，防止烂窖。

（四）除草

接种后场地上应及时除草，并防止人畜践踏。

（五）病虫害防治

1. 防治原则　同"艾叶"。

2. 防治措施

（1）农业防治：① 选择未栽种过茯苓的地块，选择地块时避开蚁源。② 清除腐烂树根。③ 在周边挖封环形防蚁沟，沟内撒石灰粉或以臭椿树叶等。④ 加强接种过程消毒防护，栽培过程科学管理等措施。⑤ 遇到烂腐病发病后应及时查清除污染部位，短期翻土晾晒，严重者清窖换料重新接种。

（2）化学防治：如确需使用，应按照农业管理部门批准使用的农药进行化学防治。

五、采　收

（一）采收期

一般春季接种的当年的10～11月采收，或于次年4～5月采收，秋季接种的次年4～5月采收。

（二）采收方式

选晴天，挖出新鲜菌核，保持菌核完整，避免损伤外皮，除去泥土。

茯苓成熟的标准：苓场覆土不再出现新的裂隙，苓皮颜色开始变深，表面无白色花纹，菌核已变硬；段木木质呈现腐朽状。如此即表示菌核已经成熟，可以起窖收获。

六、产地加工

茯苓的产地加工以前多直接干燥为茯苓个，或趁鲜切制为片、块等，但是由于茯苓个润后切制过程复杂，现多直接趁鲜切制后再干燥。

（一）发汗

在阴凉通风处地面铺稻草，然后将新鲜茯苓逐层堆放，上面用草席、麻袋或塑料薄膜盖严，让其发汗，待"出汗"后摊晾，蒸发掉多余水分；反复多次，待菌核表皮面上起皱纹，呈暗褐色，表明大部分水分已散失，即可进行加工。

（二）蒸制

由于发汗受环境影响大，过程时间长，对经验要求高，不易控制。因此产地现多采用蒸制后再加工的方式。取大桶或专用蒸锅，将茯苓放入，密封，然后蒸制 1～2 h，待菌核全部蒸至透心，取出晾凉，即可加工。

（三）切制

剥去茯苓菌核外皮，即为茯苓皮，剥皮时应尽量不带苓肉下来。按颜色将苓肉分为白苓、赤苓并剥离，用刀具或机器切制成块状（厚约 1 cm）或片状（厚约 3 mm），一般呈不规则状、长方形或根据定制规格切制，修边，即为茯苓块或茯苓片；赤苓一般仅切为块，称赤苓块。中心有木心者即为茯神，一般切制成方形块。

（四）干燥

将切出的茯苓块、片摊放在竹席或竹筛上阴干；或在烘房中使用炭火烘干或炕干，温度控制在 50～60℃；或使用烘干设备烘干，至水分达到15%以下即可。烘干或炕干时应注意排烟，避免茯苓被熏有异味或变色。

七、包装及贮存

（一）包装

一般茯苓块、茯神块使用编织袋盛装，茯苓片用纸盒或纸筒盛装，规格不一，封口。密封包装内应放置防潮剂。外包装上应有明显标签，注明产品名称、

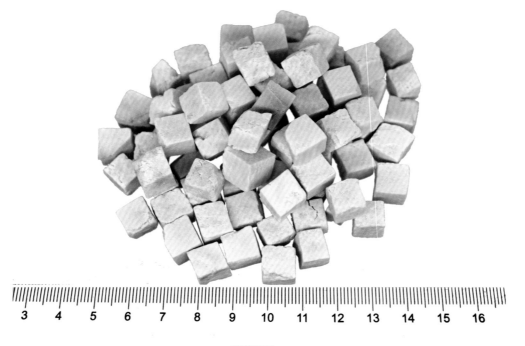

茯苓药材一

规格、重量、产地、生产单位名称、地址、生产日期、储藏条件等，并附有质量合格的标志信息。

（二）贮存

置于清洁卫生、阴凉干燥、通风、防潮、防虫蛀、无异味的库房中，控制温度在30℃以下，相对湿度70%以下。库内设托盘，有货架最佳；茯苓堆放时离地置于托盘或货架上，定期检查和养护，发现霉变、虫害，及时进行无害化处理。

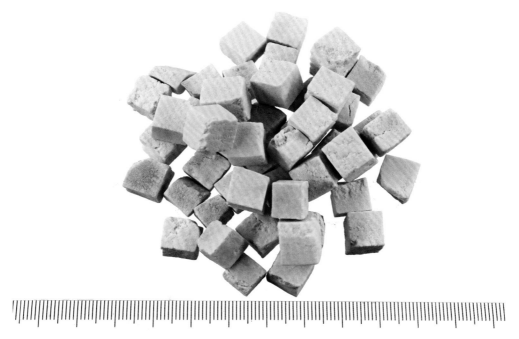

茯苓药材二

历史沿革

茯苓在《神农本草经》中被称为"伏苓"，称："一名茯菟，生山谷。"

魏晋《名医别录》云："其有抱根者，名茯神，生太山大松下……"文中第一次明确了茯苓的产地，以及生长环境。

南北朝陶弘景《本草经集注》记载其"今出郁州，彼土人乃故研松作之……"产地由原太山变为郁州（今连云港），为有记载以来产地的第1次变迁。

宋代《本草图经》云："茯苓……今泰、华、嵩山皆有之。出大松下……今东人采之法：山中古松久为人斩伐者，其枯折搓，枝叶不复上生者，谓之茯苓拨。见之，即于四面丈余地内，以铁头锥刺地；如有茯苓，则锥固不可拔，于是掘土取之。其拨大者，茯苓亦大……"本书阐述了当时茯苓的主产地，并详细描述了茯苓的采收方法。《证类本草》云："今太山亦有茯苓，白实而块小，而不复采用。第一出华山，形极粗大。雍州南山亦有，不如华山者……"《宝庆本草折衷》云："生太山山谷大松下，及嵩高、三辅、泰华、西京，郁雍州。今所在有松处有之……"宋代的三份记载中可知，优质茯苓的标准与前代相同，但是最佳产地多次变迁，可见当时对茯苓品质要求之高。

明代《太乙仙制本草药性大全》云："云南、贵州者独佳，产深山谷中，在枯松根地……"本书提出云贵地区产出的茯苓"独佳"。《本草蒙筌》云："茯苓……近道俱有，云贵（云南、贵州）独佳。产深山谷中，在枯松根底……"本文的记载亦尊崇云贵产出的茯苓为"独佳"。

清代《本草从新》云："松根灵气结成，产云南色白而坚实者佳，去皮（产浙江者、色虽白而体松、其力甚薄、近今茯苓颇多种者、其力更薄矣）。"文中第一次明确了最佳的茯苓产地为云南，而无贵州，可见，从明至清，道地茯苓的产区进一步地缩小，且从颜色、质地、药效等方面与其他产区进行了对比，说明产于云南者佳。《顾松园医镜》云："生于古松之下，感土木之气而生，产云南，白而坚实者佳。"

民国时期《药物出产辨》云："【茯苓】以云南产者为云苓，最正地道，质黏不能刨片。产安徽省者名安苓，选起最好者为排苓，又名天生苓。"

《中华本草》记载："分布于吉林、安徽、浙江、福建、台湾、河南、湖北、广西、四川、贵州、云南。主产于云南、安徽、湖北等省，其他省区大多有栽培生产。"

综合以上文献记载可知，茯苓药材的品质评价标准在南北朝时期即已初步明确，而其道地产区却在不断的变迁，且主要以山区为主，最初的泰山、华山、嵩山等均曾为茯苓的道地产区，而其产出茯苓的品质却随着时间的推移而下降，逐渐被其他产地取代。历代医家通过品质和药效，对比不同产区产出茯苓的优劣，从明代开始，云南成为茯苓的道地产区之一，到清代成了唯一的道地产区，至今盛而不衰。

茯苓产地历史沿革见表18。

表18 · 茯苓产地历史沿革表

年　代	出　处	产地及评价
明	《太乙仙制本草药性大全》	云南、贵州者独佳，产深山谷中，在枯松根地……小如鹅卵，大如龟鳖人形，并向沉重结实（四五斤一块者愈佳）
清	《本草从新》《顾松园医镜》	产云南，色白而坚实者佳，去皮（产浙江者、色虽白而体松，其力甚薄，近今茯苓颇多种者，其力更薄矣）
	《滇海虞衡志》	茯苓，天下无不推云南，曰云苓。滇之茯苓甲于天下也
民国	《药物出产辨》	以云南产者为云苓，最正地道，质黏不能刨片。产安徽省者名安苓，选其最好者为排苓，又名天生苓
现代	《中华本草》	分布于吉林、安徽、浙江、福建、台湾、河南、湖北、广西、四川、贵州、云南。主产于云南、安徽、湖北等省

参考文献

［1］幺厉，程慧珍，杨智.中药材规范化种植（养殖）技术指南［M］.北京：中国农业出版社，2006（5）：1201-1206.
［2］於小波，昝俊峰，王金波，等.我国茯苓药材主要产区资源调查［J］.时珍国医国药，2011，22（3）：714-716.
［3］付杰，王克勤，苏玮.茯苓菌种质量标准及检验规程［J］.时珍国医国药，2009，20（3）：533-534.
［4］李苓，王克勤，边银丙，等.湖北茯苓菌种生产技术规程［J］.中国现代中药，2011，13（11）：28-31.
［5］和积飞，谭林彩.茯苓生产栽培技术［J］.现代农村科技，2009（20）：8.
［6］徐雷，陈科力，苏玮.九资河茯苓栽培关键技术及发展演变［J］.中国中医药信息杂志，2011，18（6）：106-108.
［7］杨艳娟，陈光明，阮金华，等.茯苓栽培技术探讨［J］.园艺与种苗，2015（12）：30-31，62.
［8］方毅.茯苓产地加工与炮制一体化研究［D］.合肥：安徽中医药大学，2017.
［9］许甜甜.茯苓菌种制备技术及产地加工研究［D］.合肥：安徽中医药大学，2013.

附　子

附子为毛茛科植物乌头 *Aconitum carmichaelii* Debx. 的子根加工品,具有回阳救逆、补火助阳、逐风寒湿邪的功效,用于亡阳虚脱、肢冷脉微、阳痿、宫冷、心腹冷痛、虚寒吐泻、阴寒水肿、阳虚外感、寒湿痹痛等病证。附子被誉为"回阳救逆第一要药""药中四维",其药用历史悠久,为常用大宗中药材。附子为著名的川产道地药材,其道地产区位于四川绵阳江油及其周边的平坝及丘陵地区。

本篇所述即为毛茛科植物乌头 *Aconitum carmichaelii* Debx. 的子根的加工品,相关技术和规范适用于四川江油及周边地区道地药材附子的生产加工。

一、产区生态环境

(一)海拔

大田栽培适宜海拔为 450 ～ 600 m,种根培育适宜海拔为 1 000 ～ 2 000 m。

(二)气温

适宜年平均气温为 15 ～ 16℃。

(三)无霜期

适宜年平均无霜期 > 270 d。

(四)光照

适宜年平均日照时数 > 1 320 h。

(五)降雨量

适宜年平均降雨量为 1 000 ～ 1 200 mm。

(六)土壤

对土壤较为严格,应选择土层深厚、疏松、肥沃的壤土或砂壤土。

(七)地形地势

选择地势较高的阳坡,排水良好又有灌溉条件的地带。

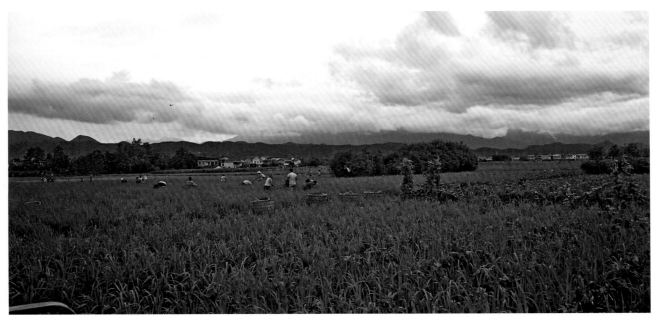

附子种植基地

二、选地整地

（一）选地

1. 产地环境要求　喜土层深厚、疏松、肥沃、排水良好又有灌溉条件的绵砂、细砂土壤。黏土或低洼积水地区不宜栽种。

注：忌连作，前作为水稻、玉米等，以水稻最好，轮作周期2～3年。

2. 空气、土壤及用水质量要求　同"艾叶"。

（二）整地

前茬作物收获后，于8月下旬翻地晒垡。11月上旬深翻30～40 cm，结合深翻，每公顷施腐熟农家肥22 500～45 000 kg、腐熟油枯1 500～2 250 kg、过磷酸钙750～1 500 kg（含P_2O_5 105～210 kg），反复耙细3次，使肥料与土壤混匀。

（三）开厢

厢宽80～90 cm，沟宽10～20 cm，沟深10～20 cm。

三、栽　种

（一）选种

选择产于四川青川、北川、安州、平武、布拖、汶川、江油等海拔1 000 m以上地区的健壮、大小适中、无霉烂及伤痕的种根作栽种材料，单个种根重10～15 g为最佳。栽种前用50%多菌灵可湿性粉剂800倍液浸种5～10 min。

（二）栽种时间

11月中下旬（立冬后）栽种，最晚不超过12月底。

（三）栽种方法

在整好的厢上双行错窝，行距24 cm，窝距12～15 cm，窝深14 cm，每窝栽1个，芽头向上，每隔7～10株在窝外多栽1～2个种根作补苗用。每公顷用种15万～19.5万个。栽后将厢沟内细土搂至厢面，覆土5～10 cm，成瓦背形。

四、田间管理

（一）搂厢、清沟、补苗

2月初（立春前后），将厢上的大土块扒入沟内，整细后培于厢面，并将沟底铲平。幼苗全部出土后，将弱株、病株、异常株带土拔除并烧毁，并用石灰对窝消毒后，再将健壮预备苗带土补栽。

（二）除草

生长期应及时人工除草，直到收获。

（三）追肥

追肥2次。第1次在补苗后施提苗肥，每公顷施腐熟油枯1 050～1 200 kg，复合肥（氮：磷：钾=16：16：16）40 kg；第2次在3月中下旬（春分前后）第1次修根后，每公顷施腐熟农家肥15 000～30 000 kg。复混肥料（或复合肥料）应符合GB 15063的规定。施肥方法为两株间挖浅窝，将肥料施于窝内覆土。每次追肥后进行清沟、整理厢面，使厢面保持瓦背形。

（四）灌溉排水

保持土壤湿润，遇干旱及时灌溉，灌水不可淹至厢面；雨季及时排水。

（五）修根

生长期进行2次修根。第1次修根在4月上旬（清明前后），第2次修根在5月上旬（立夏前后）。先将基部叶片摘除，然后用铲子将植株根部附近的泥土扒开，现出母根及子根，每株只留1～2个生长良好且较大的子根，其余子根全部铲除；修完一株接着修下一株，将后一株扒出的泥土覆盖于前一株。

（六）打顶摘芽

4月中旬（第1次修根7～8 d后）打顶，全株留叶10～12片，打顶后及时摘除腋芽。

（七）病虫害防治

1. 防治原则　同"艾叶"。

2. 防治措施

（1）农业防治：① 实行水旱轮作。② 选用无病虫害的健壮种根做种。③ 栽种前，清理田间，适度深翻晾晒，病叶残株及杂草集中烧毁。④ 加强水肥管理，雨后及时排水，保持田间排水通畅，厢面不积水。⑤ 发病后及时拔除病株，集中烧毁。

（2）化学防治：无登记可用于川附子的农药。

注：在生产实际中，药农针对川附子种植中常见的白绢病、叶斑病、霜霉病、根腐病会施用石灰或多菌灵、波尔多液、退菌特等；针对白粉病会施用甲基硫菌灵、波美0.3°石硫合剂等；针对蛀心虫会

施用辛硫磷等；针对蛴螬会施用敌百虫等；针对根结线虫会施用波尔多液等。

五、采 收

（一）采收期

6月中下旬（夏至后）采收，最晚不超过7月上旬（小暑）。

（二）采收方式

将整株挖起，切除茎叶，抖去泥沙，将子根与母根分开，去掉须根。

六、产地加工

（一）泥附子

除去母根、须根及泥沙。

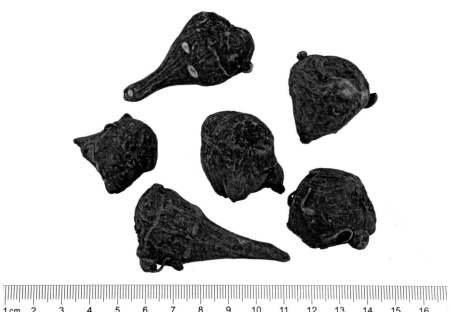

附子药材一

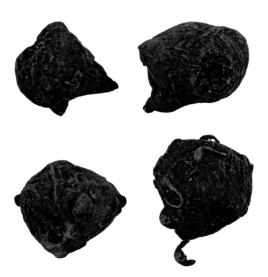

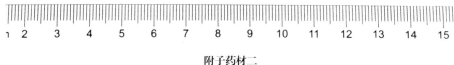

附子药材二

（二）盐附子、黑顺片、白附片

以泥附子为原料，按《药典》"附子"项下的"盐附子、黑顺片、白附片"的规定进行加工。

七、包装、标识与贮存

（一）包装

泥附子、盐附子、黑顺片、白附片应符合SB/T 11182的规定，且泥附子、盐附子还应符合《医疗用毒性药品管理办法》的规定。

（二）标志

泥附子、盐附子应符合《医疗用毒性药品管理办法》的规定，且包装材料上必须印有毒性药材标志。

（三）贮存

应符合SB/T 11094、SB/T 11095的规定。

历史沿革

四川江油明确作为附子药材的道地产区最早可见于《新修本草》，其谓："天雄、附子、乌头等，并以蜀道绵州（今四川绵阳）、龙州（今四川平武为主体，包括今青川、江油等地）出者佳。余处纵有造得者，气力劣弱，都不相似。江南来者，全不堪用。"自宋代就大量栽培附子，距今已有1 000多年历史，所产附子质量最佳。历史上附子、川乌有其他产区——武都、三辅、犍为、少室、朗陵、江左、齐鲁等地，即产在中国的黄河流域和长江流域广大地区，大多来源于野生。目前附子、川乌栽培集中在四川绵阳（江油、安州区为主）、四川凉山（布拖为主）、陕西汉中（城固、南郑为主）、云南大理、云南丽江等产区，辽宁、河南、山东、甘肃、江苏、安徽、浙江、江西、福建、湖南、湖北、贵州、广西等地亦有分布，诸地也恰在今长江流域和黄河流域，印证了从汉至今，附子、川乌产地大体上是一致的。

江油附子道地药材形成模式主要是生产技术主导型，具有精细而繁复的修根打尖栽培技术和精湛独特的加工炮制技术。由于四川江油加工附片历史悠久，传统经验丰富，其加工产品在海内外享有很高声誉，目前栽培于陕西和云南的附子（泥附子）采挖后大都销往四川江油进行炮制加工后出售。

最早采用"川附子"之名的当为《普济方》中治疗风虫牙痛的处方："川乌头、川附子生研，面糊丸小豆大。每绵包一丸咬之。"清代《药性切用》《外科全生集》均以"川附子"之名介绍附子，另《医宗金鉴》多个处方中用"川附子"。民国《增订伪药条辨》提出"四川成都彰明产者为川附"。

综上，江油地区是古今公认的附子唯一道地产区，所产附子质量最佳，且栽培加工历史悠久。江油附子为国内外知名的川产道地药材之一。

附子的产地历史沿革见表19。

表19·附子产地历史沿革表

年 代	出 处	产 地 及 评 价
汉	《范子计然》	附子，出蜀（今四川）、武都（今甘肃南部）中白色者善
唐	《新修本草》	天雄、附子、乌头等，并以蜀道绵州（今四川绵阳）、龙州（今四川平武为主体，包括今青川、江油等地）出者佳。余处纵有造得者，气力劣弱，都不相似。江南来者，全不堪用……天雄、附子、侧子并同用八月采造

续 表

年 代	出 处	产 地 及 评 价
宋	《本草图经》	乌头、乌喙，生朗陵（今河南确山南）山谷。天雄生少室（今河南嵩山）山谷。附子、侧子生犍为山谷及广汉，今并出蜀土。然四品都是一种所产，其种出于龙州……其苗高三、四尺已来，茎做四棱，叶如艾，花紫碧色作穗，实小紫黑色如桑椹。本只种附子一物，至成熟后有四物……绵州彰明县多种之，惟赤水一乡者最佳
	《彰明附子记》	绵州（今四川绵阳）故广汉地，领县八，惟彰明（今四川绵阳江油）出附子。彰明领乡二十，惟赤水、廉水、会昌、昌明（今四川绵阳江油太平镇河西乡、让水乡、德胜乡和彰明镇）宜附子……合四乡之产，得附子一十六万斤已上。然赤水为多，廉水次之，而会昌、昌明所出微甚……种出龙安及龙州齐归、木门、青堆、小平（今四川安县、青川、平武、江油等地山区）者良
明	《本草品汇精要》	［地］《图经》曰：生犍为山谷及广汉，龙州、绵州、彰明种之，惟赤水一乡最佳。［道地］梓州（今四川三台地区）、蜀中（今四川中部地区）
	《本草纲目》	【释名】其母名乌头。［时珍曰］初种为乌头，象乌之头也，附乌头而生者为附子，如子附母也。乌头如芋魁，如芋子，盖一物也。别有草乌头、白附子，故俗呼此为黑附子、川乌头以别之。诸家不分乌头有川、草两种，皆混杂注解，今悉正之。【集解】……［时珍曰］乌头有两种，今出彰明者即附子之母，今人谓之川乌头是也。春末生子，故曰春采乌头。冬则子已成，故冬采为附子……其产江左、山南（泛指长江以东地区）等处者，乃《本经》所列乌头，今人谓之草乌头者是也……宋人杨天惠著《附子记》甚悉，今撮其要，读之可不辩而明矣
民国	《增订伪药条辨》	炳章按：附子，八九月出新。四川成都彰明产者为川附，底平有角，皮如铁，内肉色白，重两许者，气全最佳。性潮，鲜时用盐渍腌，盖不腌易烂。然经盐渍过，性味已失，效力大减，景岳先生已辨之详矣。陕西出者为西附，黑色干小者次
	《药物出产辨》	产四川龙安府江油县。六月新

参考文献

［1］万德光，彭成，赵军宁.四川道地中药材志［M］.成都：四川科学技术出版社，2005.

［2］国家中医药管理局《中华本草》编委会.中华本草：第三册［M］.上海：上海科学技术出版社，1999.

［3］黄勤挽，周子渝，王瑾，等.附子道地性形成模式的梳理与考证研究［J］.中国中药杂志，2011，36（18）：2599-2601.

［4］王岚，崔永亮，丁建，等.四川附子的道地性与道地性迁移［J］.资源开发与市场，2014，30（10）：1232-1234.

［5］黄勤挽，周子渝，王瑾，等.附子商品规格梳理及形成模式研究［J］.成都中医药大学学报，2011，34（2）：83-85.

覆 盆 子

覆盆子为蔷薇科植物华东覆盆子*Rubus chingii* Hu 的干燥果实，是药食同源的传统中药材，具有益肾固精缩尿、养肝明目的功效，用于遗精滑精、遗尿尿频、阳痿早泄、目暗昏花等病证。野生华东覆盆子在安徽、江苏、浙江、江西、福建和广西等地有分布，根据第四次全国中药资源普查，华东覆盆子主要分布在长江中下游以南和天目山以北的大部分区域。

本篇所述药材即为蔷薇科植物华东覆盆子*Rubus chingii* Hu 的干燥果实，相关技术和规范适用于安徽宣城宣州、宁国、广德及邻近地区主产药材的覆盆子生产加工。

一、产区生态环境

（一）海拔

适宜海拔为 100 ～ 1 500 m，其中在 300 ～ 500 m 产量最高。

（二）气温

适宜年平均温度为 15 ～ 16℃。

（三）无霜期

适宜年平均无霜期为 240 ～ 265 d。

（四）光照

适宜年平均日照时数为 1 784 ～ 1 971 h。

（五）降雨量

适宜年平均降雨量为 1 430 ～ 1 475 mm。

（六）土壤

对土壤要求不严，但以富含腐殖质的酸性土壤为宜。

（七）地形地势

适宜地势较平坦的浅山区、阳坡。

二、选地整地

（一）选地

1. 环境质量要求　覆盆子适应强，一般林地、坡耕地、荒山荒坡、农田均可种植，喜温暖湿润，要求有光照良好的散射光，对土壤要求不严格，适应性强，但以土质疏松、富含腐殖质、保水保肥力强及排水良好、pH 6.5 左右的中性砂壤土、红壤及紫色土为宜。

2. 空气、土壤及用水质量要求　同"艾叶"。

（二）整地

1. 林地、坡耕地、荒山荒坡　水平带状整地，带间距 2.5 ～ 3.0 m，带面挖宽 0.8 ～ 1.0 m，按 1.2 ～ 1.5 m 的间距挖种植穴，每公顷定植 3 000 株。

2. 农田　深翻后做高畦，沟深 25 cm 以上，四周做深沟排水。宽 2.2 ～ 2.5 m，按 1.5 m 间距挖种植穴。种植穴规格为：40 cm×40 cm×40 cm，挖穴后及时回填表土 20 cm。

3. 林下　林下间种植栽培密度因地制宜。乔木林下种植应避开林冠，香榧、油茶林套种间距应不小于 2.5 m。

三、繁殖方法

栽培上主要采用根蘖繁殖。5 月中旬，母株应保持土壤湿润、疏松、营养充足，选择发育良好的根蘖苗，保持间距 10 ～ 15 cm，剪去顶端枝条，在阴天连根挖出，挖时宜深，分成单株，当日即移栽，注意保留较多侧枝和主根。

四、田间管理

（一）中耕除草

每年 8 ～ 9 月进行 2 次中耕除草。

（二）肥水管理

秋季施用经无害化处理的农家肥 30 000 ～

45 000 kg/hm²，在开花和果实发育期各追肥1次，每次每株施经充分腐熟无公害的饼粕200 g。同时，做好排灌水工作，遇天旱适时浇水，保持土壤湿润，遇大雨及时排除积水，防止落花落果。

（三）修剪整形

1. 春季修剪　春季花芽萌发前修剪，剪去其二年枝顶部干枯、细弱枝条，促使留下的枝条发出强壮的结果枝。疏去基部过密和污染有病虫害的枝条，每丛保留7～9个粗壮枝条，待长至1.5 m左右，摘顶，控制营养生长。

2. 夏季修剪　初夏果实采收后，剪去全部的当年结果枝，保留当年新萌发枝条，修剪后使得每丛保留12～15个均匀分布的健壮枝条。

3. 秋季修剪　秋季或初冬，剪去枯枝、病枝、弱枝、疏剪密枝。

（四）病虫害防治

1. 防治原则　同"艾叶"。

2. 防治措施

（1）农业防治：① 及时疏沟排水，降低田间湿度，保持通风透光。② 拔除病株，病穴撒石灰消毒。③ 多施充分腐熟的有机肥。

（2）化学防治：无登记可用于覆盆子的农药。

注：在生产实际中，药农针对覆盆子种植中常见的叶斑病会施用代森锰锌等。

五、采　收

5月上中旬，果实已饱满，颜色由绿变绿黄时手工采摘，放入竹筐中。

六、产地加工

除去梗叶花托与泥土后，沸水烫2～4 min，晒干，筛去灰屑，拣净杂物。成品以果粒完整、色呈黄绿、略带酸味、无梗叶屑者为佳。

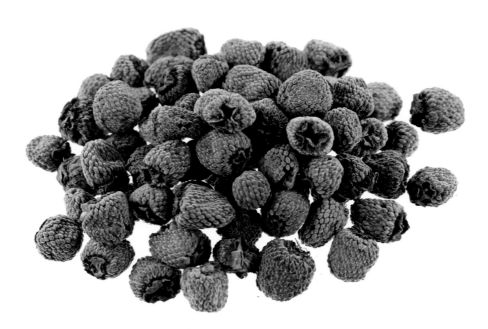

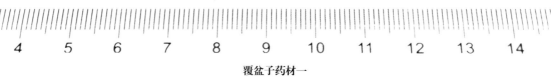

覆盆子药材一

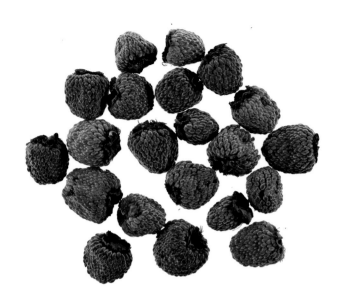

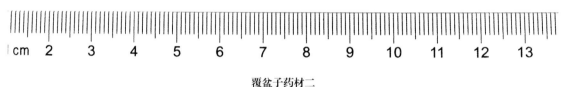

覆盆子药材二

历史沿革

中药材覆盆子的野生资源仅分布于江苏南部、安徽南部、浙江、福建、江西、湖南南部及东部，广东北部和广西东部，其中安徽南部、浙江、江西是主产区。20世纪80年代，随着以覆盆子为原料的药品、食品、保健品、化妆品的发展，市场需求量增加，野生资源遭遇毁灭性的采摘与破坏，规模化人工种植逐渐兴起，其中最早种植的地区是江西德兴、浙江台州、淳安等地，目前江西德兴种植覆盆子约400公顷，浙江台州等地种植约800公顷，安徽皖南地区从2009年开始零星种植，自2013年开始，从安徽宣城、宁国、旌德等迅速扩展到周边地区，如青阳、石台、歙县、休宁等，皖南地区种植面积达1 333公顷，仅安徽宣城地区近667公顷。宣城的覆盆子具有个大、饱满、粒整、色泽好、药效佳、食用价值高等优良品质，具有良好的开发利用前景。

参考文献

［1］张玲，邱晓霞，岳婧怡.HPLC法同时测定覆盆子中鞣花酸和5种黄酮成分的含量［J］.中药材，2017，40（11）：2625-2628.
［2］张珂，王德群.安徽省悬钩子属药用植物资源［J］.现代中药研究与实践，2005，19（3）：44-46.
［3］刘岳炎，胡超宗，田荆祥，等.掌叶覆盆子和蓬蘽的生物学特性［J］.浙江林学院学报，1993，10（4）：467-474.
［4］程丽珍.覆盆子的质量标准研究［D］.合肥：安徽中医药大学，2013.

甘　草

　　甘草为豆科植物甘草 *Glycyrrhiza uralensis* Fisch. 的干燥根和根茎，是我国传统常用大宗中药材。结合历代本草对甘草药材性状描述，古代所用甘草皆为（乌拉尔）甘草，胀果甘草与光果甘草未见描述。甘草具有补脾益气、清热解毒、祛痰止咳、缓急止痛、调和诸药的功效，用于脾胃虚弱，倦怠乏力，心悸气短，咳嗽痰多，脘腹、四肢挛急疼痛，痈肿疮毒等病证，以及缓解药物毒性及烈性等作用。甘草药用历史悠久，历代本草对其产地多有记述。甘肃、宁夏、内蒙古西部及陕西和山西北部地区为历代本草记载的甘草主要道地产区，该地区依然为现代甘草的自然分布区。随时代变迁，甘草道地产区有东移之势，至明清时期产地逐渐扩展到河北北部至内蒙古东部地区。《中国道地药材》将甘草分为东西两大产区，西甘草产于内蒙古中西部、陕西北部、宁夏及甘肃等地区，东甘草产于内蒙古东部及河北、山西和东北部分地区。其中杭锦旗及其周边的甘草又称"梁外甘草"，巴彦淖尔及其周边的甘草又称"王爷地甘草"。

　　本篇所述药材即为来源于豆科植物甘草 *Glycyrrhiza uralensis* Fisch. 的干燥根及根茎，相关技术和规范适用于内蒙古鄂尔多斯杭锦旗、巴彦淖尔或周边生境相近地区道地药材甘草的生产加工。

一、产区生态环境

（一）海拔

　　适宜栽培海拔为 1 000 ～ 1 500 m。

（二）气温

　　适宜年平均气温为 6 ～ 8℃，1 月均温为 -14 ～ -8℃，7 月均温为 22 ～ 24℃，10℃ 以上活动积温为 2 500 ～ 3 200℃。

（三）降雨量

　　适宜年平均降雨量为 150 ～ 300 mm，集中于 7 ～ 9 月。

（四）土壤

　　适宜土壤类型以栗钙土、棕钙土、灰钙土、淡碳酸盐褐土、黑垆土和荒漠化盐化草甸土为主，微碱性。

二、选地整地

（一）选地

　　1. 产地环境要求　育苗地宜选择地势平坦、土层深厚、具有一定肥力且地下水位低的砂质壤土，并具有一定排灌条件，pH 为 8.0 左右。

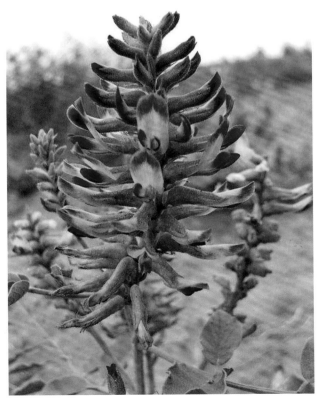

甘草原植物

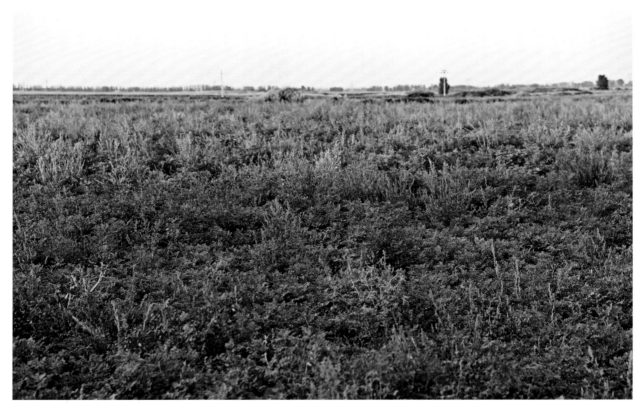

甘草种植基地一

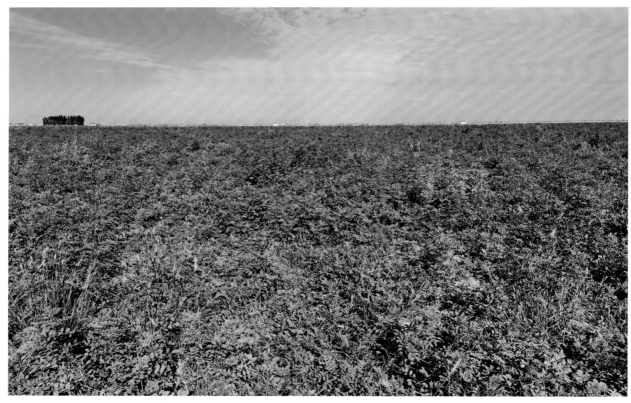

甘草种植基地二

种植地宜选择土壤肥沃、土质疏松、土层深厚、排水良好的砂质土壤。轮作作物宜选择禾本科植物。

2. 空气、土壤及用水质量要求　同"艾叶"。

（二）整地

1. 苗床的准备

（1）整地：育苗头一年秋季（10月中下旬）深翻（30～40 cm）晒土。10月下旬至11月上旬灌封冻水。播种前（4月下旬至5月上旬）再翻耕（30～45 cm），土壤耙平。

（2）施基肥：基肥以腐熟有机肥为主，可适量配施长效复合肥，结合上年秋季或当年春季深翻，施肥量因土地肥力情况而异。提倡测土配方施肥，鼓励使用微生物肥和专用肥。

（3）做畦：根据育苗地土壤灌溉方式确定育苗方法和做畦方式。采用漫灌育苗，做宽10 m，长30 m的平畦；采用喷灌育苗，可不做畦，每隔30 cm作一土垅。

2. 大田整地　规划出平地、坡地、防风林带、灌溉渠道等位置，移栽前一年秋季深翻，移栽前耙糖整平，渠系配套，畦的面积依照地块而定。同时将腐熟农家肥均匀撒在地面，结合整地与土壤充分混匀，灌足底水备栽。

三、育苗移栽

（一）播种育苗

1. 种子质量要求　选择道地产区，去除杂质、破损和不饱满的甘草种子，发芽率≥80%，纯度≥95%，净度≥95%，千粒重≥9 g，含水量≤10%。

2. 播前种子处理　采用离心式碾米机打磨串种等机械方法将种皮擦伤而种胚不受破损，通常磨至种皮呈黄白色时即可。处理后的种子放入40℃温水中浸泡2～4 h，捞出并用清水冲洗掉黏液即可播种。大面积机械化播种时，也可不进行温水浸种处理。

3. 播种时期　最适宜时间为4月下旬至5月上旬，日平均气温5℃以上时可进行播种。

4. 播种方式　播种地块面积较小时，主要采用人工条播方式。按行距20 cm开浅沟，沟深3～4 cm，将种子均匀撒入沟内，覆土厚度1～3 cm。春季风沙大的地区宜选择厚覆土。大面积育苗常采用机械播种。

5. 苗床管理　播种育苗可追肥1～2次，土壤追肥或叶面追肥均可，土壤追肥后应及时灌水。通常幼苗期除草2次，当幼苗高度达10 cm左右时可中耕1次，疏松土壤，深耕3 cm。

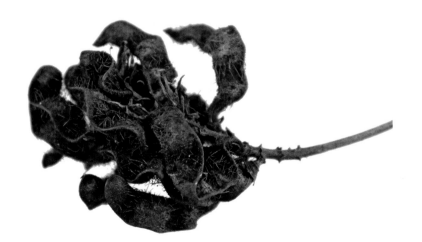

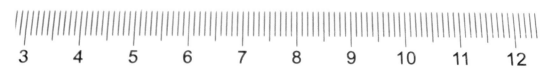

甘草种荚

（二）大田移栽

1. 起苗　移栽前一天开始起苗。起苗时先紧靠苗垄开深沟，挖至甘草苗根部下端，顺垄逐行采挖。苗木根长要确保30 cm以上。起出的甘草苗要分类扎捆，每捆100～200株。种苗运输过程中应防止种苗失水和高温腐烂。跨区域运输还需要检验和检疫。

2. 栽植时期和方法　栽培用种苗必须为梁外甘草道地产区的种子所育种苗，移栽时间同播种时间。生产上甘草种苗移栽有平栽和斜栽两种方式。平栽时先开10 cm深沟，然后将种苗按10～15 cm株距平放于沟内，覆土后镇压。斜栽时开20 cm深的沟，将甘草种苗按10～15 cm株距斜摆在沟内，芦头在土下约2 cm处，覆土压实即可。栽植行距25～30 cm，株距10～15 cm。

3. 栽后保苗措施　土壤干旱条件下，栽苗后及时灌透水，应确保移栽至出苗前种苗不受严重的土壤干旱。

四、田间管理

（一）中耕除草

中耕除草一般每年3次。5月下旬第1次除草；株高30 cm左右时，结合施肥与灌溉进行第2次中耕除草；7月中旬进入速生期，株高40 cm左右时进行第3次除草。

（二）灌溉与施肥

1. 灌溉　通常采用漫灌或喷灌法。甘草灌水次数不宜过多，一般一年灌水3次。移栽后视土壤墒情，10 d后及时灌水1次，生长中期（6月底）结合追肥灌水1次，以后视土壤墒情及降雨情况结合追肥灌水1次。

2. 施肥　采用分期追肥方法，可追肥1～2次，视土壤肥沃程度和基肥使用状况而定，鼓励使用叶面肥。

（三）病虫害防治

1. 防治原则　同"艾叶"。

2. 防治措施

（1）农业防治：① 秋季彻底清除田间病残体，集中并烧毁病株茎叶。② 注意除草、排水，保持通风透光。③ 可与禾本科等作物轮作。

（2）物理防治：利用黄板诱蚜，或长方形纸板涂上黄色油漆，同时涂上一层机油挂在植株顶部，均匀分布于行间。

（3）化学防治：无登记可用于甘草的农药。

注：实际生产中，药农针对甘草种植中常见的锈病、白粉病、褐斑病会施用粉锈宁、甲基硫菌灵、代森锰锌等保护性杀菌剂；针对叶甲类施用溴氰菊酯、敌百虫等；针对胭蚧会施用联苯菊酯等。

五、采　收

（一）采收期

人工种植甘草宜4年以上采收。采挖一般在春、秋两季，而以春季质量为最佳。

（二）采收标准

甘草的根及根茎直径大于0.5 cm，长大于20 cm，可按药材等级标准分级采收，其甘草酸含量应不低于2.0%，甘草苷含量应不低于0.5%。达到用药标准不分大小者，可按照统货采收。

（三）采收方式

1. 野生甘草采收　根据甘草地上部分粗壮程度判断地下根和根茎的粗细，选择健壮的植株作为起始采挖点采挖。甘草地下茎发达，起始采挖点一般为地下茎。在确认挖到地下茎后，沿地下茎走向进行追溯，挖出合格的地下茎和不定根，即为药用部位。

2. 栽培甘草采收

（1）人工采挖：收获前用镰刀或其他农业工具先割去茎叶，沿行两侧进行深挖，挖深45～50 cm。将挖出的根和根茎除去地上部分和泥土，晾干。

（2）机械采收：用专用采挖机械或单边犁顺垄沟犁地（犁40 cm左右深），甘草根和根茎被翻到地表，人工捡拾甘草根和根茎。

（四）注意事项

采收时尽可能不伤根皮，去掉泥土，忌用水洗。注意保持洁净度、顺直、规格等级完好。

六、产地加工

（一）加工方法

将采收回来的甘草，检出杂质，去掉泥沙。在干净宽敞、通风、干燥的加工场地和晾晒场，用切药机经过剁、切、剪进行分类。剁切掉过于纤细的

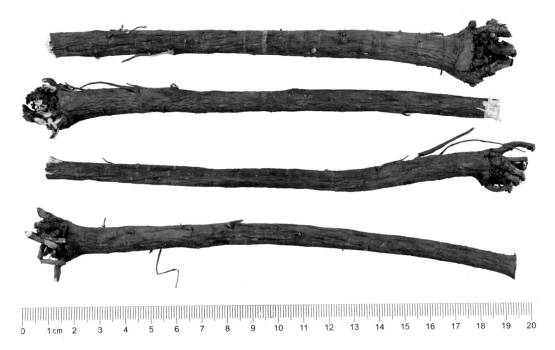

甘草药材

须根和支根，以及受过冻伤、损伤、霉烂部分。

1. 初分类　栽培甘草商品规格可分条草、毛草和统货三个商品类别。条草为去掉芦头和侧根的干燥根，达到商品规格等级标准的顺直的根条；统货为经过净制加工（如切下芦头和侧根）没有经过分级的干燥根；毛草为净制时切下的细根、地下茎和芦头的混合物。

2. 干燥　按照商品规格等级分类干燥。将分类的条草码放在露天晾晒场或搭建有遮雨棚的晾晒场，下面用木杠或木板垫等工具架起 10 ~ 20 cm，若无遮雨棚则上面需用芦席等遮挡防雨、防沙尘。常温晒干至含水量12%以下。

（二）注意事项

甘草产地加工过程中要除去泥土，并尽可能地排除非药用部分杂物，剔除腐烂变质的部分。严禁掺杂其他化学有害物质或用工业硫黄进行熏制。

七、包装、贮存及运输

（一）包装

按商品规格等级要求分类，用打包机打包，用麻袋布作为包装材料，用麻绳或铁丝捆绑，包装袋上注明重量、级别等标识。

（二）贮存

贮存之前应干燥。用麻袋封包堆放于货架上，并与地面、墙壁保持60 ~ 70 cm距离。储藏仓库应注意通风、干燥、避光。气候湿润地区，要有除湿设备，以防害虫侵入和湿气影响，达到防止霉变的目的。定期检查药材的贮存情况。

（三）运输

按药材等级分批装运，运输途中要做好防晒、防雨、通风透气等工作，禁止与有害、有毒或其他可造成污染物品混贮、混运，严防潮湿。

历史沿革

最早对甘草产地的描述见于《名医别录》："生河西川谷，积沙山及上郡。"上郡，大致为今陕西榆林东南、内蒙古鄂尔多斯左翼之地。

南北朝《本草经集注》云："河西、上郡不复通市。今出蜀汉中……是抱罕草，最佳。抱罕，羌地名。"《千金翼方·药出州土》记载出甘草者有瓜州（今甘肃酒泉以西）、并州（山西阳曲以南、文水以北）。《元和郡县志》记载，"九原县，本汉之广牧旧地，其城周隋间俗谓之甘草城，今榆林府西北河套中"，系指现内蒙古鄂尔多斯市杭锦旗。甘州（张掖下）"或言地多甘草故名"，指现今甘肃张掖地区。

宋代《图经本草》云："甘草，生河西川谷积沙山及上郡，今陕西河东州郡皆有之。春生青苗，高一、二尺叶如槐叶，七月开紫花似柰，冬结实作角子如毕豆。根长者三、四尺，粗细不定，皮赤，上有横梁，梁下皆细根也。"同时附有府州、汾州甘草图。府州今陕西府谷，汾州今山西汾阳。《本草衍义》宋代寇宗奭云：今出河东西界（今山西西部）。可见当时甘草的主要来源区域仍为陕西、山西一带的乌拉尔甘草 *Glycyrrhiza uralensis* Fisch.。并且府州和汾州是当时著名的甘草产区。除本草描述外，多种文献古籍对甘草的产区也有所记载。

元代紫山大全集《杂著·论司农司》云："（怀州）土产之药物人参、防风、甘草等物辇之而南则为宝货，积之。"怀州为今河南沁阳。《析津志》云："善化屯甘草。"善化为今北京大兴。明代《品汇精要》云：甘草"山西隆庆州者最胜"，隆庆为今北京延庆，此或为当时甘草集散地。《本草蒙筌》云："产陕西川谷、身选壮大横纹者。"《本草纲目》记载："今出河东西界。"可见在此时期山西、陕西仍是甘草的主要的供应地。

清代以及近代对于甘草产区记载的文献较多。《山西通志》载："吉州（山西吉县）：今州县山中多产此，居民利之。"《钦定盛京通志（今沈阳）》云："甘草边地生者胜。"《钦定热河志》云："高州（今河北平泉境）内土产甘草，今土人不谙采撷并其名渐湮附识于此。"《植物名实图考》山草卷之七有"甘草：晋之东边，西陲隔绝，江左诸儒不复目验""宋《图经》谓河东蒲坂甘草所生，余以五月按兵塞外，道旁辙中皆甘草也"。民国时期《药物出产辨》载："产内蒙古，俗称王爷地（内蒙古阿拉善左旗）。"从以上可以看出，随着清代至民国疆域的变化、政权的统一以及不同民族的融合，东北甘草及内蒙古甘草逐渐成为市场的一部分，并甚至成为市场的主流。

甘草商品药材传统称有"梁外甘草"（产于内蒙古鄂尔多斯地区）、王爷地草（产于内蒙古阿拉善左旗）、西镇（正）草（产于宁夏盐池、灵武、陶东、平罗一带及内蒙古鄂尔多斯鄂托克旗）、上河川草（产于内蒙古鄂尔多斯拉达特旗一带）、边草（产于陕西北部靖边、定边一带）、西北草（产于甘肃民勤、庆阳、张掖、玉门等地）、下河川草（产于内蒙古包头附近的土默特旗、托克托和林格尔等地）、东北草（产于内蒙古东部、赤峰、通辽和呼伦贝尔等地），历史上该地区曾是甘草的主产区之一，但近几十年来，资源破坏严重，产量急剧下降。新疆草（产于新疆）产区历史上记载甚少，但是资源丰富，已逐渐成为商品甘草的主要来源。

历代本草古籍对甘草原植物形态均记载"皮赤"特点，依据文字描述及《本草图经》《本草蒙筌》《本草纲目》《植物名实图考》中植物绘图考证，结合药材性状描述与现代植物分布，认为历代应用的甘草皆为乌拉尔甘草 *Glycyrrhiza uralensis* Fisch.。从地理分布看，以内蒙古鄂尔多斯、阿拉善盟，宁夏的盐池、灵武、平罗、红寺堡、同心，甘肃张掖、酒泉、民勤、庆阳，陕西榆林及新疆伊犁、阿勒泰地区最为集中，是当前甘草的分布区域，与传统之分的西甘草分布区域相符。

甘草产地历史沿革见表20。

表20 · 甘草产地历史沿革表

年 代	出 处	产 地 及 评 价
魏晋	《名医别录》	生河西川谷，积沙山及上郡
唐	《新修本草》	河西、上郡不复通市。今出蜀汉中……是抱罕草，最佳。（抱罕，羌地名）
	《千金翼方·药出州土》	出甘草者有瓜州、并州
	《元和郡县志》	九原县，本汉之广牧旧地，东部都尉所理。其九原县，永徽四年重置，其城周隋间俗谓之甘草城，今榆林府西北河套中
宋	《证类本草》	图府州、汾州甘草
	《本草衍义》	今出河东西界
明	《本草蒙筌》	产陕西川谷、身选壮大横纹者
	《本草纲目》	今出河东西
清	《钦定盛京通志》	甘草边地生者胜
	《植物名实图考》	甘草：晋之东边，西陲隔绝，江左诸儒不复目验
民国	《药物出产辨》	产内蒙古，俗称王爷地（内蒙古阿拉善左旗）
现代	《中药大辞典》	杭锦旗"梁外甘草"是我国乌拉尔甘草的典型代表，以其皮色红、粉性足、含酸多、切面光、微量元素丰富、药用价值高的特点畅销国内外市场
	《中药材商品规格质量鉴别》	西甘草：主产于内蒙古西部的伊盟、巴盟、阿拉善盟及宁夏中卫、陶乐、同心、灵武、盐池。以伊盟的杭锦旗、鄂托克旗、鄂托克前旗、巴盟的磴口、乌拉特后旗、五原、阿拉善盟左旗和右旗所产的品质最优
	《宁夏中药志》	西甘草：原植物为乌拉尔甘草。主产地为内蒙古鄂尔多斯、阿拉善旗、宁夏、陕西北部及甘肃东部地区……其中尤以内蒙古杭锦旗、鄂托克前旗（历史上"梁外甘草"的主产地），宁夏灵盐台地（历史上"西正甘草"的主产地）所产最具代表性
	《500味常用中药材的经验鉴别》	甘草主要分布于内蒙古、宁夏、新疆、黑龙江、吉林、辽宁、河北、山西、陕西、甘肃等地；当中，尤以内蒙古鄂托克前旗、杭锦旗、阿拉善旗及宁夏盐池、陶乐、等地所产为地道药材

参考文献

［1］高晓娟，赵丹，赵建军，等.甘草的本草考证［J］.中国实验方剂学杂志，2017，23（2）：193-197.
［2］王继永，王文全，刘勇.林药间作系统中药用植物光合生理适应性规律研究［J］.林业科学研究，2003，16（2）：129-134.
［3］王继永.乌拉尔甘草栽培营养的研究［D］.北京：北京林业大学，2003.
［4］龚千锋，郑晗，张的凤.甘草采收、加工与炮制［J］.中药研究，2007，10（38）：58-59.
［5］李文斌，尚兴朴，陈彩霞，等.甘草种子与种苗质量分级标准研究［J］.中国现代中药，2020，22（2）：243-249.
［6］冯毓秀，林寿全.甘草的本草考证及研究概况［J］.时珍国药研究，1993，4（2）：41-44.

甘　松

甘松为败酱科植物甘松 *Nardostachys jatamansi* DC. 的干燥根及根茎，具有理气止痛、开郁醒脾，外用祛湿消肿的功效，用于脘腹胀满、食欲不振、呕吐，外用治牙痛、脚气肿毒等病证。甘松是我国传统的中药，药用历史悠久，始记载于唐代的《本草拾遗》。其资源分布于喜马拉雅山区，在我国主要分布于四川、青海、甘肃、西藏、云南等地。

本篇所述即为败酱科植物甘松 *Nardostachys jatamansi* DC. 的干燥根及根茎，相关技术与规范适用于四川阿坝、甘孜及青海、甘肃地区道地药材甘松的生产加工。

一、产区生态环境

（一）海拔

适宜海拔为 2 600 ～ 4 200 m。

（二）气温

适宜年平均气温为 1 ～ 5℃。

（三）光照

适宜年平均日照时数 1 500 h 以上，其中 4 ～ 9 月日照时数在 800 h 以上。

（四）降雨量

适宜 1 ～ 2 月及 11 ～ 12 月降雨量较少，平均降雨量 8 mm；6 ～ 9 月降雨量大，平均降雨量为 127 mm。

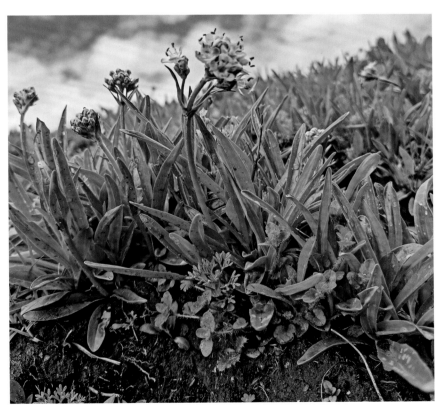

甘松原植物

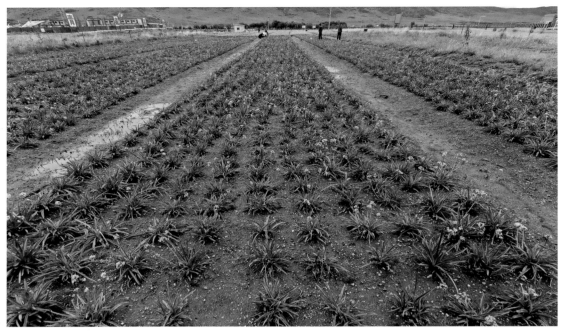

甘松种植基地

（五）土壤

适宜含腐殖质、有机质丰富、松软透气、土层深厚的土壤。

（六）地势

宜选择地势高、平坦、阳光充足、排水良好的地势。山坡地宜选缓坡地势。

二、选地整地

（一）选地

1. 产地环境要求　选择不受污染影响、生态环境良好、海拔2 600 ～ 4 200 m的农业生产区域的平坦地块或缓坡。

2. 空气、土壤及用水质量要求　同"艾叶"。

（二）整地

育苗地与大田移栽地整地方式一致。秋季、春季播种栽种前按15 000 kg/hm²施入有机肥，深耕25 cm以上，整平耙细，去除石块杂草等杂物，然后做畦，宽约1.2 m，畦高20 ～ 25 cm的高畦，畦长因地势而定。

三、育苗移栽

（一）育苗

1. 种子质量要求　甘松种子应成熟、饱满、干燥，种子采集一般在8月上旬至8月下旬，置于阴凉干燥处保存待播种。

2. 育苗地选择　育苗地以排水良好、土层深厚、疏松肥沃的砂壤或腐殖质多的土地为宜。

3. 育苗播种　分为春季播种和秋季播种，多采用秋播。春季在4月中、下旬播种，春播越早越好；秋季在9月中、下旬播种。播种量为30 ～ 45 kg/hm²；播种方式为条播。行距15 ～ 20 cm，沟深3 cm，将种子用温水浸泡24 h，控水晾干后拌细沙或细土，均匀撒入沟里，覆盖厚0.5 ～ 1 cm的细土，然后填压。

4. 苗期栽培管理　种子播完后可覆草或覆膜保墒。秋季播种后第2年春季出苗，当苗高5 cm时，将覆盖物揭掉。苗期应保持畦面潮湿，可视土壤墒情适时灌溉。育苗地要做到勤除杂草，除草采用人工拔除，拔草宜选阴天或晴天的早晨、傍晚时分进行。苗高5 ～ 7 cm时适当间苗。出苗的当年8月根部长度可达5 cm，直径在0.4 mm左右，地上长出3 ～ 4片小叶，播种后的第3年春季即可进行移栽。

（二）大田移栽

分为春季移栽和秋季移栽。春季4月中、下旬土壤解冻后至苗萌芽前移栽，秋季9月中、下旬移栽。移栽前对种苗进行分拣，选择根长在3.5 cm、根粗1.2 mm以上，健壮、完整，无病虫危害的种苗移栽。

移栽方法：在做好的畦床上按行距20 cm，株

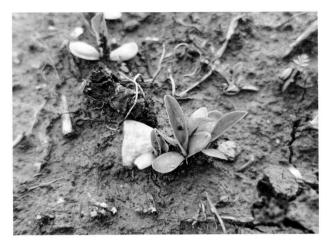

苗期甘松

距10 cm进行定植，开深沟，将种苗顺沟斜放于沟壁上，使根系自然舒展，覆土，根据墒情浇灌定根水。也可以采用穴栽法进行移栽，在做好的畦床上按照40 cm×35 cm开穴，每穴栽植3～4株，覆土，根据墒情浇灌定根水后，封土压实。

也可在药材采收时，对采挖的甘松植株进行分株移栽。

四、田间管理

（一）中耕除草

移栽后适时除草，移栽第1、第2年，行间杂草用工具铲除，苗间杂草人工拔除，避免伤苗。

（二）灌溉与排水

移栽后视土壤墒情适时灌水。田间积水时，开排水沟及时排水。

（三）病虫害防治

防治原则　预防为主，综合防治。结合生物防治、物理防治等方法，一般情况下，无须使用农药。

注：在生产实际中，如发生病虫害严重的情况，涉及农药使用，农药安全使用间隔期遵守GB/T 8321的要求，没有标明农药安全间隔期的品种，收获前30 d停止使用，执行其中残留性最大的有效成分的安全间隔期。

五、采　收

（一）采收期

甘松移栽后在大田生长3年或3年以上，药材质量达到《中国药典》规定时，于8月中下旬甘松地上

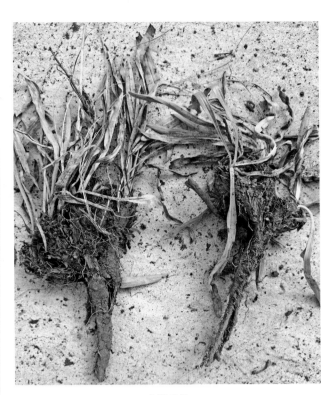

甘松采挖

部分开始枯萎时，选晴天进行采挖。

（二）采收方式

采收前，用镰刀或割草机割去地上部分，并清除干净。人工或采用小型翻耕机沿着甘松种植行方向顺垄翻挖，并用挖药叉将翻出的土块搂碎，挑选出甘松根及根茎，抖净泥土，装袋运至加工场地，运送过程中不得遇水或淋雨。

六、产地加工

（一）分拣和修制

甘松的入药部位为根及根茎，分拣剔除霉烂根、坏死根，并对甘松的其他非药用部位（如茎、叶等）进行修制。

（二）净制

将土块、杂草、其他杂物等非药用物质拣选剔除。

（三）干燥

采用自然干燥法。将运回的甘松置干净的晾晒场地或篷布上摊开晾晒，晾晒厚度不超过10 cm，根据晾晒情况不时翻动，抖去落下泥土、须根，并于每日傍晚集中堆垛遮盖，第2日晴天时再次摊凉开，直至干燥完全。有条件也可采用设施辅助干燥。

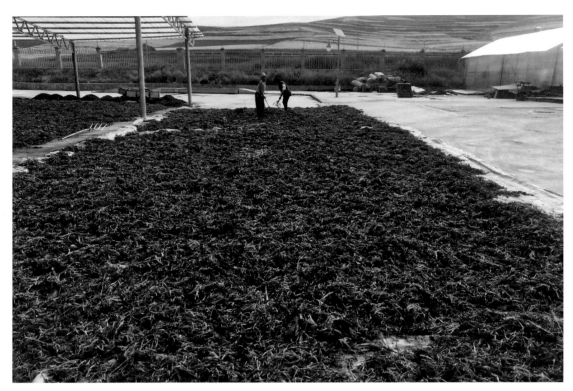

甘松产地晾晒

七、包装、贮存及运输

（一）包装

加工干燥后的甘松按照35 kg/袋进行装袋，包装袋上注明产品名称、重量、产地、销售单位名称、地址、生产日期、储藏条件等。

（二）贮存

放置于通风、干燥、避光、防虫、防鼠的库房内贮存。

（三）运输

在运输时，车辆必须保持清洁、干燥、无污染物，有防雨、防晒、防火设备，运输车况良好、车厢内要求干净、不得有油污等其他易带来污染的杂物。

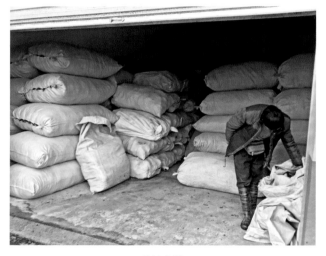

甘松仓储

历史沿革

甘松产于青藏高原东部边缘的四川阿坝州、甘孜州，青海东部果洛州、玉树州及甘肃甘南州的高山草原、草甸及其周边丘状高原地带。

甘松始载于唐代《本草拾遗》，云："出凉州。"唐代凉州为今甘肃武威一带。《海药本草》记载："谨按《广志》云：生源州。"《广志》为晋代郭义恭所撰，初唐诗人苏颋曾有五言排律《同钱阳将军兼源州都督御史中丞》，从诗词与古文考证分析，源州为甘肃平凉一带，说明唐代及以前甘松产于甘肃武威、平凉一带。宋代《图经本草》云："甘松香，出姑臧，今黔、蜀州郡及辽州亦有之。"姑臧为今甘肃武威一带，北宋时期黔州为今重庆彭水、黔江一带；蜀州，今四川新津、崇州一带；辽州，在今山西左权一带。说明当时甘松产于甘肃武威，在重庆彭水、黔江，四川新津、崇州及山西左权一带山野均有分布，其产地范围较广。《证类本草》所附药图为"文州甘松香"，文州，即今甘肃文县。明代《本草品汇精要》除了转载了以前文献中甘松的产地外，还特别指出了甘松的道地产地是"文州"。李时珍曰："甘松香产于川西松州，故名。"松州即今四川松潘，说明四川松潘是道地甘松的集散地。《本草原始》载："今黔、蜀州郡及辽州亦有之。始产川西松州。其味甘而香。故名甘松香。"清代《植物名实图考》云："昆明山中亦产之。"民国《药物出产辨》云："甘松产四川松沣县、江油县、龙安府、茂州等。"《本草药品实地之观察》载："名见《开宝》，《纲目》列于芳香类。李时珍曰，甘松香产于川西松州（四川松潘县），其味甘，故名。金《光明经》谓之'苦弥哆'。马志引《广志》云，甘松出姑（贵州）、藏（西藏）、凉（甘肃）州诸山。苏颂曰，今黔、蜀州郡及辽州亦有之。可知本品之产域，西北为甘肃及四川之松潘，西南为云、贵及川、滇边界，以及印度、喜马拉耶，高达一万尺山地产出之香料药材也。北平市品称芽甘松，据云来自四川。"

综上所述，甘松在本草中最早记载的产地是今甘肃武威和平凉一带山中，宋至清代增加了今重庆、四川、山西和甘肃文县，认为甘肃文县为道地产地。近代增加了云南、贵州和西藏。甘松的产地越来越广泛。目前通过甘松资源调查，甘松主产于四川的阿坝州、甘孜州，青海的果洛州、玉树州。唐代记载的甘肃武威、平凉一带，宋代记载的重庆彭水、黔江，四川新津、崇州及山西左权一带，清代记载的昆明山中，目前均未发现有分布。

甘松产地历史沿革见表21。

表21·甘松产地历史沿革表

年 代	出 处	产 地 及 评 价
唐	《本草拾遗》	出凉州
	《海药本草》	生源州
宋	《图经本草》	甘松香，出姑臧，今黔、蜀州郡及辽州亦有之
明	《本草品汇精要》	甘松香，（《图经》曰）出姑藏山野，今黔蜀州郡及辽州亦有之（《别录》云）出源州凉州（道地）文州。[时][生]春生苗[采]八月取根茎[收]暴干[用]根茎[质]类茅草，紫而繁密[色]紫黑
	《本草纲目》	甘松香，产于川西松州，其味甘，故名
清	《植物名实图考》	甘松香，开宝本草使著录。《图经》，叶细如茅草，根极繁密，生黔、蜀、辽州；滇南同山柰等为食料用，昆明（云南昆明）山中亦产之。高仅五六寸，似出茆而劲，根大如拇指，长寸余，鲜时无香，干乃有臭
民国	《药物出产辨》	甘松　产四川松沣县、江油县、龙安府、茂州等
现代	《中药材手册》	主产于四川阿坝藏族自治州的松潘、南坪、若尔盖地区，绵阳专区的江油山区。此外，甘肃、青海等地亦产

参考文献

［1］国家药典委员会.中华人民共和国药典：一部［S］.北京：中国医药科技出版社，2020.

［2］中国科学院中国植物志编辑委员会.中国植物志［M］.北京：科学出版社，2004.

［3］冯海生，张宇霞，王文义，等.不同来源和不同生长发育时期甘松成分的动态变化［J］.中药材，2015，38（11）：2266-2268.

［4］中国科学院西北高原生物研究所.青海省地方标准 甘松种植技术规程：DB63/T1668-2018［S］.西宁：青海省质量技术监督局，2018.

干　姜

　　干姜为姜科植物姜 *Zingiber offcinale* Rose. 的干燥根茎，具有温中散寒、回阳通脉、温肺化饮的功效，用于脘腹冷痛、呕吐泄泻、肢冷脉微、寒饮喘咳等病证。干姜为川产道地药材，主产于四川犍为、沐川等地及周边地区。

　　本篇所述即为姜科姜属植物姜 *Zingiber officinale* Rose. 的干燥根茎，相关技术和规范适用于四川沐川、犍为等地道地药材干姜的生产加工。

一、产区生态环境

（一）海拔
适宜海拔为 300 ～ 800 m。

（二）气温
适宜年平均气温 > 16℃。

（三）降雨量
适宜年平均降雨量 1 000 mm 左右。

（四）土壤
以土层深厚、疏松、肥沃、排水良好的砂壤土至重壤土为宜。土壤耕层厚度 > 20 cm、pH 弱碱或弱酸性。

二、选地整地

（一）选地
1. 产地环境要求　喜温暖湿润的气候，不耐寒，怕潮湿，怕强光直射。宜选择坡地和稍荫蔽的地块栽培。

　　注：川干姜忌连作。

2. 空气、土壤及用水质量要求　同"艾叶"。

（二）整地
早春深翻地 20 ～ 30 cm，每公顷施农家肥 37 500 ～ 60 000 kg、磷肥 6.4 ～ 9.6 kg、钾肥 150 ～ 300 kg 作基肥。除净杂草，耙细整平。四周开好排水沟。

三、播　种

（一）选种
选成熟、肥壮、芽多、鲜嫩苗壮、无病虫害、无机械损伤的姜作为种姜。

（二）切姜
取完整的种姜切块，每个姜块有 1 ～ 2 个粗壮芽，重量约 50 g。

（三）播种时间
3 月下旬至 4 月上旬。

（四）播种量
每公顷播种 3 000 ～ 3 750 kg，行距 45 ～ 50 cm，株距 15 ～ 20 cm。

（五）播种方法
采用根茎（姜种）繁殖。播种前 1 ～ 2 h 浇透底水，然后将种姜放入沟中，姜芽向上，放好后的姜种用手轻轻按入泥土中，使姜芽与沟相平。种姜播下后立即覆土，覆 3 ～ 4 cm 疏松肥沃土。

四、田间管理

（一）补苗
出苗后发现缺苗的应及时用催芽的姜种补苗。

（二）中耕除草
出苗后进行第 1 次中耕，深 3 ～ 4 cm。以后视田间情况，进行第 2 ～ 3 次中耕除草，中耕可深至 6 ～ 7 cm。

（三）追肥
第 1 次在苗出齐及中耕除草后，第 2 次在立夏之后，第 3 次在芒种后。每次每公顷施腐熟粪水 37 500 ～ 52 500 kg；第 4 次在立秋之前，每公顷先施饼肥 1 500 kg，后施腐熟粪水 30 000 ～ 37 500 kg。施后于植株周围培土，厚约 5 cm。

（四）排灌

根据土壤湿度及降雨情况，及时灌排水。

（五）病虫害防治

1. 防治原则　同"艾叶"。

2. 防治措施　化学防治：有登记可用于干姜的农药。如确需使用，应按照农业管理部门批准使用的农药进行化学防治。

五、采　收

（一）采收期

适宜采收期为11月下旬。

（二）采收方式

选择晴天采挖，割去地上叶苗，挖出整个地下部分，去掉茎叶，抖净泥沙。

六、产地加工

多采用烘干法。数量多时用烘房干燥，数量少时可用普通小炕加热干燥。洗净后低温烘干或烤至七八成干，堆放4～5 d，再烘烤至全干后装入撞笼中，来回推送去掉粗皮，即得干姜。

七、包装与贮存

（一）包装

将检验合格的产品按不同商品规格分级包装。包装上应有明显标签，注明品名、规格、数量、产地、采收（初加工）时间、包装时间、生产单位等，

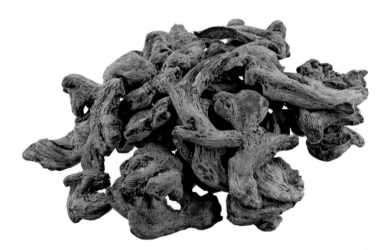

干姜药材一

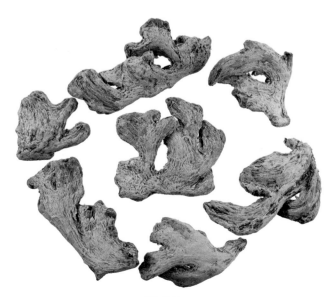

干姜药材二

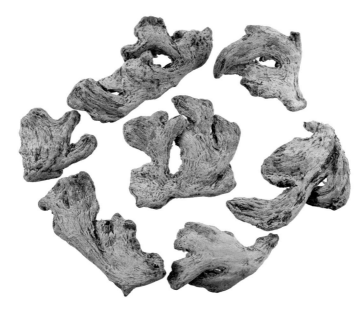

干姜药材三

并附有质量合格的标志信息。

（二）贮存

包装后，阴凉干燥环境贮存。不应与其他有毒、有害、易串味药材混合贮藏。仓库的地面、墙面用防潮木板隔离，通风口配备防虫、防鼠、防雨和防盗等设施。贮存期应注意防止虫蛀、霉变、破损等现象发生，做好定期检查养护。

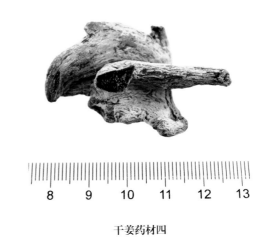

干姜药材四

历史沿革

干姜在唐孙思邈《千金翼方·药出州土》载："泉州（今福建泉州）、益州（今四川成都）产干姜。"《新修本草》云："……蜀汉姜旧美……凡作干姜法，水淹三日毕，去皮置流水中六日，更去皮，然后晒干，置瓮缸中，谓之酿也。"

宋代《本草图经》、明代《本草原始》该书在附方中明确提出"生姜生犍为（今四川犍为县）山谷及荆州、扬州（今江苏扬州），今处处有之，以汉、温、池州（今四川成都、浙江温州、安徽贵池）者良……"

清代《本草崇原》曰:"……临海、章安、汉温、池州皆能作之,今江西、浙江皆有……"《本草纲目拾遗》曰:"出川中……"

民国时期《增订伪药条辨》云:"干姜,湖南……浙江……江南、江西、宁国、四川皆出。"《药物出产辨》对各地所产干姜进行了详细的品质比较:"干姜,以四川为最,白肉、广东六步次之,黄肉、钦廉、北海、广西均有出,又次之,均黄肉。"

综上,历代本草均有记载四川是干姜的主产地,且品质较佳。

干姜的产地历史沿革见表22。

表 22 · 干姜产地历史沿革表

年 代	出 处	产 地 及 评 价
唐	《新修本草》	……生犍为川谷……九月采……
	《千金翼方·药出州土》	泉州(今福建泉州)、益州(今四川成都)产干姜
宋	《本草图经》	生姜生犍为(今四川犍为)山谷及荆州、扬州(今江苏扬州),今处处有之,以汉、温、池州(今四川成都、浙江温州、安徽贵池)者良……
明	《本草原始》	生姜生犍为山谷及荆州、扬州,今处处有之,以汉、温、池州、浙江温州、者良……
民国	《增订伪药条辨》	干姜,湖南……浙江……江南、江西、宁国、四川皆出
	《药物出产辨》	干姜,以四川为最,白肉、广东六步次之,黄肉、钦廉、北海、广西均有出,又次之,均黄肉

参考文献

[1] 刘伟彪.生姜种植高产栽培方法研究[J].农民致富之友,2018(11):12.
[2] 齐卫平.无公害生姜栽培技术要点[J].现代农村科技,2018(5):19-20.
[3] 王立先.浅谈生姜高产栽培技术[J].种子科技,2018,36(4):45-46.
[4] 邝玲.地膜覆盖无公害生姜栽培[J].云南农业,2018(3):85.
[5] 汤雪莲,于琴芝,潘荣,等.生姜优质高产栽培技术[J].长江蔬菜,2018(1):26-27.
[6] 潘桂萍,冉隆敏.生姜的栽培技术[J].农民致富之友,2017(21):22.
[7] 王中友.生姜栽培及病虫害防治方法[J].江西农业,2017(17):14.
[8] 周会.生姜高产栽培技术[J].新农业,2017(13):22.
[9] 董云崇.无公害生姜栽培技术[J].河南农业,2016(4):43.
[10] 王术平,孙玉凤.简述生姜栽培、病虫害防治及简易贮藏法[J].蔬菜,2013(7):64-66.
[11] 叶进华.生姜栽培肥水管理方法[N].农民日报,2013-06-26(6).

岗　　梅

岗梅为冬青科植物岗梅（梅叶冬青）*Ilex asprella* (Hook. et Arn.) Champ. ex Benth. 的干燥根及茎，具有清热解毒、生津止渴、利咽消肿、散瘀止痛的功效，用于感冒发热、肺热咳嗽、热病津伤口渴、咽喉肿痛、跌打瘀痛等病证。岗梅为岭南道地药材，主要分布于广东、广西、湖南、江西、福建等地，道地产区位于广东沿海、南部及其周边地区。

本篇所述药材即为冬青科植物岗梅（梅叶冬青）*Ilex asprella* (Hook. et Arn.) Champ. ex Benth. 的干燥根及茎，相关技术和规范适用于广东沿海、南部及其周边的潮汕地区、梅州、惠州、云浮、茂名等地，特别是沿海地区及河流等近水资源丰富的山脉周边地区道地药材岗梅的生产加工。

一、产区生态环境

（一）海拔

大田育苗适宜海拔为 100 ～ 500 m，栽培适宜海拔为 100 ～ 700 m。

（二）气温

适宜年平均气温为 21 ～ 23℃。

（三）降雨量

适宜年平均降雨量在 1 350 mm 以上。

（四）土壤

苗圃基地宜选排灌方便、湿润的大田，以土层深厚的砂质壤土为好。

种植基地宜选土层深厚、疏松肥沃、富含腐殖质，且排水良好的中性或偏酸性红壤、黄壤黏质土。

（五）地形地势

适宜低矮丘陵或山地。

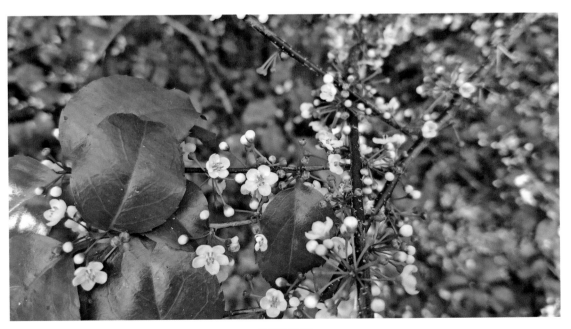

岗梅原植物

二、选 地

（一）产地环境要求

岗梅苗圃基地多选择背风向阳，土层疏松肥沃、排灌方便的地块。

岗梅种植基地应选择在海拔较低的山谷腹地，土壤肥沃、背风向阳、光照充足、便于排灌、交通方便的地块。

（二）空气、土壤及用水质量要求

同"艾叶"。

三、育苗移栽

（一）育苗

1. 采种及种子处理　选择生长旺盛、树冠浓密、果大饱满、无病虫害的岗梅为采种母树，于6～7月果实成熟颜色变深黑色时采收。将新鲜成熟果实装入布袋，浸在水中用力揉搓，用水淘洗，弃除果皮和漂浮在水面的干瘪种子，晾干，用0.5%高锰酸钾浸泡10～20 min进行消毒，倒去药液，用清水冲洗后晾干。

2. 种子贮藏　用干净、细湿河沙贮藏，细湿河沙含水量为25%～30%，细湿河沙与种子混合，比例为3：1，置通风干净处贮藏3个月左右以备播种，期间注意淋水，保持湿沙湿度状态为"握之成团、触之即散"即可。

3. 苗圃整地　选择符合要求地块作苗圃，于秋冬季深翻土地，除净草根杂物。播种前起垄作床，苗床宽100 cm，高20 cm，床面平整细耙，压实。

4. 播种　每年11月至次年1月播种。每公顷用种量45～75 kg。可使用撒播或条播的方法。播种后用细碎的黄心土或火烧土覆盖，厚度为0.5～0.8 cm，以不见种子为度，用喷雾器向苗床表面均匀喷水，上面覆盖稻草、麦秆或建遮阴棚，温度较低地区覆盖保温薄膜，保持苗床湿润。

5. 苗期栽培管理

（1）遮阴与排灌水：播种后根据苗床干旱程度控制浇水次数，以保持苗床湿润。

4～5月，气温回升较快，可逐渐揭掉薄膜，仅覆盖黑色遮阴网，遮阳网遮光率在50%～70%。6～9月，根据种苗生长情况，在阴雨天逐渐揭掉遮阴网，炼苗。

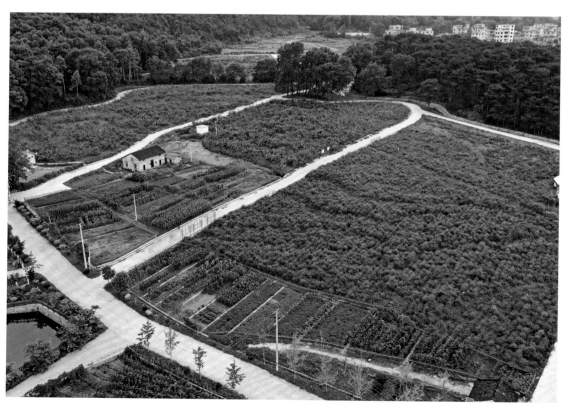

岗梅种植基地

4～8月，进入雨季，注意排涝。

（2）中耕除草：2～6月，种苗发芽后需15～20 d进行一次除草。除草工作应在杂草发生的初期及早进行，以防除草时伤害幼苗根部。7月后，种苗开始封行，可适当减少除草次数。

（3）间苗与补苗：苗圃最适密度为每公顷30万～45万株。

4～6月，幼苗苗高8～15 cm，根据苗圃的种苗密度开始陆续间苗与补苗。间苗时拔除的幼苗可按株行距12 cm×15 cm补种到发芽率较差的地块或备选地块，减少种苗损耗。

间苗与补苗后应及时搭建遮阴设施，非阴雨天气应勤浇水，以保障成活率。

（4）追肥：5～8月，种苗处于生长盛期，开始施肥。施肥采取勤施薄施的原则，可用叶面喷施低浓度（＜3%溶液）或阴雨天撒施（150 kg/公顷左右）复合肥促进嫩苗及根系的生长，秋季可浇灌低浓度尿素溶液（浓度＜0.01%）或撒施复合肥，每公顷复合肥用量不超过150 kg。

6. 种苗出圃与出圃种苗标准

（1）种苗出圃：移栽前1周，适当浇水，保持苗床湿润。起苗时，深挖苗床取出苗木，避免伤害根系。根据岗梅种苗是否长出新叶，决定是否打顶。用黄泥浆根，为预防根部病害，提高移栽成活率，起苗时黄泥浆中可配合使用生根粉和多菌灵（使用方法可参考不同产品使用说明），防止根系水分流失，以便长途运输。

（2）出圃种苗标准：出圃种苗须达到岗梅种苗质量中的二级标准（表23），方可出圃。否则，集中废弃。

表23 · 岗梅种苗质量标准

级 别	一 级	二 级	三 级
苗高（cm）	≥60	40～60	≤40
茎粗（mm）	≥5	3～5	≤3
生长情况	主干直立，生长健壮，叶片绿色、完整	主干直立，生长健壮，叶片绿色、完整	主干直立，生长健壮，叶片绿色、完整
其他	无病虫害、无损伤	无病虫害、无损伤	无病虫害、无损伤

（二）移栽

1. 移栽时间　一般在12月至翌年4月上旬的阴雨天。

2. 移栽密度　栽种密度范围为6 750～9 000株/公顷。

3. 移栽方法　选择阴雨天种植，种植前打穴直径30 cm，深30 cm，每穴施有机肥1 kg作为底肥，底肥施用时，需与底土以1：3的比例混合均匀，底肥上覆5～10 cm土以防烧苗。株行距为（0.85～1.1）m×（0.85～1.1）m，视开垦基地带面宽度合理调整种植密度。根据天气预报，如连续一周无雨，定植时应浇透定根水，定植后根据土壤情况进行灌溉补水。

四、田间管理

（一）除草与培土

定植后岗梅植株较小，在还未封行时应及时除草。一般是春季萌芽前或6～7月和冬季进行，冬季除草结合中耕培土。

（二）追肥

岗梅的追肥管理一般采用土壤追肥，每年追肥2次，第1次宜在4～5月，第2次在6～7月进行。在距离植株15～20 cm处开一条环形浅沟，每株施复合肥50～100 g，施肥量视植株大小而定，也可用经充分腐熟后的有机肥与无机肥配合施用，有机肥1 kg与复合肥50 g，然后覆盖土壤。在生产中岗梅的追肥可结合中耕除草进行。

（三）整枝与打顶

当枝条密集丛生时，应在冬季岗梅休眠期将老枝、弱枝、病枝和枯枝剪掉，促其生发新枝，修剪时应尽可能保持有效叶片。

当新枝长到2 m左右时应打顶，以利主茎和根系生长发育，提高药材产量与质量。整枝与打顶应选晴天进行，以利伤口愈合。

（四）病虫害防治

1. 防治原则　同"艾叶"。

2. 防治措施

（1）农业防治：① 育苗实行水稻-岗梅水旱轮作。② 栽种前，选用无病虫害的合格岗梅种苗，苗圃中的病叶残株及杂草集中清除。③ 栽种后，加强水肥管理，雨后及时排水。④ 生长期，合理修剪，通风透光。⑤ 发病后，及时拔除病株，集中清除。

（2）物理防治：① 针对蚜虫有翅成虫对黄色的趋向，采用黄色粘虫板进行诱杀。② 针对卷蛾、尺蛾成虫等对光有趋向性的害虫，安装杀虫灯进行诱杀。

（3）化学防治：无登记可用于岗梅的农药。

注：在生产实际中，药农针对岗梅种植中常见的枯枝病会施用苯甲嘧菌酯、苯菌灵乳油900倍液、世高、溴菌腈等；针对茎基腐病会施用多菌灵、恶霉灵等；针对六星黑点豹蠹蛾、卷蛾会施用丙溴辛硫磷、氰戊菊酯、甲维盐、吡虫啉等；针对尺蠖会施用苦参碱、印楝素、鱼藤酮等。

五、采 收

（一）采收期

移栽种植4年以上岗梅即可采收，年度适宜采收时间为10 ～ 12月。

（二）采收方式

选晴天，除去细小侧枝，近地面1.0 ～ 1.5 m处先砍断岗梅主茎，进一步深挖以减少断根，挖出后去净泥土，捆绑后运回产地加工场地，待加工。

六、产地加工

（一）切片

需趁鲜及时切片，拣出非药用部位、其他植物等杂质，清洗侧根泥沙。切片厚度为0.3 ～ 0.8 cm。

（二）干燥

1. 晒干法　晒干过程中应常翻动，保持岗梅晾晒均匀，且不被雨水冲淋。

2. 烘干法　将鲜岗梅放入烘干设备，烘干过程应严格控制温度，温度不得超过60℃，药材湿度不得过13.0%。

七、包装及贮存

（一）包装

选择无公害的带内膜编织袋，将干燥后的岗梅药材包装。包装上应有明显标签，注明品名、规格、产地、批号、数量、采收（初加工）时间、包装时间、生产单位等，并附有检测后质量合格的标志信息。

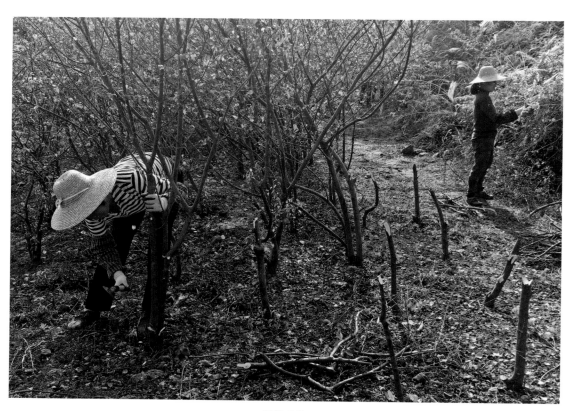

岗梅采收

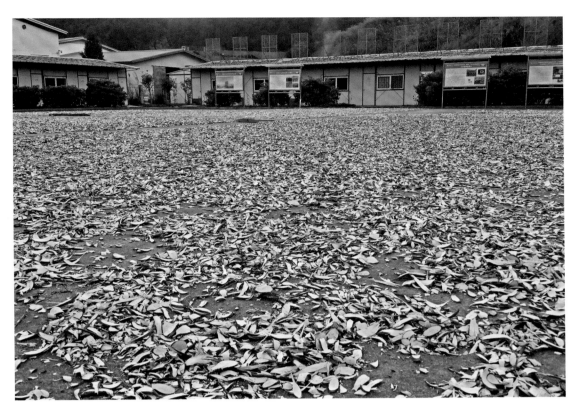

岗梅干燥

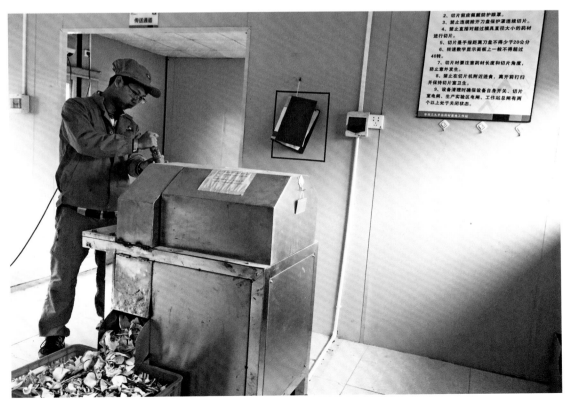

岗梅切片

（二）贮存

清洁卫生、阴凉干燥、通风、防潮、防虫蛀、无异味的库房中，定期检查和养护，发现霉变、虫害、鼠害等，及时进行无害化处理。

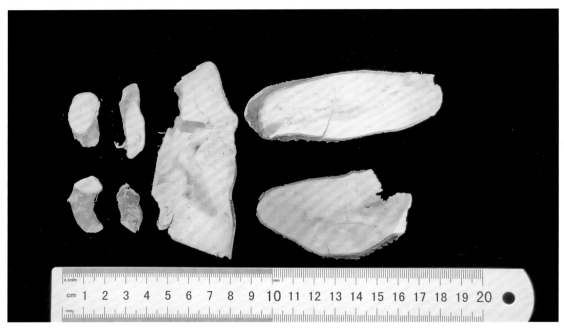

岗梅药材

历史沿革

岗梅始载于清代何克谏所著的《生草药性备要》，书中记载："冈梅根：杀螆，理跌打损伤如神。又名槽楼星。"岗梅于清朝康熙年间已在南方有一定的使用基础。由于《生草药性备要》为岭南地区本草专著，记载的中药材均产自于岭南地区，进一步体现广东等岭南地区岗梅资源分布、使用的广泛性。

清代《植物名实图考》"秦皮"条下有云："湖南呼秤星树，以其皮有白点如秤星，故名。"《本草释名考订》言："经考，所云秤星树者应是梅叶冬青 Ilex asprella (Hook. et Arn.) Champ. ex Benth.。"

国家级非物质文化遗产——"凉茶"在广东、香港等地有近300年历史，岗梅为重要的凉茶原料之一。岭南凉茶系列产品中的广东凉茶（又名王老吉凉茶），始创于清道光年间，由岭南盛名草医王泽邦所创，至今已有近200年的历史，有"药王茶"的美誉，其组方为岗梅、木蝴蝶、火炭母、金钱草、布渣叶、淡竹叶、金沙藤、五指柑、山芝麻、金樱根10味草药。沙溪凉茶始于清代末期，《沙溪县志》记载其始创于1885年，其主要由岗梅、金纽扣、蒲桃、臭茉莉等组成，方中重用"岗梅"为主药，具有浓厚的广东用药特色。另外，像黄振龙癍痧凉茶等也有使用岗梅药材。

《岭南采药录》（民国萧步丹）载："冈梅根：杀疥虫，理跌打损伤如神。"

《山草药指南》（民国胡真）云："跌打药。冈梅根，别名槽楼星，枝似梅，根味甘，内服外敷，治跌打肿痛"，"疥癣药。冈梅根，别名檀楼星，根味甘，清热解毒，煎茶饮能杀疥虫。"

《中华本草》（1999）、《中药大辞典》（1977）亦收载"岗梅根"和"岗梅叶"，其中"岗梅根"的来源为"冬青科植物梅叶冬青 *Ilex asprella* (Hook. et Arn.) Champ. ex Benth. 的根""味苦甘，性寒……清热，生津，散瘀，解毒"。

综上所述，岗梅在全国分布范围较广，在湖南、广东、广西、福建、浙江等地均有分布；《生草药性备药》《岭南采药录》等代表性岭南医籍较早地记载了岗梅药材，广东凉茶等凉茶产品都有使用岗梅药材，表明岗梅在两广地区具有悠久的使用历史，为岭南药中之知名者。

岗梅产地历史沿革见表24。

表 24 · 岗梅产地历史沿革表

年　　代	出　　处	产 地 及 评 价
清	《生草药性备要》	冈梅根，杀蜫，理跌打损伤如神。又名槽楼星
民国	《岭南采药录》	冈梅根：杀疥虫，理跌打损伤如神
现代	《陆川本草》	性味甘，寒，清凉解毒，生津止泻。治热病口燥渴，热泻，一般喉疾
	《岭南草药志》	味先苦后甘凉，性凉。能清热解毒，散瘀活络，生津止渴。为凉茶重要原料
	《广东中草药》	生于山坡，丛林中
	《实用中草药》	多生于山野
	《全国中草药汇编》	生于低山、丘陵坡地疏林下或平地灌木丛中。分布于华东及华南等地
	《福建药物志》	生于山坡灌木丛中，全省（指福建）各地均有分布
	《浙江药用植物志》	生于山坡、林缘、灌丛中。龙泉、云和、平阳、泰顺等县，我国华东及华南都有

参考文献

［1］谈英，邢建永.岗梅规范化生产标准操作规程［J］.广州中医药大学学报，2020，37（3）：539-542.
［2］兰金旭，韩正洲.岗梅主要病虫害的发生与防治［J］.中药材，2017，4（40）：782-785.
［3］李俊仁，陈秀珍.岗梅种苗质量分级标准研究［J］.种子，2016，3（35）：115-118.

枸　　杞

　　枸杞为茄科植物枸杞 *Lycium barbarum* L.的干燥成熟果实，具有滋补肝肾、明目、润肺的功效，用于肝肾阴亏、腰膝酸软、头晕、目眩、目昏多泪、虚劳咳嗽、消渴、遗精等病证。枸杞作为我国传统的名贵中药材，国内许多省区引种该植物，但是成品仍以中宁枸杞最为"道地"，其果实被誉为"红宝"而驰名中外，2000 年版《中华人民共和国药典》明确指出入药枸杞为宁夏枸杞。枸杞植物分布甚广，根据古籍文献《尔雅》《神农本草经》《名医别录》《本草纲目》等资料记载，枸杞主产于宁夏、内蒙古、甘肃、青海、新疆、陕西、河北等省区。现代方志和药材贡品也有关于中宁枸杞道地中药材的记载。

　　本篇所述药材即为茄科植物枸杞 *Lycium barbarum* L.的干燥成熟果实，相关技术和规范适用于宁夏回族自治区中宁县及周边地区道地药材枸杞的生产加工。

一、产区生态环境

（一）海拔

适宜海拔为 1 560 ～ 2 470 m。

（二）气温

适宜年平均气温为 8.0 ～ 9.2℃，年平均温差为 30.8℃，1 月平均气温为−4.8 ～ 7.1℃，7 月平均气温为 17.2 ～ 26.6℃。

（三）无霜期

适宜年平均无霜期为 165 d。

（四）降雨量

适宜年平均降雨量为 226.7 mm，年平均蒸发量为 2 055.3 mm，年平均相对湿度为 52%。

（五）光照

适宜年平均日照时数为 2 900 h，年太阳辐射总量为 5 900 MJ/m^2 左右。

（六）土壤

宜选择土质疏松肥沃、富有团粒结构和营养物质、酸碱适中的轻壤土或中壤土，pH 为 8.5 ～ 9.5。土壤全氮含量 0.05% ～ 0.09%，全磷含量 0.1% ～ 0.18%，全钾含量 2% ～ 3%，有机质含量 1.0% ～ 1.5%。避免选择黏重土壤或粗壤土、缺乏有机质的土地。

（七）地形地势

选择通气好、土层深厚、地下水位低、日光充

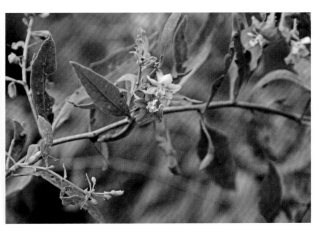

枸杞原植物（花）

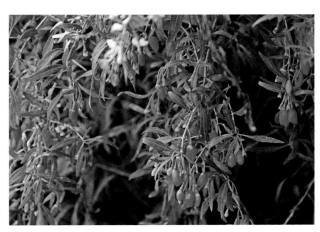

枸杞原植物（果）

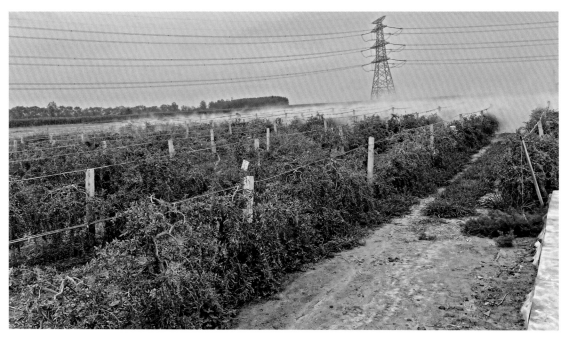

枸杞种植基地

足、不积留冷空气的缓坡或平地，建园时选择排灌方便的高燥处地块。

二、选地和整地

（一）选地

1. 产地环境要求　通常应选择3 km范围内不受污染源影响或污染物含量限制在影响范围之内，生态环境良好的农业生产区域。

注：苗田选地忌连作，一般与豆类绿肥、禾本科作物轮作，以轮作2年为宜，不能与其亲缘相近的茄科作物轮作。

2. 空气、土壤及用水质量要求　同"艾叶"。

（二）整地

1. 苗圃地准备　前一年秋季，深耕20～25 cm，结合深耕施入充分腐熟的猪粪、羊粪等精粪75 000 kg/hm²或1 200 kg氮磷钾复合肥，平整耙糖均匀。每333.5 m²地做成小畦，临冬灌好冬水。翌年春季育苗前浅耕1次，深度15 cm左右，耙糖保墒，使高差不超过3 cm，清除杂草、石块，达到地平土碎。对已划分好的小区做床或起垄，苗床宽60～70 cm，高10～15 cm，床长随地长，床间距40～50 cm，可扦插两行。要求床面高低一致、上虚下实；也可起垄，垄宽30～35 cm，垄高15～20 cm，沟宽30～40 cm，可扦插一行。

2. 园地土壤改良　秋季作物收获后进行，深耕30～60 cm，结合施入秸秆杂草和压青，有机物等进行土壤改良，改善土壤结构和理化性质，提高土壤肥力，加深耕作层，利于根系生长。有机物不能形成单独的秸秆层，否则不易腐烂，还会妨碍根系生长。

三、育苗移栽

（一）扦插育苗

1. 硬枝扦插

（1）扦插时间：3月中旬至4月上旬，日平均气温稳定在6℃以上即可进行，冬季和早春可以采用大棚育苗。

（2）扦插准备：以中宁枸杞为母条，剪取0.4～0.6 cm粗的枝条，截成10～15 cm长，用15～20 mg/kg的α-萘乙酸水溶液浸插条下端24 h，或用100 mg/kg的α-萘乙酸溶液浸插条下端2～3 h，浸深3 cm。

（3）扦插方法：按40 cm行距开沟，沟深10～13 cm，将插条按10 cm株距摆在沟壁一侧，覆湿土踏实，插条上端露出地面2 cm，插后覆地膜。

2. 嫩枝扦插

（1）扦插时间：日平均气温稳定在18℃以上的

5 ～ 8 月可进行。

（2）插条准备：剪取半木质化枝条，截成 5 ～ 8 cm 的插条，去除下端 1 ～ 2 个节上的叶片。

（3）扦插方法：将插条下端速沾 400 mg/kg 的 α-萘乙酸和滑石粉调制成的生根剂，按 5 cm × 10 cm 的株行距，插入准备好的沙床上，插入深度 1.5 ～ 2 cm，插后喷杀菌剂，盖塑料拱棚保湿、保温。

3. 苗田管理

（1）揭膜放苗：在扦插后 15 ～ 20 d，种条梢部有萌芽发出，及时破膜放苗，以防地膜烫伤。

（2）灌水：硬枝扦插一般在插条生根后灌第 1 次水；嫩枝扦插在生根前保持棚内湿度在 90% 以上。苗木生根后，前期灌水应少量多次，后期控制灌溉，并对积水及时排除。苗木生长高度达到 15 cm 以上时气温高，蒸发量大，水分不足及时灌水，以后灌水可依据土壤墒情每隔 25 ～ 30 d 灌水一次，整个生育期灌水 4 ～ 5 次。

（3）松土除草：锄草应掌握锄早、锄小、锄尽的原则，及时松土除草，注意松土除草防止碰松种条或带掉幼苗，苗木新梢长到 30 cm 以上时，每公顷用 33% 的施田补 3 750 mL 行间喷雾，以封闭田间杂草。

（4）炼苗：嫩枝扦插在 80% 插条生根后，逐渐揭开拱棚和遮阳网，增加光照进行炼苗。

（5）抹芽定干：当苗高 50 ～ 60 cm 及时抹除和剪去苗木基部发出的侧芽和侧枝，只保留距地面 50 ～ 60 cm 内的强壮新梢。当新梢高度达到 60 cm 时，应及时摘心封顶控制高度生长，促发侧枝。

（6）追肥：灌二水时，每公顷追施尿素 300 kg、复合肥 300 kg 和硫酸钾 75 kg，灌三水时进行第 2 次追肥，每公顷用腐殖酸有机肥 600 kg 加磷酸二铵 300 kg 和尿素 300 kg。以后每隔 30 d，根据土壤肥沃成程度及苗木长势确定追肥数量和追肥品种。

4. 起苗

（1）出圃时间：春季起苗时间在 3 月中旬至 4 月上旬，土壤解冻后起苗，秋季在落叶后至封冻前起苗。起苗要求不伤侧根，保持根系完整，不能折断木苗。

（2）苗木分级：起苗后将木苗立即放置于阴凉处，剔除废苗和病苗，分级捆绑。

（3）假植：秋季苗木起挖后，如暂不定植或外运，起出的苗应及时选地势高、排水良好、背风的地方进行假植越冬。假植时应掌握苗头向南、疏摆、分层、培湿土、踏实。

（4）苗木调运：3 月中旬至 4 月上旬进行，调运的苗木根系需进行蘸泥浆处理，每 50 株一捆，洒水捆好。调运的苗木质量要求达到一级标准，并用标签注明苗木品种、规格、产地、出圃日期、数量。运输途中要严防风干和霉烂。（表 25）

（二）大田移栽

1. 移栽时间　枸杞栽植时间为春、夏、秋三季，以春栽为主。春栽在 3 月下旬至 4 月上旬进行，以 4 月上旬栽植最佳，这一时期土壤解冻，枸杞尚未萌动或正在萌芽，栽植成活率高；夏季定植在 6 月中旬，用营养袋苗栽植，当年可产少量秋果；秋季在灌冬水前栽植，栽后灌水，有利于根系和土壤紧实，与春栽比较能够提早生育期，一般在 10 月 20 日至 11 月 5 日。

2. 移栽规格及密度　定植密度有 3 300 株/hm² （1.5 m × 2 m 或 1 m × 3 m）、5 550 株/hm²（0.6 m × 3 m）、4 950 株/hm²（1 m × 2 m）等不同。

3. 移栽方法

（1）大穴培肥：栽前施足基肥，每穴施优质有机肥 3 ～ 5 kg、磷酸二铵 250 g 与表土同填，灌冬水沉实，最好是在定植前秋季完成，翌春定植。也可在春季进行，但所用有机肥必须充分腐熟，以免烧根。

表 25 · 枸杞扦插苗分级指标

规　格	苗高（cm）	根茎粗（cm）	侧根数（条）	根长（cm）
一级	60 以上	> 0.8	5 以上	20 以上
二级	50 ～ 60	0.6 ～ 0.8	4 ～ 5	15 ～ 20
三级	50 以下	0.4 ～ 0.6	2 ～ 3	15 ～ 20

（2）地膜覆盖技术：在已培肥的地上，顺行居中铺幅宽1 m的地膜，再在地膜上按原穴位置或株距挖定植穴植苗，定植穴的大小视苗木根系大小而定，一般为20 cm×20 cm～30 cm×30 cm。

（3）定植：精选种苗，适期移栽原则。选取根形健壮，均匀的优质种苗（苗主根直径3～5 mm，地径在0.8 cm以上，有3～5条侧枝，7～10条次生侧枝的壮苗），进行修枝、修根处理，用100 mg/L萘乙酸溶液蘸根后，放入定植坑中央，进行栽植，深度至苗木原插穗上剪口处。栽植时按照填土、踏实、提苗、再填土再踏实程序进行，栽植后距地面55～60 cm处剪截定干并及时灌定根水。

（4）设立支柱：为促进幼树树冠发育的关键技术。定植后，为每株幼树设立一粗4～5 cm，地上高1.5～1.7 m的木棍或长度1.5～1.6 m、直径2～3 cm的竹竿做支柱，将选定的主干用布条等绑扎物，绑缚在支柱上，以增强主干的负载力。

（三）间作套种

枸杞树定植后的1～3年树冠小、空间大，可以间种矮秆经济作物或绿肥如豆类、矮秆蔬菜等，以豆类最好。一般间种1～3年，枸杞进入盛果期，再不行间种。

四、田间管理

（一）中耕除草

3月下旬至4月上旬土壤解冻后进行浅耕，深度10～15 cm。于5月或6月上旬，7月或8月中旬进行中耕3～4次，深度10～12 cm。

（二）灌水

根据枸杞各发育期的需水特性，及时灌溉水，可进行沟灌、滴灌、喷灌，应做到浅灌、勤灌、适时灌水。一般全年灌水7～10次，每公顷灌水量200～600 kg。切忌不能经常大水漫灌，以免引起低洼处积水，造成土壤盐渍化，不利于生长。

（三）施肥

1. 栽植前施肥　栽植前每公顷施用有机肥30 m³左右，要求栽植穴施入的肥料与土混合均匀，上覆一层土后再进行栽植。

2. 追肥　采用环状沟或盘状沟施法，施肥深度12～17 cm。结合灌水于5月下旬至6月上旬进行第1次追肥，每株混施1～1.5 kg腐熟的厩肥和氮、磷、钾复合肥（复合肥依树龄而定，2～4年生树每株50～150 g，5年及以上每株200～250 g）；7月上旬果枝见到花蕾后进行第2次施肥，每株施氮、磷、钾复合肥100 g左右；8月上旬进行第3次追肥，每株施氮、磷、钾复合肥100 g左右。

3. 秋施基肥　为枸杞种植的关键技术。采果后10月施基肥，以有机肥为主，化肥为辅，施肥量要求比栽植前穴施有机肥扩大1倍以上，并增施一定量的迟效无机肥。方法：沿树冠外缘挖长30～50 cm、深30 cm左右的坑，每株施3～5 kg，与土混匀后封坑，灌好冬水。每公顷施农家肥15 000～22 500 kg。

（四）整形修剪

按照打横不打顺，去旧要留新，密处行疏剪，缺处留壮枝，短截着地枝，旧枝换新枝，清膛截底修剪好，树冠圆满产量高的原则强化夏季修剪。苗木萌芽后，抹除40 cm以下的侧芽，将主干40 cm以上整形带内所发的枝条，选留方向不同，与主干夹角30°～40°的3～5个侧枝作为树冠的第1层骨干枝，在枝长15 cm处剪截。对骨干枝修剪后新长出的枝条，采取疏、截、留3种方式修剪。

（五）病虫害防治

1. 防治原则　同"艾叶"。

2. 防治措施

（1）农业防治：① 合理密植，适时修剪，加强排水、通风、透光能力。② 增施有机肥，合理搭配氮磷钾肥，定时定量补充微量元素肥料，以增强植株抗病能力。③ 秋季清园，集中烧毁园内残枝败叶，以减少来年菌源。

（2）化学防治：按登记可用于枸杞的农药使用。如确需使用，应按照农业管理部门批准使用的农药进行化学防治。

五、采　收

（一）采收期

一般扦插后50～60 d开始收获。果实成熟分为青果期、色变期、成熟期3个阶段。当果实色泽鲜红，表面光亮，质地变软富有弹性，果实空心度大，果肉增厚，果蒂松动，果实与果柄易分离，口感变甜，种子由白色变为浅黄，种皮骨质化时，应及时采收。

采摘初期5月下旬至6月下旬，气候温和，间隔期7～8 d；采摘盛期7月上旬至8月下旬盛夏酷暑季节，气温高，成熟快，间隔期5～6 d；采摘末期9月中旬至11月正值秋季，气温渐降，间隔期8～12 d。

（二）采收方式

选择晴天采果，下雨天不采，有露水不采，喷洒农药后不到间隔期不采。采果要做到轻采、轻拿、轻放，树上采净，果实盛筐不宜太多，一般8～10 kg为宜，以免下层鲜果压破。采收时最好不要采下青果和叶片。

六、产地加工

（一）脱蜡

将采回的鲜果倒入竹筛中，浸入冷浸脱蜡液中30 s，或按鲜果数量的0.2%撒施碱精，拌匀闷放20～30 min。脱蜡后再倒入制干用的果栈上，均匀铺平厚度2～3 cm。

（二）制干

一般采取自然晾晒或设施烘干。自然晾晒是将脱蜡后的鲜果铺在果栈上，厚度2～3 cm，直接置于阳光下进行晾晒，严防淋雨，干燥未达到指标前不宜用手翻动，一般需要5～10 d；设施制干采用现代烘干设备，防止二次污染。将鲜果铺在果栈上置于烘干设施下进行干燥，果实含水量在50%以上时，温度控制在40～45℃，果实含水量在50%～13%时，温度控制在45～65℃，直至果实含水量低于13%。

（三）脱把去杂

果实制干后应及时脱把去杂，以防回潮不易脱把。将干燥的果实装入长1.8 m、宽0.5 m的布袋中，两人来回拉动，再往地上摔打，使果把和果实分离后倒入风车，扬去果把、叶片等杂质，也可采用脱把机脱把。

七、包装及贮存

（一）包装

果实经过去杂分级后，选择新鲜洁净，无异味，且不含对枸杞果实品质造成影响和污染的专用枸杞包装袋，按不同商品规格等级分级包装。同一包装件中果实的等级差异不得超过10%，各包装件的枸杞在大小、色泽等方面应代表整批次的质量。包装物

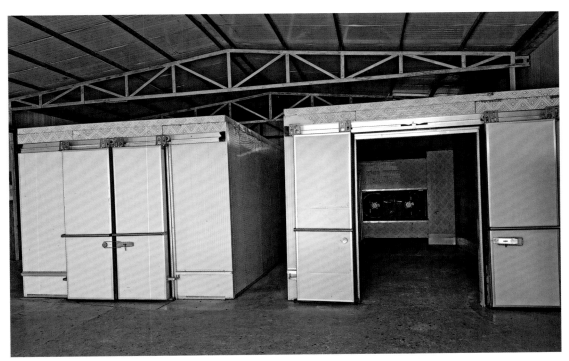

烘房

上注明等级、数量、产地、日期、保质期等。

（二）贮存

仓库应具有防虫、防鼠、防鸟的功能，定期清理、消毒和通风换气，保持洁净卫生。不应与非绿色食品混放，不应和有毒、有害、有异味、易污染物品同库存放。定期检查是否发生返潮、结块、褐变、生虫等现象，一经发现必须采取相应的措施。

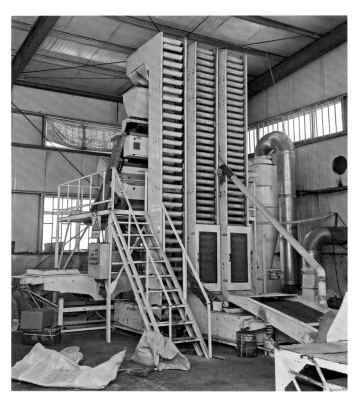

枸杞色选机

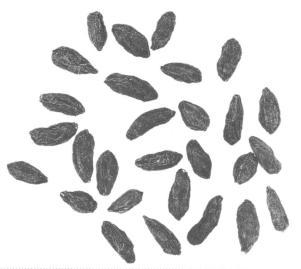

枸杞药材

历史沿革

枸杞最早记载于《神农本草经》，被列为上品，曰："性味苦寒，主五内邪气，热中，消渴，久服坚筋骨，轻身不老。"但无产地描述。然而从古至今枸杞的产地并非一成不变，自成书于魏晋的《名医别录》记载"枸杞，生常山平泽及诸丘陵阪岸"起，枸杞的产地就历经不断变迁。《名医别录》记载中的"常山"即现今河北曲阳西北的恒山一带。南北朝《本草经集注》载："今出堂邑（今南京附近），而石头烽火楼下最多。"从所记载的区域来看，上述所分布的是枸杞Lycium chinense Mill.及其变种北方枸杞Lycium chinense var. potaninii (Pojark.) A. M. Lu，至今河北巨鹿一带仍有栽培，近代商品中的"血枸杞"也是同种。至唐代孙思邈《千金翼方》云："甘州者为真，叶厚大者是。大体出河西诸郡，其次江池间圩埂上者。实圆如樱桃。全少核，暴干如饼，极膏润有味。"甘州即今甘肃张掖中部，河西走廊中段。河西泛指黄河以西，汉唐时代指现今甘肃、青海黄河以西的地区，即河西走廊和潢水流域。随着历朝历代行政区划的变化，甘州后曾隶属陕西、甘肃等地。北宋的《梦溪笔谈》曰："枸杞，陕西极边生者，高丈余，大可作柱，叶长数寸，无刺，根皮如厚朴，甘美异于他处者。"当时的陕西指现在的河南陕县西部。综上所述，从物种的变迁及性状与滋味的描述来看，枸杞产区已转移至西北等地。宁夏枸杞Lycium barbarum物种本身的优势，在唐代就开始显露。宁夏枸杞较北方枸杞味甜，北方枸杞之所以称为"苦枸杞"，也正是如此，为此枸杞的药用品种变迁为宁夏、甘肃等地的宁夏枸杞L. barbarum L.。至此，枸杞道地产区的确定，在一定程度上体现了临床筛选的过程。

明代《本草纲目》记载："古者枸杞、地骨，取常山者为上，其他丘陵阪岸者皆可用，后世惟取陕西者良，而又以甘州者为绝品，今陕之兰州（今兰州周边）、灵州（今宁夏灵武西南）、九原（今内蒙古五原县）以西，枸杞并是大树，其叶厚，根粗。河西（今甘肃省西部、内蒙古西部等黄河以西一带）及甘州者，其子圆如樱桃，暴干紧小，少核，干亦红润甘美，味如葡萄，可作果食，异于他处者，则入药大抵以河西者为上。"明代《物理小识》记载："西宁子少而味甘，他处子多。惠安堡枸杞遍野，秋熟最盛。"自清代，产区相对集中，王孟英的《归砚录》里认为"甘枸杞以甘州得名，河以西遍地皆产，惟凉州镇番卫瞭江石所产独佳"。乾隆年间的《中卫县志》称："宁安一带，家种杞园，各省入药甘枸杞皆宁产也。"由此可见，对比古今枸杞子分布品种与产地，古之多以"常山为上"，但随着枸杞的栽培，明清后被推崇的"甘杞"几乎都产自宁安（今宁夏中宁县）一带，且被广泛认可。

枸杞子入药，经历野生、人工驯化、传统栽培、规范化种植的阶段。《中国药典》收载品种从1963年版的茄科植物宁夏枸杞Lycium barbarum L.或枸杞Lycium chinense Mill.的干燥成熟果实，到1977年版至今规定为茄科植物宁夏枸杞Lycium barbarum L.的干燥成熟果实，由此认可了宁夏枸杞的药用主流。2006年《中药大辞典》收录枸杞子药材主产于宁夏。2008年《中华人民共和国国家标准》（GB/T 19742—2008）中地理标志产品——宁夏枸杞批准保护的范围是位于宁夏境内北纬36°45′～39°30′、东经105°16′～106°80′的区域。

综上分析，自魏晋时期的《名医别录》开始有产地记载直到今天，枸杞子的品质优劣均与产地相结合阐述，且从古至今枸杞子的产地不断变迁。在几千年的应用过程中，逐步经过漫长的临床优选，枸杞由全国广泛分布的枸杞Lycium chinense Mill.等逐步变迁至宁夏中宁及其周边的宁夏枸杞Lycium barbarum L.，且形成规模种植，以宁夏为道地产区，体现了道地药材"经中医临床长期优选出来"的特点。

枸杞产地历史沿革见表26。

表 26 · 枸杞产地历史沿革表

年　代	出　处	产　地　及　评　价
魏晋	《名医别录》	枸杞，生常山平泽及诸丘陵阪岸
南北朝	《本草经集注》	今出堂邑，而石头烽火楼下最多
唐	《千金翼》	甘州者为真，叶厚大者是。大体出河西诸郡，其次江池间圩埂上者。实圆如樱桃。全少核，暴干如饼，极膏润有味
宋	《梦溪笔谈》	枸杞，陕西极边生者，高丈余，大可作柱，叶长数寸，无刺，根皮如厚朴，甘美异于他处者
明	《本草纲目》	古者枸杞、地骨，取常山者为上，其他丘陵阪岸者皆可用，后世惟取陕西者良，而又以甘州者为绝品，今陕之兰州、灵州、九原以西，枸杞并是大树，其叶厚，根粗，河西及甘州者，其子圆如樱桃，曝干紧小，少核，干亦红润甘美，味如葡萄，可作果食，已与他处者，则入药大抵以河西者为上
	《物理小识》	西宁子少而味甘，他处子多。惠安堡枸杞遍野，秋熟最盛
清	《归砚录》	甘枸杞以甘州得名，河以西遍地皆产，惟凉州镇番卫瞭江石所产独佳
	《中卫县志》	宁安一带，家种杞园，各省入药甘枸杞皆宁产也
现代	《中华人民共和国国家标准》（GB/T 19742—2008）	《地理标志产品　宁夏枸杞》："批准保护的范围，位于北纬36°45′～39°30′，东经105°16′～106°80′"

参考文献

[1] 彭成.中华道地药材：中册［M］.北京：中国中医药出版社，2011.
[2] 高业新，李新虎.中宁枸杞的道地性研究［J］.地球学报：2003（2）：97-100.
[3] 胡世林.道地药材与方志和贡品［J］.中国药学杂志，1996（8）：48-51.
[4] 梁鸣早.河北巨鹿县枸杞的农业气候分析［J］.农业气象，1983（4）：17-19.
[5] 沈鸣，徐明，陈建伟，等.影响枸杞子质量的因素［J］.中医药研究，2001，17（1）：52-53.
[6] 白寿宁.中宁枸杞研究［M］.银川：宁夏人民出版社，1998.
[7] 马顺虎，周舰，何玉贤.柴达木地区宁夏枸杞栽培技术［J］.青海农林科技，2008（2）：79-80.
[8] 文怀秀，邵赟，蒋福全，等.不同采收期宁夏枸杞叶中黄铜含量的比较［J］.植物资源与环境学报，2006，15（3）：75-76.
[9] 刘长建，姜波，刘亮，等.范圣第枸杞子多糖提取工艺优化及体外抗氧化活性研究［J］.时珍国医国药，2009，20（3）：662.
[10] 张贵君.中药商品学［M］.2版.北京：人民卫生出版社，2008.

瓜　蒌

瓜蒌是葫芦科植物栝楼 *Trichosanthes kirilowii* Maxim. 的干燥成熟果实，具有清肺化痰、宽胸散结、润燥滑肠的功效，用于肺热咳嗽、胸痹、结胸、消渴、便秘、痈肿疮毒等病证。山东是瓜蒌药材的道地产区。

本篇所述药材即为葫芦科植物栝楼 *Trichosanthes kirilowii* Maxim. 的干燥成熟果实，相关技术和规范适用于包括长清、肥城在内的山东及周边地区道地药材瓜蒌的生产加工。

一、产区生态环境

（一）海拔

适宜海拔为2～200 m。

（二）气温

适宜年平均气温为11～15℃。

（三）无霜期

适宜年平均无霜期为190～220 d。

（四）光照

适宜年平均日照时数为2 300～2 800 h。

（五）降雨量

适宜年平均降雨量为520～680 mm。

（六）土壤

适宜质地疏松、富含有机质的棕壤土、砂质壤土、灰褐土、黄土、黄潮土等多种土质，pH弱酸性至弱碱性。

（七）地形地势

适宜地形地势较广，以平地或具有一定坡度（最大25°）的向阳坡地为佳。忌背阴、无光照的山阴地，忌宜积水的河边及低洼处。

二、选地和整地

（一）选地

1. 产地环境要求　大田种栽通常选择海拔高度2～200 m生地、轮歇地，尤以土层深厚、肥沃疏松、富含腐殖质、排水良好的生荒地为宜，可选用棕壤土、砂质壤土等多种类型的土壤，要求日照时间长。

2. 空气、土壤及用水质量要求　同"艾叶"。

（二）整地

深翻土地25 cm以上。于播种前，结合整地每公顷施入腐熟农家肥37 500～45 000 kg，翻入土中作基肥，稍干后平整并做成条状高畦，以利排水。一般按

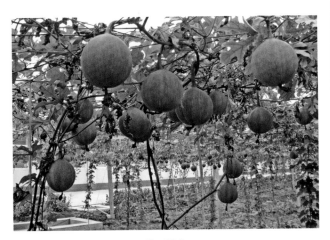

瓜蒌原植物一

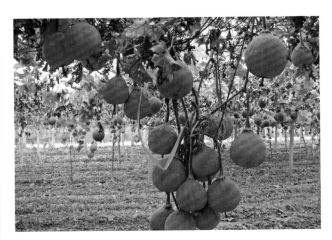

瓜蒌原植物二

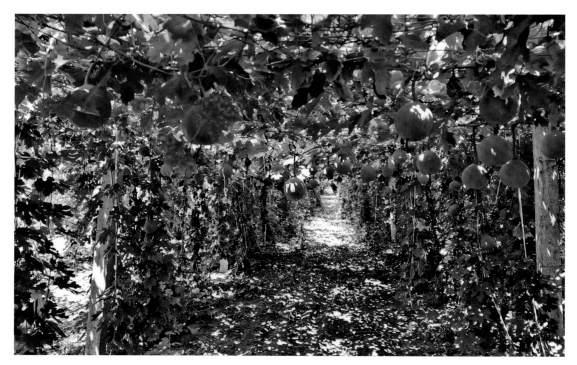

瓜蒌种植基地

1.3 m开沟作畦，畦沟宽30～40 cm，畦高约25 cm。

三、留种与栽种

（一）留种

春天土地开冻后，挖取栝楼的块根，选取无病害、虫害、冻害的健壮的块根，选择2～6 cm直径的根茎，切成3～6 cm的根段，作为种块。种块以50%多菌灵溶液500倍，浸泡30～60 min后，晾干备用。

（二）栽种时间

春季土地解冻后即可栽种，一般4月底至5月初栽种。

（三）种栽方式

分根繁殖，保证大田雌雄株的比例。植株行距1.2 m，间距0.8～1.0 m，挖穴15 cm深，每穴放入1个种块，封土并踩实。

一般种栽2%～5%的雄株，即每种栽19～49棵雌株后种栽1棵雄株。

四、田间管理

（一）搭架

采用搭架立体式种植方式，可以搭成网架、棚架、人字架、立架等多种类型的架，网架为大田种栽较为常用的方式。

网架的搭架方式可以描述为：畦的两边植入2 m高度的水泥柱，柱间距4 m，畦两端以斜桩固定。水泥柱直立埋入土中深0.5 m。以0.3～0.4 mm直径铁丝固定在柱顶端，将各柱固定，使各柱之间拉紧，并呈网状。铁丝网上铺设并固定竹竿、树枝或塑料网等使呈网状，以便栝楼藤的蔓延。竹竿、树枝间隔至少20 cm；网空间隔一般15～20 cm，以利于果实的自然悬挂。

（二）引苗

当一个种块出现多个幼苗时，轻轻地拔去幼小的、发育不健康的小苗，使每株只保留1～2棵健壮的苗。当壮苗长到1.0 m以上时，应引苗往上生长，并使藤蔓能够固定在网架上。

（三）中耕除草

在生长期及时进行中耕锄草，保持无草害。

（四）追肥与灌水

在生长关键期进行追肥，盛花期追施复合肥，每公顷300 kg。果实膨大期追施磷钾复合肥，每公顷300 kg；叶面喷施磷钾肥，防止落花落果。追肥后及时灌水。

在生长关键时期，如遇干旱，应及时灌水。栝楼忌水淹，如遇积水，应及时排水。

（五）越冬管理

10月1日前后连果梗剪下果实后，应将田间的枯藤枯叶全部取走另行处理。

封冻前，对每穴的根部培土至少10 cm高度。

根据夏天的生长情况和秋天果实的结果情况，挖去有病虫害的块根，并做上记号，待来年春天补种健壮的植株。

（六）病虫害防治

1. 防治原则　同"艾叶"。

2. 防治措施

（1）农业防治：① 与禾本科植物轮作3～5年。② 合理施肥，适当喷施有机肥和磷钾肥。③ 早期及时拔除病株。④ 用石灰消毒。⑤ 清洁田园，减少菌源，雨后及时排水防止根部受淹。

（2）物理防治：人工捕捉幼虫。

（3）化学防治：无登记可用于瓜蒌的农药。

注：在实际生产中，药农针对瓜蒌种植中常见的透翅蛾会施用甲氨基阿维素菌、氯虫苯甲酰胺、杀灭菊酯、辛硫磷等；针对炭疽病会施用多菌灵、代森锰锌（络合态）、咪鲜胺、福美双、咯菌腈、苯醚甲环唑等；针对根腐病会施用多菌灵、甲基硫菌灵、代森锰锌（络合态）+甲霜灵、广枯灵（噁霉灵+甲霜灵）或咪鲜胺等；针对根结线虫会施用青霉菌（2亿孢子/g）、阿维菌素、噻唑磷或威百亩等。

五、采　收

（一）采收期

每年9月下旬到10月上旬，最晚11月中旬。

（二）采收方式

连藤剪下果实，至少保留30 cm长的藤，并剪去藤上的叶和叶柄。采收过程中，忌摔、碰等可能引起果实受伤的现象。

六、产地加工

（一）分拣

弃去受到外伤的果实，弃去过小、过嫩的果实。

（二）编串

将栝楼果实堆放在一起，盖上塑料膜。堆积1～2 d后，以一条较粗的不带果实的栝楼藤条为主轴，以带果实的藤为辫，编连成串，使果实之间的角度为120°，保证果实之间没有碰撞。

（三）阴干

采用后熟阴干的方式。将编好的藤串，悬挂于坚实的横梁上，避免果实之间的相互碰撞和拥挤。同时，保持悬挂果实的房间处于阴凉通风状态。刮起强寒风或降大雪期间要适时关闭和打开窗户，防止果实受到冻害。

一般需要从当年10月悬挂到第2年的4月底才能得到干燥的成熟果实。

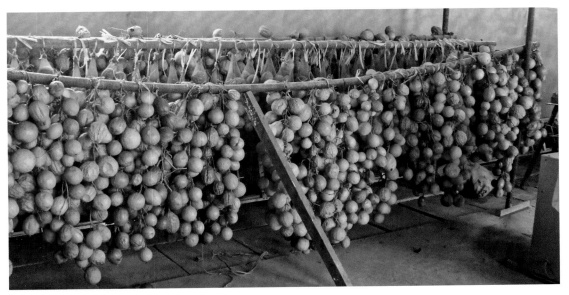

瓜蒌阴干

（四）剪取果实

栝楼果实外皮呈黄色、皱缩、薄脆，果瓤呈焦糖色、出现焦糖味，种子呈浅灰色或灰色，说明栝楼果实已经得到了干燥。从藤串上剪下果实，保持果柄约1 cm。弃去发霉变质、破损、不成熟的果实。

七、包装、贮存及运输

（一）包装

将栝楼的干燥成熟果实（瓜蒌），装筐或装袋。标注商品名称、产地、联系方式、净重、生产日期。并附检测报告。

（二）贮存

贮存在清洁卫生、阴凉干燥（温度不超过20℃、相对湿度不高于65%）、通风、防潮、防虫蛀、无异味的库房中，定期检查瓜蒌的贮存情况。

瓜蒌特别容易遭受印度谷螟的危害，尤其是5月到10月的期间。发现印度谷螟早期为害现象时，可用干冰密闭数日防治。

根据市场的需要，为了保证瓜蒌的质量，一般尽量以干燥果实的形式在仓库内保管贮存，而不以切制后的饮片形式长期贮存。

贮存时应保持离地20 cm、离墙20 cm，两垛可以紧靠在一起，但两垛与另两垛之间应保持至少50 cm的距离。

（三）运输

运输的交通工具应清洁、卫生、干燥、无异味；运输时必须防雨、防潮、防暴晒，小心轻放；严禁与有毒、易污染物品混装、混运。

历史沿革

《尔雅》郭璞注云："今齐人呼之天瓜。""齐"即今之山东北部。可见山东产瓜蒌有久远的历史。《神农本草经》列栝楼为中品，并记载："生川谷及山阴。"产地大约在今陕西、山西、河南、山东、江苏、浙江等地。《名医别录》曰："栝楼生弘农川谷及山阴地。"弘农为今河南灵宝。《新修本草》曰："今出陕州者，白实最佳。"《千金翼方》载药所出州土曰：栝楼的产地为河南道的陕州及虢州。陕州相当于今河南的三门峡、陕县、洛宁、渑池、灵宝及山西的平陆、芮城、运城东北部地区；虢州即今河南西部的灵宝、栾川以西、伏牛山以北地。陕州及虢州即今河南、山西、陕西交界处，西有华山，东有伏牛山，北至黄土高原，南至三门峡。后来本草多记：始生弘农山谷及阴地，今所在有之。《本草品汇精要》中栝楼项下，也有："（道地）衡州及均州、陕州者佳。""衡州"即今湖南的衡阳、衡山、安仁境内。北有衡山，东有罗霄山脉。"均州"即今湖北的郧西、郧阳、石鼓关（均州），丹江口（均县）与陕西、河南交界处。《本草汇言》记载："苏氏曰栝楼出弘农。陕州。山谷者最胜。今江南、江北、浙江、河南、山野僻地间亦有。""白实最佳"系指根而言。现今河南安阳、新乡、浙江嘉兴所产天花粉驰名中外。瓜蒌的主产地山东长清、肥城虽未见本草书籍提及，但早在东晋郭璞注解《诗经》时即已提出："今齐人呼之天瓜。"可见山东产瓜蒌有久远历史，原植物亦为此种。肥城县志记载肥城栽培瓜蒌已有三百多年的历史，长清县志记载长清早在清代以前就栽培栝楼。可见山东作为瓜蒌的主产地是当之无愧的。

关 黄 柏

关黄柏为芸香科植物黄檗 *Phellodendron amurense* Rupr. 的干燥树皮，习称"关黄柏"。黄柏始载于《神农本草经》，列为上品，性寒，味苦，具有清热燥湿、泻火解表和退虚热的功效，用于湿热泻痢、黄疸、热淋、骨蒸潮热等病证。关黄柏主产于我国长城以北燕山以东地区，生长周期较长，种植10～15年后可采收黄檗树皮，干燥后为关黄柏。

本篇所述药材即为芸香科植物黄檗 *Phellodendron amurense* Rupr. 的干燥树皮，相关技术和规范适用于东北（黑龙江、吉林、辽宁）、河北承德及邻近地区道地药材关黄柏的生产加工。

一、产区生态环境

（一）海拔
适宜海拔为500～1 200 m。

（二）气温
适宜年平均气温为4～8℃。

（三）降雨量
适宜年平均降雨量为500～1 000 mm。

（四）土壤
关黄柏苗期稍能耐阴，成年树喜光照、湿润，分布于温带、暖温带山地，宜选择质地疏松、土层深厚肥沃、富含腐殖质的中性或微酸性土壤，土层

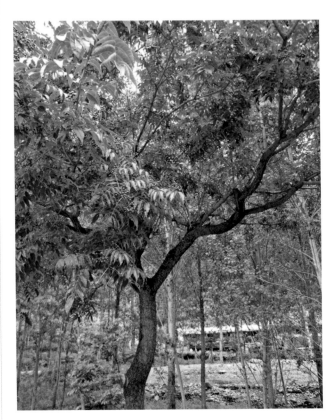

关黄柏原植物一　　　　　　　　　　　　关黄柏原植物二

黏重瘠薄处不适生长。

二、选地整地

（一）选地

育苗地选择地势平坦、土质疏松肥沃、排灌良好、光照充足的地块；移栽地选择山间平地、坡地或低山丘陵。

空气、土壤及用水质量要求　同"艾叶"。

（二）苗田整地

每公顷施充分腐熟的有机肥 30 000 ～ 45 000 kg，氮磷钾复合肥 375 ～ 450 kg，深翻土地 20 ～ 25 cm，耙地、整平。

（三）移栽整地

山地应先清除地块内灌木、杂草，根据立地条件，采用局部整地方法，沿等高线采取修建梯田或鱼鳞坑方式整地，按行距 3 ～ 4 m、株距 2 ～ 3 m 挖定植坑。

三、育苗移栽

（一）播种育苗

1. 种子采集　选择生长健壮、无病虫害的成年黄檗树作为采种母株，10 ～ 11 月果实由青绿色变为紫黑色时采集，堆放 2 ～ 3 周，待果皮果肉腐烂后捣碎，清水漂洗除去果皮、果肉，捞起种子晒干或阴干。

2. 种子处理　秋播前 20 d，将种子浸泡至种皮变软后播种；或将种子与河沙按 1：3 比例混合，加水至湿度以手握成团但不滴水，一触即散即可，装入麻袋中于室外冷冻层积处理 60 d 以上，春播前取出洗净播种。

3. 播种时间　分春播和秋播。春播在 5 月上旬，秋播在 10 月下旬土壤上冻前进行。

4. 播种方法　按行距 30 ～ 50 cm 条播，覆土 1 ～ 2 cm，稍加镇压，保持土壤湿润。每公顷用种子 30 ～ 45 kg。

（二）扦插育苗

选择直径 1 cm 左右的休眠期枝条，截成长 20 cm 左右的插穗，于春季土壤化冻后或秋末土壤上冻前，按行距 40 ～ 50 cm，株距 7 ～ 10 cm 斜插于土中，上端不要露出地面，扦插后灌透水。

（三）苗期管理

1. 间苗定苗　一般在苗高 7 ～ 10 cm 时，按株

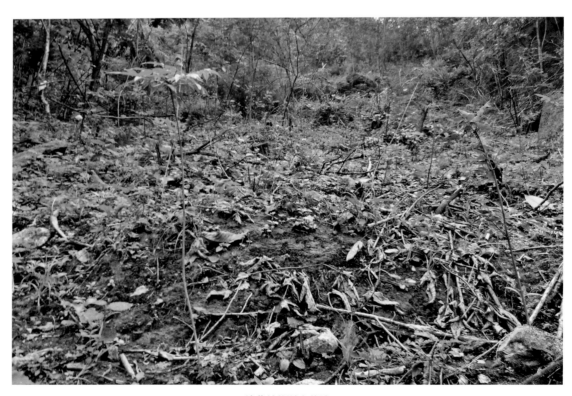

关黄柏仿野生基地

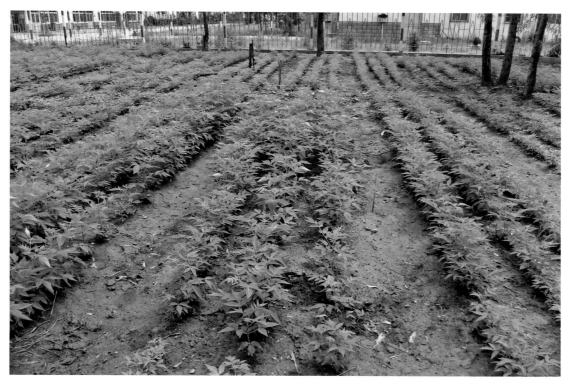

关黄柏育苗

距3～4 cm间苗；苗高10～15 cm时，按株距7～10 cm定苗。

2. 中耕除草　及时中耕除草，保持田间无杂草。

3. 追肥　7～8月，根据幼苗长势每公顷追施氮磷钾复合肥300～450 kg。

4. 水分管理　保持土壤湿润，干旱时及时灌水。多雨季节应及时排水，以防烂根。

（四）移栽

1. 移栽时间　育苗1～2年后，春、秋两季均可移栽，于春季植株未萌芽前或秋季落叶后进行。

2. 移栽方法　采用植苗造林方法。栽前将生根剂（GGR）按1：10 000溶于水，并与泥土混合，

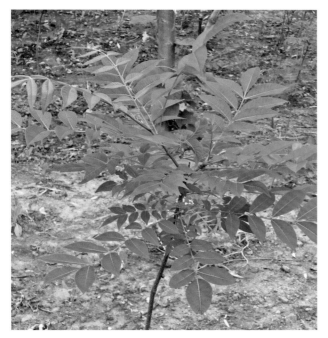

关黄柏幼苗

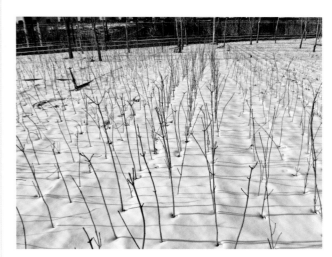

关黄柏移栽

调成浆状，将苗高40～100 cm，地茎0.8～1.2 cm幼苗挖出并分级，幼苗根部蘸取浆液后，放入定植坑内，覆土后踩实。

四、田间管理

（一）中耕除草

及时中耕除草，保持田间无杂草。

（二）追肥

移栽后，每年7～8月每公顷追施氮磷钾复合肥450～750 kg，随树龄增大施肥量适当增加。

（三）灌溉

移栽后及时灌水，以利成活。生长期间根据土壤墒情，干旱时适当灌水。

（四）成林管理

通过修剪、整枝等培育植株主干，根据植株密度分期间伐，保持通风透光良好。

（五）病虫害防治

1. 防治原则　同"艾叶"。

2. 防治措施

（1）农业防治：① 选择无病虫害的黄檗树采种或采取枝条。② 注意保护瓢虫等害虫天敌。③ 加强水肥管理，培育壮株。④ 清理田间，病叶残株及杂草集中烧毁。

（2）化学防治：无登记可用于关黄柏的农药。

注：在实际生产中，药农针对关黄柏种植中常见的锈病会施用戊唑醇、三唑酮等；针对煤污病会施用苦参碱、络合态代森锰锌等；针对柑橘凤蝶会施用除虫脲、灭幼脲等；针对蚜虫会施用苦参碱、吡虫啉等。

五、采　收

（一）采收期

移栽后10～15年，在坚持"最大持续产量"的原则下，视生长情况合理采收。砍树剥皮采收一般在间伐时进行，宜在每年秋末落叶后或春季萌芽前进行；环剥采收适宜时间为6～7月。

（二）采收方式

1. 砍树剥皮　选择晴好天气，先将树砍倒，刮去外层粗皮，再按需要的长度用刀横切皮层，并在两横切的环间纵切一刀，剥下树皮。

2. 环剥　晴天日落后，选择长势旺盛，枝叶繁茂的树进行环剥。先用利刀在树干枝下15 cm处横割

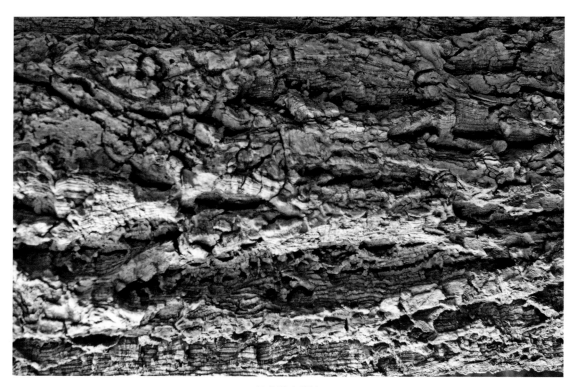

关黄柏皮药材

一圈，向下再横割一圈，在两环切口间向下纵割一刀，切口斜度45°～60°，深度以不伤及形成层和木质部为宜。然后在纵横切口交界处撬起树皮，向两边均匀撕剥，剥皮过程中要注意手勿接触剥面，以防病菌感染而影响新皮形成。

树皮剥下后，用10 ppm萘乙酸加10 ppm赤霉素溶液喷在创面，并用塑料薄膜包裹，包裹时应上紧下松，利于排除雨水，并减少薄膜与木质部的接触面积，以后每隔1周松开薄膜透风1次，当剥皮处由乳白色变为浅褐色时，可剥除薄膜，让其正常生长。

六、产地加工

刚剥下的树皮，趁鲜刮去木栓层粗皮至显黄色，在阳光下晒至半干，重叠成堆，用石板压平，再晒干至水分含量不得超过11.0%。

七、包装及贮存

（一）包装

将晒干的树皮按50 kg或100 kg打包成捆，用无毒无污染材料包装。包装上注明品名、毛重、净重、生产者、产地、生产日期或批号，并附执行标准及检验合格证等。

（二）贮存

将包装后的关黄柏药材置于清洁卫生、干燥、通风、防潮、防虫蛀、无异味的库房中，定期检查药材贮存情况。

历史沿革

黄柏始载于《神农本草经》，列为上品。《名医别录》释名黄檗。《嘉祐本草》记载"按蜀本图经云：黄檗树高数丈。叶似吴茱萸，亦如紫椿，经冬不凋。皮外白，里深黄色……皮紧，厚二三分，鲜黄者上。二月、五月采皮，日干"。《本草图经》云："今处处有之，以蜀中者为佳。"论述了黄柏的产地、分布、生境及质量等问题。从古本草所载的黄柏产地分布情况，以及《证类本草》所附"黄檗"与"商州黄檗"图，均可认为与现今川黄柏相符，其原植物为黄皮树 *Phellodendron chinense* Schneid.及秃叶黄皮树 *P. chinense* Schneid. var. *glabriusculum* Hsiao。

关黄柏，原植物为黄檗 *Phellodendron amurense* Rupr.，主产于东北和河北等地，为后起药材，历代本草无记载。由于主要分布于关外，成为药用正品可能与清代满人入主中原有关。据《盛京通志》卷10载乾隆皇帝《盛京赋》有载"烂红杏与绯桃，纷木楝与黄檗"，是关黄柏的最早文献出处。后在1941年《朝鲜药局方》和1957年《辽宁药树》有记载。在《中国药典》2005年版中，首次将黄柏分为关黄柏与川黄柏两类药材。

目前关黄柏已成为黄柏的主流商品，故将其列为黄柏的第一品种。

参考文献

［1］甘晓冬，戴志敏.中药黄柏种与变种的鉴定［J］.上海医科大学学报，1990，17（1）：57-60.
［2］刘琰璐.黄檗种子质量标准及休眠生理研究［D］.北京：北京协和医学院，2012.
［3］汪成成.黄檗种子不同沙藏层积时间和播种密度研究［J］.吉林林业科技，2017，46（2）：1-3.
［4］谢晓亮，杨太新.中药材栽培实用技术500问［M］.北京：中国医药科技出版社，2015.
［5］张楠.地道药材关黄柏的资源与质量标准研究［D］.沈阳：沈阳药科大学，2007.
［6］国家药典委员会.中华人民共和国药典：一部［S］.北京：中国医药科技出版社，2020.

何 首 乌

何首乌为蓼科植物何首乌*Polygonum multiflorum* Thunb.的干燥块根，具有解毒、消痈、截疟、润肠通便的功效，用于疮痈、瘰疬、风疹瘙痒、久疟体虚、肠燥便秘等病证。何首乌广泛分布于广西、广东、福建、云南、贵州等地。

本篇所述药材即为蓼科植物何首乌*Polygonum multiflorum* Thunb.的干燥块根，相关技术和规范适用于贵州施秉、三穗、丹寨、都匀、罗甸、普安等邻近区域主产药材何首乌的生产加工。

一、产区生态环境

（一）海拔

适宜海拔为200 ～ 1 500 m。

（二）气温

适宜年平均气温为14 ～ 19℃，最冷月（1月）平均温度为3.9℃，最热月（7月）平均温度为21.5 ～ 27.5℃。

（三）无霜期

适宜年平均无霜期为260 ～ 290 d。

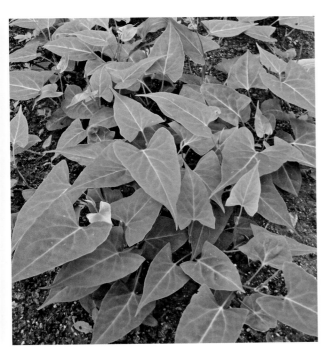

何首乌原植物

（四）光照

适宜年平均日照时数为1 100 ～ 1 500 h。

（五）降雨量

适宜年平均降雨量为1 000 ～ 1 500 mm。

（六）土壤

适宜砂质壤土，土质疏松，土壤酸碱度为微酸性至中性，pH为6.0 ～ 7.5。黏土和盐碱地均不宜栽培。

（七）地形地势

适宜排水良好、坡度为小于15°的丘陵缓坡地带。

二、选地和整地

（一）选地

1. 产地环境要求　应选地势平坦、水源方便、肥力较高的壤土或砂壤土，也可人工搭建温棚（育苗棚）。

注：何首乌种植忌连作，可与玉米、油菜、大豆等作物或非根类中药材轮作，或在果园中套种。

2. 空气、土壤及用水质量要求　同"艾叶"。

（二）整地

春季种植，于上一年冬天深耕土地30 cm以上；秋季种植，在种植前半个月深耕。深耕的同时施入腐熟厩肥30 000 kg/hm²、有机无机复合肥1 500 kg/hm²、磷肥450 kg/hm²。将土壤耙碎整平后作畦，畦宽70 cm、高25 cm，畦沟宽30 cm。

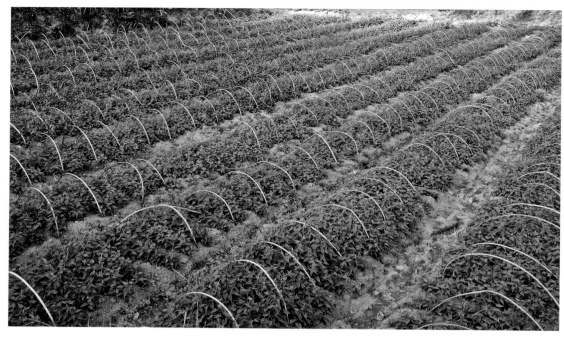

何首乌露地育苗

三、育苗移栽

（一）扦插育苗

何首乌的繁殖方式可分为种子繁殖、扦插繁殖和压条繁殖等，生产上主要采用扦插繁殖。

1. 插条采集　春季育苗于3～5月采集插条，秋季育苗在9～10月采集。选优良、健壮、无病虫害的何首乌植株作采集母株，从茎藤基部离地5 cm处割断，剪去嫩枝及细小分枝，留下木质化或半木质化的一年生茎藤并将其剪成15～20 cm长的插条，每枝插条带2～3个节。保持上切口平整且距上节芽头3 cm，下切口为平滑斜面且距下节芽头2 cm，以下端平齐捆扎成把。（表27）

2. 插条处理　扦插前将检验合格的插条用700～800倍50%可湿性多菌灵溶液浸没消毒5 s，取出沥干，待用。

3. 扦插方法　在厢面上按株行距3 cm×8 cm扦插。要求芽头朝上，下端插紧，露上节头于土外。然后浇透定根水，盖拱膜，利于保水保温。

4. 苗田管理

（1）搭棚：扦插完后即搭小拱棚，以保持苗床温湿度；待新生茎长至3 cm时拆除小拱棚。

（2）控温：保持棚内温度在18～27℃，高于30℃时，揭膜通风降温，持续高温时搭遮阳网遮阴。

（3）灌溉：未新发嫩枝前需及时浇水以保持苗床湿润；新发嫩枝后需控制苗床湿度；生根长叶后，视土壤墒情每5～10 d浇水一次。

（4）除草：苗床采用人工除草，要除早、除小。

（5）追肥：当新发嫩枝生长至15 cm时，用0.2%磷酸二氢钾溶液和0.5%尿素溶液作叶面肥每7 d喷施1次，叶面追肥次数应不超过4次。

（6）打顶：当苗长高至15 cm以上时，剪去顶

表27·何首乌扦插条质量标准

级别	条长（cm）	条粗（mm）	节数（个）	上切口	下切口	上切口距上节（cm）	下切口距下节（cm）	插条质量	木质化程度
一级	15～20	3～4	2～3	平滑	斜平滑	2～3	1.5±2	一年生枝条、无损伤、芽头饱满、无病虫为害	木质化或半木质化
二级	10～30	2～3				3～5	1～1.5或2～3		

尖，控制苗高在15 cm以内。

（7）揭膜炼苗及遮阴：如遇持续高温，应揭膜通风，若棚内温度仍高于30℃时，应搭遮阳网遮阴。

（8）保温防冻：秋季育苗时，适时观测棚内温度，保持棚内温度在10℃以上。

（9）病虫害防治

锈病防治：苗床整地时，用80%代森锌500倍液用喷雾器喷洒消毒。发病后用15%三唑酮粉剂兑水600倍喷雾于叶背面和叶面上。

蚜虫防治：苗床发现蚜虫为害后，及时剪除蚜虫的聚集部位，带出苗床外集中销毁。并用10%吡虫啉2 000倍液喷雾防治或用50%抗蚜威可湿性粉剂2 000倍液喷雾防治。

蛴螬防治：整地时用40%辛硫磷乳油250 mL与25 kg细土拌和撒施于苗床土中。出现蛴螬后，用90%晶体敌百虫60 g兑水100 kg喷浇受害植株周围地面。

（二）起苗

一般在春季（3～5月）或秋季（10～11月），移栽前起苗。起苗前1 d，用水浇透苗床。起苗时，用小锄头顺沟小心挖起扦插苗，不伤根，不伤苗。以随起随栽为好，起苗后放于背阴处选苗，剔除不合格苗，打捆，每捆100株。

（三）大田移栽

春秋两季移栽均可，春季3月中下旬至5月上旬，秋季10月下旬至11月上旬进行。按株行距30 cm×35 cm开穴，穴深依种苗根系情况而定，呈"品"字形定植两行种苗，每穴定植1株，约63 000株/hm²，使种苗根系在穴内保持伸展，回填土、压实、浇透定根水。

四、田间管理

（一）中耕除草

移栽定植后，为避免伤根，宜浅锄，植株附近的杂草应用手拔掉。生长期间一般每2个月除草一次，冬季休眠期不用除草。

（二）灌溉与施肥

何首乌喜肥，除施足基肥外，追肥2次，分别于翌年4～5月及9～10月施厩肥22 500 kg/hm²或氮磷钾三元复合肥1 500 kg/hm²。若天气连续干旱，应及时灌溉；雨季来临前彻底清理、疏通排水沟，保证雨后田间无积水。

（三）翻藤去顶

视茎藤长势，配合除草，每2月翻藤茎1次，并控制其长度在1 m以内，控制侧枝在5条以内。

（四）打花序

为防止开花消耗营养，出现花序即用枝剪将其剪除，抑制生殖生长而促进营养生长。

（五）病虫害防治

1. 防治原则　同"艾叶"。

2. 防治措施

（1）农业防治：根腐病：用无病土培育无病苗；合理配方施肥，适当增施有机肥和磷钾肥；早期及时拔除病株，用石灰消毒。

叶斑病：及时剪除过密茎蔓和老、病叶；清洁田园；适当增施有机肥和磷钾肥，可以喷施0.2%～0.3%的磷酸二氢钾溶液。

轮纹病：入冬前清除田间病残体，集中烧毁；加强栽培管理，注意通风透光；雨后及时排水；合理施用有机肥及化肥，增强植株抗病力；适当增施有机肥和磷钾肥，可以喷施0.2%～0.3%的磷酸二氢钾溶液。

锈病：清洁田园，加强管理；清除转主寄主。

蚜虫：清除杂草，减少越冬虫害。

（2）物理防治：采用黑光灯或糖醋盆诱杀成虫。

（3）化学防治：无登记可用于何首乌的农药。

注：在生产实际中，药农针对何首乌种植中常见的根腐病、轮纹病会施用多菌灵、甲基硫菌灵等；针对叶斑病会施用波尔多液、代森锌等；针对锈病会施用粉锈宁、萎锈灵、硫磺悬浮剂等；针对蚜虫会施用吡虫啉、抗蚜威、保得乳油、天王星乳油等；针对红脊长蝽会施用毙乳油、保得乳油、增效氯氰乳油、功夫菊酯乳油等；针对黏虫会施用菜虫净乳油、吡虫啉、来福灵等。

五、采　收

（一）采收期

大田定植后2年采收。宜在秋季10～12月采收，也可在春季萌发前采收。

（二）采收方式

采用人工采收或小型机械采收。采收时尽量深挖，保持块根完整。

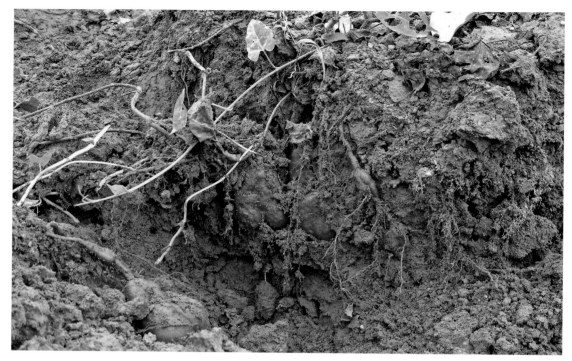

何首乌采收

六、产地加工

（一）拣选、分级

将采收后的块根剪去须根后即可按大小进行分级。

（二）清洗

将拣选、分级后的块根用洗药机进行清洗，待洗净后装入洁净塑料筐或竹筐沥干表面水分。

（三）初步干燥

将沥干的块根晒或在40～50℃条件下烘至含水量40%～50%，在通风干燥处发汗1～2 d。

（四）切制

将发汗后大于0.1 kg/个的块根削去两端后切成0.8～1.0 cm厚度的横切片；小于0.1 kg/个以下的块根不切片。

（五）干燥

将何首乌片、何首乌个子晾晒或在40～50℃条件下烘至含水量小于10%。

七、包装及贮存

（一）包装

何首乌含水量在10%以下时，选用绿色环保材

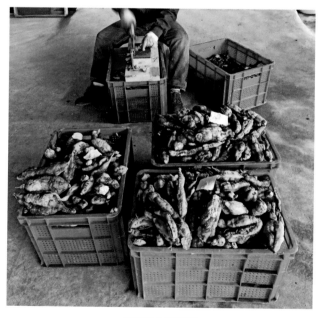

何首乌人工切制

料进行包装。包装袋上必须注明产品名称、重量、产地、生产单位名称、执行标准、生产日期、储藏条件等。

（二）贮存

置干燥、通风处储藏，储藏过程中注意防鼠、防潮、防霉变、防串味等。

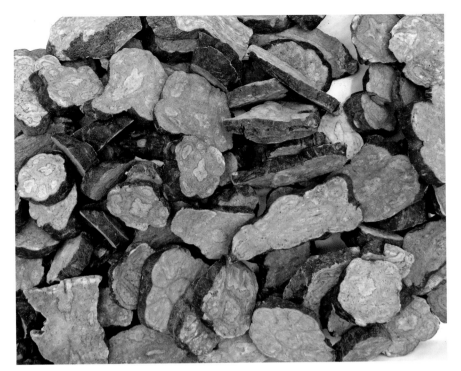

何首乌药材一

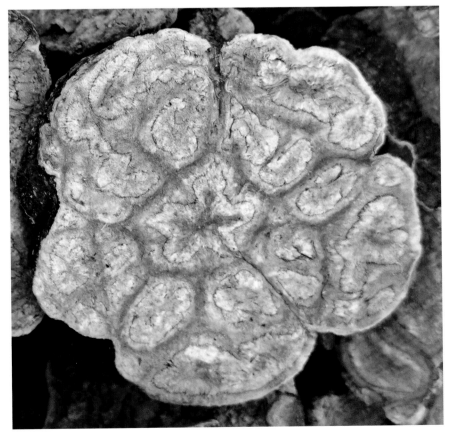

何首乌药材二

历史沿革

何首乌始载于唐代李翱《李文公集》卷十八《何首乌录》(813)："生顺州南河县（今广西陆川）田中，岭南诸州（今广西、广东、福建及云南东南部等地）往往有之。"宋代《本草图经》(1061)："何首乌，本出顺州南河县、岭外、江南诸州亦有，今在处有之，以西洛、嵩山及南京柘城县（今河南境内）为胜。"明清时期《救荒本草》《本草原始》《本草品汇精要》等均认为何首乌以怀庆、嵩山、归德、柘城所产为优。清末《本经逢原》认为何首乌"产南方者最胜，北地所生虽极大者，殊不足珍"。民国时期《药物出产辨》："产广东德庆为正，名曰何首乌。北江、连州亦有出，以广西南宁、百色为多出。"由此可见，何首乌分布范围很广，发展至今，家种何首乌主产区分布在贵州、广东、广西等地。

贵州地区从20世纪90年代起开展何首乌野生变家种研究。贵州何首乌的栽培历史虽然较短，但"十一五"期间，何首乌栽培技术的提升得到了国家科技支撑计划和贵州省重大科技专项的支持，形成了何首乌种子种苗繁育及栽培管理标准操作技术规程。目前贵州何首乌在市场上占有重要的地位，是何首乌的主产区之一。

参考文献

［1］李帅锋，郑传柱，张丽，等.不同产地何首乌药材的质量分析［J］.江苏中医药，2015，47（8）：69-71.
［2］张明生.贵州主要中药材规范化种植技术［M］.贵阳：贵州科技出版社，2012.
［3］孙长生，韩见宇，魏升华.何首乌规范化生产操作规程（SOP）（草案）［J］.中药研究与信息，2003（7）：20-23.
［4］李帅锋，郑传柱，张丽，等.不同采收期对何首乌中二苯乙烯苷和蒽醌类成分含量的影响［J］.中国现代中药，2015，10（11）：1177-1179，1183.
［5］杨艳菁，兰才武，贺定翔，等.不同加工方法对何首乌饮片质量的影响［J］.中国实验方剂学杂志，2015，21（15）：31-34.

红　花

红花为菊科植物红花 *Carthamus tinctorius* L.的干燥花，具有活血通经、祛瘀止痛的功效，用于血瘀经闭、痛经、产后瘀阻腹痛、胸痹心痛、癥瘕积聚、跌打损伤、关节疼痛、中风偏瘫、斑疹等病证。我国红花栽培历史悠久，药用红花主要集中在四川川红花道地产区和河南卫红花道地产区。

本篇所述药材即为菊科植物红花 *Carthamus tinctorius* L.的干燥花，相关技术和规范适用于河南卫红花道地产区新乡、鹤壁等豫北地区道地药材红花的生产加工。

一、产区生态环境

（一）海拔

适宜栽培海拔为180 ～ 430 m

（二）气温

适宜年平均气温14.0 ～ 15.5℃，大于10℃的积温215 d。

（三）无霜期

适宜年平均无霜期为217 d。

（四）光照

适宜年平均日照时数为2 573 h以上。

（五）降雨量

适宜年平均降雨量为575 mm，平均相对湿度为68%左右。

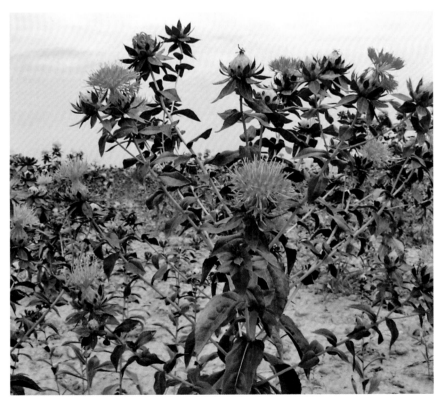

红花原植物一

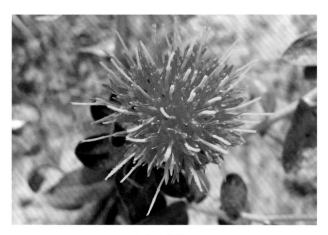

红花原植物二

（六）土壤

适宜石灰石土、山丘立黄土、潮垆土、褐土化淤土。

（七）地形地势

适宜地势由西北至东南呈阶梯形下降，有深中山区、深低山区、丘陵区、盆地、山前倾斜平原、平原和洼地。

二、选地整地

（一）选地

选择向阳、地热高燥、土层深厚、中等肥力、排水良好的砂质壤土缓坡地带种植。距离厂矿企业、居民生活区 1 500 m 以上，远离各种污染源。降雨量大、地下水位高、土质过分黏重的地区不太适宜种植。

注：忌连作，宜与禾本科、豆科、薯类、蔬菜等作物实行 1 ～ 2 年的轮作。

空气、土壤及用水质量要求　同"艾叶"。

（二）整地

红花对整地要求不高，秋末土壤上冻之前集中清理田间杂草以及红花秆，采用大型拖拉机深耕暴晒，深耕 25 cm 以上，无需耙细整平。当土壤解冻5 ～ 8 cm，可以进入大型机械时，即可采用大型拖拉机进行浅春耕，深度为 10 ～ 15 cm，耙细整平，并根据地块四周情况修好排水沟。肥力差地块，结合整地，施入基肥。

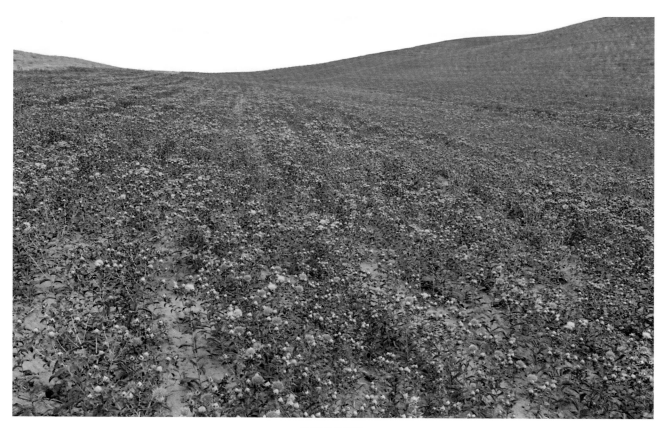

红花种植基地

三、播　种

（一）种子

1. **质量要求**　选择当年生产的种子，种子质量要求籽粒饱满，无病菌感染和虫卵，纯度≥95%，净度≥96%，发芽率≥80%，水分≤12%。

2. **留种要求**　宜选生长健壮、无病虫害、种质纯正的母株留种。

3. **种子储藏**　采用干藏法，在低温、干燥、通风的条件下储藏，注意防热、防湿、防虫。

（二）播种方法

10月中下旬播种，宜早不宜迟。播种量30～45 kg/hm²，种植密度为18万～22.5万株/hm²。人工撒播或者机械条播，随播随覆土。采用机械条播，调好行距、深度，开沟、播种、覆土、镇压一次性完成。

四、田间管理

（一）中耕除草培土

全生育期一般需要中耕除草2～3次，分别在莲座期、伸长期的初期和植株封垄前进行，中耕与除草结合进行。每次除草后将全部杂草清理出田间，集中深埋。成株花序位于枝顶，重量较大，易倒伏，结合中耕除草进行培土。

（二）灌溉排水

红花一般不需要浇水。红花分枝期、始花期、终花期干旱时适当浇水。一般采用细流沟灌或隔行沟灌。浇水时间，以早晨或傍晚为宜。降雨后，及时排除田间积水。

（三）打顶

当红花株高1 m左右，分枝数达20枝时，应进行打顶。打顶后加强肥水管理。每公顷追施尿素150 kg或碳酸氢铵450 kg。

（四）病虫害防治

1. **防治原则**　同"艾叶"。

2. **防治措施**

（1）农业防治：① 加强田间栽培管理，雨后及时排出田间积水，清除植株基部周围杂草，保证通风透光。② 增施有机肥料，提高植株自身的抗病能力。

（2）化学防治：无登记可用于河南卫红花的农药。

注：在生产实际中，药农针对卫红花种植中常见的根腐病或茎腐病会施用甲基硫菌灵、多菌灵等；针对炭疽病或轮纹病会施用氟硅唑、苯醚甲环唑、嘧菌酯等；针对蚜虫会施用吡虫啉、啶虫脒、联苯菊酯、吡蚜酮、噻虫嗪、烯啶虫胺、高效氯氰菊酯、抗蚜威等；针对地下害虫会施用辛硫磷、敌百虫等。

五、采　收

（一）采收期

以人工采收为主。采收时间为以花冠开放，雄蕊开始枯萎，花冠顶由黄变红，中部为橘红色，花托的边缘开始呈现米黄色为宜，采收时间为清晨露水干后开始为佳。

（二）采收方式

采花时用"三指"（拇指、示指、中指）或四指捏紧花冠向上提拉，摘取花冠，放入干净器具内。不可侧向提拉花冠。

六、产地加工

（一）分拣

对所采收的红花应及时清除杂质、干叶、枯枝病叶等非药用部分，剔除破损、腐烂变质成分。

（二）晾晒加工

晾晒时不宜用有汗的手翻搅，若需翻动，应戴上棉质手套或者使用竹竿翻动。如遇阵雨，室内摊薄阴干。干燥程度用手搓揉即成粉末为宜。

七、包装贮存

（一）包装

红花含水量在13%以下时，即可选用无公害材料进行包装。包装袋上必须注明品名、规格、产地、批号、包装日期、生产单位、采收日期、贮存条件、注意事项等，并附有质量合格的标志。

（二）贮存

置阴凉干燥处贮存，注意防潮、防鼠、防虫蛀、防霉变、防串味等。发现受潮生虫，可采用机械低温烘干处理，不可用硫黄熏蒸，也不可在烈日下曝晒。

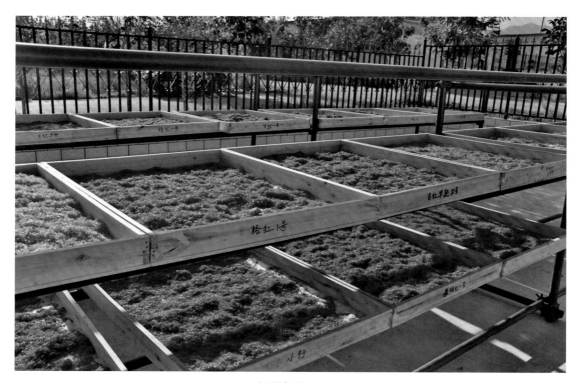

红花晾晒加工

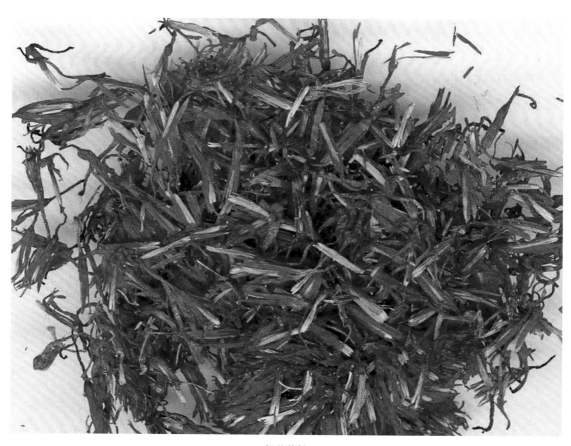

红花药材

历史沿革

红花原产西亚和地中海沿岸，西汉时由张骞引种到我国内地，已有2 100多年的栽培历史。历史上卫辉府的红花、怀庆府的菊花、彰德府的棉花被誉为"豫北三花"，卫红花以"量高质佳、蕊长色红、手抓油润、劲攥不折、药香扑鼻"的特征，仅次于"藏红花"而闻名，成为道地中药材。清康熙三十六年（1697）《汲县志》和乾隆二十年（1755）《汲县志》记述，从明洪武年间至清乾隆年间的史事及清咸同年间红花种植甚多。民国三年（1914）版《河南通志》记载，在美国旧金山市举办的巴拿马"万国博览会"上展出的河南产中药材50余种，其中包括卫红花。民国二十二年（1933）在美国芝加哥举行的博览会，中国把卫红花作为河南省优质品种送展，受到外国药商的好评。新中国成立后，党和政府重视卫红花种植发展，卫红花种植面积迅速扩大。2010年，卫辉卫红花种植面积9 568.6万平方米，产量5 000万千克，同年农业部批准对"卫辉卫红花"实施农产品地理标志登记保护。河南卫红花道地产区指古卫辉府，明初设立，明初期辖六县，明中期辖十一县，清辖九县，范围大致为今河南新乡和鹤壁所辖地域，其中新乡市区域面积8 246 km²，辖4区（红旗区、卫滨区、凤泉区、牧野区）、2市（卫辉市、辉县市）、6县（新乡县、获嘉县、原阳县、延津县、封丘县、长垣县）；鹤壁市区域面积2 182 km²，辖3区（淇滨区、山城区、鹤山区）、2县（浚县、淇县），除此之外均认定为非道地产区。

参考文献

[1] 杨红旗，李春明，谭政委，等.河南道地中药材"卫红花"种植技术［J］.特种经济动植物，2018（8）：40-42.
[2] 许兰杰，梁慧珍，余永亮，等.河南红花种质资源表型性状的综合评价［J］.河南农业科学，2017（10）：26-31.
[3] 杨红旗，许兰杰，董薇，等.河南红花高产高效栽培技术［J］.园艺与种苗，2016（10）：37-38，44.
[4] 赵小磊，龚立雄，王林，等.河南产区红花药材最佳采收期的研究［J］.中医学报，2010（4）：704-705.
[5] 许兰杰，梁慧珍，余永亮，等.我国红花品种特征特性、适应性及栽培技术研究进展［J］.中医学报，2010（4）：704-705.
[6] 李洪兵，刘显翠.中药材红花高产种植技术［J］.中国民族民间医药，2012（11）：31-33.

厚　朴

厚朴为木兰科植物厚朴 *Magnolia officinalis* Rehd. et Wils. 或凹叶厚朴 *Magnolia officinalis* Rehd. et Wils. var. *biloba* Rehd. et Wils. 的干燥干皮、根皮及枝皮，具有行气导滞、燥湿、降逆平喘的功效，用于食积气滞、腹胀便秘、湿阻中焦、脘痞吐泻、痰壅气逆、胸满喘咳等病证。据文献考证，古今厚朴正品产自四川、湖北，而以四川为道地产区，川产者肉厚、色紫而油润，香气和味道浓烈。厚朴为大宗常用中药材，目前野生品种濒危，商品药材主要来源于家种。厚朴主要适宜生长区为四川盆地周围边缘山区和盆地中部丘陵平原区，如广元、青川、平武、旺苍、北川、安州、绵阳、梓潼、盐亭、茂县、汶川、通江、南江、万源、白沙、纳溪、达州、都江堰、彭州、大邑、什邡、绵竹、崇州、邛崃、蒲江、芦山、宝兴、天全、荥经、岷山、洪雅、峨边、马边、沐川、雷波、美姑、宜宾、高县等地。四川早在20世纪70年代就有50多个地区对厚朴进行了大面积栽培并形成了一定规模的厚朴生产基地。

本篇所述药材即为木兰科植物厚朴 *Magnolia officinalis* Rehd. et Wils. 的干燥干皮、根皮及枝皮，相关技术和规范适用于四川道地药材厚朴的生产加工。

一、产区生态环境

（一）海拔

适宜海拔为 600～1 800 m。

（二）气温

适宜温凉湿润气候，适宜年平均气温为15～18℃，最低温度不应低于−8℃，耐寒性和抗御霜雪、冰冻能力较强，但怕严寒、酷暑、积水。

（三）无霜期

适宜年平均无霜期为270 d。

（四）降雨量

适宜年平均降雨量为900～1 200 mm，平均相对湿度70%以上。

（五）土壤

选择肥沃、疏松、排水良好、土层深厚、富含有机质的微酸性至中性的壤土。不适宜黏重、排水不良的土壤。

（六）地形地势

坡形以凹形坡为佳，坡向为阳坡或半阳坡，不宜选择凸坡，坡度不宜超过30°。

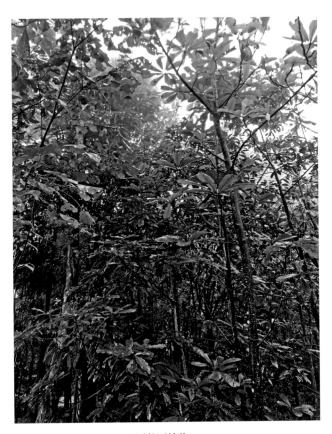

厚朴原植物一

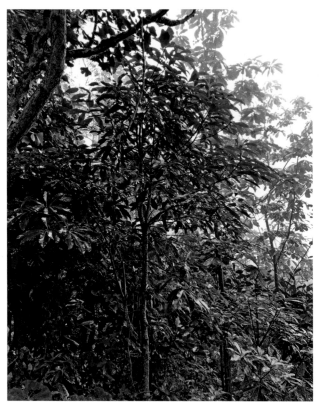

厚朴原植物二

二、选地和整地

（一）选地

1. 产地环境要求　选择坡度30°以下阳坡或半阳坡肥沃、疏松、排水良好、土层深厚、含腐殖质较多的微酸性至中性的壤土或砂壤土。

2. 空气、土壤及用水质量要求　同"艾叶"。

（二）整地

整地前把造林地的采伐剩余物或杂草、灌木等天然植被进行全面清理，有少量针叶树宜保留。采用全垦、穴（块）状和带状整地，山地、丘陵要适当保留山顶、山脊土壤植被，或沿一定等高线保留2 m宽的植被。

三、繁育栽培

（一）种子繁育

1. 种子采集　选用优质人工厚朴胸径20～40 cm的健壮母树采种。10月果皮呈紫褐色，果壳露出红色种子时，即可采种。采收果大、种子饱满、无病的果实，立即摊晒2～3 d。取出种子与沙混合贮藏或装入麻袋置于干燥通风处存放。

2. 种子处理　播种前需将种子进行人工处理。将种子于清水中浸泡48 h后捞起，用粗沙子将种子外面的红色蜡质层搓掉，再用清水冲洗干净，放于通风处晾干即可播种。

3. 播种时间　可春播，也可秋播。春播宜在3月下旬或4月上旬，秋播宜在10月中旬至11月上旬，以春播为好。

4. 播种　条播，按行距33 cm在厢上开横沟，深3 cm，将种子均匀播入沟内，盖土与厢面齐平，然后盖草，保持土壤湿润，出苗时揭去。播种量为150～225 kg/hm^2。

5. 苗期管理　播种后40～50 d幼苗出土。苗期要经常拔草，干旱天常浇水。适当追肥1～2次，2年后即可作为种苗移栽定植。

（二）栽培技术

1. 栽植密度　在立地条件好的，每公顷初植1 650株（3 m×2 m）；立地条件差的，每公顷可植2 475株（2 m×2 m）。

2. 栽植时间　宜在秋季落叶后至立春雨水节前进行。

3. 栽植

（1）挖穴：规格为40 cm×40 cm×30 cm，将表土填入底部，施入基肥，与穴土拌匀，覆盖厚10 cm的细土。

（2）施基肥：肥沃纯林地，每定植穴施厩肥或土杂肥5 kg，磷、钾肥各1.0 kg；瘠薄纯林地，每定植穴厩肥10 kg，磷、钾肥各1.0 kg。

（3）选苗：选择苗高大于30 cm、地径大于0.3 cm、根系发达和完整的苗木。

（4）定植：雨水前后定植。将苗挖起，剪短主根，每穴栽1株，使根部自然舒展，栽正、栽稳，分层填土压紧，浇透定根水，盖土稍高于地面，以防积水。

四、田间管理

（一）中耕除草

定植后，每年夏秋季中耕除草2次，将杂草压入株旁作肥料。

（二）除萌、修剪、间伐

厚朴萌发力强，树干基部和根茎常因机械损伤，病虫危害，出现萌芽而形成多干现象，应及时除去。厚朴成林后，修剪弱枝、下垂枝和过密的枝条。凡过于郁蔽的林冠，都要进行间伐。

（三）截干、整枝和斜割树皮

定植10年后，当树高长到9 m左右时，可将主干顶梢截除，并修剪密生枝、纤弱枝、垂死枝，使养分集中供应主干和主枝。同时于春季用利刀从其枝下高15 cm处起一直到基部围绕树干将树皮等距离地斜割4～5刀，并用100 mg/kg ABT2号生根粉溶液向刀口处喷雾，促进树皮薄壁细胞加速分裂和生长，使树皮更快增厚。

（四）病虫害防治

1. **防治原则** 同"艾叶"。

2. **防治措施** ① 选择排水良好的地方种植；雨后及时排水，保持排水通畅。② 冬季清除枯枝病叶；发病初期，清除发病叶片。③ 夏季检查树干，用钢丝钩杀初卵化幼虫；成虫盛发期，在清晨检查有洞孔的树干，捕杀成虫。

五、采 收

（一）采收期

树龄15年以上，每年4～8月均可采收，以5～6月最为适宜。树龄越长，皮越厚，产量高，质量好。

（二）采收方式

1. **伐木剥皮法** 先将树砍倒，刮去外层粗皮，再按商品规格需要的长度横切皮层，并在两横切的环间纵切一刀，依次剥下树皮、枝皮及根皮。

2. **再生环状剥皮法** 在距地面20 cm以上的地方，用利刀环割一圈，再根据商品规格需要的长度向上再环割一圈，并在两圈间纵割一刀，深度以不伤及形成层及木质部，用竹刀在纵横切口交界处撬起树皮，缓缓剥下。待环剥一圈完成后，可如法向上继续剥皮。在环状剥皮过程中，要注意手勿接触树干剥面。剥皮后，马上用吲哚乙酸溶液、萘乙酸＋赤霉素溶液喷洒在剥面上，并用透明塑料薄膜包扎剥面，以后每周松绑通风一次。一般在环剥后1个月左右，新皮可完全长成，即可将薄膜揭去。环剥3年后，新皮可达到剥皮前的厚度，可再次环剥。

六、产地加工

将剥下的厚朴皮运至加工厂房层叠整齐，置封闭室内堆积沤制数日，使其"发汗"变软，然后取出晒至"汗滴"收净，进行展平或卷成筒状。再堆沤1～2 d，使油性蒸发，然后交叉叠放加压，通风阴干。

皮剥下后，以500～1 000 kg打堆，堆越大越好，盖上塑料薄膜或花雨布，堆子四周压密闭，进行自然高温"发汗"，发汗2～3 d，待其内皮变成棕色，用指甲刮起油痕时，掀开覆盖物，摊开堆子自然晒蔫，横切面较宽的卷成双卷筒，横切面较窄的卷成单卷筒，将卷筒槽面向上自然晒干或将卷筒竖立放于烘房内烘干，烘房温度控制在60℃左右，一般5～6 d即可烘干。

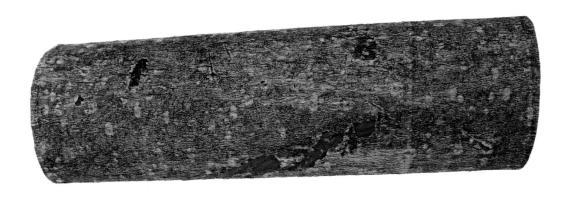

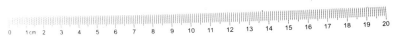

厚朴药材一

七、包装及贮存

（一）包装

将检验合格的产品堆垛存放，或选择无公害的包材，按不同商品规格等级分级后包装。外包装上必须注明产品名称、批号、重量、产地、等级、日期、生产单位、地址、贮存条件。

（二）贮存

包装好的产品贮存在清洁、干燥、通风、无异味、无污染的药材库房中。定期检查与养护，防潮、防霉变、防虫蛀，一经发现立即采取措施。

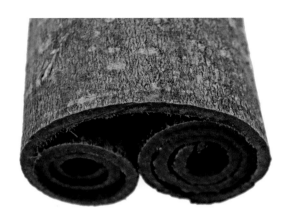

厚朴药材二

历史沿革

厚朴历代产地记载较多，原植物分布也较广，北自陕西、山西，南至云南、广西（越南除外），西起四川、东到浙江，均有出产，但自唐代以来就推崇以四川中部和东部、重庆与湖北西南部等地所产为佳，是传统地道产区。

厚朴的产地历史沿革见表28。

表 28 · 厚朴产地历史沿革表

年　代	出　处	产 地 及 评 价
汉	《神农本草经》	生交趾（今越南北部）
魏晋	《名医别录》	一名厚皮，一名赤朴。生交趾、宛朐（今山东）。三、九、十月采皮，阴干
南北朝	《本草经集注》	今出建平（今四川东部）、宜都（今湖北西部）。极厚，肉紫色为好，壳薄而白者不如。用之削去上甲错皮
唐	《新修本草》	生交趾、宛朐。今出建平、宜都。极厚，肉紫色为好，壳薄而白者不如
宋	《证类本草》	收载《本草图经》中的"商州厚朴"和"归州厚朴"的墨线图（商州为今陕西商洛，一说为四川宜宾，归州为今湖北秭归、巴东） 引"雷公曰：凡使，要用紫色味辛为好，或丸散，便去粗皮"；引《范子》"出弘农（今河南灵宝）"；引《开宝本草》谓厚朴"出梓州（今四川三台）、龙州（今四川平武、青川与江油一带）者最佳"；引《本草图经》："出交趾，宛朐，今京西（今洛阳）、陕西、江淮、湖南、蜀川山谷中往往有之，而以梓州、龙州者为上。木高三、四丈，径一、二尺。春生，叶如槲叶，四季不凋；红花而青实；皮极鳞皱而厚，紫色多润者佳，薄而白者不堪"；1249年重刊后增附《本草衍义》曰："厚朴，今西京伊阳县（今河南汝阳）及商州亦有，但薄而色淡，不如梓州者厚而紫色有油，味苦，不以姜制，则辣人喉舌"

续　表

年　代	出　处	产 地 及 评 价
明	《本草品汇精要》	《图经》曰，出交趾、冤句，今京西、陕西、江淮、湖南山中皆有之。道地，蜀川、商州、归州、梓州、龙州最佳
	《本草纲目》	除汇总前人有关厚朴的记载以外，另谓："朴树肤白肉紫，叶如……五六月开细花，结实如冬青子，生青熟赤，有核。七八月采之，味甘美"
清	《质问本草》	"生山中，木高数丈，春开花生叶，结实。厚朴释名烈朴。产跤趾者为最，建平、宜都及洛阳、山陕、河南、川蜀、浙、闽，皆有之。南产者，功胜于北。以厚而紫色者为佳。"并绘厚朴图
	《植物名实图考》	卷三十三载有厚朴图："滇南生者叶如楮叶，乱纹深齿，实大如豌豆，谓之云朴，亦以冒川产。" 卷三十六载有滇厚朴图："生云南山中，大树粗叶，结实如豆，盖即川厚朴树，而特以地道异，滇医皆用之。" 卷三十八载有土厚朴图："土厚朴生建昌，亦大树也，叶对生，粗柄，长几盈尺，面绿背白，颇脆，枝头嫩叶卷如木笔，味辛，气香，土人亦代厚朴，亦效"
民国	《中国药学大辞典》	陈仁山《药物生产辨》云，厚朴产四川打剑炉为正，湖北施南府亦可用，湖南次之，云南又次之。一产福建福州府亦可用，但气味略逊，出产最多，近日药肆俱用福州来者，因四川、湖北、湖南少出、不能供足市上之需。湖北（这里应为浙江）温州有出，全无气味，不适用 紫油厚朴，乃皮厚、多润、色紫褐而味苦辛者 山厚朴，乃皮薄、色淡褐、味苦甘者 商州厚朴，即日本药铺中所称之和厚朴，或朝鲜厚朴，萨摩（萨摩藩/鹿儿岛藩）厚朴，皆系浮烂罗勒，为厚朴之一种，乃下品也

参考文献

［1］张贵亮，李文俊，姜丽琼，等.厚朴丰产栽培技术［J］.四川林勘设计，2017（1）：90-92.

［2］初敏，丁立文，刘红，等.厚朴商品资源概述［J］.中草药，2003，34（6）：14-15.

［3］王洪强.厚朴规范化种植技术研究［J］.中国现代中药，2006，8（2）：32-34.

［4］张强.厚朴标准化栽培技术［J］.现代农业科技，2013（23）：128，131.

［5］黄璐琳，江怀仲，胡尚钦，等.厚朴的栽培技术［J］.四川农业科技，2002（11）：23.

［6］万德光，彭成，赵军宁.四川道地中药材志［M］.成都：四川科学技术出版社，2005.

黄　柏

　　黄柏为芸香科植物黄皮树 *Phellodendron chinense* Schneid. 的干燥树皮，具有清热燥湿、泻火解毒、退虚热等功效，用于湿热泻痢、黄疸、带下、热淋、痔漏、盗汗、遗精、骨蒸劳热、风疹瘙痒等病证。黄柏在四川已有上百年的栽培历史，目前在川内已形成具有明显区域特色的规模化黄柏产区。据统计，现今四川黄柏产量占全国黄柏总产量的60%～70%，已形成了特色栽培及产地加工技术。

　　本篇所述药材即为芸香科植物黄皮树 *Phellodendron chinense* Schneid. 的干燥树皮，相关技术和规范适用于四川道地药材黄柏的生产加工。

一、产区生态环境

（一）海拔
适宜海拔为400～2 000 m。

（二）气温
适宜年平均气温为16～17.5℃。

（三）降雨量
适宜年平均降雨量为1 000～1 800 mm。

（四）土壤
喜土层深厚、排水良好的腐殖质土，在黏土和沼泽土等排水不畅、透气性差的土壤中生长不良。以肥沃、松软、潮湿的腐殖质土及壤土为佳。

（五）地形地势
以阴凉、避风而稍有荫蔽的山间河谷及溪流附近为宜。

二、选地整地

（一）选地
1. 产地环境要求　育苗地应选择地势较平坦、无污染、土壤疏松肥沃、避风、无强光照射、避免

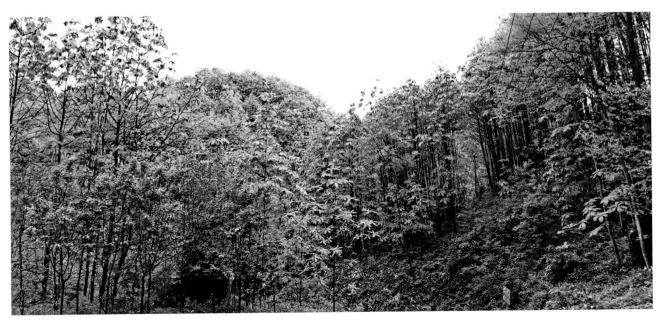

黄柏种植基地

积水且有水源的东南坡向缓坡地段，坡上端或四周有乔木植物为佳。栽培地应选择土层深厚、便于排灌、有机质丰富的地段，零星种植可选择沟边路旁、房前屋后、土壤比较肥沃、潮湿的地方。

2. 空气、土壤及用水质量要求　同"艾叶"。

（二）整地

1. 育苗地　深翻20～25 cm，每公顷用1：1：100波尔多液100倍液1 125 kg喷施到土壤表面进行消毒杀虫。每公顷施有机肥30 000～45 000 kg、过磷酸钙375～450 kg，耙细整平。开厢做床，床宽1～1.5 m，床高20 cm，四周开好排水沟。

2. 栽植地　按行株距（3～4）m×（3～4）m开窝，窝深50～80 cm、直径40～60 cm，每窝施农家肥5～8 kg作底肥。

三、育苗栽植

（一）育苗方式

1. 分根繁殖育苗　在休眠期间，选择直径1 cm左右的嫩根，窖藏至翌年春解冻后取出，截成15～20 cm的小段，斜插于土中，上端不能露出地面，插后浇水。也可随刨随插。1年后即可成苗移栽。

2. 种子繁殖育苗　播种以春播为宜，一般在3月上、中旬，播前用40℃温水浸种1 d，然后进行低温或冷冻层积处理50～60 d，待种子裂口后，按行距30 cm开沟条播。播后覆土，刨平稍加镇压、浇水。秋播在11～12月进行，播前20 d湿润种子至种皮变软后播种。每公顷用种30～45 kg。一般4～5月出苗。播后覆盖火土灰和细土，厚1～2 cm，畦面再盖草保温保湿。播种后当日搭建遮阴棚，棚高1.0～1.9 m，用稻草帘或遮阳网遮阴约50 d，幼苗陆续出土，齐苗后揭去盖草，进行苗期管理。冬播与春播相同，遮阴棚应在入春前搭好。

（二）苗田管理

1. 间苗定苗　种子播种后，苗齐后应拔除弱苗和过密苗。一般在苗高7～10 cm时，按株距3～4 cm间苗，苗高17～20 cm时，按株距7～10 cm定苗。

2. 中耕除草　一般在播种后至出苗前，除草1次，出苗后至封行前，中耕除草2次。定植当年和其后2年内，每年夏秋两季，应中耕除草2～3次，

3～4年后，只需每隔2～3年，在夏季中耕除草1次，疏松土层，并将杂草翻入土内。

3. 施肥　结合间苗、中耕除草应追肥2～3次，每次每公顷施人畜粪水30 000～45 000 kg，夏季在封行前也可追施1次。

4. 灌排水　播种后出苗期间及定植半月以内，应经常浇水，以保持土壤湿润，夏季高温也应及时浇水降温，以利幼苗生长。封行后，可适当少浇或不浇。多雨积水时应及时排除，以防烂根。

（三）栽植

选择健壮、无病虫害、苗高30～50 cm的苗，起苗时尽量保持根系的完整性。每窝1株，将苗固定在窝中央，填回窝土时，将苗轻轻往上提，使土壤中的根系全部舒展，再填平窝土，在苗四周将土踩实，浇足定根水，并盖上一层松土使其略高地面。

四、田间管理

（一）中耕除草

定植当年和其后2年内，每年夏秋两季，应中耕除草2～3次，3～4年后，每隔2～3年，在夏季中耕除草1次，疏松土层，并将杂草翻入土内。

（二）追肥

定植后，于每年入冬前施1次腐熟的农家肥，每株施10～15 kg。随着植株生长，酌情增加施肥量。

（三）灌排水

定植半月以内，应经常浇水，以保持土壤湿润，夏季高温也应及时浇水降温，以利幼苗生长。多雨积水时应及时排除，以防烂根。

（四）间伐

成林后根据川黄柏林的密度，分期间伐。

（五）病虫害防治

1. 防治原则　同"艾叶"。

2. 防治措施

（1）农业防治：秋末清洁园地，集中处理病株残体。

（2）化学防治：无登记可用于川黄柏的农药。

注：在生产实际中，药农针对川黄柏种植中常见的锈病会施用敌锈钠、粉锈宁等；针对轮纹病、褐斑病会施用甲基硫菌灵等；针对花椒凤蝶会施用敌百虫、Bt乳剂等；针对蚜虫会施用杀螟松等。

五、采 收

（一）采收期

定植 15～20 年后，立夏至夏至采收。

（二）采收方式

1. 砍伐　先将树砍倒，刮去外层粗皮，再按商品规格需要的长度横切皮层，并在两横切的环间纵切一刀，依次剥下树皮、枝皮及根皮。

2. 环剥　在适宜的环剥季节和天气情况下，以夏初阴天为宜，选择长势旺盛、枝叶繁茂的树进行环剥，先用利刀在树干枝下 15 cm 处横割一圈，并按商品规格需要向下再横割一圈，在两环切口间垂直向下纵割一刀，切口斜度以 15°～60° 为宜，深度以不伤及形成层和木质部为宜。然后用竹刀在纵横切口交界处撬起树皮，向两边均匀撕剥，在剥皮过程中要注意手勿接触剥面，以防病菌感染而影响新皮的形成。如法剥皮，直至离地面 15 cm 处。树皮剥下后，用 10 ppm 吲哚乙酸溶液、10 ppm 2,4-D 或用 10 ppm 萘乙酸加 10 ppm 赤霉素溶液喷在创面上，以加速新皮形成的速度，并用塑料薄膜包裹，包裹时应上紧下松，利于雨水排除，并减少薄膜与木质部的接触面积，以后每隔 1 周松开薄膜 1 次，当剥皮处由乳白色变为浅褐色时，可剥除薄膜，让其正常生长。

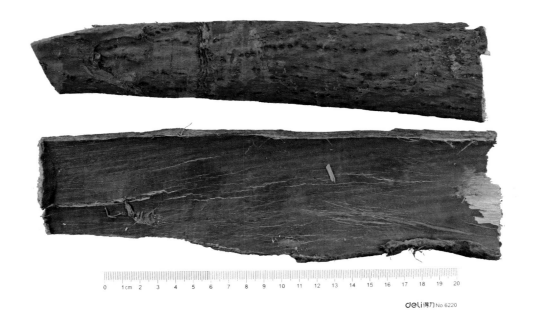

黄柏药材一

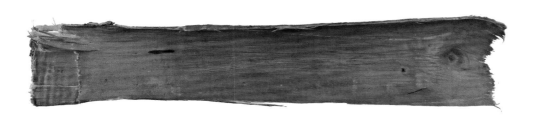

黄柏药材二

六、产地加工

将黄柏树皮晒到半干，压平，将粗皮刨净至显黄色，再用竹刷刷去刨下的皮屑，晒干即可。

七、包装、贮存

（一）包装

选择无公害的包材，将干燥后的川黄柏按不同商品规格分级后包装。包装上应有明显标签，注明品名、规格、数量、产地、采收（初加工）时间、包装时间、生产单位等，并附有质量合格的标志信息。

（二）贮存

放置通风、干燥、避光或阴凉低温的仓库或室内贮藏，不应与其他有毒、有害、易串味药材混合贮藏。仓库的地面、墙面用防潮木板隔离，通风口配备防虫、防鼠、防雨和防盗等设施。

历史沿革

历代本草所载黄蘗、蘗木、檗木、黄檗等名称所描述的原植物，从《神农本草经》起的历代本草，主要收载的原植物应为芸香科黄檗属植物，至于《本草经集注》等本草中少有提及的"子蘗""小檗""刺檗"等应主要为小檗科小檗属植物。"黄蘗"是最早出现在《神农本草经》中的中药正名。在传承过程中，由于版刻印刷出现的漏笔现象，至唐代时"蘗木"往往被写成"蘗木"。宋代，在"蘗木"名下出现"黄蘗"附名。而古人认为，"蘗"是"檗"的俗写形式。至明代，各本草将"蘗木"改写为"檗木"，"黄蘗"改写为"黄檗"。明代这一时期还出现了"檗木"项下的附名"黄檗"被改写成"黄柏"的现象，但同一时期的李时珍，明确指出"黄柏"是一种省略写法的错误。清代，正名的"檗木"被附名"黄蘗"或"黄檗"所替代。近代，由于简化字的推行，"黄柏"作为中药的正名被广泛使用。关黄柏历代本草均无记载，民国始有著录，然认为品质不及川黄柏，《中国药典》1963年版一部收载于黄柏项下，至《中国药典》2005年版开始，又将黄皮树与黄蘗分列开来。历代本草对川黄柏较为推崇，认为以四川盆地边缘山地所产黄柏品质较高，为道地药材。

黄柏产地历史沿革见表29。

表29 · 黄柏产地历史沿革表

年 代	出 处	产地及评价
宋	《本草图经》	今处处有之，以蜀中者为佳
明	《本草品汇精要》	蜀州（今四川）者为佳
	《本草蒙筌》	树尚蜀（今四川）产。内黄紧厚为优
清	《本草崇原》	今以蜀州（今四川）者为佳
民国	《增订伪药条辨》	四川顺庆府南充县出者为川柏，色老黄，内外皮黄黑，块片小者，佳，可作染料用
现代	《中华本草》	分布于陕西南部、浙江、江西、湖北、四川、贵州、云南、广西等地

参考文献

［1］黄慧菌.黄皮树种植地环境及育苗技术研究［D］.长沙：中南农业科技大学，2009.

［2］何方，胡芳名.经济林栽培学［M］.北京：中国林业出版社，2004.

［3］孙多友.中药材黄柏栽培技术［J］.新农业，2004（12）：18.

［4］王忠.黄檗的人工栽培技术［J］.林业实用技术，2005（7）：18.

［5］冉懋雄.黄柏GAP生产示范基地建设实施方案及其SOP制订［J］.中药研究与信息，2003，5（2）：22-23.

黄　精

黄精为百合科植物滇黄精 *Polygonatum kingianum* Coll. et Hemsl.、黄精 *Polygonatum sibiricum* Red. 或多花黄精 *Polygonatum cyrtonema* Hua 的干燥根茎，为我国传统药材，具有补气养阴、健脾、润肺、益肾的功效，用于阴虚劳嗽、肺燥咳嗽、脾虚乏力、食少口干、消渴、肾亏腰膝酸软、阳痿遗精、耳鸣目暗、须发早白、体虚羸瘦、风癞癣疾等病证。2020年版《中国药典》收载了药材黄精。黄精正名始载于《名医别录》，是传统补益类中药。黄精集药用、食用、观赏和保健于一身，具有极高的经济价值和社会效益，有着巨大的开发潜力和广阔的市场前景。黄精化学成分多样，药理活性广泛，在增强免疫力、调节机体平衡、延缓衰老等保健方面，以及治疗糖尿病、动脉粥样硬化、肿瘤等疾病方面，都极具开发价值。

本篇所述药材即为百合科植物滇黄精 *Polygonatum kingianum* Coll. et Hemsl. 或多花黄精 *Polygonatum cyrtonema* Hua 的干燥根茎，相关技术和规范适用于云南曲靖、普洱、文山、楚雄、大理及周边地区主产药材滇黄精和湖南新化、安化、洪江及周边地区主产药材多花黄精的生产和加工。

一、产区生态环境

（一）海拔

滇黄精适宜栽培海拔为 700 ～ 3 400 m，而多花黄精适宜栽培海拔为 400 ～ 600 m。

（二）气温

滇黄精适宜在年平均气温 15℃ 左右的地区种植，多花黄精适宜在年平均气温 20 ～ 25℃ 的地区种植。

（三）无霜期

适宜年平均无霜期 300 d 以上。

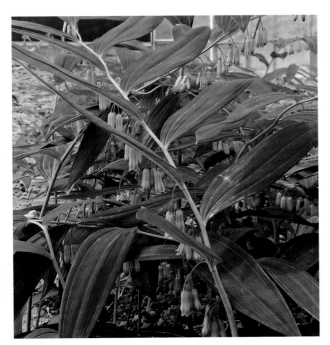

黄精原植物一（多花黄精）

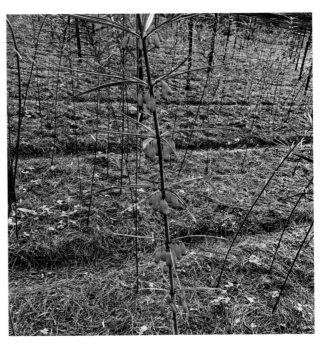

黄精原植物二（滇黄精）

（四）光照

黄精喜阴，宜选择阴坡地或遮阴条件好的坡地；适宜荫蔽度在60%左右，适宜年平均日照时数在2 000 h以上。

（五）降雨量

适宜年平均降雨量为700～1 500 mm。

（六）土壤

以质地疏松、保水力好、pH为5.5～7.0的壤土或砂壤土为宜，土层厚度在30 cm以上。重黏土、盐碱地、低洼地不宜种植。

（七）地形地势

选择透光充足的林缘、灌丛、草丛及林下开阔地带。

二、选地和整地

（一）选地

1. 环境质量要求　黄精喜阴凉湿润的环境，不耐寒、怕干旱，宜选择土壤肥沃、腐殖质含量高的林下（杉木林、马尾松林、阔叶林、毛竹林）或林缘种植；大田种植时宜选择排灌方便的旱土或田土，并做好遮阴。

注：前茬作物以禾本科植物为宜。

2. 空气、土壤及用水质量要求　同"艾叶"。

（二）整地

农田种植，于播种前深翻晾晒。结合耕地每公顷施有机肥30 000～45 000 kg，翻入土中作基肥，然后耙细整平，作畦。山地种植，可在春秋两季将林下灌木及杂草清理干净，翻刨30 cm左右，清除树根等杂物，耙细整平，随地形地势作畦，畦宽1.2 m，高30 cm，畦沟宽30 cm，四周挖好排水沟。

三、育苗移栽

（一）育苗

1. 根茎繁殖　每年10月上旬或早春3月下旬前后选3～4年生健壮、无病虫害的植株先端幼嫩根茎，截成数段，每段具有2～3节，伤口稍加晾干，按行距10～15 cm，株距5～7 cm，深5 cm栽种，覆土后稍加镇压并浇定根水，视天气情况，每5～7 d浇水1次，保持土壤湿润。秋末种植应覆盖松毛稻草等保暖。

2. 种子繁殖　8～10月种子成熟后，取成熟饱满的种子进行沙藏处理，种子和砂土1：3比例混合均匀，保存于背阴处，保持沙土湿润。翌年3月下旬筛出种子，按行距12～15 cm均匀撒播到畦面的浅沟内，盖土约1.5 cm，稍压后浇水，盖草保湿。出苗前去掉盖草，苗高6～9 cm时，适当间苗。当根状

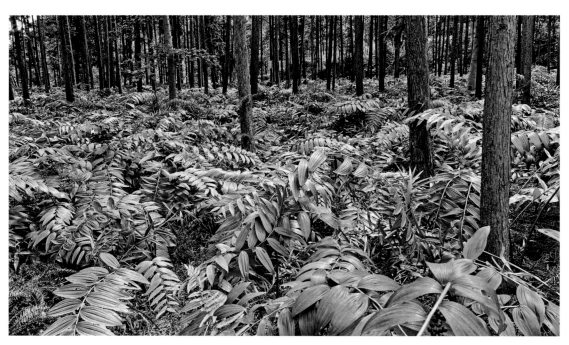

黄精种植基地（多花黄精）

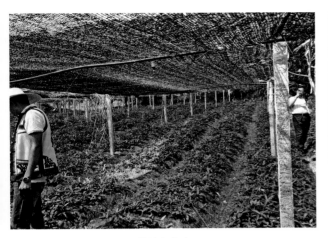

黄精育苗地

茎长 5 cm 以上时可出苗。

（二）移栽

播种一年后进行移栽，在整好的种植地块上，按行距 30 cm，株距 20 cm 挖穴，穴深 15 cm，穴底挖松整平，施入有机肥 45 000 kg/hm²。然后将苗栽于穴内，每穴 2 株，覆土压紧。浇透水一次，封穴。

四、田间管理

（一）搭建荫棚

黄精喜阴凉、湿润的气候环境，宜林下种植，田地种植可搭建遮阳网遮阴，遮阳网一般为单层网，高度以 1.8 ～ 2.0 m 为宜。

（二）中耕除草

中耕宜浅锄，出苗后要及时除草，每年于 4、6、9、11 月各进行 1 次，并适当培土；后期拔草即可。

（三）灌溉与排水

出苗前，保持土壤湿润，确保出苗。出苗后，雨季应及时清沟沥水，遇久旱须及时浇水，不宜漫灌。

（四）施肥

4 ～ 7 月结合中耕除草及时补肥，每次每公顷施三元复合肥（氮：磷：钾=15：15：15）375 ～ 450 kg；8 月追施钾肥 1 次，用量 375 ～ 450 kg；冬季重施越冬肥，每公顷施腐熟的农家肥 15 000 ～ 22 500 kg、过磷酸钙 750 kg、饼肥 750 kg。

（五）间作套种

宜与玉米等高秆作物间作，保持 50 cm 左右行距。可每 4 行黄精种植玉米 2 行，或 2 行玉米 2 行黄精，或 1 行玉米 2 行黄精。

（六）病虫害防治

1. 综合防治原则　同"艾叶"。

2. 防治措施

（1）农业防治：① 选择抗病性强，无病虫为害的黄精根茎做种。② 及时清理打扫田间病残植株和枯枝落叶。③ 加强大田生长情况观察，结合病情预测及时开展预防。④ 春季可用茶枯、菜饼等制作毒饵诱杀蛴螬、地老虎等害虫。⑤ 雨季及时清沟排水和处理病害植株。

（2）物理防治：根据害虫的不同性质，4 月下旬至 7 月，在黄精田间安装频振式杀虫灯或悬挂粘虫板等，应按如下方式进行安装。

1）频振式杀虫灯：每公顷约 1 盏灯，灯间距离 80 ～ 100 m，离地面高度 1.5 ～ 1.8 m，呈棋盘式分布，挂灯时间为 5 月初至 10 月下旬，雷雨天不开灯。

2）粘虫板

规格：20 cm × 25 cm 或 25 cm × 30 cm。

悬挂量：① 监测，悬挂 150 ～ 300 张/hm²。② 防治，悬挂 600 ～ 900 张/hm²。

悬挂方法：悬挂高度以黄板下端与作物顶部平齐或略高为宜，悬挂方向以板面朝东西方向为宜。

（3）生物防治：① 用日本追寄蝇、螟蛉悬茧姬蜂等天敌进行生物防治。② 在害虫发生期以及中耕除草时，将鸡鸭等赶入田间啄食害虫。

（4）化学防治：有登记可用于黄精的农药。如确需使用，应按照农业管理部门批准使用的农药进行化学防治。

五、采　收

（一）采收期

黄精移栽 3 ～ 4 年后，可于当年秋季植株地上部枯萎后至翌年春季出苗前采收，宜秋季采收；采收时选晴天采收，剪去茎秆，抖去泥土。

（二）采收方式

栽培 3 ～ 4 年后，黄精可于当年秋季植株地上部枯萎后至翌年春季出苗前采收，宜秋季采收；采收时选晴天采收，剪去茎秆，抖去泥土。

六、产地加工

（一）分拣和修制

挖取根茎，除去地上部分及须根、烂疤。

（二）净制

洗净泥沙。

（三）干燥

蒸制或煮制后晒至足干或烘干（无烟、微火），晒干时要边晒边揉，直至全干。

七、包装及贮存

（一）包装

将检验合格的产品按不同商品规格分级包装。在包装物上应注明产地、品名、等级、净重、毛重、生产者、生产日期及批号。

（二）贮存

黄精加工产品贮存在通风、干燥、阴凉、无异味、避光、无污染并具有防鼠、防虫设施的仓库

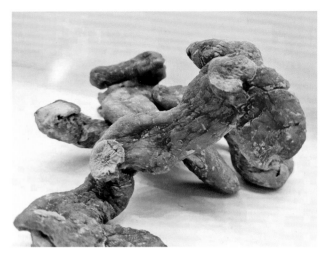

黄精药材

内，仓库相对湿度控制在45% ～ 60%，温度控制在4 ～ 6℃。药材应存放在货架上与地面距离15 cm、与墙壁距离50 cm，堆放层数为8层以内。贮存期应注意防止虫蛀、霉变、破损等现象发生，做好定期检查养护。

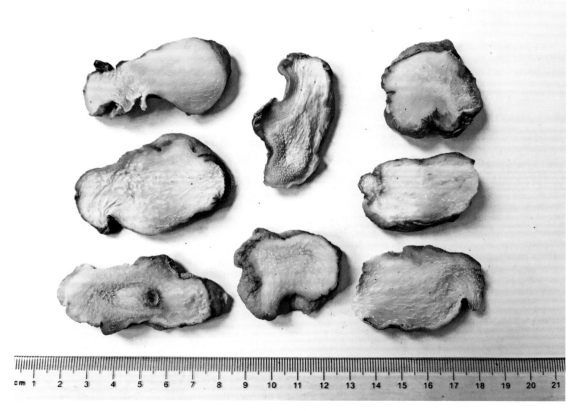

黄精饮片

历史沿革

　　"黄精"正名始见于《名医别录》(220～450)，味甘、平、无毒。主补中益气，除风湿，安五脏。久服轻身、延年、不饥。南北朝《本草经集注》首次记载"黄精"生境与形态。《中国植物志》记载黄精属植物全世界约40种，我国有31种，主要集中在南方地区。在我国黄精属植物分布较广，蕴藏量也较大。黄精主要分布于东北、华北、西北、华东以及河南、湖北、四川、贵州；多花黄精分布于华东、中南、四川、贵州等地；滇黄精主产于云南。

参考文献

［1］杨建宇，刘冠军，刘白云，等.中华中医药道地药材系列汇讲（7）道地药材滇黄精的研究近况［J］.现代医学与健康研究电子杂志，2020，4（7）：100-103.
［2］年贵发，和文润，年金玉，等.滇黄精仿野生栽培技术规程（SOP）研究［J］.农村实用技术，2016（12）：26-28.
［3］谷甫刚.中药材黄精种植技术研究［D］.贵阳：贵州大学，2006.
［4］周启仙，刘忠颖.滇黄精的利用价值及栽培技术［J］.绿色科技，2019（15）：129-130.
［5］姚馨，张金渝，万清清，等.滇黄精的潜在分布与气候适宜性分析［J］.热带亚热带植物学报，2018，26（5）：439-448.
［6］姚荣林.云南黄精的资源分布及应用栽培研究［J］.医疗装备，2013，26（6）：48-49.
［7］孙世伟.汉中地区黄精主要害虫发生及防治技术研究［D］.咸阳：西北农林科技大学，2007.

黄　　连

　　黄连为毛茛科植物黄连 *Coptis chinensis* Franch.、三角叶黄连 *Coptis deltoidea* C.Y. Cheng et Hsiao 或云连 *Coptis teeta* Wall. 的干燥根茎，分别习称"味连""雅连""云连"，具有清热燥湿、泻火解毒的功效，用于湿热痞满、呕吐吞酸、湿热泻痢、黄疸、高热神昏、心烦不寐、血热吐衄、痈肿疮疡、目赤牙痛、消渴，外治湿疹、湿疮、耳道流脓等病证。黄连药用历史悠久，为中医临床应用十分广泛的清热燥湿首选药物之一，其中"味连""雅连"亦为著名的川产道地药材，道地产区位于四川峨眉山、洪雅及周边地区，重庆石柱、巫山及周边地区，包括现今湖北利川、陕西镇坪及周边等地。以前黄连主要来源于野生，四川自明朝开始人工栽培黄连，距今已有500多年，种植历史悠久，20世纪80年代栽培"雅连"仅四川有少量供应商品市场，现全国各新、老产区均栽培黄连（味连）*Coptis chinensis* Franch.，目前商品药材仍以川产黄连为佳，尤以色泽均黄，龙头凤尾，遍体"鳞甲"的峨眉瓣连（假单枝）最优，形成了"川黄连（味连）"特色栽培及产地加工技术。

　　本篇所述药材即为毛茛科植物黄连 *Coptis chinensis* Franch. 的干燥根茎，相关技术和规范适用于四川峨眉山、洪雅及周边地区，重庆石柱、巫山及周边地区，湖北利川、陕西镇坪及周边地区道地药材黄连的生产加工。

一、产区生态环境

（一）海拔
适宜海拔为 1 100 ～ 1 800 m。

（二）气温
适宜1月绝对最低气温为-18℃，平均-3 ～-4℃。

（三）无霜期
适宜年平均无霜期为 170 ～ 220 d。

（四）光照
适宜年平均日照时数为 1 100 ～ 1 400 h；光照强度8月最高为6 000 lx，10 ～ 11月最低为1 000 ～ 2 000 lx，其余时间为4 000 ～ 6 000 lx。

（五）降雨量
适宜年平均降雨量为 1 300 ～ 1 600 mm；大气相对湿度为80% ～ 90%。

（六）土壤
适宜富含腐殖质的棕红壤、灰化棕壤、棕壤、黄棕壤；pH为5.0 ～ 6.5；粗砂土或黏土不宜栽培。

（七）地形地势
适宜阴山或早阳山，坡度20°以内。

二、选地和整地

（一）选地
1. 产地环境要求　适宜腐殖质层深厚、疏松肥沃、排水和透气良好的杂木林生荒地的山地棕壤、黄棕壤栽种。

注：川黄连忌连作。

2. 空气、土壤及用水质量要求　同"艾叶"。

（二）整地
清除杂草与石块，施入基肥，深翻做畦（厢）；畦面宽1.6 m，长15 ～ 20 m，依地形而定。在畦面开挖宽16 cm，深10 cm的顺长沟或深10 cm，宽30 cm的横沟。每畦间宽40 cm，在四周开挖宽40 cm，深30 cm的排水沟。

三、育苗移栽

（一）播种育苗
1. 种子
（1）质量：颗粒充实饱满、成熟，千粒重不低于1.3 g，发芽率不低于70%，净度不低于90%。

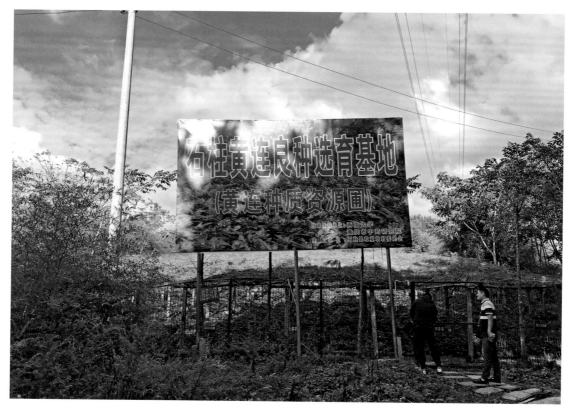

黄连种植基地一

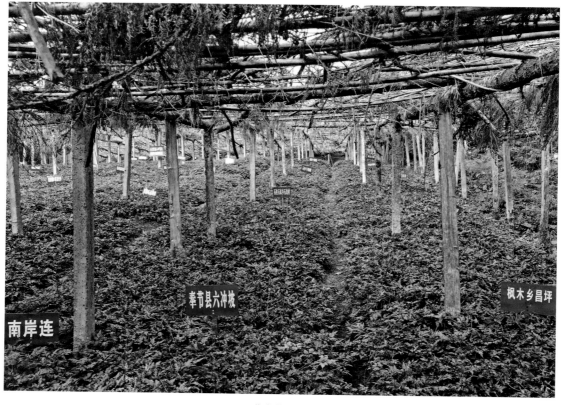

黄连基地二

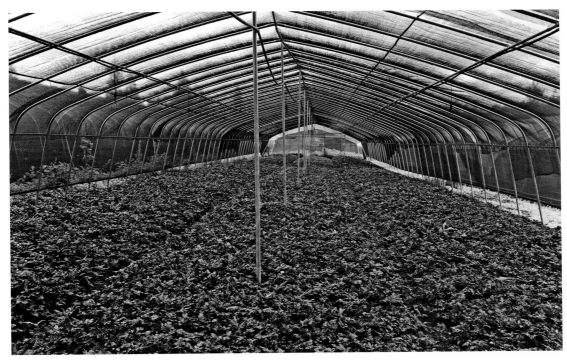

黄连基地三

（2）留种：选择定植生长第4年的植株，果实由绿变黄并出现裂痕时采种，种子摊在阴凉湿润的地上厚约3 cm，每日翻动3次，7～8 d后当种子变为黄褐色时播种或贮藏。

（3）种子储藏：选地做窖，窖底铺沙压平，种子摊于窖底沙面，上盖厚3 cm的纯沙或透气性良好的腐殖质土，呈现瓦背形。

2. 育苗地选择与苗床　育苗地宜选择坡度在20°以内的阴山，腐殖质层10 cm厚，排水良好的pH为5.0～6.5的砂质壤土。翻地20～25 cm深，按厢宽130 cm，沟宽15 cm，沟深10 cm作厢，厢长不超过10 m；每公顷施腐熟厩肥75 000 kg，与表土拌匀后均匀铺于厢面，再盖3 cm厚的熏土；苗床棚高80 cm，郁闭度为0.85～0.90；光照强度为1 500～4 000 lx。

3. 播种　10～11月，每公顷37.5 kg种子，拌和20～30倍细腐殖质土或干牛粪（碾碎），均匀撒播于厢面，在厢面上盖茅草或稻草一层。

4. 苗田管理　苗出1～2片真叶时，以株距1 cm左右匀苗，连苗第3片真叶刚出时除草1次；4～5月间苗后每公顷施氮素化肥120 kg或清淡畜粪尿15 000 kg，6～7月每公顷施饼肥375 kg拌过筛的腐殖质土1 950 kg撒于厢面；10～11月，每公顷以干牛粪粉2 250 kg和菜籽饼粉750 kg撒于厢面。第2年雪化后，施清淡畜粪尿或晴天干施尿素1次。

5. 起苗　阴天或下雨后起苗，选2年生生长健壮有叶4～6片，株高6 cm以上的秧苗连根拔起，留2 cm长须根，在清水中洗涤1次，每100株呈扇面形扎成1把。

（二）大田搭棚

竖桩直径10～15 cm、长2 m，直杆直径10～12 cm、长5～6.5 m，横杆直径3～6 cm、长2 m，盖材为柳杉枝条（或就地取其他盖材）。移栽定植的当年棚内光照强度为1 500 lx，按棚内每年增加20%光照强度逐年调节盖材。

（三）移栽定植

春季移栽定植于3月下旬至5月上旬，秋季移栽定植在10月下旬至11月上旬霜冻前（寒露至霜降）；行株距10 cm×10 cm，每公顷栽900 000株。栽植深度以土表刚壅过根茎处为度。

四、田间管理

（一）补苗

定植当年的秋季补苗1次，第2年春季补苗1次。

（二）除草

定植第1～3年，每年除草4～5次；定植第4～5年，每年除草2～3次。结合除草进行浅松表土。

（三）培土与施肥

1. 培土　定植第2年春季挖起厢沟内的泥土，覆盖于厢上植株行间，盖住叶和芽苞；定植第3年秋季追肥后，用细腐殖质土均匀撒在厢面1.5～3 cm厚；第4年用细腐殖质土均匀撒在厢面3～5 cm厚。

2. 施肥　定植后及时灌水。定植约1个月，每公顷以腐熟细碎的牛粪22 500 kg或氮磷钾复合肥300 kg或生物有机肥750 kg撒施1次。第2～第4年春季追肥，以腐熟好的畜粪肥或生物有机肥为主，生物有机肥每公顷施用量750 kg、畜粪肥15 000 kg左右；也可随灌溉施入氮磷钾水溶肥750 kg。

（四）排水与荫棚管理

1. 排水

（1）拦山排水沟：连厢上端和连厢外两侧斜沟，沟宽30～45 cm，沟深25～30 cm。

（2）厢面排水沟：厢面由上向下开直沟和横沟，直沟宽15 cm，深10 cm，横沟深10 cm，宽30 cm，横沟间距16～20 m。

2. 荫棚管理　定植第1～4年中，荫棚有倒塌、损坏、不牢固及遮盖物疏密不匀或滴水过多的地方，应立即修整或加固，并注意以定植第1年棚内光照强度1 500 lx为基础，按每年增加20%光照强度调整棚架遮盖物调节荫蔽度。第4年秋季或第5年春季，将棚上的遮盖物全部撒去（亮棚），促进根茎充实沉重。

（五）摘蕾控苗

植株第3年开花，除留种田块外，其余地块中植株花薹抽出2 cm时即摘除。

（六）病虫害防治

1. 防治原则　同"艾叶"。

2. 防治措施

（1）农业防治：① 黄连生产田必须休作5～10年，收获后栽培柳杉等速生树。② 将生荒地或二荒地内枯枝落叶，搭棚后的木屑、小枝、树叶收集成若干小堆引火焚烧并熏土，减少种植地的病害虫数量及病虫源。③ 使用充分腐熟的有机肥，严禁生粪上地。荫棚棚盖不可过稀，每年按时调节棚内郁闭度，适当增加光照，加强中耕和排水。④ 发病初期及时拔除病株，并在病窝中撒施生石灰粉。

（2）物理防治：成虫发生期，用灯光诱杀。

（3）化学防治：有登记可用于黄连的农药。如确需使用，应按照农业管理部门批准使用的农药进行化学防治。

五、采　收

（一）采收期

定植后第4～第5年，霜降至立冬（9～11月）期间，根茎含水量少，根茎充实时，选择晴天或阴天采收，不宜雨天或冻土后采收。

（二）采收方式

晴天撒去连地荫棚、篱笆，清除棚渣和落叶，连地晾晒2～3 d；用铁制两齿耙抓住植株基部挖取，抖散连蔸和泥沙，用剪刀齐芽苞处剪去须根和叶片；忌水洗。

六、产地加工

（一）烘炕干燥

1. 毛炕　鲜黄连根茎（剪连）均匀铺于山炕炕席，厚30 cm。引火炕连40～60 min，根茎表面泥土发白时用木铲或铁耙搅拌翻动1次；60 min后翻动第2次；90 min翻动第3次。除去泥土和根须后分为两半，一半匀整堆放于靠近火池端，约占炕席1/3；一半均匀摊平于炕席的2/3；频繁翻动撞击搓擦，待炕至半干，泥土基本掉落完后出炕。

2. 细炕　将毛炕黄连根茎分为大、中、小三级；每级分别均匀堆放于大炕炕帘上，厚70～80 cm，引火炕连；用四齿耙反复耙松，至黄连根茎的残余须根与叶柄酥脆时抓出，在晒席上搓揉后复炕，根茎九成干时停炕。

规模化大生产可采用烘房烘炕干燥。

（二）撞击除杂

细炕干燥后的根茎，趁热放装入竹制撞笼中，封好笼口，来回推送撞笼15 min。

注：该法适宜山区分散型个体加工。规模化大生产可采用机械加工撞击。

（三）净选、分级

筛净泥沙，去除根茎残存须根、叶柄等，根据药材性状与大小分级。

七、包装及贮存

（一）包装

将干燥后的药材按不同商品规格分级后整齐放置麻袋、尼龙编织袋内包装，外用麻绳或铁丝捆扎封口。包装上应有明显标签，注明产品名称、重量、规格、产地、单位名称、地址、生产日期、储藏条件等，并附有质量合格的标志信息。

（二）贮存

置通风、干燥、避光处。注意防潮、防串味等。

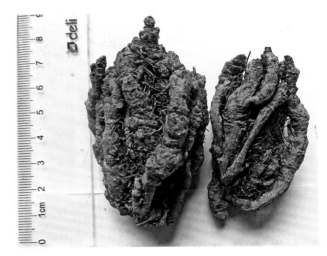

黄连药材

历史沿革

唐代《新修本草》载："蜀道者粗大节平味极浓苦，疗渴为最；江东者，节如连珠，疗痢大善。今澧州（今湖南澧县）者更胜。"认为蜀产黄连"粗大节平"，且治疗消渴症最佳，而江东出者"节如连珠状"，以治疗痢疾为优。并认为澧州更好。《千金翼方·药出州土》记载："江南东道……婺州（今浙江金华）、睦州（今浙江建德）、歙州（今安徽歙县）、建州（今福建建瓯），并出黄连。江南西道……饶州（今江西波阳）黄连……剑南道……柘州（四川松潘）黄连。"可见当时黄连产地，主要分布在浙江、安徽、江西、四川、湖北、湖南等地。

宋代《本草图经》载："今江、湖、荆、夔州郡亦有，而以宣城者为胜，施、黔者次之。"江州为今江西九江，湖州为浙江湖州、荆州为湖北荆州，夔州辖境包括现在的夔州、施州等四川一带，施州为今湖北恩施，黔州为今四川彭水县。产江州、湖州为短萼黄连，产荆、夔、施、黔为黄连。并附有宣州黄连和澧州黄连二图。此时，黄连的产地不断扩大。

清代《本经逢原》载："产川中者，中空，色正黄，截开分瓣者为上。"《本草求真》载："黄连出重庆，瘦小，状类鸡爪，连爪连珠者良。"《植物名实图考》载："黄连本经上品，今用川中，其江西山中所产者，谓之土黄连，又一种胡黄连生南海及秦陇，盖即土黄连之类，湖北施南出者亦良。"

综上所述，从历代本草所载黄连产地来看，宋代之前，上东至鲁南泰山，西达肃东秦州，黄连在黄河以南广大地区多有分布。正如李时珍所言："药物之兴废不同如此。"但四川（含重庆）很早或说一直就是黄连的主产地，如《本经》之巫阳、蜀郡，《唐本草》所称蜀道，唐代《千金翼方》中的柘州，宋代《本草图经》载夔州等。大概南北朝及以前，多以川产、浙产为胜；唐宋时期转以湘、皖为佳。到了明清时期，黄连产地又回归重庆、四川一带。

从黄连品种变迁，早在梁代时期应用为黄连（产巫阳川谷），唐宋时期使用短萼黄连作为主流药材，在明代趋向使用黄连和三角叶黄连。由于短萼黄连和三角叶黄连已为濒危植物，加之黄连种植技术、种子繁育技术成熟，各地均广泛引种黄连，现今主流品种为黄连（川连、鸡爪连）。

黄连产地历史沿革见表30。

表30 · 黄连产地历史沿革表

年 代	出 处	产地及评价
汉	《神农本草经》	一名王连，生巫阳川谷
南北朝	《本草经集注》	生巫阳川谷及蜀郡太山
唐	《千金翼方》	药出州土：婺州、睦州、歙州、建州、宣州、饶州、柘州
	《新修本草》	今澧州者更胜
宋	《开宝本草》	医家见用宣州，九节坚重，相击有声者为胜
	《本草图经》	今江、湖、荆、夔州郡亦有，而以宣城者为胜，施、黔者次之
	《证类本草》	今出宣州者绝佳，东阳亦有，歙州、处州次之
明	《本草纲目》	唐时以澧州为胜，今虽吴、蜀皆有，惟以雅州、眉州者为良
	《本草蒙筌》	川连，生川者，瘦小苗多
清	《本草逢原》	产川中者，中空，色正黄，截开分瓣者为上
	《植物名实图考》	黄连，今用川产
	《本草求真》	黄连出重庆，瘦小，状类鸡爪，连爪连珠者良
民国	《药物出产辨》	四川出者为川黄连，产雅州及峨眉山等处。秋季出新
	《增订伪药条辨》	黄连种类甚多，随地皆产，且有野生种植之别，惟四川野生者多佳品，为治疗上要药

参考文献

［1］赵宝林，刘学医.黄连的本草考证［J］.中药材，2013，36（5）：832-835.
［2］黄河，柳鑫，黄璐琦，等.黄连药材加工方法与商品规格等级调查［J］.中国中药杂志，2014，39（16）：3085-3088.

黄　芪

黄芪为豆科植物蒙古黄芪 *Astragalus membranaceus* (Fisch.) Bge. var. *mongholicus* (Bge.) Hsiao和膜荚黄芪 *Astragalus membranaceus* (Fisch.) Bge. 的干燥根，具有补气升阳、固表止汗、利水消肿、生津养血、行滞通痹、托毒排脓、敛创生肌的功效，用于气虚乏力、食少便溏、中气下陷、久泻脱肛、便血崩漏、表虚自汗、气虚水肿、内热消渴、血虚萎黄、半身不遂、痹痛麻木、痈疽难溃、久溃不敛等病证。

本篇所述药材即为豆科植物蒙古黄芪 *Astragalus membranaceus* (Fisch.) Bge. var. *mongholicus* (Bge.) Hsiao. 的干燥根，相关技术和规范适用于内蒙古阴山地区，主要指固阳、武川、土默特右旗及周边地区道地药材黄芪的生产加工。

一、产区生态环境

（一）海拔

适宜海拔为1 000 ～ 1 500 m。

（二）气温

适宜年平均气温为3 ～ 8℃；1月最低温−35 ～ −11℃，7月最高温22 ～ 30℃。

（三）光照

适宜年平均日照时数为2 500 ～ 3 100 h，日照百分率为70% ～ 75%。

（四）降雨量

适宜年平均降雨量为250 ～ 350 mm。

（五）土壤

适宜土壤类型为砂壤土、砂砾土。

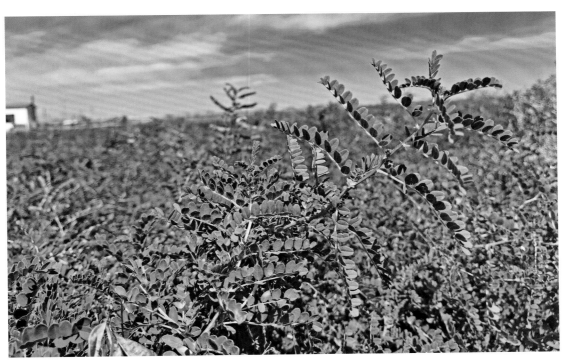

黄芪原植物

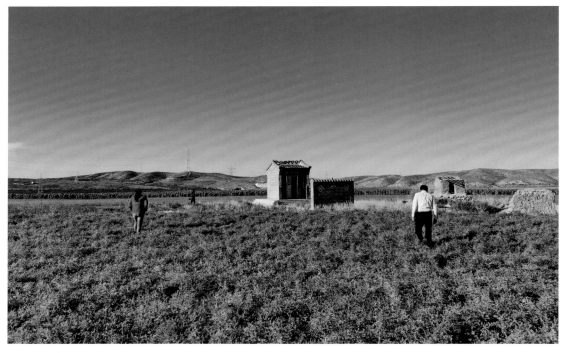

黄芪种植基地

二、选地和整地

（一）选地

1. 产地环境要求　平地选择地势高、排水好、渗透力强、地下水位低的砂壤土或冲积土。山区和半山区，宜选地势向阳、土层深厚、土质疏松、肥沃、透水透气良好和渗透力强的砂壤土、沙砾土。前茬作物以小麦、玉米为宜，忌连作。豆类作物、甜菜、谷子、油菜及新开垦的荒地都不宜种植黄芪。

2. 空气、土壤及用水质量要求　同"艾叶"。

（二）整地

于移栽前一年秋季进行整地，整地前灌一次透水，土壤耕翻30 cm左右，结合整地施入腐熟农家肥30 000 ～ 45 000 kg/hm²（或生物有机肥4 500 ～ 7 500 kg/hm²）、三元复合肥750 ～ 1 500 kg/hm²作底肥，整平耙细。丘陵地根据地形做成小高垄。垄宽40 ～ 80 cm，垄高25 cm，沟宽25 cm。

三、育苗移栽

（一）播种育苗

1. 种子质量要求　选择前一年秋天新产黄芪种子进行育苗。种子生活力≥80%，发芽率≥60%，净度≥90%。

2. 种子处理

（1）沸水催芽：将选好的种子放入沸水中快速搅拌1 min后立即加入冷水，将水温调到40℃后浸泡2 ～ 4 h时捞出，加湿布等覆盖物闷8 ～ 12 h，待种子膨胀露白时播种。

（2）机械处理：播前种子用石碾或碾米机等进行碾压处理，使外种皮由棕黑色具光泽变为灰棕色表皮粗糙时为度。亦可将种子拌入2 ～ 3倍的细沙揉搓，擦伤种皮时，即可带沙下种。

（3）机械碾压与沸水催芽相结合：先将种子用碾米机等轻度碾一遍，然后按上述沸水催芽处理法进行操作，待种子露白时播种。

3. 苗圃地选择与苗床准备　采用高垄畦作方式进行育苗。选择有排灌水条件的砂质壤土做苗圃，秋季将土地翻耕后，建成宽畦，畦长5 m左右，宽2 ～ 4 m，畦高10 ～ 15 cm，做好畦后每公顷施入充分腐熟的农家肥45 000 kg（或生物有机肥7 500 kg）作底肥，然后进行翻耕让土壤沉实，再整平耙细。

4. 播种时间及方法　采取春季播种，在4 ～ 5月进行。播种方法多用耧播，行距30 cm。将种子均匀地播于耧沟的表面，然后耱平即可。不宜楼播的山坡地，进行撒播，用犁浅耕后，均匀地撒上种子，耱平即可。育苗移栽播种量为每公顷75～90 kg。

5. 苗圃管理　播种后，每日检查苗床一次，观察苗床墒情和出芽情况，如遇干旱，及时浇水，有条件的地方可采用喷灌，保持土壤合理墒情。苗田杂草及时清除。当苗6～7片复叶时进行间苗和定苗，间苗标准为成苗300万～525万株/hm²，苗间距4～5 cm。间苗与定苗之后可追加施硫酸铵52.5～105 kg/hm²及52.5 kg/hm²过磷酸钙。

6. 起苗　于翌年4月下旬至5月中旬，选择晴天进行，抖去泥土，剔除不合格苗，于通风阴凉处用潮湿河沙等物覆盖储存。

（二）大田移栽

大田平栽。春季4～5月进行，最佳期为5月上中旬。选择根条直，根长30 cm以上，根直径0.5 cm以上，光滑无病，无机械损伤的种苗进行移栽。开沟行距30 cm，深10～15 cm，将黄芪苗朝一个方向平栽于沟内，覆土，镇压。移栽密度为22.5万～24万株/hm²，行距25～30 cm，株距为15～18 cm。栽种后及时浇水。

四、田间管理

（一）中耕除草
结合中耕和田间管理，及时清除杂草。

（二）灌溉与施肥
在黄芪生长关键时期，如遇干旱，及时浇水。结合浇水，在生长旺盛期，施用复合肥750 kg/hm²，雨后遇到积水及时排水。

（三）打顶
6月上旬，花序大量形成时，生产田摘除所有花序，留种田摘除植株上部小花序。

（四）病虫害防治
1. 防治原则　同"艾叶"。

2. 防治措施

（1）农业防治：① 与禾本科植物轮作2年以上。② 用无病土培育无病苗。③ 合理配方施肥，适当增施有机肥和磷钾肥。④ 早期及时拔除病株，用石灰消毒。⑤ 合理密植，促苗壮发，增加株间通风透光性。⑥ 避免与大豆等豆科作物连作或套种。

（2）物理防治：利用黄板诱杀蚜虫，或用长方形纸板涂上黄色油漆，同时涂上一层机油，挂在植株顶部均匀分布于行间，当沾满蚜虫时及时涂抹。

（3）化学防治：无登记可用于黄芪的农药。

注：在实际生产中，药农针对黄芪种植中常见的根腐病会施用甲基硫菌灵、多菌灵等；针对白粉病会施用甲基硫菌灵、多菌灵等；针对芫菁会施用阿维菌素、苦参碱等；针对蚜虫会施用苦参碱、天然除虫菊素等。

五、采　收

（一）采收期
二至三年生黄芪均可采收，以三年生黄芪为宜。秋季10～11月采收。

（二）采收方式
1. 人工采挖　对于山地种植黄芪，利用农用工具或小型机械顺垄采收。采收时尽量深挖，保持根系完整。

2. 机械采挖　对于平地大面积种植黄芪，可采用根茎类药材挖掘机进行采收。

六、产地加工

（一）分拣
采收的黄芪鲜根及时进行分拣，挑除夹杂于其中的地上枯枝，并剔除破损、虫害、腐烂变质的部分。

（二）修剪
采收的黄芪洗净泥土后，趁鲜将芦头切除，再切掉侧根，理顺成条。

（三）干燥
1. 自然干燥　在10月末或11月初，微上冻时采挖，将修剪好的黄芪晾晒至七八成干后，捆成小捆，于通风处进行分层堆放，利用固阳及周边冬天干燥寒冷的气候特点进行自然冷冻干燥。芪垛每层间采取通风措施，此外要适当翻芪倒垛，防止霉变。

2. 晾晒与搓条　于10～11月采挖，将修剪好的黄芪在太阳下晒到含水七成、五成和二三成时分3次进行搓条，搓到条直、皮紧实为止。将搓好的黄芪再晒至全干。

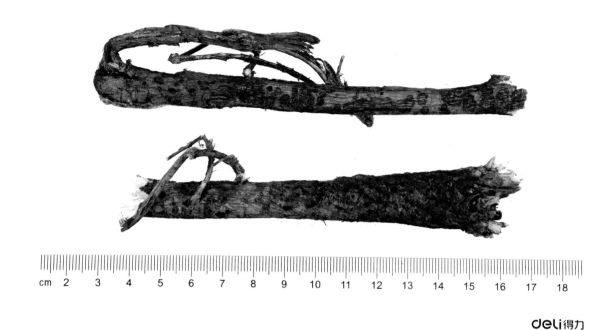

黄芪药材一

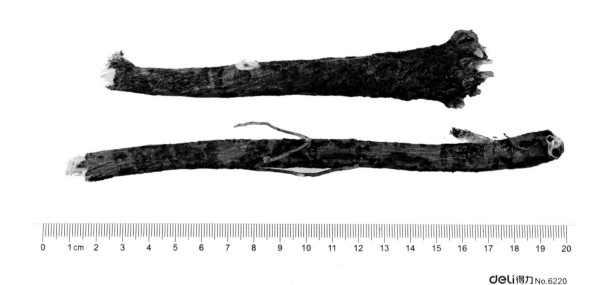

黄芪药材二

七、包装及贮存

（一）包装

黄芪含水量在12%以下时，即可选用无公害材料进行包装。包装袋上必须注明产品名称、重量、产地、销售单位名称、地址、生产日期、储藏条件等。

（二）贮存

将包装好的黄芪放在阴凉干燥、通风的地方进行保存，存储过程中注意通风、防虫等工作。

历史沿革

　　黄芪入药始载于《神农本草经》原名"黄耆"，列为上品，后代诸家本草多有记载。黄芪的产地历代记载多有不同。魏晋时期的《名医别录》开始对黄芪产区有了明确记载："生蜀郡（今四川成都及周边区域）、白水（今四川、甘肃的白水河区域）、汉中（今陕西汉中地区）。"唐代就已经发现了有质量更佳的蒙古黄芪*Astragalus membranaceus* (Fisch.) Bge. var. *mongholicus* (Bge.) Hsiao。到了清代，产地增加了内蒙古等地，如《植物名实图考》："有数种，山西、蒙古产者佳，滇产性泻，不入用。"明确云南等地所产的质量不佳，也有力地佐证了临床优选所致的品种变迁。清代《本草问答》云："黄芪或生汉中，或生甘肃，或生山西，或生北口外（今河北蔚县与山西广灵、灵丘之间的诸关口以外），令统以北方立论，有理否？答曰：虽不必截然在北，然其为性实皆秉北方水中之阳以生，其主北方立论，则就乎得气之优者而言，故黄芪以北口外产者为佳。"《医学集成》中便以"北芪"之名入药，在中风、脾胃等诸多处方中均用北芪。近代以来诸多医家处方中亦以"北芪"之名奉为道地。至今山西、内蒙古等地药农仍然以"正北芪"之称以示其品质佳。

　　当代随着黄芪的用量大幅度增加，野生药材难以满足实际所需，因此于20世纪70年代开始广泛栽培，逐渐以栽培为主，目前的主流种植区域在内蒙古武川、甘肃定西、山西浑源、陕西子洲及各周边各地区，主流品种为蒙古黄芪*Astragalus membranaceus* (Fisch.) Bge. var. *mongholicus* (Bge.) Hsiao，普遍认为其品质优于膜荚黄芪。

参考文献

[1] 张继，徐纪民，赵京春，等.黄芪的本草考证［J］.中国药师，1999，2（4）：211-213.
[2] 余坤子，刘靖，洪浩，等.黄芪种植产地与生态环境及饮片规格的调查研究［J］.中国中药杂志，2010（5）：1112-1115.

黄　芩

黄芩为唇形科植物黄芩 *Scutellaria baicalensis* Georgi 的干燥根，具有清热燥湿、泻火解毒、止血、安胎的功效，用于湿温、暑湿、胸闷呕恶、湿热痞满、泻痢、黄疸、肺热咳嗽、高热烦渴、血热吐衄、痈肿疮毒、胎动不安等病证。黄芩为常用大宗中药材之一，始载于《神农本草经》，列为中品。黄芩药材主要产于华北、东北、西北等地区，历史上以河北承德为黄芩的道地产区，产品条大整齐、质地坚实、色泽纯正、品质好、疗效显著而驰名中外，素有"热河黄芩"之美称。

本篇所述药材即为唇形科植物黄芩 *Scutellaria baicalensis* Georgi 的干燥根，相关技术和规范适用于河北承德地区道地药材黄芩的生产加工。

一、产区生态环境

（一）海拔

适宜海拔为 300 ～ 1 000 m。

（二）光照

适宜年平均日照时数为 2 600 ～ 3 100 h，太阳能年辐射量为 5 800 ～ 6 700 MJ/m²。

（三）降雨量

适宜年平均雨量为 400 ～ 900 mm。

（四）土壤

以土壤结构良好、土层深厚、排水良好、呈中性或微碱性壤土或砂壤土为宜。

（五）地形地势

适宜向阳、有一定坡度的山地或退耕还林地。

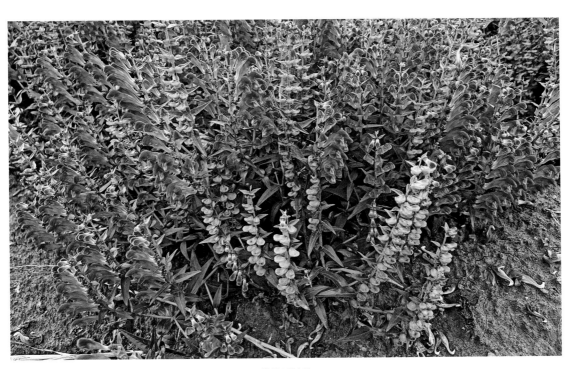

黄芩原植物

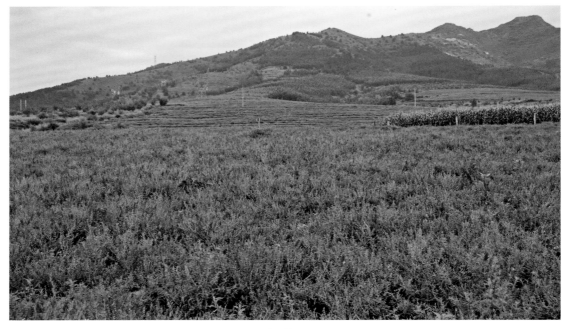

黄芩种植基地

二、选地整地

（一）选地

1. 产地环境要求　选择向阳、有一定坡度的山地或退耕还林地，土壤结构良好、土层深厚、排水良好、呈中性或微碱性壤土或砂壤土为宜。连作障碍不明显，可与大豆、玉米、土豆等轮作。

2. 空气、土壤及用水质量要求　同"艾叶"。

（二）整地

秋季作物收获后或早春土壤化冻后开始整地，施用有机肥物 4 500 ～ 7 500 kg/hm²（或其他利于促进黄芩根生长的生物肥和化肥），耕地深度 30 cm 以

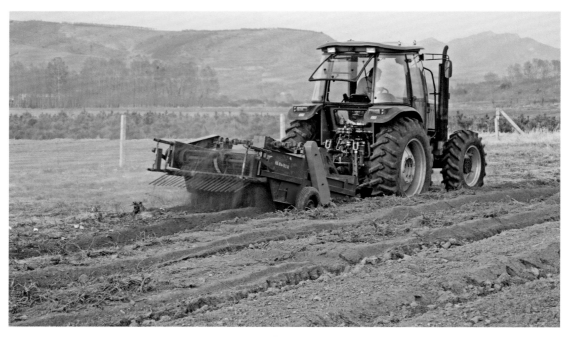

整地

上，耙细、整平、上虚下实。

三、播 种

（一）种子选择

选择籽粒饱满、无病虫害的黄芩种子，要求种子发芽率不低于75%，净度不低于95%。

（二）播种时间

早春或晚秋播种。早春播种以3月下旬至5月初，地下5 cm地温稳定在15℃以上为好。晚秋播种以10月中下旬，土壤上冻前播种为宜。无灌水条件的地块，也可在雨水充足的季节（6月初至7月初）播种，利于出苗和保苗。

（三）播种方法

播种前，可将种子按1∶1～1.5的比例拌上细砂，按行距30～40 cm，深度0.5～1.5 cm播种。每公顷播种量15～22.5 kg。

四、田间管理

（一）间苗、定苗与补苗

间苗1～2次。第1次在苗高3～5 cm时，第2次在苗高8～10 cm时。采用交互间苗，去小留大。定苗株距10～15 cm，缺苗断垄严重时进行幼苗补栽。

（二）中耕、除草和培土

每年中耕及除草3～4次。第1次在返青期，第2次在封垄前，第3次在杂草的种子成熟前。中耕、除草和培土同时进行。3年以上每年中耕及除草1～2次。

（三）蹲苗

于返青期进行。选择晴天的下午，顺垄轻轻压

实土壤。蹲苗次数2～3次，每次8～10 d。

（四）追肥

一般于封垄后至开花期（6月中下旬至8月初）进行。追肥种类包括氮、磷和钾肥。每次可追施10～300 kg/hm²。视情况，整个生育期可追肥2～4次。

（五）灌溉与排水

播种至出苗应保持土壤湿润，出苗后若土壤墒情不足，有灌溉条件的应在定苗前后灌水1次。之后，幼苗根系已深入土中10 cm以上应停止浇水。其他季节或以后两年，如遇严重干旱或追肥时墒情不足的，也应适当浇水。雨季播种可不浇水。雨后田间有积水时进行排水，直至畦面无积水为止。

（六）剪花枝

如不采种，则可进行剪花枝处理。在花蕾期至开花盛期（7月初至8月中旬），用工具将带花蕾的枝条剪掉。每次10～15 d，共3～5次。

（七）病虫害防治

1. 防治原则　同"艾叶"。

2. 防治措施

（1）农业防治：① 选择略有坡度、透气性好的壤土。② 及时排除积水。③ 合理轮作。④ 合理施肥。⑤ 及时拔除病株。⑥ 冬前将移种地块深耕多耙。

（2）化学防治：无登记可用于黄芩的农药。

注：在实际生产中，药农针对黄芩种植中常见的根腐病会施用多菌灵、甲基硫菌灵、杀菌剂、苦参碱等；针对白粉病会施用多菌灵、甲基硫菌灵、戊唑醇、三唑酮等；针对黄翅菜叶蜂会施用氟啶脲、灭幼脲、苦参碱等；针对蛴螬会施用敌百虫晶体、辛硫磷乳油等。

五、采 收

（一）采收期

种子直播的，生长3年及以上进行采挖。于春季苗高10 cm之前采挖，或秋季地上部开始枯萎时采挖。

（二）采收方式

选择晴天，将根部刨出，除去地上部分秧茬及泥土。

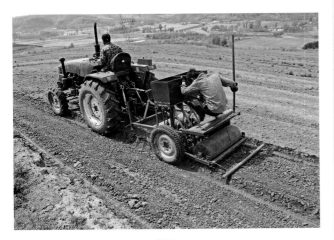

播种

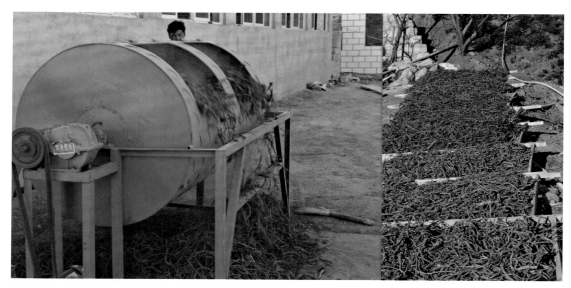

加工

六、产地加工

先去掉附着的茎叶，抖落泥土，晒至半干，去外皮。去外皮，一般采取"撞皮"的方式，可用机器或筐撞皮。一般需要将根晒到三成干时进行。在药材干燥过程中，需要避免暴晒过度，以免药材发红。要注意不要让药材水湿雨淋，以免见水变绿而影响药材质量。

七、包装及贮存

（一）包装

包装材料应用干燥、清洁、无异味，不影响质量的材料制成，易回收、易降解；包装要牢固、防潮、不变形。包装标注应标明品名、重量、规格、产地、批号、生产日期等。

（二）贮存

贮存黄芩的仓库必须清洁、干燥、阴凉、通风、无异味。

历史沿革

黄芩始载于《神农本草经》，列为草部中品，记载其"一名腐肠。生川谷"。只有生长环境描述，即山区重峦叠嶂，川谷崎岖之处，而无植物产地，形态的描述。汉代《范子计然》云："黄芩出三辅，色黄者，善。"三辅，即现在陕西中部地区。

魏晋《名医别录》记载黄芩产地"生秭归及冤句"。秭归即今湖北秭归，冤句即今山东菏泽。南北朝《本草经集注》云"秭归属建平郡。今第一出彭城，郁州亦有之"。彭城即今江苏徐州铜山，郁州即今江苏灌云东北部。可知南北朝梁代以前黄芩的产地在长江上游以北，黄河下游地区。

唐代《新修本草》云："今出宜州、鄜州、泾州者佳，兖州者大实亦好，名豚尾芩也。"宜州即今湖北宜昌，鄜州即今陕西富县，泾州即今甘肃泾县，兖州即今山东西南及河南东部，这些地区集中在中国的中部地区，包括长江以北、黄河以南。黄芩的产区也多以华北及华中地区为主，但以山东西南及河南东部地区所产质量较佳。《千金翼方》云："宁州、径州。"宁州即今甘肃东部宁县，径州即今甘肃泾川北泾河北岸，该书指出黄芩的道地产地。甘肃东部宁县、泾川与陕西中西部相接，纬度上与《范子计然》所载"三辅"地区基本上一致。再结合此处地形，山、川、塬交错，仍与《神农本草经》生川谷相符。

宋代《本草图经》：云"生秭归山谷及冤句。今川蜀、河东、陕西近郡皆有之"。川蜀即今四川，河东即今山西西南部，陕西近郡即现代的陕西省富县、富平、铜川耀州、同官、汉中地区。该书指出黄芩的产地广泛分布于我国中部，仍以长江中游以北为主要地区，陕西近郡皆有之，说明当时陕西中北部、山西西南部和四川成为黄芩主产区。该书附图收录潞州黄芩和耀州黄芩，潞州即今山西长治，耀州即今陕西铜川耀州。可知当时黄芩的产地在华北西部的黄土高原东翼，与河北相邻，并且在陕西和山西已有大量分布，说明此时陕西铜川耀州、山西长治为黄芩的主产区。

明代《药性粗评》记载："生川蜀、河陕川谷、今荆湘州郡亦有之，以西北出者为胜。"指出四川、山西、陕西及均有分布，湖北省中南部、湖南北部也有分布，以陕西地区产质量更佳。

清代《植物名实图考》云："黄芩以秭归产著，后世多用条芩，滇南多有，土医不他取也。"并有附图。该书指出黄芩的产地秭归即今湖北秭归县为好，其质量较优，但随时间流逝，黄芩的质量下降，多以根细不饱满的根入药。

《药物出产辨》记载："山西、直隶、热河一带均有出。"山西主要治太行山中北部五台、灵丘等地，直隶即今河北中南部（包括北京、天津等地），热河原指燕北、辽西、蒙东交界区域，指出黄芩产地主要在燕山—阴山地区。清代和民国时期的地方志关于黄芩的资料记载较多，经查阅《江南通志》和《徐州志》，均未发现江苏有黄芩出产的记载，只在古本草中提到江苏徐州地区有黄芩。湖北的《湖广通志》无黄芩记载；但在《中国地方志集成：湖北府县志辑》中共发现6个地方产黄芩。表明从古至今湖北一直产黄芩。陕西的《陕西通志》和山西的《山西通志》及一些府县志在物产卷均提到黄芩。这与古本草的记载相符，但产黄芩的府县并不是很多。山东的《山东通志》有黄芩的记载，在各府县的多于12个地方志也发现物产卷中有黄芩，说明山东很多地方都产黄芩。河南的《河南通志》和县志在物产卷提到黄芩。河北的《畿辅通志》和各府县志也发现很多物产卷有黄芩的记载，如在《察哈尔省通志》中提到在山野及草地中，张北、万全、赤城、龙关、延广、怀安、怀来、阳原、沽源、康保、涿鹿、宣化均产。《钦定热河志》记载："大宁和众二县利州惠州兴中州土产黄芩。"《察哈尔省通志》记载："张北、万全、赤城、龙关、延广、怀安、怀来、阳原、沽源、康保、涿鹿、宣化均产。"可见清代以来，河北承德及周边燕山—阴山地区已逐渐成为黄芩的主产区与道地产区。

现代《中国中药区划》载："产于燕山北部承德地区的黄芩历来以条粗长、质坚实、加工后外皮金黄、杂质少而著称于世，被誉为'热河黄芩'。"《中华本草》记载："分布于东北、内蒙古、河北、山西、陕西、甘肃、山东、河南、四川、贵州、云南等地。"可见黄芩从南到北分布面非常广。《金世元中药材传统经验鉴别》记载："主产河北承德、北京、山西、内蒙古、河南、山东、甘肃。此外东北三省、宁夏、陕西等省均有分布。其中山西产量最大，以河北质量佳，尤其承德产者质量优。"指出黄芩资源分布广，以山西栽培产量最大，河北承德所产质优。当前，黄芩家种黄芩主要集中在山东、陕西、甘肃、山西等地，尤其集中在北纬35℃线附近的山东鲁南山区、陕西关中地区、山西运城地区、甘肃定西地区等地。

从历代本草记载来看，黄芩产地主要以华北地区及与其接壤的汉中地区、江淮地区、三峡地区等地为主，关于其道地产区考证存在一定争议。从黄芩生物学特性来看，黄芩性耐寒，耐旱、但不宜太旱，怕涝。综合本草考证及产地历史气候考证，发现其产地历史变迁考证来看也与其特性相吻合，黄芩道地产区分布我国大陆性温带半干旱、半湿润气候地区，北纬35°～40°、年降雨量400 mm左右的中低山地是其分布的核心区。在《名医别录》《本草经集注》《药性粗评》《植物名实图考》等本草记载湖北秭归等地为道地产区时，该区域基本都处于历史寒冷期，并同时处于历史干旱时期，此时，道地产区可南迁至湖北秭归为代表的三峡地区，秭归位于我国第二第三阶梯过渡地带，也是湿润半湿润区交界处，在其历史干冷期，可能是黄芩药材产区分布的南界；本草记载陕西、山西、河北等地北方区域为道地产区时，相关区域基本都处于历史温暖期，同时产地均属于历史干旱时期，道地产区分布偏向北方。据此推断：黄芩药材的道地产区受历史气候因素影响明显，其道地产区主要以华北地区为中心的大陆性温带半干旱、半湿润气候地区，目前以燕山—阴山—太行山地区野生及仿野生黄芩为道地。

黄芩产地历史沿革见表31。

表31 · 黄芩产地历史沿革表

年 代	出 处	产 地 及 评 价
汉	《神农本草经》	生川谷
	《范子计然》	黄芩出三辅，色黄者，善
魏晋	《名医别录》	生秭归及冤句
南北朝	《本草经集注》	秭归属建平郡。今第一出彭城，郁州亦有之
唐	《新修本草》	今出宜州、鄜州、泾州者佳，兖州者大实亦好，名豚尾芩也
	《千金翼方》	宁州、泾州
宋	《本草图经》	生秭归山谷及冤句。今川蜀、河东、陕西近郡皆有之
	《证类本草》	附图为潞州黄芩和耀州黄芩
明	《药性粗评》	生川蜀、河陕川谷、今荆湘州郡亦有之，以西北出者为胜
清	《植物名实图考》	黄芩以秭归产著，后世多用条芩，滇南多有，土医不他取也
民国	《药物出产辨》	山西、直隶、热河一带均有出

参考文献

[1] 李子，郝近大.黄芩本草考证［J］.中药材，2008，31（10）：1584-1585.
[2] 周国富，刘金欣，李晓娟，等.黄芩生态适宜性评价及生态因子对5种主要指标性成分的影响［J］.中国实验方剂学杂志，2016，22（20）：28-32.
[3] 张天也.基于GIS栅格数据分析的承德区域黄芩适宜性评价［J］.试验研究，2015（10）：85-87.
[4] 崔璐，谷红霞，路俊仙，等.黄芩种质资源与栽培现状分析［J］.中医药学报，2010（2）：69-72.

姜　黄

姜黄为姜科植物姜黄*Curcuma longa* L.的干燥根茎，具有破血行气、通经止痛的功效，用于胸胁刺痛、产后血痛、跌扑肿痛等病证。姜黄是著名的川产道地药材，道地产区位于四川犍为、沐川、宜宾及周边一带。

本篇所述即为姜科植物姜黄*Curcuma longa* L.的干燥根茎，相关技术和规范适用于四川犍为、沐川、宜宾、崇州、双流等地区道地药材姜黄的生产加工。

一、产区生态环境

（一）海拔
适宜海拔为300～800 m。
（二）气温
适宜中亚热带湿润气候区，年平均气温＞16℃。

（三）降雨量
适宜年平均降雨量为1 000 mm以上。
（四）无霜期
适宜年平均无霜期≥300 d。
（五）土壤
宜在土层深厚、上层疏松、下层紧密的砂质

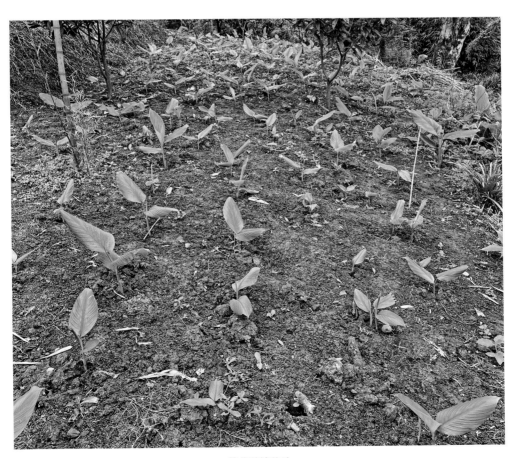

姜黄种植基地

壤土栽培，土层厚度宜在20 cm以上。不宜选砂质土。

二、选地整地

（一）选地

1. 产地环境要求　姜黄喜温暖湿润气候，阳光充足，雨量充沛的环境，怕严寒霜冻，干旱积水。

注：忌连作，可与高秆作物套种。

2. 空气、土壤及用水质量要求　同"艾叶"。

（二）整地

栽前翻地，翻深25 cm，耙细整平。以地形而定开厢，一般厢宽1.2～1.5 m，厢沟宽20～30 cm。每公顷施农家粪水37 500～45 000 kg，磷肥150～225 kg，腐熟油饼750 kg或草木灰3 000～4 500 kg。

三、播　种

（一）播种时间

宜在清明前播种。

（二）播种量

每公顷播种75 000窝左右，行距35～40 cm，穴距35 cm左右。

（三）播种方法

采用穴播。穴深8～10 cm，口大而底平，行与行间的穴交错排列。下种前每穴施清粪水和过磷酸钙，肥料上盖一层薄土，每穴放种姜1块，覆盖细土厚3～4 cm。

四、田间管理

（一）除草

齐苗后及时中耕除草，中耕宜浅，浅松表土3～4 cm。植株封行后，杂草生长过旺应及时进行人工拔草。

（二）施肥

结合中耕除草一般分3次进行。第1次6月上旬。每公顷施粪水4 500～11 250 kg，加水稀释，于早晨或傍晚施入。第2次7月上旬，每公顷施粪水12 000～15 000 kg，加水稀释，于早晨或傍晚施入。第3次8月上中旬，每公顷施钾肥75～112.5 kg，加粪水15 000～22 500 kg，施于植株基部地面，施后培土。

（三）灌溉与排水

适时灌排。

（四）病虫害防治

1. 防治原则　同"艾叶"。

2. 防治措施

（1）农业防治：① 针对根腐病，雨季注意加强田间排水管理，保持地下无积水，及时烧毁病株，病穴上撒生石灰粉消毒。② 针对地老虎和蛴螬，可进行人工捕捉幼虫。

（2）化学防治：无登记可用于川姜黄的农药。

注：在生产实际中，药农针对根腐病在发病期用50%退菌特可湿性粉剂1 000倍喷；针对地老虎和蛴螬，每公顷用90%晶体敌百虫1 500 g与炒香的菜粒饼5 kg做成毒饵，撒在田间诱杀。

五、采　收

（一）采收期

适宜采收期为次年1～2月。

（二）采收方式

选择晴天采挖，除去地上叶苗，挖出整个地下部分，摘除块根，去除根茎上附着的泥土和须根。采收完毕后及时清洁田园，将枯叶、杂草等清理干净。

六、产地加工

（一）冲洗

将收获后的姜黄洗净，略晾干水分。

（二）烘干

上平炕烘至六七成干，堆放约48 h，再置于分层架的烘盘上，烘房内烘干。

（三）去杂

除去石块、泥沙等杂质，以及未干姜块和老姜块等。

（四）上色

置姜黄于撞皮机内，撞去表面粗皮后即成外表深黄色的川姜黄。摇撞时洒少许清水。

（五）再烘干

再置于平炕条件下烘干。

（六）分级

干燥后的川姜黄药材置于分级筛选机，除去碎姜，即得川姜黄商品药材。

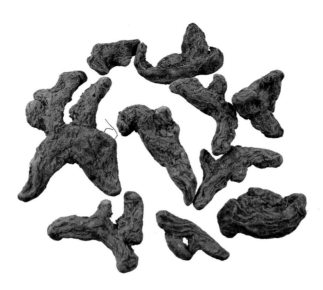

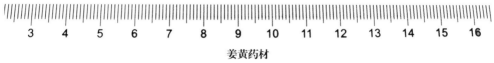

姜黄药材

七、包装及贮存

（一）包装

将检验合格的产品按不同商品规格分级包装。包装袋上必须注明产品名称、重量、产地、销售单位名称、地址、生产日期、储藏条件等。

（二）贮存

包装后，于阴凉干燥环境下贮存，不应与其他有毒、有害、易串味药材混合贮藏。仓库的地面、墙面用防潮木板隔离，通风口配备防虫、防鼠、防雨和防盗等设施。贮存期应注意防止虫蛀、霉变、破损等现象发生，做好定期检查养护。

历史沿革

姜黄历代产地记载较广，主要分布于四川、江西、湖南、广西、广东等地，明代以后产地主要集中在川广地区。

姜黄的产地历史沿革见表32。

表 32 · 姜黄产地历史沿革表

年　代	出　处	产　地　及　评　价
宋	《本草图经》	……今江、广、蜀川多有之
	《本草品汇精要》	【地】〔图经曰〕旧不载所处州郡，今江广蜀川多有之
明	《本草蒙筌》	……亦产蜀川
	《本草乘雅半偈》	【覆】曰：……今江广，川蜀亦有

续 表

年　代	出　处	产　地　及　评　价
清	《本草备要》	出川广
	《本草求真》	蜀川产者色黄质嫩

参考文献

［1］万德光，彭成，赵军宁.四川道地中药材志［M］.成都：四川科学技术出版社，2005.

［2］吴萍，郭俊霞，王晓宇，等.环境因子对姜黄产量及品质相关成分的影响［J］.中药材，2019，42（9）：1969-1972.

［3］赵军宁，李青苗.姜黄生产加工适宜技术［M］.北京：中国医药科技出版社，2018.

［4］张兴国，程方叙，郭文杰，等.姜黄优质高产栽培及病虫害防治技术［J］.特种经济动植物，2005（7）：26-27.

［5］吴红，李隆云，陈善埔.姜黄高产栽培技术的研究［J］.资源开发与保护，1992（2）：103-105.

［6］宋玉丹，王书林，余弦.犍为姜黄规范化种植规程（SOP）［J］.成都中医药大学学报，2015，38（1）：41-43，48.

［7］黄锦媛，庞新华，周全光，等.姜黄的规范化种植［J］.广西热带农业，2007（3）：37-38.

［8］李隆云，张艳.栽培措施对姜黄产量和品质的影响［J］.中国中药杂志，1999（9）：19-21，62.

［9］李志芳，张正学.姜黄优质栽培技术［J］.农技服务，2007（6）：106.

金 莲 花

金莲花为毛茛科植物中华金莲花 *Trollius chinensis* Bunge 的干燥花蕾，具有清热、解毒、消肿的功效，用于感冒发热、咽喉肿痛、口疮、牙龈肿痛、疔疮肿毒等病证。金莲花主要产地在河北承德，内蒙古锡林郭勒盟、乌兰察布。

本篇所述药材即为毛茛科植物中华金莲花 *Trollius chinensis* Bunge 的干燥花蕾，相关技术和规范适用于河北承德围场及周边地区主产药材金莲花的生产加工。

一、产区生态环境

（一）海拔
适宜海拔为 1 200 ～ 2 000 m。

（二）气温
适宜年平均气温为 5.6℃ 左右。

（三）无霜期
适宜年平均无霜期 135 d 以上。

（四）光照
适宜年平均日照时数为 2 600 ～ 2 700 h。

（五）土壤
宜选用富含有机质的砂壤土，pH 为 6.5 ～ 8.0。

（六）降雨量
适宜年平均降雨量为 30 ～ 300 mm。

（七）地形地势
山地草坡、疏林下或湿草甸均能生长。

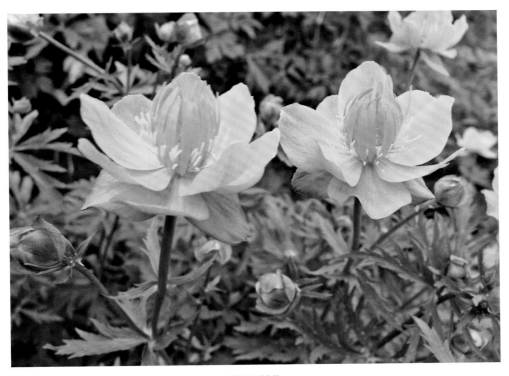

金莲花原植物一

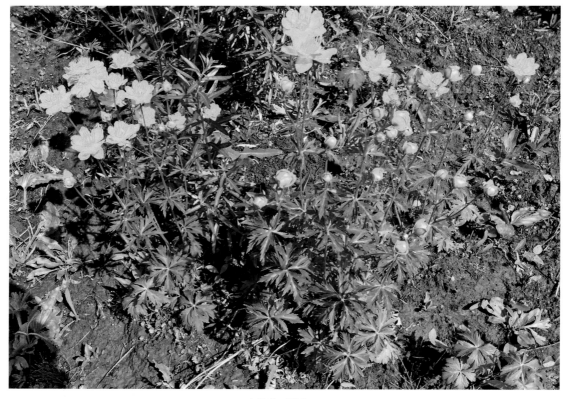

金莲花原植物二

二、选地整地

（一）选地

1. 产地环境要求　选择不受污染源影响，生态环境良好的农业生产区域。

2. 空气、土壤及用水质量要求　同"艾叶"。

（二）整地

每公顷施用腐熟有机肥30 000 ～ 45 000 kg，翻耕，整平耙细。

三、育苗移栽

（一）播种材料

1. 栽培种选择　选择毛茛科植物中华金莲花 *Trollius chinensis* Bunge为物种来源，选择籽粒饱满的种子为繁殖材料。

2. 种子处理　0 ～ 4℃低温，用含水50% ～ 60%的湿沙沙藏2 ～ 3个月。

（二）播种育苗

1. 播种期　春季土壤解冻后，即4月底至5月初。

2. 播种方法　作1.3 ～ 1.5 m宽的畦，将经过沙藏的种子与10倍体积的细沙拌匀后撒播，播后盖0.3 ～ 0.5 mm厚的薄土，上面再盖一层2 ～ 3 cm厚的草并经常浇水保湿，或加农膜拱棚。播种量每公顷为22.5 ～ 37.5 kg。

（三）移栽

幼苗生长1年后，于翌年春季萌芽前移栽，按行距30 cm，株距20 cm定植于大田。

四、田间管理

（一）中耕除草

生长前期常除草松土，控制杂草。

（二）灌水排水

生长季节视情况及时灌水。雨季若积水，应及时排水。

（三）追肥

出苗返青后追施氮肥以提苗，每公顷可施尿素150 kg。6 ～ 7月可追施磷酸二铵，每公顷施450 ～ 600 kg，冬季地冻前应施腐熟的有机肥，每公顷施22 500 ～ 30 000 kg。每次施肥都应开沟施入，施后

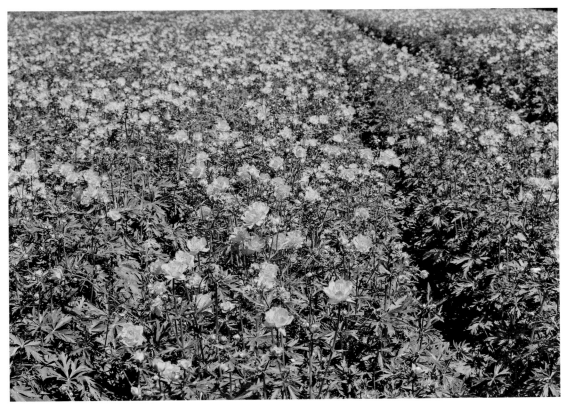

金莲花种植基地

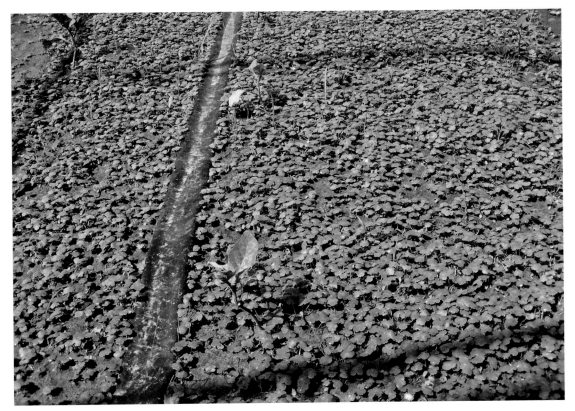

金莲花种苗繁育

盖土。

（四）病虫害防治

1. 防治原则　同"艾叶"。

2. 防治方法

（1）物理防治：① 开花初期用黄色板诱杀。② 成虫发生期利用灯光进行诱杀。

（2）生物防治：① 防治蛴螬（金龟子）幼虫施用乳状菌和卵孢白僵菌等生物制剂。② 蚜虫发生初期，用苦参碱乳剂防治。③ 银纹夜蛾卵孵化盛期用活芽孢苏云金杆菌（Bt）等生物制剂。

（3）化学防治：无登记可用于金莲花的农药。

注：在生产实际中，药农针对幼虫会施用敌百虫晶体或辛硫磷乳油等灌根；针对银蚊夜蛾幼虫低龄期用阿维菌素乳油、氟啶脲、氯虫苯甲酰胺悬浮剂、甲胺基阿维菌素苯甲酸盐；针对蚜虫会用吡虫啉可湿性粉剂、噻虫嗪等。

五、采收

（一）采收期

采用种子繁殖的植株，播后第2年即有少量植株开花，3年以后植株进入开花期；采用移栽繁殖的金莲花，当年即可开花。于7～8月金莲花开花期，在花朵开放2～3 d时陆续采摘。

（二）采收方式

在金莲花开花期，进行人工采摘，切忌捋采，防止采散花瓣。

六、产地加工

阴干。将采摘的花朵置于阴凉通风干燥处晾晒。忌堆放，防止发生霉变，常翻动直至晾干。干燥的金莲花含水率不得超过12%。

七、包装、贮存及运输

（一）包装

将检验合格的产品，塑封包装。外包装上必须注明产品名称、批号、重量、产地、等级、日期、生产单位、地址、贮存条件。

（二）贮存

包装好的金莲花药材贮存在清洁卫生、阴凉干燥、通风、防潮、防虫蛀、防鼠、防鸟、无异味的

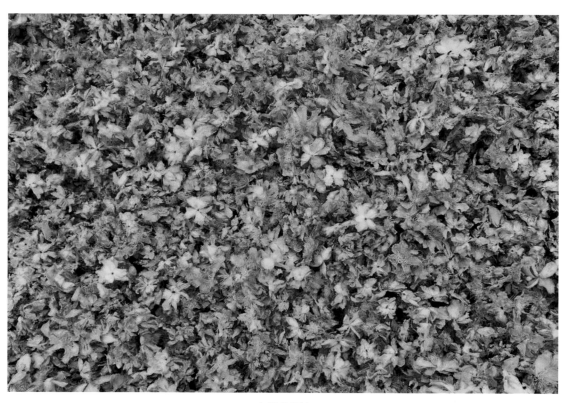

金莲花药材

库房中，药材堆放时与地面、墙壁保持一定间距，堆放层数以10层之内为宜。定期检查与养护。如发现虫蛀、霉变、鼠害等，应及时采取措施。

（三）运输

运输工具应清洁、干燥，遇阴雨天应严防雨、防潮。运输时应严禁与可能污染其品质的货物混装。

历史沿革

金莲花载入本草，最初见于清代赵学敏所著《本草纲目拾遗》，而其植物记载则由来已久。在唐代日僧圆仁的《入唐求法巡礼行记》中，记述他于唐开成五年（840）五至七月，入五台山巡礼之所见有云："五台山外有高峰重重……而起墙壁之势……四台中心也……奇花异色满山而开，从谷至顶，四面皆花，犹如铺锦……人云：今此五月犹寒，花开未盛，六七月间，花开更繁云云……"以上所说与《山西通志》中的"山有旱金莲，如真金，挺生陆地，相传是文殊圣迹"相符，花期亦相同。印证圆仁之所见，所指的就是金莲花的植被。

自1999年开始，承德围场当地企业在兰旗卡伦乡进行了金莲花野生变家种人工栽培技术研究，开展了从无性繁殖到有性繁殖，种子发芽试验等多项研究，成功推广种植金莲花4公顷，至今人工种植技术已成熟。2001年承担国家科技部"十五"计划重点攻关项目——金莲花规范化种植基地建设项目，2003年承担国家"十五"重大科技专项"创新药物和中药现代化"课题——"金莲花规范化种植研究"项目。承德围场不仅地理环境适宜金莲花生长，还是重要的农业种植地区。

参考文献

［1］程国宝，李永祥.金莲花的特征特性及高产栽培技术［J］.安徽农学通报（下半月刊），2011，17（12）：237-238.
［2］周希利，冯琦，曲跃军.金莲花高产栽培管理［J］.特种经济动植物，2012，15（12）：37-38.
［3］张永禄，辛延昭.金莲花高产栽培管理［J］.花卉，2019（4）：23.
［4］张芳，马建波，聂书海，等.河北坝上金莲花人工栽培技术［J］.河北林业科技，2021（1）：68-70.
［5］蔡连捷.金莲花的药用价值及栽培技术［J］.中国种业，2003（8）：43.

金 铁 锁

金铁锁为石竹科植物金铁锁*Psammosilene tunicoides* W. C. Wu et C. Y. Wu 的干燥根，具有祛风除湿、散瘀止痛、消肿解毒的功效，用于风湿疼痛、跌打损伤、创伤出血、胃痛等病证。云南是金铁锁药材的主产区，尤以云南昆明、丽江、大理、迪庆、楚雄及其周边地区所产的金铁锁质量为佳。

本篇所述药材即为石竹科植物金铁锁*Psammosilene tunicoides* W. C. Wu et C. Y. Wu 的干燥根，相关技术和规范适用于云南昆明、丽江、大理、迪庆、楚雄及周边地区主产药材金铁锁的生产加工。

一、产区生态环境

（一）海拔
适宜海拔为 1 900 ～ 2 500 m。

（二）气温
适宜年平均气温为 10 ～ 14℃。

（三）降雨量
适宜年平均降雨量为 900 ～ 1 500 mm。

（四）土壤
选择石灰岩地区土层深厚、透气、利水、肥力条件较好的中性或微酸性红壤、黄棕壤或棕壤，规避线虫或土传病害较多的地块。

（五）地形地势
选择土层深厚、排水良好、向阳3°～ 10°的坡地。

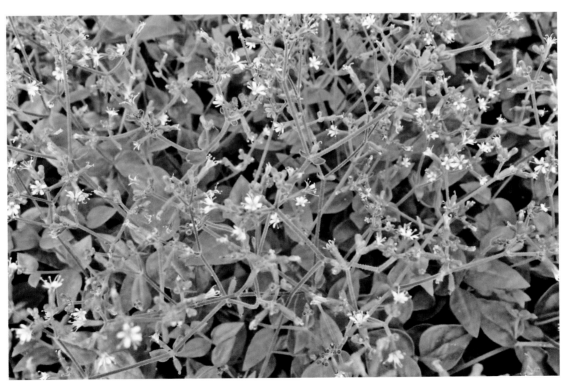

金铁锁原植物

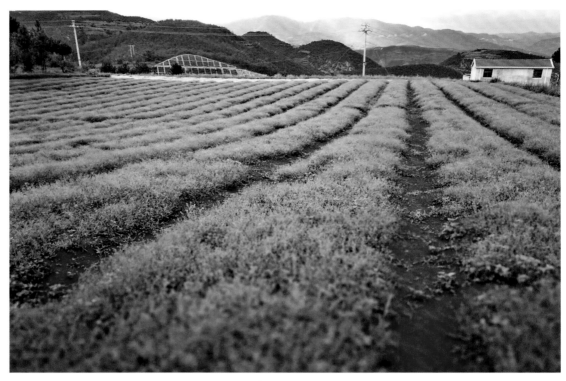

金铁锁种植基地

二、选地和整地

（一）选地

空气、土壤及用水质量要求　同"艾叶"。

（二）整地

深翻0.3 m，按照30 000 ～ 45 000 kg/hm² 有机肥，300 kg/hm² 钾肥的比例施肥，将土块捣碎，以行距0.8 m的标准开沟起垄，沟宽0.3 m、沟深0.2 m、垄宽0.5 m，整地时应保证垄面土壤上粗下细。

三、播　种

（一）播种时间

金铁锁通常于每年的3月底至4月中旬进行直播法播种。

（二）播种量

播种量按照37.5 ～ 52.5 kg/hm² 的比例进行，播种前先用细砂与种子拌匀，于垄面双行穴播。

（三）播种方式

按行距20 cm、穴距13 ～ 15 cm进行播种，每穴4粒左右。播种完毕后，用细土覆盖，厚度以不露种子为准，最后将适量松毛盖于细土之上，浇水，保持土壤湿润，以促进出苗。

（四）间苗补苗

出苗后，揭去松毛，同时注意除草及病虫对植株造成的危害。在植株长到2 ～ 3对真叶时，及时进行间苗、补苗，以确保每穴均有1 ～ 2株幼苗。

四、田间管理

（一）中耕除草

幼苗期，可见草就拔，不需中耕除草，否则易伤根，导致幼苗死亡。成苗期，可利用追肥期进行中耕除草。

（二）灌溉与排水

金铁锁根部不耐积水，雨季需注意排水防涝。出苗期为提高出苗率，应保持土壤湿润。干旱时注意浇水，以利种苗生长。

（三）施肥

以叶面肥为主，6 ～ 8月盛花期喷施0.2%硼肥1 ～ 2次，7 ～ 9月喷0.2%磷酸二氢钾1 ～ 2次，入冬前在厢面上覆盖一层腐熟细碎的农家肥。

（四）病虫害防治

1. 防治原则　同"艾叶"。

2. 防治措施

（1）农业防治：采取深翻晒土、精选种子、加强栽培管理、清洁田园、轮作套种等措施，预防病虫害的发生。

（2）物理防治：① 利用粘虫板、黑光灯杀虫。② 用糖、酒、醋在幼虫盛发期进行捕杀。③ 播种前深翻晒土杀虫灭菌。

（3）化学防治：无登记可用于金铁锁的农药。

注：在生产实际中，药农针对金铁锁种植中常见的根腐病会施用百菌清等；针对立枯病会施用多菌灵等。

五、采　收

（一）生长年限

种植2年后采收。

（二）采收期

于9月中下旬至10月初，大部分蒴果和果梗由绿或紫变成黄褐色、紫褐色，伸出手轻轻碰触蒴果，所碰触到的蒴果大部分自动粘到手上的时期采收种子；也可剥开蒴果观察，种子质地变硬，颜色为黄褐、棕褐色时采收。

（三）采收方式

1. 种子采收　采收种子时要在畦沟中铺塑料布，之后从畦面的一面开始，向另一面逐渐用镰刀割下主枝，并置于塑料布上，抖落种子，并用具有黏性的绒布粘取落地种子。采收回来的种子，经过1～2 d晾晒后，筛选去秕粒，收集饱满种子于编织袋中，于通风干燥处保存。

2. 根的采收　当植株地上部分枯萎时，直接将根挖出。

六、产地加工

（一）净制

采挖后，去苗叶、泥土，洗净，刮除外皮。

（二）干燥

晒干或用无烟火烘干。

七、包装及贮存

（一）包装

将检验合格的产品按不同商品规格分级包装。

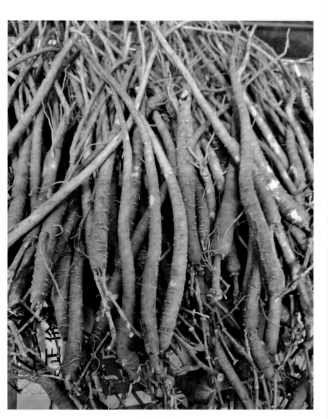

金铁锁采收

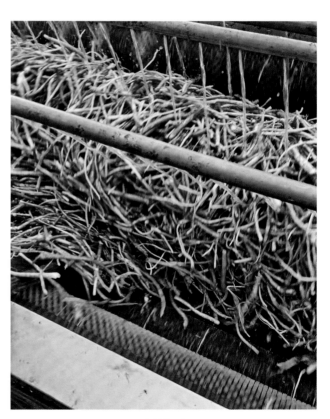

产地加工

在包装物上应注明产地、品名、等级、净重、毛重、生产者、生产日期及批号。

（二）贮存

金铁锁加工产品贮存在通风、干燥、阴凉、无异味、避光、无污染并具有防鼠、防虫设施的仓库内，仓库相对湿度控制在45%～60%，温度控制在0～20℃。药材应存放在货架上与地面距离15 cm、与墙壁距离50 cm，堆放层数为8层以内。贮存期应注意防止虫蛀、霉变、破损等现象发生，做好定期检查养护。

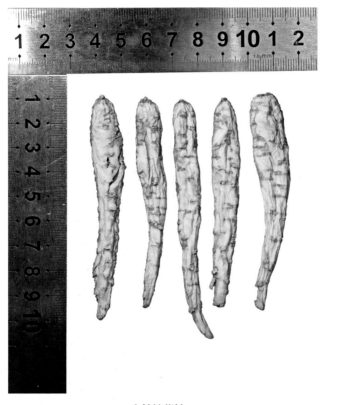

金铁锁药材一

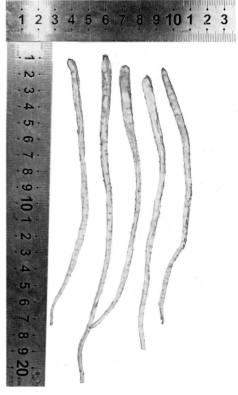

金铁锁药材二

历史沿革

金铁锁自明代兰茂所著的《滇南本草》中已有关于其生境记载，金铁锁"生于向阳岩石坡地或岩缝中"，分布地点常聚集在"滇西北及滇中等地区"。

清代吴其濬的《植物名实图考》记载："金铁锁生昆明山中，柔蔓拖地。"

1945年经利彬等编著的《滇南本草图谱》中载金铁锁产地主要积聚于"滇省西部（现丽江，永宁永北）及东北部（现东川，昆明）沿金沙江各支山中温暖地带"。其生长环境为"喜生松林内，砂质，石灰质，荒地或山坡。海拔2 600～3 200 m"。

1975年出版的《全国中草药汇编》记载金铁锁"生于海拔2 000～3 100 m的向阳岩石坡地或石缝中"，且主要分布于"四川、贵州及云南、西藏等地"。

中国科学院植物研究所王文采等于1976—1983年编写的《中国高等植物图鉴》，对金铁锁生长区域及环境描述为："金铁锁特产于云南西北部和东北部。生于荒地或山坡。"

  中国科学院中国植物志编辑委员会于2004年编纂的《中国植物志》记载金铁锁为："产四川、云南、贵州、西藏。生于金沙江和雅鲁藏布江沿岸，海拔2 000～3 800 m的砾石山坡或石灰质岩石缝中。"

  综上可知，金铁锁主要集中分布在横断山区的云南中部、东北部和贵州西北部的山坡、草丛等环境。在2008年之前，金铁锁常年供货量尚保持在20万千克以上；2009年，受行情上涨影响，当年产量达到24万千克左右；但到2010年之后，金铁锁野生资源供给量逐年下降，2015年产量只有10万千克左右；2016—2017年，产量更不足10万千克。在这种背景下，金铁锁的家种生产迅速展开，并从云南逐步扩展到贵州、四川等地。目前，家种资源主要分布在云南剑川、维西、建水、元谋；四川盐源、会理、石棉；贵州威宁等地区。通过近10年的发展，云、贵、川等产区金铁锁的种植已渐成规模。据粗略统计，各地规划金铁锁种植总面积达1万公顷左右。

参考文献

[1] 汤王外，徐中志，陈翠，等.濒危药用植物金铁锁驯化栽培技术研究［J］.中国园艺文摘，2011，27（3）：177-179.
[2] 海智成，杨嵩明.滇西北道地中药材金铁锁高产栽培技术［J］.农业与技术，2016，36（6）：119.
[3] 杨嵩明.剑川县道地中药材——金铁锁栽培关键技术［J］.农村实用技术，2016（1）：39-40.
[4] 王用平，赵英瑞.金铁锁的栽培技术［J］.特产研究，1993（3）：59.
[5] 张伦梅，熊云杰，谭林彩.金铁锁规范化栽培技术［J］.现代农村科技，2012（2）：6-7.
[6] 杨嵩明，赵鹤仙.金铁锁人工栽培管理［J］.特种经济动植物，2015（5）：41.
[7] 陈翠，袁理春，杨丽云，等.金铁锁驯化栽培技术［J］.中国野生植物资源，2006，25（6）：66-67.
[8] 施蕊，华燕，和润喜，等.药用植物金铁锁栽培技术和利用研究概述［J］.林业调查规划，2009（A02）：91-93.
[9] 唐映军，赵明勇，王海玲，等.濒危药用植物金铁锁栽培技术［J］.农业科技通讯，2016（2）：189-191.
[10] 王特文，师晶丽.西南特有药用植物——金铁锁［J］.重庆中草药研究，1999（2）：32-34.

金 银 花

金银花为忍冬科植物忍冬 *Lonicera japonica* Thunb. 的干燥花蕾或待初开的花，具有清热解毒、疏散风热的功效，用于痈肿疔疮、喉痹、丹毒、热毒血痢、风热感冒、温病发热等病证。"忍冬"一名始载于《名医别录》，且当时的药用部位为藤和叶，"金银花"一名见于北宋《苏沈良方》，明确以花入药则见于明代的本草著作。《救荒本草》中已用"金银花"作为正名。金银花药用历史悠久，为常用大宗中药材，道地产区和主产区为山东和河南，近年来由于种植收益可观，很多地区都在大面积种植，包括河北巨鹿、江苏连云港、重庆秀山、陕西等地。

本篇所述药材即为忍冬科植物忍冬 *Lonicera japonica* Thunb. 的干燥花蕾或待初开的花，相关技术和规范适用于山东沂蒙山区及周边地区、河南新密及封丘、河北巨鹿等地区道地药材金银花的生产加工。

一、 产区生态环境

（一）海拔

适宜海拔 1 500 m 以下。

（二）气温

适宜年平均气温为 11.0 ～ 16.7℃，花期月平均气温为 20 ～ 30℃。

（三）无霜期

适宜年平均无霜期为 150 ～ 230 d。

（四）光照

适宜年平均日照时数为 2 290 ～ 2 890 h，日照率 58% 左右。

（五）降雨量

适宜年平均降雨量为 550 ～ 950 mm，花期月降

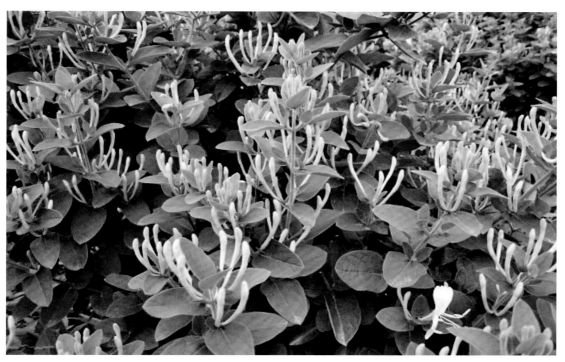

金银花原植物

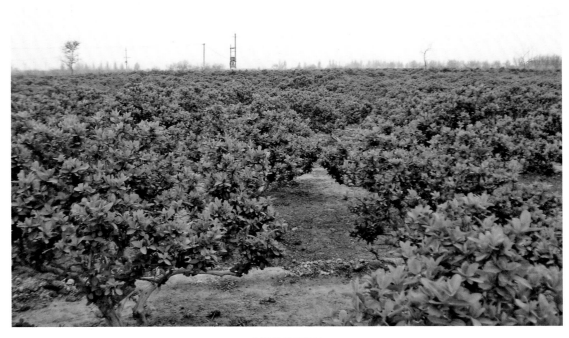

金银花种植基地

水量为40～220 mm。

（六）土壤

适宜砂壤土或壤土，土层厚度在60 cm以上，土壤酸碱度为中性或微酸、盐碱地均可栽植，尤以深厚、肥沃、湿润的褐色森林土和砂壤土中生长最好。

（七）地形地势

在阳坡、梯田地坎上长势良好，喜长日照，以坡度小于25°的向阳坡地为佳。在阴坡、峡谷沟底、乔灌混交林中生长稍差。

二、选地整地

（一）选地

1. 产地环境要求　土层深厚疏松、排水良好的砂壤土或壤土栽种。山地仿野生栽培，粗放式管理，重金属、农药残留低，产品安全性好。

注：近几年更新过的金银花园、果园及其他林地不宜作苗圃。

2. 空气、土壤及用水质量要求　同"艾叶"。

（二）整地

2月底至3月初整地、深耕30 cm以上，结合整地每公顷施用充分腐熟的农家肥30 000～45 000 kg（或生物有机肥4 500～7 500 kg）、三元复合肥750～1 500 kg作底肥，整细、耙平。

三、育苗移栽

（一）插穗

1. 质量要求　于每年的雨季（8月）开始剪取插穗，选择发红、半木质化的粗壮嫩枝条，剪为20 cm长的小段，除掉叶片，每个插穗留2～6个节。

2. 留种要求　宜选生长健壮、无病虫害、种质纯正的金银花母株留种插穗。

3. 插穗储藏　金银花插穗采用湿藏法，在常温、湿润、背阴的条件下贮藏不能超过1周，最好随剪随插。

4. 插穗处理　扦插前用100 mg/L萘乙酸或吲哚丁酸溶液浸泡插条，深度2～4 cm，时间30 min。

（二）苗圃地选择与苗床准备

选择土壤疏松、排灌水良好的砂质壤土做苗圃，深耕30 cm以上；结合整地每公顷施用充分腐熟的农家肥45 000 kg（或生物有机肥7 500 kg）作底肥，整细、耙平，做畦。

（三）扦插

扦插时间在8～11月。8～9月露天扦插，

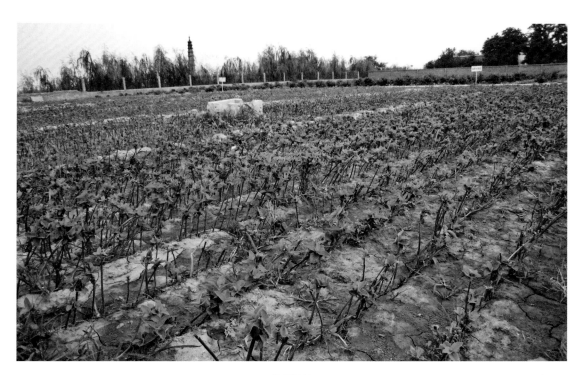

育苗基地

10～11月需搭小塑料棚保温。

山东、河北地区每公顷用插穗120 000～150 000枝，株行距按20 cm×10 cm均匀扦插在苗圃内，扦插后及时浇水，以利保墒。

河南地区扦插行距30～40 cm，株距5 cm左右。

（四）苗田管理

扦插后，保持土壤合理墒情，并清除苗田杂草。

（五）起苗

一般在次年3月上旬或中旬移栽前进行起苗，以随起随栽为好，起苗后剪掉上部嫩枝叶（留小枝长10 cm左右），放于背阴处选苗，剔除不合格苗，打捆，每捆100株。

（六）大田移栽

金银花可移栽期较长，从每年8月到翌年4月（土壤封冻除外）均可移栽，以雨季和早春移栽最好。根据地形按株、行距1.2 m×1.5 m～1.4 m×1.8 m挖穴，穴径50 cm左右，深30～50 cm。挖松底土，每穴施土杂肥5～7 kg，与底土混匀，放置于坑底约15 cm，再回填土5 cm，苗放入坑中央，埋土固定，栽植后及时浇透定根水。

四、田间管理

（一）中耕除草

结合中耕和田间管理，及时清除杂草。中耕时，在植株根际周围宜浅，其他地方宜深，避免伤根。

（二）灌溉与施肥

在金银花生长关键时期，如遇干旱，及时浇水。一般每年秋季施基肥，在10月下旬结合翻地施入，每年施腐熟肥2 000 kg/hm^2，外加三元复合肥50 kg/hm^2。在生长旺盛时期，结合浇水，每公顷施用碳铵300 kg，也可以结合喷药喷施磷酸二氢钾和微量元素叶面肥。雨后遇到积水及时排水。

（三）修剪

幼龄时期的修剪以培养主干为主，促花为辅，待生长到20 cm时摘心，上部保留（3～4个）结花分枝，其他枝芽及时抹去。

盛花期的修剪培养主干和促花同时进行，又分为冬剪和夏剪。冬剪在每年的12月下旬至翌年的早春尚未发出新芽前进行，拿镰刀或大枝剪剪去枝条的1/3～1/2。留3～4个芽（节）；剪去贴地的徒长枝条；剪去病虫枝、干枯枝、纤细枝、交叉枝、缠绕枝、重叠枝等。春季把主干上的芽及时抹掉。夏剪一般在6月第1茬花采摘后轻剪一次，促使第2茬花的孕育。

衰弱期的修剪为减少、剪短花枝，促使养分集中供应，以延长盛花期的年限；并收缩树型，为下一步作为盆景做准备。

（四）合理间作

间作以低秆类作物，如花生、蒜苗红薯等作物为好。忌种植高秆和缠绕性植物。间作按其目的，可分抚育间作和生产性间作两种。

1. 抚育性间作　主要在种植后的前1～3年实行。目的是利用间种作物，增加地面覆盖，减少杂草生长，降低地表蒸发，减轻雨水直接冲击地面，防止土壤板结等，同时借管理间种作物，达到抚育金银花植株的目的。3年以后，金银花植株长大，间作作物逐渐减少或停止间作。

2. 生产性间作　间作种植的原则，应当是利用种间的互助性，避免种间的斗争性，达到扬长避短，互助互利之目的。应根据金银花和间种作物的生物学特性，选择适宜间作的作物。间作地的金银花行距宜稍宽，间作作物和金银花的植株应保持一定的距离，以冠不相接，利于通风透光，又方便田间管理作业和采摘花蕾为原则。

（五）病虫害防治

1. 防治原则　同"艾叶"。

2. 防治措施

（1）农业防治：① 采收后清洁田园，集中烧毁残株病叶，不过量施用化肥，结合除草翻地，保持土壤透气，喷施石硫合剂或叶面肥等方式共同防治金银花的病害（褐斑病、白粉病、小叶病、黄叶病、枯萎病等）。② 冬剪完清除杂草，将枯枝、烂叶清理掉，结合施肥冬耕，施用腐熟肥料。③ 在植株未发芽前用石硫合剂喷一次，在金银花周围种植玉米、高粱诱集带，也可套种大蒜、葱等有辛辣刺激气味的驱避植物。

（2）生物防治：每公顷用8 000 IU/mg苏云金杆菌（Bt）200～300 g制剂，兑水50 kg，于阴天或晴天下午喷雾。

（3）化学防治：有登记可用于金银花的农药。如确需使用，应按照农业管理部门批准使用的农药进行化学防治。

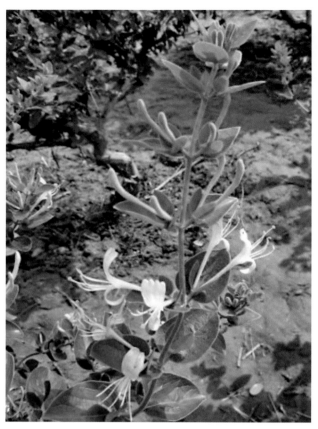

采收期的金银花

五、采　收

（一）采收期

大田定植后2年以上进行金银花采收。采收期，一般在5～8月，在二白至大白期采收，最适宜的采摘标准是：花蕾由绿色变白，上白下绿，上部膨胀，尚未开放。

一般金银花一年有4茬花，第1茬花在5月上旬或中旬；第2茬花在6月中旬；第3茬花在7月中下旬；第4茬花在8月，与第3茬花无明显界限。

（二）采收方式

采收时用手从茎干上摘下花蕾，放入干净、透气容器内。

六、产地加工

（一）分拣

采收的金银花及时进行分拣，去除非药用部分和其他杂质，枝叶和黄花等可分拣出来作为其他综合开发产品的原料。

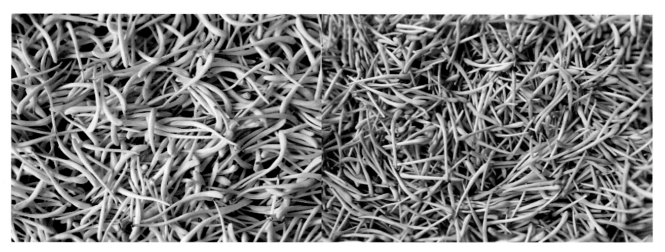

金银花药材（大白花、青花）

（二）干燥

1. 自然干燥　在干净晾晒场所摊薄晒干或阴干，晾晒初期不要翻动，防止褐变，晾晒期间不要淋雨或受潮。自然干燥的金银花颜色多为黄白色。

2. 烘房烘干　低温杀青烘干，花蕾摊放厚度3～5cm。开始设置温度在38～42℃，打开进出口风闸（小挡），进行预烘2h；之后升温至48～50℃，保持5h，进出口风闸调至中挡；最后升温至57～60℃，进出口风闸调至大挡，保持温度直至含水量低于12%即可。烘房干燥的金银花引入烘房低温杀青、烘干颜色变绿，呈绿白色并且最大限度保持其内所含有效成分含量。

七、包装及贮存

（一）包装

金银花含水量在12%以下时，即可选用无公害材料进行包装。包装袋上必须注明产品名称、批号、重量、产地、生产、销售单位名称、地址、生产日期、储藏条件等，并附有质量合格的标志。

（二）贮存

置阴凉、干燥、通风、避光处储藏，过程中注意防鼠、防潮、防串味等。

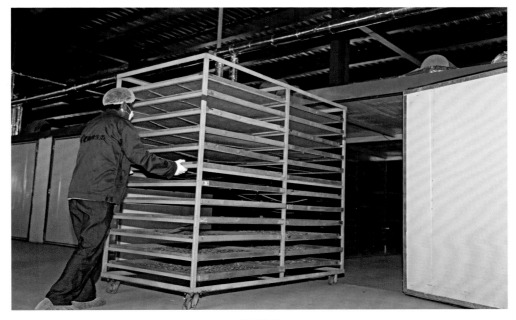

杀青烘干

历史沿革

金银花宋代以前主要以忍冬全株嫩苗或茎叶入药，宋代以后医家开始将忍冬藤与金银花分别入药。宋代《曲洧旧闻》最早记载了金银花的产地："（金银花）郑许田野间二三月有。一种花蔓生，其香清远，马上闻之，颇似木樨，花色白，土人呼为鹭鸶花，取其形似也。亦谓五里香。"郑许指南宋时期的郑州和许州，在南宋时期属于金的辖地，属于南京路，即与今河南郑州，许昌位置大致相当。

明代朱橚所编的《救荒本草》是第1本把金银花作为药名收载的本草书籍，并且记载了金银花的产地："金银花，本草，名忍冬，一名鹭鸶藤，一名左缠藤，一名金钗股，又名老翁须，亦名忍冬藤。旧不载所出州土，今辉县山野中亦有之。"这里是出金银花生于"辉县田野中。"明代辉县属于河南布政司，与今河南辉县位置大致相当。

清代嘉庆《密县志》（1817）即记载该县"金银花鲜者香味甚浓，山中种植者多，颇获利"。《植物名实图考》云："忍冬，吴中暑月，以花入茶饮之，茶肆以新贩到金银花为贵，皆中州产也。"这里的中州指河南，因其地在古九州之中得名。

民国时期曹炳章的《增订伪药条辨》记载金银花："以河南所产为良……产河南淮庆者为淮密……禹州产者曰禹密……济南出者为济银……亳州出者……更次。湖北广州出者……不堪入药。"《药物出产辨》载："顶蜜花产河南禹州府蜜县，名曰蜜银花。中蜜花产山东济南府，名曰济银花。又有一种净山银花，由镇江来。广东产为土银花，广西亦有产，均名土银花，稍次。以上均秋夏出新。"

1959年《药材资料汇编》载："济银花，产山东沂蒙山区，以费县、平邑为主要产地。"1995年《中国中药区划》记载："山东省是我国金银花主要传统产地之一，栽培历史近200年。"

综上分析，清代以前金银花主要产地著录为河南，自清末民国初以来，逐步形成河南、山东两大知名产区，其中河南的密银花与山东的济银花为中医临床所推崇，山东地区济银花又称"东银花"，主产于沂蒙山区等地，即今山东临沂地区。

金银花产地历史沿革见表33。

表33·东银花产地历史沿革表

年 代	出 处	产地及评价
宋	《曲洧旧闻》	郑许田野间二三月有。一种花蔓生，其香清远，马上闻之……鹭鸶花……五里香
明	《救荒本草》	金银花，本草，名忍冬……旧不载是所出州土，今辉县山野中亦有之
清	《密县志》	金银花鲜者香味甚浓，山中种植者多，颇获利
	《植物名实图考》	忍冬，吴中暑月，以花入茶饮之，茶肆以新贩到金银花为贵，皆中州（今河南）产也
民国	《增订伪药条辨》	济南出者为济银花
	《药物出产辨》	中蜜花产山东济南府，名曰济银花
现代	《药材资料汇编》	济银花，产山东沂蒙山区，以费县、平邑为主要产地

参考文献

［1］张卫，黄璐琦，李超霞，等.金银花品种的本草考证［J］.中国中药杂志，2014，36（12）：2239-2245.

［2］康帅，张继，魏爱华，等.金银花的本草再考证［J］.药物分析杂志，2014，34（11）：1922-1926.

［3］朱小强，王慧英，张家秀，等.生态环境对金银花生长开花影响的研究［J］.陕西农业科学，2006（5）：51-52.

［4］刘美杰.金银花栽培技术及效益分析［J］.园艺与种苗，2012（10）：20-22，35.

［5］张燕，解凤岭，郭兰萍，等.不同冬剪方式对金银花生长、产量和质量影响的研究［J］.中国中药杂志，2012，37（22），3371-3374.

［6］张燕，王文全，郭兰萍，等.不同采收期和不同部位对金银花产量、质量影响的研究［J］.中草药，2013，44（18）：2611-2614.

［7］张燕，沈娟，金艳，等.热毒宁注射液原药材——金银花规范化生产研究［J］.中草药，2014，45（18）：2707-2710.

荆 芥

荆芥为唇形科植物荆芥 *Schizonepeta tenuifolia* Briq. 的干燥地上部分，具有疏风散邪、透疹消疮、活血、祛湿除痹、消食等功效，用于外感寒热、瘰疬、疮疡初起、瘀血、湿痹等病证。河北安国为荆芥主产地。

本篇所述药材即为唇形科植物荆芥 *Schizonepeta tenuifolia* Briq. 的干燥地上部分，相关技术和规范适用于河北安国及周边地区主产药材荆芥的生产加工。

一、产区生态环境

（一）海拔
适宜海拔为 20～500 m。

（二）气温
适宜年平均气温为 12.1℃左右。

（三）无霜期
适宜年平均无霜期为 180 d 以上。

（四）降雨量
适宜年平均降雨量为 606～1 000 mm。

（五）光照
适宜年平均日照时数为 2 500～2 757 h。

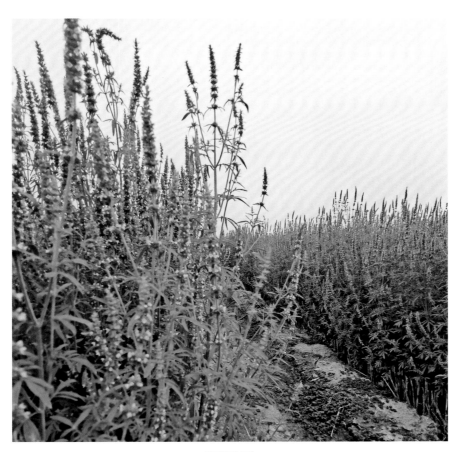

荆芥原植物

（六）土壤

以砂壤土、壤土为佳，土壤pH为5.5～7.5，以土层厚度30 cm以上为宜。

（七）地形地势

宜选坡度小于15°的坡地，田间通风和排水条件良好。

二、选地整地

（一）选地

1. 产地环境要求　选择不受污染源影响或污染物含量限制在允许范围之内，生态环境良好的农业生产区域。

2. 空气、土壤及用水质量要求　同"艾叶"。

（二）整地

每公顷施腐熟的有机肥30 000～45 000 kg或商品有机肥4 500 kg，过磷酸钙750 kg，尿素300 kg，硫酸钾225 kg，深耕20～30 cm，耙细整平。

三、播　种

（一）播种材料

以《药典》收载的唇形科植物荆芥（*Schizonepeta tenuifolia* Briq.）为物种来源，选择籽粒饱满的种子。

（二）播种时期

春季播种于4月；夏季播种在6～7月上旬进行。

（三）播种方法

按20～25 cm行距条播，播种深度0.5 cm，每公顷播种量15 kg。

四、田间管理

（一）中耕除草

及时中耕，保持田间土壤疏松无杂草。

（二）追肥

苗高15 cm左右时，每公顷追施尿素300 kg。

（三）灌水排水

如遇干旱及时浇水，追肥后及时浇水。雨季注意排水。

（四）病虫害防治

1. 防治原则　同"艾叶"。

2. 防治措施

（1）农业防治：① 与禾本科作物轮作。② 苗期加强中耕，雨后及时排水。③ 合理密植，增施磷、钾肥和生物有机肥，增强抗病力。④ 银纹夜蛾在苗期幼虫发生期，利用幼虫的假死性进行人工捕杀。

（2）物理防治：利用成虫的趋光性，在一些鳞

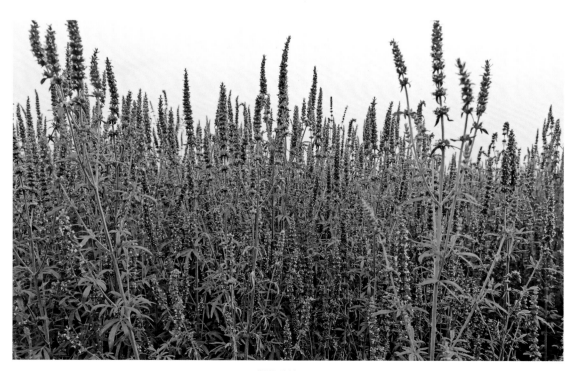

荆芥种植基地

翅目害虫和蝼蛄发生期，利用灯光进行诱杀，消灭于产卵之前。

（3）生物防治：银纹夜蛾幼虫低龄期用100亿/g活芽孢Bt可湿性粉剂200倍液，或0.36%苦参碱水剂800倍液，或天然除虫菊（5%除虫菊素乳油）1 000 ～ 1 500倍液，或用烟碱（1.1%绿浪）1 000倍液，或用多杀霉素（2.5%菜喜悬浮剂）3 000倍液等喷雾防治。7 d左右喷1次，连续防治2 ～ 3次。

（4）化学防治：荆芥疫病用1 000 ～ 2 000倍霜脲·氰霜唑喷雾防治。

注：在实际生产中，药农针对荆芥种植中常见的银纹夜蛾会于卵孵化盛期或低龄幼虫期用氟啶脲（5%抑太保）2 500倍液，或25%灭幼脲悬浮剂2 500倍液，或25%除虫脲悬浮剂3 000倍液，或氟虫脲（5%卡死克）乳油2 500 ～ 3 000倍液，杀灭害虫保护天敌；蝼蛄会施用辛硫磷、溴氰虫酰胺等；茎枯病和立枯病等会施用噁霉灵、咯菌清、氯溴异氰尿酸等；白粉病会施用苯醚甲环唑、丙硫菌唑、吡唑醚菌酯等。

五、采 收

（一）采收期

采收茎叶宜在夏季孕穗而未抽穗时，芥穗宜于秋季种子50%成熟、50%还在开花时采收。

（二）采收方式

选择晴好天气，收割时距地3 ～ 7 cm处割取地上部分。

六、产地加工

收获的荆芥忌暴晒，置于通风干燥处晒干为"全荆芥"，水分不得过12%；趁鲜割下荆芥穗晒干为"荆芥穗"，水分不得过12%。全荆芥在未完全干燥前，药材要扎缚成捆，以免干燥后捆扎易碎。

七、包装、贮存及运输

（一）包装

将检验合格的产品堆垛存放，或选择无公害的包材，按不同商品规格分级后包装。外包装上必须注明产品名称、批号、重量、产地、等级、日期、生产单位、地址。

（二）贮存

荆芥加工产品贮存在清洁卫生、阴凉干燥（温度不超过20℃、相对湿度不高于65%）、通风、防潮、防虫蛀、无异味的库房中，定期检查与养护。

（三）运输

运输工具必须清洁、干燥，遇阴雨天应防雨防潮。运输时应严禁与可能污染其品质的货物混装。

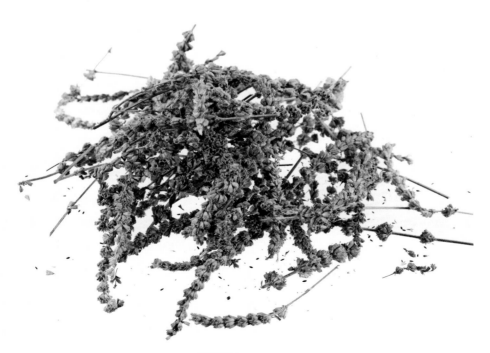

荆芥药材一

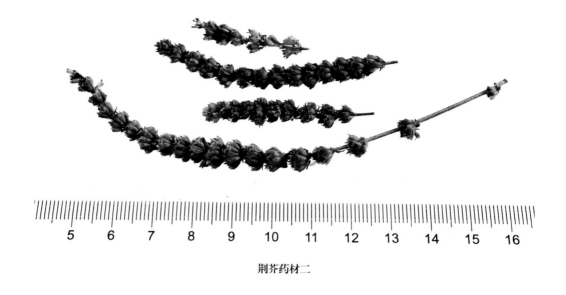

荆芥药材二

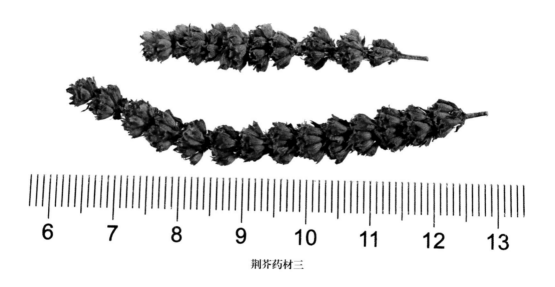

荆芥药材三

历史沿革

荆芥最早以"假苏"之名首见于《神农本草经》，首载"荆芥"一名者当为唐代《新修本草》，首次以"荆芥"为正名收载者为唐代《食疗本草》。历代本草所见荆芥别名主要包括假苏、鼠蓂、姜芥、荆蓂、稳齿菜、四棱杆蒿、哈日吉菇格（蒙语名）、山薄荷、小茴香等。《吴普本草》最早记载了荆芥的形态特征，结合历代本草文献记载和药图，荆芥基原植物的基本特征可概括为气味辛香，茎方，部分枝节梢头为红色，叶对生，羽状深裂，裂片3～5片且多呈狭长披针形，羽状叶脉，主脉明显，叶片颜色淡黄绿色或深绿色，花序为轮伞花序多轮密集成穗状，农历二月抽叶，农历八月为花期。其特点与唇形科荆芥属植物荆芥 Schizonepeta tenuifolia Briq. 基本一致。

荆芥历史上以野生品入药，分布于全国，新中国成立后入药荆芥渐被家种品所替代，20世纪60～70年代，家种品有南荆芥与北荆芥之分，南荆芥多产于江苏、浙江、江西、湖北、湖南。北荆芥主产于河北安国及周边地区，习销北方各省区。进入20世纪80～90年代后，南荆芥生产渐趋萎缩，全国荆芥市场供应渐为北荆芥所替代。北荆芥又称祁荆芥，主产河北安国，以其色泽鲜绿，穗大码密，香味浓郁深受消费者青睐，为河北道地药材，被誉为"八大祁药"之一。祁芥穗年产量为250万～300万千克。占全国产量的90%以上。祁芥穗有"色泽翠绿，香醇味正"的美誉，质量上乘，畅销东南亚各国。

参考文献

［1］丁军章，李春艳.药用植物荆芥规范化生产栽培技术［J］.现代农业，2013（8）：7-8.

［2］俞永信.荆芥茎枯病及其防治［J］.浙江农业科学，1976（6）：48-50.

［3］陈玉菡，刘旭，罗川，等.荆芥主要病害及其综合防治［J］.特种经济动植物，2007，10（10）：52.

［4］温春爽，任政豪.荆芥种植技术［J］.河北农业，2017（4）：17-18.

［5］李桂兰，毕胜.荆芥的高产栽培技术［J］.中国中药杂志，2001（4）：25.

桔　梗

桔梗为桔梗科植物桔梗 *Platycodon grandiflorum* (Jacq.) A. DC. 的干燥根，具有宣肺、利咽、祛痰、排脓的功效，用于咳嗽痰多、胸闷不畅、咽痛、音哑、肺痈吐脓等病证。桔梗为常用大宗药材，始载于《神农本草经》，在中医药生产中占有重要地位。近年来，由于野生资源的采挖殆尽，自然恢复较慢，人工种植普遍开展，目前药用桔梗产区以内蒙古、山东和安徽为主。

本篇所述药材即为桔梗科植物桔梗 *Platycodon grandiflorum* (Jacq.) A. DC. 的干燥根，相关技术和规范适用于内蒙古赤峰（喀喇沁旗、巴林右旗、克什克腾旗等地）、兴安（扎赉特旗、科尔沁右翼前旗等地）、呼伦贝尔、锡林郭勒及周边地区主产药材桔梗的生产加工。

一、产区生态环境

（一）海拔

适宜海拔为 500 ～ 1 500 m。

（二）气温

适宜生长期的平均气温为 ≥ 20 ℃，持续 70 d 以上。

（三）无霜期

适宜年平均无霜期为 135 ～ 145 d。

（四）光照

适宜年平均日照时数为 2 700 ～ 3 100 h，日照百分率为 70% ～ 75%。

（五）降雨量

适宜年平均降雨量为 300 ～ 500 mm。

（六）土壤

桔梗属于深根作物，适宜种植在土层深厚、疏松、肥沃、排水良好的砂质壤土、黏壤土及腐殖质壤土上。

（七）地形地势

适宜选择向阳背风、土层深厚、疏松肥沃、地下水位低的缓坡或平地。

二、选地整地

（一）选地

1. 环境质量要求　通常应选择不受污染源影响或污染物含量限制在影响范围之内，生态环境良好的农业生产区域。宜选择土层深厚、疏松肥沃、排水良好的砂质壤土。

注：桔梗种植前茬作物以小麦、玉米等禾本科作物为宜，不宜多年连作。

2. 空气、土壤及用水质量要求　同 "艾叶"。

（二）整地

春季定植的地片，在定植前一年秋季进行整地，土壤深翻 30 cm 以上，结合整地每公顷均匀撒施优质农家肥 15 000 kg。第 2 年春季播种时将地整平耙细，作畦，畦宽 3.5 ～ 4.0 m，畦长因地而定。

三、播　种

（一）选种

选择上一年新产的颗粒饱满、不携带虫卵病菌的种子，净度不低于 95%，发芽率不低于 70%。

注：桔梗种子寿命仅一年，隔年陈种不宜采用。

（二）播种

1. 种子处理　播种前一日用水浸种 24 h。

2. 播种时间　4 月中下旬播种。

3. 播种量　播种量每公顷 30 ～ 37.5 kg。

4. 播种方法　机械或人工条播，行距 15 cm，沟深 2 ～ 3 cm。将处理好的种子均匀撒入沟内，并施入磷酸二铵（60 kg/hm^2）作为底肥，覆盖肥土 0.5 ～ 1 cm。

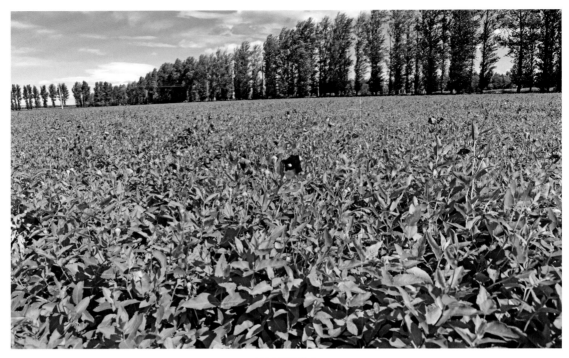

桔梗种植基地

四、田间管理

（一）间苗和补苗

待种苗高4～5 cm时，进行间苗，拔除过密苗和细弱苗，按株距10 cm定苗。

（二）中耕除草

5月上旬和6月中旬分别进行一次人工除草。7～8月进行第3～4次锄草。

（三）灌溉水

第1年不浇水，第2年于开春、夏、秋浇3次水。

（四）追肥

在桔梗生长中期，每公顷施用450 kg复合肥。

（五）摘薹打顶

不留种的桔梗一般应在现蕾期及时摘除花序。

（六）病虫害防治

1. 防治原则　同"艾叶"。

2. 防治措施

（1）农业防治：① 通过机械或人力翻耕，以及配合中耕除草等农事操作消除病原菌的初侵染来源，减少害虫的虫口密度。② 选择地势较高，透水性好的土壤种植。③ 加强田间管理，做好排水排涝，及时中耕改良土壤结构，增施有机肥和磷、钾肥。

（2）物理防治：① 通过安装电灯和黑光灯来诱杀地老虎等害虫。② 利用害虫对糖、酒、醋的趋性进行诱杀。③ 在幼虫盛发期进行人工捕杀。④ 播种前深翻晒土杀虫灭菌。

（3）化学防治：无登记可用于桔梗的农药。

注：在实际生产中，药农针对桔梗种植中常见的沤根病会施用多菌灵、甲托可湿性粉剂；针对蝼蛄会施用辛硫磷乳油；针对地老虎会施用敌百虫、辛硫磷。

五、采收

（一）采收期

直播2年采收，春季采收时间为4月中上旬；秋季采收时间为9月下旬至上冻之前。

（二）采收方式

去除茎叶，采用人工或机械挖出肉质根。

六、产地加工

桔梗挖出后，趁鲜刮去须根和外皮，洗净晾干或烘干，如果室外温度低于0℃，应烘至水分低于70%，否则极易形成冻害。

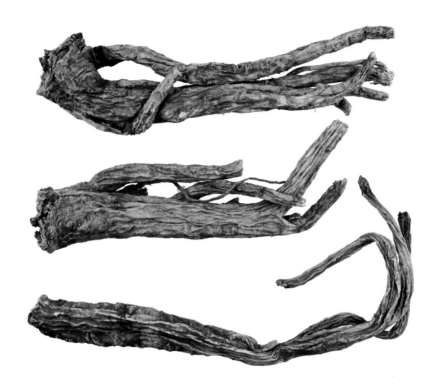

桔梗药材一

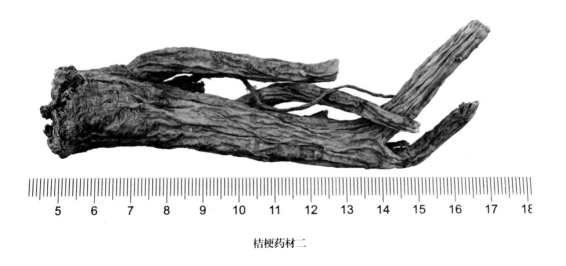

桔梗药材二

七、包装及贮存

（一）包装

将检验合格的产品堆垛存放，或选择无公害的包材，按不同商品规格等级分级后包装。外包装上应注明产品名称、批号、重量、产地、等级、日期、生产单位、地址、贮存条件。

（二）贮存

包装好的产品应贮存在清洁、干燥、无异味、无污染的库房中。水分超过15%的桔梗不得入库。库房应有专人管理，定期检查与养护，防潮、防霉变、防虫蛀，一经发现立即采取措施。

历史沿革

《名医别录》首次记载桔梗的产地："生嵩高（今河南登封）及宛朐（今山东曹县）。"宋代《本草图经》载："关中（今陕西关中盆地）桔梗，根黄，颇似蜀葵根。"宋代将桔梗的产地记载扩增为陕西、安徽、甘肃、山西等地。随着桔梗的产地渐渐扩大，桔梗初见南北分化现象。民国时期的文献记载进一步表明桔梗产地与质量存在一定的关系。在《中药材品种论述》中记载："解放后，市售桔梗有北桔梗与南桔梗之分，产于河北、山东、山西及内蒙古与东北诸省者称北桔梗，产于安徽、江苏、浙江者称南桔梗。"

目前，药用桔梗主产区以内蒙古、山东和安徽为主。随着药材市场需求的发展，内蒙古普遍开展桔梗人工种植，赤峰是内蒙古内桔梗种植面积最大的地区，兴安盟、呼伦贝尔、锡林郭勒等地也有种植，但种植规模相对较小。内蒙古作为我国桔梗主产区之一，以赤峰喀喇沁牛家营子最为著名，所产桔梗药材质量属全国一流。2012年由喀喇沁牛家营子镇农民中药材协会申请的"牛家营子桔梗"获得中华人民共和国农产品地理标志登记证书（质量控制技术规范编号：AGI2012-02-876）。与此同时，内蒙古其他地区受到牛家营子桔梗品质的影响，桔梗种植面积不断扩大，目前内蒙古种植桔梗面积已达6 660余公顷，年产值达上亿元。

参考文献

[1] 高明秀，郭晓民.桔梗真伪鉴别及本草考证 [J].河南科学，1999，17（S1）：212.
[2] 郭丽，张村，李丽，等.中药桔梗的研究进展 [J].中国中药杂志，2007，32（3）：181-186.
[3] 矫艳春.桔梗资源的开发利用 [J].人参研究，2000（2）：21-22.
[4] 魏尚洲.桔梗资源的综合开发利用 [J].陕西科技大学学报（自然科学版），2005，23（5）：141-143.
[5] 孙慧杰.桔梗的生物学特征及栽培技术 [J].长春中医药大学学报，2005，21（4）：32.
[6] 孟和毕力格，包晓华，红艳.地道蒙药材桔梗的种植技术及蒙医临床上应用概述 [J].中国民族医药杂志，2018，24（5）：39-41.
[7] 张宝贤，王光明，谭德云，等.桔梗优质高产栽培技术 [J].农业科技通讯，2013（4）：234-235.
[8] 刘自刚，张雁，王新军，等.桔梗育种研究进展 [J].中草药，2006，37（6）：962-964.
[9] 肖秀屏，苏玉彤，王秀，等.桔梗的病虫害防治 [J].特种经济动植物，2015（10）：49-50.
[10] 王康才，唐晓清，吴健，等.桔梗的采收加工研究 [J].现代中药研究与实践，2005，19（3）：15-17.

菊　花

菊花为菊科植物菊 *Chrysanthemum morifolium* Ramat. 的干燥头状花序，具有散风清热、平肝明目、清热解毒的功效，用于风热感冒、头痛眩晕、目赤肿痛、眼目昏花、疮痈肿毒等病证。菊花原产我国，药用历史悠久，最早出现于《神农本草经》，列为上品，为我国常用大宗中药材。

本篇所述药材即为菊科植物菊 *Chrysanthemum morifolium* Ramat. 的干燥头状花序，相关技术和规范适用于河北安国、河南焦作、浙江桐乡及周边地区道地药材菊花的生产加工。

一、产区生态环境

（一）海拔

祁菊适宜海拔为 50 ～ 500 m；怀菊常栽培在海拔 90 ～ 100 m 的平原地区；杭白菊适宜海拔为 2.8 ～ 6.0 m，平均 4.05 m；安徽贡菊在海拔 200 ～ 600 m 的低山坡地。

菊科作为种子植物世界第一大科，其海拔分布范围非常广泛。

（二）无霜期

适宜年平均无霜期为 180 d 以上。

（三）光照

适宜年平均日照时数为 1 200 ～ 1 800 h，日照百分率为 35% ～ 70%。

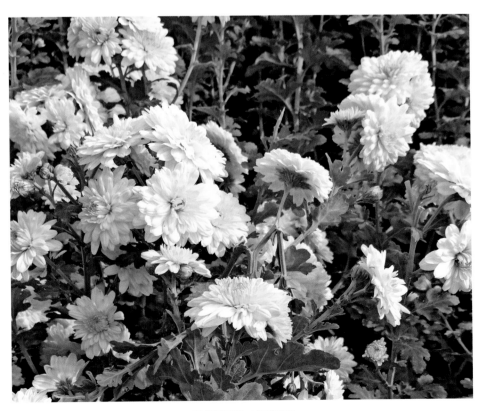

菊花原植物（怀菊花）

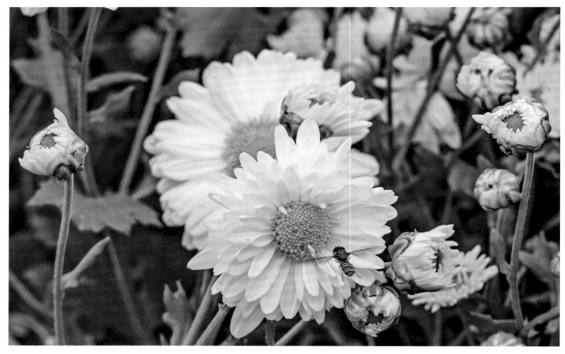

菊花原植物（杭白菊）

（四）降雨量

适宜年平均降雨量为 500 ～ 1 200 mm，环境相对湿度为 34% ～ 80%。

（五）土壤

以砂壤土为主，土壤质地以结构疏松的壤土为佳，土壤 pH 以 5.5 ～ 6.5 为宜，土层厚度要在 30 cm 以上。杭白菊以中壤到重壤为主，土层深厚，土壤肥沃，熟化程度高。旱地土壤略偏酸性，pH 为 6.5 左右，多系粉细黏壤土，俗称"硬红壤"。

（六）地形地势

选择坡度小于 15° 的坡地或平地，坡向以东南至西北方向为佳，田间通风和排水条件良好，有浇灌条件。

二、选地整地

（一）选地

1. 产地环境要求　选择不受污染源影响或污染物含量限制在允许范围之内，生态环境良好的农业生产区域。以肥沃、排水良好的壤土、沙质壤土或黏壤土为宜。前茬选择禾本科、豆科等作物轮作的地块。杭白菊：以地势较高、平坦、土层深厚、排灌方便、保肥与保水性能良好的黏土或黏壤土田块为佳。

2. 空气、土壤及用水质量要求　同"艾叶"。

（二）整地

耕翻 1 次，耕翻深度 20 ～ 25 cm。结合耕翻，每公顷地施入 30 000 ～ 37 500 kg 有机肥。整平耙细，并做成宽 1.5 m、高 20 cm 的畦。

三、育苗移栽

（一）繁殖育苗

1. 分株繁殖　越冬期间割除地上茎秆，并适当培肥保温。第 2 年 4 月 15 日前后，当新苗长到 15 ～ 20 cm 高时，挖出根蔸，选带白根的、健壮无病虫害母株单枝分开，做种苗栽种。

2. 扦插繁殖　4 ～ 5 月，当幼苗高度为 20 cm 左右时，选用粗壮没有病虫害的新枝条剪留 12 ～ 15 cm 作插条，保留顶部 1 ～ 2 个叶片，其他叶片去掉，剪口速蘸 300 mg/L 浓度的萘乙酸溶液，在扦插池内扦插。生根后炼苗 15 d 左右移栽。

（二）移栽

分株繁殖在 4 月中下旬直接移栽至大田，扦插苗在 5 月中旬至 6 月中旬适时移栽，移栽宜在阴天或雨后土壤湿润时进行。株行距 1.2 m ×（20 ～ 30）cm，每穴 2 株，或株行距 30 cm × 50 cm，每穴栽 1 株，移栽深度 8 ～ 15 cm，将根全部栽入土中，也不宜太

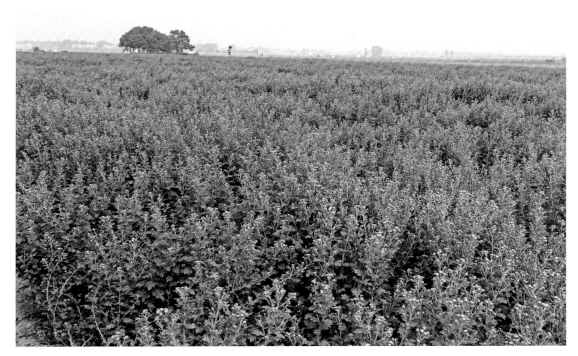

菊花种植基地

深；取苗时要尽量不伤叶、不伤根，保持苗体的完整性，注意大小苗分级、分块移栽，栽后及时浇水。

杭白菊：每公顷定植苗数在65 000株左右，定植方式为1.5 m×0.2 m，每穴2株。

四、田间管理

（一）查苗补苗

移栽后7 d要及时检查，做好补苗，保证密度。

压条：一般于5～6月，待菊苗枝条长到30～35 cm时进行第1次压条。把枝条向行间两边掀倒着地，在离菊苗基部10～15 cm处用泥压实，使之节间生根，待新梢长到35 cm左右时再进行压条，压条时间不超过7月底。

（二）中耕除草

移栽后一般进行3～4次中耕除草。移栽后15 d左右进行第1次中耕除草，7月下旬至8月上旬进行第2次，在封行前进行最后1次，并结合培土以防倒伏。中耕要做到"株间浅、行间深，前期浅、后期深，不伤根"。每当大雨后土壤板结时，浅锄松土。

（三）追肥

在分枝时，每公顷施尿素300 kg，在孕蕾期每公顷施过磷酸钙150～225 kg、硫酸钾90～120 kg。

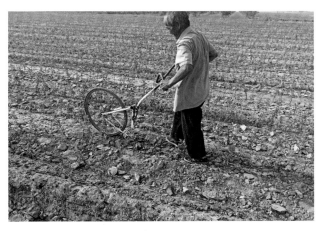

中耕除草

追肥后及时浇水。

（四）排灌水

移栽后30 d内，浇水不宜太多，保持一定的墒情即可。7月以后，应根据降雨情况适当浇水，浇后要松土保湿。若雨季雨量过大，要及时排水降湿。

（五）打顶摘心

压条后等新梢长至15～20 cm时摘心，最迟不超过8月20日。

（六）病虫害及防治

1. 防治原则　同"艾叶"。

2. 防治措施

（1）农业防治：① 与禾本科作物实行2年以上轮作。② 结合菊花剪苗、打顶，随手把病叶摘除，带出田外处理。③ 及时拔除病苗，清除田间病残体。

（2）物理防治：① 黄板诱杀，在有翅蚜发生初期，采用市场出售的商品黄板，按说明悬挂；或用60 cm×40 cm长方形纸板，涂上黄色油漆，再涂一层机油，挂在行间株间，每公顷挂450～600块，当黄板沾满蚜虫时，再涂一次机油。② 采用频振式杀虫灯诱杀夜蛾类成虫。③ 使用性诱剂杀灭斜纹夜蛾和甜菜夜蛾。

（3）化学防治：针对灰霉病会施用3 200～3 840倍咯菌腈、1 500～1 900倍唑醚·啶酰菌；针对霜霉病会施用吡醚·霜脲氰、霜脲·氰霜唑；针对斜纹夜蛾会施用氰虫·虫螨腈；针对蚜虫会施用2 000～4 000倍液噻虫嗪（灌根）、2 000～3 000倍液吡蚜酮。

五、采 收

（一）采收期

10月底至11月初霜降前后管状花盛开三分之二

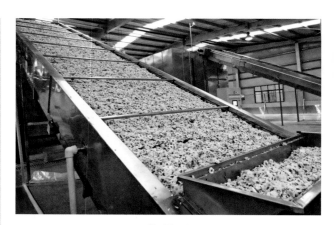

烘干加工

时为采收适期。

（二）采收方式

选晴天，露水初干后进行采收，摘取花序。采收标准应以花瓣开展平直，花心有50%～70%者散开，花色洁白时为宜。

六、产地加工

（一）杀青

摊晾后采用蒸汽杀青。压力控制在0.04 MPa左右，温度控制在104～105℃，杀青时间25～30 s。

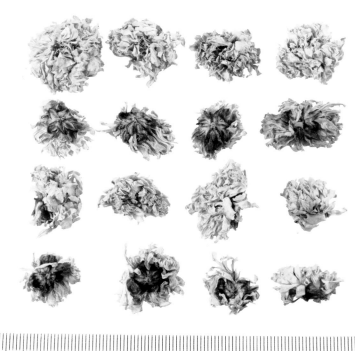

菊花药材

（二）干燥

高温蒸气杀青后用45℃以下热风循环干燥，至九成干时取出再晾干。或者采用带式干燥设备自85℃至30℃梯度干燥，干燥的菊花水分不得超过15%。

七、包装、贮存及运输

（一）包装

将检验合格的产品，塑封包装。外包装上必须注明产品名称、批号、重量、产地、等级、日期、生产单位、地址、贮存条件。

（二）贮存

包装好的菊花药材贮存在清洁卫生、阴凉干燥、通风、防潮、防虫蛀、防鼠、无异味的库房中，药材堆放时与地面、墙壁保持一定间距，堆放层数以10层之内为宜。定期检查与养护。如发现虫蛀、霉变、鼠害等，应及时采取措施。

（三）运输

运输工具应清洁、干燥，遇阴雨天应严防雨防潮。运输时应严禁与可能污染其品质的货物混装。

历史沿革

宋代以前我国药用菊花应是取之于野生品，主要分布在河南、山西、福建、陕西等地。宋代的菊花品种明显多于以前，邓州白、邓州黄和甘菊可能是我国栽培菊中较早选育出来的药用菊，它们的栽培成功，不仅丰富了菊花品种，而且为后来发展亳菊、贡菊、杭菊、怀菊、滁菊、川菊等提供了优良的种质资源。菊花以鞠华之名始载于《神农本草经》，列为上品，又称为节华。谓"一名节华，生川泽及田野"。

南北朝《本草经集注》云："生雍州川泽及田野。""南阳郦县最多，今近道处处有，取种之便得。"

宋代《图经本草》云："生雍州川泽及田野，今处处有之，以南阳菊潭者为佳。"又曰：白菊"元生南阳山谷及田野中，颖川人呼为回蜂菊，汝南名茶苦蒿，上党及建安郡、顺政郡并名羊欢草，河内名地薇蒿。诸郡皆有"。

明代《本草品汇精要》云："生雍州川泽及南阳山谷田野中，南京颖川，汝南，上党，建安、顺政郡，河内，今处处有之。""南阳菊潭者佳。"《本草纲目》云："大抵惟单叶味甘者入药，菊谱所载甘菊、邓州黄、邓州白者是矣。甘菊始生于山野，今则皆栽植之。"《本草乘雅半偈》云："出川泽田野间，雍州南阳山谷者最胜。"

清代《本草从新》云："家园所种，杭产者良。"

民国时期《增订伪药条辨》云："黄菊，即黄色之茶菊，较家菊朵小、心多而色紫。杭州钱塘所属各乡，多种菊为业。""其浙省城头一带所产名城头菊……""菊花种类甚杂，惟黄菊产杭州、海宁等处……城头菊，野生城墙阴处，色黄，朵较少，浙名野菊花。""白滁菊出安徽滁州者……出浙江德清县者。""白菊，河南出者为亳菊……苏州浒墅产出为杜菊……海宁出者，名白茶菊……江西南昌府出，名淮菊……厦门出者曰洋菊。"《药物出产辨》云："有黄白之分。白者以产安徽亳州为最，其次河南怀庆府，又其次则产广东潮州。"

现代《中药材手册》云："全国大部分地区均有生产。亳菊：主产于安徽亳县、涡阳……滁菊杭菊：主产于浙江桐乡、崇德……怀菊：主产于河南沁阳、武陟、博爱。"《中华本草》云："药用菊花以河南、安徽、浙江栽培最多……产于安徽亳县、涡阳及河南商丘称'亳菊'……产于浙江嘉兴、桐乡、吴兴多系茶菊，产于浙江海宁者多系黄菊，此二者，统称'杭菊'。以亳菊品质最优，出口以杭菊为主。销全国，并出口。"

菊花产地历史沿革见表34。

表 34 · 菊花产地历史沿革表

年 代	出 处	产 地 及 评 价
明	《万历杭州府志》	杭州城精产甘菊，香味清美，及时采之，胜于诸品
清	《本草从新》	甘菊花，家园所种，杭产者良。有黄白二种，单瓣味甘者入药、点茶、酿酒、作枕俱佳
	《武陟县志》	今县西间有种此者
	《桐乡县志》	长期以来，崇德、桐乡（今合并为桐乡市）是全国有名的菊花之乡
民国	《续修武陟县志》	菊花尤武陟所独优
	《药物出产辨》	其次河南怀庆府
	《祁州药志》	产于怀庆者称怀菊花
现代	《中药材手册》	全国大部分地区均有生产。亳菊：主产于安徽亳县、涡阳……滁菊杭菊：主产于浙江桐乡、崇德……怀菊：主产于河南沁阳、武陟、博爱
	《中华本草》	产于安徽亳县、涡阳及河南商丘称"亳菊"……产于浙江嘉兴、桐乡、吴兴多系茶菊，产于浙江海宁者多系黄菊，此二者，统称"杭菊"。以亳菊品质最优，出口以杭菊为主。销全国，并出口

参考文献

［1］刘晓薇，张飞，陈随清，等.不同商品规格怀菊花的质量特征分析［J］.中华中医药杂志，2018，33（6）：2650-2655.
［2］代震，陈随清，朱昱，等.怀菊花种质资源品质评价［J］.中国实验方剂学杂志，2017，23（6）：48-54.
［3］赵喜进，赵帅.祁菊花的市场情况与种植要点［J］.特种经济动植物，2014，17（1）：40.
［4］袁松根.药菊花栽培技术［J］.河南农业，2018（10）：16.
［5］朱文彬.菊花高效栽培技术［J］.农业与技术，2019，39（21）：137-138，178.
［6］孙立永.中草药菊花的人工栽培技术［J］.河北农业，2020（5）：27-29.
［7］温春爽.菊花栽培生产技术规程［J］.河北农业，2016（8）：38-40.
［8］汪涛.杭菊品质比较及其影响因子研究［D］.南京：南京农业大学，2012.
［9］汪涛，郭巧生，沈学根，等.杭菊不同栽培类型内在质量比较研究［J］.中国中药杂志，2007（9）：783-785，84.
［10］吴南生，揭二龙.药用杭菊的初加工技术［J］.江西农业科技，2001（6）：27-28.
［11］周群，俞旭平，任江剑，等.不同采收方法和加工方法对杭菊质量的影响［J］.中国现代中药，2009（12）：24-27.
［12］沈学根，汪涛，郭巧生.杭菊不同加工工艺及其对品质影响［J］.中国现代中药，2010（3）：28-29.

决 明 子

决明子为豆科植物钝叶决明 Cassia obtusifolia L.或小决明 Cassia tora L.的干燥成熟种子，具有清热明目、润肠通便的功效，用于目赤涩痛、羞明多泪、头痛眩晕、目暗不明、大便秘结等病证。决明子始载于《神农本草经》，《名医别录》《本草经集注》《本草图经》等文献确定了其产地，并对叶子及种子的形状进行了描述，且与现在的药用来源基本一致，自1963年收录于《中国药典》至今，我国适宜种植决明子的地区较多，其范围涉及华北、华中、华南及西南等地，近年来主产于河南、江苏、安徽、山东、河北及湖北等地。

本篇所述药材即为豆科植物钝叶决明 Cassia obtusifolia L.或小决明 Cassia tora L 的干燥成熟种子，相关技术和规范适用于河南南阳淅川及其周边地区道地药材决明子的生产加工。

一、产区生态环境

（一）海拔

适宜海拔为120～1 086 m。

（二）气温

适宜年平均气温为15.8℃，10℃及以下年积温为4 500℃，极端最高气温为42.6℃，最低气温为-13.2℃。

（三）无霜期

适宜年平均无霜期约为228 d。

（四）光照

适宜年平均日照时数1 549 h以上，生育期日照时数大于300 h。

（五）降雨量

适宜年平均降雨量为804.3 mm，最大年降雨量

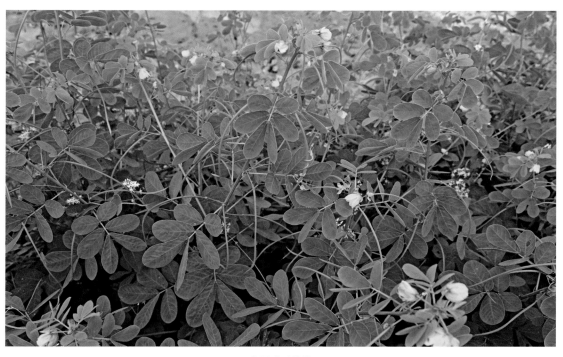

决明子原植物

为 1 423.7 mm，最小年降雨量为 391.3 mm，6 ～ 9 月降雨量占年降雨量的 58%。

（六）土壤

对土壤要求不严，壤土、黏土、腐殖土都可种植，但以肥沃、疏松的砂质壤土最佳。

（七）地形地势

选择地势较平缓、排灌条件较好、光照充足的缓坡或平地。

二、选地整地

（一）选地

1. 环境质量要求　宜选择向阳的缓坡地或平地，忌低洼地、阴坡地；决明种植对土壤要求不严，以土层深厚、疏松、肥沃、排水良好的砂质土壤为佳。

2. 空气、土壤及用水质量要求　同"艾叶"。

（二）整地

播种前土地耕翻 1 次，每公顷施厩肥或堆肥 30 000 ～ 45 000 kg，加过磷酸钙 750 kg，均匀撒施地面，耕翻后整细耙平，畦宽 130 ～ 150 cm，两侧沟深 15 cm 以便排水。

三、播种育苗

（一）种子处理

选用籽粒饱满、无虫蛀的种子，用 45 ～ 50℃ 的温水浸泡 24 h，捞出并晾干表面水分。如种子不易吸水膨胀，或可将 1 份种子与 3 份干细黄沙搅拌放在容器里进行擦搓或用砂纸轻轻摩擦种皮，使种子表皮变得粗糙，失去光泽，然后再用温水浸泡至种子吸水膨胀。

（二）播种

决明子采用种子繁殖，4 ～ 5 月播种，多用条播法。在畦面上按行距 30 cm 开 2 ～ 3 cm 浅沟，10 cm 宽，然后将种子播入沟内种距 20 ～ 30 cm，结合浇水覆盖细土 3 cm 左右。每公顷播种量 37.5 ～ 45 kg，播后 7 ～ 10 d 便可出苗。

四、田间管理

（一）间苗定苗

播种后经常保持土壤湿润，苗高 5 cm 左右中耕除草、间苗。苗高 16 cm 左右时按 30 cm 行距定苗、补苗，苗高 40 cm 左右应培土，防止倒伏。

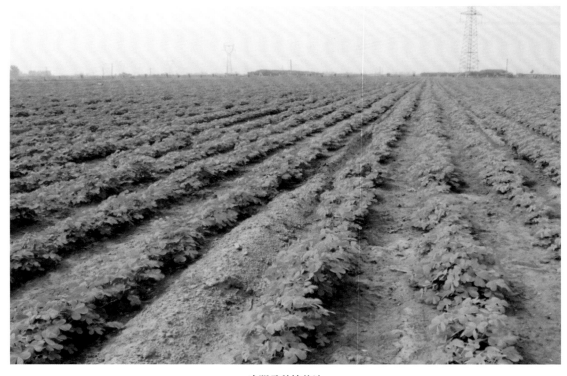

决明子种植基地

（二）施肥

定苗后应追肥，每公顷施人畜粪尿 15 000 kg、尿素 150～225 kg、过磷酸钙 300 kg 施于耕作层中；开花前追肥，公顷用厩肥、草木灰、钙镁磷（先与厩肥同沤制）3 种混合（10：3：1）共 22 500 kg，撒施于株旁，施后培土。果实成熟时不再追肥。

（三）灌溉

灌溉用水应符合《中药材生产质量管理规范（试行）》。天旱时要及时浇水，保持土壤湿润，确保幼苗成活，雨季要及时排除田间积水。

（四）病虫害防治

1. 防治原则　同"艾叶"。

2. 防治措施

（1）农业防治：① 加强田间栽培管理，雨后及时排出田间积水，清除植株基部周围杂草，保证通风透光。② 增施有机肥料，提高植株自身的抗病能力。

（2）化学防治：无登记可用于决明子的农药。

注：在生产实际中，药农针对决明子种植中常见的灰斑病会施用多抗霉素、多菌灵、甲基硫菌灵、代森锰锌等；针对轮纹病会施用甲基硫菌灵、代森锰锌等；针对蚜虫会施用烟碱、苦参碱、印楝素、吡虫啉、啶虫脒、联苯菊酯、吡蚜酮、噻虫嗪、烯啶虫胺、高效氯氰菊酯、抗蚜威等。

五、采收加工

（一）采收期

一般在霜降前后，决明由青变黄，大部分叶片发黄将要脱落时采收，把全株割下；在比较空旷的地方摊开，晒干，打出种子，去净杂质，晒至全干即得。

（二）采收方式

机械采收：决明荚果一般自下而上开始成熟，下部荚果颜色变成黑褐色之前开始采收，防止荚果开裂。

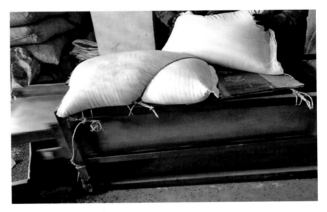

决明子筛选工具

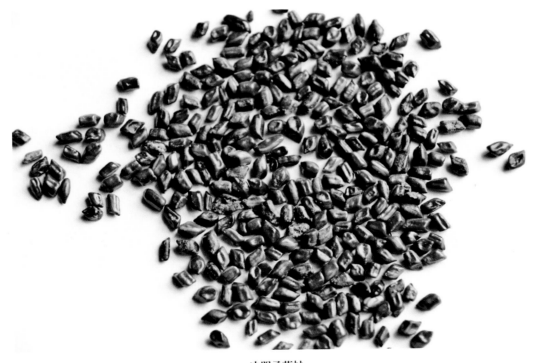

决明子药材

六、包装、贮存及运输

（一）包装

药材以纸箱、布袋或透气纤维袋为宜，每袋不宜超过20 kg。应附标签，标签应符合GB/T 191的规定，注明产地、采收时间、批次和采收人等信息。

（二）贮存

应选择清洁、卫生、无污染、通风干燥、防潮的运输工具和场所。应有专人管理，定期检查与养护，防潮、防霉变、防虫蛀，一经发现立即采取措施。

（三）运输

运输工具必须清洁、干燥，运输过程应防止雨淋和暴晒。

历史沿革

历史上，决明子野生资源主要分布于西安境内，宋代之后种植地区不断增加，主产于四川、河南、湖北、山东、陕西、广西、安徽等地，小决明主产于广东、广西、福建、云南，且多自产自销。2011年起，如在河南南阳淅川、唐河、桐柏、邓州、新野等周边地区，其种植面积为930余公顷，年产量占全国决明子产量的58%。但由于其栽培技术粗放、良种选育滞后、缺乏资源保护措施、进口决明子冲击市场价格等问题日渐凸显，制约了决明子相关产业的发展，其产量及质量均不能保证。2010年起，进口决明子冲击市场价格，使得国内决明子的种植面积及产量均有减少，不能满足市场需要。与之相比国产决明子颗粒大，颜色好，有效成分大黄酚及橙黄决明素含量都较高，为临床用药的首选。

参考文献

［1］吕晓峰.不同栽培条件对决明产量、农艺性状和抗氧化酶活性的影响［D］.重庆：西南大学，2009.
［2］刘瑞金.淅川县石榴生长的气象条件分析［J］.现代农业科技，2012（15）：230-233.
［3］刘红卫.决明子产销趋势分析［J］.中国现代中药，2013，15（2）：159-160.
［4］吴春香.草决明高产栽培技术［J］.农业科技通讯，1996（4）：11.
［5］熊志凡.草决明高产栽培技术［J］.农村实用技术，2004（10）：21-22.
［6］郭连奎，郭文场，张亚兰，等.决明的栽培［J］.特种经济动植物，2002（2）：32.
［7］张跃.决明子的栽培新技术［J］.农村实用技术，2006（12）：36.
［8］卫莹芳，胡慧玲，闫婕，等.决明子药用植物资源调查［C］//中国药学会中药和天然药专业委员会.中药与天然药高峰论坛暨第十二届全国中药和天然药物学术研讨会论文集.海口：中国药学会，2012：5.

苦　参

苦参为豆科植物苦参 *Sophra flavescens* Ait. 的干燥根，具有清热燥湿、杀虫、利尿的功效，用于热痢、便血、黄疸尿闭、赤白带下、阴肿阴痒、湿疹、湿疮、皮肤瘙痒、疥癣麻风，外治滴虫性阴道炎等病证。据文献考证，苦参主产区为内蒙古、山西、河南、陕西等地，其他大部分省区亦产。

本篇所述药材即为豆科植物苦参 *Sophora flavescens* Ait. 的干燥根，相关技术和规范适用于内蒙古通辽、赤峰及邻近地区主产药材苦参的生产加工。

一、产区生态环境

（一）海拔

适宜海拔为 300 ～ 1 000 m。

（二）气温

适宜年平均气温为 6 ～ 7℃。

（三）无霜期

适宜年平均无霜期 135 d 以上。

（四）光照

适宜年平均日照时数 3 000 h 以上。

（五）降雨量

适宜年平均降雨量为 300 ～ 500 mm。

（六）土壤

对土壤要求不严格，在各类型的土壤中均可以较好地生长，但在湿润、自然肥力强的土壤中植株高大粗壮。

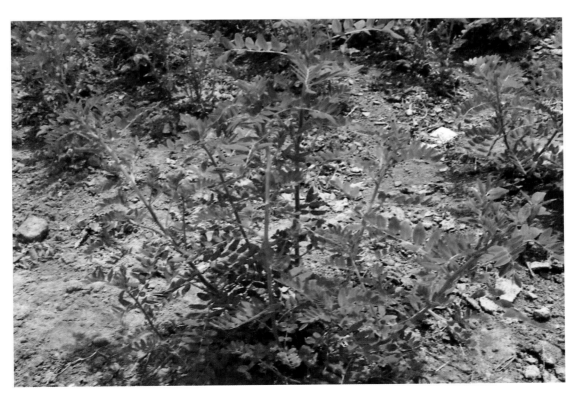

苦参原植物

（七）地形地势

多生于山坡草地、平原、丘陵、河滩，在地下水位低，排水良好，肥沃深厚的向阳地块生长最好。

二、选地整地

（一）选地

1. 环境质量要求　苦参为深根系植物，以选择 pH 6.0 ～ 8.0，土层深厚、肥沃、排灌方便、向阳的砂质壤土栽培最好。

2. 空气、土壤及用水质量要求　同"艾叶"。

（二）整地

施用腐熟的农家肥 30 ～ 45 m^3/hm^2，磷肥施用量 225 ～ 300 kg/hm^2，深翻 30 ～ 40 cm，打破犁底层。耙细整平，做宽 1.5 ～ 2 m 的平畦。地块周围挖排水沟，使其旱能浇、涝能排。

三、播　种

（一）选种

种子饱满度 70% 以上，种子生活力不低于 85%，发芽率不低于 75%，净度不低于 95%。

（二）种子处理

用 40 ～ 50℃温水浸种 10 ～ 12 h，取出后稍沥干即可播种；也可用湿沙层积（种子与湿沙按 1：3 混合），温度 5 ～ 10℃处理 20 ～ 30 d 再播种。另外，用机械擦伤苦参种子的釉质层，能提高种子发芽率。

（三）播种时间

4 月中旬至 5 月中旬播种。

（四）播种方法

播种方法以穴播为主，在整好的畦面上按行距 50 ～ 60 cm，株距 30 ～ 40 cm 开穴，穴深 4 ～ 5 cm，每穴播种子 4 ～ 5 粒，播种后覆土，厚 1.5 ～ 2.0 cm。播种量为 22.5 ～ 30 kg/hm^2，播种深度为 3 ～ 5 cm。

四、田间管理

（一）间苗和补苗

当地温达到 20℃左右时，15 ～ 20 d 出苗。苗高 5 ～ 10 cm 时间苗，每穴留壮苗 2 株。缺苗的地方，需间出壮苗于阴天或晴天傍晚进行补苗。

（二）中耕除草

封行前应勤除草、松土，并注意培土防止芦头露出地面。松土宜浅，以防损伤参根，封行后不再松土。

（三）追施

第 1 年定植后追施尿素每公顷 375 ～ 525 kg。之后每年 8 月初，追施 NPK 复合肥（12：15：18）每公顷 300 ～ 450 kg。

（四）灌溉

生长期视墒情灌溉 2 ～ 3 次，冬前灌越冬水。

（五）打顶

及时去除花薹。

（六）病虫害防治

1. 防治原则　同"艾叶"。

2. 防治措施

（1）农业防治：① 秋季彻底清除病落叶，并集中烧毁，减少翌年的侵染来源。② 加强栽培管理，控制病害的发生。③ 栽植地要排水良好，土壤肥沃，增施有机肥料及磷、钾肥。④ 可以选择禾本科或豆科轮作。⑤ 定植后要根据气温变化，适时适量浇水，防止地上水分蒸发、苗体水分蒸腾，以避免病菌侵染。⑥ 分别在花蕾期、幼果期、果实膨大期喷施磷肥，增强植株营养匹配功能，使果蒂增粗，促植株健康生长，增强抗病能力。

（2）物理防治：① 控制栽植密度，使其通风透光，降低叶面湿度，减少侵染机会。② 改喷浇为滴灌或流水浇灌，减少病菌的传播。

（3）化学防治：无登记可用于苦参的农药。

注：在实际生产中，药农针对苦参种植中常见的叶枯病会施用多菌灵、甲基硫菌灵；针对根腐病会施用咯菌腈可湿性粉剂、多菌灵等；针对白锈病会施用氟硅唑乳油、咯菌腈可湿性粉剂等。

五、采　收

（一）采收期

生长 3 ～ 5 年采收，采挖时期以秋季为佳，一般 9 月末或 10 月初采收。

（二）采收方式

打除地上茎，进行采挖。

六、产地加工

（一）干燥

将初分级的苦参放入烘干机烘干或放在晒场上

晾晒。

（二）筛选

干燥后的苦参去除泥沙石、灰渣、柴木屑等杂质，挑选出虫蛀、霉变的苦参，然后按照苦参商品规格等级 T/CACM 1021.143-2018 进行分级划分。

七、包装、贮存及运输

（一）包装

将检验合格的产品堆垛存放，或选择无公害的包材，按不同商品规格等级分级后包装。外包装上必须注明产品名称、批号、重量、产地、等级、日期、生产单位、地址、贮存条件。

（二）贮存

包装好的产品贮存在清洁、干燥、无异味、无污染的库房中。水分超过11%的苦参不得入库。库房应有专人管理，定期检查与养护，防潮、防霉变、防虫蛀，一经发现立即采取措施。

（三）运输

运输工具必须清洁、干燥，遇阴雨天应严防雨防潮。运输时应严禁与可能污染其品质的货物混装。

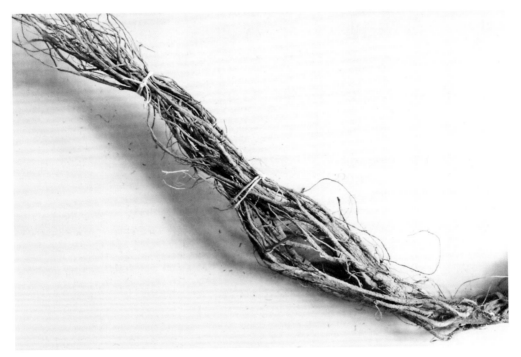

苦参药材

历史沿革

苦参始载于《神农本草经》。据《神农本草经》记载：“《别录》谓‘苦参生汝南山谷及田野’。又云：‘近道处处有之’。似以产汝南者品质较佳，实际上各地所产，其效并无轩轾之分。”据目前调查，本品分布颇广，北至辽东、河北，南至广东、云南等地均有产出。多生长于海拔900～4 500 m之处，极为普遍。苦参为深根性植物，一般砂壤和黏壤土均可生长，喜温暖潮湿环境，耐寒。山坡、荒地、沙滩也可种植；沟旁、路旁、林内、荒野都能生长。苦参属北药，家种苦参目前在内蒙古、辽宁进行发展种植较多，而野生苦参在全国分布广泛，产区主要分布在山西、内蒙古、河南、陕西、辽宁、河北。

参考文献

［1］刘永国，陈宏，王竣，等.苦参设施育苗技术要点［J］.南方农业，2019，13（11）：19-21.

［2］刘志强.苦参育苗移栽技术［J］.河北农业，2016（4）：13-14.

［3］于海涛.地理标志保护产品苦参栽培技术［J］.现代农业，2019（10）：33-34.

款 冬 花

款冬花为菊科植物款冬 *Tussilago farfara* L. 的干燥花蕾,具有润肺下气、止咳化痰的功效,用于新久咳嗽、喘咳痰多、劳嗽咳血等病证。从本草考证来看,款冬花的产地主要分布在河北、山西、陕西、甘肃等地。古籍中记载款冬花的道地产区变迁不大,与今款冬花的主要栽培产区较为接近。但是到了近代,款冬花的道地产区发生了变迁,文献记载"以河南产量最大,而以甘肃灵台、陕西榆林为佳",可见道地产区由河北变迁到了陕西、甘肃部分地区。目前栽培款冬花主产于河南、重庆、甘肃、陕西等地。而河北作为款冬花的传统道地产区,其产区优势已经弱化,现河北款冬花的主要栽培产区为河北蔚县。

本篇所述药材即为菊科植物款冬 *Tussilago farfara* L. 的干燥花蕾,相关技术和规范适用于河北蔚县及周边地区道地药材款冬花的生产加工。

一、产区生态环境

(一)海拔
适宜海拔为 900 ～ 2 000 m。

(二)气温
适宜年平均气温为 14.5℃。

(三)降雨量
适宜年平均降雨量为 300 ～ 500 mm,环境相对湿度为 75% ～ 85%。

(四)无霜期
适宜年平均无霜期为 90 ～ 137 d。

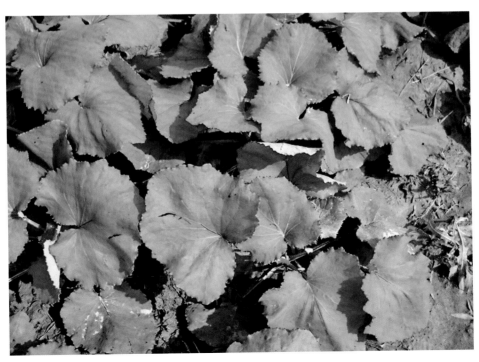

款冬花原植物

（五）光照

适宜年平均日照时数为2 800～2 950 h，日照百分率为60%～75%。

（六）土壤

以砂壤土、壤土为主，土壤多呈弱酸性，土壤pH为5.5～6.5。

（七）地形地势

适宜栽培在平地、山地、林下，田间通风和排水条件良好，有浇灌条件。

二、选　地

（一）选地

选择生态环境优良的农业生产区域，择址原则应保证该区不受污染源影响或受污染程度在规定标准允许范围内。宜选择半阴半阳的环境和表土疏松、肥沃、通气性好、湿润的壤土。种植地采取10年以上的轮作。

（二）空气、土壤及用水质量要求

同"艾叶"。

三、根茎繁殖

（一）播种材料

选择《中国药典》（2020年版）规定的菊科植物款冬 *Tussilago farfara* L.的新鲜根茎。

（二）种秧准备

用根茎繁殖。在秋末冬初季节，选择粗壮多花、颜色较白，且没有病虫害的根茎做种秧。将挖出的根茎剪成6～9 cm长的小段，每段上以具有2～3节为好。

（三）栽种时间

款冬花移栽期较长，从每年12月到翌年4月（土壤封冻除外）均可移栽，以冬季和早春移栽最好。

（四）栽种方法

一般栽植期常与收获结合，随挖随种。种时按35～40 cm的行距开6 cm深的沟，把准备好的种秧按25～35 cm株距摆在沟内，覆土压实。干旱地区栽后需浇水，根据墒情，3～5 d待水分渗透下去以后，用耙子轻搂，搂松表土。

四、田间管理

（一）中耕除草

在4月上旬款冬出苗展叶后，结合补苗，进行第1次中耕除草，此时苗根生长缓慢，应浅松土，避免伤根；第2次在6～7月，苗叶已出齐，根系亦生长发育良好，中耕可适当加深；第3次于9月上旬，此时地上茎叶已逐渐停止生长，花芽开始分化，田间

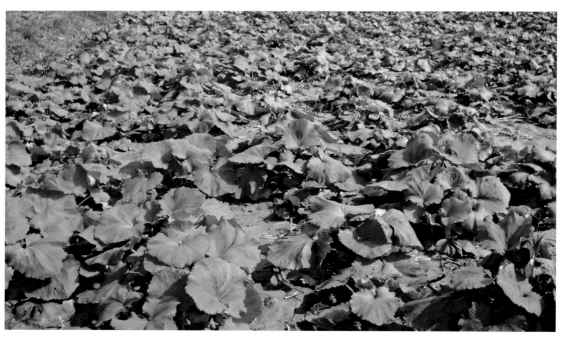

款冬花种植基地

应保持无杂草。中耕除草时间和次数应根据款冬生长情况和杂草危害程度具体确定。

（二）追肥培土

款冬前期不追肥，后期应加强追肥管理，9月下旬至10月上旬期间，每公顷施尿素75～150 kg。追施土肥和化肥都应和除草松土配合进行。追肥后结合松土，掩盖肥料并向根旁培土，以保持肥效。

（三）排灌

春季干旱，连续浇水2～3次保证全苗。雨季到来之前做好排水准备，防止淹涝。

（四）剪叶通风

6～7月，气温升高，款冬的叶片伸展很快，尤其是在和高粱、玉米间作时，叶片过密不易通风透光，这时可用剪刀从叶柄基部把枯黄的叶片或刚刚发病的烂叶剪掉，清理重叠的叶子，以利通风透光。剪叶时切勿用手掰扯，避免伤害基部。

（五）病虫害防治

1. 防治原则　同"艾叶"。

2. 防治措施

（1）农业防治：见表35。

（2）物理防治：见表36。

（3）生物防治：见表37。

（4）化学防治：无登记可用于款冬花的农药。

注：在实际生产中，药农针对款冬种植中常见的褐斑病、叶枯病会施用氨基酸络氨酮、全络合态代森锰锌、醚菌酯等；针对蚜虫会施用吡虫啉、双

表35 · 款冬花常见病虫害及推荐农业防治方法

病虫害名称	防治时期	推荐农业防治方法
褐斑病	8～10月	发病初期及时摘除病叶，或冬季结合修剪整枝，将病枝落叶集中烧毁或深埋土中；加强田间栽培管理，雨后及时排出田间积水，清除植株基部周围杂草，保证通风透光；增施有机肥料，提高植株自身的抗病能力
叶枯病	5～8月	秋后清理田园，除尽带病的枯枝落叶，消灭越冬菌源
蛴螬	8～10月	冬前将栽种地块深耕多耙，杀伤虫源、减少幼虫的越冬基数
蚜虫	5～8月	及时多次清理田间杂草与枯枝落叶

表36 · 款冬花常见虫害及推荐物理防治方法

虫害名称	防治时期	推荐物理防治方法
蛴螬	8～10月	利用成虫的趋光性，盛发期用黑光灯诱杀成虫（金龟子），每50亩地安装1台黑光灯
蚜虫	5～8月	有翅蚜发生初期，在田间及时悬挂5 cm宽的银灰塑料膜条进行驱避；在田间用黄板诱杀，可用市场上出售的商品黄板，或用60 cm×40 cm长方形纸板或木板等，涂上黄色油漆，再涂一层机油，挂在行间株间，每公顷挂450～600块。当黄板沾满蚜虫时，再涂一层机油。黄板放置高度距离作物顶端30 cm左右

表37 · 款冬花常见虫害及推荐生物防治方法

虫害名称	防治时期	推荐生物防治方法
蛴螬	8～10月	防治幼虫施用乳状菌和卵孢白僵菌等生物制剂，乳状菌每公顷用22.5 kg菌粉，卵孢白僵菌每平方米用2.0×10^{9}孢子
蚜虫	5～8月	前期蚜虫少时，保护利用瓢虫等天敌进行自然控制。无翅蚜发生初期，用0.3%苦参碱乳剂800～1 000倍，或天然除虫菊素2 000倍液，或1%蛇床子素500倍液，或10%烟碱乳油杀虫剂500～1 000倍液进行喷雾防治

丙环虫酯、噻虫嗪等；针对蛴螬会施用辛硫磷乳油、吡虫啉、噻虫嗪、辛硫磷颗粒剂等。

五、采　收

（一）采收期

河北款冬花于当年10月底至11月上旬立冬前后，当花蕾未出土，苞片呈现紫红色时采收。

（二）采收方式

采收时，先将植株地下根状茎刨出，将花蕾从茎基部连同花梗一起采下，放入竹筐内，不要重压，不要水洗，以免花蕾干后变黑，影响药材质量。

六、产地加工

花蕾采收后立即薄摊于通风干燥处阴干，经3～4d，水汽干后，取出筛去泥土，除净花梗，再晾至全干。或温度控制在40～50℃烘干。烘箱花蕾摊放厚度5～7cm，烘3h，花蕾九成干时取出再自然晾干。干燥过程中要少翻动，以免破损外层苞片，影响药材质量。干燥的款冬花药材水分不得过12%。

七、包装及贮存

（一）包装

将检验合格的药材选择无公害的包材，按不同

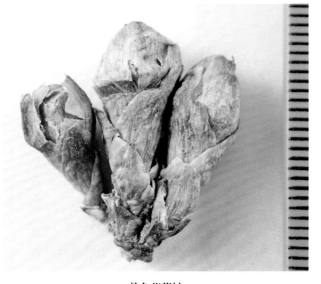

款冬花药材

商品规格分级后包装。外包装上必须注明产品名称、批号、重量、产地、等级、日期、生产单位、地址、贮存条件。

（二）贮存

包装好的款冬花药材贮存在清洁卫生、干燥、通风、防潮、防虫蛀、防鼠、防鸟、无异味的库房中，药材堆放时与地面、墙壁保持一定间距，堆放层数以10层之内为宜。定期检查与养护，如发现虫蛀、霉变、鼠害等，应及时采取措施。

历史沿革

《名医别录》中最早记载款冬产于河北，即"生常山及上党水傍。十一月采花"。其中"常山"即今河北石家庄一带。《本草经集注》除记载了其道地产区外还对其品质进行了评价，"第一出河北，其形如宿莼、未舒者佳，其腹里有丝。次出高丽、百济，其花乃似大菊花"。明确指出"第一出河北"，其中"河北"指今河北省大名县东。

唐代《新修本草》云："今出雍州南山溪水华州山谷涧间。"三国开始有雍州的正式行政区划，包括现在的陕西中部、甘肃南部。可见唐代款冬花以"陕西、甘肃"一带为主产区。

宋代苏颂所著《图经本草》记载："款冬花，出常山山谷及上党水旁，今关中亦有之。"增加了产地"关中"，即今陕西一带。

明代《救荒本草》记载："款冬花，一名橐吾，一名颗冻，一名虎须，一名菟奚，一名氏冬。生常山山谷及上党水旁，关中蜀北宕昌、秦州、雄州皆有。今钧州密县山谷间亦有之。"除记载款冬花的产地为河北

石家庄一带，甘肃天水一带以及河南密县。增加了"河南密县产地"。明代刘文泰所著《本草品汇精要》对款冬花的产区记载除有《本草经集注》《图经本草》中所述产区还指出："款冬花，道地：晋州、潞州、耀州、秦州。"指出款冬花的道地产区为今河北晋州、山西长治、陕西铜川、甘肃天水。后世本草著作《本草纲目》《本草蒙筌》《本草乘雅半偈》《本草原始》《本草备要》《本草崇原》所述之产区皆不脱离于上述。

清代吴其濬所著《植物名实图考》指出"款冬花，今江西、湖南亦有"。增加了产地江西和湖南。

民国时期《增订伪药条辨》记载："生河北关中，微见花未舒放者良。山西太原出者，色紫红无梗，为手瓣冬花，最佳。有梗者，曰上冬花，次之。梗多色黑紫者，曰中冬花，亦次。亳州出者更次。"可见"河北、山西产者质量最佳"。

可见古籍中记载款冬花主要生长于常山（今河北正定）山谷及上党（今山西省东南部，主要为长治、晋城）水旁。此外甘肃、陕西、河南等地亦为其产区。以品质来论，"第一出河北"，说明河北（今河北大名县东）产者最佳。

现代对于款冬花的产区的描述较为固定，主要为河北、山西、陕西、甘肃、河南等。《中国药材学》一书记载："主产于陕西、山西、河南、河北、甘肃、青海、四川、内蒙古等地。以河南产量最大，甘肃品质最好。销外地并出口。"《中华本草》一书记载："生于向阳较暖的水沟两旁。分布于华北、西北及江西、湖北、湖南等地。"《中药大全》记载："主产于河南、甘肃、陕西、山西等地。湖北、四川、内蒙古、青海、新疆、西藏等地亦产。"《现代中药材商品通鉴》记载："主产于河南嵩县、卢氏，陕西榆林、神木，甘肃灵台、天水，山西兴县、临县等。河北、青海、四川亦产。以河南产量大。以甘肃灵台、陕西榆林所产的质量最佳。"《500味常用中药材的经验鉴别》载："主产于四川广元、南江、城口、巫江；陕西府谷、子长、镇巴、宁强、榆林、神木、凤县；山西娄烦、忻州、静乐；湖北郧县、南漳；河南宜阳、卢氏、栾州。以河南冬花产量大。"《实用本草纲目彩色图鉴》载："生长于河边沙地，分布于山西、河南、四川、陕西、甘肃等地。"《中华药海》记载："生长于河边、沙地，分布于河北、河南、四川、山西、陕西、甘肃、内蒙古、新疆、青海、西藏等地。"《金世元中药材传统经验鉴别》载："主产于河南嵩县、卢氏，甘肃灵台、泾川、天水，山西兴县、临县、静乐，陕西榆林、神木，以及宁夏、内蒙古等地。以河南产量大，甘肃灵台、陕西榆林所产的质量最佳。栽培品主产于重庆、巫溪、城口、广元，陕西府口、子长、镇巴、榆林，山西忻州、兴县、静乐，甘肃政和、康乐、渭源等地。"

从本草考证来看，款冬花的产地主要在河北、山西、陕西、甘肃等地。古籍中记载的道地产区的变迁不大，与今款冬花的主要栽培产区较为接近。但到近现代，款冬花道地产区发生了变迁，文献记载"以河南产量最大，而以甘肃灵台、陕西榆林为佳"，可见道地产区由河北变迁到陕西、甘肃部分地区。目前栽培款冬花主产于河南、重庆、甘肃、陕西等地。而河北作为款冬花的传统道地产区，其产区优势已经弱化，现河北款冬花主要栽培产区为张家口市蔚县，需进一步加强款冬花药材的道地优势，扩大其栽培引种范围。款冬花药材"以个大、肥壮、色紫红、无花梗者为佳"。

款冬花产地历史沿革见表38。

表38 · 款冬花产地历史沿革表

年 代	出 处	产 地 及 评 价
汉	《神农本草经》	生山谷
魏晋	《名医别录》	生常山及上党水傍

年　代	出　处	产地及评价
南北朝	《本草经集注》	生常山山谷及上党水傍。十一月采花，阴干。第一出河北，其形如宿莼，未舒者佳，其腹里有丝。次出高丽、百济，其花乃似大菊花
唐	《新修本草》	今出雍州南山溪及华州，山谷涧间
宋	《图经本草》	款冬花，出常山山谷及上党水旁，今关中亦有之
	《证类本草》	陶隐居云：第一出河北，其形如宿莼，未舒者佳，其腹里有丝。次出高丽百济，其花乃似大菊花。次亦出蜀北部宕昌，而并不如
	《救荒本草》	生常山山谷及上党水旁，关中蜀北宕昌、秦州、雄州皆有。今钧州密县山谷间亦有之
明	《本草品汇精要》	款冬花，道地：晋州、潞州、耀州、秦州
	《本草纲目》	今关中亦有之
	《本草蒙筌》	生常山山谷及上党水旁
	《本草乘雅半偈》	出关中，及雍州、南山、溪水、华州，山谷水涧间
	《本草原始》	始出常山山谷及上党水傍，今关中亦有之
	《本草备要》	生河北关中
清	《本草崇原》	款冬花出关中、雍州、华州山谷溪涧间
	《植物名实图考》	今江西、湖南亦有此草
民国	《增订伪药条辨》	生河北关中，微见花未舒放者良。山西太原出者，色紫红无梗，为手瓣冬花，最佳。有梗者，曰上冬花，次之。梗多色黑紫者，曰中冬花，亦次。亳州出者更次
现代	《中国药材学》	主产于陕西、山西、河南、河北、甘肃、青海、四川、内蒙古等地。以河南产量最大，甘肃品质最好。销外地并出口
	《中华本草》	生于向阳较暖的水沟两旁。分布于华北、西北及江西、湖北、湖南等地
	《中药大全》	主产于河南、甘肃、陕西、山西等地。湖北、四川、内蒙古、青海、新疆、西藏等地亦产
	《现代中药材商品通鉴》	主产于河南嵩县、卢氏，陕西榆林、神木，甘肃灵台、天水，山西兴县、临县等。河北、青海、四川亦产。以河南产量大。以甘肃灵台、陕西榆林所产的质量最佳
	《500味常用中药材的经验鉴别》	主产于四川广元、南江、城口、巫江；陕西府谷、子长、镇巴、宁强、榆林、神木、凤县；山西娄烦、忻州、静乐；湖北郧县、南漳；河南宜阳、卢氏、栾州。以河南冬花产量大
	《实用本草纲目彩色图鉴》	生长于河边沙地，分布于山西、河南、四川、陕西、甘肃等地
	《中华药海》	生长于河边、沙地，分布于河北、河南、四川、山西、陕西、甘肃、内蒙古、新疆、青海、西藏等地
	《金世元中药材传统经验鉴别》	主产于河南嵩县、卢氏，甘肃灵台、泾川、天水，山西兴县、临县、静乐，陕西榆林、神木，以及宁夏、内蒙古等地。以河南产量大，甘肃灵台、陕西榆林所产的质量最佳。栽培品主产于重庆、巫溪、城口、广元，陕西府口、子长、镇巴、榆林，山西忻州、兴县、静乐，甘肃政和、康乐、渭源等地

参考文献

［1］刘佳，裴林，孙国强，等.款冬花的本草考证［J］.中国现代应用药学，2018，35（2）：204-208.

［2］黄亮.不同施肥处理对款冬花产量的影响［J］.农业科技与信息，2019（7）：36-37.

［3］郑开颜，王宇，王乾，等.款冬花枯萎病的发生规律及防治措施［J］.安徽农学通报，2018，24（13）：62，68.

连　　翘

连翘为木樨科植物连翘*Forsythia suspensa* (Thunb.) Vahl的干燥果实，具有清热解毒、消肿散结、疏散风热的功效，用于痈疽、瘰病、乳痈、丹毒、风热感冒、温病初起、温热入营、高热烦渴、神昏发斑、热淋涩痛等病证。自宋代出现使用木樨科连翘至今，中药连翘主要以野生为主，主要分布于太行山脉、太岳山脉和中条山脉环绕的山西东南部，以及与此区域相邻近的伏牛山等周边地区，即为连翘的道地产区。

本篇所述药材即为木樨科植物连翘*Forsythia suspensa* (Thunb.) Vahl的干燥果实，相关技术和规范适用于河北太行山区涉县、井陉及周边地区道地药材连翘的生产加工。

一、产区生态环境

（一）海拔
适宜海拔为300～2 200 m。

（二）无霜期
适宜年平均无霜期为120～200 d。

（三）光照
适宜年平均日照时数为2 600～2 800 h，日照百分率为38%～49%。

（四）土壤
不择土壤，在中性、微酸或碱性土壤均能正常生长。

（五）降雨量
适宜年平均降雨量为300～800 mm。

（六）地形地势
生山坡灌丛、林下或草丛中，或山谷、山沟疏林中。

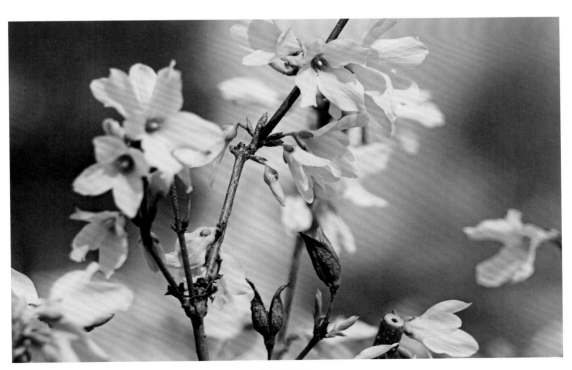

连翘原植物

二、选地整地

（一）选地

1. 产地环境要求　选择不受污染源影响或污染物含量限制在允许范围之内，生态环境良好的农业生产区域。

2. 空气、土壤及用水质量要求　同"艾叶"。

（二）整地

选择酸碱度适中、深厚、肥沃、疏松的砂壤土，梯田或挖鱼鳞坑栽植，每坑施入充分腐熟的有机肥20～30 kg。

三、育苗移栽

（一）播种材料

1. 选种　以《中国药典》（2020年版）收载的连翘 *Forsythia suspensa* (Thunb.) Vahl 为物种来源。

2. 插穗　6月开始从生长健壮的3～4年生母株上剪取当年生的嫩枝，截成15 cm左右长的插穗，下切口距离底芽侧下方0.5～1 cm，切口平滑。节间长的留2片叶，短的留3～4片叶。

（二）扦插育苗

1. 苗床准备　挖深40 cm，宽1～1.3 m的池，选用普通塑料袋做成长20 cm，直径10 cm桶状，装满土，紧密排列于苗床内，浇水。

2. 插穗处理　将选择好的插穗在100 mg/mL的ABT1号生根粉溶液中浸泡10 s。

3. 扦插　将处理好的插穗在整好的苗床上一个营养袋插入1棵，插入深度4 cm左右，插完后浇水。

4. 覆膜　把竹片做成拱形，间距20 cm左右固定于苗床上，覆膜，四周用土密封，遮阴，1个月之内不可掀开塑料膜。

5. 炼苗　1个月后，揭去塑料膜炼苗，减少喷水次数。

（三）压条繁殖

春季选成年树下垂的枝条，将其弯曲压入土中，盖上土。待压条萌芽长出并生根后，挖取移栽。

（四）分株繁殖

在"霜降"后或春季发芽前，将3年以上的树旁发生的幼条，带土刨出移栽或将整棵树刨出进行分株移栽。

（五）移栽

按行距2 m、株距1.5 m将长柱花植株与短柱花植株种苗按3∶1采用株间混交或行间混交配置栽植。

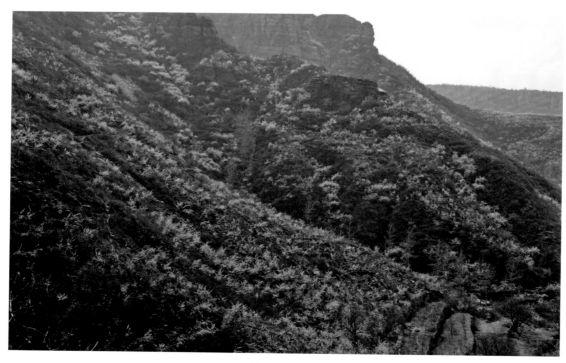

连翘种植基地一

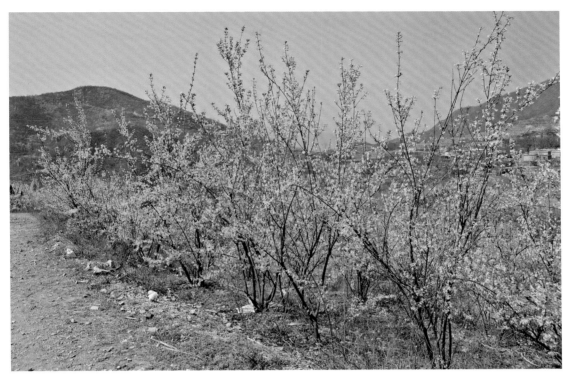

连翘种植基地二

四、田间管理

（一）除草

定植后，及时清除植株周围的杂草。

（二）灌水

初花期灌水一次；追肥后及时灌水。

（三）追肥

幼树期每年5月，施磷酸二铵0.2 kg/株；盛果期植株每年5月，施磷酸二铵0.3 kg/株。

（四）花期喷硼

盛花期喷硼提高坐果率，溶液配制的比例为硼砂：蔗糖：水=1：400：10 000（固体以g、液体以mL计算）。

（五）整形修剪

定植后，幼树高达1 m左右时，于冬季落叶后，在主干离地面70～80 cm处剪去顶梢。通过夏季摘心，促多发分枝，从中在不同的方向上，选择3～4个发育充实的侧枝，培育成为主枝。以后在主枝上再选留3～4个壮枝，培育成为副主枝，在副主枝上，放出侧枝。

于每年冬季将枯枝、重叠枝、交叉枝、纤弱枝以及徒长枝和病虫枝剪除；生长期还要对徒长枝进行短截。

对已经开花结果多年、开始衰老的结果枝群，进行短截或重剪（即剪去枝条的2/3）。

（六）病虫害防治

1. 防治原则　同"艾叶"。

2. 防治措施

（1）农业防治：见表39。

（2）化学防治：无登记可用于连翘的农药。

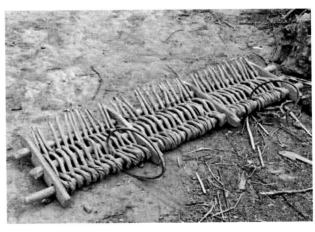

连翘种植生产中所用工具——耢

表 39 · 连翘常见虫害及推荐农业防治方法

虫害名称	防治时期	推荐农业防治方法
蜗牛	8～10月	于傍晚、早晨或阴天蜗牛活动时，捕杀植株上的蜗牛；或用树枝、杂草、蔬菜叶等诱集堆，使蜗牛潜伏于诱集堆内，集中捕杀；彻底清除田间杂草、石块等可供蜗牛栖息的场所并撒上生石灰，减少蜗牛活动范围。并可在地头或行间撒10 cm左右的生石灰带，阻止蜗牛扩散危害并杀死沾上生石灰的蜗牛；适时中耕，翻地松土，使卵及成贝暴露于土壤表面提高死亡率
吉丁虫	5～8月	在成虫羽化前剪除虫枝集中处理，杀伤幼虫和蛹

注：在实际生产中，药农针对连翘种植中常见的蜗牛会施用多聚乙醛（虫克星）、氯虫苯甲酰胺、甲胺基阿维菌素苯甲酸盐等；针对吉丁虫会施用辛硫磷乳油、甲胺基阿维菌素苯甲酸盐、氯虫苯甲酰胺等。

五、采　收

（一）采收期

连翘是多年生灌木，每年开花结果，人工管理7～8年后进入结果盛期。青翘于7～9月采收，老翘10月采收。

（二）采收方式

人工采摘连翘果实。青翘的采摘在不严重损伤树型的情况下，可以将结果枝截下，运回后摘果，去除枝、叶等杂质。

六、产地加工

（一）青翘

将摘好的青翘果实在热蒸汽上蒸15 min。蒸后连翘果实水分较大，及时摊开晾晒。晾晒期间，每日翻动1～2次，并注意检查，如有霉烂，及时剔除；杀青后的青翘也可采用烘干，烘干温度不高于60℃。干燥的连翘含水率不得过10%。

（二）老翘

果实熟透时采收，除去杂质，晒干。干燥的连翘水分不得过10%。

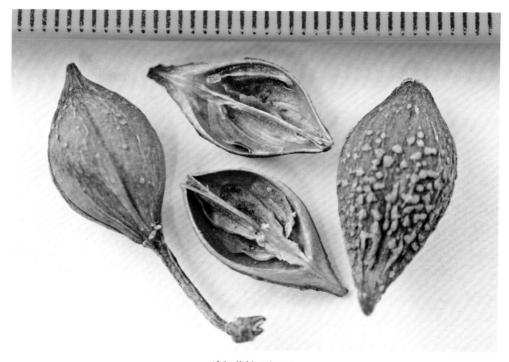

连翘药材（青翘）

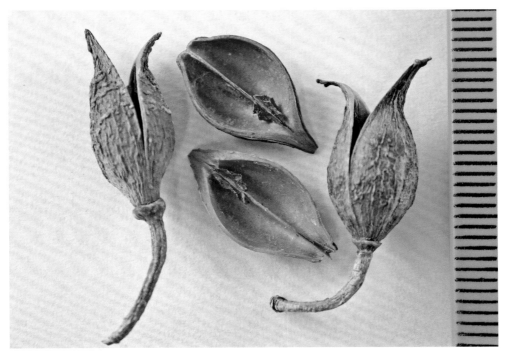

连翘药材（老翘）

七、包装及贮存

（一）包装

选择无公害的包材将加工好检验合格的产品按不同商品规格分级后包装。外包装上必须注明产品名称、批号、重量、产地、等级、日期、生产单位、地址、贮存条件。

（二）贮存

包装好的连翘药材应贮存在清洁卫生、阴凉干燥、通风、防潮、防虫蛀、防鼠、防鸟、无异味的库房中，药材堆放时与地面、墙壁保持一定间距，堆放层数以10层之内为宜。定期检查与养护。如发现虫蛀、霉变、鼠害等，应及时采取措施。

历史沿革

宋代以后的连翘主要以木犀科连翘果实作为主流连翘品种沿用，直至被认定为连翘唯一的法定品种来源。自宋朝出现木犀科连翘至今，中药连翘主要以野生为主。其产地主要分布于太行山脉、太岳山脉和中条山脉环绕的山西东南部，以及与此区域相邻近的伏牛山等周边地区。

连翘的产地历史沿革见表40。

表40·连翘产地历史沿革表

年 代	出 处	产地及评价
唐	《新修本草》	此物有两种，大翘，小翘。大翘叶狭长如水苏，生下湿地，花黄可爱，着子似椿实之未开者，作房，翘出众草
宋	《本草图经》	"生泰……山谷，今汴京及河中、江宁府、泽、润、淄、兖、鼎、岳、利诸州、南康军皆有之。"汴京即今之河南境地；河中在今山西西南部；泽州在今山西东南部；江宁府、润州均为今江苏省境地；淄州、兖州为今山东境地；鼎州、岳州在今湖南境地；利州即今四川境地；南康则为今江西省
	《本草衍义》	亦不至翘出众草，下湿地亦无，太山山谷间甚多。今止用其子，折之，其间片片相比如翘
明	《本草品汇精要》	"产自泽州"的连翘为"道地"
民国	《药物出产辨》	河南恒庆府、湖北紫荆关郧阳府、山东、山西等地均有出产，八月新。宜以黑而闭口者良，去蒂根用
现代	《中药材手册》	主产于山西晋东山区阳城、沁源，河南伏牛山区辉县、嵩县，陕西黄龙山区宜川、黄龙等地
	《药材资料汇编》	产于山西东南部太行山区长治、平顺、壶关、高平、陵川、晋城……河南辉县、济源、林县，伏牛山区南召、栾川、卢氏。以山西武乡、阳城、安泽所产为最多

参考文献

［1］刘铭，温春秀，田伟，等.连翘人工辅助授粉提高座果率的研究［C］//中国植物学会药用植物和植物药专业委员会.第六届全国药用植物和植物药学术研讨会论文集.长春：中国植物学会，2006：3.

［2］刘铭，谢晓亮，刘红霞，等.河北太行山区野生连翘人工抚育技术研究［J］.时珍国医国药，2008（11）：2821-2822.

［3］卢瑞克，高雪飞，刘灵娣，等.插穗类型及直径对连翘扦插育苗的影响［J］.中国农业科技导报，2019，21（2）：41-45.

两 面 针

　　两面针为芸香科植物两面针 *Zanthoxylum nitidum* (Roxb.) DC.的干燥根，具有活血化瘀、行气止痛、祛风通络、解毒消肿的功效，用于跌扑损伤、胃痛、牙痛、风湿痹痛、毒蛇咬伤及烧烫伤等病证。两面针作为一味传统中药，药用历史悠久，效果显著，经济价值高。

　　本篇所述药材即为芸香科植物两面针 *Zanthoxylum nitidum* (Roxb.) DC.的干燥根，相关技术和规范适用于广东、广西及邻近地区道地药材两面针的生产加工。

一、产区生态环境

（一）海拔
　　适宜海拔为 100 ～ 400 m。

（二）气温
　　适宜年平均气温为 20.0 ～ 23.0℃，年总积温为 6 500 ～ 7 600℃。

（三）光照
　　适宜年平均日照时数为 1 500 ～ 1 900 h，生育期日照时数大于 1 000 h。

（四）降雨量
　　适宜年平均降雨量 1 500 ～ 2 300 mm。

（五）土壤
　　适宜土层深厚、土质疏松且富含腐殖质的赤红壤、红壤、黄棕壤或石灰土，pH 为 5.0 ～ 7.0。

（六）地形地势
　　栽培于 400 m 以下的低山或丘陵疏林地，地势以湿润、向阳和排灌良好的平地或缓坡为佳。

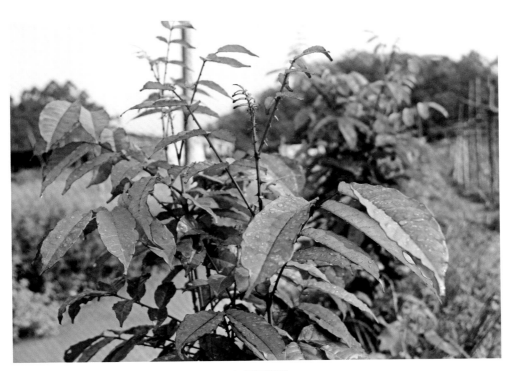

两面针原植物

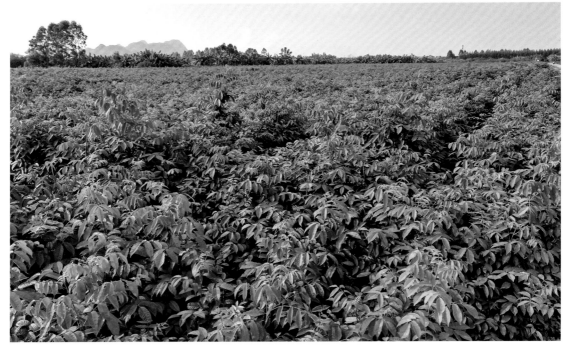

两面针种植基地

二、选地整地

（一）选地

空气、土壤及用水质量要求　同"艾叶"。

（二）整地

1. 育苗整地　翻耕前除去杂草树叶，消除越冬虫卵和病菌，翻耕后做成高20 cm，宽100 ～ 130 cm的畦。每公顷施腐熟农家肥15 000 kg，与复合肥375 kg混合，耙平整细后，开沟作床，以待播种。

2. 移栽整地　平地整理起畦或依照地势整理成带，畦面或带状宽为100 ～ 130 cm，并按株距70 ～ 80 cm挖坑，坑长、宽、高为30 cm × 30 cm × 30 cm。移栽前应施入基肥，每坑施腐熟有机肥1 ～ 3 kg，并与土壤充分拌匀，待移栽定植。

三、播种育苗

（一）采种

9 ～ 10月采种，果实颜色由青或黄色变黑褐色或紫红色时采收，置阴凉处待果皮干裂后收集种子。

（二）种子处理

播种前将种子与湿度为60%的河沙按质量比为2 ∶ 1的比例混合，揉搓至种子表面粗糙为止，再用30 ～ 40℃温水浸种12 h，或用100 mg/L赤霉素浸种12 h后播种。

（三）播种

随采随播。将处理后的种子均匀撒播于湿润沙床上，播种后在上面覆盖一层细沙，用喷雾器向床面喷水，加盖遮阳网，使其透光率为65%。

（四）播种量

以1.5 ～ 1.8 g/m² 为宜。

（五）苗期管理

播种30 ～ 40 d后开始萌发。苗高10 cm以上时移种于10 cm × 10 cm的营养杯（袋），容器基质可选用壤土、砂壤土的心土或配置轻基质土，壤土或砂壤土可配施复合肥200 ～ 300 g/m³。容器苗整齐摆放于100 ～ 120 cm畦面上。育苗期间晴天早晚浇水，保持畦面湿润，雨天注意排水，防止积水内涝，及时除草。苗高30 ～ 40 cm时可出圃种植。

四、田间管理

（一）移栽种植

宜选在1 ～ 5月或10 ～ 11月阴雨天进行移栽。壮苗每穴栽1株，弱苗每穴栽2株，填土踩实，再盖土略高于畦面，浇足定根水。

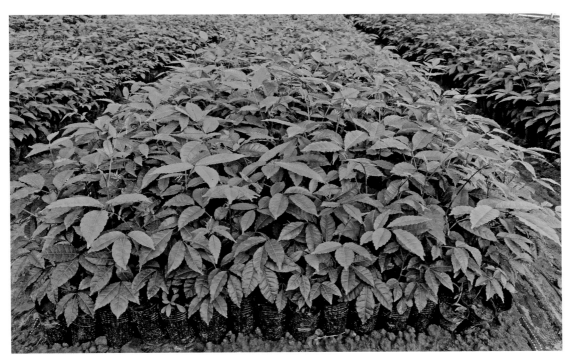

两面针种苗繁育

（二）补苗

移栽后及时检查，发现缺苗或死苗及时补栽。

（三）中耕除草

定植后苗木未封行前应注意除草。一般是每年的春季萌芽前、6～7月和冬季进行，冬季除草结合中耕培土一起进行。

（四）追肥

肥料使用遵循NY/T 394《绿色食品肥料使用准则》。追肥可结合中耕除草后一起进行，种植后2年内每年施肥1～2次。追肥以施复合肥（15-15-15）为主，在距离植株30 cm处挖20 cm×20 cm×20 cm的坑或深为20 cm的环状沟，施复合肥0.15 kg/株，覆盖土壤。

（五）整枝打顶

当枝条密集丛生或新枝长到2 m左右时打顶，在冬季休眠期将老枝、弱枝、病枝和枯枝剪掉，修剪时应保持有效叶片，以促其抽发新枝条和根系生长发育。

（六）病虫害防治

1. 防治原则　同"艾叶"。

2. 防治措施

（1）农业防治：①深耕细作。②清洁田园，剪除被蚜虫为害的枝条。③科学施肥，选育抗病品种。④人工捕捉或堆肥诱杀害虫。

（2）化学防治：无登记可用于两面针的农药。

注：在生产实际中，药农针对两面针种植中常见的立枯病会施用敌克松、多菌灵等；针对蚜虫会施用吡蚜酮等；针对小地老虎会施用敌百虫等；针对柑橘粉蚧会施用毒死蜱等。

五、采收与加工

（一）采收

移栽3～4月后，当主干直径达到3 cm以上时于秋冬季将根部挖出，除去地上部分，保留根部。

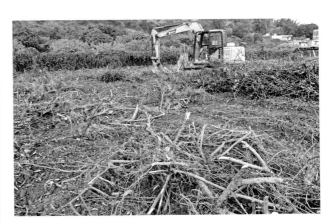

两面针采收

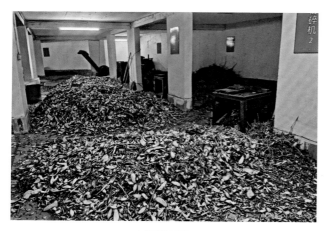

两面针切片

（二）加工

除净根部泥土，切片，晒干。

六、质量要求

药材质量应符合《中国药典》2020年版一部的要求。

七、包装、贮存及运输

（一）包装

将干燥、检验合格的药材按不同商品规格等级分级后包装密封，包装应符合GB/T 191-2008《包装储运图示标志》的要求。在每一包装袋内附有一张质量检测合格标志及装袋单，外包装上必须注明产品名称、批号、重量、产地、等级、日期、生产单位、地址、贮存条件。

（二）贮存

包装好的药材贮存于清洁、干燥、阴凉、通风且无异味、无污染处。贮存期间应有专人管理，定期检查，防潮、防霉变、防虫蛀。

（三）运输

运输工具必须清洁、干燥，遇阴雨天应严防雨防潮。运输时严禁与有害货物混装。

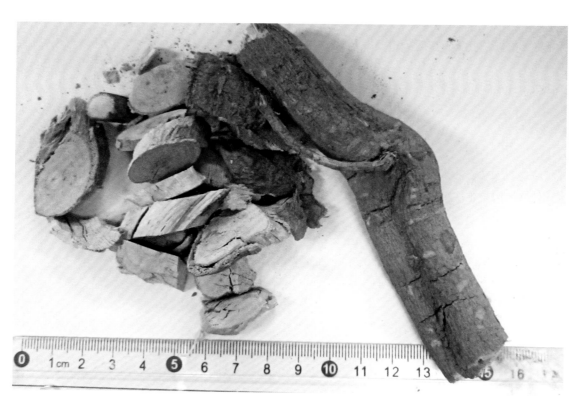

两面针药材

历史沿革

两面针以"蔓椒"之名始载于汉代《神农本草经》，曰："主治风寒湿痹，历节疼痛，除四肢厥气，膝痛。"两面针亦有猪椒、狗椒、豨椒、入地金牛等别名。《名医别录》记载："一名猪椒，一名彘椒，一名狗椒。"南北朝时期《本草经集注》记载："一名豕椒。"明代《本草纲目》记载："此椒蔓生，气臭如狗、彘，故得诸名。"并载其形态特征，描述为"枝软如蔓，子、叶皆似椒"。清代《本经逢原》记载："猪椒根即蔓椒，其叶七瓣者猪椒也。"指出两面针有7小叶类型。《本草求原》记载两面针"细叶者良"，表明古时已对两面针的药材品质进行了比较。民国时期《岭南采药录》记载入地金牛别名两面针，其叶两面均有棘刺，功力较胜。中华人民共和国成立后，《中药大辞典》《全国中草药汇编》《中华本草》等本草著作均记载两面针，《中国药典》《广西中药材标准》等法定标准亦有收载，指出其植物来源为芸香科植物两面针 *Zanthoxylum nitidum* (Roxb.) DC.。由此可见，古今所用两面针的植物来源一致。

古代本草著作有关于两面针产地的描述。汉代《神农本草经》记载："生云中川谷。"北宋时期《证类本草》记载："生云中山及丘冢间。"云中即今内蒙古、山西交界处，"丘冢间"表明两面针为山野中常见野生植物，丘陵土坡均可见到。明代《本草品汇精要》记载："闽中、江东皆有之。"闽中即福建，江东即浙江。民国时期《药物出产辨》曰："东西江均有出。"指出广东、广西等地均产两面针。中华人民共和国成立后，《中华本草》记载："产于福建、湖南、广东、广西、云南及台湾等地。以根皮厚、味浓者为佳。"表明现今两面针的产地与古时较为一致，判断两面针药材质量的部位为根皮。

参考文献

［1］神农本草经［M］.尚志钧，校注.北京：北京科学技术出版社，2019.
［2］陶弘景.名医别录［M］.尚志钧，辑校.北京：北京科学技术出版社，2021.
［3］陶弘景.本草经集注［M］.尚志钧，尚元胜，辑校.北京：北京科学技术出版社，2019.
［4］唐慎微.证类本草［M］.北京：中国医药科技出版社，2011.
［5］刘文泰，等.本草品汇精要［M］.曹晖，校注.北京：北京科学技术出版社，2019.
［6］李时珍.本草纲目［M］.张志斌，李经纬，郑金生，等，校注.沈阳：辽海出版社，2001.
［7］张璐.本经逢原［M］.北京：中国中医药出版社，1996.
［8］赵其光.本草求原［M］.北京：中国医药科技出版社，2016.
［9］萧步丹.岭南采药录［M］.广州：广东科技出版社，2009.
［10］陈仁山.药物出产辨［M］.许鸿源，重订.台北：新医药出版社，1930.

灵　芝

灵芝为多孔菌科真菌赤芝 *Ganoderma lucidum* (leyss. ex Fr.) Karst. 或紫芝 *Ganoderma sinense* Zhao, Xu et Zhang 的干燥子实体，具有补气安神、止咳平喘的功效，用于心神不宁、失眠心悸、肺虚咳喘、虚劳短气、不思饮食等病证。据文献考证"赤芝"一词在秦汉《神农本草经》中便有记载，但未提及其基原。直至近代，《中国药材学》明确为多孔菌科植物灵芝 *Ganoderma lucidum* (Leyss. ex Fr.) Karst. 的担子果，虽然归属与描述不一致，但基原与2020年版《中国药典》一致。灵芝的主产区为以浙江龙泉、武义，安徽金寨、霍山、岳西为中心，核心区域包括武夷山山脉、仙霞岭山脉、括苍山山脉、大别山山脉等周边地区。

本篇所述药材即为多孔菌科真菌赤芝 *Ganoderma lucidum* (Leyss. ex Fr.) Karst. 的干燥子实体，相关技术和规范适用于浙江龙泉、武义，安徽金寨、霍山、岳西及周边地区灵芝道地药材的生产加工。

一、产区生态环境

（一）气温

浙江产区适宜年平均气温为15～18℃，安徽产区适宜年平均气温为14～17℃。

（二）降雨量

浙江产区适宜年平均降雨量为980～2 000 mm，安徽产区适宜全年平均降雨量为773～1 670 mm。

（三）光照

浙江产区适宜年平均日照时数为1 710～2 100 h，安徽产区适宜年平均日照时数为1 400～2 200 h。

二、基地选择

（一）产地环境要求

通常应选择不受污染源影响或污染物含量限制在影响范围之内，生态环境良好的农业生产区域。宜选择通风良好、水源清洁、排灌方便的地块，不应在非适宜区种植。

（二）空气、土壤及用水质量要求

同"艾叶"。

（三）生产基地

（1）宜选择通风良好、水源清洁、排灌方便的区域。生产区布局合理，应与原料仓库、成品仓库、生活区严格分开，制段加工室、灭菌室、冷却室、接种室应各自独立、方便操作。

（2）培养室宜选择洁净、通风、控温、遮光的场所。

（3）出芝场地应选择通风向阳、水源清洁方便的栽培场地；基地应置放垃圾、农用投入品包装等废弃物收集桶；采用荫棚、钢架大棚，大棚编号，管理制度明示上墙。

（4）培养室和出芝场地使用前应认真清理，严格消毒和杀虫。

（四）初加工基地

灵芝初加工的厂址、环境卫生和原料采购、加工、包装、贮存及运输等环节的场所、设施、人员等应符合 GB 14881 中的相关规定。

三、菌　种

（一）品种选用

应选经过品种审定或鉴定确认的灵芝（*Ganoderma lucidum*）品种。根据用途选用多孢型或少孢型，并适合当地气候条件的高产、优质、抗逆性强的品种。

（二）菌种生产

扩繁用种源应来自具有相应资质的菌种场。菌种生产过程应符合 NY/T 528 的规定。培养基原料质量要求应符合 NY 5099 的规定，配方及质量要求参见表41。

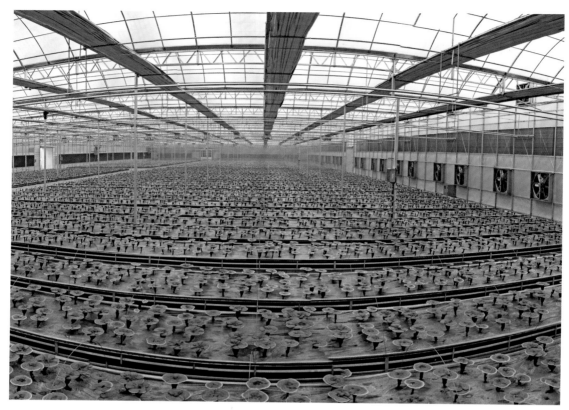

灵芝种植基地

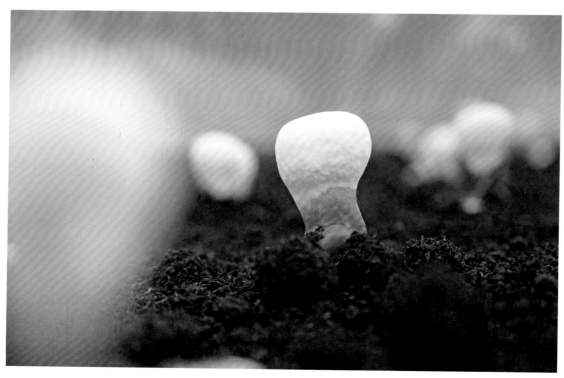

灵芝现蕾期

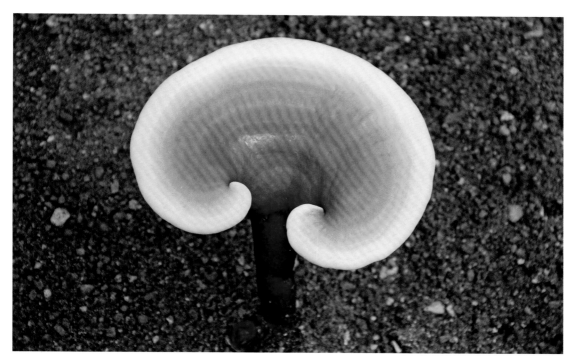

灵芝开伞期

表 41 · 灵芝菌种制作要求

菌种级别	培养基配方	培养条件（℃）	菌龄（d）	培养容器	质量要求
母种	PDA琼脂培养基	23～28	8～12	玻璃试管（180 mm×18 mm或200 mm×20 mm）	菌丝白色至浅黄色，平贴、菌苔厚实，无杂菌、无害螨、无脱壁、无积水及高温卷，在22～25℃温度下，48 h能恢复生长
原种	干木屑78% 麸皮20% 糖1% 石膏粉1%		35～40	750 mL菌种瓶或（15～17）cm×（30～33）cm聚丙烯塑料袋	菌丝呈放射状排列、末端整齐、白色棉絮状，无黄色菌被形成且有灵芝特殊的气味。无杂菌、无害螨，在22～25℃温度下，48 h能恢复生长
生产种			40～45		

四、栽 培

（一）栽培时间

一般在11月中旬至翌年1月下旬制段接种，4～5月排场，6月出芝。采收子实体的灵芝在8～9月采收；采收孢子粉及子实体的灵芝在7～8月套筒，10月采收。

（二）菌段制作

1. 树种选择 选择除松、杉、樟、桉、木荷等含油脂、芳香刺激性气味及有毒树种外的阔叶树，以壳斗科、杜英科、金缕梅科等树种为宜。

2. 段木制作 在落叶至萌芽前选择直径6 cm

以上的原木采伐。砍伐时应保护好树皮，避免太阳曝晒，约20 d后，含水量在38%～45%时截成15～30 cm长的段木，断面应平整。

3. 装袋 把截好的段木剔去尖角和毛刺，装入长度60～80 cm、筒径扁宽30～35 cm、厚度为0.06～0.08 mm的高密度低压聚乙烯筒袋中，每袋视段木粗细可装1～5根，小心装袋，防破损，袋子两头用绳子扎好。

4. 灭菌 采用常压灭菌，使袋内温度快速上升到98～100℃后连续保温16 h以上。经灭菌后趁热从灭菌灶中搬出，发现袋子破损者立即用胶布封住。

5. 接种 接种前接种室或接种棚用食用菌专用

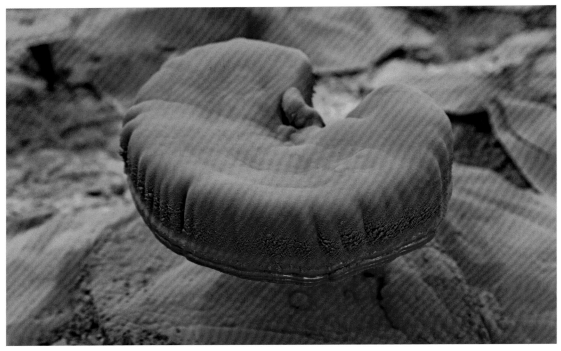

灵芝成熟期

气雾消毒剂熏蒸消毒。

当灭菌后的段木温度冷却至30℃以下，按接种规范要求，在无菌条件下进行两头接种，菌种铺满两头截面，扎紧袋口。

6. 培养　将接种后的菌段搬入培养室中，在15～28℃温度下叠层培养90～110 d。培养期间适时通风，空气湿度宜控制在60%～80%。

（三）排场管理

1. 搭棚、整畦　依栽培场地搭建单体棚或钢架连栋大棚，单体棚高2.5～2.8 m，棚顶覆盖遮阳网等遮阳材料，棚架四周用遮阳材料围严。棚架下做畦，畦上泥土预先深翻打细发白，畦面撒石灰粉消毒。畦宽1.4～2.2 m，畦高25 cm，畦沟宽40～50 cm。

2. 菌段排场　当菌段表面出现浅黄色的菌皮、有小原基形成、菌段轻压有弹性、菌丝体紧密黏结时可排场。

在4月至5月选择晴天下地排放。菌段排放在畦上，根据畦宽每畦横排3～5段。通风5～10 d后再脱去菌袋，依次排放在畦上，菌段间距5～10 cm，行距20～25 cm，在菌段间填满泥土，并覆盖菌段不外露，覆土厚度1～2 cm。覆土后应对畦面喷一次重水，使土壤湿润并与菌段接触紧密，喷水后菌段表面泥土被水冲刷而外露的应及时补上覆土。每畦插上弧形毛竹片，构成拱形架，架中间离畦面50～60 cm，架上盖塑料薄膜，将整个畦罩住。每公顷菌段排放量约为1.3 m³。

（四）出芝管理

1. 湿度　菌蕾形成至开片时，空气湿度宜保持在90%～95%；子实体开片基本完成，菌盖边缘稍有黄色时，空气湿度宜保持在85%～90%；子实体趋于成熟至孢子弹射期，空气湿度宜保持在80%～85%。

2. 水分　在原基形成和幼芝生长期，土表干燥发白的地方应适当喷水，但畦内泥土不应过湿，喷水应细缓。在采收灵芝子实体或收集灵芝孢子粉前7 d停止喷水。

3. 温度　用遮阳、喷水、掀盖膜等方法控制出芝场的温度，最适温度为20～30℃。

4. 通风　在灵芝原基还未形成时，可用通风来调节棚内的温度和湿度；灵芝原基形成到幼芝生长期，应利用棚两端薄膜掀开方式通风；子实体开伞后卷起拱形棚两侧薄膜，加大通风量。

5. 光照　根据气温和日照情况，在盛夏高温强日照下增加遮阳，使棚内光照强度保持在七分阴三分阳。保持光照均匀，防止灵芝因向光偏向生长。

6. 疏芝　同一菌段形成的过多原基,用锋利小刀从基部割去,每根菌段保留 1～2 朵。疏芝原则为去弱留强,去密留疏。

7. 采后管理　灵芝采收后要及时清理栽培场;地面灌水,增加遮阳度,保湿降温。

越冬时除做好清场外,要撤去覆膜和遮阳网,对外露的菌段用泥土覆盖保护,厚度 2 cm 以上,四周挖深排水沟。

(五)病虫害防治

1. 防治原则　同"艾叶"。

2. 防治措施

(1)农业防治:① 选高产、优质、抗逆性强的优良品种,菌段无病虫害。② 保持环境清洁,按照本标准规定进行生产。③ 注意观察,及时发现杂菌、虫害迹象,采取措施,把杂菌、虫害控制在初始阶段。

(2)物理和生物防治:① 出芝场地安装防虫网、纱门等隔离措施,防止外部杂菌、虫源的进入。② 吊挂粘虫板、杀虫灯诱杀。③ 使用生物农药、天敌等防治杂菌及害虫。

(3)化学防治:无登记可用于灵芝的农药。

注:在生产实际中,根据灵芝主要病虫害的发生情况和生产实际需要,提出主要病虫害防治的防治方案,参照表 42。

五、采　收

(一)子实体采收

当芝盖边缘的白色生长圈消失转为红褐色,菌盖表面色泽一致、不再增大时,在晴天用果树剪在灵芝留柄 1.5～2 cm 处剪下菌盖,除去残根。

(二)孢子粉采收

在芝盖边缘的白色生长圈基本消失,菌盖下有少量孢子弹射时,采用单个套筒或整畦盖布等方式进行收集。在大部分灵芝基本停止弹射孢子后收起孢子粉,放置在干净的容器里。

六、产地加工

(一)子实体干制

即采即烘,可使用烘房或专用烘干机,控制温度在 45～65℃,烘至含水量在 15% 以下,并控制好

表 42·灵芝生产中常见杂菌和害虫的防治方案

常见杂菌和虫害	防治措施
木霉	① 保持栽培环境的清洁卫生。② 子实体生长阶段,对芝棚应做好遮光、保湿及通风工作,防止灵芝原基长出后受阳光直接曝晒而灼伤,防止芝田积水,覆土含水量过高,子实体成熟后及时采摘。③ 加强早期防治。如子实体感染绿色木霉,应及时摘除,以防蔓延
镰孢霉	保持栽培环境的清洁卫生。在菌袋的生产培养过程中不损伤塑料袋;对已在袋子破口形成橘红色块状分生孢子团的,应用湿布或浸有柴油的纸包好后小心移出,深埋或烧毁,防止孢子的扩散,其他措施参照木霉的防治措施
黄曲霉	① 保持栽培环境的清洁卫生。② 培养料彻底灭菌,掌握好灭菌时间,确保培养料温度达到 100℃时连续保温 16 h 以上。③ 控制温度,加强通风,创造灵芝菌丝培养良好条件。其他措施参照木霉的防治措施
黏菌	除覆土栽培前对畦床泥土进行有效的消毒外,平时要注意加强芝棚的通风、排湿,降低地下水位,防止栽培场长期处于阴湿状态,对发生黏菌危害的地块用生石灰粉等撒布覆盖,抑制其扩散生长,并挖除发病部位泥土和菌段
灵芝膜喙扁蝽	① 合理轮作。② 适时提前排放新段木。③ 诱集越冬成虫,集中消灭
灵芝谷蛾	① 大棚两端棚门需开启处加以一层防虫网,用物理方法防止成虫飞入产卵。② 在芝芽发生生长期,芝盖扩展期,是虫害发生期,应密切关注,一见有虫粪排出点,用细铁丝钩出幼虫杀灭,或切除虫害芝块,用水泡法集中杀灭。③ 越冬期清理畦面杂物,有虫害灵芝体、芝脚彻底清理销毁
黑翅土白蚁	① 选好场地,避开蚁源:土栖性白蚁多潜居在野外山岗腐殖质较多的林地或杂草丛中。因此,栽培场应选向南或向东南、西南日照充足的缓坡地,场内及其周围的腐烂树桩和杂草均应清除干净。② 挖深沟防蚁:建棚时应在棚的四周挖一条沟深 50 cm、宽 40 cm 的环形坑,灌水淹死或驱出白蚁。③ 在场地外围挖长宽深各 30 cm 的小坑,埋入松木、狼衣草,再压上泥土,2 周后检查,发现有白蚁,用白蚁专用的药物进行诱杀

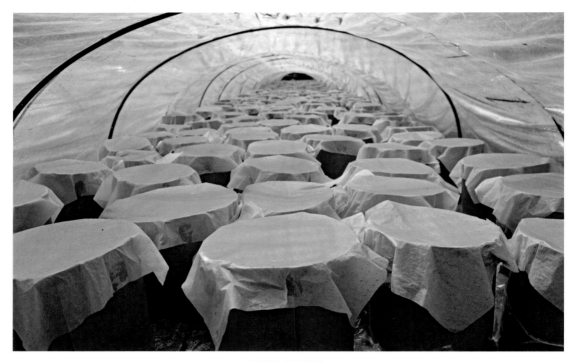

灵芝孢子粉收集

进出风量，风量应先大后小。

（二）孢子粉干制

在采收当日将孢子摊晒在洁净的塑料薄膜上晒干，或用热风循环烘干机、专用烘干机等烘干。烘干温度控制在40～60℃。

七、包装、贮存及运输

（一）包装

灵芝子实体采用瓦楞纸箱包装，灵芝孢子粉除杂过筛后用两层食品级塑料袋包装，扎紧袋口，外加纸箱或编织袋，防止受潮变质。包装袋上必须注明产品名称、重量、产地、销售单位名称、地址、生产日期、储藏条件等。

（二）贮存

清洁卫生、阴凉干燥、通风、防潮、防虫蛀、无异味的库房中，定期检查和养护，发现霉变、虫害，及时进行无害化处理。

（三）运输

运输工具必须清洁、干燥，遇阴雨天应严防雨防潮。运输时应严禁与可能污染其品质的货物混装。

历史沿革

有关灵芝产地的首次描述出自《名医别录》："赤芝生霍山。"说明魏晋时期灵芝主要产自霍山（旧称大别山地区）。据清光绪三十一年（1905）《霍山县志》记载，早在春秋时期就设有潜邑，汉代设为潜县，隋代始称霍山。如果从地域性角度出发，大别山区包括了目前安徽、湖北、河南三省交界处的大别山区，介于北纬30°10′～32°30′，东经112°40′～117°10′。

南北朝《本草经集注》记载："南岳本是衡山，汉武帝始以小霍山代之，非正也。此则应生衡山也。"说明灵芝主要产自霍山。此时期产地发生产化，由原来的安徽霍山到湖南衡山。

南朝沈约《早发定山》云："……眷言采三秀，徘徊望九仙。"定山一名狮子山，在浙江余杭东南。灵芝异名三秀，说明南朝时灵芝在浙江有产。

浙江《龙泉县志》记述："南宋建炎三年（1129）己酉冬十一月，芝产前太常少卿季陵居屋。"据查"季陵"是浙江龙泉城南宏山人，政和二年（1112）进士，建炎初从太宗至扬州任太常少卿。可知当时灵芝栽培在浙江龙泉已相当普遍。

宋淳熙十一年（1184），处州（今丽水）姜特立，应召朝官，献诗百首，其《香菌》一诗曰："熏蒸应地德，香滑异园蔬。天花非尔伦，金芝恐其余。雅宜斋疱荐，不受羊羹污。将欲献天子，谁为达区区。"据查，两宋时期，灵芝瑞应之事，十分兴隆，举国朝野，搜寻灵芝，进贡朝廷。诗人欲将龙泉灵芝，敬献天子，说明当时浙江龙泉灵芝在全国已有一定的地位。

明刘文泰《本草品汇精要》："赤芝〔地〕（《图经》曰）生霍山……"再次提出灵芝生霍山。

明陈嘉谟《本草蒙筌》："赤芝如珊瑚（一名珊芝），应火味苦，产衡山善养心神。增智慧不忘，开胸膈除结。"其记载灵芝产地为衡山。

明嘉靖四十年《浙江通志》记载有灵芝，说明灵芝在明代时已产于浙江。

《中华本草》记载：灵芝生于向阳的壳斗科和松科松属植物等根际或枯树桩上，遍布全国，以长江以南为多。

《中药灵芝使用的起源考古学研究》一文描述在浙江的田螺山遗址、余杭镇南湖遗址、湖州千金镇塔地遗址发现了5份灵芝样品，由中国中医科学院黄璐琦院士团队鉴定均为灵芝科灵芝属真菌，其中最早一份样品距今已有6800年历史。

综上分析，古代灵芝以野生品为主，在浙江已有6800年的使用历史。明代时，浙江已有栽培灵芝。历代本草记载灵芝生霍山，从野生到栽培，在安徽逐渐形成了以金寨为中心的大别山段木赤芝产地。历史还表明浙江和安徽是灵芝段木栽培方式的发源地，并且以菌盖大、肥厚、坚实、有光泽者为佳，以此为标准来衡量灵芝是否道地，品质是否优良。因此，灵芝经过临床长期应用，形成了以浙江、安徽为中心的道地产区，并认为该产区的灵芝有独特的性状和疗效，品质佳，认定为道地药材。

灵芝产地历史沿革见表43。

表 43 · 灵芝产地历史沿革表

年　代	出　处	产地及评价
魏晋	《名医别录》	赤芝生霍山
南北朝	《本草经集注》	赤芝生霍山
唐	《新修本草》	赤芝生霍山
宋	《证类本草》	赤芝生霍山，青芝生泰山，黄芝生嵩山，白芝生华山，黑芝生常山，紫芝生高夏山，六芝皆无毒，六月八月采
	《图经衍义本草》	赤芝生霍山
明	《浙江通志》	记载有赤芝
	《本草品汇精要》	赤芝【地】（图经曰）生霍山

续 表

年 代	出 处	产 地 及 评 价
现代	《中华本草》	灵芝生于向阳的壳斗科和松科松属植物等根际或枯树桩上。我国普遍分布，但以长江以南为多。药材产于华东、西南及吉林、河北、山西、江西、广东、广西等地，有人工栽培。销全国各地

参考文献

［1］神农本草经［M］.孙星衍，辑.台北：集文书局，1976.

［2］徐国钧.中国药材学［M］.北京：中国医药科技出版社，1996.

［3］吕明亮，应国华，斯金平，等.基质对段木灵芝栽培外观与产量的影响［J］.中国食用菌，2008（5）：22-24.

［4］张维瑞，刘盛荣，毛德春，等.灵芝GAP栽培技术［J］.食用菌，2016（4）：32-33，36.

［5］金鑫，李文治，何文江，等.不同栽培模式下灵芝菌株农艺性状和活性成分研究［J］.中国农业科技导报，2017（12）：75-81.

［6］徐庆祥.灵芝不同栽培环境生长对比试验［J］.林业科技通讯报，2017（7）：73-75.

龙　　胆

龙胆为龙胆科植物条叶龙胆 *Gentiana manshurica* Kitag.、龙胆 *Gentiana scabra* Bunge、三花龙胆 *Gentiana triflora* Pall. 或滇龙胆 *Gentiana rigescens* Franch. ex Hemsl. 的干燥根和根茎，始载于《神农本草经》，前三种习称"关龙胆"，后一种习称"滇龙胆"，具有清肝胆、利湿热的功效，用于肝胆湿热、头晕目赤、耳鸣耳聋、耳肿疼痛、胁痛口苦、尿赤涩痛、湿热带下等病证。关龙胆因产于关东而得名，主产于东北三省及内蒙古，因外观形态好、有效成分含量高、临床疗效显著而享有盛誉，行销全国，并批量出口到日本和韩国等东亚国家。

本篇所述药材即为龙胆科植物条叶龙胆 *Gentiana manshurica* Kitag.、龙胆 *Gentiana scabra* Bunge、三花龙胆 *Gentiana triflora* Pall. 或滇龙胆 *Gentiana rigescens* Franch. ex Hemsl. 的干燥根和根茎，目前栽培最为广泛的是龙胆（*Gentiana scabra* Bunge）和滇龙胆，相关技术和规范适用于黑龙江、吉林、辽宁、内蒙古东北部，云南临沧市的云县、永德、临翔以及红河州的红河县及周边地区道地药材龙胆的生产加工。

一、产区生态环境

（一）海拔

适宜海拔200 m以下的东北平原或1 400 ～ 2 500 m的云贵高原。

（二）气温

关龙胆适宜年平均气温为4 ～ 10℃，大于10℃的积温为2 200 ～ 3 600℃。滇龙胆的适宜年平均气温为10 ～ 21℃。

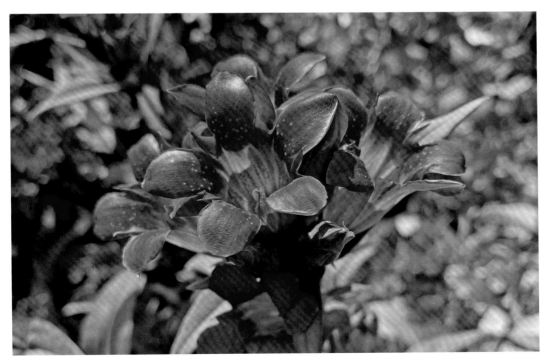

龙胆原植物

（三）无霜期

适宜年平均无霜期140 d以上。

（四）光照

适宜年平均日照时数为1 050 ～ 1 300 h。

（五）降雨量

滇龙胆适宜年平均降雨量为800 ～ 1 400 mm，关龙胆适宜年平均降雨量为350 ～ 800 mm。

（六）土壤

宜选择土层深厚，土质肥沃、疏松、湿润，富含腐殖质的壤土或砂壤土、森林腐殖土、棕壤土，pH为5.5 ～ 7.5。

（七）地形地势

龙胆性喜潮湿凉爽气候，野生于山区、坡地、林缘及灌木丛中。根据植物的生长习性，宜选择地势平坦的缓坡地。地势高燥与阳光直接照射的地方和土壤过黏、贫瘠的地区不宜栽培。忌涝洼积水。

二、选地和整地

（一）选地

1. 产地环境要求　选择不受污染源影响或污染物含量限制在允许范围之内，生态环境良好的农业生产区域。忌强烈阳光，最好进行间作和适当遮阴。选地基本原则为：土壤潮湿，肥沃，排水性好，日照时间短（早朝阳）。

2. 空气、土壤及用水质量要求　同"艾叶"。

（二）整地

播种或移栽在上年秋季进行。结合整地，每公顷施入充分腐熟的厩肥或堆肥15 000 ～ 45 000 kg，复合肥25 kg，深耕25 ～ 30 cm，整平耙细，作宽1.2 ～ 1.5 m、高20 cm的平畦或低畦，畦长适中，畦间距30 cm。

三、播种育苗

（一）选种

选择3年以上无病虫害的健壮植株，花期进行疏花，当花期结束果实开始裂口时采种，或留种田30%果实裂口时，将所有植株齐地收割，捆成小把立放于室内，15 d后待蒴果完全干燥将植株倒置，轻轻敲打收取种子，用40目筛筛除杂质，再用60目筛选出优良种子。

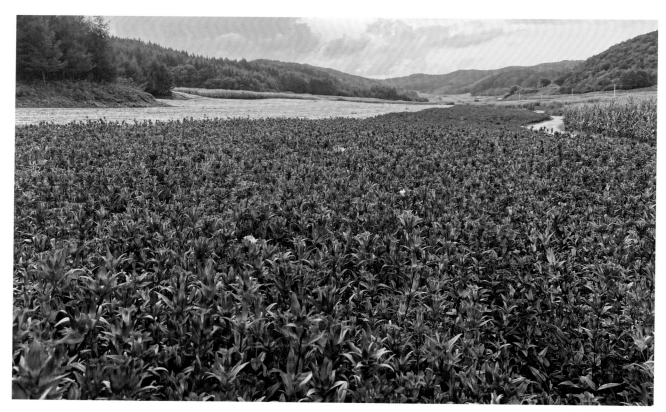

龙胆种植基地

龙胆种子寿命为两年半，实用年限为1年，过夏季伏天即丧失发芽力，必须贮藏在低温干燥处。

（二）种子处理

沙藏法：播种前30～40 d，用洁净细河砂与种子按6∶1的体积比混拌，湿度以手握成团松开即散为度，含水量为25%～30%，然后装入木箱，放在0～5℃阴凉处待播。

GA3处理法：在播种前1～3 d，配制50 mg/kg质量浓度的GA3水溶液浸种6 h，用清水洗种，使水达到无色时把种子装入布袋中至不流水，然后用细砂与种子6∶1的体积比拌种，放在0～5℃阴凉处待播。

（三）播种时间

关龙胆秋播（11月上旬到封冻前）和春播（4月上旬至5月下旬）均可，可根据当地的雨季适当调整。滇龙胆5月下旬至6月中旬播种，可根据当地的雨季适当调整。

（四）播种方法

关龙胆采用育苗移栽方法。把处理的种子按2.0～2.5 g/m²（干种）播种量，用草木灰、细沙或细土充分混拌均匀，同时将种床浇透水，待水渗下后立即用撒播的方式播种。播种后用平板锹将畦面拍平，使土壤与种子紧密结合，并在畦面上覆盖1层长松针或稻草，厚度约2 cm。每公顷播种量1 kg。滇龙胆采用种子直播方法种植。播种前先浇透底水，或者待下透雨后播种。播种前将种子与细沙土按体积1∶（5～10）的比例混匀，直接撒播。每公顷播种量2.25～5 kg。

（五）分株繁殖

多在早春4月上旬，芽尚未出土前进行，将根全部掘出，分成小簇，每簇应用1～2个小芽，然后按行距0.5 m，株距0.2～0.3 m栽植，勿使芽露出土面，以免被风吹干。分根繁殖一般用于补苗。

（六）苗期管理

1. 浇水　播种后畦面必须保持表土层湿润，上有干土层时应及时浇水。从播种后到出苗前为种子萌发期，此时期床面的湿度要保持在70%左右；从出苗长到4片真叶为小苗生长发育中期，此阶段床面湿度应保持在50%～60%；从小苗长出5～6片真叶到秋季枯萎，为小苗生长发育后期，床面湿度应

保持在40%。

2. 床面覆盖　播种后床面均匀覆盖2～3 cm松针。气温升到20℃时，10 d左右开始出苗。

3. 及时除草　育苗期间，及时除草，防止草荒，保持床面无杂草。

4. 肥水管理　苗期进行1～2次叶面喷肥，天气干旱时应及时灌溉，以促进根系发育。

5. 越冬防寒　龙胆如当年秋季不移栽，需在入冬前要将畦面用树叶或稻草覆盖。

四、田间管理

（一）除草

本着除早除小、见草即除的原则进行除草，切不可待杂草形成草荒时再除草。每年除草3次，苗高5 cm时进行第1次除草，以后夏秋季各除草1次。

（二）松土

及时用铁钉耙子破除浇水造成的畦面板结层。注意松土不要过深，以免伤苗或将苗带出。一般结合除草松土2～3次即可。

（三）追肥

4～5月，龙胆展叶以后到现蕾期间和开花到结果期间进行2次叶面追肥，使用磷酸二氢钾等。

（四）灌溉

每年植株返青后，适时浇水或淋水，保持土层湿润，以促进返青植株生长。

（五）病虫害防治

1. 防治原则　同"艾叶"。

2. 防治措施

（1）农业防治：① 严格控制选地，地势低洼、易板结地块不宜种植，忌连作。② 保持田园清洁，清除残枝病叶，集中烧毁或深埋。③ 移栽前土壤和种苗进行杀菌消毒。④ 移栽田畦面覆盖稻草、枯草或树叶。⑤ 间作玉米等禾本科作物，有条件可采用挂帘遮阴栽培，创造龙胆生长的凉爽湿润环境，提高植株抗病性。⑥ 雨季及时排除田间积水降低土壤湿度，防止涝害发生。⑦ 控制中心病株，一经发现立即清除，用药液处理病区。

（2）化学防治：无登记可用于关龙胆的农药。

注：在生产实际中，药农针对关龙胆种植中常

见的斑枯病会施用甲基硫菌灵、百菌清等；针对褐斑病会施用多菌灵、代森锰锌、甲基硫菌灵等；针对炭疽病会施用百菌清、甲基硫菌灵等；针对病毒病会施用氨基寡糖素、盐酸吗啉胍等；针对蝼蛄会施用辛硫磷、敌百虫、氯氰菊酯乳油等。

五、采 收

（一）采收时间

关龙胆生长3年后进行采收，收获时节为春秋两季，以秋季收获为佳，此时根中总有效成分含量最高。留种田在10月上旬至下旬采收，春季采收多在4月下旬至5月上旬。滇龙胆生长3～4年后即可采收，适宜采收期为11～12月，留种田在次年1～2月采收。

（二）采收方法

选择晴天采挖。采挖前清除畦面秸秆，从畦的一段开始，用专业药材收获机起出根茎，抖去泥土，采挖时注意防止伤到根茎，须保持根系完整，避免根系折断，然后运至加工场所。

六、产地加工

（一）产地初分级

首先将龙胆枯茎、杂草除净，根茎进一步抖净泥土，按大小分级，根长15 cm以上、根形完整为一级，其余为二级。

（二）干燥

滇龙胆采收后的根茎不水洗，在晾晒场上散开晾至半干，以稍带柔韧性为度，用手搓揉，将表皮及泥土杂质搓去。在自然条件下阴干，温度18～25℃较好，如有条件的可将其整齐装入干燥盘内，放入干燥室进行二次干燥。关龙胆要水洗后，晒干，如有条件的可将其整齐装入干燥盘内，放入55℃的干燥室进行二次干燥。忌暴晒。

（三）捆把

晒干或烘至七成干时，将根条理顺，用细线绳捆成小把，或整齐装入盘内，放在低温条件下二次干燥，把的大小要均匀适度，一般40～60 g为宜。

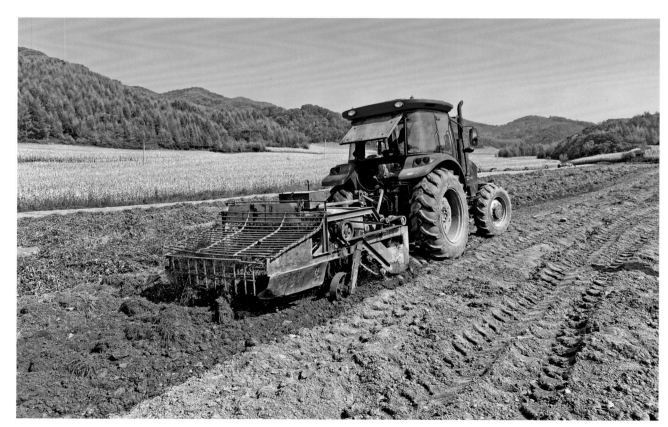

龙胆机械化采收

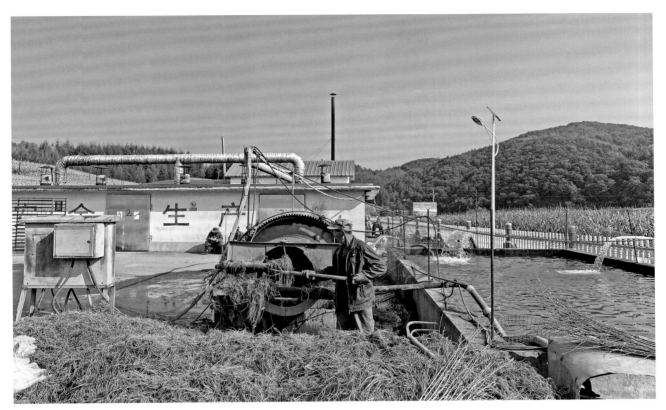

龙胆初加工（清洗）

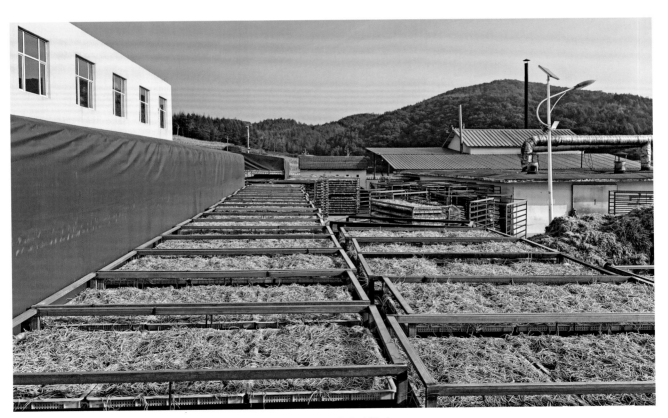

龙胆初加工（装盘待烘干）

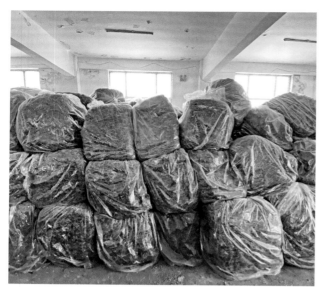

初加工干品龙胆

七、包装与贮存

（一）包装

将检验合格的产品按不同商品分级规格分级包装。包装上必须注明产地、品名、批号、等级、净重、毛重、生产日期、生产单位、地址、贮存条件。

（二）贮存

龙胆加工产品贮藏在通风、干燥、阴凉、避光、无异味、无污染并具有防鼠、防虫设施的仓库内，仓库相对湿度控制在45%～60%，温度控制在0～20℃。药材应放在货架上，与地面距离15 cm，与墙壁距离50 cm，堆放层数以8层以内为限。贮存期应注意防止虫蛀、霉变、破损等现象发生，做好定期检查养护。

历史沿革

首次描述龙胆产地的是《名医别录》："生齐朐及宛朐。"为今山东菏泽地区。南北朝《本草经集注》云："今出近道，以吴兴为胜。"描述除了山东菏泽，浙江吴兴地区的产量也很大。同时对其性状也进行了描述："根状似牛膝，味甚苦，故以胆为名。"

明清大多沿袭宋代之说，如明代《本草纲目》记载同上述一致。明代卢之颐撰《本草乘雅半偈》描述"处处有之，吴兴者为胜"。清代张志聪《本草崇原》云："龙胆始出于齐朐山谷及宛句，今处处有之，以吴兴者为胜。"仍是描述江浙等地为佳。吴其濬《植物名实图考》云："李衍竹谱：龙胆草生齐朐山谷，今近道亦有之，救荒本草：龙胆草，今钧州，新郑山间有之。"其中描述除了前人总结提到过的山东菏泽、浙江，还提到了钧州、新郑山和云南。

民国《药物出产辨》记载："龙胆草又名陵游，西药名真仙，产安徽省；一产江苏镇江府（江苏一带）；一产吉林、奉天洮南府（今吉林、辽宁一带）。各处出产，味不相上下。"开始记载东北地区的龙胆。1935年陈存仁所著的《中国药学大辞典》有"龙胆产安徽由汉口进来，产江苏镇江府由上海运来，产吉林、奉天、洮南由山东牛茌帮运来"。洮南府为现今的吉林省洮南、大安和通榆，位于嫩江两岸的地势低洼非常适合其生长，成为龙胆药材的主要产地，主要为条叶龙胆 *Gentiana manshurica* Kitag。近代以来逐步形成"关龙胆"之称谓，并成为龙胆主产区。如1959年《药材资料汇编》云："产东北黑龙江肇州、安达、五常和吉林通化、临江等处，统称关龙胆，品质亦佳。"

现代专著亦多有论述，如《中华本草》收载龙胆科植物龙胆主要分布在东北、内蒙古、河北、陕西、新疆等地。龙胆科植物条叶龙胆主要分布于东北、河北、山西等地。龙胆科植物三花龙胆则分布于东北、内蒙古、河北。《中华药海》收载龙胆科植物龙胆主要生长在向阳山坡，草丛，灌木丛中及林缘。分布于辽宁、吉林、黑龙江、内蒙古等地。三花龙胆则主要分布在灌木丛中，林间空地或草甸子中，分布于辽宁、吉林、黑龙江等地。条叶龙胆主要分布在黑龙江、江苏、浙江及中南地区。《中华本草》：关龙胆主产于辽宁、吉林、黑龙江、内蒙古，品质优，产量大。现代龙胆的记载与考证也证实了关龙胆的道地性。

从民国《药物出产辨》开始记载，龙胆主产地包括了东北地区，现在辽宁清原等地区进行龙胆的栽培，主要品种为龙胆 *Gentiana scabra* Bge.。

龙胆产地历史沿革见表44。

表 44 · 龙胆产地历史沿革表

年 代	出 处	产 地 及 评 价
魏晋	《名医别录》	生齐朐（今山东莱州）及宛朐（今山东菏泽）
南北朝	《本草经集注》	生齐朐山谷及宛朐，今出近道，以吴兴（今浙江湖州）为胜
唐	《新修本草》	生齐朐山谷及宛朐，今出近道，以吴兴为胜
宋	《本草图经》	生齐朐及宛句，今近道亦有之
	《证类本草》	生齐朐及宛句
明	《本草乘雅半偈》	处处有之，吴兴者为胜
清	《本草崇原》	龙胆始出于齐朐山谷及宛句，今处处有之，以吴兴者为胜
	《植物名实图考》	龙胆草生齐朐山谷，今近道亦有之。救荒本草：龙胆草，今钧州（今河南禹县），新郑（今河南开封）山间有之
民国	《药物出产辨》	龙胆草又名陵游，西药名真仙，产安徽省；一产江苏镇江府（今江苏一带）；一产吉林、奉天洮南府（今吉林、辽宁一带）。各处出产，味不相上下
	《中国药学大辞典》	龙胆产安徽由汉口进来，产江苏镇江府由上海运来，产吉林、奉天、洮南由山东牛茬帮运来
现代	《药材资料汇编》	产东北黑龙江肇州、安达、五常和吉林通化、临江等处，统称关龙胆，品质亦佳
	《中华本草》	龙胆主要分布在东北、内蒙古、河北、陕西、新疆、江苏、安徽、浙江、江西、福建、湖北、湖南、广东、广西等地。条叶龙胆主要分布于东北、河北、山西、山东、江苏、安徽、浙江、湖北、湖南、广东、广西等地。三花龙胆则分布于东北、内蒙古、河北

参考文献

[1] 彭成.中华道地药材：中册［M］.北京：中国中医药出版社，2011.
[2] 宋万志.中国龙胆科药用植物概况［J］.中药通报，1986（11）：3-7.
[3] 李小芳，黄毅，王霞，等.龙胆的本草考证［J］.中药材，2005，28（8）：731-732.
[4] 张海延，曲向前.北安龙胆生产标准操作规程［C］//中国自然资源学会.全国第5届天然药物资源学术研讨会论文集.银川：中国自然资源学会，2002：119-125.
[5] 李爱民，张悦，张正海.关龙胆规范化栽培技术［J］.吉林林业科技，2014，43（2）：60-62.
[6] 郭晓玉.东北地区龙胆栽培模式［J］.科研农业科学，2015（1）：76.
[7] 张金渝，沈涛，杨维泽，等.云南道地药材滇龙胆资源调查与评价［J］.植物遗传资源学报，2012，13（5）：890-895.
[8] 袁清祥，丁湘林.临翔区野生坚龙胆草人工驯化种植初报［J］.临沧科技，2006（2）：31-32.

罗 汉 果

罗汉果为葫芦科植物罗汉果 *Siraitia grosvenorii* (Swingle) C. Jeffrey ex A. M. Lu et Z. Y. Zhang 的干燥果实，具有清热润肺、利咽开音、滑肠通便的功效，用于肺热燥咳、咽痛失音、肠热便秘等病证。罗汉果药用历史悠久，为常用大宗药材，亦为著名的广西道地药材，道地产区位于广西桂林的临桂、永福、龙胜及周边地区，此外，贵州、湖南南部、广东和江西等地也有少量分布。

本篇所述药材即为葫芦科植物罗汉果 *Siraitia grosvenorii* (Swingle) C. Jeffrey ex A. M. Lu et Z. Y. Zhang 的干燥果实，相关技术和规范适用于广西桂林的临桂、永福、龙胜及周边地区道地药材罗汉果的生产加工。

一、产区生态环境

（一）海拔
适宜海拔为 200 ~ 800 m。

（二）气温
适宜年平均气温为 16.4 ~ 19.2℃。

（三）光照
喜光，但忌强光。

（四）降雨量
适宜年平均降雨量为 1 900 ~ 2 600 mm，环境平均相对湿度为 75% ~ 84%。

（五）土壤
以红壤、砖红壤及黄壤等酸性土壤为主，土壤质地以表土深厚肥沃、富含腐殖质、疏松湿润的壤土或砂壤土为佳，土壤 pH 4.5 ~ 5.5 为宜，土层厚度要在 30 cm 以上。

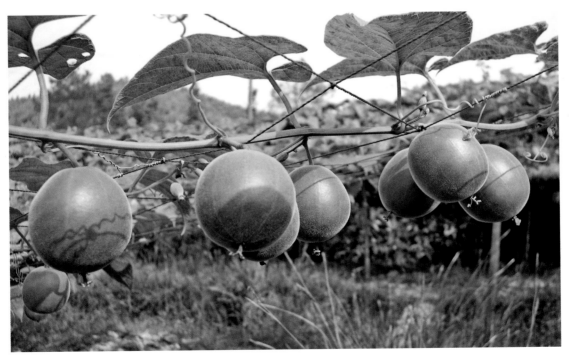

罗汉果原植物

（六）地形地势

丘陵、坡地（坡度小于30°，坡向东南方向）、旱地、梯田等可用土地类型均可。

二、选地整地

（一）选地

1. 产地环境要求　在临桂、永福、龙胜及其周边地区选地。选地基本原则：排灌方便，土层深厚肥沃，富含腐殖质，疏松湿润，透气性良好，保水保肥能力强。以生地为佳。

注：罗汉果可套种万寿菊或鱼腥草，忌连作。

2. 空气、土壤及用水质量要求　同"艾叶"。

（二）整地

在上年度秋冬季深翻土地25～30 cm，暴晒土壤越冬。当年1～2月整地，打碎土块，清除杂物。将生石灰均匀撒施后翻入土中（1 500 kg/hm²），耙平，起宽140～160 cm，高25～30 cm的畦，四周开好排水沟。按株行距180 cm×250 cm挖定植坑，坑的规格为长50 cm×宽50 cm×深30 cm。每坑施入腐熟有机肥7～10 kg，磷肥0.25 kg，50%多菌灵可湿性粉剂2～3 g，与细土拌匀，回土做成稍高于畦面的龟背状土堆，覆上一层表土，待种。

三、搭　棚

用水泥柱、杉木、杂木或毛竹等作支柱，柱长2.2～2.3 m、茎粗5～10 cm，横竖成行，间距2～3 m，入土深50 cm左右，地面留高1.7～1.8 m；以12号铁线拉直固定于支柱上，边柱用铁线斜拉加固；棚面覆盖15～20 cm孔径的塑料网，拉紧，并固定于铁线平面上。

四、组培苗培育

（一）外植体取材

在罗汉果种源基地，选择健壮、无病虫危害、性状遗传稳定的现蕾期植株，于晴天的上午采集前2 h，用杀菌剂喷雾灭菌。采集连续现蕾的嫩茎（20～30 cm），去叶后整齐装入保鲜袋内封口，放入4～10℃的低温保温容器内，密封带回组培室。

（二）消毒

将外植体材料冲洗干净，除去叶柄，切成3～5 cm带腋芽的茎段，或0.5 cm的茎尖，放入消毒瓶中，每瓶材料不超过瓶子容积的1/3；加入0.1%升汞

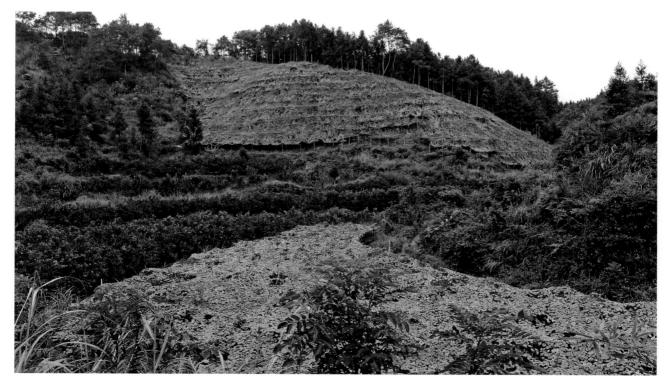

罗汉果种植基地

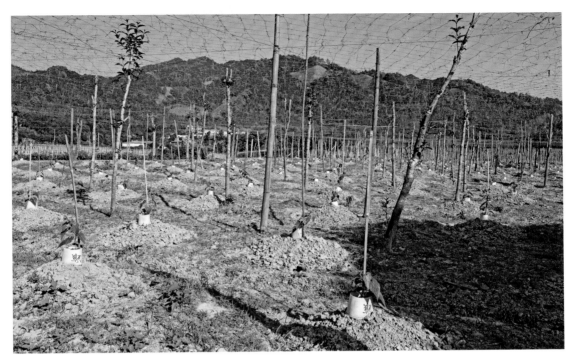

罗汉果栽培

溶液，振荡消毒（茎段：6～8 min，茎尖：3 min），再用无菌水冲洗4次以上。

（三）接种

将灭菌好的茎段切成1～2 cm长的带芽茎段，用镊子夹起斜插入诱导培养基（MS+BA 0.5 mg/L+NAA 0.05 mg/L+蔗糖3%+琼脂4.5 g/L，pH 5.8，下同）上，腋芽朝上，尽量让腋芽刚好与培养基表面接触；将灭菌好的茎尖放在解剖镜前，用解剖刀进行剥离，切取≤0.2 mm茎尖置于诱导培养基表面。然后拧紧瓶盖，及时放入培养室进行暗培养。

（四）诱导培养

当外植体长出新芽，每日光照4～6 h；在接种3～7 d后，清除真菌和细菌污染的芽体；待无菌芽长出3片以上功能叶时，每日光照8～10 h，并进行是否带病毒检测，及时清除带病毒的芽体。培养间温度白天保持在24～28℃，夜间保持在20～24℃。

（五）继代培养

将无菌芽切成带腋芽或顶芽的茎段，以微扦插法接入继代培养基（MS+BA 0.5 mg/L+NAA 0.05 mg/L+蔗糖3%+琼脂4.5 g/L，pH 5.8）中，于暗室培养5～7 d，新芽长出1 cm时，每日光照2～4 h，长至2 cm时，每日光照4～6 h，达到所需高度时，每日光照

8～10 h，强度为2 000 lx左右。培养间温度白天保持在24～28℃，夜间保持在20～24℃。重复继代培养代数小于20代。

（六）生根培养

将继代培养无根苗切成带腋芽或顶芽的茎段，以微扦插法转接入生根培养基（MS+NAA 0.1 mg/L+IBA 0.15 mg/L+BA 0.07 mg/L+活性炭0.01%+蔗糖3%+琼脂4.5 g/L，pH 5.8）中，放入暗室培养5 d，清除污染苗，待长出根系时，移至培养架摆放。新芽长出1 cm时，每日光照2～4 h，长至2 cm时，每日光照6～8 h，直至叶绿茎粗。长出根系前温度保持在30℃左右，新芽长出后，白天温度保持在28℃左右，夜间保持在20～24℃。当苗高≥3 cm时，逐步降低培养间温度至15℃，再把苗移至大棚炼苗。

（七）移栽炼苗

当年10月至翌年1月，将组培苗移入大棚，炼苗7～15 d。移栽前3 d将瓶盖打开，用杀菌剂对小苗喷雾。移栽前1 d向瓶苗内淋入适量的洁净水。用镊子将瓶苗夹入水盆中，用吸水球将根部黏附的培养基清洗干净，移至营养杯栽种，并淋透定根水，以根不外露、根土密接、植株固定不倒为宜。苗床上用塑料薄膜搭建小拱棚，避免光照过强灼伤幼苗。

五、定　植

（一）方法

清明前后，待土温稳定在15℃以上时，避开强烈阳光和降雨天气，选择暖和的晴天下午或阴天种植。在种植坑土堆中央挖一个比组培苗营养杯稍大同深的定植穴。种植时先将营养杯脱下，再将幼苗放入定植穴，覆土压实，浇足定根水。每穴1株，用苗量约2 250株/hm²，雌雄株配比为100 : 5。

（二）套袋

种植完成后，在每株幼苗四周插上4根50 cm长的小木棒或竹扦，套上1个40 cm×35 cm两端不封口的塑料袋，底部用泥土压实。若阴冷雨天，用别针、回形针等将塑料袋上端袋口扎紧，只留1小孔通风透气；若遇高温晴天要及时打开袋口通风透气。

（三）套种

种植万寿菊或鱼腥草进行套种。

六、田间管理

（一）取袋

当罗汉果苗长至袋高时，即可将套袋取走。

（二）中耕除草

春夏季雨水较多，雨后结合除草，浅耕2～3次，保持土壤疏松，增强透气性；秋季天气干旱，中耕1～2次，减少水分蒸发，增加保水能力。除草要小心，勿锄断茎蔓，中耕宜浅，以免伤根。

（三）追肥

结合中耕除草，及时追肥，以腐熟有机肥为主，适当补充磷、钾肥和复合肥。整个生育期一般需追肥5～6次：提苗肥于苗高30 cm时每隔10 d施1次，共施2～3次，淋施腐熟的有机肥水0.5～1 kg/株；壮苗肥于主蔓上棚时施，距根部30 cm处开半环状浅沟，每株施腐熟有机肥2.5 kg加磷钾肥100～150 g；促花保果肥于现蕾期施，距根部40～50 cm处开半环状浅沟，每株施有机肥2.5 kg加复合肥200～250 g；壮果肥于盛果期施，距根部50～60 cm处开与畦平行的双条沟，每株施腐熟有机肥5 kg加高钾复合肥400～500 g。

（四）整形修剪

苗高25 cm时，在根旁竖一根高达棚面的小竹竿引蔓上棚，每隔2～3 d，用绳子按"∞"形将伸长的主蔓固定在竹竿上，促使其顺竿向上生长。主蔓上棚前，所萌侧蔓及时抹除；主蔓上棚后并在棚面长到5～6节时打顶，以利各节位侧芽迅速萌发形成一级侧蔓；一级侧蔓同样在5～6节时打顶，促发二级侧蔓；当二级侧蔓长至6～10节还未现蕾时，继续打顶，促发三级侧蔓（结果蔓）。

（五）点花授粉

在早晨5～9点采摘发育良好含苞待放或微开的雄花，放置阴凉处。待雌花开放时，将雄花花瓣压至果柄处，使雄蕊露出，将侧面花粉密集处对准雌花柱头轻轻触碰即成。授粉最好在上午11点前完成，因为此时雄花散粉最为旺盛，雌花柱头黏着力强，因而结实率高。

（六）疏花疏果

当单株授粉达100～140朵花时，将其后面的藤蔓连同花蕾一起剪除，以集中营养供应果实的生长。授粉约1周后，将子房不膨大、有病虫、畸形的果摘除。

（七）病虫害防治

1. 防治原则　同"艾叶"。

2. 防治措施

（1）农业防治

1）清洁田园：彻底清除地面枯枝落叶和病菌，集中带出田外深埋或焚烧，减少病原传播与积累。很多病原菌和害虫在土内越冬，因此，通过冬耕不仅可直接破坏害虫的越冬场所、减少越冬病源，而且可使表土内越冬的害虫暴露于土表，被天敌寄主或取食，使其不能羽化出土；土内一部分病菌由于日光照射亦能被直接杀死，达到防病的目的。

2）轮作：推广轮作换茬，避免与葫芦科、茄科以及豆科作物轮作，有条件的地块实现水旱轮作或与玉米等禾本科作物轮作，恶化病原线虫的生存环境，改变连年种植罗汉果的耕作习惯。

3）套种：万寿菊的根系能分泌出一种毒素，可抑制根结线虫的群体，可充分利用罗汉果行间比较宽的特点，套种万寿菊，以达到减轻线虫为害的目的。

4）合理施肥：以基肥为主，多施充分腐熟的有机肥，除了对氮、磷、钾三要素的需求外，需要适量的钙、硫、镁等其他微肥。保证罗汉果生长过程中有良好的水肥供应，促其生长健壮。如施用鸡粪可明显降低根结数；鸡粪水溶液可有效抑制根线结虫的孵化并促使其幼虫死亡。

（2）物理防治：热力消毒。在光照最充分、气温较高的7～8月，对发病重的地块进行深翻，将吸光能力强的黑色塑料薄膜覆盖在潮湿的土壤上，让其充分暴晒15～20 d，利用太阳能使地温上升到50～60℃，利用热力杀死线虫、病原菌和杂草种子，同时分解土壤中的有机质，提高土壤肥力。

（3）化学防治：无登记可用于罗汉果的农药。

注：在生产实践中，药农针对罗汉果种植中常见的根结线虫病会施用米乐尔等；针对花叶病病毒会施用吡虫啉等；针对南瓜实蝇会施用灭杀毙、敌敌畏、溴氰菊酯等。

七、采 收

（一）采收期

在点花授粉后80～85 d，果柄变为黄褐色、果皮转呈淡黄色、果实较富于弹性时进行采收。

（二）采收方式

用剪刀将果实剪下，把花柱和果柄剪平，轻拿轻放，避免捏破、刮伤、碰伤、压伤。

（三）运输

用纸屑、麻袋、稻草之类软材料垫好箩筐、木箱等装运器具，行车时车速要均匀徐缓。

八、产地加工

（一）后熟

鲜果采回后，小心堆放于木质或竹质的凉果架等通风干爽的地方，让其自然后熟10～15 d。其间，每日翻动果实1次，使果实内水分均匀蒸发，促进果实内糖分初步转化。果实后熟后，如果已变为黄褐色，即可烘烤；未变黄褐色者，仍需继续放置一段时间。

（二）烘烤

1. 烤前准备　把经过后熟的鲜罗汉果，按特果（纵径＞6.9 cm）、大果（6.3 cm≤纵径≤6.9 cm）、中果（5.8 cm≤纵径≤6.2 cm）、小果（5.4 cm≤纵径≤5.7 cm）等级，分别装入烘果箱中。装好箱后，放入烘烤炉内，关好炉门和排气囱。

2. 低温烘烤　开始加热，慢慢升温，使温度升

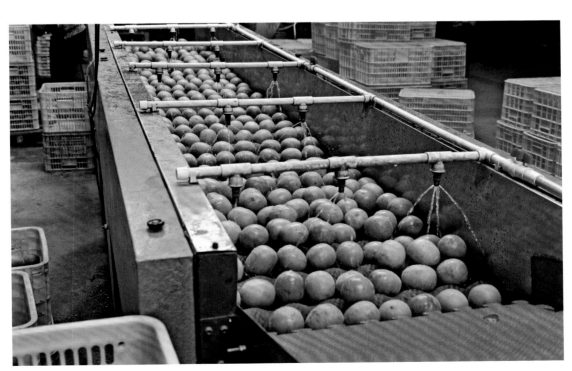

罗汉果加工

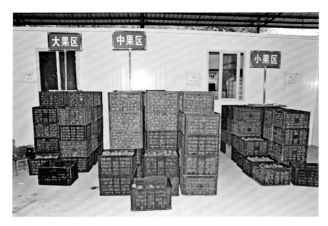

罗汉果分级

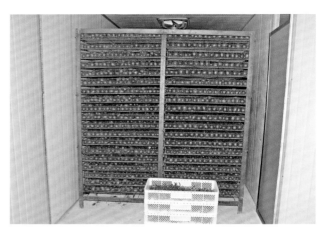

罗汉果烘烤

到50～55℃，维持一段时间（8～12 h），使果实内与果实外的温度达到一致，以免果内和果外的温差过大引起果实破裂。

3. 高温烘烤　逐渐使温度升到70℃左右，最高不得超过75℃。这时，水分大量蒸发，打开气闾，排出水汽，2～3 d后，蒸发出的水汽明显减少，果实重量显著减轻。期间，每日换箱翻果1～2次，使果实受热均匀。

4. 低温烘烤　逐渐降低烘烤温度，降到60～70℃，越接近干燥，温度越要降低。期间，每日换箱翻果1～2次，使果实受热均匀。

5. 出炉　罗汉果烘干后，放置冷却至室温，即可出炉。高温出炉，容易引起果实凹陷破裂，造成损失。

6. 分级　将罗汉果按大小规格、感官和理化指标进行分级。只有在感观和理化指标达到优级品要求的才能算是优级品。

九、包装及贮存

（一）包装

将罗汉果放入内衬白色聚乙烯薄膜的木箱内，把薄膜封严后钉紧木箱盖。薄膜质量要求符合GB 4806.7-2016《食品安全国家标准 食品接触用塑料材料及制品》。出口包装应用厚纸箱包装。用礼品包装盒的，在盒内加放小包干燥剂后，用聚乙烯薄膜或玻璃纸密封。无论何种包装均应标明规格、产地、采收日期、经销单位，并附有质量合格的标志。

（二）贮存

存放于阴凉、干燥、通风、无其他含挥发气味药材的专用仓库中，仓库四周、过道应多点放置小包干燥剂（如石灰）。仓库内空气湿度为50%～60%最佳。6个月抽样检查一次，如有回潮现象，要低温（30～40℃）重烘，重新包装。

历史沿革

罗汉果药用始载于清代道光十年（1830）林光棣纂修的《修仁县志·卷一·物产·果属》，载："罗汉果可以入药，清热治嗽，其果每必十八颗相连，因以为名。"记录了罗汉果的功效主治及名称由来。修仁县为广西古县名，1951年8月撤县后所属大部分地区并于荔浦县，1984年设为修仁镇，但现代未有荔浦出产罗汉果的记录。

清代光绪十一年（1885）刘汉镇纂修的《永宁州志·卷三·物产·药石》收载了罗汉果，永宁州为当今广西永福一带。清光绪三十一年（1905）重修的《临桂县志·卷八·物产》记载："罗汉果大如柿，椭圆中空，味甜性凉。"记录了罗汉果的药材性状和性味主治。

民国十七年（1928）编修的《昭平县志·卷六·物产部·药之属》记载："罗汉果如桐子大，味甜，润肺，火症用煲猪肺食颇有效。"记录了罗汉果的食疗方法。但现代未有昭平县出产罗汉果的记录。

现代《中药志·第三册》（1961）记载："罗汉果是我国广西特产的药用植物……分布于江西、广东、广西等省区。广西有大量栽培……主产于广西的永福、临桂。"《中华本草》记录："分布于江西、湖南、广东、广西、贵州等地，广西部分地区已作为重要的经济作物栽培。主产于广西的永福、临桂。"《现代中药材商品通鉴》记："主产于广西永福、临桂。"

综上所述，自清代开始有广西出产罗汉果的记录，其中永福、临桂的产地记录一直延续至今。

罗汉果产地历史沿革见表45。

表45 · 罗汉果产地历史沿革表

年 代	出 处	产 地 及 评 价
清	《修仁县志》	"汉果可以入药，清热治嗽，其果每必十八颗相连，因以为名。"收录功效及名称由来。修仁县为今广西荔浦
	《永宁州志》	收录药材名称。永宁州为今广西永福一带
	《临桂县志》	"罗汉果大如柿，椭圆中空，味甜性凉。"收录形态特征及功效主治
现代	《中药志》	广西有大量栽培，主产于永福、临桂。主销欧美、日本及东南亚各国
	《中华本草》	主产于广西的永福、临桂。以个大、完整，摇之不响，色黄褐色者为佳
	《现代中药材商品通鉴》	主产于广西永福、临桂

参考文献

［1］林光棣.中国地方志集成：广西府县志辑42［M］.南京：凤凰出版社，2013.
［2］高日华，联丰修，刘汉镇.中国地方志集成：广西府县志辑42［M］.南京：凤凰出版社，2013.
［3］吴徽鼇，黄泌，曹驯.（光绪）临桂县志［M］.南宁：广西人民出版社，2013.
［4］李树楠，吴寿松，梁材鸿.昭平县志［M］.1934.
［5］中国医学科学院药物研究所，中国科学院中山植物园，北京医学院药学系，等.中药志：第三册［M］.北京：人民卫生出版社，1960.
［6］国家中医药管理局《中华本草》编委会.中华本草：第5册［M］.上海：上海科学技术出版社，1999.
［7］张贵君.现代中药材商品通鉴：第五卷［M］.北京：中国中医药出版社，2001.

麻　黄

麻黄为麻黄科植物草麻黄 *Ephedra sinica* Stapf、中麻黄 *Ephedra intermedia* Schrenk et C. A. Mey. 或木贼麻黄 *Ephedra equisetina* Bge. 的干燥草质茎，始载于《神农本草经》，列为中品，历代本草均有收载。其具有发汗散寒、宣肺平喘、利水消肿等功效，用于风寒表实证、咳嗽气喘、风水消肿、小便不利、风湿痹痛、肌肤不仁、风疹瘙痒、阴疽痰核等病证。

本篇所述药材即为麻黄科植物草麻黄 *Ephedra sinica* Stapf 的干燥草质茎，相关技术和规范适用于内蒙古中西部主产药材麻黄的生产加工。

一、产区生态环境

（一）海拔
适宜海拔为 400 ～ 1 500 m。

（二）气温
适宜年平均气温为 −1 ～ 14℃。

（三）光照
适宜全年日照时数为 2 700 ～ 3 200 h。

（四）降雨量
适宜年平均降雨量为 200 ～ 500 mm。

（五）土壤
适宜土壤类型为棕钙土或黑钙土。选择地势平坦、背风向阳处，土层深厚疏松，透气性及排水良好、富含养分的中性砂壤土或沙土为宜。土壤含盐量不超过0.8%。

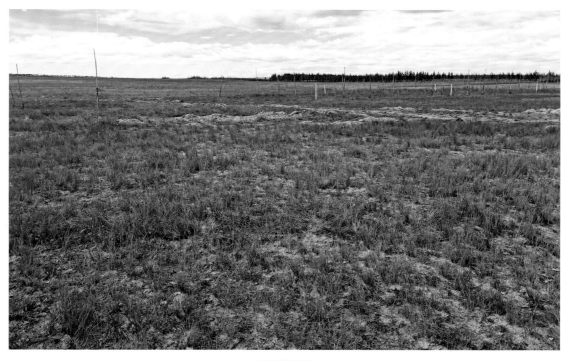

麻黄种植基地

二、选地和整地

（一）选地

1. 产地环境要求　通常应选择不受污染源影响或污染物含量限制在影响范围之内，生态环境良好的草原、山坡草地，以荒地为佳。尽量避免和蔬菜、瓜类、薯类连种。

2. 空气、土壤及用水质量要求　同"艾叶"。

（二）整地

1. 直播田整地　于栽培前一年秋季或当年春季进行整地，土壤深翻30 cm，结合整地施入优质、腐熟农家肥22 500～45 000 kg/hm²。耕后耙糖保墒。

2. 移栽田整地　选择地势平坦、开阔且具备灌溉条件的地块，土层深厚疏松，透气性及排水良好、富含养分的中性砂壤土或沙土为宜。移栽前须灌足水，做平畦。

三、栽培技术

（一）直播种植

1. 选种　选择种子千粒重为7.5～8.0 g，净度≥90%，出芽率≥70%的成熟饱满种子。

2. 种子处理　播种前将种子放入脱粒机中碾2遍，除果皮，将种子用清水洗净，捞去漂浮水面的杂质，用0.1%的高锰酸钾溶液或20%多菌灵消毒，然后混沙催芽，沙与种子混合比2∶1，湿度以手握成团，一松即散为宜，在18℃下催芽2～3 d，麻黄种子在15～25℃时发芽率最高，有1/3种子发芽即可播种。

3. 播种时间　一般在4月下旬到5月上旬，地表温度10℃以上时，播种效果较好。

4. 播种方法　条播：行距20 cm，沟深2～3 cm，覆土1.0 cm左右。

穴播：穴距30 cm，穴深2～3 cm，每穴播种10粒左右，覆土1.0 cm左右。

撒播：高床制畦，均匀撒播，压实，用喷壶喷水，浇透，但不溢流。覆土1.5～2.0 cm。

播种量为75～120 kg/hm²。出苗前保持土壤湿润，出苗后不宜浇水。

（二）移栽种植

育苗第2年的4～5月移栽，采用机械或人工的方法采挖出苗。移栽前，先把过长的主根和侧根剪掉，根长控制在10～20 cm。穴植，株行距10 cm×20 cm或20 cm×30 cm，每穴2～3株，覆土2 cm，135 000～225 000株/hm²。定植后的1个月内保持土壤湿润。

四、田间管理

（一）中耕除草

第1年田间除草，须用人工方法清除，不宜使用除草剂。松土保墒及时清理杂草。第2年之后，可使用除草剂。

（二）施肥

苗高15～20 cm时，每公顷追肥尿素300 kg，1个月后再追施1次。

（三）灌溉水

麻黄幼苗生长前期以喷灌为主，中后期以地面灌水为主。干土层不得超过2 cm，喷灌浇水，宜少量多次，禁止在高温天气的中午对幼苗灌水，防止灼烧。幼苗抽出第2节后适量减少灌溉次数。

麻黄缓苗期每隔5～10 d灌水1次，保证灌水4～5次。转绿成活后，当年再灌2～3次水。移栽第1年灌溉5～8次，在春夏麻黄生长期保证4～6次灌溉。

（四）病虫害防治

1. 防治原则　同"艾叶"。

2. 防治措施

（1）农业防治：① 选用无病圃或尽量选择与禾本科作物轮作，加强田间管理，出苗后及时剔除病苗。② 雨后应中耕破除板结，以提高地温，使土质疏松通气，增强植株抗病力。

（2）化学防治：无登记可用于麻黄的农药。

注：在实际生产中，药农针对麻黄种植中常见的根腐病会施用硫酸亚铁、硫酸铜等；针对立枯病会施用抗枯宁等；针对蚜虫会施用苦参碱、吡虫啉等。

五、采　收

（一）采收期

草麻黄移栽后第2年或第3年采收，人工栽培最佳采收时期为每年9～10月。

（二）采收方式

割取绿色草质茎枝条，留茬高度5 cm左右。

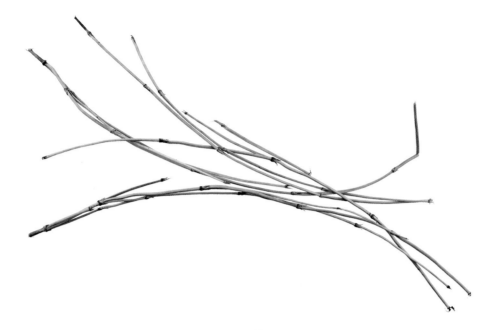

麻黄药材一

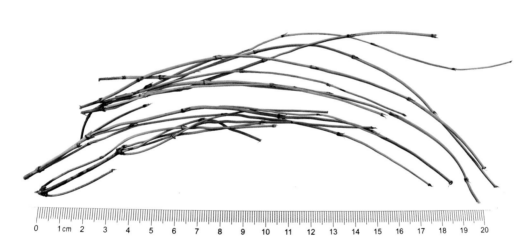

麻黄药材二

六、产地加工

采收后的绿色草质部分，晾晒干后即为麻黄成品。

七、包装、贮存及运输

（一）包装

包装材料应清洁、干燥、无异味、易回收、降解。包装标识应有品名、规格、批号、品质、重量、产地、生产日期、工号。

（二）贮存

包装好的产品贮存在清洁、干燥、无异味、无污染的库房中。库房应有专人管理，定期检查与养护，防潮、防霉变、防虫蛀，发现问题立即采取措施。

（三）运输

运输的车厢、工具或容器要保持清洁、通风、干燥，有良好的防潮措施，严禁与有毒、有害、有挥发性的物质混装，防止污染，轻拿轻放，防止破损、挤压，尽量缩短运输时间。

历史沿革

麻黄产地始载于秦汉时期《神农本草经》，记载为"或生河东（今山西运城、临汾一带）"。《本草经集注》云："生晋地（今山西）。"魏晋时期的《名医别录》云："生晋地（今河北境内）及河东。"说明秦汉至魏晋时期记录麻黄产地相同且最早被发现是在今山西省。据清代所修方志，产出麻黄的省份除河南外，尚有山东、陕西、云南、北京、内蒙古。内蒙古麻黄产出，最早记载见于《钦定热河志》卷九十四引《元一统志》云："（大宁路）大宁、惠和、武平、龙山四县，州、松州土产麻黄。"近代《本草钩沉》云："分布我国东北、河北、河南、山东、山西、陕西，新疆等省均有分布，尤以新疆、内蒙古产量最多。"综上所述，麻黄在南北朝至明代皆以河南开封、郑州间所出者为最优，清末民国开始逐渐以山西大同为道地，晚近则以内蒙古产出较多。

内蒙古自治区野生麻黄主要分布于赤峰、通辽、锡林郭勒、乌兰察布、呼和浩特和包头、鄂尔多斯、阿拉善东部等地区。近几十年来，内蒙古自治区是国家野生麻黄的最主要产地，占到了全国收购产量的80%，其中，赤峰阿鲁科尔沁旗是全国麻黄分布面积最大的地区之一，达111 000万平方米，被誉为"麻黄之乡"。

参考文献

［1］杨继荣，王艳宏，关枫.麻黄本草考证概览［J］.中医药学报，2010，38（2）：51-52.

麦　冬

麦冬为百合科植物麦冬 *Ophiopogon japonicus* (L.f) Ker-Gawl. 的干燥块根，具有养阴生津、润肺清心的功效，用于肺燥干咳、阴虚咳嗽、喉痹咽痛、津伤口渴、内热消渴、心烦失眠、肠燥便秘等病证。麦冬始载于《神农本草经》，被列为上品。在唐宋时期，江、浙、皖是麦门冬的主要产区，自明代起，麦冬的主产区逐渐扩散至四川、云贵等地。医家历来推崇浙江所产的麦冬，以浙江杭州笕桥镇产的"笕麦冬"为最佳产品，认为其品质上乘。目前，宁波慈溪、台州三门一带成为麦冬的主产区，道地产区位于浙江杭州、宁波慈溪、台州三门，包括钱塘江流域、浙北平原区、浙东丘陵低山小区及周边地区。

本篇所述药材即为百合科植物麦冬 *Ophiopogon japonicus* (L.f) Ker-Gawl. 的干燥块根，相关技术和规范适用于浙江杭州、宁波慈溪、台州三门，包括钱塘江流域、浙北平原区、浙东丘陵低山小区及周边地区道地药材麦冬的生产加工。

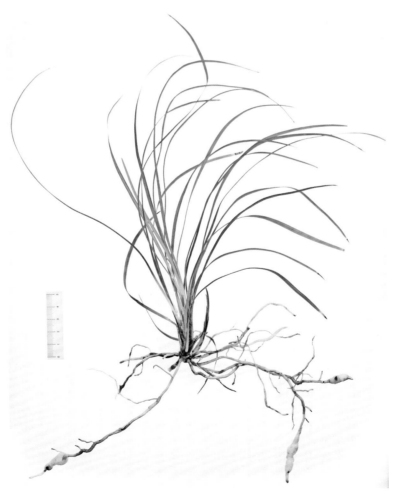

麦冬原植物

一、产区生态环境

（一）光照

适宜年平均日照时数为2 038 h，年日照率为47%。

（二）气温

适宜年平均气温为16℃。

（三）降雨量

适宜年平均降雨量为1 480 mm。

（四）土壤

适宜土层深厚，土质均细，黏粒含量高，蓄水量足，质地以重壤为主。

（五）地形地势

适宜地势平坦的浙江平原区域。

二、选地整地

（一）选地

1. 产地环境要求　应选择生态条件良好、远离污染源、土层较深、排水良好、地下水位低、疏松肥沃、有夜潮性、呈偏微碱、含盐量0.2%以下的壤土或砂质壤土。

2. 空气、土壤及用水质量要求　同"艾叶"。

（二）整地

起沟整平作畦，阔畦宽为180～200 cm，窄畦宽为120～130 cm，畦间沟宽为25～30 cm，沟深为20～25 cm。

三、栽　种

（一）选种

麦冬采收时，应选择二至三年生生长健壮、株矮、叶色黄绿、青秀、单株绿叶数15～20叶，根系发达，根茎粗0.5～0.8 cm、块根多而大、饱满的无病虫植株。

（二）种苗处理

从种苗基部剪下叶基和老根茎基，留下长2～3 cm的茎基，以根茎断面出现白色放射菊花心，叶片不散开为度，同时将叶片长度剪至5～10 cm，再以"十"字或"米"形切开分成（4～6）种植小丛，每小丛留苗10～15个单株。竖放在荫蔽处，四周覆土保护进行养苗。

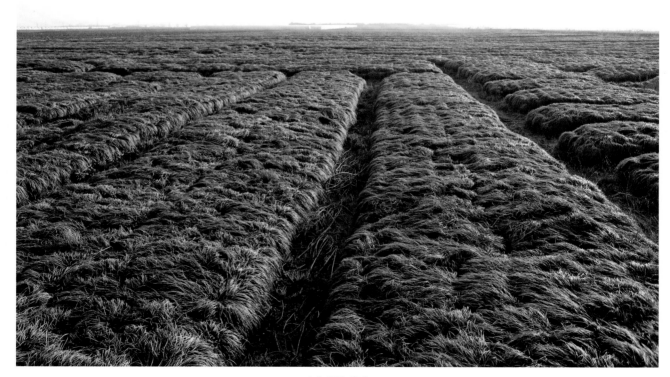

麦冬种植基地

（三）移栽时间

宜在4月上中旬至6月初。

（四）栽种密度

种植密度为行距35～40 cm，丛距25～40 cm。

（五）栽种方法

种植时采用边开穴边栽苗的方法，将苗垂直放入穴内3～5 cm深，然后两边用土踩紧，苗应稳固直立土中，达到地平苗正。每穴栽10～15株。栽后浇水1次，浇水应浇透。

四、田间管理

（一）施肥

1. 基肥　结合深耕，每公顷施22 500～30 000 kg的农家肥和过磷酸钙750 kg铺施畦面做基肥，深耕25～35 cm，耙细整平。

2. 追肥　移栽当年，5月下旬至6月初，每公顷浇施尿素75 kg；9月中下旬，每公顷浇施氮磷钾复合肥300～450 kg。

移栽后第2、第3年，每年施肥3次。第1次在2月下旬至3月初，每公顷浇施尿素75～112.5 kg加过磷酸钙300 kg。第2次在8月下旬，每公顷浇施尿素75～112.5 kg加硫酸钾150～225 kg。第3次在9月中下旬，每公顷浇施氮磷钾复合肥450～750 kg。

（二）中耕除草

结合施肥、松土进行除草，松土深2～5 cm。

（三）排灌水

移栽后及夏秋季，遇干旱天气，及时浇水抗旱。遇多雨季节，立即清沟排除积水。

（四）病虫害防治

1. 防治原则　同"艾叶"。

2. 防治措施

（1）农业防治：采用轮作模式、及时清沟排水、拔除病株、摘除病叶等措施。

（2）物理防治：根据害虫的不同性质，采用人工捕杀或者灯光诱杀等方式。

（3）生物防治：保护和利用天敌控制病虫害发生。

（4）化学防治：有登记可用于麦冬的农药。如

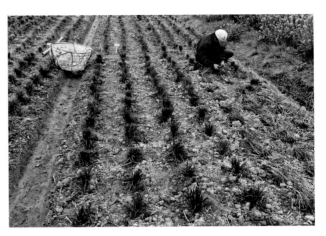
麦冬移栽

确需使用，应按照农业管理部门批准使用的农药进行化学防治。

五、采　收

在移栽后第3年或第4年起土收获，以5月上旬至5月下旬采收为宜。选晴天，将丛掘起，去净泥土，用刀斩切下带须块根，清洗干净。

六、产地加工

将洗净的块根摊薄在塑料网片或水泥晒场上，在烈日下暴晒，上、下午各翻动1次。连晒3～5 d，以手感须根发硬为度，随后在室内堆闷2～3 d至须根变软时进行第2次晒，连晒3～4 d，至须根发硬再按上法堆闷待须根再次发软时，进行第3次晒，以须根发脆为度，再堆闷至须根再次发软，将两端的须根剪下，后再复晒1次至干燥，除去杂质，即成商品。

七、包装及贮存

（一）包装

包装采用清洁、无毒、无异味的麻袋、编织袋等材料。

（二）贮存

贮存仓库应清洁、干燥、避光、无异味、无污染，且有防鼠、虫、禽畜等措施。应存放在货架上，与墙壁保持足够的距离，防止虫蛀、霉变、腐烂、并定期检查。

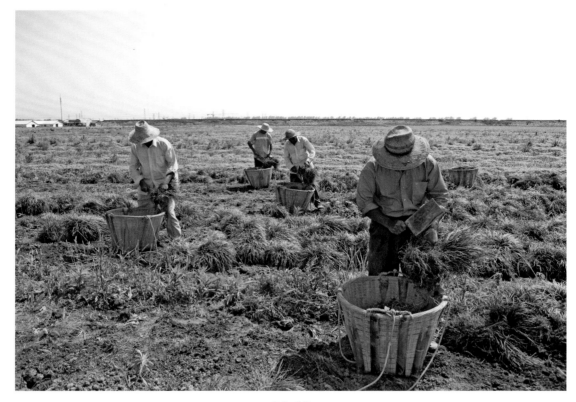

麦冬采收

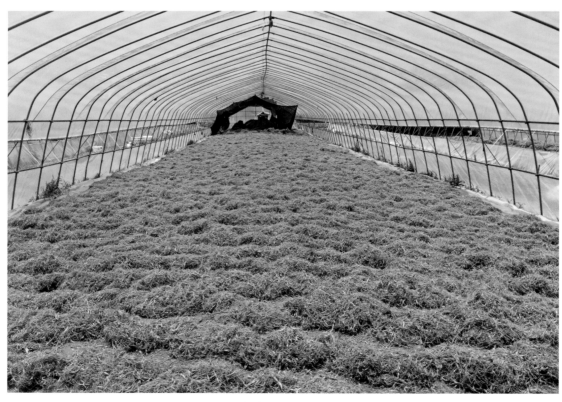

麦冬晾晒加工（大棚）

历史沿革

唐代《本草拾遗》记载："出江宁（今江苏南京）小润，出新安（今浙江淳安）大白。" 当时苏南、浙西、皖南产麦门冬。宋代《本草图经》云："生函谷川谷及堤坂肥土石间久废处，今所在有之。" 表明唐宋时期栽培麦冬的产区主要在江浙。

明代李时珍推崇浙江所产的麦门冬，曰："浙中来者甚良，其叶似韭多纵纹且坚韧为异。" 此即今之浙麦冬。明代《本草乘雅半偈》云："出函谷川谷，及隄坡肥土石间者，多野生。出江宁、新安及仁和笕桥者多种莳。古人唯用野生者。" 明清以来，四川、云南、贵州麦冬产量较大，渐渐成为麦冬的另一主产区。清《植物名实图考》记载麦门冬"处处有之，蜀中种以为业……滇有小园，护阶除者皆麦门冬也。"

民国时期《增订伪药条辨》记载："麦门冬，出杭州笕桥者，色白有神，体软性糯，细长，皮光洁，心细味甜，为最佳。安徽宁国、七宝，浙江余姚出者，名花园子，肥短体重，心粗，色白带黄，略次。" 说明出产于杭州笕桥的麦门冬是最好的。《药物出产辨》记载："产浙江杭州者名苏东。"

《中药材手册》（1959）记载："浙江产者习惯上称杭麦冬，质佳"，并记载了浙麦冬与川麦冬的性状区别。《中华本草》记载："分布于华东、中南及河北、陕西、四川、贵州、云南等地。浙江、四川、广西有大量栽培。"

综上分析，唐宋时期，江、浙、皖是麦门冬的主要产区，自明代起逐渐扩散至四川、云贵等地。医家历来推崇浙江所产的麦门冬，以浙江杭州笕桥镇产的"笕麦冬"为最佳产品，古来品质上乘。但近数十年来，因当地经济发展和产业结构调整，笕麦冬逐渐减产至稀少。目前，宁波慈溪、台州三门一带成为麦冬浙江产区的主产区。

麦冬产地历史沿革见表46。

表 46 · 麦冬产地历史沿革表

年 代	出 处	产 地 及 评 价
唐	《本草拾遗》	出江宁（今江苏南京）者小润，出新安（今浙江淳安）者大白
宋	《本草图经》	江南出者，叶大者苗如鹿葱，小者如韭，大小有三四种，功用相似，或云吴地者尤胜
明	《本草纲目》	浙中来者甚良，其叶似韭多纵纹且坚韧为异
	《本草乘雅半偈》	出函谷川谷，及隄坡肥土石间者，多野生。出江宁、新安及仁和笕桥者多种莳
民国	《增订伪药条辨》	麦门冬，出杭州笕桥者，色白有神、体软性糯，细长，皮光洁，心细味甜，为最佳。安徽宁国、七宝，浙江余姚出者，名花园子，肥短体重，心粗、色白带黄，略次
	《药物出产辨》	产浙江杭州者名苏东
现代	《中药材手册》	浙江产者习惯上称杭麦冬，质佳
	《中华本草》	分布于华东等地。浙江有大量栽培

参考文献

［1］陶正明，徐建中，任江剑.温郁金、浙麦冬全程标准化操作手册［M］.杭州：浙江科学技术出版社，2016.

［2］徐建中，李振丰，俞旭平，等.浙麦冬不同生长周期及不同采收期研究［J］.中国现代中药，2014，16（6）：466-468，472.

［3］王贤明.麦冬的采收、加工及贮藏［J］.河北农业，2019（11）：9-10.

［4］李振丰，徐建中，王治，等.浙麦冬产地加工不同干燥方法研究［J］.中国现代中药，2016，18（12）：1624-1627.

［5］巩文忠，邢家仲.麦冬及其栽植与病虫害防治技术［J］.现代园艺，2016（17）：93.

牡 丹 皮

牡丹皮为毛茛科植物牡丹 *Paeonia suffruticosa* Andr. 的干燥根皮。具有清热凉血、活血散瘀功效，用于温热病热入血分、发斑、吐衄、热病后期热伏阴分发热、骨蒸潮热、血滞经闭、痛经、癥瘕、痈肿疮毒、跌扑伤痛、风湿热痹等病证。牡丹皮药用历史悠久，始载于《神农本草经》，列为中品。安徽铜陵等道地产区栽培的"凤丹"根粗、肉厚、粉性足、木心细且久贮不变色、久煎不烂，质地优良，逐渐成为传统的道地药材，其根皮称为"凤丹皮"。植物形态上，以花单瓣、白色区别于牡丹的其他品种，目前已经在全国范围内广泛引种，成为药材牡丹皮的主流品种，引种铜陵凤丹的地区包括重庆垫江、山东菏泽、湖南邵阳等现今药用牡丹皮的主产区。

本篇所述药材即为毛茛科芍药属植物牡丹 *Paeonia suffruticosa* Andr. 的干燥根皮，相关技术和规范适用于安徽铜陵、南陵及其邻近地区道地药材牡丹皮的生产加工。

一、产区生态环境

（一）海拔
适宜海拔为 50 ~ 300 m。

（二）气温
适宜年平均气温为 16 ~ 18℃。

（三）光照
日照充足，适宜年平均日照时数为 2 000 h 左右。

（四）降雨量
适宜年平均降雨量为 1 200 mm 以上。

（五）土壤
适合砂质壤土或麻石黄红土、黄红壤和中层砂

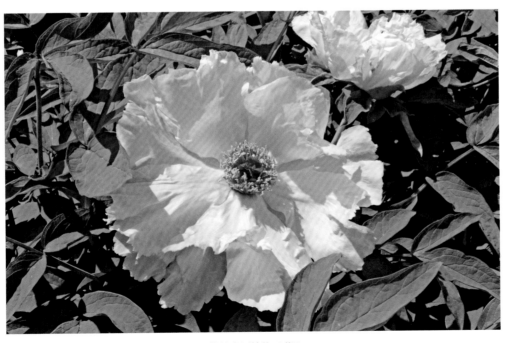

牡丹皮原植物（花）

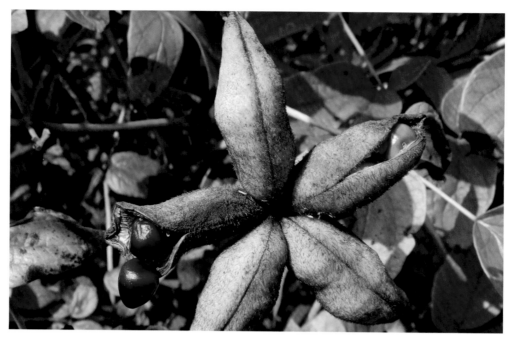

牡丹皮原植物（果）

砾黄红壤土，pH近中性，以土层深厚、质地疏松的肥沃砂质壤土为佳。

（六）地形地势

适宜选择向阳、地势高敞、稍有斜坡南向的地块，灌溉方便，排水良好。

二、选地和整地

（一）选地

1. **产地环境要求**　以生荒地或前茬种植过玉米、豆类、花生、高粱、芝麻等的地块为好。

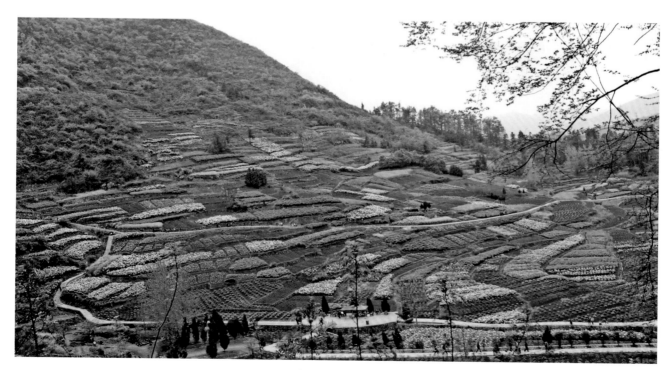

牡丹皮种植基地

2. 空气、土壤及用水质量要求　同"艾叶"。

（二）整地

秋、冬季或春季进行整地、深耕30 cm以上。结合整地于播种前或移栽前，每公顷施入农家肥30 000 ～ 45 000 kg，或其他生物有机肥4 500 ～ 7 500 kg，翻入土中作基肥。整平、耙细、做畦，根据地形做成高畦或小高垄。垄宽40 ～ 80 cm，垄高25 cm，沟宽25 cm。

三、育苗移栽

（一）播种育苗

1. 留种　7月底至8月中旬，选用生长4年或以上的植株所结果实，要求果大肉厚，籽粒饱满、无病虫害。当蓇葖果呈深黄色时摘下，置室内阴凉通风处，并经常翻动。种子在果荚内后熟，待果荚裂开，种子颜色黄绿色渐变为褐色至黑色时剥下种子。取出的种子置细沙或细土中层积堆放于阴凉处。种子贮藏的时间应不超过2年。

2. 播前低温处理　选种前需采用梯度低温法打破种子特殊的上胚轴休眠状态。将饱满的种子于18 ～ 22℃放置30 ～ 40 d，再于10 ～ 12℃放置30 d或0 ～ 5℃低温放置15 ～ 20 d催芽，种子破口后即可播种。

3. 播种时间　9月至10月上旬（立秋后至白露前）。

4. 播种方法　育苗可采用条播、穴播。育苗前将地浇透，整成畦面宽80 ～ 100 cm、沟深10 ～ 15 cm的小高畦或小高垄。

条播：条距约25 cm，播幅约10 cm，播槽深约5 cm，将种子均匀撒播于播种沟内，种子间距离1 ～ 2 cm，播种后覆3 ～ 5 cm厚细土；

穴播：穴距约20 cm，穴长约30 cm，穴宽约15 cm，穴深约5 cm，每穴均匀播下10 ～ 15粒种子，播种后覆3 ～ 5 cm厚细土；

覆土后稍加镇压，浇透水。地温较低或育苗时间较晚，可在播种后覆盖秸秆、稻草或地膜。

5. 苗田管理

（1）保墒：经常检查苗床，观察苗床墒情和出芽情况，并视墒情浇一次越冬水，有条件的地块可以采用喷灌保持土壤墒情。第2年春天覆膜育苗的幼苗出土数量达到25%以上，覆盖秸秆、稻草育苗幼苗出土数量达到50%以上时，选择傍晚或阴天揭去覆盖物，以利幼苗出土。

（2）除草施肥：育苗期间，苗床应保持湿润。

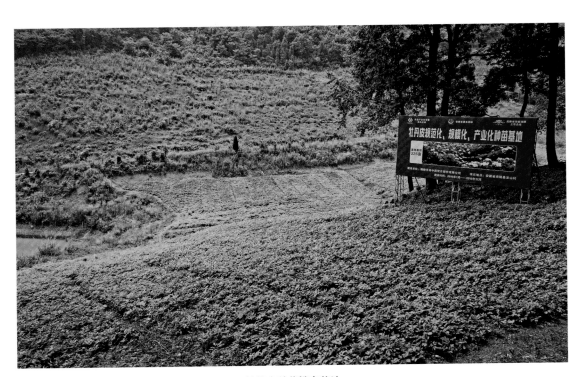

牡丹皮种苗繁育基地

幼苗生长期要及时清理苗田杂草，松土保墒。为保证安全出苗，可在畦面上覆盖 3 ～ 5 cm 厚的腐殖质土或腐熟的厩肥保温。育苗期间，可根据幼苗生长情况，分别在 3 月中下旬和 6 月下旬至 7 月上旬，在灌溉时掺施一些稀薄农家肥水溶液以利幼苗生长。

6. 适时起苗 起苗时间一般为播种两年后的 10 ～ 11 月进行，以寒露前后为宜。选择 1 年或 2 年生的幼苗进行起挖，大苗、小苗分开打捆，种苗应无病虫害，且生长健壮、直立无弯曲，根头完整，顶芽完整饱满。

（二）大田移栽

种苗随起随栽为好，移栽前按照行距 40 ～ 50 cm、株距 35 ～ 40 cm 打穴，穴底打成斜坡，穴深 10 cm 左右，长 20 ～ 25 cm，每公顷 45 000 ～ 75 000 穴。大苗每穴下苗 1 株，小苗按照不同方法栽植每穴下苗 2 根；倾斜放入幼苗，并保证芽头与地面相平、不外露，覆盖细土 2 cm 培根，并轻轻向上提苗 2 ～ 3 cm，使得幼苗根系充分舒展后在穴内撒入饼肥，再覆盖碎土高于畦面，浇透定根水，轻轻压实固定幼苗。

四、田间管理

（一）中耕除草

生长期间应及时清除杂草，尤其是雨后初晴要及时中耕松土，保持表土不板结，同时应避免伤及根部。幼苗期应人工拔草，禁用化学除草剂，1 年生的根系较浅，中耕宜浅，2 年生和 3 年生者可适当深锄。入冬后，要加强对外露的植株根部进行及时培土，防止冻伤。

（二）摘蕾

3 月上旬，选择晴天的上午进行，对移栽后 1 ～ 2 年生的植株花蕾全部摘除，以减少养分的消耗。

（三）修剪

秋末或冬季封冻前对生长细弱单茎的植株，从基部将其剪去，翌年春即可发出粗壮新枝；并在采收前一年的秋季，剪去老枝，促使植株根粗、枝壮，提高产量。

（四）亮根

4 月或 5 月时，选择晴天，将移栽 3 ～ 4 年生的植株根际泥土扒开，亮出根苑，接受光照 2 ～ 3 d，促进根皮部的生长。

（五）灌溉与施肥

1. 适期追肥 一般追肥分 3 次进行。每年 2 月中下旬（现蕾前）施加饼肥，6 月上中旬（开花以后）施复合肥，10 ～ 11 月（入冬前后）施有机肥。每公顷施饼肥 1 500 kg、农家肥 37 500 ～ 45 000 kg、复合肥 750 ～ 900 kg。在距离植株根部 5 ～ 10 cm 处，挖约 10 cm 深的小坑，将肥料施入坑中；也可将肥料施在植株行间的浅沟中，施后盖上原土，及时浇水。

2. 沟灌抗旱与排水防病 生长期遇干旱，可在早、晚进行沟灌，待水足够渗透后，及时排除余水。灌溉时最好能掺加施用一些稀薄粪水，以增强抗旱力。进入 6 月梅雨季节或遇连绵阴雨有积水时要及时排除，防止烂根。

（六）病虫害防治

1. 防治原则 同"艾叶"。

2. 防治措施

（1）农业防治：① 与禾本科作物轮作两年以上。② 合理配方施肥，施用腐熟饼肥或酵素菌沤制的堆肥或复合肥。③ 加强田间管理，及时排除田间多余积水，并彻底清除枯枝落叶，集中烧掉。④ 发现病株及时拔除，并用 5% 石灰乳灌病穴消毒。⑤ 冬季将栽种地深耕细耙，杀伤虫源，减少幼虫的越冬基数，使用充分腐熟的有机肥。

（2）物理防治：在成虫发生期，利用规模化灯光诱杀。

（3）化学防治：无登记可用于凤丹皮的农药。

注：在生产实际中，药农针对凤丹皮种植中常见的根腐病会施用甲基硫菌灵、多菌灵、噁霉灵、广枯灵（噁霉灵＋甲霜灵）、咪鲜胺等；针对叶斑病会施用多菌灵、甲基硫菌灵、代森锰锌（络合态）＋甲霜灵、波尔多液等；针对灰霉病会施用波尔多液、甲基硫菌灵、代森锌等；针对紫纹羽病会施用多菌灵、甲基硫菌灵、代森锰锌、代森铵等；针对地下害虫会施用辛硫磷、氯虫苯甲酰胺等。

五、采 收

（一）采收期

育苗移栽后 4 ～ 6 年采收，采收时间为 9 ～ 10 月。

（二）采收方式

选晴天，先将地上枯黄枝叶除去，用带齿铁镐将根四周的土壤挖开，根据根的长短决定，一般深度为30～50 cm。挖掘时要将根的全体掘出，及时抖去泥土。

六、产地加工

（一）分拣

除去残留的根茎等非药用部分和其他杂质，将直径0.5 cm以上的根自根茎基部剪下。

（二）发汗

分拣后的根于阴凉通风处堆置1～2 d进行发汗，使其变软，易于剥离根皮部与木芯部。

（三）去芯

变软后的根除去须根。握紧鲜根，用力捻转顶端使根皮一侧破裂，皮心略脱离，一手捻住不裂口的一侧，一手捏住木芯，将木芯顺破裂口向下拉，边分离边剥出，除去木芯后，趁根皮柔软时，用手将根条捻直，并搓合裂缝口，按照粗细分级、晒干，产品习称"原丹皮"或"连丹皮""黑丹皮"。或者用竹片、玻璃片或瓷片刮去外表栓皮，去除木芯，晒干，产品习称"刮丹皮"或"粉丹皮"。

（四）晾晒

选择晴天，将去芯后的凤丹皮进行晾晒。晾晒过程中，严防雨淋等与水分接触，否则影响药材质量。

七、包装、贮存及运输

（一）包装

凤丹皮晾晒至含水量在12%以下时，选用无公害材料进行包装。包装袋上必须注明产品名称、重量、产地、销售单位名称、地址、生产日期、储藏条件等。

（二）贮存

置干燥、阴凉的库房中储藏，注意防鼠、防潮、防串味等。贮藏期间要定期检查和养护，发现受潮，应及时翻垛或摊晾阴干。

（三）运输

凤丹皮气味芳香，运输时尽量不要与其他药材混装。运输车辆和运载工具应清洁消毒，运输途中避免淋雨受潮，并尽可能地缩短运输时间。

历史沿革

凤丹皮最早的产地记载始于唐《四声本草》，其谓："……出和州（今安徽马鞍山），宣州（今安徽宣城、铜陵及芜湖部分地区）者并良。""和州""宣州"均位于今安徽东南部地区，包含今铜陵，此为铜陵药用牡丹的最早记载。据考证，关于人工栽培牡丹入药的记载，当以明代亳州薛凤翔《牡丹史》为早。又据凤凰山药农世代相传的说法，凤凰山真正作为药用栽培牡丹有500余年历史。因此，明代以前铜陵所产牡丹应为野生品，而能够自然分布到安徽铜陵地区的牡丹主要有杨山牡丹 *Paeonia ostii*，亦是当前铜陵地区栽培的主流品种。

由于铜陵水土气候适宜，所产的牡丹皮，具有条粗长直，肉厚粉足，木心细，亮心多，久贮不变色，久煎不发烂等特点。因此很快以"品质绝佳"而闻名于世。被称为"凤丹"，远销东南亚、日本等地。据记载，到明代崇祯年间（1628—1644），凤凰山的牡丹皮生产已发展到相当规模。至清代，铜陵的凤凰山（中山）、三条冲（东山，今属金榔村）和南陵县丫山（西山），即所谓"三山"地区，已成为全国著名的牡丹皮主产区。清代撰修的《铜陵县志》（1757）和《南陵县志》（1399），都把牡丹列为本县主要物产，并由远道而来的商人贩销到国内各地。同治年间（1862—1874），铜陵丹皮紧俏，"凤丹"市价之昂竟至"万斤稻谷易其担"。清末至民国初年，是铜陵历史上牡丹皮生产的鼎盛期，1924—1926年间，年产量曾达14 000余担。《增订伪药条辨》："产凤凰山者，枝长而条嫩，外用红泥浆过，极易变色，亦佳。产宁国府南陵县木猪山者，名摇丹皮，色黑带红，肉色白起粉者，亦道地。"可见，铜陵地区所产丹皮在清末民国初已经是非常知名，备受推崇。1959年《药材资料汇编》："以凤凰丹为上品，它的特点是外皮细腻香灰色，带有淡红色，内色粉白，肉分厚，两头剪平，缝口紧闭，条干圆直，内色久藏不变，上海药店一般多用此。"至今，铜陵产牡丹皮仍被认为品质最佳。

综上所述，铜陵栽培牡丹皮历史悠久，质量上乘，被奉为牡丹皮道地药材，习称"凤丹皮"。

牡丹皮产地历史沿革见表47。

表47 · 牡丹皮产地历史沿革表

年　代	出　　处	产 地 及 评 价
唐	《四声本草》	出和州（今安徽马鞍山），宣州（今安徽宣城、铜陵及芜湖部分地区）者并良
清	《铜陵县志》	铜陵本县主要物产
	《南陵县志》	南陵本县主要物产
民国	《增订伪药条辨》	产凤凰山者，枝长而条嫩，外用红泥浆过，极易变色，亦佳。产宁国府南陵县木猪山者，名摇丹皮，色黑带红，肉色白起粉者，亦道地
	《药物出产辨》	产山东济南府，安徽、江苏均有出。六月新。日本、朝鲜亦有出，两国论以朝鲜为好。向日多到，近日不见其来。惟气味不及中国所产也
现代	《药材资料汇编》	以凤凰丹为上品，它的特点是外皮细腻香灰色，带有淡红色，内色粉白，肉分厚，两头剪平，缝口紧闭，条干圆直，内色久藏不变，上海药店一般多用此

参考文献

［1］郭宝林，巴桑德吉，肖培根，等.中药牡丹皮原植物及药材质量的研究［J］.中国中药杂志，2002，27（7）：654-657.
［2］方成武，刘晓龙，周安，等.安徽南陵凤丹皮最佳采收期的考察［J］.现代中药研究与实践，2006，20（5）：20-23.
［3］方成武，杨晨，刘晓龙，等.安徽凤丹摘花蕾与砍老枝对根皮产量的影响［J］.中药材，2009，32（12）：1801-1803.
［4］彭华胜，王德群，彭代银，等.药用牡丹基原的考证和调查［J］.中国中药杂志，2017，42（9）：1632-1636.

木　瓜

木瓜为蔷薇科植物贴梗海棠 *Chaenomeles speciosa* (Sweet) Nakai 的干燥近成熟果实，药用历史悠久，始载于《名医别录》，且历代本草均有记载。木瓜具有舒筋活络、和胃化湿的功效，用于湿痹拘挛、腰膝关节酸重疼痛、暑湿吐泻、转筋挛痛、脚气水肿等病证，是筋脉拘挛要药。除药用之外，木瓜还名列国家首批"药食同源"名单，具有较高的食用价值。安徽宣城作为木瓜的道地产区，自宋代《本草图经》就有记载"今处处有之，而宣城者为佳"，此后历代本草均记载木瓜以安徽宣城为道地。2010年12月15日，中华人民共和国农业部批准对"宣木瓜"实施农产品地理标志登记保护。

本篇所述药材即为蔷薇科植物贴梗海棠 *Chaenomeles speciosa* (Sweet) Nakai 的干燥近成熟果实，相关技术和规范适用于安徽宣城宣州、宁国、广德、旌德、绩溪及相邻地区道地药材木瓜的生产加工。

一、产区生态环境

（一）海拔
适宜栽培海拔为 100 ～ 300 m。

（二）气温
适宜年平均气温为 15 ～ 16℃。

（三）降雨量
适宜年平均降雨量为 1 400 ～ 1 430 mm。

（四）土壤
适宜选择土层深厚、肥沃的壤土、砂壤土。

（五）地形地势
育苗基地应建在地势较高、土层深厚、湿润肥

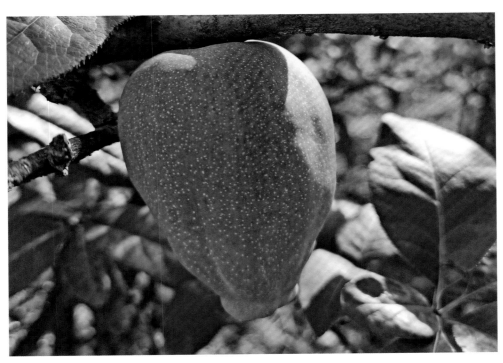

木瓜原植物一

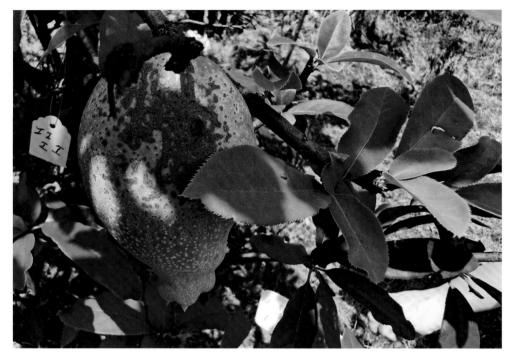

木瓜原植物二

沃、水源充足、排灌方便的开阔平坦地带，一般选择3°～5°的缓坡地，利于排水。生产基地多选择避风向阳、中等肥力的山坡、林地。

二、选地整地

（一）选地

1. 环境质量要求　宣木瓜生长于气候温暖、潮湿的山区，多见于阳坡。植被为针叶林、竹林、灌木林等，多以土壤肥沃、排水良好区域为主。适当保留山顶、山腰、山脚部位的植被，防止水土流失。

2. 空气、土壤及用水质量要求　同"艾叶"。

（二）整地

1. 苗床整地　整地时间为秋冬季节，整地前要进行林地清理。翻地深约30 cm，整平耙细作床，床宽120 cm、床间沟宽20 cm，沟深10 cm左右。均匀撒施经无害化处理的饼肥3 750 kg/hm²。

2. 移栽整地　宣木瓜株形矮，树势弱，结果稍多易倒伏，生产上以主枝、短侧枝挂果，因而需密植。地势平坦区域，按行距3 m，株距2 m挖穴，穴深60 cm左右，每穴施腐熟有机肥200 g作底肥。坡度大于10°整成梯田，宽1.5～2.5 m。配置方式为矩形或正方形，便于农林间作及行间抚育管理。

三、繁育方法

繁育方法分为有性繁殖和无性繁殖，其中，无性繁殖包括压条繁殖、扦插繁殖、分株繁殖。

（一）有性繁殖

1. 留种　在8月中旬果皮黄红色时进行采收，及时剖瓜取籽，去净瓤杂和瘪籽粒，将成熟的种子用湿砂贮藏。

2. 播种时间　生产上冬季播比春季播出苗齐。一般选择11月进行播种，出苗期较长。

3. 播前浸种　将种子筛去沙，淘洗后使用1‰的高锰酸钾溶液浸种10 min，然后捞起晾干。

4. 播种方法　一般采用条播，用种量150～3 000 kg/hm²。播后覆2 cm的细土，盖稻草，浇透水，外加小拱棚保温。冬季每隔10～15 d揭膜通风补湿。

5. 苗田管理　2月中旬小拱棚温度稳定在10℃以上时，种子开始破土，揭去稻草，保持苗床湿润。幼苗出土初期，可用70%甲基硫菌灵600～800倍液进行喷雾，预防灰霉病，每隔7 d喷1次。

（二）无性繁殖

1. 压条繁殖　春秋两季均可进行。在老株周围，将接近地面的健壮、无病虫害的枝条弯下，把中间

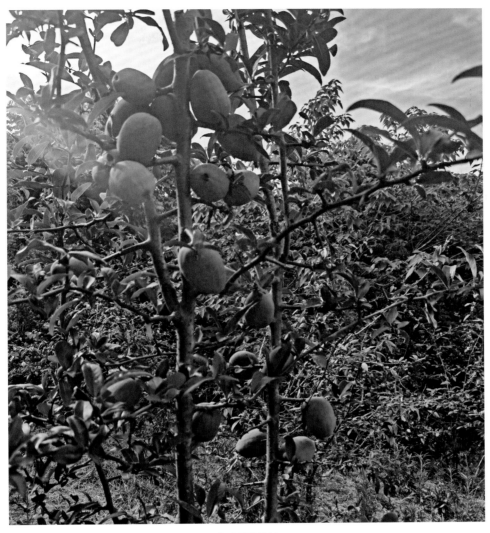

木瓜种植基地

压入土中。待枝条生根后，即可切下移栽。

2. 扦插枝条　春季发芽前，选择移栽后2～3年后健壮植株，剪取30 cm左右的嫩枝条，上端保留2～3个叶芽，按行距30 cm左右，株距15 cm左右斜插于苗床内。

3. 分株繁殖　秋季霜降前后或春季惊蛰至清明，选择生长健壮、高60 cm以上的根蘖苗连同须根从母根部切下，立即移栽。

（三）移栽

春、秋两季均可进行，以春季为佳。选择生长健壮，高约60 cm的苗，移栽，每穴1株，覆土后将植株向上轻提，使根舒展，再盖土、踩实，浇水，覆土高出地面10～20 cm，使呈龟背形，有利保温防冻，以利成活。

四、田间管理

（一）中耕除草

1. 防草布覆盖控制　林地内铺设防草布，控制杂草的生长。

2. 以草抑草　林地撒播绿肥植物如紫花苕子、三叶草、苜蓿等，可抑制杂草的生长。

3. 人工除草　每年旱季到来之前除草1次，将割除的杂草覆盖在根际降温保墒，旱季过后进行二次除草。

（二）施肥培土

每年落叶前1个月在树冠外围沟施基肥，每公顷施入经无害化处理的菜饼3 000 kg、农家肥30 000 kg；在开花前20 d，每公顷施入经无害化处理的菜饼

700 kg，钾肥 200 kg；在采收前后喷 2 次 0.4% 尿素液，间隔 10 d。此外，冬季应培土保根，以防霜冻。

（三）修剪整枝

成龄植株每年须进行 1 次修剪整枝。在冬季枝叶枯萎时或春季发芽前，剪去枯枝，病枝和衰老的粗枝以及过密的新枝，使树冠保持内空外圆。

（四）病虫害防治

1. 防治原则　同"艾叶"。

2. 防治措施

（1）农业防治：① 加强栽培管理，增强树势。② 合理整枝，改善通风透光条件。③ 开展彻底的清园工作，冬剪病枝，春剪病叶病花，减少次生侵染源。④ 带病残株集中烧毁。⑤ 合理施肥，多施腐熟有机肥。

（2）化学防治：无登记可用于宣木瓜的农药。

注：在生产实际中，药农针对木瓜种植中常见的花腐病会施用多效灵等；针对桃小食心虫会施用桃小灵等。

五、采　收

一般定植 3 ～ 5 年后开始坐果。采收期 6 ～ 8 月，果皮呈青黄色稍带紫色时即可采摘。留作种用的果实可以略迟，待成熟后再采摘。

六、产地加工

将采摘的鲜果放入沸水中烫 5 min 左右或放入蒸笼中蒸 10 min，取出，纵剖成两半，晒干或烘干后即可收藏。鲜干果折干率一般为 6 ∶ 1。

七、包装、贮存及运输

（一）包装

用麻袋包装，每件 50 kg。

（二）贮存

贮于阴凉干燥处，温度 30 ℃ 以下，相对湿度 70% ～ 75%。商品安全水分 10% ～ 15%。贮藏期间，应保持环境干燥、整洁；高温高湿季节，可使用生石灰、无水氯化钙等吸潮剂或吸湿机，降低仓库湿度。

（三）运输

药材批量运输时，注意不能与其他有毒物质混装；运输工具必须清洁、干燥、无异味、无污染，并有防晒、防潮等措施。

历史沿革

关于宣城木瓜的首次产地记载出自南北朝《本草经集注》："山阴、兰亭尤多，彼人以为良药，最治转筋。"山阴兰亭为今浙江绍兴等地。

宋代苏颂《本草图经》云："今处处有之，而宣城（今安徽省宣城市）者为佳。"

北宋《本草衍义》记载："今人多取西京（今河南洛阳）大木瓜为佳，其味和美。至熟止青白色，入药绝有功。胜（今内蒙古鄂尔多斯左翼后旗黄河西岸，与陕西、山西交界处）、宣州（今安徽宣城）者味淡。"从性状、功效上证明西京比宣州更突出。

明代《本草蒙筌》记载有："味酸，气温，无毒。各处俱产，宣州独良。"说明当时木瓜分布广泛，安徽宣城木瓜品质最佳。

明代《本草乘雅半偈》记载："木瓜处处有之，西京（雒）者最胜，宣城者亦佳，山阴兰亭尤多也。"同样说明木瓜分布广泛，四川广汉和安徽宣城品质佳。

清代《本草害利》记载："八月采实，切片晒干入药。宣州瓜陈生者良。"再次提到了木瓜以安徽宣城木瓜最好，且以陈木瓜为佳。

清代《得配本草》记载："宣州陈久者良。勿犯铁器，以铜刀切片。多食损齿及骨，病癃闭。血虚脚软者禁用。"描述了木瓜以安徽宣城木瓜最好，且以陈木瓜为佳，与上述本草《本草害利》记载一致。

《药材资料汇编》（1959）记载："产区颇广，有：① 浙江淳安、昌化；② 安徽宣城、宁国、歙县；③ 湖北资丘、长阳、巴东；④ 湖南慈利、桑植、石门、湘乡；⑤ 四川綦江、江津；其他各省亦有少量出产。以淳安、宣城所产品质最佳。"

《中药材手册》（1959）记载："主产于安徽宣城、宁国，浙江淳安、昌化，湖南慈利、湘乡，湖北长阳、资丘，四川江津、綦江等地。此外，云南、山东、河南、贵州、江苏、福建、江西、广西及甘肃等地亦产。"

《中华本草》记载："木瓜主产于四川、湖北、安徽、浙江。以安徽宣城、湖北资丘和浙江淳安所产质量最好。安徽宣城产者称宣木瓜。"

综上分析，历代所载木瓜主产地为湖北、安徽、浙江等地，自宋代以来一直较为推崇宣城所产，近代以来逐步形成宣城、淳安、资丘三大道地产区。

木瓜产地历史沿革见表48。

表48 · 木瓜产地历史沿革表

年 代	出 处	产 地 及 评 价
南北朝	《本草经集注》	山阴、兰亭尤多，彼人以为良药，最治转筋
宋	《本草图经》	今处处有之，而宣城者为佳
	《本草衍义》	今人多取西京大木瓜为佳，其味和美。至熟止青白色，入药绝有功。胜、宣州者味淡
明	《本草蒙筌》	各处俱产，宣州独良
	《本草乘雅半偈》	木瓜处处有之，西京者最胜，宣城者亦佳，山阴兰亭尤多也
清	《本草害利》	宣州瓜陈生者良
	《得配本草》	宣州陈久者良
现代	《中药材手册》	主产于安徽宣城、宁国，浙江淳安、昌化，湖南慈利、湘乡，湖北长阳、资丘，四川江津、綦江等地。此外，云南、山东、河南、贵州、江苏、福建、江西、广西及甘肃等地亦产
	《中华本草》	木瓜主产于四川、湖北、安徽、浙江。以安徽宣城、湖北资丘和浙江淳安所产质量最好。安徽宣城产者称宣木瓜
	《药材资料汇编》	产区颇广，有：① 浙江淳安、昌化；② 安徽宣城、宁国、歙县；③ 湖北资丘、长阳、巴东；④ 湖南慈利、桑植、石门、湘乡；⑤ 四川綦江、江津。其他各省亦有少量出产。以淳安、宣城所产品质最佳

参考文献

［1］李娜，张卫明，姜红芳，等.宣木瓜中多糖含量测定［J］.中国野生植物资源，2010，29（5）：55-57.
［2］李娜，姜红芳，金敬宏，等.不同采收期的宣木瓜总黄酮含量分析［J］.食品研究与开发，2011，32（2）：112-114.

［3］彭华胜，王德群.安徽地道药材宣木瓜生产现状与保护对策［J］.现代中药研究与实践，2003，17（2）：17-18.

［4］彭华胜，王德群.木瓜属3种药用植物中文名考证［J］.中华医史杂志，2009，39（4）：209-213.

［5］严睿文，张秀真，陈勤.宣木瓜中齐墩果酸的分离提取及含量测定［J］.现代科学仪器，2008（5）：83-85.

［6］严宜昌，黄鹤，万明.两种产地加工方法对木瓜药材质量的影响研究［J］.湖北中医药学院学报，2009，11（4）：27-29.

［7］周根土.宣木瓜丰产栽培技术［J］.经济林研究，2003，21（4）：85-86.

［8］朱晨晨，程菁菁，谢晓梅.中药木瓜水溶性总有机酸含量比较［J］.现代中药研究与实践，2011，25（3）：75-76.

木　香

木香为菊科植物木香 *Aucklandia lappa* Decne. 的干燥根，其性温，味辛、苦，归脾、胃、大肠、三焦、胆经，具有行气止痛、健脾消食的功效，用于胸脘胀痛、泻痢后重、食积不消、不思饮食等病证。木香用药历史悠久，始载于《神农本草经》，列为上品，是传统的大宗药材。木香目前在我国云南、陕西、湖北、贵州、四川等地均有种植，其中云南为道地产区。云南从印度引种种植，已有近百年的栽培历史，云木香体实坚、根条均匀、香味浓，是享誉国内外的道地药材。

本篇所述即为菊科植物木香 *Aucklandia lappa* Decne. 的干燥根，相关技术和规范适用于云南丽江、迪庆、大理、怒江等滇西北及周边地区道地药材木香的生产加工。

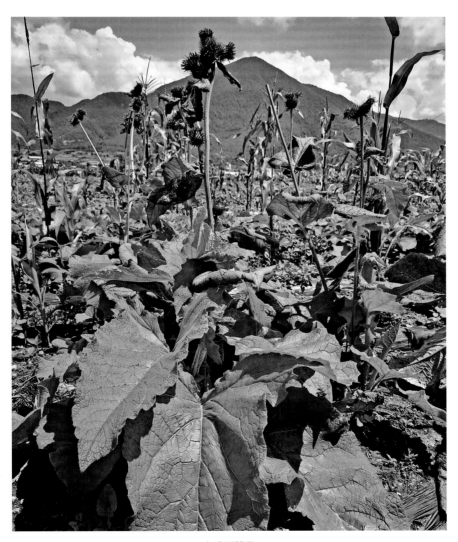

木香原植物

一、产区生态环境

（一）海拔

适宜海拔为 2 200 ～ 3 500 m，最适宜的海拔为 2 700 ～ 3 200 m。

（二）土壤

宜选择土层厚度在 30 cm 以上，土壤疏松肥沃，有机质在 2% 以上的砂壤土或壤土，pH 为微酸性至中性。

（三）气温

适宜年平均气温为 5 ～ 16℃。

（四）无霜期

适宜年平均无霜期为 150 ～ 180 d。

（五）降雨量

适宜年平均降雨量为 800 ～ 1 100 mm，空气相对湿度为 60% ～ 80%。

（六）地形地势

适宜坡度 ≤ 20° 的缓坡地、台地或平地。

二、选地和整地

（一）选地

1. 产地环境要求　在丽江、迪庆、大理、怒江等地区或周边，选择生态条件良好、远离污染源的区域，以深厚疏松、土质肥沃、排水性好的砂壤土为宜。栽培地块可选择生荒地、熟荒地、熟土地。避免选择地势低洼、容易积水的地块。

注：忌连作，要求选择新地或间隔年限在 3 年以上地块。

2. 空气、土壤及用水质量要求　同"艾叶"。

（二）整地与施肥

于头年 12 月进行深翻土壤，翻耕深度在 25 cm 以上，晒垡。播种前 10 ～ 15 d 进行精细整地，撒施有机肥（厩肥、堆肥或腐殖质土）30 000 ～ 60 000 kg/hm² 和复合肥 225 kg/hm²，耙地、碎土，土粒直径 2 cm；清除田间残茬、杂草。坡地和台地种植云木香，应顺山坡方向进行挖沟和理厢。平地种植应起高厢，厢高 25 ～ 30 cm，厢面宽 80 ～ 90 cm，中间略高，两边略低，呈板瓦形。地块中间和四周要开挖边沟、十字沟和背沟。

（三）盖膜

理厢后根据厢面宽度，选择不同的地膜宽幅，并及时盖膜。盖地膜应使地膜与土壤紧密贴严，不能漏风。地膜以黑色地膜为佳。

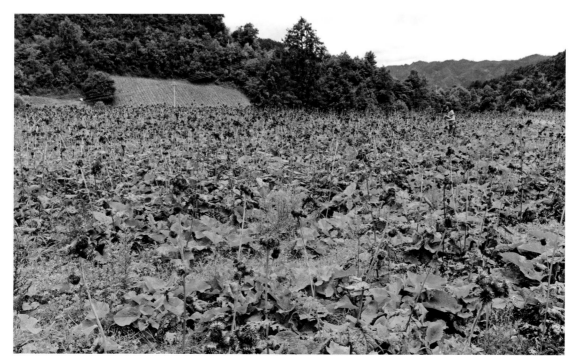

木香种植基地

三、种子繁育

（一）繁种要求

种子田周围1 km范围内无其他木香种植；种植密度为120 000～150 000株/hm²；留种植株选择生长健壮、无病虫害、生长整齐一致的二年生及以上植株留种；种子田管理和病虫害防治按相关要求执行。

（二）采收时间

云木香种子成熟期为8月中下旬到9月上旬，当花苞为黄褐色时适时采收，宜选择晴天、无风、无露水时采收。

（三）采收方法和处理

采收时把整个果序带部分果柄割下，扎成小把倒挂通风处晾晒，2～3 d后总苞松散，用木棒轻轻敲打出种子，除去杂质和秕粒，再晾晒5～7 d，直至种子水分≤12%时进行包装。

（四）种子质量要求

种子千粒重＞20 g，净度＞85%，发芽率＞80%。

（五）包装

用洁净、干燥、透气的布袋或麻袋，在包装袋上应注明种源编号、采收日期、种子等级、生产者、生产地址等相关信息。

（六）贮存

云木香种子要在干燥阴凉处进行贮存，贮存时间以一年为限。种子运输时，应有防雨防晒措施。

四、播　种

（一）播种时间

春播在3月底至5月中旬，秋播为8月至9月下旬播种。

（二）种子处理

播种前，种子用50%多菌灵500倍液浸种12 h，用30～40℃温水浸泡2 h，取出后适当晾干晒再用于播种。秋播一般不进行种子处理。

（三）播种方法

采用三角形穴播方法进行播种，穴距25～30 cm，用手破膜，穴深3～5 cm，每穴放3～5粒种子。

（四）播种量

用种量12～15 kg/hm²。

五、田间管理

（一）间苗与补苗

云木香苗期需要间苗两次，4～5片真叶时进行第1次间苗，6片真叶时进行第2次间苗，每穴留苗

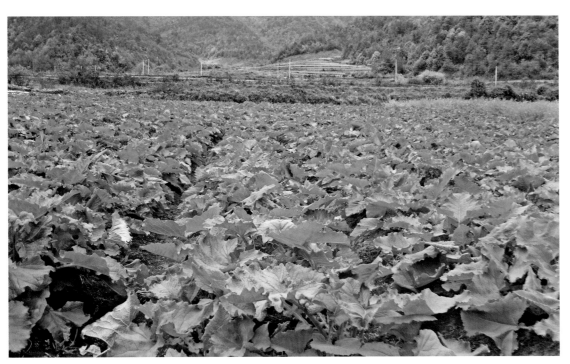

云木香苗期

2～3株，确保每公顷有苗120 000～150 000株。

（二）中耕除草

苗期除草3～4次，至封厢后即可停止除草。第2年返青后视田间情况进行及时除草至封厢。秋季将近地面的枯老叶和杂草除去，集中处理。

（三）揭膜

种子出苗后及时放苗，出苗孔要用土封严。一般情况下，在云木香第1年的生长期间，为防止杂草，不揭地膜，到第2年3月结合追肥揭膜。为防止残膜污染土壤，揭膜后应及时清除残膜，残膜回收集中处理。

（四）排灌

一般情况下，云木香不用浇水，在特别干旱的情况下进行适当的灌溉浇水。6～9月进入雨季，要及时排水，防涝，做到田间无积水。

（五）施肥

第1年苗期在7月中旬，在云木香苗根部追施复合肥（氮：磷：钾=15：15：15），每公顷用量180 kg，10月到11月结合培土每公顷施用15 000～30 000 kg农家肥或草木灰；第2年6月中旬，每公顷施复合肥（氮：磷：钾=15：15：15）225 kg。

（六）打顶去蕾

第2年5～6月后云木香进入现蕾期，要对云木香种植田进行打顶去蕾，用洁净的镰刀将已经抽薹的花枝割掉，促进养分向根部转移。

（七）病虫害防治

1. 防治原则　同"艾叶"。

2. 防治措施

（1）农业防治：① 选择抗病性强的优良种源，进行合理轮作。② 选择光照充足、土层深厚、排水良好的砂壤土、高厢宽沟进行种植。③ 科学施肥，控制氮肥施用量，适度增加磷肥和钾肥的施用量。④ 合理排灌，防止积水。⑤ 及时中耕松土、除草，清除田间杂草，发现病株及时拔除，并用生石灰进行土壤消毒。

（2）化学防治：无登记可用于木香的农药。

注：在生产实际中，药农针对云木香种植中常见的根腐病会施用代森锰锌、噁霉灵等；针对早疫病会施用多菌灵、百菌清、乳油腈菌唑等；针对蚜虫会施用啶虫脒等；针对地老虎和蛴螬会施用毒死蜱、辛硫磷等。

六、采　收

（一）采收期

木香从播种到采挖时间为2～3年。种植第2年

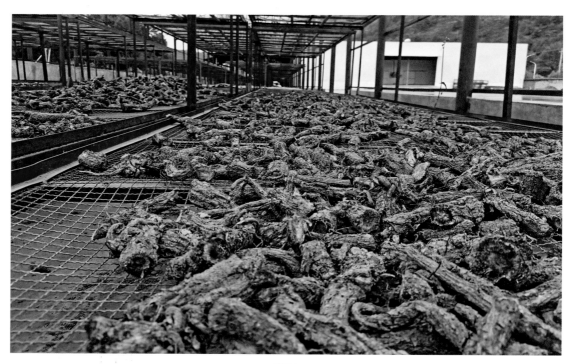

晾晒

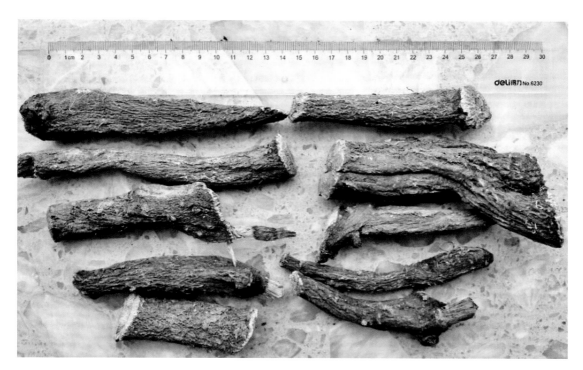

云木香药材

或第3年可根据实际情况进行采挖，多于10月到11月下旬，地上茎叶完全枯萎时即可采挖。

（二）采收方式

选择晴天进行采挖，从厢面一端用条锄顺序将根部全部挖出，放置在厢面上，抖净泥土，运回初加工场地。挖出的新鲜根干燥前要防止霜冻。

七、产地初加工

（一）分选

将采挖回来的木香根放在洁净的场所进行分选（不可水洗），拣出杂物、病根、受损伤根。

（二）切段

将分选后的木香新鲜根切去侧根和芦头，将主根切成10～15 cm的截断。

（三）干燥

将截段的根、芦头、侧根分别进行晾晒或烘干（温度为40～50℃），干燥过程中应注意勤于翻动，直至干燥。

（四）撞皮

将干燥后的木香根截断装入铁质撞桶里，撞净须根、粗皮、泥沙，至根表面呈棕灰色即可。

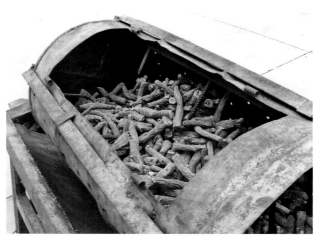

云木香撞皮

八、包装、贮存及运输

（一）包装

用编织袋或麻袋进行包装，包装物应洁净、干燥、无污染，包装材料符合国家有关卫生要求。并注明采收日期、加工日期、批号、加工单位、地址等内容。

（二）贮存

仓库应清洁无异味、通风、干燥、无直射光，应具备通风除湿设备，并具有防鼠、虫、禽畜的措施。货架与墙壁的距离不得少于100 cm，离地面距离不得少于20 cm。木香贮存过程中不能与对药材质量有损害的物质混贮。

（三）运输

运载容器必须清洁、干燥、无异味、无污染。运输中应防雨、防潮、防暴晒。

历史沿革

木香历代产地记载中，东汉至梁，其质优者可能是云南保山所产，亦可能集散于保山；集散于保山者，其产地则为东南亚地区。至梁后期开始，木香则多从广州进口，其产地亦为东南亚地区，质量较差者产于西域。新中国成立后，国产木香足以满足需求，故不再进口，主要栽培在云南西北部地区。

木香的产地历史沿革见表49。

表 49 · 木香产地历史沿革表

年 代	出 处	产 地 及 评 价
汉	《神农本草经》	生山谷
魏晋	《名医别录》	生永昌（今云南保山）
南北朝	《本草经集注》	永昌不复贡，今皆从外国舶上来
唐	《新修本草》	此有二种，当以昆仑（今东南亚地区）来者为佳，出西胡（即西域）来者不善
宋	《本草图经》	生永昌山谷，今唯广州舶上有来者，他无所出……以其形如枯骨良
明	《本草纲目》	南番诸国皆有
	《本草品汇精要》	（道地）昆仑及广州舶上来者佳
民国	《药物出产辨》	产中国西藏、印度、叙利亚等处，名番木香，味浓厚
	《中药材手册》	云木香主产于云南丽江，尤以鲁甸、榕峰等地最多
现代	《药材资料汇编》	云木香，主产云南丽江专区巨甸区、鲁甸村、安乐、太平、拖龙等地，形态质量与印木香相同。【注】在抗战前，有鹤庆人张茂明，由印度携回木香种子，在丽江鲁甸村试种，生长良好，因张家围墙密栽，不使外人知道，昆明药商，均以广木香之价值，向他购买，故获利颇大，因其时尚无云木香之称，后来农民出高价向张家购得种子，方始大量移栽，逐年推广，行销各地，始有云木香之名，产量不断上升
	《中华本草》	原产于印度，从广州进口，习称"广木香"；我国现主要栽培于云南丽江、迪庆、大理，四川涪陵等地，又称"云木香"。销全国，并出口。此外，湖南、湖北、广东、广西、陕西、甘肃、西藏亦产

参考文献

［1］金颖慧，齐德英，历凯，等.木香、青木香的本草考证及其方药辨析［J］.中医药信息，2013，30（1）：33-35.

［2］杨丽云，徐中志，陈翠，等.丽江优质云木香基地生态区划和布局研究［J］.现代中药研究与实践，2011，5（9）：37-39.

［3］杨少华，陈翠，康平德，等.不同栽培措施对云木香产量的影响［J］.中国农学通报，2011，27（6）：60-63.

［4］康平德，吕丽芬，陈翠，等.云木香不同采收期产量性状及成分分析［J］.云南中医学院学报，2009，2（14）：39-41.

［5］李林玉，刘大会，杨斌，等.木香的本草考证［J］.中药材，2020，2（43）：490-493.

南板蓝根

南板蓝根为爵床科植物马蓝*Baphicacanthus cusia* (Nees) Bremek.的干燥根及根茎，具有清热解毒、凉血的功效，用于温病发癍、丹毒流感、流脑等病证。南板蓝根广泛分布于我国西南、华南及华东地区，作为抗病毒常用中草药，具有悠久而广泛的民间及临床药用历史。

本篇所述药材即为爵床科植物马蓝*Baphicacanthus cusia* (Nees) Bremek.的干燥根和根茎，相关技术和规范适用于云南红河金平及周边地区主产药材南板蓝根的生产加工。

一、产区生态环境

（一）海拔

适宜海拔为800～1 800 m。

（二）气温

适宜年平均气温约为20℃。

（三）无霜期

适宜年平均无霜期约为300 d。

（四）光照

适宜年平均日照时数为1 600 h左右。

（五）降雨量

雨量充沛，适宜年平均降雨量达1 600 mm，年平均相对湿度为80%。

（六）土壤

适宜有机质和腐殖质含量丰富的红黄壤，且土壤疏松、肥沃，排水良好。

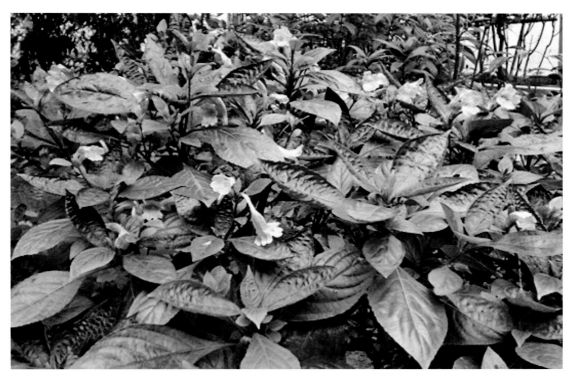

南板蓝根原植物

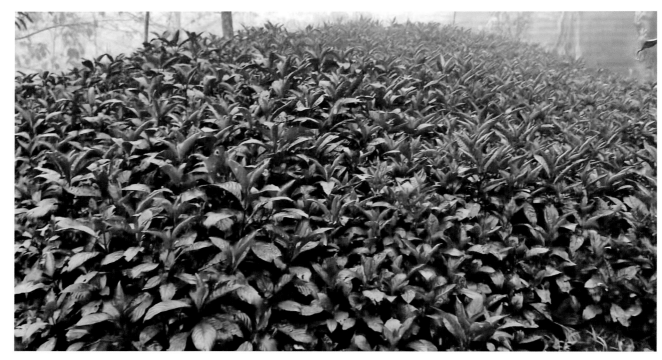

南板蓝根种植基地

（七）地形地势

选择无污染的山区，朝东向南的山坡地为最佳。

二、选地与整地

（一）选地

1. 产地环境要求　选择不受污染源影响或污染物含量限制在影响范围之内、生态环境良好的农业生产区域，不宜在靠近公路、厂矿等易受环境污染处。

2. 空气、土壤及用水质量要求　同"艾叶"。

（二）整地

深耕土壤20～30 cm，晾晒。结合整地施入有机肥30 000 kg/hm²，然后耙碎整平、起畦，畦宽度约90 cm。

三、播　种

（一）选种

选择上一年果粒大、饱满、无病虫害的植株为留种母株。种子净度不低于95%，发芽率不低于70%。

留种要求：选择生长健壮、长势一致的一年生马蓝作为留种田。春季种植的马蓝可于11月至翌年1月采收，以保证其产量和质量。待果实转为暗褐色时采集，置太阳下晒2～3 h，再置于阴凉处风干5～10 d，待其自动爆裂弹出种子后，除净果壳；置于通风干燥的室内后熟1周，然后晒干、脱粒、除去杂质，贮藏备用。

（二）播种

1. 种子处理　播种时先用清水浸泡种子6～8 h，充分吸胀后捞出晾干。

2. 播种时间　4月及8月中下旬均可播种。

3. 播种量　播种量每公顷22.5～30 kg。

4. 播种方法　将种子撒播于苗床或大田上，用锯末或碎细腐叶土覆盖1～2 cm厚，淋透水，保持苗床湿润。在已整好的苗床上按40～50 cm的行距开出1.5 cm的浅沟，沙拌种子（比例为5∶1）均匀撒播于沟内，再施2～3 cm的腐殖土或河沙，淋足水，保持土壤湿润直至移苗。播种后10 d左右苗出齐，当苗长15～18 cm时移栽至大田。

四、田间管理

（一）松土、除草

及时除草。进行3～4次松土，第1次在幼苗成长为4叶时；第2次在幼苗成长1个月后；第3次则在收获前期。

（二）间苗、补苗、定苗

当苗高6 cm左右时，及时间苗、补苗，结合松土进行定苗，株距6～10 cm。

（三）施肥

使用无污染残留的化肥或腐熟农家肥，基肥以有机肥为佳。间苗后，结合中耕除草追施一次腐熟农家肥2 250～3 000 kg/hm²。每次采叶后，追施一次腐熟农家肥300 kg/hm²，加硫酸铵75～105 kg，以促多发新叶。若不采叶，可少追肥。也可使用含氮、磷、钾的化肥，其中氮：磷：钾=18：7：10，使用量375 kg/hm²。

（四）割叶

生长旺盛时期割叶1次。

（五）病虫害防治

1. 防治原则　同"艾叶"。

2. 防治措施

（1）农业防治：① 合理的轮作、间作，改良土壤肥力。② 深耕细作、除草、修剪、清洁田园及调节播种期。③ 科学合理施肥。

（2）化学防治：无登记可用于南板蓝根的农药。

注：在生产实际中，药农针对南板蓝根种植中常见的猝倒病会施用咪酰胺、甲环唑、疸仙、移栽灵等；针对蝼蛄会施用敌百虫等；针对蚜虫在播种前及移栽期会施用灭蚜松，为害期用毒赛耳、敌百虫等。

五、采　收

（一）采收期

南板蓝根一般在定植9～10个月后采收，适宜采收期为每年12月。

（二）采收方式

先将地上部分的茎叶齐地面收割，然后挖出头根，抖去泥土，或整株挖出。

六、产地加工

采挖后净制，晒干或烘干。

七、包装及贮存

（一）包装

将检验合格的产品按不同商品规格分级包装。在包装物上应注明产地、品名、等级、净重、毛重、生产者、生产日期及批号。

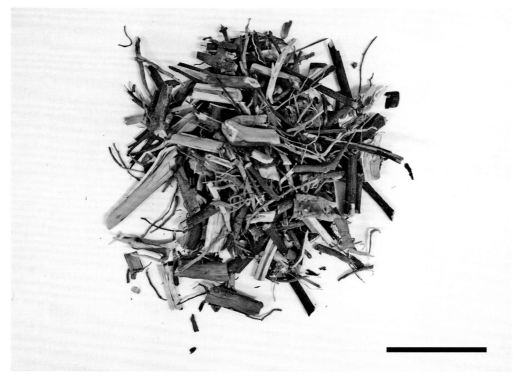

南板蓝根药材

（二）贮存

需贮存在通风、干燥、阴凉、无异味、避光、无污染并具有防鼠、防虫设施的仓库内，仓库相对湿度控制在45%～60%，温度控制在0～20℃。药材应存放在货架上，与地面距离15 cm，与墙壁距离50 cm，堆放层数为8层以内。贮存期应注意防止虫蛀、霉变、破损等现象发生，做好定期检查养护。

历史沿革

关于南板蓝根最早的记载，出于《神农本草经》："主解诸毒，杀蛊蚑，注鬼，螫毒。久服，头不白，轻身。生平泽。"说明当时发现南板蓝根广泛分布于平湖、湿地周边。春秋战国以后，随着文化中心的南移，板蓝根的分布区域逐渐南移，广西、广东、福建、贵州、云南开始大量种植南板蓝根，云南成为主要产区之一。

2012年，杨成梓等调研发现马蓝野生资源主要分布于广西、云南、福建、广东等地，总面积约380万平方米，蕴藏量150万千克以上，年产南板蓝根50万千克以上，再次印证了云南是南板蓝根的主产区之一。在云南瑶族主要聚居地（红河金平地区等），人们长期种植、采摘马蓝叶做扎染。红河金平及周边地区，地处滇南低纬高原地区，属热带季风气候带，雨量充沛，干湿分明，年平均降雨量2 330 mm，年均气温18℃，非常适宜马蓝的生长。因此当地大力推广马蓝的种植，目前红河金平南板蓝根生产加工面积在云南省内占据绝对优势。2016年云南南板蓝根种植面积4 000余公顷，药材产量2 500万余千克，主要集中种植于红河，以金平及其周边地区生产规模最大。

参考文献

［1］杜沛欣.马蓝（南板蓝根）的生物学特性研究［D］.广州：广州中医药大学，2008.
［2］陈晓庆.南板蓝（马蓝）栽培的关键技术研究［D］.广州：广州中医药大学，2011.
［3］张丹雁，陈晓庆，林秀旎，等.南板蓝根规范化生产标准操作规程（SOP）［J］.现代中药研究与实践，2011，25（6）：19-22.
［4］张丹雁，朱家辉，杜沛欣.南板蓝根病虫害调查与防治［C］//中国中西医结合学会中药专业委员会.2007年中华中医药学会第八届中药鉴定学术研讨会、2007年中国中西医结合学会中药专业委员会全国中药学术研讨会论文集.长沙：《湖南中医大学学报》编辑部，2007：199-201.
［5］张丹雁，陈晓庆，杜沛欣，等.不同肥料种类对南板蓝根产量及靛玉红含量的影响［J］.中药新药与临床药理，2010，21（5）：531-533.
［6］杨成梓，刘小芬，范世明.药用植物马蓝的资源调查研究［J］.中国现代中药，2012，14（3）：33-35，38.

牛　膝

牛膝为苋科植物牛膝 *Achyranthes bidentata* Bl. 的干燥根，具有逐瘀通经、补肝肾、强筋骨、利尿通淋、引血下行的功效，用于经闭、痛经、腰膝酸痛、筋骨无力、淋证、水肿、头痛、眩晕、牙痛、口疮、吐血、衄血等病证。牛膝药用历史悠久，为常用大宗中药材，历代本草文献所记载的牛膝多指怀牛膝，并且自唐代始，大多以怀地产者为优，其道地药材的地位至少在唐宋之际已经确立。牛膝道地产区以河南焦作的温县、武陟、博爱、沁阳、孟州以及周边地区等为核心。对于牛膝的应用，则认为牛膝制炒能补肝肾，生用能去恶血。现今，牛膝仍作为优质道地药材在应用，其以补肝肾、强筋骨、逐瘀通经、引血下行之效广泛运用于临床。

本篇所述药材即为苋科植物牛膝 *Achyranthes bidentata* Bl. 的干燥根，相关技术和规范适用于河南焦作及周边地区的道地药材牛膝的生产加工。

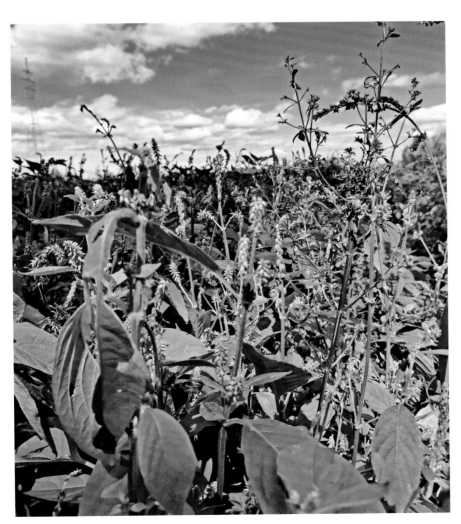

牛膝原植物

一、产区生态环境

（一）海拔

适宜海拔为 50 ～ 500 m。

（二）无霜期

适宜年平均无霜期为 197 d 以上。

（三）光照

适宜年平均日照时数为 2 500 ～ 2 757 h，日照百分率为 35% ～ 70%。

（四）降雨量

适宜年平均降雨量为 500 ～ 1 000 mm，环境相对湿度为 34% ～ 55%。

（五）土壤

以砂壤土为主，土壤质地以结构疏松的壤土为佳，土壤 pH 以 7 ～ 8.5 为宜，土层厚度要在 30 cm 以上。

（六）地形地势

选择坡度小于 15° 的坡地或平地，坡向以东南至西北方向为佳，田间通风和排水条件良好，有浇灌条件。

二、选地整地

（一）选地

1. 产地环境要求　选择不受污染源影响或污染物含量限制在允许范围之内，生态环境良好的农业生产区域。

2. 空气、土壤及用水质量要求　同"艾叶"。

（二）整地

选择疏松沙质壤土。整地作畦，每公顷施有机肥 45 000 kg，三元复合肥 750 kg，耕深 30 cm 以上，耙细整平。

三、播　种

（一）播种材料

以《中国药典》（2020 版）收载的苋科植物牛膝（*Achyranthes bidentata* Bl.）为物种来源，选择籽粒饱满的种子。

（二）播种方法

6 月按行距 15 ～ 20 cm 条播，播种深度 0.5 ～ 1 cm，覆土镇压。每公顷播种量 30 ～ 45 kg。

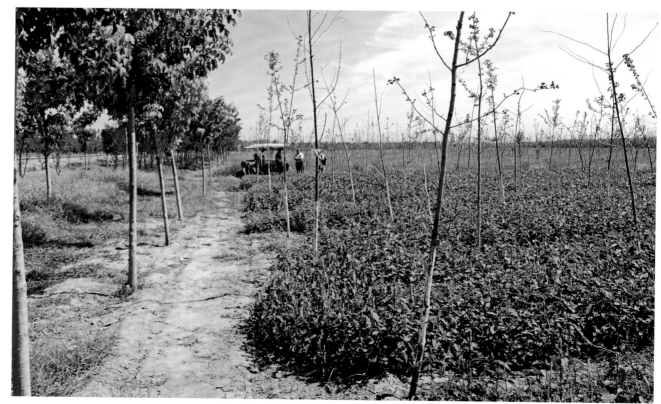

牛膝种植基地一

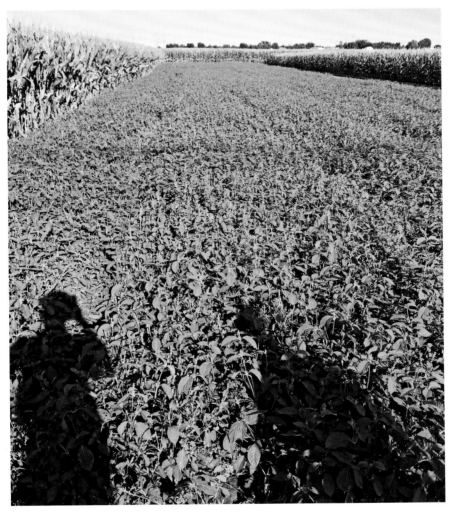

牛膝种植基地二

四、田间管理

（一）间苗定苗

结合中耕各间苗、补苗1次。第1次间苗每隔4～5cm留苗1株；第2次每隔8～10cm定苗1株。

（二）中耕除草

幼苗出土后及时中耕除草，保持田间土壤疏松无杂草。

（三）追肥

8月初，每公顷追施过磷酸钙180 kg、硫酸铵112.5 kg。

（四）灌水排水

干旱及时浇水，追肥后及时浇水，雨季注意排水。

（五）割梢

出现旺长现象时，用镰刀割去顶端20 cm左右。

（六）病虫害防治

1. 防治原则　同"艾叶"。

2. 防治措施

（1）农业防治：① 与禾本科作物实行3～5年轮作。② 栽种前，清理田间，病叶残株及杂草集中烧毁。③ 加强水肥管理，雨后及时排水，保持田间排水通畅，不积水。④ 发病后，及时拔除病株，集中烧毁。⑤ 合理施肥，提高植株抗病力。

（2）化学防治：无登记可用于牛膝的农药。

注：在生产实际中，药农针对牛膝种植中常见的根腐病会施用多菌灵、甲基硫菌灵、苦参碱等；针对枯萎病会施用琥胶肥酸铜、噁霉灵、乙蒜素、虫螨腈等；针对叶斑病会施用噁霉灵、多菌灵、代森锰锌络合物等；针对豆芜青会施用多杀霉素、虫酰肼等；针对银纹夜蛾会施用阿维菌素、乙蒜素、虫螨

腈、氯虫苯甲酰胺、辛硫磷等。

五、采 收

（一）采收期

一般于当年10月下旬至11月上旬霜降前后，地上茎叶枯萎时进行采挖。

（二）采收方式

1. 人工采挖　用镰刀割去牛膝地上部分，顺垄采挖，避免断根。

2. 机械采挖　对于平地大面积种植牛膝可采用根茎类药材挖掘机进行采收。

六、产地加工

（一）晾晒

抖去泥沙，直接晾晒，于早晚翻动，防止须根掉落。

（二）扎把

晒至七成干时，理直根条，扎成小把，再晾至干。干燥的牛膝含水率不得过15%。

七、包装、贮存及运输

（一）包装

将检验合格的产品堆垛存放，或选择无公害的包材，按不同商品规格分级后包装。外包装上必须注明产品名称、批号、重量、产地、等级、日期、生产单位、地址、贮存条件。

（二）贮存

适宜温度28℃以下，相对湿度68%～75%，商品安全水分11%～14%。夏季最好放在冷藏室，防止生虫、发霉、泛糖（油）。贮藏期应定期检查，消

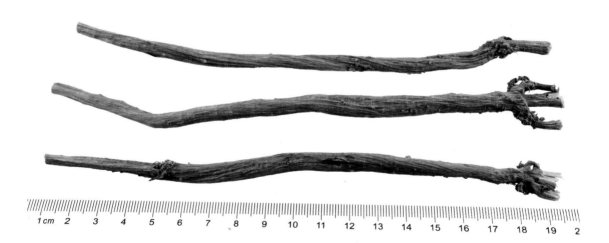

牛膝药材一

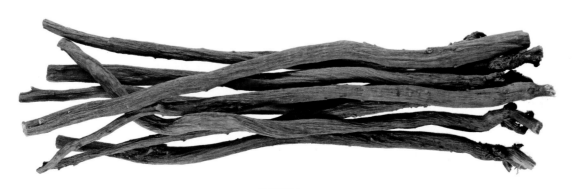

牛膝药材二

毒，保持环境卫生整洁，经常通风。商品存放一定时间后，要换堆、倒垛。有条件的地方可密封充氮降氧保护。发现轻度霉变、虫蛀，要及时翻晒，严重时用磷化铝等熏灭。

（三）运输

运输工具必须清洁、干燥，遇阴雨天应严防雨、防潮。运输时应严禁与可能污染其品质的货物混装。

参考文献

［1］杜真辉，董诚明，夏伟，等.不同土壤条件下怀牛膝质量评价［J］.中国现代中药，2016，18（9）：1164-1166.

［2］张红瑞，杨静，沈玉聪，等.栽培技术对牛膝品质的影响研究［J］.河南农业，2015（11）：42-43.

［3］刘丹.水肥对怀牛膝产量及质量的影响［D］.郑州：河南中医药大学，2018.

［4］张智勇.怀牛膝的高产栽培［J］.特种经济动植物，2011，14（10）：38-39.

［5］张同庆，訾东乾，石卫东，等.怀牛膝病虫害绿色防控技术［J］.河南农业，2020（1）：42.

羌　活

羌活为伞形科植物羌活 *Notopterygium incisum* Ting ex H. T. Chang 或宽叶羌活 *Notopterygium franchetii* H. de Boiss.的干燥根茎和根，具有解表散寒、祛风除湿、止痛的功效，用于风寒感冒、头痛项强、风湿痹痛、肩背酸痛等病证。目前多用川羌活，来源于羌活 *Notopterygium incisum* Ting ex H. T. Chang，主要产于四川阿坝、甘孜和绵阳平武、北川等地，及毗邻的甘肃甘南迭部、青海果洛久治、班玛及玉树各地等。

本篇所述即为伞形科植物羌活 *Notopterygium incisum* Ting ex H. T. Chang 的干燥根茎和根，相关技术和规范适用于四川阿坝、甘孜和绵阳市平武、北川等地，及毗邻的甘肃甘南迭部，青海果洛久治、班玛等地和玉树及邻近地区道地药材川羌活的生产加工。

一、产区生态环境

（一）海拔

适宜海拔为 2 800 ～ 3 800 m。

（二）气温

适宜年均气温以10℃以下为宜，1月均温–12 ～ 0℃，7月均温5 ～ 18℃。

（三）无霜期

适宜年平均无霜期大于90 d。

（四）降雨量

适宜年平均降雨量为400 ～ 1 000 mm。

（五）土壤

适宜亚高山森林土和高山草甸土，土壤深厚，微酸性，土质疏松，富含凋落物与腐殖质，或有较

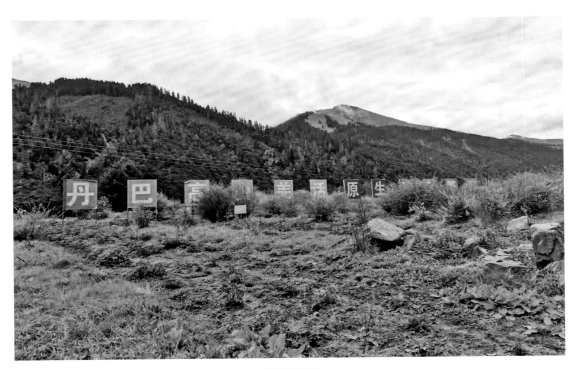

羌活种植基地

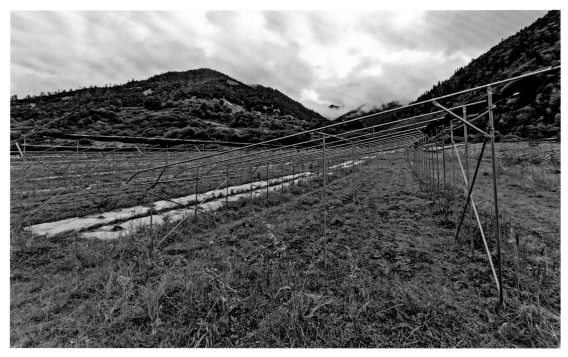

羌活育苗基地

厚地被层（草木层或者苔藓层）。

二、选地整地

（一）选地

1. 产地环境要求　喜凉爽湿润气候，耐旱耐阴。
注：川羌活忌连作。

2. 空气、土壤及用水质量要求　同"艾叶"。

（二）整地

1. 整地　每公顷施腐熟有机肥混合腐殖土45 000～75 000 kg；翻耕混匀，整细耙平，拣去杂草、石块，清除多年生杂草繁殖根茎、宿根等。

2. 开厢　沿坡度从上至下开厢，育苗地厢面宽1.0～1.2 m、沟深20 cm。定植地厢面宽1.2～1.5 m、沟深30 cm。

三、育苗移栽

（一）种子繁殖

1. 留种

（1）种子采收：从8月中下旬到9月上旬，果实表面为浅黄褐色时采收。采收时，截取果序，捆成束，晾于阴凉干燥处，适时脱粒。

（2）种子储藏：在阴凉干燥处摊晾，或在低于40℃的条件下烘干。置冷凉干燥处储藏，将种子含水量控制在10%以下，储藏时间不超过3年。

2. 播种

（1）播种时间：分为春播和冬播，春播时间为4月下旬前、土壤解冻后，冬播时间为11月下旬至12月中旬。

（2）播种前处理：播种前将种子用清水浸泡24 h，浸泡后的种子与洗净的河沙按体积比1∶3混合均匀，捏之成团，松开即散。置于10～25℃条件下层积5至6个月，定期翻动并检查层积的温度与水分状况，然后置于低于5℃温度下放置30 d以上，用于播种。

（3）播种方法：条播，横厢开沟，沟间距20 cm，沟深0.8～1.5 cm。将处理好的种子与5倍体积腐殖土混匀后撒播。播种后，适量浇水，用筛过的腐殖土覆盖种子，再用草垫覆盖厢面。育苗用种量以600～1 000粒/m²为宜。

3. 苗床管理　保持苗床湿润，盖草保墒，促使种子萌发早、出苗齐、苗壮。当川羌活子叶出土1 cm时，选阴天或傍晚抖松盖草，然后小心揭去，以免幼苗钻入草缝中，造成伤苗。种子出苗后，小心揭去覆盖的草垫，苗床上方支起遮阳网，遮阳网为小拱棚，最高点离地大概50 cm，苗期荫棚透光率为30%～40%。川羌活发出第3片真叶前，保持遮阴。

4. 锄草施肥　在两片真叶时，每公顷叶面喷施磷肥0.945 kg，施用纯氮肥0.09 kg。及时拔除杂草。

5. 盖草越冬　须在种苗倒苗后用草垫覆盖越冬。

6. 种苗移栽

（1）种苗采挖时间：冬播第3年或春播翌年4月出苗后，采挖羌活苗。冬播次年9～10月倒苗后，也可采挖一年生羌活种苗。

（2）分级：可根据根长、根茎大小分为3级，具体分级方法参见DB51/T 1858-2014。分级标准见表50。

（3）定植：起苗后及时移栽。横厢开沟，将处理好的种苗均匀地竖放于沟中，栽种深度10～15 cm，行株距30 cm×25 cm。用土覆盖，抚平表层土壤后，施定根水。

（4）遮阴：露地大田栽培需搭建遮阳网，移栽第1年透光率为40%。遮阳网搭建高度以1.0～1.5 m为宜，秋天羌活倒苗后，揭去遮阳网。

（二）根茎繁殖

1. 移栽时间　于秋季或春季药材收获时进行，多在秋季。

2. 根茎拣选　选择生长5年以上的栽培植株地下部分，选具有芽的根茎，切成小段，每段有1～2个芽，切面及时沾上新鲜草木灰。

3. 栽植方法　条栽，按行距30～35 cm开沟，沟深10 cm，宽10 cm，把根茎横放沟内，株距20～30 cm，盖腐殖土或细土5～7 cm，浇水。秋季移栽需覆盖草垫越冬。

四、大田管理

（一）中耕除草

定植后从第2年开始，每年羌活返青之后中耕松土一次，封行前及时去除杂草。

（二）施肥

移栽定植后每年每公顷施复混肥（氮13%、磷2.6%、钾4.8%）975 kg。施肥时间为5月、6月和7月，每月1次，除草后追肥。

（三）摘蕾

移栽定植后需在抽薹初期及时去掉花薹，留种植株除外。

（四）保水与排涝

在整个生育期保持土壤湿润。开挖排水沟防涝。

（五）病虫害防治

1. 防治原则　同"艾叶"。

2. 防治措施

（1）农业防治：在春耕整地时，施用充分腐熟的农家肥。

（2）化学防治：无登记可用于川羌活的农药。

注：在生产实际中，药农针对川羌活种植中常见的蛴螬会施用辛硫磷、敌百虫等。

五、采　收

（一）采收期

移栽后第3年（四年生植株）至第4年（五年生植株）的10月下旬至11月，在地上部分完全枯萎后、土壤冻结之前采挖；或在春季3月下旬至4月，土壤解冻后、出苗前采挖。

（二）采收方式

选择晴天，将根及根茎挖出，摘除残余茎叶，抖去泥土后放入箩筐等容器运回。

表50 · 羌活种苗分级标准

检测指标	一等苗	二等苗	三等苗
根长（cm）	≥16.2	14.5～11.5	9.6～5.6
根径（mm）	4.43～2.16	3.50～1.63	3.02～1.28
每千克支数（根）	≤880	≤1 700	≤3 500

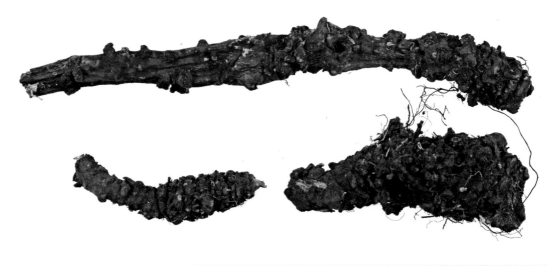

羌活药材一

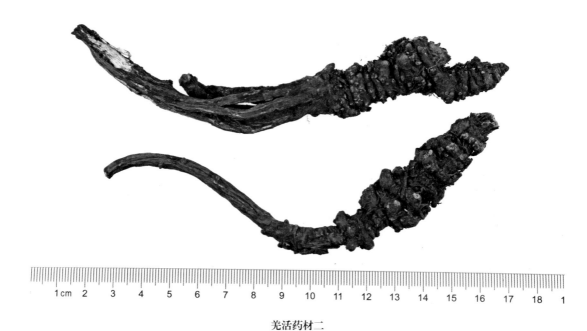

羌活药材二

六、产地加工

（一）分选

将新鲜药材按蚕羌、竹节羌、大头羌、条羌以及须根分拣开并进行药材等级分类。

（二）干燥

晒至根部坚硬，易折断，断面呈孔状即可，也可采用50～55℃的低温烘干法进行干燥。

七、包装及贮存

采用清洁、干燥和符合国家食品卫生标准的塑料编织袋进行包装，包装时按照药材等级进行分级包装。包装袋外注明药材名、基源、产地、等级、重量（毛重、净重）、生产单位、批号等信息。置于通风、干燥、避光和阴凉处贮藏，相对湿度40%～60%，地面为混凝土或可冲洗的地面。

历史沿革

传统本草有关羌活道地产区的记载从古到今变化不大，从地理分布看，以四川、甘肃、青海最为集中，陕西、山西以及云南等地有零星分布，与当前羌活属植物的实际分布区域基本相符。梁代羌活的产地在今天甘肃南部一带，而独活在今天的四川的西部及北部。但是从唐代开始，羌活、独活的产地却发生了互换，羌活移向了四川，而独活扩大到了甘肃南部。宋代《本草图经》称羌活、独活"今蜀汉出者佳"，其所附茂州独活、文州独活，说明了川西一带仍有独活产出。明代《本草蒙筌》称羌活："多出川蜀，亦产陇西。"清代《本草乘雅半偈》称独活、羌活"出蜀汉、西羌者良"。民国时期，陈仁山在《药物出产辨》中云："出川者佳……产四川打箭炉，灌县，龙安府，江油县等处为佳。"可见，从唐代开始四川西部已取代甘肃成为羌活主产地，陇西一带亦产。

羌活产地历史沿革表见表51。

表 51 · 羌活产地历史沿革表

年　代	出　　处	产 地 及 评 价
魏晋	《名医别录》	生雍州（今青海东南部及甘肃）或陇西南安（今甘肃陇西）
南北朝	《本草经集注》	生雍州川谷，或陇西南安……此州郡县并是羌活……出益州（今四川盆地陕西汉中盆地一带，四川、重庆全境和陕西南部，云南西北部）北部、西川（今成都平原以西、以北地区）为独活
唐	《新修本草》	生雍州川谷，或陇西南安……此州郡县并是羌地
	《千金翼方》	药出州土第三，陇右道，宕州（今甘肃宕昌等地）：独活；剑南道，茂州（今四川茂县、汶川、理县、北川等地）：羌活
宋	《本草图经》	出雍州川谷或陇西南安，今蜀汉（今四川、陕西一带）出者佳。附图有宁化军（山西宁武）羌活、文州（甘肃文县）羌活
	《证类本草》	生雍州川谷，或陇西南安
明	《本草品汇精要》	（《图经》曰）出雍州川谷或陇西南安及文州宁化军（陶隐居云）出益州北部及西川（道地），今蜀汉出者佳
	《本草纲目》	独活以羌（今四川西北部、甘肃西南部及青海、西藏）中来者为良，故有羌活、胡王使者诸名，乃一物二种也
	《本草蒙筌》	多生川蜀（今四川、重庆），亦产陇西（今甘肃陇西）
	《本草原始》	【羌活】亦省雍州川谷及陇西南安、益州北部。此州县并是羌地（今四川西北部、甘肃西南部及青海、西藏），故此草以羌名……以羌中来者为良，故《本经》名护羌使者
	《本草乘雅半偈》	出蜀汉、西羌者良……在蜀名蜀活，在羌名羌活，随地以名，亦随地有差等
清	《本草崇原》	羌活始出雍州川谷及陇西南安，今以蜀汉、西羌所出者为佳
	《本草易读》	独活、羌活，乃一类二种。中国或蜀汉出者为独活，西羌出者为羌活

年　代	出　处	产 地 及 评 价
清	《本经逢原》	羌活生于羌胡雍州，陇西西川皆有之
	《本草从新》	并出蜀汉。又云：自西羌来者，为羌活
	《本草述钩元》	为其生于羌地也。陶隐居言羌活出羌地
	《本草便读》	羌活一云产自西羌胡地
	《药物出产辨》	出川者佳，【羌活】产四川打箭炉（今四川甘孜州康定）、灌县（今四川都江堰）、龙安府（今四川平武）、江油县等处为佳，陕西次之，云南又次之

瞿　麦

瞿麦为石竹科植物瞿麦 *Dianthus superbus* L.或石竹 *Dianthus chinensis* L.的干燥地上部分，具有利尿通淋、活血通经的功效，临床多用于热淋、血淋、石淋、小便不通、淋沥涩痛、经闭瘀阻等病证。石竹以瞿麦之名药用，是瞿麦药材的主要来源，主要产于辽宁、河北、河南、湖北、江苏和浙江等地。

本篇所述药材即为石竹科植物石竹 *Dianthus chinensis* L.的干燥地上部分，相关技术和规范适用于河北安国及周边地区主产药材瞿麦的生产加工。

一、产区生态环境

（一）海拔

适宜海拔为20～500 m。

（二）无霜期

适宜年平均无霜期187 d以上。

（三）光照

适宜年平均日照时数为2 500～2 757 h。

（四）降雨量

适宜年平均降雨量为500～1 000 mm。

（五）土壤

以结构疏松的砂壤土为宜，土壤pH为6.5～7.5，土层厚度30 cm以上。

（六）地形地势

适宜平地或小于15°的坡地，田间通风和排水条件良好，有浇灌条件。

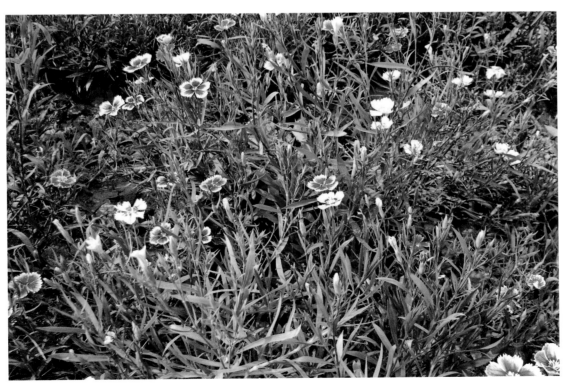

瞿麦原植物

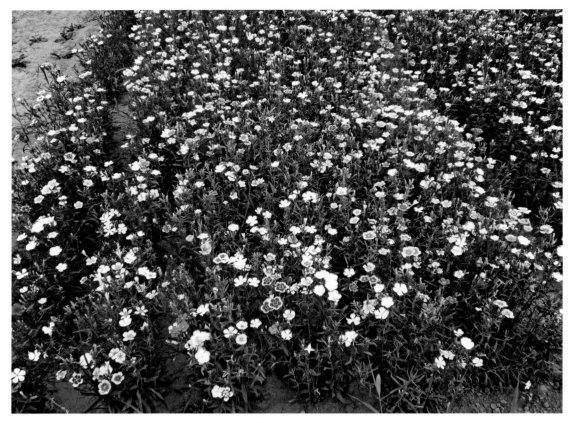

瞿麦种植基地

二、选地整地

（一）选地

1. 产地环境要求　选择不受污染源影响或污染物含量限制在允许范围之内，生态环境良好的农业生产区域。

2. 空气、土壤及用水质量要求　同"艾叶"。

（二）整地

每公顷施充分腐熟的有机肥30 000 ~ 45 000 kg，深耕，耙细整平，做畦起垄。

三、播　种

（一）播种材料

选择《中国药典》规定的石竹科植物瞿麦 *Dianthus superbus* L.的干燥成熟种子，纯度≥95%，净度≥96%，发芽率≥80%，水分≤12%。

（二）播种方法

4月中下旬，按行距20 ~ 25 cm，深度1 cm条播，播幅宽10 cm，覆土镇压，每公顷用种量22.5 kg。

四、田间管理

（一）中耕除草

全年中耕除草2 ~ 3次，苗高6 ~ 10 cm可进行浅耕，每次施肥浇水后，均进行中耕除草。

（二）浇水、排水

干旱时和施肥后浇水；雨季排除田间积水。

（三）追肥

每次收割后，每公顷追施尿素300 kg。结合浇水，将肥料均匀撒入田间。

（四）病虫害防治

1. 防治原则　同"艾叶"。

2. 防治措施

（1）农业防治：① 选用无病种子，因地制宜地选用抗病良种。② 与非寄主作物实行3年以上轮作。③ 适期晚播，争取早出苗、出全苗。④ 及时剔除病株，在灰包破裂之前，将剔除的病株拉出地外集中销毁。

（2）化学防治：无登记可用于瞿麦的农药。

注：在生产实际中，药农针对瞿麦种植中常见的黑穗病多施用苯醚甲环唑、咯菌腈、咯菌腈＋精甲霜灵等。

五、采　收

（一）采收期

4月下旬播种，当年夏、秋花果期收获2次。第2年后，每年可收割3次，种植一次可连续收获4年。

（二）采收方式

选择晴好天气，割取地上部分。

六、产地加工

采用通风干燥处晾晒的加工方式。鲜瞿麦运回后不能堆置，防止霉烂。选择通风干燥处晾晒，及时翻动，使干燥均匀，并注意检查，如有霉烂，及时剔除霉烂、病株。干燥的瞿麦水分不得超过12%。

七、包装、贮存及运输

（一）包装

将检验合格的产品堆垛存放，或选择无公害的包材，按不同商品规格分级后包装。

（二）贮存

瞿麦加工产品贮存在清洁卫生、阴凉干燥（温度不超过20℃、相对湿度不高于65%）、通风、防潮、防虫蛀、无异味的库房中，定期检查瞿麦的贮存情况。

（三）运输

运输工具必须清洁、干燥，遇阴雨天应严防雨防潮。运输时应严禁与可能污染其品质的货物混装。

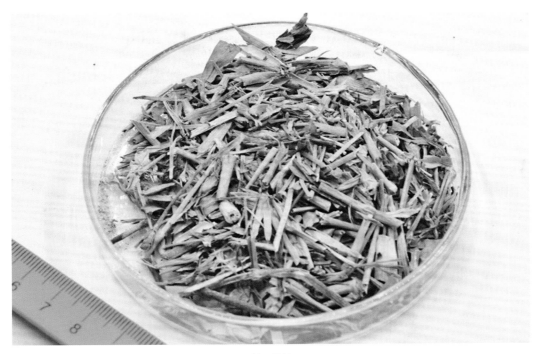

瞿麦药材

历史沿革

瞿麦在《证类本草》有引陶隐居云："今出近道，一茎生细叶，花红紫赤可爱，合子叶刈取之，子颇似麦，故名瞿麦。"《本草图经》曰："瞿麦，今处处有之，苗高一尺以来，叶尖小，青色，根紫黑色，形如细蔓菁。花红紫赤色，亦似映山红，二月至五月开。七月结实作穗，子颇似麦，故以名之。"燕麦、浮小麦为禾本科植物，常被用来冒充瞿麦，可通过性状、显微特征、理化性质、薄层色谱等手段进行鉴别。瞿麦伪品野蚊子草是石竹科（*Caryophyllaceae*）植物，可从其基原、性味、功效及药材性状等方面进行鉴别。

石竹（*Dianthus chinensis* L.），俗称洛阳花，为石竹科（*Caryophyllaceae*）多年生常用药用植物。《日华子本草》载："瞿麦，又名杜母草、燕麦、蕎麦，又云石竹。"始出"石竹"之名。李时珍所称"石竹"俗名"洛阳花"，《本草纲目》载："石竹叶似地肤叶而尖小，又似初生小竹叶而细窄，其茎纤细有节，高尺余，梢间开花。田野生者，花大如钱，红紫色。人家栽者，花稍小而妩媚，有红白粉红紫赤斑烂数色，俗呼为洛阳花。结实如燕麦，内有小黑子。"《中国植物志》石竹形态与宋代《本草图经》和清代《植物名实图考》所附瞿麦图中植株形态一致，表明古代石竹以瞿麦之名药用，且是瞿麦药材的主要来源。

参考文献

［1］管仁伟，郭瑞齐，林慧彬，等.瞿麦的本草考证［J］.中国现代中药，2020，22（11）：1914-1921.

［2］宋仁惠.瞿麦高效栽培［J］.乡村科技，2011，449（3）：23.

［3］滕雪梅.瞿麦的栽培与加工技术［J］.北京农业，2009（22）：18.

［4］李欣，姜忠君.赏药兼用瞿麦栽培技术［J］.黑龙江农业科学，2007，169（1）：103.

人　参

　　人参为五加科植物人参 *Panax ginseng* C. A. Mey. 的干燥根和根茎，具有大补元气、复脉固脱、补脾益肺、生津养血、安神益智的功效，用于气虚欲脱、劳伤虚损、倦怠、纳呆、呕吐、大便滑泄、气短、自汗、久咳虚喘、消渴、失眠、惊悸、健忘、阳痿、尿频、崩漏等病证。由于其功效显著，人参自古被誉为"百草之王""补气强身之要药"。除药用之外，人参由于补益作用佳、香气特异的特点也常入药膳，成为使用频率最高的大宗药材之一。吉林长白山地区作为人参主产区，其出产的人参以质优、产量大而驰名中外，其中尤以集安境内新开河流域所产边条参质量最佳。人参是典型的生态主导型道地药材，历代本草描述人参均非常强调产地质量，特有的自然生态环境、栽培和产地加工技术是影响其药材品质的重要因素。东北人参的原料边条参全部依靠栽培生产提供，因其独特的倒栽技术和产区生态环境，使其在生长过程中形成了特有的芦长、主根长、支根长的形态似人、皮老、纹深的原始属性。

　　本篇所述药材即为五加科植物人参 *Panax ginseng* C. A. Mey. 的干燥根和根茎，相关技术和规范适用于以东北长白山山脉为中心，核心区域包括吉林抚松、集安、靖宇，辽宁宽甸桓仁及周边地区，也包括黑龙江大兴安岭、小兴安岭等地区道地药材人参的栽培生产加工。

一、产区生态环境

（一）海拔

　　适宜海拔为 400 ～ 700 m。

（二）气温

　　适宜年平均气温为 6.0 ～ 8.5℃，年最高气温为 37.7℃，年最低气温为 -40℃左右，≥10℃的活动积温应为 3 100 ～ 3 600℃。

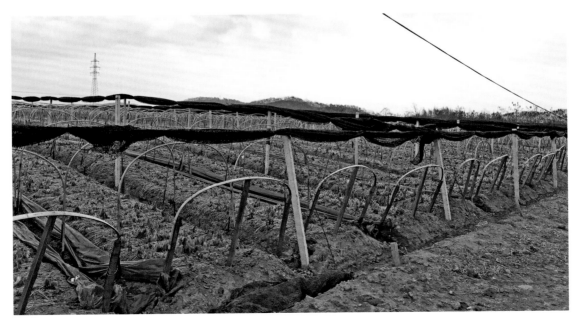

人参种植基地

（三）无霜期

适宜年平均无霜期为 147 ～ 167 d。

（四）光照

适宜年平均日照时数为 2 100 ～ 2 420 h。

（五）降雨量

适宜年平均降雨量为 500 ～ 1 000 mm。

（六）土壤

宜选用棕色森林土或山地灰化棕色森林土，含沙量为 20% ～ 25%，pH 为 5.5 ～ 6.5。

（七）地形地势

坡度在 25° 以下，以 10° ～ 25° 较为适宜；各种坡向均可利用，以东、南、北三个坡向为宜。

二、选地和整地

（一）选地

1. 产地环境要求　通常应选择不受污染源影响或污染物含量限制在影响范围之内，生态环境良好的区域。

2. 空气、土壤及用水质量要求　同"艾叶"。

（二）整地

1. 整地时间　在栽参的当年 6 月末之前刨好头遍，9 月末之前刨完二遍地。

2. 整地方法

（1）场地区划：根据整个场地的地形、先划出整个地块的排水沟。划出参畦分布区域，区划后的场地应有利于人参生长，既能合理利用土地，又要防止水土流失。同时要确定石块等杂物堆放的位置，石块等杂物堆放要有 3° ～ 4° 的坡降以利排水，距离为 30 ～ 40 m，宽 1 ～ 1.5 m。

（2）刨地

1）刨地时间：刨头遍地在春季和夏季（伏前）进行，使翻起来的土壤有较长时间的熟化过程。刨二遍地应在 9 月之前进行。

2）刨地深度：播籽地刨土深度 20 ～ 22 cm，移栽地刨土深度 16 ～ 18 cm。黑土层薄的地块可将熟化的黄土（活黄土）刨起 3 ～ 6 cm。

3）刨地方法：用参镐从参地下边依次向上刨起，将小土堡和带土的树根翻扣过来，深度要一致，不留生格，雨后土壤湿度大时不能刨地。刨地时石块等杂物堆放的位置不刨。刨二遍时要抄平底子，把石头、

树根和杂物全部甩到上面来，掐断漏下的树根。

（3）清理杂物：刨完二遍后，拣净石头，搂净树根、草根等杂物，为做畦做好准备。

（4）做床

1）做床时间：在 10 月播种或移栽前做完床。

2）参床规格

育苗地：床高 25 cm，床宽 140 ～ 150 cm；床间距离：拱棚 60 ～ 80 cm，平棚 90 ～ 100 cm。

移栽地：床高 20 cm，床宽 140 ～ 150 cm；床间距离：拱棚 60 ～ 80 cm，平棚 90 ～ 100 cm。

3）做床方法：顺山做床。按参床规格及床间距离上下挂线，用铁锹将作业道的土撮到床上，达到规定的床高，床面要平中间略凸，床带要拍实。

三、育苗移栽

（一）育苗

1. 选种　种子质量要求应符合 ISO 17217-1：2014 中的相关要求。

（1）种子催芽方法

催芽时间：当年采收的种子立即进行催芽；上年采收的种子于 6 月初开始催芽。

基质混配：种子与河沙按 1：3 混合均匀。

形态后熟管理：温度在 15 ～ 20℃ 为宜，每隔 10 ～ 15 d 翻倒一次，含水量 8% ～ 10% 为宜。

生理后熟管理：温度在 2 ～ 5℃ 为宜。

（2）催芽质量指标：裂口率达 95% 以上，90% 的种子胚长达到胚乳长（胚率）80% 以上。

（3）已催芽种子贮藏：达到催芽指标的种子，当年秋季不能播种时，应越冬贮藏。

封冻前选择背阴高燥场地挖窖，窖底铺上木头或石块，种子箱放入窖内，箱口高出地面 15 ～ 20 cm，箱顶覆盖编织膜，箱顶及周围培土 30 ～ 35 cm，踏实。封冻后覆盖一层锯末或落叶，适量浇水，用帘子压好，第 2 年春季，解冻前取出播种。

2. 播种

（1）播种时间：春播在 4 月中、下旬（土壤化冻后）开始。

秋播在 10 月中旬到 11 月上旬（土壤结冻前）开始。

（2）密度：根据生产目的，可采用点播、条播或散播方式进行播种，直播株行距宜为（3 ～ 5）cm×（15 ～

18)cm，育苗株行距宜为（3～5）cm×（5～8）cm。

（3）覆盖：春播覆土3～6 cm为宜，根据生产需要可覆盖已进行消毒处理的碎稻草、碎玉米秸秆或树叶。应边播种边覆盖，以防干旱。

秋播覆土4～6 cm为宜，根据生产需要可覆盖已进行消毒处理的碎稻草、碎玉米秸秆或树叶等防寒物3～8 cm。

（二）移栽

1. 移栽时间　春栽在4月中下旬（土壤化冻后，芽孢萌动前）进行；秋栽在10月中旬到11月上旬（土壤结冻前）进行。

2. 移栽方法

（1）选栽：人参种苗应符合ISO 17217-1：2014中的相关要求。

（2）种苗挑选分等：人参种苗分等见表52。

（3）种苗下须整形：选无病、浆气足的种苗，将人参芦剪掉，人参主根上的人参须根全部摘掉，在主根下端留2～3条粗细均匀的支根，并把支根上端1/3以内的人参须根掐掉，其余须根留下。大的人参芦和支根用剪刀剪，并留0.5 cm的茬。不要用手扯，以免损伤种栽表皮。

（4）移栽密度：不同参株移栽行距、株数和覆土厚度见表53。

（5）移栽方式：采用顺山倒置的栽培方式，即将参苗的芦头朝下，顺山倒置，依次摆放，边摆边分须，每行摆完后覆土5～9 cm。

四、田间管理

（一）棚架搭设

1. 棚式及结构　平棚、拱棚或双畦脊型遮光棚。

2. 苫帘规格　根据地块阳口、年生选择不同规格的遮阳网，一般播籽地选择遮光65%～70%遮阳

表52·人参种苗分等标准

年　生	等　级	根重（g）	主根长（cm）
二年生	一等苗	>6.0	≥15
	二等苗	4.5～6.0	≥12
	三等苗	3.0～4.5	≥10
三年生	一等苗	>20.0	≥12
	二等苗	13.0～20.0	≥10
	三等苗	8.0～13.0	≥10
四年生	一等苗	>40	12
	二等苗	30.0～40.0	10
	三等苗	20.0～30.0	10

表53·人参移栽密度

参　龄	二年生			三年生			四年生		
级别	1	2	3	1	2	3	1	2	3
行距（cm）	25	20	20	28	26	26	32	30	30
每米行株数（株/m）	12	14	16	8	10	12	6	8	10
覆土厚度（cm）	6	5	5	8	7	6	9	8	7

网。货地选择遮光55%～60%遮阳网。

3. 参膜　蓝色或黄色膜。

4. 架棚时间　在人参出苗前搭好棚架，根据出苗情况苫帘。

（二）清理作业道

解冻前及时清理作业道，疏通排水沟，清除积雪，防止融化的雪水渗入参畦。

（三）畦面消毒

参畦土壤全部解冻、越冬芽萌动前，应撤除防寒物，清除残留的茎叶和杂草，并进行全面消毒。

（四）中耕除草松土

第1次可在展叶期进行。整个生育期共进行5～6次。土壤湿度大或浇水后要增加松土次数。第1次松土达到参根为宜，以后要适当浅些。松土时要勿伤根。

（五）调光

各生长时期适宜光照见表54。

（六）调水

灌溉与接雨：根据干旱情况可进行接雨或灌溉。宜选择水温、气温和地温接近时进行。灌溉可与追肥、施药相结合。

防涝：应经常清理作业道和排水沟，防止堵塞；及时查补参膜，防止漏雨、潲雨。

（七）摘蕾

宜在晴天进行。除留种田外，应及时掐掉花蕾，并喷施防治病菌感染农药。

（八）追肥

1. 根部　根据土壤养分状况和人参生长情况进行施肥。出苗前结合松土施肥，或出苗后在行间开沟拌土追施。深度以不伤根为宜，肥料不应与根系接触。施肥后适量灌水，及时用稻草、铡碎的玉米秸秆或树叶等覆盖。

2. 叶面　展叶后期、绿果期和红果期根据生长状况，可喷施叶面肥。

（九）病虫草鼠害防治

1. 防治原则　同"艾叶"。

2. 防治措施

（1）农业防治：选用抗病虫的人参品种，增加翻耕次数，延长晒土时间，杀死病菌及虫卵，及时拔除杂草和染病、枯死植株，做好田间卫生，减少初期侵染源。

（2）物理防治：可利用灯光诱杀、人工捕杀、器械捕杀等方式减轻虫害和鼠害的发生。

（3）化学防治：有登记可用于人参的农药。如确需使用，应按照农业管理部门批准使用的农药进行化学防治。

五、采　收

（一）采收期

1. 种子　根据当地气候条件，宜在7月下旬至8月上旬参果成熟时采摘。

2. 参根　根据当地气候条件，9月初至10月上旬进行。

（二）采收方式

1. 种子　果实成熟时及时采摘，挑出病果、及时搓洗，漂去果肉和瘪粒，挑出果柄和杂物，洗净后进行催芽或晾干。

2. 参根　拆除参棚，清除茎叶，可采取人工或机械起参。

表54 · 人参各生长时期适宜光照

生长时期	参　地　类　型	
	1年生苗田	其他年生苗田
出苗展叶期	薄膜和遮阳网，透光率30%左右	只上膜，透光率40%～50%
开花期	上2层遮阳网，透光率20%左右	上1层遮阳网，透光率30%～40%
结果期	透光率不应超过20%	上第2层遮阳网，透光率20%～25%
生育后期	撤掉第2层遮阳网，适当增加光照，透光率40%～50%	
枯萎期	茎叶开始变黄枯萎时撤除全部遮阳物	

六、产地加工

（一）产地加工原则

人参加工前通过清洗，清除泥土、杂质及茎秆等非药用部位；鲜人参采收后应及时加工，最大程度保持人参的有效成分和保证药效；加工过程中不用明矾、硫黄、漂白粉等化学试剂，严格防止二次污染。

（二）产地加工方法

1. 净制　人工去掉鲜人参表面黏附的泥土及挑除各种杂质后，将鲜人参放入洗参机内充分浸润后用饮用水对鲜人参进行机洗，洗刷后的鲜人参要求参体干净、无泥土，瘢痕和水锈清理干净。

2. 干燥　将清洗干净的鲜人参按不同规格（大、中、小货）平铺在干燥盘上，放置在日光干燥室或干燥设备内，设定温度（40～45℃）和时间（2～8 d）进行恒温干燥。干燥后的人参水分在12.0%以下后，出日光干燥室或干燥设备。

七、包装、贮存及运输

（一）包装

（1）将检验合格的人参按相同规格，头尾交错整齐地摆放到纸箱内，按各自不同规格产品单独装箱。外包装上必须注明产品名称、批号、净重、产地、规格、采收（产地加工）时间、生产单位、地址等信息，并附有质量合格的标志。

（2）包装材料应符合国家卫生要求和相关规定；包装应简单、实用、有利于保护人参质量和形态；禁止使用接触过禁用物质的包装材料或容器。

（3）应在包装上采用适宜的技术（如二维码或RFID等），满足防伪查询、溯源查询、仓储管理、物流配送等环节的管理要求。

（4）应具备包装相关标准操作规程，包装操作应形成记录。

（二）贮存

（1）包装好的产品贮存在清洁、无异味、无污染的阴凉干燥的仓库内，密闭保存。货架或地托与墙壁及地面应保持一定距离。

（2）入库人参应有专人管理。定期检查养护，防潮、防霉变、防虫蛀。

（三）运输

（1）根据人参的特性制定适宜的运输管理要求，防止人参发生霉变、腐烂、变质或破损，影响人参的质量。

（2）应选择清洁、卫生、无污染、通风干燥、防潮的运输工具。运输过程应防雨、防潮。严禁与其他有毒有害物混存混运。

（3）在运输和装卸过程中，应保持产品外包装上的标签标识清晰完整。

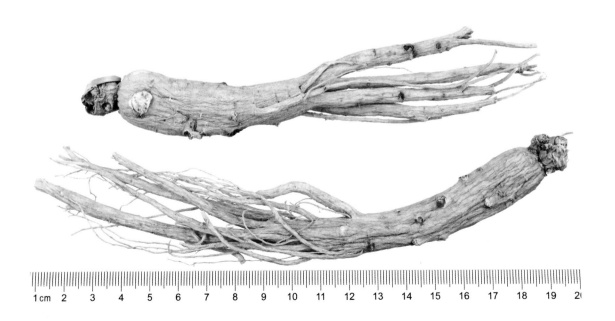

人参药材一

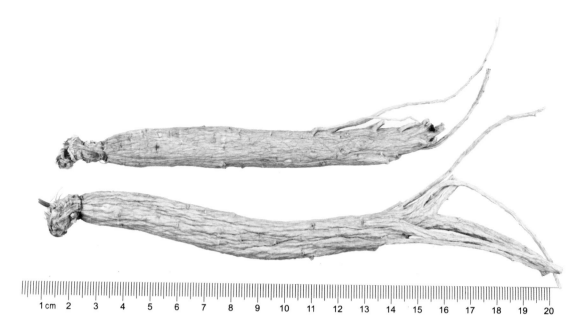

人参药材二

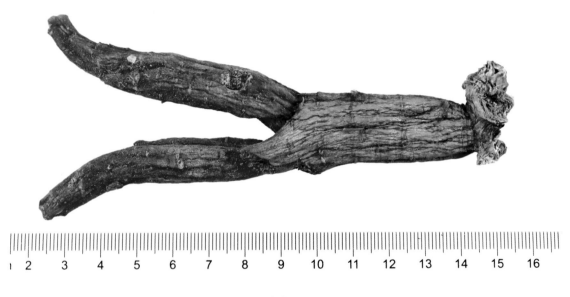

人参药材三

历史沿革

最早记述人参产地的文献为《范子计然》，其曰："人参出上党，状如人者善。"而最早收载人参的本草著作为现存最早的药学专著《神农本草经》，被列为上品："人参味甘微寒。主补五脏，安精神，定魂魄，止惊悸，除邪气，明目，开心益智。久服，轻身延年。"其未明确产地。

人参产地记载出现于后汉许慎的《说文解字》："人蓡药草出上党。"上党即今山西长治地区。《名医别录》中记载人参："微温，无毒。如人形者有神。生上党及辽东。"考"辽东"之地名，乃战国时期燕国始置辽东郡，郡治襄平（今辽宁辽阳），秦朝因袭设辽东郡，属幽州，汉代沿设，至唐则废，并入营州，范围指辽河以东等地区，包括部分朝鲜区域。《本草经集注》记载："上党郡在冀州西南，今魏国所献即是……俗用不入服，乃重用百济者。形细而坚白，气味薄于上党。次用高丽，高丽即是辽东，形大而虚软，不及百济。百济今臣属高丽，高丽所献，兼有两种，止应择取之尔。实用并不及上党者。"根据其形态、习性、分布可以明确判断，分布于东北的人参基原为五加科植物人参 *Panax ginseng* C. A. Mey.。

唐代《新修本草》记载："人参苗似五加而阔短，茎圆，有三，四桠，桠头有五叶……今潞州、平州、泽州、易州、檀州、箕州、幽州、妫州并出，盖以其山连亘相接，故皆有之也。"可见唐代河东路（今山西等地）的潞州（今山西长治等地）、泽州（今山西晋城等地）和河北路（今河北、辽宁等地）的平州（即古代之辽东）、易州、檀州、箕州、幽州、妫州等地均有山脉相连的区域范围均有人参。后因过度采挖所致资源枯竭，山西等地不再有人参。

五代《海药本草》（记载于《证类本草》）："出新罗国……"可见五代以来即以东北一带所产人参为常见。

明代《本草蒙荃》记载："东北境域有，阴湿山谷生。"《本草乘雅半偈》记载："人参……生上党，及百济、高丽。多于深山，背阳向阴，及漆树下。下有人参，则上有紫气。"明代的本草文献中，多数记载因上党地区的人参资源枯竭，均以辽东地区产出的人参为主。

清代《本草便读》记载："人参产辽东吉林高丽等处，其草生山之北，背阳向阴，故收藏亦不喜见风日……"《本草备要》记载："……参生时背阳向阴，不喜风日，宜焙用，忌铁。"两部本草对人参的生境详细的描述，记载了人参野外的生存环境特征。民国时期更加明确东北人参的地位，《增订伪药条辨》记载："真人参，以辽东产者为胜。连皮者，色黄润如防风；去皮者，坚白如粉。肖人形，有手、足、头面，毕具香，有神，故一名神草。产于地质最厚处，性微温，味甘兼味苦。生时三丫五叶，背阳向阴，故频见风日则易蛀。"《本草药品实地之观察》记载："……近古之真人参，乃古本草之所谓辽参，即指今之高丽人参与吉林人参而言也，均属于五加科之宿根。主产地为东三省与朝鲜，分布于吉林之三姓、宁古塔、教化、一面坡，辽宁之新开河、抚顺，黑龙江之海拉尔、海参崴等，而尤以吉林各地所产者为多，品质亦最良，故有吉林人参之名。其次为朝鲜北部所产者，均以野生品为贵。"对人参的现代产地记载也更详尽。

现代，1963版《中国药典·一部》收载人参："主产于吉林、辽宁、黑龙江等地。春秋二季均可采收，以秋季采者质佳。"《中国药材学》记载："野生品称山参、野山参，主产于东北长白山区大、小兴安岭，栽培品称园参，主产于吉林、辽宁、黑龙江；河北、山西、山东、湖北及北京等地有引种试种，销全国，并出口。"《500味常用中药材的经验鉴别》记载："主产于吉林、辽宁、黑龙江。以长白山大、小兴安岭产者品质为佳。"《现代中药材商品通鉴》记载："山参主产于东北三省长白山区，大、小兴安岭。园参亦主产于东北三省，以吉林产者为地道药材。"《金世元中药材传统鉴别经验》记载："野山参纯货又称'山参''大山参''老山参''棒槌'，主要分布于东北辽宁、吉林沿长白山脉各县，黑龙江的小兴安岭的东南部和张广才岭等。"

综上所述，依据历代本草的记载，人参为五加科植物人参 *Panax ginseng* C. A. Mey.，最早出于山西上党（潞州）及辽东等地，后因资源枯竭，至明之后，基本以东北为主产地，被历代医家所推崇，奉为道地，分布在以东北长白山山脉为中心，核心区域包括吉林抚松、集安、靖宇，辽宁宽甸、桓仁等及周边地区，也包括黑龙江大、小兴安岭等地区。

人参产地历史沿革表见表55。

表 55 · 人参产地历史沿革表

年　代	出　处	产 地 及 评 价
汉	《神农本草经》	一名人衔，一名鬼盖。生山谷
魏晋	《名医别录》	生上党及辽东
南北朝	《本草经集注》	上党郡在冀州西南。今魏国所献即是，形长而黄，状如防风，多润实而甘，世用不入服，乃重用百济者。形细而坚白，气味薄于上党。次用高丽，高丽即是辽东，形大而虚软，不及百济。百济今臣属高丽，高丽所献，兼有两种，止应择取之尔。高丽人作《人参赞》曰：三桠五叶，背阳向阴，欲来求我，椴树相寻
唐	《新修本草》	今潞州、平州、泽州、易州、檀州、箕州、幽州、妫州并出
宋	《本草图经》	生上党山谷及辽东，今河东诸州及泰山皆有之。又有河北榷场及闽中来者，名新罗人参，然俱不及上党者佳
	《证类本草》	海药云出新罗所贡，又有手脚状如人形，长尺余，以杉木夹定，红线缠饰之
明	《本草蒙筌》	东北境域有，阴湿山谷生
	《本草纲目》	上党，今潞州也，民以人参为地方害，不复采取。今所用者皆是辽参……
	《本草乘雅半偈》	生上党，及百济、高丽。多于深山，背阳向阴，及漆树下。下有人参，则上有紫气
清	《本草便读》	人参产辽东吉林高丽等处，其草生山之北，背阳向阴。故收藏亦不喜见风日，地为真元之气
	《本草备要》	参生时背阳向阴，不喜风日，宜焙用，忌铁
	《增订伪药条辨》	真人参，以辽东产者为胜
民国	《本草药品实地之观察》	近古之真人参，乃古本草之所谓辽参，即指今之高丽人参与吉林人参而言也，均属于五加科之宿根。主产地为东三省及朝鲜，分布于吉林之三姓、宁古塔、教化、一面坡，辽宁之新开河、抚顺，黑龙江之海拉尔、海参崴等，而尤以吉林各地所产者为多，品质亦最良，故有吉林人参之名。其次为朝鲜北部所产者，均以野生品为贵
现代	《中国药典》一部（1963）	产于吉林、辽宁、黑龙江等地。春秋二季均可采收，以秋季采者质佳
	《中国药材学》（1996）	野生品称山参、野山参，主产于东北长白山区大、小兴安岭，栽培品称园参，主产于吉林、辽宁、黑龙江；河北、山西、山东、湖北及北京等地有引种试种，销全国，并出口
	《500味常用中药材的经验鉴别》（1999）	主产于吉林、辽宁、黑龙江。以长白山大、小兴安岭产者品质为佳
	《现代中药材商品通鉴》（2001）	山参主产于东北三省长白山区，大、小兴安岭，分布于我国北纬39～48°东经117.5°～134°。园参亦主产于东北三省，以吉林产者为地道药材
	《金世元中药材传统鉴别经验》（2010）	野山参纯货又称"山参""大山参""老山参""棒槌"，主要分布于东北辽宁、吉林沿长白山脉各县，及黑龙江的小兴安岭的东南部和张广才岭等。园参是指栽培在参园中的人参，过去又称"秧子参"。产地：吉林抚松、集安、靖宇、长白山产量最大，尤其抚松素有"人参之乡"之称

参考文献

［1］何永明.人参本草史考源［J］.中成药，2001，23（5）：384-386.

［2］黄璐琦，张瑞贤.道地药材理论与文献研究［M］.上海：上海科学技术出版社，2016.

［3］林仲凡.有关人参的历史考证［J］.中国农史，1985（4）：78-84.

［4］吴雪松.东北不同产地人参及其加工品品质评价［D］.南京：南京农业大学，2012.

［5］张福仁.浅谈人参药用史［J］.吉林中医药，1990（1）：32.

肉 苁 蓉

肉苁蓉为列当科植物肉苁蓉 *Cistanche deserticola* Y. C. Ma 或管花肉苁蓉 *Cistanche tubulosa* (Schenk) Wight 干燥带鳞叶的肉质茎,具有补肾阳、益精血、润肠道的功效,用于阳痿、遗精、白浊、尿频余沥、腰痛脚弱、耳鸣目花、月经衍期、宫寒不孕、肠燥便秘等病证,是我国传统的名贵中药材,已有两千多年的应用历史,始载于《神农本草经》,列为上品,云其"主五劳七伤,补中,除茎中寒热痛,养五脏,强阴,益精气"。肉苁蓉古今素有"沙漠人参"的美称。

本篇所述药材即为列当科植物肉苁蓉 *Cistanche deserticola* Y. C. Ma 干燥带鳞叶的肉质茎,相关技术和规范适用于内蒙古阿拉善及周边地区道地药材肉苁蓉的生产加工。

一、产区生态环境

(一)海拔
适宜海拔为 800 ~ 1 400 m。

(二)无霜期
适宜年平均无霜期为 120 ~ 180 d。

(三)气温
适宜年平均气温为 7 ~ 19℃,1 月最低温为 -18 ~ -4℃,7 月最高温为 29 ~ 42℃。

(四)光照
适宜年平均日照时数为 3 000 ~ 3 700 h,日照百分率为 70% ~ 73%。

(五)降雨量
适宜年平均降雨量为 80 ~ 220 mm,蒸发量为 2 900 ~ 3 300 mm;土壤含水量一般为 2% ~ 3%,适宜土壤田间持水量为 50% 左右;相对湿度为 36% ~ 47%。

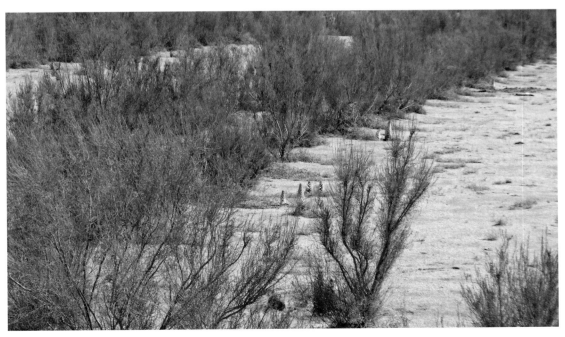

肉苁蓉原植物

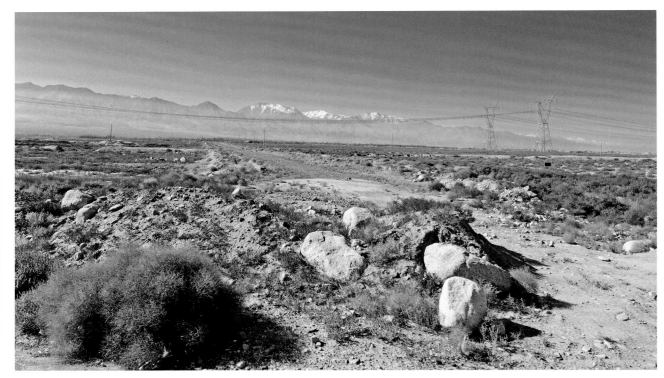

肉苁蓉生境

（六）土壤

适宜在沙漠、荒漠地区生产，土壤呈中性或偏碱性为宜。

二、选 地

（一）产地环境要求

肉苁蓉应选择阳光充足、降雨量少、排水良好、昼夜温差大、地下水位较高（2～5 m），地表覆沙较厚（1.0 m以上），有较好土壤灌溉条件的砂土或半流沙荒漠地带，以土壤呈中性或偏碱性为宜，含盐量2～3 g/kg为宜，灰棕荒漠土、棕漠土、黏重、板结、干硬的土壤不适宜肉苁蓉生长。

选择密度1 350～1 650株/ hm²，树高1.5 m以上生长旺盛的2～3年树龄的梭梭作为寄主。

（二）空气、土壤及用水质量要求

同"艾叶"。

三、种子培育

（一）种子质量要求

选择上一年（或多年）采集、自然条件下保存的种子。种子生活力≥85%，净度≥95%。

（二）种子处理

长时间曝晒处理：将上一年（或多年）采集、自然条件下保存的种子，按实际用量放置在室外沙地上暴晒20～30 d，即可接种。

四、接 种

（一）接种时间

在4月上旬至10月中下旬，最佳时间为5～6月，其次是8～9月。

（二）接种方法

选择生长2～3年，长势旺盛的梭梭，在离主茎40～80 cm的位置挖穴，穴直径10～25 cm、深40～60 cm。接种穴挖好以后，在底部适量放置一层黏土或腐熟牛羊粪，然后在其上覆一层沙土，将种子均匀地撒到上面，每穴50～80粒，覆沙土至穴的1/2处，浇水，待水完全渗透后覆沙踩实；同时做标记。

五、田间管理

（一）寄主管护

沙漠地区风沙大，要及时培土或用树枝围在寄主根附近防风，苗床要保持湿润，人工拔除其他植物。接种后的梭梭林，要设置封闭的网围栏进行保护，防止牲畜破坏；同时经常巡护，防止外来人员乱挖滥采。

（二）灌溉与施肥

尽量减少人为干预，实行半仿生栽培。在肉苁蓉生长期，植株下70 cm处有湿沙可不浇水。在特殊极干旱年份只需在干旱时浇水1～2次；原则上不予施肥，可以结合肉苁蓉的采挖少量施肥，施肥以农家肥为主。

（三）病虫及鼠害防治

1. 防治原则　同"艾叶"。

2. 防治措施

（1）农业防治：① 造林时应选择排水良好的沙土地种植，加强松土，及时拔除枯死单株。② 将牛心朴子草切成2 cm的段晾干，在栽培肉苁蓉时将牛心朴子草与沙均匀混合撒入肉苁蓉栽培坑内防治蛴螬。

（2）化学防治：无登记可用于肉苁蓉的农药。

注：在实际生产中，药农针对肉苁蓉种植中常见的白粉病会施用粉锈宁等；针对根腐病会施用多菌灵；针对蛀蝇会施用辛硫磷乳油；针对草地螟会施用辛硫磷乳油；针对大沙鼠会施用磷化锌或毒饵。

六、采　收

（一）采收期

人工种植肉苁蓉2～4年均可采收，以3年及以上生肉苁蓉为佳。每年可采收2次，春季3月下旬至4月下旬，秋季10～11月。

（二）采收方式

采挖时采取采大留小原则，将个大的肉苁蓉从寄生盘上轻轻摘除后，将个小的肉苁蓉去头，并将寄生盘底部沙土适当刨出，使其尽量向下深埋。

七、产地加工

采收的肉苁蓉及时进行分拣晾晒，去除花序或苁蓉头。将顶头已变色的肉苁蓉用开水烫头5～10 min，或切除变色头，然后放在清净晾晒场晾晒，经常翻动，防止发热变质，晾晒至全干（含水量<10%），晾晒期间避免淋雨或受潮。

八、包装及贮存

（一）包装

肉苁蓉含水量在10%以下时，即可选用无公害材料进行包装。包装袋上必须注明产品名称、重量、产地、销售单位名称、地址、生产日期、储藏条件等。

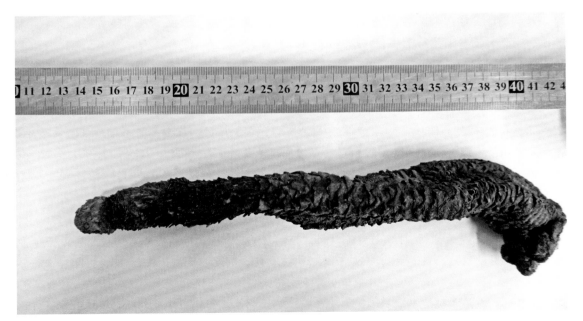

肉苁蓉药材一

（二）贮存

将包装好的肉苁蓉放在干燥避光的地方进行保

存，存储过程中注意通风、防鼠、防虫、防潮、防串味等工作。

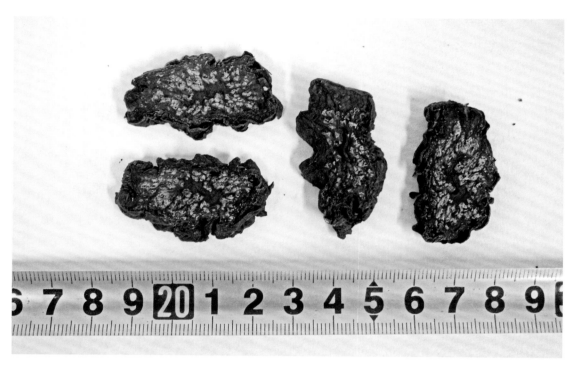

肉苁蓉药材二

历史沿革

肉苁蓉始载于《神农本草经》，列为上品，并有"生山谷"的记载。《名医别录》载肉苁蓉"生河西及代郡雁门，五月五日采，阴干。"河西泛指如今的甘肃、陕西及内蒙古西部，代郡、雁门约为现在的山西地域。从前，采集地下部分入药，一般在花期，"五月五日采"，即说明其花期为农历五月（现在的肉苁蓉花期为公历 4～6 月）。与现在的肉苁蓉属（Cistanche）植物的分布和花期基本相符。

汉代《吴普本草》记载："肉苁蓉，一名肉松蓉……生河西山阴地（今甘肃、陕西及内蒙古西部）。长三四寸丛生。或代郡、雁门。"从其产地河西山阴和代郡、雁门，及形态长三四寸，数珠丛生来看，与盐生肉苁蓉 Cistanche salsa (C. A. Mey.) G. Beck 相符。

南北朝《本草经集注》记载："代郡、雁门属并州，多马处便有，言是野马精落地所生，生时似肉……芮芮河南间（今甘肃西南部、黄河以南地区）至多。"说明本品不同于普通植物，人们疑似"野马精落地所生"，虽然此说荒谬，但却道出了肉苁蓉这种本身无根的寄生植物的特征。"今第一出陇西，形扁广，柔润，多花而味甘。"与现今的荒漠肉苁蓉 C. deserticola 相符。因为本种主要分布于甘肃、内蒙古西部，即当时的"陇西"，茎粗大，干后扁圆形，柔软，花絮较大，且味甘。"次出北国者，形短而少花。"此为盐生肉苁蓉 C. salsa。北国是指陕西、山西一带，盐生肉苁蓉在山西、陕西、甘肃、内蒙古都有分布，且茎和花序都较短小，与描述完全一致。所以荒漠肉苁蓉和盐生肉苁蓉的茎都作为肉苁蓉入药，且认为荒漠肉苁蓉的质量优于盐生肉苁蓉。《本草经集注》中还载有"巴东、建平间也有，而不嘉也"，巴东、建平指今鄂西、川东的三峡附近各县，根据产地，本品非肉苁蓉属植物。

唐代以来，其产地不断扩大，《千金翼方》载，原州（甘肃镇原）、灵州（宁夏中卫、中宁）产苁蓉；兰州（甘肃皋兰）、肃州（甘肃酒泉）产肉苁蓉。唐《新修本草》载："此注论草苁蓉，陶未见肉者。今人所用亦草苁蓉去花，用代肉尔。"其中"巴东、建平"所产为当时的草苁蓉。

五代《蜀本草》曰："出肃州（甘肃疏勒河以东，高台以西）禄福县沙中，三月四月掘根，切取中央好者三四寸，绳穿阴干，八月始好，皮如松子鳞甲，根长尺余。"《日华子本草》中描述："生勃落树下，并土堑上。"而肉苁蓉为寄生植物，其寄主为高大木本植物梭梭，生境为干旱荒漠，与文字描述极相似。

宋代《图经本草》描述肉苁蓉"今陕西州郡多有之，然不及西羌界中来者肉厚而力紧。旧说是野马遗沥落地所生，今西人云：大木间及土堑垣中多生此，非游牝之所而乃有者，则知自有种类耳……皮如松子，有鳞甲。苗下有一细扁根，长尺余，三月采根，采时掘取中央好者，以绳穿，阴干……西人多用作食品，啖之，刮去鳞甲，以酒净洗，去墨汁，薄切。"从其产地、形态描述及加工方法中的"去墨汁"来分析，显然是指肉苁蓉属植物。而且纠正了陶弘景的"野马遗精所生"，认为是由种子繁殖的。但《图经本草》的作者也是听人云，而非亲眼所见，故有"或疑其初生于马沥，后乃滋殖，如茜根生于人血之类是也"之说。根据所载产地"陕西州郡多有之"及生境"土堑垣多生此"，为盐生肉苁蓉。"西羌界（指今甘肃西部、青海东北部地区）中来者肉厚而力紧"及生境"大木间多生此"，此处大木即为其寄主，所以此品乃指荒漠肉苁蓉，因为只有荒漠肉苁蓉的寄主梭梭 Haloxylon ammodendron (C. A. Mey) Bunge 是沙漠中的较高大乔木。《本草衍义》纠正"图经以谓皮如松子有鳞，子字当为壳。"更形象地描述了肉苁蓉属植物的特征。

明代《本草纲目》载："此物补而不峻，故有从容之号，知缓之貌。"道出了肉苁蓉的功效。《本草蒙筌》："肉苁蓉，陕西州郡（陕西、甘肃、宁夏全部，以及青海、新疆和内蒙古一些地区）俱有，马沥落地所生。"

清代《本草求真》载："长大如臂，重至斤许，有松子鳞甲者良"并绘有老嫩肉苁蓉图，考证为荒漠肉苁蓉。《植物名实图考》对肉苁蓉的记载都录自以前的本草著作，但所附之图显然非列当科植物。

综上所述，历代本草记载的肉苁蓉基本一致，原植物为荒漠肉苁蓉和盐生肉苁蓉，且认为前者质量较佳。本草所载的肉苁蓉产地为山西、陕西、内蒙古西部、宁夏、甘肃及青海东北部。由于大量采挖和生态环境的变化，今山西、陕西基本不产肉苁蓉，现今的主要产地为内蒙古西部、甘肃、新疆及青海等地。

肉苁蓉历代产地记载较为集中，因受植物生境条件限制，主要分布在荒漠及半荒漠地区，肉苁蓉历代产地记载集中在北方地区，魏晋以来主要产于甘肃、陕西及内蒙古西部，南北朝时期扩展到山西、河北，唐代以来产地不断扩大，增加宁夏产区，近代以来以巴丹吉林沙漠、腾格里沙漠、乌兰布和沙漠和库布齐沙漠沿线地区为道地产区。

肉苁蓉的产地历史沿革见表56。

表56 · 肉苁蓉产地历史沿革表

年　代	出　处	产地及评价
汉	《吴普本草》	生河西山阴地（今甘肃、陕西及内蒙古西部）；代郡、雁门（今山西、内蒙古、河北部分地区及陕西北部）

续 表

年　代	出　　处	产 地 及 评 价
魏晋	《名医别录》	生河西（今河西走廊与湟水流域）山谷；代郡、雁门（今山西、内蒙古、河北部分地区及陕西北部）
南北朝	《本草经集注》	代郡、雁门（今山西、内蒙古、河北部分地区及陕西北部）属并州……芮芮河南间（今甘肃西南部、黄河以南地区）至多。第一出陇西（今内蒙古西部、甘肃西部一带），巴东建平间亦有（今鄂西、川东的三峡附近各地）而不嘉也
唐	《千金翼方》	原州（今甘肃镇原）、灵州（今宁夏中卫、中宁）产苁蓉；兰州（今甘肃皋兰）、肃州（今甘肃酒泉）产肉苁蓉
五代	《蜀本草》	出肃州（今甘肃疏勒河以东，高台以西）禄福县沙中
宋	《本草图经》	今陕西州郡多有之，然不及西羌界（今陕西、甘肃一带）中来者
明	《本草蒙筌》	陕西州郡（今陕西、甘肃、宁夏全部，以及青海、新疆和内蒙古一些地区）俱有

参考文献

［1］李佳蔚，周婉，李俊松.《中华人民共和国药典》中肉苁蓉的基源考证［J］.中华中医药学刊，2014，32（7）：1756-1760.

［2］包金英，董占元，樊文颖，等.内蒙古肉苁蓉开发研究现状及其对策［J］.内蒙古林业科技，2001（4）：41-42.

［3］王宏国，郭玉海.肉苁蓉栽培技术研究进展［J］.北方园艺，2012（7）：183-187.

［4］庞金虎，盛晋华，张雄杰.生长年限和采收季节对肉苁蓉中有效成分的影响［J］.中国民族医药杂志，2013，1（40）：33-34.

三　　七

三七为五加科植物三七 *Panax notoginseng* (Burk.) F. H. Chen 的干燥根和根茎，已有500余年药用历史。三七是我国特产名贵中药材，有散瘀止血、消肿定痛的功效，用于咯血、吐血、便血、外伤出血、胸腹刺痛、跌打肿痛等病证。现阶段我国以三七为原料的中成药品种有540多个，批准文号约3 600个，涉及生产厂家1 350家，成为使用频率和经济价值最高的大宗药材之一。文献记载广西、云南出产三七，且以云南种植规模大，被称为"滇三七"，特别是从20世纪40年代以后，后来者居上，逐渐取代广西田州三七，而云南文山发展成为我国三七的道地产地、主产地和全国三七药材集散地，现云南三七种植面积已逾6.7万公顷。

本篇所述药材即为五加科植物三七 *Parmx notoginseng* (Burk.) F. H. Chen 的干燥根和根茎，相关技术和规范适用于云南文山州的文山、砚山、马关及周边地区道地药材三七的生产加工。

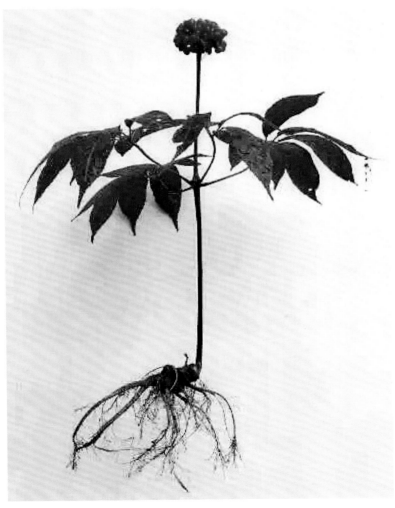

三七原植物全株

一、产区生态环境

（一）海拔

适宜海拔为1 400～2 200 m。

（二）无霜期

适宜年平均无霜期300 d以上。

（三）气温

生长期最低温不低于−2℃，最高温不宜超过35℃；适宜年平均气温为15～17℃，最冷月均温为8～10℃，最热月均温为20～22℃，10℃及10℃以上年积温为4 500～5 500℃。

（四）光照

适宜年平均日照时数为1 516～2 016 h，日照百分率为34%～46%。

（五）降雨量

适宜年平均降雨量为900～1 300 mm，环境相对湿度为75%～85%。

（六）土壤

以红壤、黄棕壤等为主，土壤质地以结构疏松的壤土为佳，土壤pH以5.5～6.5为宜，土层厚度宜在30 cm以上。

（七）地形地势

选择坡度小于15°的坡地，坡向以东南至西北方向为佳，田间通风和排水条件良好，有浇灌条件。

二、选地和整地

（一）选地

1. 产地环境要求　选择地势偏高，排水良好，通风向阳，靠近水源的地块。土壤要求土层深厚，质地疏松，透气沥水。

注：三七忌连作，要求选择新地或间隔年限在10年以上的地块来种植。宜选择前茬为玉米、小麦、陆稻、万寿菊、烟草、油菜等作物的地块，前茬作物不宜为茄科、葫芦科等作物。

2. 空气、土壤及用水质量要求　同"艾叶"。

（二）整地

种植前土地要进行"三犁三耙"。第1次翻犁时间为11月初，以后每隔15 d翻犁一次，翻犁深度为25 cm以上。要求做到充分破碎和翻耙，将各土层中的病菌及虫卵翻出土面，充分暴晒，减少次年病原及虫卵的数量，减轻病虫的发生。

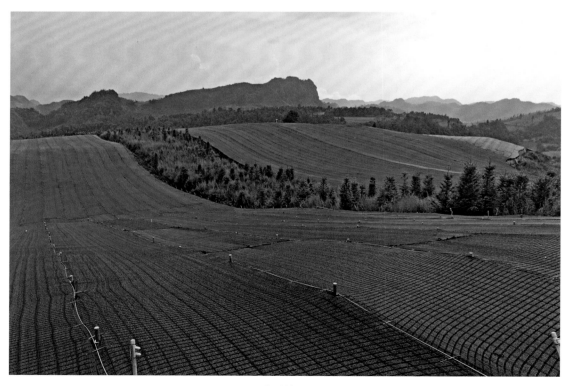

三七种植基地

三、土壤改良

用生石灰进行土壤消毒灭菌和土壤改良。生石灰处理的时间在10～11月进行，结合第2次或第3次土壤翻犁，生石灰用量为750～1 050 kg/hm²，均匀施入耕作层土壤中。

四、搭棚造园

（一）造园时间

三七种植前20 d以上完成搭棚造园。一般在11月中下旬至12月中下旬进行搭棚造园。

（二）造园步骤

1. 划线　用石灰在土地上划线，顺坡向划线（线与地块等高线垂直），两线间距离（两排七杈）为1.7～2.0 m，并定出栽杈打穴的点，线上打点规格为2.0～2.2 m。

2. 打穴栽杈　采用杉木等树棒或塑料管做七杈，七杈长2.1～2.2 m，棒粗在5 cm以上。

用打穴器在划线交叉点上打出深30～35 cm、直径比七杈略粗的土穴，将七杈置于土穴中，七杈要求露土部分长1.8 m左右。

3. 栽地马桩　在每排七杈对应的位置距离桩外1 m左右挖50 cm深的坑，将铁线一端绑一块约5 kg重的石块置于坑中，然后回填泥土。也可用长60 cm的木桩斜埋土中，然后将铁线绑在木桩上。

4. 固定　用8号铁线搭在七杈上，固定于地马桩，通过紧线钳绞紧铁线，将所有同排七杈与绞紧的铁线固定。此过程也可使用竹竿直接固定于七杈上。在垂直于大杆的方向每隔20～25 cm放置小杆一根，固定。小杆也可用10～14号铁线绞紧代替。

5. 盖荫棚　采用三七专用遮阳网，一般采用2～3层。育苗棚调节透光率为10%～15%，二年生三七调节透光率为15%～20%，三年生三七调节透光率为20%～25%。

6. 围边及留门　三七荫棚的围边根据荫棚高度单独制作，连接成可活动的围边。每间隔4～5个排水沟留出1 m作为园门。

7. 理畦做床　作畦前将建棚时残留在地面的杂物清理干净。用线沿两排七杈间的中央处拉线，并用石灰沿拉线处打线，该位置即畦沟位置。沿已画

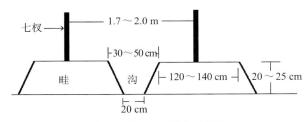

图1　三七地理畦做床示意图

好的开沟线进行开沟，将沟内的土壤提到两边作畦。畦面宽120～140 cm，长度根据地形酌定，每百米要留出腰沟，腰沟要宽，作为主行道及主排水沟。畦高根据坡度的大小为20～25 cm，沟面宽30～50 cm，底宽20 cm左右。畦沟开挖结束后，整理畦面，将畦面土壤赶平，做成中间略鼓两边略低的"瓦面状"，便于雨季排水。在整理过程中清除畦面的石块或杂草等物。

8. 施用钙镁磷肥　结合理畦做床，在畦面上施用钙镁磷肥1 500～2 250 kg/hm²，并均匀拌施入畦面表土中。

9. 床土处理　畦面土壤药剂处理的时间，为移栽前进行。采用65%敌克松可湿性粉剂15 kg/hm²，与半干细土30～40 kg拌匀；或采用50%多菌灵可湿性粉剂15 kg/hm²，兑半干细土450～600 kg混匀，均匀撒施于畦面上，并捣入耕作层土壤中混匀，并将畦面平整即可进行三七播种或移栽。

五、播种育苗

（一）种子生产

1. 留种要求　选择三年生及以上的无病虫害三七园进行留种。田间选择植株高大、茎秆粗壮、生长健壮的植株留种。

2. 种子采集　三七红籽于11月开始成熟时采收。选择色泽鲜红饱满、果皮无病斑、无损伤的果实，分批采收。红籽采收时，在距果柄10 cm处用清洁的剪刀将整株红籽剪摘下来，盛于洁净的容器中（容器一般采用竹箩）运到园外。

3. 种子加工　采收后的三七红籽及时进行初加工。采用机械或人工揉搓法除去果皮，再用清水漂洗除去秕粒及腐烂变质的种子，然后从清水中捞出，晾晒至种子表面水分干燥为止（种子忌过分失水），最后用筛子筛选出饱满和不饱满的种子，即为三七

白籽。

4. 种子后熟　揉洗去外果皮后的三七白籽用70%甲基硫菌灵可湿性粉剂600～800倍液消毒15 min，捞出进行贮藏，完成种子生理后熟。贮藏后熟时间一般为45～60 d，环境温度控制在20℃左右。

贮藏后熟方法：准备含水量为20%～30%的细河沙，将药剂处理后的三七种子与河沙分层置放于竹制容器中，并贮藏于洁净、通风的环境，河沙含水量保持在20%～30%。每间隔15 d检查一次，以清除腐烂、霉变的三七种子或调节湿度以控制种子发芽。

5. 种子质量要求　种子千粒重应在60 g以上，活力不低于90%，净度不低于95%。

（二）种苗生产

1. 播种　播种时间为头年的12月中、下旬至翌年1月中下旬。

先用压穴器在三七畦面压1 cm深播种孔，孔穴密度为（4～5）cm×5 cm。将用湿砂贮藏后熟好的种子，筛去河沙，加入钙镁磷肥和多菌灵干粉（多菌灵用量为种子重量的0.5%）包裹后直接点播。播种完后用充分腐熟农家肥拌土将三七种子覆盖，以见不到种子为宜。然后在畦面上均匀覆盖一层松针，覆盖厚度以床土不外露为原则。

2. 浇水　三七播种后应视土壤墒情及时浇水1次，以后每隔10～15 d浇水1次，使土壤水分一直保持在20%，直至雨季来临。

3. 除草　三七出苗后，及时除草，保证田间清洁。

4. 病虫害防治　三七苗期主要有种腐病、立枯病、猝倒病、黑斑病、疫病，虫害有蚜虫、小菜蛾和地老虎。应根据病虫害种类及时做好防护。

5. 施肥　在7月和10月，视田间长势可追施2次肥。肥料以三七专用复合肥为主，每次追施量在150～225 kg/hm²。另外，结合田间打药可叶面喷洒500倍磷酸二氢钾。

6. 防涝　雨季时应随时检查三七园，出现水分过多应及时排涝。

7. 通风除湿　雨季将荫棚四周边和园门打开，进行棚内通风除湿，降低田间病虫害。

8. 炼苗　10～12月进行炼苗，调节棚内透光度在20%左右，控制田间土壤水分在15%～20%，增强种苗抗性，提高种苗质量。

9. 起苗　种苗一般在移栽前采挖，即育苗当年的12月中下旬至翌年1月中下旬。用自制竹条从床面一边向另一边顺序采挖。起挖时应避免损伤种

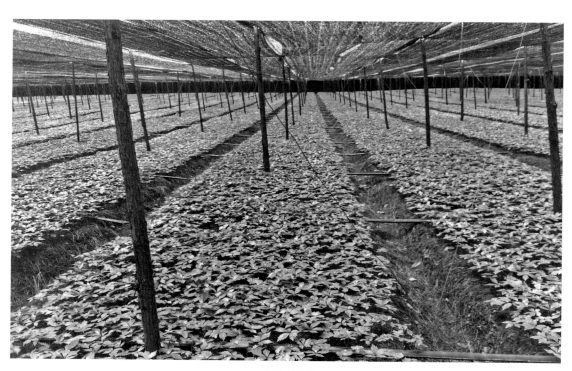

一年生三七苗

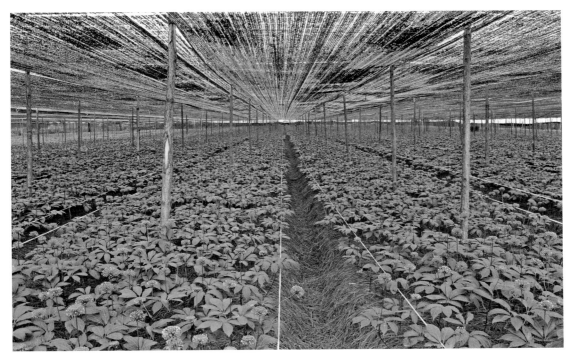

二年生三七（遮阳网建棚）

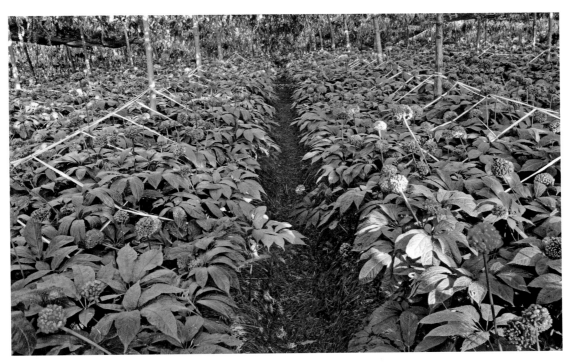

三年生三七（杉树枝建棚）

苗，受损伤的、有病虫害的及弱小的种苗应在采挖时清除。宜选用休眠芽肥壮、根系生长良好、无病虫害感染和机械损伤，单株重在 1.25 g/ 株的子条做种苗。

10. 种苗运输　种苗一般用竹筐或透气蛇皮袋装放和运输。边采挖、边运输种植。如种植地较远，三七种苗运输途中要做好保湿防晒。一般采挖后 2 ～ 3 d 内栽种完。

六、大田移栽

（一）种植时期

移栽定植时间为12月中下旬至翌年1月中下旬。

（二）种植密度

定植株行距为10 cm×12.5 cm ～ 12 cm×15 cm，每公顷种植密度为37.5万～48万株。

（三）种植方法

1. 种苗消毒　种苗种植前用70%噁霜·锰锌500 ～ 800倍液进行浸种处理15 ～ 20 min，取出带药液移栽。

2. 制作打穴模板　用木板制作打穴模板，即在长1.3 ～ 1.5 m、宽30 cm左右的木板上固定两排倒三角形木块，排列规格为10 cm×12.5 cm ～ 12 cm×15 cm。

3. 打穴　分别用种苗打穴模板在畦面上打出深3 cm左右的穴。

4. 种苗定植　将用药液处理好的三七种苗放入打好的土穴中，一个土穴放置一株三七种苗。种苗移栽时，放置种苗要求全园方向一致，以便于管理。坡地、缓坡地由低处向高处放苗，第1排种苗的根部向坡上方；第2排开始根部向坡下方，种芽向坡上方；床面两侧的根部朝内，种芽朝外，利于保湿和防止畦头塌落而露根影响三七生长。

5. 覆土　用细土覆盖三七种苗，以看不见三七种苗根系和休眠芽为宜，2 ～ 3 cm厚。

6. 盖草　用松针覆盖整个畦面，厚度以看不到床土为宜，盖草过程中要求厚薄均匀一致。

7. 浇水　三七种植完后，及时浇足定根水。

七、田间管理

（一）抗旱浇水与防涝排湿

三七移栽后应视墒情抗旱浇水，使土壤水分保持在20%左右。

雨季来临时应随时检查三七园，出现水分过多应及时排涝，并打开园门通风换气以减小园内湿度，以预防或减轻田间病害。

（二）田间除草

三七出苗后，及时除草，保证田间清洁。

（三）调节荫棚

适当揭除1 ～ 2层遮阳网来调节荫棚透光度。

（四）摘蕾

1. 时间　三七生产大田在7月中下旬开始摘蕾，以促进三七块根生长。以未开放时采收的花蕾质量较好。一般在晴天采摘。采花前30 d应停止使用农药。

2. 采摘方法　在距花蕾3 ～ 5 cm处，用剪刀剪摘花蕾，盛于洁净容器（一般用竹箩）中运往园外。

八、科学施肥

（一）二年生三七的追肥

1. 第1、第2次追肥

（1）时间：第1次追肥在5月上旬展叶期，此时为旱季，施肥在人工浇水2 ～ 3 d后进行，施肥时间应在晴天上午10点以后，田间三七叶片露水干后进行。

第2次追肥在8月的现蕾期，此期为雨季，施肥应在晴天上午10点以后，田间三七叶片露水干后进行。

（2）种类、用量和方法：施肥种类为氮：磷：钾=10 ： 10 ： 15 ～ 10 ： 10 ： 20的复合肥，施用量为150 kg/hm²，采用田间撒施。

（3）清洁：施肥结束后用细竹棍或松树枝将三七叶面上肥料全部清除，或用汽油喷雾器鼓风将叶片上肥料吹拂下来，以防下雨或喷施农药后灼烧叶片。

2. 第3次追肥

（1）时间：12月下旬至翌年1月的倒苗期，待田间三七茎叶剪除后进行。

（2）种类、用量和方法：肥料种类以有机肥为主，在8月时将牛粪、羊粪和秸秆一起堆置发酵，发酵时间在3个月以上，充分杀除有机肥中病菌和虫卵。追肥时先将发酵好有机肥和钙镁磷肥、硫酸钾、70%多菌灵一起混合，混合比例为1 000 kg有机肥加50 kg钙镁磷肥、10 kg硫酸钾和1 kg 70%多菌灵，将混合好的肥料均匀撒施在三七畦面上，并适当撒施松针覆盖好畦面。

（3）清洁：施肥结束后，做好七园田间卫生，及时将田间三七残枝烂叶和杂草清除，将畦沟中冲积下来的积土和松毛清掏到畦面，保证雨季排水通畅，并全园喷一遍农药，杀菌、杀虫过冬。

（4）浇水：田间清洁做完后，全冠浇一遍透水，保证田间墒情和三七过冬。

（二）三年生三七的追肥

1. 追肥时间　追施2次，第1次在4月底～5月上旬，第2次在7月中下旬。施肥时间应在晴天上午10点以后，田间三七叶片露水干后进行。

2. 种类、用量和方法　施肥种类为氮：磷：钾＝10：10：20的复合肥，施用量为150～225 kg/hm²，采用田间撒施。

3. 清洁　施肥结束后用细竹棍或松树枝将三七叶面上的肥料全部清除，或用汽油喷雾器鼓风将叶片上的肥料吹拂下来，以防下雨或喷施农药后灼烧叶片。

九、病虫害防治

（一）防治原则

同"艾叶"。

（二）防治措施

1. 植物检疫　采取局部地区检疫的方式，对已出现根结线虫病的三七产区外调种苗进行检疫，以避免传入无根结线虫病的三七产区。

2. 农业防治　① 认真选地，实行轮作。② 培育和选用健壮无病的种子、种苗。③ 调整适宜荫棚透光率，加强田间通风排湿。④ 保持田间清洁，及时彻底地清除病残体和田间杂草。⑤ 施用完全腐熟的有机肥，增施磷钾肥、镁肥和硼肥，避免施肥过量。⑥ 起高畦栽培，加深田间畦沟，防止田间积水。⑦ 施用石灰进行田间病害防治。

3. 生物防治　① 以菌治菌技术：主要是利用微生物在代谢中产生的抗生素来消灭病菌，有春雷霉素、多抗霉素、农用链霉素等抗生素农药。② 以菌治虫技术：利用自然界微生物来消灭害虫，有细菌、真菌等，如苏云金杆菌、白僵菌、绿僵菌、颗粒体病毒、核型多角体病毒等。③ 植物性杀虫、杀菌技术：从天然植物中提取的杀菌、杀虫制剂，如印楝素、除虫菊酯、鱼滕精、烟碱、万寿菊提取物等。

4. 物理防治　① 利用55℃温水浸种10 min来进行种子脱毒灭菌。② 深翻炕晒土壤杀虫灭菌。③ 利用防虫黄板诱杀蚜虫、蓟马。④ 利用黑光灯诱杀地老虎、金龟子。⑤ 利用捕鼠夹杀老鼠。

5. 化学防治　有登记可用于三七的农药。如确需使用，应按照农业管理部门批准使用的农药进行化学防治。

十、采　收

（一）采收期

选择三年生三七采挖，即种子育苗1年成种苗（子条），种苗大田种植2年。春三七最适宜采收时期是9～10月；冬三七最适宜采收时期是12月至翌年2月。

（二）采收方式

1. 揭棚放阳　采挖前15 d左右，揭掉三七棚上遮阳网，以便放阳、放雨露，促进三七块茎增重和有机物质积累。

2. 田间采挖　选择晴天采挖。采用自制竹木或小棍撬挖。从畦床头开始，朝另一方向按顺序挖取，防止漏挖。采挖时应防止伤到根和根茎，保持根系完整，避免根须折断。

3. 折茎抖泥　采挖出的三七在田间翻晒半日，待根皮水分稍蒸发，抖去泥土，拆除根茎上的茎秆，用竹筐和透气编织袋运回加工。

十一、产地加工

（一）分拣

三七运回后不能堆置，及时在洁净晾晒场（光照和通风条件好，清洁卫生，最好有防雨棚）摊开进行分拣。用不锈钢剪刀分别将三七地下部的剪口、主根、筋条（大根）、毛根（细根）部位分别剪下。

（二）清洗

三七分拣后，将剪口、主根、筋条和毛根分别用清水及时清洗干净，清洗前和清洗后三七不能堆捂，要摊开通风透气，以免腐烂。

（三）晾晒

清洗好三七剪口、主根、筋条和毛根运送到晾晒场地，直接摊薄，在太阳下晾晒，晾晒过程中要防止雨淋和堆捂发热。晾晒期间，每日翻动1～2次，并注意检查，如有霉烂，及时剔除。晾晒至三七干透（含水率在13%以下）。

（四）打磨抛光

本工序可根据需要选用或不选用。将经干燥后的三七主根与抛光物共置抛光器具中打磨至三七主根外表光净、色泽油润时取出，将三七头子与抛光物分离开，即可得出商品三七。抛光器具可用滚筒等。抛光物有2种组合：一是粗糠、稻谷、干松针段组成；二是荞麦、干松针段组成。

（五）产地初分级

将三七主根置于拣选台上，按个头大小进行分类，再按规格、等级和感观进行分级。规格分为春七、冬七、剪口、筋条，等级以个数/500 g划分为：20头、30头、40头、60头、80头、120头、无数头。

十二、包装和贮存

（一）包装

将检验合格的产品按不同商品规格分级包装。在包装物上应注明产地、品名、等级、净重、毛重、生产者、生产日期及批号。

（二）贮存

三七加工产品贮存在清洁卫生、阴凉干燥、通风、防潮、防虫蛀、无异味的库房中，要求温度不超过20℃、相对湿度不高于65%，定期检查三七的贮存情况。

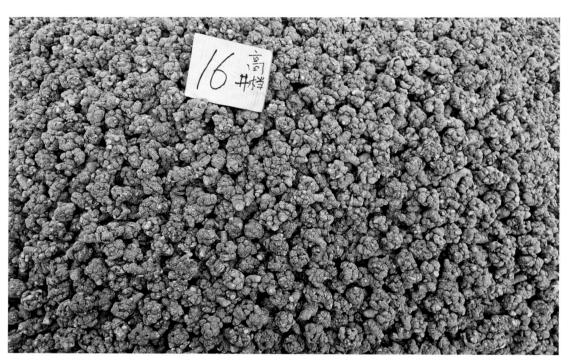

三七药材

历史沿革

最早对三七产地的描述见于明代《医门秘旨》："其本出广西。"明代《本草纲目》记载："生广西南丹诸州番峒深山中。"《本草汇言》也记载"山漆生广西南丹诸州及番峒深山中"，其所指广西南丹诸州即位于今广西西北部河池南丹地区。

清代《本草新编》记载："三七根，各处皆产，皆可用。惟西粤者尤妙，以其味初上口时，绝似人参，少顷味则异于人参耳，故止血而又兼补。他处味不能如此，然以之治止血，正无不宜。"其记载了三七有多个产地来源，其中广西（西粤）产功效最好。清代《本草从新》载"三七：从广西山洞来者，略似白及，长者如老干地黄，有节，味微甘，颇似人参"，记载三七产于广西。清代《本草纲目拾遗》载"识药辨微云：出右江土司，最为上品"，记载广西右江地区生产三七最佳。清代《植物名实图考》记载"《广西通志》：三七，恭城出，其叶七，茎三，故名……《滇志》：土富州产三七，其地近粤西，应是一类……余在滇时……昆明距广南千里而近，地候异宜，而余竟不能视其左右三七之实，惜矣。因就其半菱之茎而圆之。余闻田州至多，采以煨肉，盖皆种生，非野卉也。"说明广西通志记载三七出产于广西东北部的恭城，滇志记载云南文山州的富宁、广南也有三七种植。清代《镇安府志》记载"三七……小镇安土司出"，记载了今广西靖西南坡乡及安德乡一带出产三七。清代《檐曝杂记》记载"三七：皆生大菁中不见天日之处，所有人采其子，种于天宝之陡筒、暮筒，以树蔽之，不使见天日"，记载了今广西德保种植三七。

民国《增订伪药条辨》记载"三七，原产广西镇安府，在明季镇棣田阳。所产之三七，均贡田州，故名田三七。销行甚广，亦广西出品之大宗也。有野生种植之分：其野生形状类人形者，称人七，非经百年，不能成人形，为最难得最道地"，进一步明确了三七原产于广西百色德保（镇安府），明代时进贡三七均来自田州府，故称为田三七，并记载三七有野生和人工种植之分。《药物出产辨》云"产广西田州为正道地。近日云南多种，亦可用"，记载了广西田州为三七道地产地，民国时期云南也有多地种植。《本草药品实地之观察》云"参三七：又名田三七，或称田漆"和"原产于广西、云南等省，以云南出者尤多，故名田三七。云南学友王裕昌药师曾赠本地出产之三七……"记载了广西、云南出产三七，且云南种植量大，被称为滇三七。

1959年《中药志》记载："三七主要栽培于云南、广西。在四川、湖北、江西等省有野生。"1959年《药材资料汇编》记载："主产云南文山（开化），故有'开化三七'之称。其附近砚山、西畴、麻栗坡、马关、广南、富宁均有产。广西田阳（田州）本为原产地，后因土壤不佳，移植镇安、睦边、靖西，但产量不及云南大。"1959年《中药材手册》记载："主产于广西田阳、靖西，云南砚山、文山等地。"

另，云南民间名医曲焕章以三七为主药于1902年创制出伤科圣药——云南白药（原名百宝丹），对于止血愈伤、活血散瘀、消炎去肿、排脓驱毒等具有显著疗效，特别对内脏出血更有其神奇功效。云南白药创制至今，已有近百年历史，凭借神奇的疗效，畅销海内外，其处方现今仍然是中国政府经济知识产权领域的最高机密。

综上分析，三七在明代主产于广西南丹、百色及其周边地区，清代中后期开始在云南文山（开化）、广南、富宁等地开始种植生产，并逐渐规模化；民国至今，三七主产于云南东南部的文山（开化）及其附近砚山、西畴、麻栗坡、马关、广南、富宁、丘北和广西西南部百色地区的田阳、德保、那坡、靖西等地，它们之间连成了一片三七栽培区。广西产三七被称为田七，云南产三七又称为滇三七、开化三七。

三七产地历史沿革见表57。

表57 · 三七产地历史沿革表

年 代	出 处	产 地 及 评 价
	《医门秘旨》	其本出广西
明	《本草纲目》	出广西南丹诸州番洞深山中。其所指广西南丹诸州即位于今广西西北部河池市南丹地区
	《本草汇言》	山漆生广西南丹诸州及番峒深山中

续　表

年　代	出　处	产　地　及　评　价
清	《本草新编》	三七根，各处皆产，皆可用。惟西粤者尤妙，以其味初上口时，绝似人参……他处味不能如此，然以之治止血，正无不宜
	《本草从新》	从广西山洞来者，略似白及，长者如老干地黄，有节，味微甘，颇似人参
	《本草纲目拾遗》	出右江土司，最为上品
	《植物名实图考》	《广西通志》：三七，恭城出，其叶七，茎三，故名……《滇志》：土富州产三七，其地近粤西，应是一类……余在滇时……昆明距广南千里而近，地候异宜，而余竟不能视其左右三七之实，惜矣。因就其半萎之茎而圆之。余闻田州至多，采以煨肉，盖皆种生，非野卉也
	《镇安府志》	三七……小镇安土司出
	《檐曝杂记》	皆生大箐中不见天日之处，所有人采其子，种于天宝之陇葪、暮葪，以树蔽之，不使见天日
民国	《增订伪药条辨》	原产广西镇安府，在明季镇棣田阳。所产之三七，均贡田州，故名田三七。销行甚广，亦广西出品之大宗也
	《药物出产辨》	产广西田州为正道地。近日云南多种，亦可用
	《本草药品实地之观察》	原产于广西、云南等省，以云南出者尤多，故名田三七
	《广南地志资料》	三七种于各乡山地，年产数千斤
	《新纂云南通志》	开化、广南所产三七，每年约数千斤
现代	《中药志》	三七主要栽培于云南、广西。在四川、湖北、江西等省有野生
	《药材资料汇编》	主产云南文山（开化），故有"开化三七"之称。其附近砚山、西畴、麻栗坡、马关、广南、富宁均有产。广西田阳（田州）本为原产地，后因土壤不佳，移植镇安、睦边、靖西，但产量不及云南大
	《中药材手册》	主产于广西田阳、靖西，云南砚山、文山等地

参考文献

［1］杨清叟.仙传外科秘方［M］.北京：中医古籍出版社，1988.
［2］郑金生.中华大典：医药卫生典：药学分典四［M］.成都：巴蜀书社，2012.
［3］李时珍.本草纲目［M］.3版.刘衡如，刘山永校注.北京：华夏出版社，2008.
［4］赵学敏.本草纲目拾遗［M］.2版.北京：人民卫生出版社，1983.
［5］吴其濬.植物名实图考［M］.北京：世界书局，1974.
［6］张锡纯.医学衷中参西录：上册［M］.河北新医大学《医学衷中参西录》修订小组，修订.石家庄：河北人民卫生出版社，1974.
［7］陈存仁.中国药学大辞典［M］.北京：人民卫生出版社，1956.
［8］倪朱谟.本草汇言［M］.郑金生，甄雪燕，杨梅香，校注.北京：中医古籍出版社，2005.
［9］陈士铎.本草新编［M］.柳璇，宋白杨，校注.北京：中国医药科技出版社，2011.
［10］吴仪洛.本草从新［M］.北京：人民卫生出版社，1985.
［11］广西省镇安府志（清光绪十八年刊本）［M］.羊复礼，修，梁万年，等，纂.台北：成文出版社，1967.
［12］赵翼.檐曝杂记［M］.北京：中华书局，1982.
［13］曹炳章.增订伪药条辨［M］.刘德荣，点校.福州：福建科学技术出版社，2004.

［14］陈仁山.药物出产辨［M］.台北：新医药出版社，1930.

［15］赵燏黄.本草药品实地之观察［M］.樊菊芬点校.福州：福建科学技术出版社，2006.

［16］中国医学科学院药物研究所.中药志：第一册［M］.北京：人民卫生出版社，1950.

［17］中国药学会上海分会，上海市药材公司.药材资料汇编：下集［M］.上海：上海科学技术出版社，1959.

［18］中华人民共和国卫生部药政管理局.中药材手册［M］.北京：人民卫生出版社，1959.

沙　棘

沙棘为胡颓子科植物沙棘 *Hippophae rhamnoides* L.的干燥成熟果实，为蒙古族、藏族习用药材，具有止咳祛痰、消食化滞、活血散瘀的功效，用于咳嗽痰多、消化不良、食积腹痛、瘀血经闭、跌扑瘀肿等病证。沙棘主要分布在西北、华北、东北及西南等地。

本篇所述药材即为胡颓子科植物沙棘 *Hippophae rhamnoides* L.的干燥成熟果实，相关技术和规范适用于内蒙古呼和浩特、鄂尔多斯、乌兰察布、锡林郭勒、赤峰及周边主产药材沙棘的生产加工。

一、产区生态环境

（一）海拔

适宜海拔为300～2 500 m。

（二）气温

适宜年平均气温为1～10℃。

（三）光照

性喜光，适宜年平均日照时数为2 000～3 000 h。

（四）降雨量

适宜年平均降雨量为400～550 mm。

（五）土壤

选择土层深厚、富含腐殖质的砂壤土、栗钙土、灰钙土或者草甸土均可，最适生长pH为6.0～8.0，含盐量低于1%。

二、选地和整地

（一）选地

1. 产地环境要求　通常应选择不受污染源影响或污染物含量限制在影响范围之内，生态环境良好的农业生产区域，以荒地为佳。

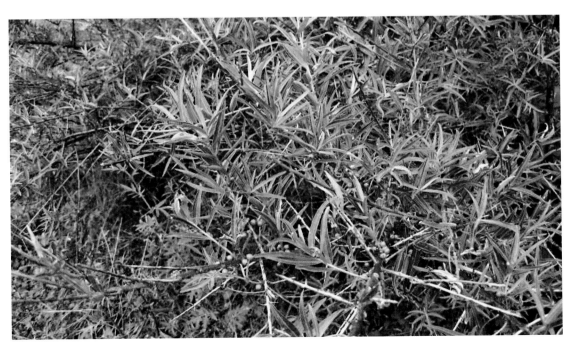

沙棘原植物一

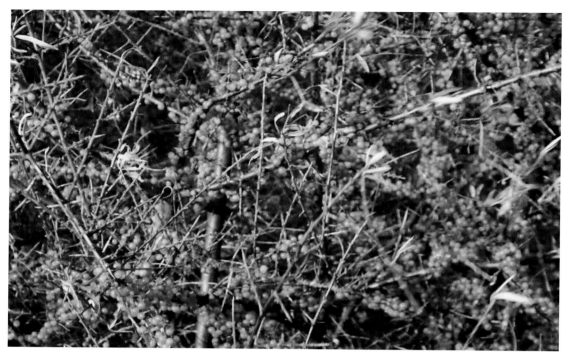

沙棘原植物二

2. 空气、土壤及用水质量要求　同"艾叶"。

（二）整地

整地以秋季为宜，土壤深翻20～25 cm，作畦，施用腐熟厩肥30 000～60 000 kg/hm²，整平耙细。

三、播种育苗

（一）选种

种子子粒饱满，大小均匀，色泽鲜明，净度不低于90%，千粒重7 g以上，发芽率不低于80%。

（二）播种

1. 种子处理　播种前进行催芽：用40～60℃温水浸泡种子3～4 d，每隔12 h换水一次，播种前用0.5%的KMnO₄溶液消毒2 h，再用清水洗净。

2. 播种时间　在4～5月，当土壤表层5 cm深处温度达到10～15℃时适时播种。

3. 播种育苗　种子均匀地播于平地表面，覆土厚度为1～2 cm即可。播种后盖上草帘保温保湿，10 d左右出苗，适时将草帘揭开。播种量为75～90 kg/hm²，苗木产量为45万株/hm²。

（三）扦插育苗

在4月下旬～5月上旬，0～20 cm土层温度10℃时进行扦插。采用大垄双行，按照株距10 cm，行距15 cm。将长20～25 cm，直径0.5～1 cm，含有2～3个饱满芽的插条直接扦插，插穗露出地面1～2 cm，插后盖严棚膜灌透水。插条成活后生长量达到5～8 cm时拆除地膜。

（四）起苗

在10月土壤封冻前起苗，深度30～40 cm，抖去泥土，剔除不合格种苗，苗头方向一致，雌雄分开储存，准备移栽。

（五）移栽

1. 移栽时间　4月上旬至5月上旬，在沙棘苗萌芽前完成移栽。

2. 移栽　选择种子育苗2～3年，扦插育苗1～2年苗龄，高度达到30 cm以上，主根长20 cm以上，光滑无明显病症，无机械损伤问题的苗进行移栽。移栽按行距4 m，株距2 m左右挖穴，穴深30 cm。将花期和果期一致的品种按照雌雄植株配比8：1～10：1栽培，栽后及时灌溉。

四、田间管理

（一）中耕除草

每年中耕除草4～5次。播种当年5月下旬出现第1对真叶时候进行第1次。幼苗刚出土，株高6 cm

左右时浅锄。6月中下旬出现第4对真叶时进行第2次中耕除草。8月上旬苗高30 cm左右时进行第3次中耕除草。中耕深度4～5 cm。

（二）施肥培土

每年结合中耕追肥2～3次，氮磷肥45～105 kg/hm²，钾肥37.5～45 kg/hm²。

（三）灌溉水

适量浇水，出苗前及苗期应保持畦面湿润，以保证成活，以后根据土壤水分正常灌溉，保证全年浇水6～7次。花期和坐果期，须保证沙棘水分需求。每年春季浇水，秋冬季土壤封冻前浇水。

（四）修剪

盛果期，剪去过于稠密的枝条，以提高透光量。冬季或早春萌芽前应剪去病枝、断肢、枯枝和过于低垂的枝条，保留萌发的三大枝骨干枝。

（五）病虫害防治

1. 防治原则　同"艾叶"。

2. 防治措施

（1）农业防治：① 选择抗病品种，加强田间管理，改善通风条件，冬季清除病树落叶，剪掉病枝集中烧毁，减少病源。② 定期松土，防止根和地上部分机械损伤。

（2）化学防治：无登记可用于沙棘的农药。

注：在实际生产中，药农针对沙棘种植中常见的干枯病会施用多菌灵等；针对叶斑病会施用退菌特粉剂等；针对沙棘果蝇会施用速灭杀丁等。

五、采收

（一）采收期

播种苗在播后4～5年的9～10月果实成熟时或冬季采收。

（二）采收方式

结合修剪采取剪枝（剪取结果枝）采摘，也可以在化冻前敲打采收。

六、产地加工

将采收的沙棘果进行清洗，去除泥土等杂物，干燥或蒸后干燥。

七、包装、贮存及运输

（一）包装

将检验合格的产品进行包装。包装袋上注明产品名称、重量、产地、销售单位名称、地址、生产日期、储藏条件等。

（二）贮存

包装好的药材贮存在清洁、干燥、通风、无异味、无污染的专用库房中。贮藏温度以1～5 ℃为宜，空气的相对湿度为90%～95%。库房应有专人管理，定期检查与养护，防潮、防霉变、防鼠害，一经发现立即采取措施。

（三）运输

运输工具必须清洁、干燥，具有通风性，保持干燥，并设有防雨、防晒、防潮措施。运输时严禁与可能污染其品质的货物混装。

历史沿革

我国是沙棘属的主要分布区之一，是世界上沙棘医用记载最早的国家，历史上野生沙棘资源分布在从内蒙古东部经黄土高原到横断山脉的大部分地区，跨东经75°32′～121°45′，北纬27°44′～48°35′，包括内蒙古、河北、山西、陕西、甘肃、宁夏、青海、四川，云南和西藏等地区。近几年来研究表明沙棘含有强效脂肪酸具有强效抗氧化作用，使得人们对其热情又上升了一个高度。内蒙古是中国沙棘资源发展最快的省区之一，也是名列全国第4位的沙棘主产区。现有沙棘面积已达167 400万平方米，占全国沙棘资源总量的12.4%。其中天然林面积为14 400万平方米，占比7.8%；人工林面积为153 000万平方米，占比92.2%。全区32个县（旗、区）均有沙棘人工林或天然林分布，占全国沙棘资源县总数的7.4%。内蒙古自治区的沙棘主要分布在通辽、赤峰、乌兰察布、鄂尔多斯、锡林郭勒和呼和浩特等6盟、市地区，其中90%以上是近10年人工造林发展起来的。现在沙棘资源面积超过7 000万平方米的有敖汉、和林格尔、凉城、清水河、准格尔、翁牛特、克什克腾、松山、库伦、东胜等10个旗（县、市、区），其中资源最多的是敖汉，面积为24 000万平方米，全部是人工造林发展起来的，该地的沙棘结果林面积已达到9 000万平方米，年产鲜果量1 167万千克，经济价值达700多万元。现今，内蒙古自治区年产沙棘鲜果1 410万千克，占全国总产量的2.7%。由于内蒙古自治区沙棘具有色泽好、口味佳、个体饱满等优良品质，受到全国各地商家青睐。

参考文献

［1］王宏昊，孙欣，花圣卓，等.我国沙棘药用历史记载及药品开发现状［J］.国际沙棘研究与开发，2012，10（4）：25-28.

［2］刘春梅，张富.干旱区沙棘育苗技术研究［J］.北京农业，2013（24）：47-48.

［3］刘勇，廉永善，王颖莉，等.沙棘的研究开发评述及其重要意义［J］.中国中药杂志，2014，39（9）：1547-1552.

［4］仁真旺甲，文检，苏永文，等.藏药沙棘的文献考证研究［J］.中国民族民间医药，2016，25（6）：4-8.

［5］张辉，鲁志辉.沙棘的栽培技术要点［J］.吉林农业，2016（23）：112.

［6］柳生辉，阿孜古丽·阿依甫.沙棘栽培及管理技术［J］.农村科技，2008（7）：76-77.

［7］石磊，邢艳龙，于泳，等.沙棘棚内扦插育苗技术［J］.内蒙古农业科技，2007（3）：112.

［8］宿华.沙棘育苗技术［J］.内蒙古林业调查设计，2016，39（1）：46-47，57.

［9］乌恩图，金荣，乔方，等.沙棘栽培管理技术［J］.内蒙古林业调查设计，2012，35（2）：60-61.

［10］牙生·卡德尔，艾力曼·阿不都.沙棘的栽培与管理技术［J］.中国园艺文摘，2018，34（3）：183-184.

［11］张冬梅.沙棘栽培技术［J］.特种经济动植物，1998（6）：26.

砂　仁

砂仁为姜科植物阳春砂 *Amomum villosum* Lour.、绿壳砂 *Amomum villosum* Lour. var. *xanthioides* T. L. Wu et Senjen 或海南砂 *Amomum longiligulare* T. L. Wu 的干燥成熟果实，是我国著名的"四大南药"之一，具有化湿开胃、温脾止泻、理气安胎等功效，用于湿阻气滞、脘腹胀满、不思饮食、恶心呕吐、腹痛泄泻、妊娠恶阻、胎动不安、血崩、一切食毒等病证，有着悠久的民间药用历史和临床应用历史。"阳春砂仁"一名，始载于清代《南越笔记》，载曰："阳春砂仁，一名缩砂蔤，新兴也产之，而生阳江者大而有力。"近代《药物出产辨》载："产广东阳春县为最，以蟠龙山为第一。"古代砂仁以广东阳春为道地产区，但自20世纪60年代，全国阳春砂的主产区已由广东转移到云南。

本篇所述药材即为姜科植物阳春砂 *Amomum villosum* Lour. 的干燥成熟果实，相关技术和规范适用于云南西双版纳及周边地区主产药材砂仁的生产加工。

一、产区生态环境

（一）海拔

适宜海拔为1 000 m以下。

（二）气温

适宜年平均气温为22℃。

（三）无霜期

适宜全年无霜或偶有轻霜。

（四）光照

适宜郁闭度为0.5～0.6，其荫蔽树种以树冠高大、常绿、根深的杂木阔叶林为佳。

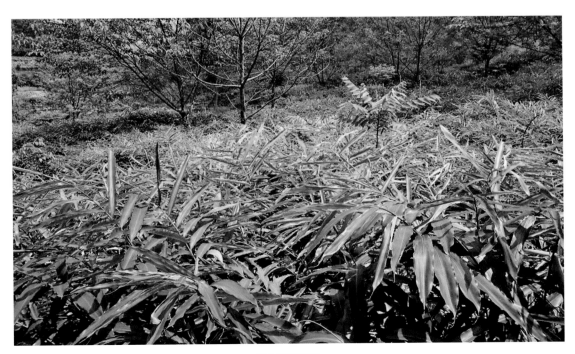

砂仁种植基地

（五）降雨量

适宜年平均降雨量1 000 mm以上。

（六）土壤

以疏松、肥沃、排水良好的砖红壤或赤红壤为宜。

（七）地形地势

宜选择坡度低于25°的缓坡和斜坡上种植。以气候湿润、排水良好、有溪水经过的低山坡为佳。

二、选地和整地

（一）选地

1. 产地环境要求　宜选择3～5月间能保持湿润或有雾，且排水良好的肥沃或有溪水流过的低山种植。种植砂仁需要保留或种植一些叶片较薄和肉质的阔叶树种，尽量不留叶片革质和较硬的树种，以使地中落叶容易腐烂，减少对种植地及其砂仁花果的覆盖，保持通透性，同时还可增加土壤有机质含量。

2. 空气、土壤及用水质量要求　同"艾叶"。

（二）整地

栽种前1个月，种植地留遮阴树，除去周边杂草，砍除无用的灌木。深翻地30 cm，耙细整平。若栽种在坡地，设置排水沟。

三、繁　殖

（一）种子繁殖

1. 播种时间　秋播8月下旬至9月上旬，春播3月中下旬。多采用秋播。

2. 种前处理　播种前将种子放入冷水浸1～2 h催芽，再放入45℃温水浸泡24 h，取出晾开待种子萌动即可播种。

3. 播种方法　采用开行点播，行距12～15 cm，株距4.5～6.0 cm，播种深度为2～3 cm。每公顷播种量为37.5～45 kg或用鲜果4～5 kg。播种后，重施基肥，用量15 000～30 000 kg/hm²。盖过种子3 cm为适，基肥如果过薄，可撒上细土。

（二）分株繁殖

选生长健壮的植株，截取具有芽1或2个以上的幼苗和壮苗为种苗。春栽3月底至4月初，秋栽9月，以春栽为好，选阴雨天进行。株行距65 cm×65 cm，种后盖土，淋水，随即用草覆盖。

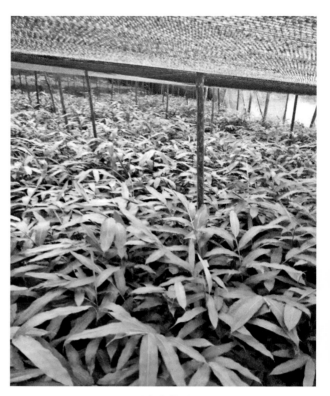

砂仁育苗圃

四、大田管理

（一）中耕除草

每年除草5～8次，用手除草，或用镰刀割草，不宜用锄头锄草。结合除草，进行培土。

（二）施肥

根据砂仁生长习性，宜春季施肥2次。开花前1个月，施肥1次，第1次施磷肥15 kg，混合撒施；开花前1周，第2次混合撒施磷肥15 kg、钾肥10～15 kg。宜雨后施肥，土壤干旱条件下施肥后应浇水。

（三）灌溉与排水

适当进行排灌。如花期遇干旱天气，及时灌溉，避免造成干花，影响产量；如雨水较多，及时排水，以免造成烂果。

（四）病虫害防治

1. 防治原则　同"艾叶"。

2. 防治措施

（1）农业防治：① 保持适宜的郁闭度。② 春季注意排水，增施草木灰、生石灰，增强果实抗病力。③ 冬季早期要适时喷水，使植株生长健壮。④ 幼果期，把苗群分隔出通风道，改善通风条件。⑤ 及时把病果收获加工，减少病原菌的传播。⑥ 收果后结合割枯老苗清除病株，并集中烧毁。

（2）化学防治：无登记可用于砂仁的农药。

注：在生产实际中，药农针对砂仁种植中常见的立枯病、叶斑病会施用波尔多液等；针对钻心虫会施用敌百虫等；针对老鼠会施用磷化锌等。

五、采　收

（一）采收期

种植2～3年后即可采收，一般在8月中旬至9月中旬，砂仁果实成熟，果皮颜色由红紫色变为红褐色，果肉呈荔枝肉状，种子为红褐色，嚼之有浓烈辛辣味时为适宜采收期。

（二）采收方式

用剪刀剪断果柄，不可用手拉，以防撕破根茎，影响砂仁生长。勿踩伤匍匐茎和碰伤幼笋。采回后摘下果实，按不同药用部位分别加工成壳砂、砂仁、砂壳。

六、产地加工

（一）产地加工原则

晒干或低温干燥。

（二）产地加工

1. **杀青**　摘下果穗上的果，净制。置于竹筛内铺厚约10 cm。烘炉内用木炭生火，燃烧至火红后加入湿谷壳盖上发烟，再把竹筛放在炉内的横木条上，盖上湿麻袋或湿草席，烘熏24 h，待果实的外皮收缩变干时取出。

2. **压实**　从炉中取出经杀青加工的砂仁果实，倒入竹笋筐内压实，上加盖麻袋，并压重物以使果皮和种子紧贴，从而提高成品的品质等级，24 h后即可取出。

3. **复焙**　将砂仁再置于筛上摊平，用70℃以下炭火烘焙，常翻动，经过6～8 h后，即可取出晾干包装。注意防潮防霉，发现吸湿回潮，可再烘干。砂仁药材成品以足干、外壳呈红褐色、果皮与种子团紧贴、颗粒饱满、气味香辣有凉散感、无枝梗、无霉变者为优。

七、包装及贮存

（一）包装

将检验合格的产品按不同商品规格分级包装。在包装物上应注明产地、品名、等级、净重、毛重、生产者、生产日期及批号。

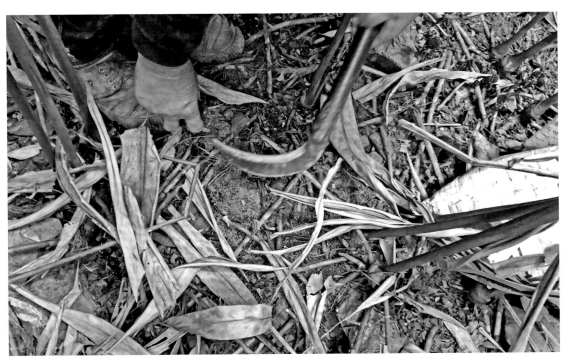

砂仁采收

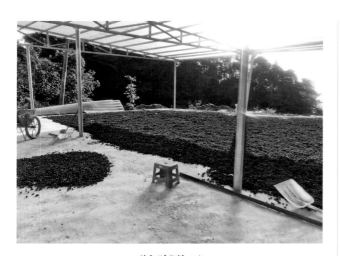

砂仁晾晒加工

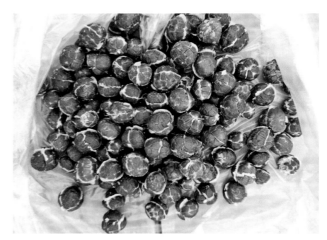

砂仁药材一（去壳）

（二）贮存

砂仁加工产品贮存在通风、干燥、阴凉、无异味、避光、无污染并具有防鼠、防虫设施的仓库内，仓库相对湿度控制在45% ～ 60%，温度控制在

0 ～ 20℃。药材应存放在货架上与地面距离15 cm、与墙壁距离50 cm，堆放层数为8层以内。贮存期应注意防止虫蛀、霉变、破损等现象发生，做好定期检查养护。

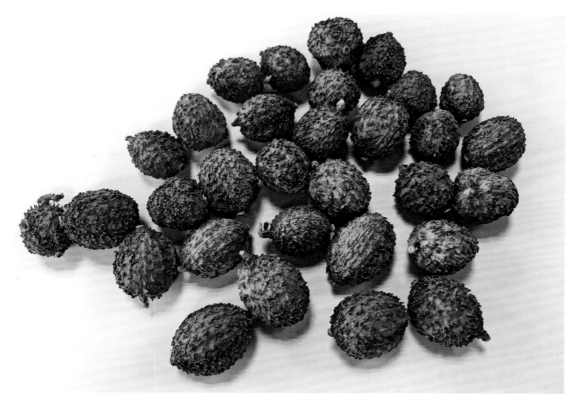

砂仁药材二

历史沿革

砂仁，又名缩沙蜜、缩砂仁，唐代甄权撰写的《药性论》首次记载"缩沙蜜，出波斯国"；宋代《开宝本草》记载了砂仁的产区，"生南地"；宋代《本草图经》记载"缩沙蜜，生南地，今惟岭南山泽间有之"；明代《本草蒙筌》记载："产波斯国中，及岭南山泽。"清代《本草易读》记载了砂仁的产区，"生西海及西戎波斯诸国，今惟岭南山泽间有之"。以上本草中记载的"南地""岭南"泛指今广东和广西地区。20世纪40年代，广东两阳圭岗曾有农民种植阳春砂。50年代起，砂仁栽培管理技术逐步成熟，产量也逐年增加，最高产量超过7 500 kg/hm²，60年代，砂仁的主产地从广东逐渐扩大至云南、广西、福建。

20世纪60年代，云南从广东阳春引种阳春砂获得成功之后，在西双版纳、普洱等地大面积种植发展，1989年末云南阳春砂栽培面积已达6 500万平方米左右，占全国砂仁种植总面积的38.55%，年产量43万千克，占全国砂仁总产量的65.5%。90年代中期，云南成为称为我国砂仁的最大产区。《中华本草》记载砂仁"主产于云南、广东；福建、广西亦产。多为栽培品，品质较好"。2001年云南砂仁种植面积达8 613万平方米，约占全国总面积的64%，产量112千克，约占全国总产量的71%。目前云南种植面积为10 000万～13 000万平方米，主要分布于西双版纳、普洱、文山、红河、德宏、临沧、保山、怒江等地，其中西双版纳傣族自治州产量占一半以上。此外，近年来阳春砂的种植发展还辐射至周边邻国地区，如老挝北部的丰沙里省、南塔省等。

参考文献

［1］刘佑波，吴朋光，徐新春.砂仁产地与品种变迁的研究［J］.中草药，2001（3）：60-62.
［2］王茂.云南金平阳春砂仁种植区生态环境评价研究［D］.昆明：云南中医学院，2018.
［3］陈建设，李海涛，唐德英，等.云南阳春砂产业现状及发展对策［J］.中国现代中药，2015，17（7）：690-693，703.

山　药

　　山药为薯蓣科植物薯蓣 *Dioscorea opposita* Thunb. 的干燥根茎，具有补脾养胃、生津益肺、补肾涩精的功效，用于脾虚食少、久泻不止、肺虚喘咳、肾虚遗精、带下、尿频、虚热消渴等病证。山药始载于《神农本草经》，为我国常用大宗药材。山药在我国种植比较广泛，主产于河南、山西、河北和陕西等地。河南省焦作市武陟、沁阳、温县、孟州、修武、博爱等地，也是其道地产区。河北安国、蠡县等山药种植规模较大，此外陕西、江苏、山东、贵州、四川、广西等地也有种植。

　　本篇所述药材即为薯蓣科植物薯蓣 *Dioscorea opposite* Thunb. 的干燥根茎，相关技术和规范适用于河南武陟、温县、沁阳、孟州及周边地区和河北安国、蠡县、博野及邻近地区山药道地药材的生产加工。

一、产区生态环境

（一）海拔
大田栽培适宜海拔为 100 ~ 500 m。

（二）气温
适宜年平均气温为 12.0 ~ 14.9℃。

（三）光照
适宜年平均日照时数 2 200 h 以上，生育期日照时数大于 300 h。

（四）无霜期
适宜年平均无霜期为 210 d 左右。

（五）降雨量
适宜年平均降雨量为 400 ~ 700 mm。

（六）土壤
适宜土层深厚、土质疏松、有机质丰富、地势较高、能排能灌的中性和微碱性壤土或砂质壤土，

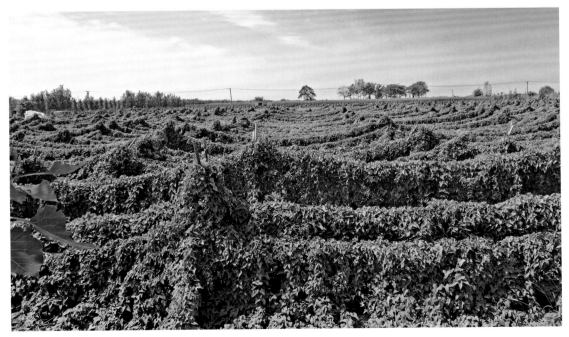

山药种植基地一

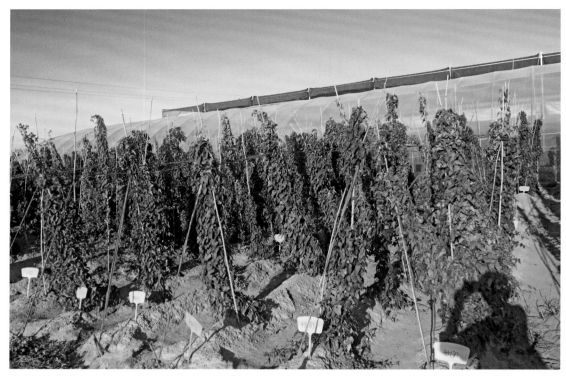

山药种植基地二

低洼、黏土、碱地均不宜栽种，前作以禾本科、蔬菜等为宜。

二、选地整地

（一）选地

1. 产地环境要求　山药种植忌连作，同一块土地一般3～5年种植1次，前作以禾本科、豆科为佳。

2. 空气、土壤及用水质量要求　同"艾叶"。

（二）整地

冬前清理田间根茬、残膜等杂物，每公顷施充分腐熟农家肥30 000～45 000 kg和45%硫酸钾复合肥750～1 500 kg作基肥。机械开沟，深松80～100 cm的种植带。同时开好田间灌排沟系，做到灌排沟系分开、里外沟系通畅。

三、播　种

（一）播种时间

4月上中旬开始栽种山药。

（二）播种方法

山药繁殖一般采用芦头繁殖法和零余子育种繁殖法，两种繁殖方法生产上必须交替使用，山药芦头连栽3年后，要用零余子重新培育种栽。

1. 零余子播种　常采用沟播。一般要求地表温度连续3 d稳定在10～12℃后即可播种。4月上旬开沟栽种，在做好的畦内按行距20～30 cm开沟沟深3～4 cm，选择个大饱满、无病虫害、直径≥1.70 cm、芽眼数≥16、百粒重≥150 g的一、二级零余子做繁殖材料。按株距10～12 cm播于沟内，覆土压实，浇一次透水，15～20 d出苗。当年可收获小山药，第2年做种栽。

2. 芦头栽种　山药地下根茎上端掰下来的由细变粗部分，是山药根茎上端有芽的一节，长15 cm～30 cm，俗称山药芦头。当5 cm地温稳定在10℃以上栽种山药芦头，一般在4月中下旬。取出砂藏的芦头，选择优质芦头放在阳光下晾晒5 d，然后用50%多菌灵300倍液浸种15 min，晾干后栽种。行距40～60 cm，株距15～20 cm。栽植时，开8～10 cm深沟，将芦头朝同一方向水平放于沟内，株距以两芽头之间的距离为准，覆土6～8 cm。

芦头不能连续使用，4～5年宜替换芦头。长期采用芦头繁殖会引起品种退化，常采用零余子培育种栽，进行复壮，提高山药产量和质量。

四、田间管理

（一）查苗补缺

播种20～30 d后，注意检查种薯发芽出苗情况。覆盖地膜栽培要及时破膜放苗，防止烧苗。出苗后及时清除丛苗，每株保留1个健壮主茎。发现缺苗要及时补种。

（二）中耕除草

山药出苗后，每次浇水或雨后应及时中耕除草，一般进行3次。第1次中耕除草与架设支柱同时进行，入土深度3 cm左右；第2次在6月中下旬；第3次在7月底或8月初。此外中耕锄草时，切勿将蔓弄断。前期注意浅锄，后期要避免损伤植株。

（三）适期施肥

苗高30 cm时结合中耕除草，每公顷追施纯氮100 kg（尿素200 kg）；茎蔓生长旺盛时期，每公顷再增施纯氮120 kg（尿素250 kg），施后浇水。根茎膨大期，叶面喷施0.3%磷酸二氢钾液2～3次，促进地下根茎迅速膨大。

（四）搭架引蔓

幼苗生长到30 cm以上时，在行间用竹竿或树枝搭设支架，架高2 m，相邻支柱的顶部用塑料绳绑在一起，然后将茎蔓牵引上架。有条件的架中增插一根3 cm左右的支撑物，并横向连接加固，以免风雨过后倒伏。

（五）水分管理

山药为耐旱作物，但为求丰产，也要适当浇水。一般在第1次追肥前后，如遇久旱不雨，土壤充分发白，应轻浇1～2次，至土壤表层润湿即可。夏秋之交，如遇干旱炎热天气持续1周以上，也要清晨浇凉水抗旱。立秋后灌一次透水促山药增粗。山药忌涝，雨季要及时疏沟排除积水。

（六）贮藏

1. 适时取种　繁育种栽使用零余子，一年长成长25～40 cm小山药，俗称圆头栽，可以留在地里越冬，翌年春季挖出播种。

2. 贮藏过冬

（1）零余子贮存：每年10月下旬，山药叶发黄时，选个大、圆、无损伤、无病虫害的零余子，放室内冬藏或窖藏，来年清明前后取出，放日光下稍晒，即可进行种植。

（2）芦头贮存：芦头剪下后，放在室内通风处，晾5～6 d，整理成捆，堆放室内，注意防冻，第2年春季取出栽种。

（七）病虫害防治

1. 防治原则　同"艾叶"。

2. 防治措施

（1）农业防治：① 与禾本科作物轮作3年以上。② 选用优质、无病虫害的种栽。③ 选择地势高、排水条件良好的壤质土地。④ 实行5～7年轮作换茬。⑤ 实施测土配方施肥，培育壮苗。⑥ 用地冬季深翻冻垡，春季中耕晒垡。⑦ 结合栽种前整地实施土壤灭菌，每公顷均匀撒施熟石灰粉1 800 kg。⑧ 用零余子繁育更新老栽子。⑨ 采用开沟起垄栽培、扎杆搭架、中耕除草等。

（2）化学防治：针对炭疽病施用苯甲·嘧菌酯；针对褐斑病施用苯甲·嘧菌酯；针对叶斑病施用嘧菌·噻霉酮；针对线虫施用寡糖·噻唑膦（灌根）或阿维菌素（沟施）；针对甜菜夜蛾施用灭幼脲；针对蛴螬施用噻虫嗪（沟施）。

五、采　收

（一）采收期

芦头或根茎段栽种当年采收，零余子繁殖当年收获种栽。10月下至11月上旬，当地上茎叶枯黄时，拆除支架，割去茎蔓，挖出地下根茎。

（二）采收方式

1. 人工采挖　利用农用工具顺垄采收。采收时尽量深挖，保持根系完整。在栽培行方向，距栽培行20 cm左右，开深80～100 cm、宽40 cm左右的沟；从沟的一头开始逐株挖取，直至把整根山药挖出。

2. 机械采挖　对于平地大面积种植山药，可采用根茎类药材挖掘机进行采收。

六、产地加工

山药药材产地加工按照不同规格分为光山药、毛山药和山药片。目前主流为鲜切山药片，毛山药和光山药市场占有量较少。

山药道地产区毛山药加工方法：采挖后，切去根头，洗净，除去外皮或须根，干燥。山药片多指鲜切片，也有干切片、毛山药切片等，鲜切片为去皮后直接切厚片、干燥。干切片为光山药和毛山药切片，具体流程为：药材——净制——软化——切片——干燥。光山药为山药药材的主要规格，产地加工多采用硫黄熏蒸法，加工工艺流程为：润洗——清洗——去皮——硫黄熏蒸——掤水——晾晒——搓光。光山药生产具体工艺如下。

（一）浸泡、洗净、去皮

将装筐的山药用饮用水润洗30 min，然后用清洗机清洗干净。清洗后的山药用山药刀去皮。去皮时做到轻、稳、快，用力均匀，保证去皮的厚度均匀一致；去皮越薄越好，以将皮去净为准。去皮后随时装入洁净的周转筐内。

鲜山药标准为直径2.0 cm以上，长度30 cm以上，无虫眼、黑点、病斑、畸形，表皮黄褐色。

（二）硫黄熏蒸

将装有山药的筐码放在离地面高30 cm的架上，用塑料袋覆盖，挂上标卡，注明批号、日期、数量、硫熏时间。1 kg硫黄可熏去皮山药200～250 kg。按山药大小确定硫熏时间为10～12 h，勤于检查硫黄的燃烧情况及是否漏气。山药硫熏结束标准：色白、体软、不粘手、有水珠渗出。

硫熏过程中的硫黄用量不得超过5 g/kg，硫熏时间不得超过12 h。

（三）掤水

将硫熏后的山药，装入网状袋中，整齐堆放成垛于离地面高30 cm的架上，掤水时间为7～10 d。掤水期间，注意及时倒垛，一般每隔2～3 d倒垛，需2～3次。山药掤（透）水结束标准为山药通体变软、表面无水珠。

（四）晾晒

将山药按批次均匀摊放，日晒，一般3～5 d，在晾晒场晾晒，晒至质地坚实、断面呈粉性即可。

（五）搓光

将上述毛条放入水中浸泡1～2 d取出稍晾，用硫黄熏后进行日晒到外硬内软为止，用搓板等器具将山药搓光搓圆，此为头遍，再放篓内掤半天，使内外干湿一致，削去不平的疙瘩，再搓第2遍，此次要搓圆搓光，把头切齐，然后再晾干，即成光山药。

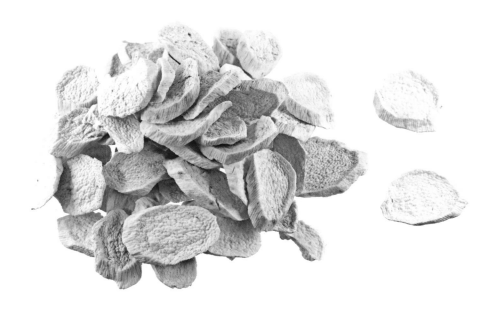

山药药材一

七、包装、贮存

（一）包装

将检验合格的产品堆垛存放。或按不同规格分级后包装。包装袋上必须注明产品名称、重量、产地、销售单位名称、地址、生产日期、储藏条件等。加工成品山药的二氧化硫含量不得超过400 mg/kg。

（二）贮存

山药加工产品贮存在清洁卫生、阴凉干燥（温度不超过20℃、相对湿度不高于65%）、通风、防潮、防虫蛀、无异味的库房中，定期检查山药的贮存情况。

（三）运输

运输工具必须清洁、干燥，遇阴雨天应严防雨防潮。运输时应严禁与可能污染其品质的货物混装。

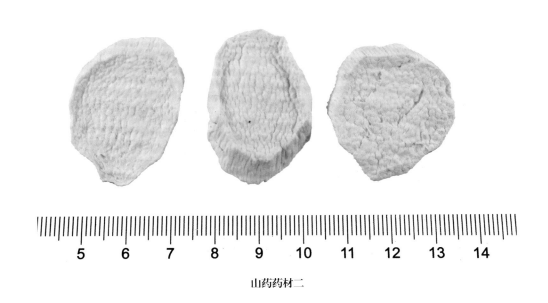

山药药材二

山药药材三

历史沿革

山药为薯蓣科植物薯蓣 *Dioscorea opposita* Thunb. 的干燥根茎，本草中沿用的名字也有多种。"薯蓣"一词最早出现于战国的《山海经》："景山北望少泽……其草多藷薁。"藷薁即薯蓣，说明薯蓣是生长在北方旱地的草本植物；但薯蓣作为药材栽培的记载，则最早见于《神农本草经》，称为"薯蓣"，列为上品；南北朝刘敬叔的《异苑》云："薯蓣一名山芋，根既可入药又复可食，野人谓之土藷。"明确薯蓣可药食兼用了；唐代杜甫有诗句："充肠多薯蓣。"韩愈有诗句："僧还相访来，山药煮可掘。"宋代司马光有《求薯蓣苗》，王安石有《种山药法》等文章；《证类本草》称署预，列入草部上品，历代本草均有记载。

清乾隆本《祁州志》中河北安国及周边地区已有祁山药种植的记载；民国二十年（1931）北京社科院中央研究所郑和成先生来安国调研记载有祁山药的种植；1936 年，毕生致力于本草学和生药学教学和科学研究的赵燏黄先生来安国考察时，药材种植已经达到了 120 多种，一些品质优良道地品种被医药界人士冠以"祁字"，如祁山药；到 1990 年河北安国药材种植达 230 余种，以道地家种老品种而闻名的有 60 多种，其中最为知名的为"八大祁药"，祁山药为安国"八大祁药"之首。近年来，河北安国市及周边蠡县、博野县、安平县等地种植祁山药面积已达 8 000 公顷以上，所产药材远近闻名，为河北知名道地药材。

参考文献

［1］赵丽君，白自伟.怀山药病虫害综合防治技术［J］.乡村科技，2016（16）：26.

［2］张新刚，刘佳，卢学峰，等.怀山药生育期气象条件与气象灾害分析［J］.气象与环境科学，2012，35（S1）：58-61.

［3］郑超.怀山药栽培技术［J］.农技服务，2014，31（10）：52.

［4］郭秀丽.怀山药高产栽培技术［J］.北京农业，2012（6）：63.

［5］赵喜亭.怀山药切片无硫护色及其加工技术研究［D］.郑州：河南师范大学，2015.

［6］张新刚，王媛，韩文生，等.焦作市怀山药气候适宜性种植区划研究［J］.安徽农业科学，2014，42（32）：11446-11448.

［7］刘瑛.怀山药产地加工对其内在质量的影响［R］.洛阳：洛阳市食品药品检验所，2011.

［8］刘琦.山药种植栽培技术［J］.河北农业，2018（3）：19-20.

［9］杨艳玲.山药栽培技术要点及病害防治［J］.现代农村科技，2014（16）：14.

［10］明鹤.祁山药种苗分级及栽培关键技术研究［D］.保定：河北农业大学，2014.

［11］崔静.山药无公害高产栽培技术［J］.现代农村科技，2009（2）：14.

［12］黄璐琦.山药生产加工适宜技术［M］.北京：中国医药科技出版社，2018.

山　茱　萸

山茱萸为山茱萸科植物山茱萸 *Cornus officinalis* Sieb. et Zucc. 的干燥成熟果肉，又名山萸肉、萸肉、枣皮、药枣等，其味酸、涩，性微温，有温补肝肾、固涩精气的功效，用于眩晕耳鸣、腰膝酸痛、阳痿遗精、遗尿尿频、崩漏带下、大汗虚脱、内热消渴等病证。山茱萸始载于《神农本草经》，为我国大宗常用中药材，除具有重要的药用价值外，也可作食品饮料和保健用品。山茱萸道地产区以河南、陕西和浙江为主，陕西山茱萸的生产核心区以佛坪县为中心，包括洋县、太白、周至和丹凤等地。佛坪山茱萸以果大、肉厚、色红、质柔软、有效成分含量高等特点而著称。

本篇所述即为山茱萸科植物山茱萸 *Cornus officinalis* Sieb. et Zucc. 的干燥成熟果肉，相关技术和规范适用于陕西秦巴山区道地药材山茱萸的生产加工。

一、产区生态环境

（一）海拔
适宜海拔为 800 ～ 1 200 m。

（二）气温
适宜年平均气温为 11.5 ～ 14.5℃。

（三）无霜期
适宜年平均无霜期为 5 232 ～ 5 736 h。

（四）降雨量
适宜年平均降雨量为 839 ～ 938 mm。

（五）土壤
以黄棕壤和棕壤为主，质地疏松，排水性良好，pH 为 5.0 ～ 7.0，呈微酸性偏中性。

（六）地形地势
圃地适宜选择地形平缓、土质肥沃，灌溉排水方便的地块。坡地最好选择背风向阳的一面。

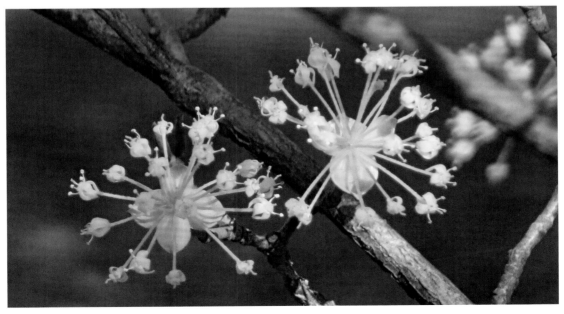

山茱萸原植物（花）

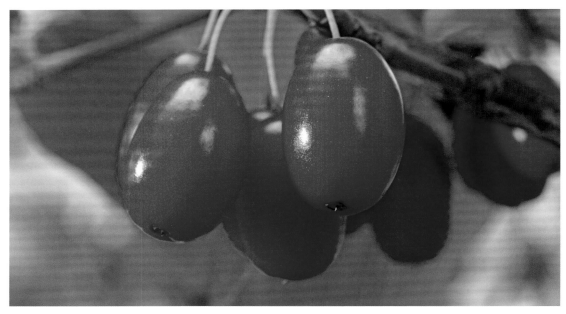

山茱萸原植物（果）

二、选地整地

（一）选地

1. 产地环境要求　选择光照充足，土质肥厚、疏松，排灌良好，土壤呈微酸性偏中性的地块。

2. 空气、土壤及用水质量要求　同"艾叶"。

（二）整地

1. 圃地　播种前将腐熟的有机质肥料撒施均匀后深耕，深度20～30cm，整平用作圃地，做床，床宽0.8～1.2m，长度根据地形而定，根据圃地降雨及排灌情况做成平床或低床。

2. 园地　整地时根据实际情况采取带状或块状整地。带状整地应保持带距3～4m，做成宽约2m的条带，每穴大小约1m×1m×0.6m；块状整地应对选好的种植点四周1m×1m范围内的碎石、杂草进行清理，深度至地下30cm以上。在山茱萸植株行间选留特定的原生杂草或是种植非原生草类、绿肥作物等，并加以管理使其与山茱萸形成协调共生关系，既可改善土壤结构，提高土壤肥力，同时又能减少水土的流失。

三、栽　植

（一）品种选择

选择生长健壮、抗性好、产量高、品质优良的山茱萸优良品种，如大红枣、石磙枣、秦丰、秦玉等。山茱萸优良品种选择参相关文献。

（二）栽植密度

既要充分利用有限土地，又要确保山茱萸正常生长，每公顷宜栽植450～600株，如果间作他物，栽植20～30株。整体布局以排列正方形为好。定植穴规格0.6m×0.6m×0.6m。条件好的栽培地宜稀一些，株行距一般为4.5m×4m或4m×3.5m；条件差的栽培地可以密一些，株行距一般为3m×4m或4m×4m。

（三）栽植时期

分为春栽和秋栽。春季移栽适宜在解冻后和发芽前进行，秋季移栽适宜在落叶后到土壤封冻前进行。

（四）苗木处理

栽植前对苗木应进行整形修剪，移栽的苗木需有保湿防晒的措施，用无污染、干燥细土作稀泥浆蘸根（或加生根粉、保湿剂等），不能在阳光下暴晒。

（五）栽植方法

将苗木根系舒展后栽入定植穴，覆盖填土时应注意分层填充，每一层压实后再往上填充，同时浇透水以定根。定植后为保证苗木成活率，应根据实际情况灌溉2～5次。

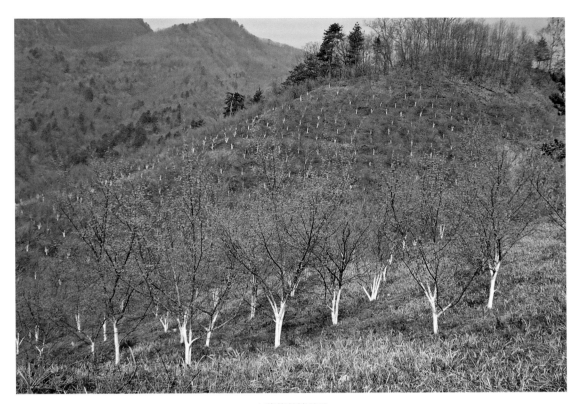

山茱萸种植基地

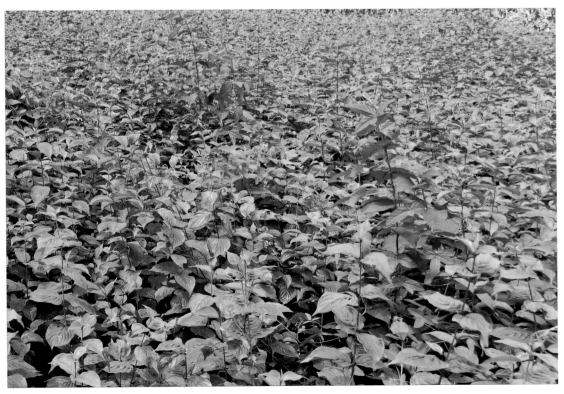

山茱萸种苗繁育

四、田间管理

（一）土壤管理

1. 深翻与熟化　应在幼树栽植后的每年秋冬季结合施基肥进行。深翻树冠外围土壤，逐步扩大树盘，挖去砂石，把上层熟土、杂草、树叶等混合肥料填入下层。深翻时避免伤及主根。

2. 中耕除草　每年可视情况，中耕除草 2～3 次，全面整理的园地可以结合间种的作物进行，操作时注意不要伤害幼树和根系，除去的杂草应堆放在幼树根部周围做肥、保水，但不能紧靠根颈处，以免堆草发热灼伤根颈。

（二）灌溉

山茱萸定植后，应在每年春季开花发芽前、夏季果实生长膨大期和入冬前三个时期进行灌溉。无灌溉条件的坡地要通过种植绿肥、园地覆草、垒鱼鳞坑、修筑梯田等方法防止水土流失、抗旱保墒；地势平坦的地块雨季应注意排水，防止涝害。灌溉水质应符合 GB 5084 的规定。

（三）施肥

山茱萸生产过程中必须遵循以下几个施肥原则：① 重视有机肥和化肥的结合施用，注意各种肥料的合理搭配。以有机肥为主，限量使用化肥（配方肥）；以多元复合肥为主，单元素肥料为辅；以施基肥为主，追肥为辅。② 要注意土壤的供肥能力和山茱萸的需肥特点。

1. 施肥时期　山茱萸施肥通常分为施基肥 1 次和施追肥 2～3 次。基肥一般在幼树定植后或果实采收前后至第 2 年早春开花前进行；追肥一般在每年 3～4 月开花期、新梢迅速生长、果实膨大和花芽分化前期进行。

2. 施肥量　施肥量应根据山茱萸树龄、树势和土壤肥力等情况综合确定。幼树定植后 3～4 年内，一般每年每株施腐熟农家肥 10～15 kg，过磷酸钙 1～3 kg。成年树在每年 3～4 月追施一次腐熟农家肥 10～15 kg，11～12 月每株增施农家肥 20～25 kg。

3. 施肥方法　幼树施肥多采用穴状或环状开沟施肥，施肥位置应在树冠边缘；成年树多采用环状或放射状开沟施肥，距离树基部 1 m 以上。施肥后应及时盖土和浇水。

（四）植株管理

1. 整形修剪　山茱萸整形修剪应在冬季或早春进行。一般定植后当年或第 2 年，山茱萸长至 80 cm 左右时进行定干，尽量使枝干均匀分布。主枝长至 50 cm 左右时，可进行摘心。整形修剪后应进行一次追肥，以减少对植株的机械损伤，使其长势快速恢复。

山茱萸常用修剪树形为自然开心形和疏散分层形。幼树修剪以整形为主，主要疏去树干基部的萌蘖枝和徒长枝、过密枝、纤细枝、病虫害枝。结果树以修剪调节、平衡树势为主，旺树通过轻剪、长放、开张基角和腰角来缓和树势。弱树通过短剪、重剪、去弱枝、留强枝来复壮树势。修剪时应注意果枝、营养枝的合理布局，防止果枝过早外移，保证光照利用率的最大化，促使山茱萸稳产增产。

2. 花果管理　根据树势强弱、树冠大小和花量多少确定疏花量。在结果当年，除冬季修剪控制花量外，于次年 3 月开花时，在花枝上每隔 7～10 cm 保留 1～2 个花序，疏除 30% 的花序。

3. 老树复壮　山茱萸树体进入衰老期后，抗逆性差，容易受病虫害侵袭危害，导致山茱萸衰老死亡，因此必须更新修剪。4 月中旬将老树上的病枝、枯枝剪掉，在主干分支处取 1～2 个枝条，于基部距分支 5～8 cm 处切至木质部，环切 1/2 或 1/3 周，刺激隐芽萌发形成新枝，新发的、长势较好的枝条保留 4～5 条，其余掐除。8～9 月，按已环切的痕迹环切一周。次年春天，将上一年进行环切的老枝锯掉，而上一年未进行环切的老枝环切半圈，新生芽及时掐除，以促进上一年留取的枝条的生长。第 3 年春天，将上一年进行环切的老枝锯掉。复壮过程中注意对新生枝应进行相应整形修剪，以合理利用光照提高产量。

（五）病虫害防治

1. 防治原则　同“艾叶”。

2. 防治措施

（1）农业防治：① 选用抗病虫良种，同时推广以抗病性较强的笨米枣、青头椰为砧木，石磙枣、大红枣等丰产优质类型为接穗的嫁接栽培技术。② 通过扩穴改土、修剪、清园、排水、控梢等栽培和管理措施，增强树势，提高树体自身抗病虫能力，减少病虫源。如山茱萸蛀果蛾发生严重的地区应及时清除早期落果，果实成熟时适时采收，可减少越冬虫口基数。冬季垦抚可以破坏蛀果蛾的越冬场所，每年腊月垦抚树冠投影内地面，深度35 cm左右。

（2）物理防治：① 利用绿尾大蚕蛾、黄刺蛾、中华绿刺蛾成虫具有对黑光灯趋性强的特性，在盛发期设置黑光灯集中诱杀。② 大蓑蛾每年4月中旬（雄蛹羽化前）至6月上旬（卵孵化前），可人工摘除蓑囊集中销毁。③ 绿尾大蚕蛾幼虫体型较大，行动迟缓，体无毒毛，可人工捕杀，或在成虫产卵期人工摘除卵块。

（3）生物防治：① 培育和释放蓑蛾瘤姬蜂防治大蓑蛾。② 用上海青蜂、黄刺蛾卵寄生蜂防治刺蛾，用中华草青蛉、大草蛉防治叶蝉、蚜虫。③ 用微生物农药苏云金杆菌乳油500倍液进行叶面喷洒防治绿尾大蚕蛾。

（4）化学防治：无登记可用于山茱萸的农药。

注：在生产实际中，药农针对山茱萸种植中常见的炭疽病会施用多菌灵、甲基硫菌灵、波尔多液、波美5°石硫合剂、百菌清等；针对膏药病会施用波美5°石硫合剂、石硫合剂、波尔多液、多菌灵等；针对角斑病会施用波尔多液、多菌灵、甲基硫菌灵、百菌清等；针对蛀果蛾会施用溴氰菊酯、杀灭菊酯液等；针对大蓑蛾会施用三氟氯氰菊酯、多虫清、Bt乳液等。

五、采　收

（一）采收期

当山茱萸果实由青变红，大部分为红色，树体稍经晃动，果实自然落下，表明果实已充分成熟时，即可采收。陕西佛坪山茱萸的最适采收期通常为每年9月下旬到10月下旬。

（二）采收方式

果实成熟时，枝条上已着生许多花芽，因此人工采收时应动作轻缓，逐树逐束采摘，注意保护枝条和花芽，做到不损芽，不折枝，以免影响树势和来年产量。果实采摘后应去除果梗、树叶等杂质和病虫果，摊平晾开并及时加工，避免堆放过厚，造成霉烂。

六、产地初加工

（一）净制

果实采摘后挑去鲜果中的枝叶、果梗等杂质。

（二）软化

山茱萸鲜果的果皮、果肉质地较硬，需软化后才能去核。软化的方法通常有水煮法和蒸法两种。

1. 水煮法　水温加热至85 ～ 90℃，投入适量净鲜果（离水面2 ～ 3 cm为宜），继续加热使水至微沸，不断搅动至果实膨胀柔软，用手挤压果核能自动滑出时捞出，立即倒入适量冷水中冷却片刻，捞出，沥干。

2. 蒸法　将净鲜果放入蒸笼内，加热蒸至冒气约5 min，果实膨胀发软，用手挤压果核能自动滑出时取出，摊开，自然冷却。

（三）去核

传统加工：将加热软化后的果实人工挤去果核。

现代加工：将软化好的果实倒入山茱萸去核机进行去核，操作人员应掌握去核机中果实的数量，不断加入果实，并使其均匀去核。

（四）干燥

将剥下来的山茱萸果皮及时干燥，切记不可随意堆放。干燥方法主要有晒干法和烘干法两种：晒干法一般于天气晴好时，将其置于光照通风良好的场地，自然晒干；烘干法可建立烘房，人工烘干。晾晒地点应远离有毒、有害气体或灰尘的地方。采用烘干法应掌握好温度不能过高，以免造成烘糊现象。

七、包装、贮存

（一）包装

加工成品后的山茱萸应用洁净编织袋等包装，包装袋上须注明产品名称、重量、产地、销售单位名称、地址、生产日期、储藏条件等。禁止使用装过农药、化肥和其他有毒有害物质的容器包装。

（二）贮存

加工成品应存放在清洁卫生、阴凉干燥、通风、防潮、防虫蛀和无异味的库房中，定期检查和养护，发现霉变、虫害，及时进行无害化处理。

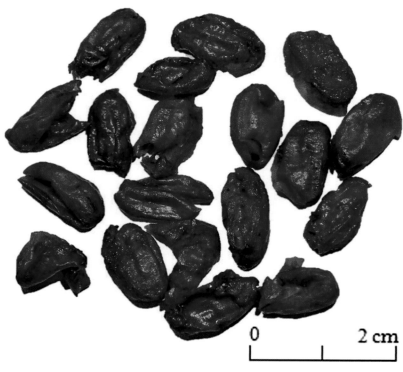

山茱萸饮片

历史沿革

陕西是山茱萸的道地产区之一，种植历史悠久，历代本草多有记载，始见于东汉《神农本草经》，载："味酸，平，主心下邪气，寒热温中，逐寒湿痹，去三虫，久服轻身，一名蜀枣，生山谷。"

《本草经集注》载："味酸，平、微温，无毒。生汉中山谷。"（汉中为郡名，汉置，即今陕西汉中地区，包括今佛坪、洋县等地）

《名医别录》载："生汉中及琅琊、宛朐、东海、承县。"（琅琊为郡名，汉魏置，今山东诸城；宛朐为县名，秦汉初置，即今山东曹县西北，菏泽西南一带；东海为郡名，汉置，今山东费县、临沂、枣庄；承县汉属东海郡，今山东峄城）

《范子计然》载："山茱萸出三辅。"（今陕西西安、宝鸡一带）

唐代《千金翼方·药出州土》有"华州出山茱萸"之说，华州即今陕西华县。唐朝武德元年改华山郡为华州，天宝元年华州改为华阴郡。

明代《本草蒙筌》载："多出汉中，遍生山谷……近霜降摘取，阴干。"清代《本草汇》言"产汉中"，又《握灵本草》载："出汉中，海州、宛州亦有之。"1962年版《陕西中药志》中记载山茱萸的产地与产量："生产于丹凤、佛坪、洋县等县及太白山区，多野生于山坡。全省年产量约50 000斤。"《中药大辞典》（第二版）中记载山茱萸的原植物分布于四川、陕西、甘肃等地，河南、陕西、浙江等地有引种栽培。

综上可知，山茱萸在陕西历代皆有种植，主要分布在陕南及周边地区，经调查发现佛坪、洋县、周至仍现存有三四百年的古树。1983年陕西佛坪被国家列为全国山茱萸三大栽培基地县之一，2001年9月佛坪又被评为"中国山茱萸之乡"，2004年10月佛坪山茱萸顺利通过了国家食品药品监督管理局GAP认证，2005年国家质检总局第41号公告批准对佛坪山茱萸实施地理标志产品保护。截至2018年，陕西省山茱萸种植面积已达2.67万公顷，产量位居全国第2，佛坪县山茱萸种植面积达到0.67万公顷，年均产量100万千克，占全国产量的1/6。

陕西山茱萸优良品种特征见表58。

表58 · 陕西山茱萸优良品种特征

品 种	良种编号	适宜种植范围	品种特性	抗 性	成熟期
秦丰	陕S-SV-JR-005-2012	适宜陕秦巴山区及关中地区	丰产性好、结果量大，为大果丰产类型，鲜果圆柱形，出皮率22.1%	较抗晚霜，对炭疽病、角斑病和蛀果蛾的抗性较强	10月下旬
秦玉	陕S-SV-JR-006-2012	适宜陕秦巴山区及关中地区	丰产性好，属短枝密集挂果类型，每个果序着果5～7个，果大，鲜果长椭圆形，出皮率21.2%	较抗晚霜，对炭疽病、角斑病抗性较强	10月上中旬
大红枣1号	QLS074-J052-2007	适宜在秦巴山区	优质丰产型，果实较大，长卵形，成熟时深红色，出皮率21.8%	抗性强，无明显病虫害	10月上中旬
石碰枣1号	QLS075-J053-2007	适宜在秦巴山区	优质丰产型，果实圆柱形，形似石碰，果色大红，捏皮较易离核，果肉黄红色，出皮率29.6%	抗性强，无明显病虫害	10月上旬
石碰枣	/	秦巴山区和伏牛山区	优质丰产类型，果实圆柱形，似石碰，熟时色泽大红，微覆果霜	对病虫害抗性较强	10月上中旬
珍珠红	/	秦巴山区和伏牛山区	优质丰产类型，萌芽成枝力强，果型大，产量高、品质好，果实椭圆形，深红色	对病虫害抗性较强	10月上中旬
大红枣	/	秦巴山区和伏牛山区	丰产类型，果实卵圆形，果色鲜红，欠光泽，果肉橙红	对病虫害抗性较强	9月下旬至10月上旬

参考文献

［1］梁从莲，侯典云，王蕾，等.优质山茱萸栽培技术探讨［J］.世界科学技术—中医药现代化，2018，20（7）：1130-1137.
［2］李婉，余聪慧，李锌，等.山茱萸整形修剪技术［J］.现代农业，2014（8）：102-103.
［3］康积林，曹亚俊，杜建奇.佛坪县山茱萸标准化生产栽培周年管理技术［J］.现代农业科技，2013（19）：111-113.
［4］崔斌，朱晓燕.山茱萸栽培技术［J］.农业与技术，2018，38（4）：142.
［5］王耀辉，康杰芳，强毅，等.山茱萸丰产型新品种秦丰的选育［J］.中药材，2014，37（1）：15-19.
［6］董林林，苏丽丽，尉广飞，等.无公害中药材生产技术规程研究［J］.中国中药杂志，2018，43（15）：3070-3079.
［7］王建春，何银玲，谢彦涛，等.河南西峡山茱萸病虫害发生与防治技术［J］.特种经济动植物，2015，18（3）：52-54.
［8］陈士林，索风梅，韩建萍，等.中国药材生态适宜性分析及生产区划［J］.中草药，2007（4）：481-487.
［9］陈随清，魏雅磊，王静，等.多指标成分分析确定山茱萸最佳采收期［J］.中国现代中药，2011，13（1）：29-33，43.

射　干

　　射干为鸢尾科植物射干 *Belamcanda chinensis* (L.) DC. 的干燥根茎，具有清热解毒、消痰、利咽的功效，用于热毒痰火郁结、咽喉肿痛、痰涎壅盛、咳嗽气喘等病证。射干为常用大宗药材，始载于《神农本草经》。根据历代本草记载，明代之前，射干的主产地为南阳；明代之后，射干逐渐分布于福建、江苏、浙江、湖北和广州等地。随着时间的推移，射干的产地分布越来越广，目前在国内各地均有分布，河北有大面积种植。

　　本篇所述药材即为鸢尾科植物射干 *Belamcanda chinensis* (L.) DC. 的干燥根茎，相关技术和规范适用于河北省太行山区涉县、平山、蔚县及周边主产地区射干的生产加工。

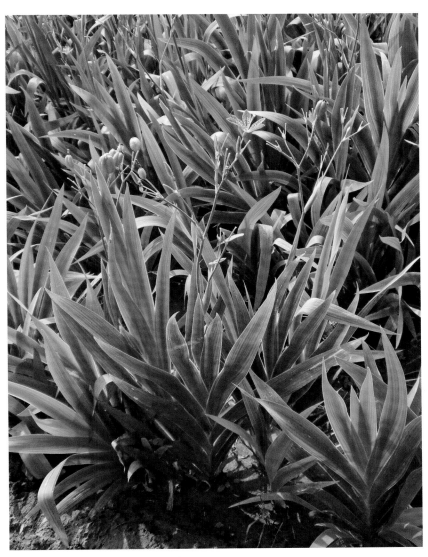

射干原植物一

一、产区生态环境

（一）海拔

适宜海拔为 100 ～ 1 000 m。

（二）气温

适宜年平均气温为 10.7 ～ 14.2℃。

（三）降雨量

适宜年平均降雨量为 300 ～ 1 200 mm。

（四）无霜期

适宜年平均无霜期为 120 ～ 200 d。

（五）光照

适宜年平均日照时数为 1 516 ～ 2 016 h。

（六）土壤

宜选择中性或微碱性壤土，忌低洼地和盐碱地。

（七）地形地势

田间通风和排水条件良好，有浇灌条件。

二、选地整地

（一）选地

1. 产地环境质量　选择不受污染源影响或污染物含量限制在允许范围之内，生态环境良好的农业生产区域。

2. 空气、土壤及用水质量要求　同 "艾叶"。

（二）整地

选择排水良好的砂质壤土地块，每公顷施腐熟有机肥 30 000 ～ 45 000 kg，过磷酸钙 325 ～ 450 kg，深耕 20 cm，整平作畦。

三、播种育苗

（一）播种材料

选择《中国药典》（2020 版）规定的鸢尾科植物射干 *Belamcanda chinensis* (L.) DC. 的干燥成熟种子，千粒重在 10 g 以上，发芽率在 80% 以上。

（二）种子处理

在播种前 1 个月，将种子用水浸泡 1 周，其间换水 3 ～ 4 次，每次换水时加 1/3 体积的细砂揉搓冲洗一次，后将种子放入箩筐内，用麻布盖严，经常淋水保湿，待种子露白达 60% 以上时即可取出播种。

（三）播种方法

1. 育苗移栽　春播在 3 月下旬至 4 月上旬，伏播在 8 月上旬，晚秋播在 11 月上中旬，按行距 10 ～ 15 cm，深 3 cm，宽 8 cm 开沟播种。春播后 30 ～ 40 d 出苗，伏播播后 25 ～ 30 d 可出苗，晚秋播在次年春季 4 月出苗。当苗高 20 cm 时或育苗一年后移栽

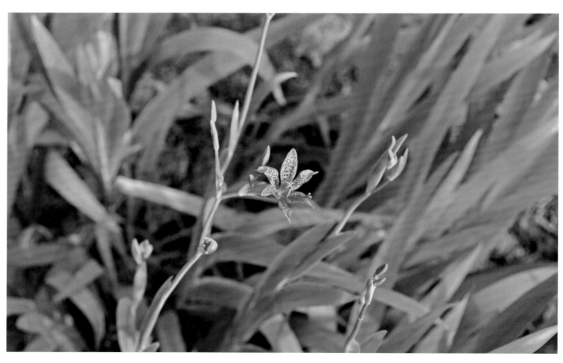

射干原植物二

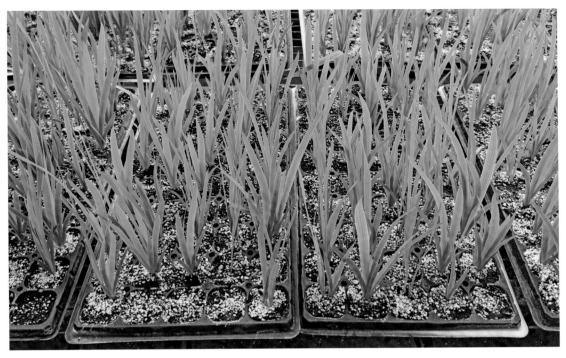

射干育苗

定植。选阴天，按株行距 15 cm×25 cm 开穴，每穴栽苗 1～2 株，栽后浇定根水。育苗地每公顷用种 150～180 kg。

2. 种子直播　春季在备好的畦上，按行株距 30 cm×25 cm 开穴，每穴施入腐熟的有机肥少许，与底土拌匀，上再盖 2 cm 细土，每穴撒入 5～6 粒，覆土，浇水。每公顷用种量 37.5～45 kg。采用大田直播时，种子无需处理。

四、田间管理

（一）间苗、定苗、补苗

间苗时除去过密瘦弱和有病虫的幼苗，选留生长健壮的植株。间苗宜早不宜迟，一般间苗 2 次，最后在苗高 10 cm 时进行定苗，每穴留苗 1～2 株。对缺苗处进行补苗，大田补苗和间苗同时进行，选阴天或晴天傍晚进行，带土补栽，浇足定根水。每公顷定植 18 万～22.5 万株。

（二）中耕除草

春季勤除草和松土，6 月封垄后不再除草松土，在根际培土防止倒伏。

（三）浇水、排水

幼苗期保持土壤湿润，除苗期、定植期外，不浇或少浇水。对于低洼容易积水地块，雨季应注意排水。

（四）追肥

栽植第 2 年，于生长旺季每公顷追施复合肥 450 kg。

（五）摘薹打顶

除留种田外，于每年 7 月上旬及时摘薹。

（六）病虫害防治

1. 防治原则　同"艾叶"。

2. 防治措施

（1）农业防治：① 通过机械或者人力翻耕，以及中耕除草来破坏虫卵。② 选择地势较高，透水性好的土壤种植。③ 加强田间管理，做好排水排涝，及时中耕改良土壤结构，增施有机肥和磷钾肥，促使植株生长健壮，提高抗病力。④ 秋后清理田园，除尽带病的枯枝落叶，消灭越冬菌源。

（2）物理防治：① 利用黑光灯来诱杀钻心虫、地老虎类的害虫。② 利用虫对糖、酒、醋的趋性进行诱杀。③ 在幼虫盛发期进行人工捕杀。④ 播种前深翻晒土杀虫灭菌。

（3）生物防治：如表 59。

（4）化学防治：无登记可用于射干的农药。

注：在实际生产中，药农针对射干种植中常见

表59 · 射干常见病虫害及推荐生物防治方法

病虫害名称	防治时期	推荐生物防治方法
锈病	4～5月	临发病前用2%抗霉菌素120（农抗120）水剂或1%武夷菌素水剂150倍液喷雾
蛴螬	4～5月	防治幼虫施用乳状菌和卵孢白僵菌等生物制剂，乳状菌每公顷用22.5 kg菌粉，卵孢白僵菌每平方米用2.0×10^9孢子

的锈病、叶枯病会施用氨基酸络氨酮、络合态代森锰锌、醚菌酯等；针对花叶病会施用吡虫啉、啶虫脒、噻虫嗪、烯啶虫胺等；针对钻心虫会施用噻虫嗪、氯虫苯甲酰胺等；针对地老虎、蛴螬会施用辛硫磷乳油、氯虫苯甲酰胺等。

五、采　收

（一）采收期

用种子直播的，播后3年收获；育苗移栽的，栽种后2年收获。秋季10月上部枯萎后进行采收。

（二）采收方式

1. 人工采挖　选择晴好天气，采挖前，先将地上茎叶割去，顺垄挖采，抖去泥土，运回晾晒。

2. 机械采收　平地大面积种植的射干，可采用根茎类药材挖掘机进行采挖。

六、产地加工

将运回的射干根茎去除须根后晒干；或在50～80℃条件下烘干，待须根完全干燥后及时取出用滚筒去掉须根，风机净选，再将干净的射干根茎晒干或烘干。干燥的射干水分不得过10%。

七、包装及贮存

（一）包装

选择无公害的包材将检验合格的射干药材按不同商品规格分级后包装。外包装上必须注明产品名称、批号、重量、产地、等级、日期、生产单位、地址、贮存条件。

（二）贮存

包装好的射干药材贮存在清洁卫生、阴凉干燥、

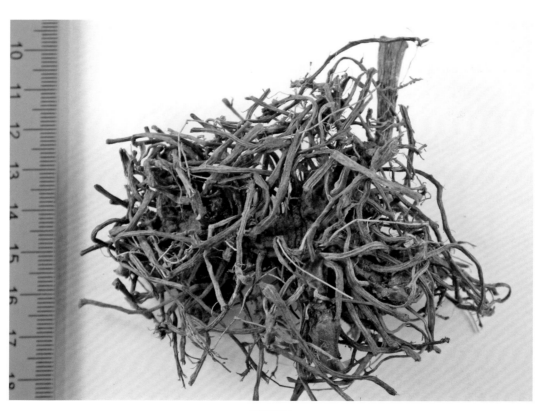

射干药材

通风、防潮、防虫蛀、防鼠、防鸟、无异味的库房中，药材堆放时与地面、墙壁保持一定间距，堆放层数以10层之内为宜。定期检查与养护。如发现虫蛀、霉变、鼠害等，应及时采取措施。

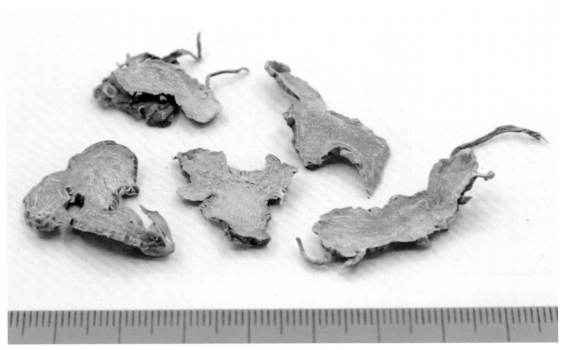

射干饮片

历史沿革

射干在历代本草中多有记载。《神农本草经》载："生九嶷山谷，今在处有，大类蛮姜也。"《名医别录》载："生南阳野。"《本草经集注》载："生南阳川谷，生田野。"《本草图经》载：射干，"生南阳川谷田野，今在处有之"。《本草乘雅半偈》载："生南阳山谷，及田野间。今在处皆有，园圃庭台多种之。"至明代倪朱谟的《本草汇言》载："多生于江南闽、浙、湖、广平陆间，今在处皆有，园圃庭台多种之。"刘文泰在《本草品备精要》载："今所在有（道地）滁州。"《御览》九百八十引《本草经》曰："生淮南。"

由本草记载可知，明代之前，射干的主产地为南阳，明代之后，逐渐分布于福建、江苏、浙江、湖北和广州等地，并以安徽滁州为道地产区。随着时间的推移，在河北太行山区（今涉县、平山、蔚县及周边地区）有大面积的射干种植。

参考文献

［1］姚春娟，熊光康，郭圣茂.施肥处理对射干生理和生长的影响［J］.北方园艺，2018（15）：149-158.

［2］杨肖华.水肥耦合对射干光合生理特性及产量品质的影响［D］.南昌：江西农业大学，2018.

［3］姚春娟，屈楠，郭圣茂.干旱胁迫对射干生理和生长的影响［J］.西部大开发（土地开发工程研究），2018，3（3）：50-57，62.

石　斛

石斛为兰科植物金钗石斛 *Dendrobium nobile* Lindl、霍山石斛 *Dendrobium huoshanense* C. Z. Tang et S. J. Cheng、鼓槌石斛 *Dendrobium chrysotoxum* Lindl 或流苏石斛 *Dendrobium fimbriatum* Hook. 的栽培品及其同属植物近似种的新鲜或干燥茎，具有益胃生津、滋阴清热的功效，用于热病津伤、口干烦渴、胃阴不足、食少干呕、病后虚热不退、阴虚火旺、骨蒸劳热、目暗不明、筋骨痿软等病证。霍山石斛产于大别山及其余脉，主产安徽霍山。

本篇所述药材即为兰科石斛属植物霍山石斛 *Dendrobium huoshanense* C. Z. Tang et S. J. Cheng 的新鲜或干燥茎，相关技术和规范适用于大别山区的安徽霍山及其余脉道地药材石斛的生产加工。

一、产区生态环境

（一）海拔
适宜海拔为 300 ～ 900 m。

（二）光照
适宜林分郁闭度为 0.6 ～ 0.8。

二、选地和整地

（一）选地
1. 产地环境要求　选择不受污染源影响或污染物含量限制在影响范围之内，生态环境良好的区域。

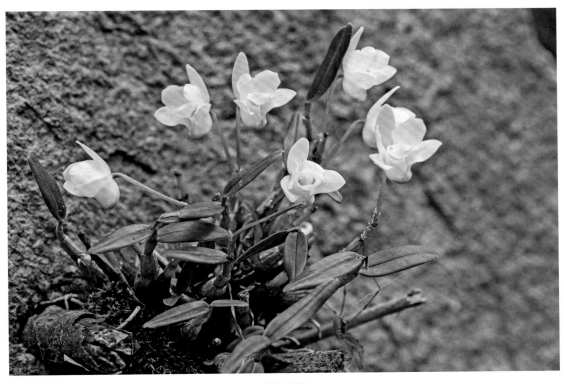

石斛原植物

2. 空气、土壤及用水质量要求 同"艾叶"。

（二）整地

林下栽培选择适宜林地，整地作畦，畦宽50～120 cm、长度依地势和排水需要而定；仿野生栽培根据地势和排水需要，清理场地，露出岩面。

三、育苗移栽组培育苗

经过植物组织培养获得根茎叶健全的完整植株，通过大棚驯化6个月以上的植株，用于移栽。

（一）林下栽培技术

1. 栽培基质选择 选用粒径0.5～2 cm的花岗岩、片麻岩的碎石子。

2. 栽培基质铺装 粒径小的石子铺装在上层，厚度不超过5 cm。粒径大的基质铺装在下层。选用粒径均匀的基质则均匀铺装。铺装基质的总厚度为15～25 cm。

3. 栽植时间 4～6月为最佳栽植季节，9～10月也可栽植。

4. 栽植方法 用丛栽的方式进行；以5～10株为1丛，每丛栽植1穴，穴距12 cm×12 cm，350～700株/m²；栽植深度以根部植入栽培基质中，忌栽植过深；根要舒展，植株端正。

（二）返野生栽培

1. 栽植时间 4～6月为最佳栽植时间。温度、湿度控制适宜，7～8月也可栽植。

2. 栽植方法 用木棍或石子固定的方式进行丛栽；以8～10株为1丛，每丛栽植1穴，穴距15 cm×15 cm，360～500株/m²。

四、田间管理

（一）水分管理

新栽苗要及时浇足水，保证基质从上层到下层水分充足，一次浇足水后，待基质表层发白后再浇，同时，要经常性向叶面喷水，保持叶面不失水，待新根萌动后，减少叶面喷水次数；新栽苗成活后或正常生长期，除持续干旱天气补水外，不浇水，自然生长。

（二）施肥

在3～11月的生长期，适当追施饼肥40～50 kg或牛羊粪100～200 kg有机肥，冬季或次年早春施用，一年一次，有机肥要充分腐熟；可用0.01%腐殖酸的营养液，7～15 d喷施1次。

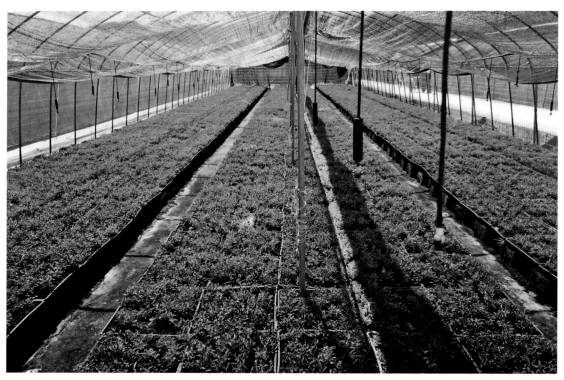

石斛大棚栽培

石斛林下栽培

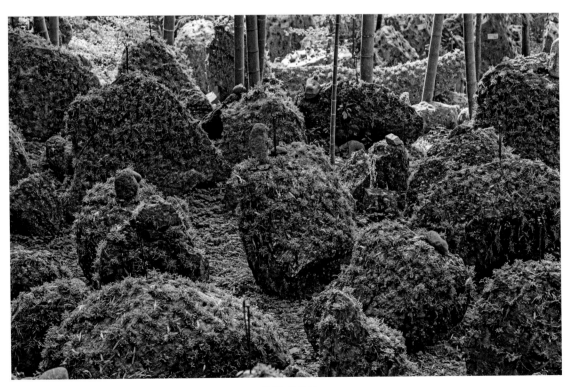

石斛拟境栽培

（三）摘蕾

现蕾时，对不需留种者，应及时摘除花蕾。

（四）越冬管理

自然越冬，防止雪灾。

（五）病虫害防治

1. 防治原则　同"艾叶"。

2. 防治措施

化学防治：无登记可用于霍山石斛的农药。

注：在生产实际中，药农针对霍山石斛种植中常见的软腐病会施用络氨铜、新植霉素等；针对黑斑病会施用百菌清、多菌灵等；针对炭疽病会施用百菌清、多菌灵、咪鲜胺、溃枯灵等；针对白绢病会施用粉锈宁、井冈霉素、灭普宁等；针对白粉病会施用粉锈宁、甲基硫菌灵等；针对斜纹夜蛾会施用楝素杀虫乳油、米满乳油、抑太保乳油、阿维菌素、甲氨基阿维菌素苯甲酸盐等；针对短额负蝗会施用鱼藤酮、苦参碱等；针对螟虫会施用阿维菌素等；针对红蜘蛛会施用阿维菌素、甲氨基阿维菌素苯甲酸盐等；针对软体动物如蜗牛和蛞蝓会施用辛硫磷等；针对地下害虫会施用辛硫磷等。

五、采收

（一）采收期

用于加工枫斗的霍山石斛生长年限为2年以上，适宜的采收时间为11月至次年3月。

（二）采收方式

整植株人工采收。

六、产地加工

（一）卫生条件

执行GB14881。

（二）加工方法

1. 分拣整理　按茎秆粗细、长短分类。

2. 清洗摊晾　洗净泥沙等杂质，冲洗水质执行生活饮用水卫生标准GB/T 5749，然后置于竹筛中摊开，置于避光、通风、干燥处摊晾1～2 d。

3. 炒制　在110～120℃的不锈钢锅中翻炒，边炒边翻动，保持受热均匀，至叶鞘张开、茎条柔软时取出。

4. 揉搓去鞘　用力均匀揉搓，避免破损或折断，

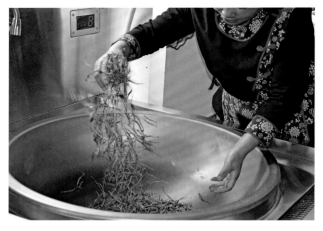

炒制石斛

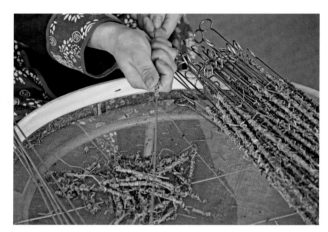

石斛放胚

去除叶鞘。

5. 绕条加箍　在30～50℃上烘焙，茎软化后，用龙须草（*Potamogeton pectinatus*）将茎的一端固定，边搓捻边缠绕在直径2～2.5 mm的不锈钢丝上，压成紧凑弹簧状，缠绕过程中避免松散、折断，缠绕结束再用龙须草固定。

6. 烘焙紧胚　绕条加箍过后置于烘斗上烘焙。先70～80℃烘焙，再30～50℃烘焙，并视绕环松紧程度，适时按绕条的方向旋紧，同时收紧龙须草。烘焙与紧胚操作交替进行。

7. 放胚去箍　待烘焙紧胚定型后，将龙须草去除，从不锈钢丝上捋下。

8. 整形　用不锈钢剪刀修剪定型。

9. 复火　置于70℃左右的烘斗之上烘焙，烘焙过程经常翻动，至枫斗呈金黄略显青暗，起烘放好。产品含水率≤12%。

七、包装及贮存

（一）包装

包装材质符合食品级的要求。包装储运图示标识按照GB/T 191规定执行。产品标签注明品名、规格、产地、生产批号、生产单位和附有质量合格的标志。

（二）贮存

置于阴凉、通风、清洁、干燥处，不得露天堆放，不得与有毒、有异味、易污染、潮湿的物品同仓存。

历史沿革

石斛在《神农本草经》曰："生六安山谷。"《范子计然》曰："石斛出六安。"《本草纲目拾遗》云："霍石斛，出江南霍山，形较钗斛细小，色黄而形曲不直，有成球者，彼土人以代茶茗，云极解暑醒脾，止渴利水，益人气力，或取熬膏饷客。"又引《百草镜》："石斛，近时有一种，形短只寸许，细如灯心，色青黄，咀之味甘，微有滑涎，系出六安州及颍州府霍山县，名霍山石斛，最佳。"又引范遥初云："霍山属六安州，其地所产石斛，名米心石斛，以其形如累米，多节类竹鞭，干之成团，他产者不能米心，亦不能成团也。"

六安产石斛为古代最早应用的品种之一，清代《本草纲目拾遗》首次记载有"霍山石斛"，霍山石斛在清代受到推崇，安徽省霍山县已经成为公认的霍山石斛道地产区。

石斛产地历史沿革如表60。

表60 · 石斛产地历史沿革表

年　代	出　　处	产地及评价
清	《本草纲目拾遗》	霍石斛出江南霍山
	《重修安徽通志》	霍山产者佳
民国	《本草正义》	……则霍山石斛为佳

酸　枣　仁

酸枣仁为鼠李科植物酸枣 *Ziziphus jujuba* Mill. var. *spinosa* (Bunge) Hu ex H. F. Chou 的干燥成熟种子，具有养心补肝、宁心安神、敛汗、生津的功效，用于虚烦不眠、惊悸多梦、体虚多汗、津伤口渴等病证。酸枣仁主产于河北太行山区，邢台及周边地区的酸枣仁质量最优，其粒大仁饱、色红鲜亮，名满全国，习称为"邢枣仁"。

本篇所述药材即为鼠李科植物酸枣 *Ziziphus jujuba* Mill. var. *spinosa* (Bunge) Hu ex H. F. Chou 的干燥成熟种子，相关技术和规范适用于河北邢台及其邻近地区道地药材酸枣仁的生产加工。

一、产区生态环境

（一）海拔
适宜海拔为 1 000 m 以下。

（二）气温
适宜年平均气温为 12 ～ 14℃。

（三）降雨量
适宜年平均降雨量为 400 ～ 600 mm。

（四）土壤
土壤质地以壤土或砂壤土为佳，土壤pH以5.5 ～ 8.5为宜。

二、选地整地

（一）选地
1. 产地环境要求　选择不受污染源影响或污染物含量限制在允许范围之内，生态环境良好的农业

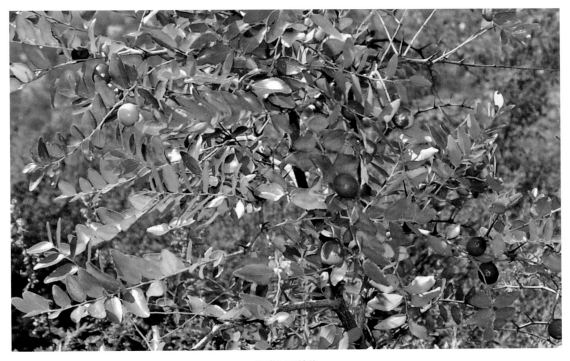

酸枣仁原植物

生产区域。

2. 空气、土壤及用水质量要求　同"艾叶"。

（二）整地

苗圃地应选择土壤肥沃，灌排良好的壤土或砂壤土地块。每公顷施腐熟有机肥30 000～45 000 kg，进行土壤翻耕整地做畦。

三、育苗移栽

（一）播种育苗

1. 播种时间　以3月下旬至4月下旬为宜。

2. 种子处理　播种前用清水浸泡种子24 h，中间换水1次，使种子充分吸水。然后用40～50℃温水浸种48 h，中间换水1～2次。

3. 播种方法　采用宽窄行条播法，宽行行距60 cm，窄行行距30 cm，沟深2～3 cm，每公顷播种酸枣仁45～60 kg，播种后覆土，耙平，覆膜。

（二）苗田管理

1. 间苗定苗　幼苗出土后，及时破膜放苗，幼苗长到10 cm左右间苗定苗，每公顷留苗量90 000～120 000株。

2. 中耕除草　及时中耕除草，保持田间无杂草。

3. 追肥灌水　定苗后结合浇水追肥，每公顷施尿素150 kg，二次追肥在6月下旬，每公顷施氮磷钾三元复合肥225～300 kg。

（三）移栽

种苗株高不低于60 cm，茎基直径达到0.6 cm以上时，按株距1～2 m、行距3 m左右移栽，采取沟栽或穴栽方法，沟深或穴深50～60 cm，将表土与有机肥混匀填入底部，栽植深度与根茎持平，栽后灌水覆膜。

四、田间管理

（一）中耕除草

及时中耕除草，保持田间无杂草。

（二）追肥灌水

1. 追肥　每年追肥1～2次，第1次于4月底5月初每公顷追施尿素300 kg，第2次于7月上旬每公顷追施氮磷钾三元复合肥225 kg。

2. 灌水　根据墒情及时灌水。

（三）花期管理

当开花量达50%时，喷施0.3%的硼砂溶液，以提高坐果率。

（四）整形修剪

酸枣适宜树形为开心形、疏散分层形和自然圆头形。夏季修剪，主要措施为摘心、抹芽、拉枝；冬季修剪，主要措施为疏枝、短截、回缩等。

（五）病虫害防治

1. 防治原则　同"艾叶"。

2. 防治措施

（1）农业防治：① 栽种时确保健苗移栽，清理田间病叶残株及杂草，并集中烧毁。② 加强水肥管理，雨后及时排水，保持田间排水通畅。③ 发病后，及时拔除病株，集中烧毁。

（2）化学防治：无登记可用于酸枣仁的农药。

注：在实际生产中，药农针对酸枣仁种植中常见的枣疯病会施用氨基寡糖素、芸苔素内酯等；针对枣锈病会施用苯醚甲环唑、丙环唑、多抗霉素等；针对绿盲蝽象会施用苦参碱、吡虫啉、烯啶虫胺、噻虫嗪等；针对红蜘蛛会施用哒螨灵、乙螨唑等。

五、采　收

（一）采收期

最佳采收时间为9月中旬至10月中下旬，酸枣成熟后采收。

（二）采收方式

人工采摘，采收后及时晾晒。

六、产地加工

（一）脱肉取核

将酸枣用清水浸泡至果肉发软后搓去果肉，洗净果核，晾干。

（二）破核取仁

机械破壳，分离酸枣仁。

（三）干燥

晾干或烘干，含水量不得过9.0%。

七、包装及贮存

（一）包装

将检验合格的产品选择无公害的包材，按不同商品规格分级后包装。

（二）贮存

贮存于清洁卫生、阴凉干燥、通风、防潮、防　虫蛀、无异味的库房中，定期检查贮存情况。

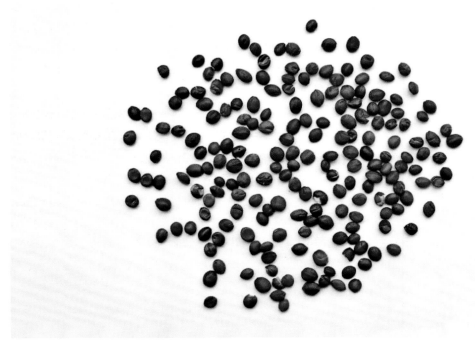

酸枣仁药材

历史沿革

河北邢台作为酸枣仁的道地产区最早出现于民国时期的《药物出产辨》，"酸枣仁产直隶顺德府、山东济宁府"，其中顺德府即今邢台。

《本草经集注》中最早记载了酸枣仁产地："今出东山间，云即是山枣树，子似武昌枣而味极酸，东人乃啖之以醒睡，与此治不得眠，正反矣。"宋代《嘉祐本草》记载："《蜀本图经》云：今河东及滑州以其木为车轴及匙箸等，木甚细理而硬，所在有之。"滑州，在今河南滑县一带。宋代苏颂《本草图经》记载："酸枣，生河东川泽，今近京及西北州郡皆有之，野生多在坡坂及城垒间。"北宋时近京为今河南开封附近，西北州郡在今河南西北部、山西、河北等范围，还描述了其生境。

《全国中药材资源分布》记载："品名：酸枣仁。产区分布（县）：邢台、沙河市、临城、内丘。产况：主产。品质：地道。产季：秋末。"明确界定了邢台地区酸枣仁的优秀道地品质。《中国道地药材》记载："现时仍以北方干旱山区为主产，河北邢台及辽宁朝阳所产量大质优……分布于辽宁、河北、河南、山东、山西……"《中药资源学》记载："其中，以河北邢台和辽宁朝阳地区产量大且质优"。

《中国中药区划》记载："酸枣仁是本区的地道药材之一，在国内外享有盛誉。区内酸枣仁的蕴藏量上万千克以上的县有武安、涉县、磁县、永年、邢台、内丘、沙河、临城等地，其中邢台、内丘、平山、迁西、平泉等县的蕴藏量均在10万千克以上。集中分布区总蕴藏量在200万千克以上，正常年收购量约40万千克，居全国之首。邢台及毗邻各县所产的酸枣仁有'梅酸枣'或'顺酸枣'之称，其果紫红，籽饱满，耐贮存，为商品中之上乘。"从产量和产区上说明了邢台酸枣仁产业的大规模、高质量、高产量的发展。《药材资料汇编》记载："现时主产于河北邢台、内丘、沙河、临城、平山、赞皇、武安……尤以邢台酸枣仁为历史悠久。以河北野生产量大，河南家种产量大。"《中药材产销》记载："产地：河北的内丘、平山、平泉、邢台、迁安、抚宁、迁西、沙河、赞皇、元氏、青龙、灵寿、井陉、临县、阜平……以河北邢台、内丘产区历史悠久、质地优良最为著名。"

从本草考证来看，酸枣仁产地以河北、山西、河南、山东、辽宁等地为主，主要生长于丘陵及山地，在应用中亦出现酸枣仁与酸枣肉同用的时期，但后逐渐淘汰酸枣肉的应用，以酸枣仁为应用主流。就其道地产区来说，古代与今酸枣仁产地较为接近，主要为河北、山西、河南、辽宁以及山东等地，其中河北邢台所产酸枣仁"粒大饱满，皮紫红色，无核壳"质量佳，称为"邢枣仁"。

酸枣仁产地历史沿革见表61。

表 61 · 酸枣仁产地历史沿革表

年　代	出　处	产地及评价
先秦	《诗经·秦风·黄鸟》	"交交黄鸟，止于棘。""棘"即小枣，"秦风"即秦地的民谣，春秋时期秦地在今陕西关中地区
汉	《神农本草经》	"酸枣，生河东川泽。"其中"河东川泽"大约包括今山西南部、东南部、西南部的山区地带
魏晋	《名医别录》	（酸枣）生河东，八月采实，阴干
南北朝	《本草经集注》	"今出东山间，云即是山枣树，子似武昌枣而味极酸，东人乃啖之以醒睡，与此治不得眠，正反矣。"其中，东山为今苏州东洞庭山，所谓"东人"，也大概指此地域范围的人
宋	《嘉祐本草》	"《蜀本图经》云：今河东及滑州以其木为车轴及匙箸等，木甚细理而硬，所在有之。"滑州，在今河南滑县一带
	《本草图经》	"酸枣，生河东川泽，今近京及西北州郡皆有之，野生多在坡坂及城垒间。"北宋时近京为今河南开封附近，西北州郡在今河南西北部、山西、河北等范围
民国	《药物出产辨》	"产直隶顺德府、山东济宁府"，顺德府即今邢台
	《中国药学大辞典》	"产直隶顺德府、山东济宁府"，顺德府即今邢台
现代	《全国中药材资源分布》	（酸枣仁）产区分布（县）：邢台、沙河市、临城、内丘。产况：主产。品质：地道。产季：秋末
	《中国道地药材》	现时仍以北方干旱山区为主产，河北邢台及辽宁朝阳所产量大质优……分布于辽宁、河北、河南、山东、山西……
	《中药资源学》	其中以河北邢台和辽宁朝阳地区产量大且质优
	《中国中药区划》	酸枣仁是本区的地道药材之一，在国内外享有盛誉。区内酸枣仁的蕴藏量上万千克以上的县有武安、涉县、磁县、永年，邢台、内丘、沙河、临城等地。邢台及毗邻各县所产的酸枣仁有"梅酸枣"或"顺酸枣"之称，其果紫红，籽饱满，耐贮存，为商品中之上乘

续　表

年　　代	出　　处	产 地 及 评 价
现代	《药材资料汇编》	现时主产于河北邢台、内丘、沙河、临城、平山、赞皇、武安……尤以邢台酸枣仁为历史悠久。以河北野生产量大，河南家种产量大
	《中药材产销》	产地：河北的内丘、平山、平泉、邢台、迁安、抚宁、迁西、沙河、赞皇、元氏、青龙、灵寿、井陉、临县、阜平……以河北邢台、内丘产区历史悠久、质地优良最为著名

参考文献

［1］彭成.中华道地药材［M］.北京：中国中医药科技出版社，2011.

［2］吴立明.酸枣仁本草及功用考证［J］.中药材，2005（5）：432-434.

［3］李小梅，叶群丽，韦婷.野生酸枣化学成分含量的研究进展［J］.中医药学报，2018，46（6）：123-126.

［4］郑晔，钱苏瑜，游自立.酸枣仁药理作用研究进展［J］.四川生理科学杂志，2006（1）：35-37.

［5］杨雷，周俊义，陈海江.酸枣资源研究进展及利用前景［C］//中国园艺学会干果分会，河南省新郑市政府.第三届全国干果生产与科研进展学术研讨会论文集.北京：中国农业科学技术出版社，2003.

太 子 参

太子参为石竹科植物孩儿参*Pseudostellaria heterophylla* (Miq.) Pax ex Pax et Hoffm.的干燥块根，具有益气健脾、生津润肺的功效，用于脾虚体倦、食欲不振、病后虚弱、气阴不足、自汗口渴、肺燥干咳等病证。太子参之名始载于《本草从新》，20世纪70年代以前，太子参药材以野生为主。70年代后，随着野生资源的减少，人工栽培资源成为太子参药材的主要来源，产区有江苏、福建、山东、贵州、安徽、江西等地，贵州施秉于1992年从福建柘荣开始引种太子参，经近30年的发展，已推广以施秉为中心周边200 km范围内的种植区域，现形成了贵州施秉、安徽宣城和福建柘荣三大主产区。

本篇所述药材即为石竹科植物孩儿参*Pesudostellaria heterophylla* (Miq.) Pax ex Pax et Hoffm.的干燥块根，相关技术和规范适用于贵州施秉、黄平、余庆、镇远等地主产药材太子参的生产加工。

一、产区生态环境

（一）海拔
适宜海拔为650 ～ 1 300 m。

（二）气温
生长期最冷月（1月）平均气温不低于2℃，最热月（7月）平均气温不高于28℃，适宜年平均气温为14 ～ 16℃，10℃以上年积温为5 000 ～ 6 000℃。

（三）无霜期
适宜年平均无霜期为255 ～ 294 d。

（四）光照
适宜年平均日照时数为1 060 ～ 1 350 h，光能年总辐射率为350 J/ cm^{2}左右。

（五）降雨量
适宜年平均降雨量为1 000 ～ 1 200 mm，4月至9月占总降雨量的75%，10月至翌年3月占25%。

（六）土壤
以黄壤、棕壤为主，pH为6.0 ～ 7.2，中性偏微酸性砂质壤土或腐殖质壤土，土层疏松肥沃，富含有机质，土层厚度30 cm以上。

（七）地形地势
坡度应为10° ～ 45°，向阳坡地或地势较高的平地，通风和排灌条件好。

二、选地整地

（一）选地
1. 产地环境要求　在贵州施秉、黄平、余庆、镇远及周边地区选地。选择丘陵坡地或地势较高的平地，以生荒地或与禾本科作物轮作3年以上的地为宜。

注：太子参忌连作。

2. 空气、土壤及用水质量要求　同"艾叶"。

（二）整地
前作收获后，将土壤翻耕25 ～ 30 cm，每公顷施入40%辛硫磷225 g；约20 d后，耕翻20 cm以上，每公顷施腐熟过的农家肥或堆肥22 500 ～ 30 000 kg，耙细、耙均。栽种前，每公顷施复合肥300 kg、普钙750 kg、硫酸钾225 kg混合，撒入土中作种肥。做厢的厢宽70 ～ 90 cm，厢长依据地块而定，一般不超过10 m。坡地宜顺坡开厢，沟深25 cm左右，平地沟深25 cm以上，厢面做成龟背状，四周开好排水沟。

三、播 种

（一）种参保存
5 ～ 6月，选择参地生长健壮、无病虫害、生长整齐一致的地块作为留种地。保存方式有原地保存和砂藏保存。

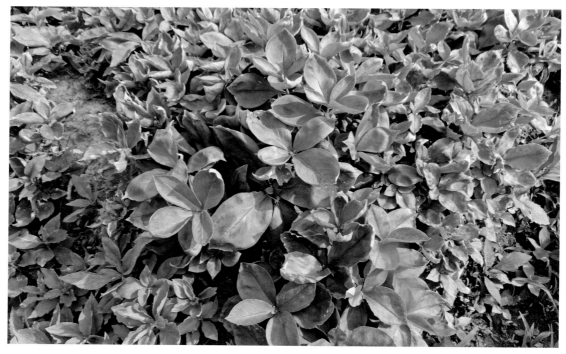

太子参大田栽培

1. 原地保存　将种参保存在留种地，10～11月栽种时，挖出种参，去掉泥土即可栽种。

2. 砂藏保存　7～8月，挖出太子参块根，选取种参，按砂与参的比例为3∶1进行保存。铺一层砂，均匀撒一层种参，再盖一层砂，以此类推铺4～5层。存放在阴凉、干净、无污染的环境中，每半月检查一次，清除霉烂块根，栽种时取出。

（二）种参选择

选择出苗早，苗主茎节间长，地上闭锁花花梗不明显，地下块根数、地下生物量较高的植株作栽培种源。选择芽头饱满、参体匀称、无分叉、无破损、无病虫害的块根作为种参。

（三）种参处理

播种前用50%多菌灵可湿性粉500倍液浸种20～30 min，取出沥干，用清水清洗残留药液，晾干表面水。

（四）播种时间

10月下旬至11月上旬。

（五）播种量

每公顷用种参600 kg左右。

（六）播种方法

用条播或撒播。

1. 条播　在厢面上开沟，行距13 cm左右，沟深10 cm左右，按株距5～7 cm摆放种参，参头（芽头）朝上。

2. 撒播　在厢面上按株行距8 cm×13 cm或6 cm×15 cm，呈品字形摆放种参，参头（芽头）朝一个方向。细土覆盖厚度6～8 cm，覆土后厢面呈弓背形，轻轻压实厢面土壤。

四、田间管理

（一）中耕除草

3月上旬，参苗齐苗后进行浅中耕除草；5月上旬，植株封行后，停止中耕，人工除草。

（二）定苗

4月中旬，植株封行前拔除病株、弱株。

（三）追肥

第2年开春追肥1次，每公顷施氮磷钾复合肥750 kg、腐熟农家肥30 000 kg。

（四）排灌水

1. 排水　定期检查沟和厢面，清除沟中积水，保持厢面平整，大雨后及时疏沟排水。

2. 灌水　叶片出现轻度萎蔫时，人工灌溉，以距地面10 cm左右的耕作层浇透为宜，且应在早晚进行。

3. 越夏管理　太子参留种地，春季可套种玉米，或5月上旬套种黄豆。

（五）病虫害防治

1. 防治原则　同"艾叶"。

2. 防治措施

（1）农业防治：① 培育无毒种苗。种子经0℃处理40 d后播种，培育出不带病毒的实生苗，或用茎尖组织培养，培育无毒苗。② 实行轮作。与禾本科作物轮作3～4年，有条件的地区，实行水旱轮作或选择新开垦地种植。③ 加强田间管理。开沟排水、中耕除草、降低田间湿度，发现病叶及时摘除。④ 及时铲除行间杂草和种子萌发小苗，促进厢面空气流动，增强光合作用，抑制病原菌的萌发、滋生和传播。⑤ 选择土壤。选择排灌方便、地势较高、不积水、土质疏松肥沃的砂质壤土或腐殖质壤土。⑥ 合理施肥。筑排水沟，坡地顺坡开厢。⑦ 施足底肥，增施磷、钾肥，培育壮苗，增强抗病力。

（2）物理防治：① 利用频振式杀虫灯诱杀成虫，达到降低田间落卵量。② 利用虫对糖、酒、醋的趋性进行诱杀。③ 在幼虫盛发期进行人工捕杀。④ 种子经0℃冷处理40 d后进行灭菌杀虫。⑤ 播种前深翻晒土杀虫灭菌。

（3）化学防治：无登记可用于太子参的农药。

注：在生产实际中，药农针对太子参种植中常见叶斑病会施用多菌灵、甲基硫菌灵、苯醚甲环唑或戊唑醇等；针对根腐病会施用多菌灵、根腐宁等；针对病毒病会施用多菌灵、盐酸吗啉胍等；针对霜霉病会施用霜霉威等；针对地老虎会施用甲氰菊酯等；针对蚜虫会施用吡虫啉等。

五、种苗复壮

（一）选种

4～5月，选择母本纯正、生长健壮、无病虫害、生长整齐一致的植株作为选种对象。

（二）采种

4～5月，采收蒴果果皮略开裂的果实。

（三）种子干燥

存放在20～25℃通风处，自然阴干，去除开裂果皮。

（四）种子筛选

选择饱满、大小均匀、千粒重大于2.5 g，含水量12%～13%，净度大于85%，发芽率大于85%的种子。

（五）种子保存

保存于0℃左右的种子贮藏箱中；或将种子存放于通风、阴凉、干燥的室内。

（六）种子解除休眠

太子参种子存在休眠，低温可使种子解除休眠。可在9月下旬至10月上旬播种，让种子在自然条件下越冬解除休眠；也可低温（0℃左右）砂藏层积，层积时间为播种前45～50 d进行，过早或过迟均不利于发芽。

（七）播种

秋播在9月下旬至10月中上旬进行，春播在2月下旬至3月上旬进行。将种子与草木灰拌匀后，距地面约30 cm均匀撒于畦面上。撒种量600～1 000粒/m²，播种量每公顷37.5～45 kg，覆土厚0.5～1 cm。覆土后盖稻草或其他无草籽的杂草2～3 cm厚，浇透水。

（八）苗床管理

出苗后，揭去盖草，当出现2片小叶时，用1%磷酸二氢钾喷施2次，间隔6～7 d。3～5月对生长过稠的苗床进行间苗。

（九）起苗

在10月下旬至11月上旬，太子参播种前挖出块根作为栽培种参。

（十）田间管理

参见相关技术。

六、采　收

（一）采收期

以种子繁殖后收获的块根作为种参种植，在大田移栽后的翌年7月中上旬，即植株地上部分枯萎后10 d左右进行采收，2个生长周期500 d左右。

（二）采收方式

1. 清理田间　采挖前将地上枯萎植株、杂草清除，集中运出种植地烧毁或深埋。

2. 田间采挖　根据太子参植株地上枯萎部分判断地下块根位置，用农用工具沿厢体的横切面往下挖，深度20～25 cm，小心地翻挖出太子参块根，剥除泥土，收集后装入透气容器中。

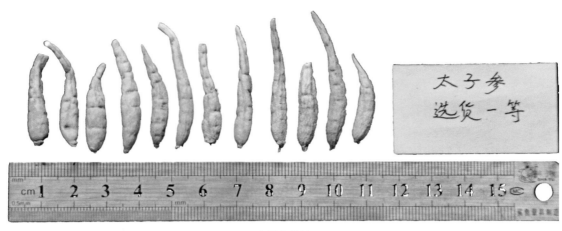

太子参药材

七、产地加工

（一）鲜根分选

采收的鲜块根运回后不能堆放，及时在加工场地摊开分选，清除感染病害、或有虫害、或有损伤的块根。

（二）清洗

清水浸泡5～10 min后，用流动水搓洗，淘去泥土，洗净的太子参块根呈黄白色，沥干水。

（三）干燥

将块根铺晒，晒至七八成干时，揉搓除去须根，再继续晒干，晒干后的块根质硬脆，断面呈白色（含水量不高于14%）。

（四）风选

干燥块根用风扇或风簸进行风选，将参须、尘土、细草吹净。

（五）去尾

在参体皱缩处人工去除尾部。

（六）产地初分级

将块根置于拣选台上，测量上中部直径、50 g块根数、单个重量，按表62进行分级。

八、包装及贮存

（一）包装

将检验合格的产品按不同商品规格用具内膜的编织袋密封包装。在包装袋上注明产地、等级、净重、毛重、生产日期、生产者、批号等。

（二）贮存

加工产品贮存在清洁卫生、阴凉干燥（温度不超过20℃、相对湿度不高于65%）、通风、防潮、防虫蛀、防鼠、无异味的库房中，定期检查贮存情况。

表62 · 太子参商品规格等级划分表

规 格	等 级	性 状 描 述	
		共 同 点	区 别 点
选货	一等	干货。长纺锤形，较短，直立。表面黄白色，少有纵皱纹，饱满，凹陷处有须根痕。质硬，断面平坦，淡黄白色或类白色。气微，味微甘。无须根、杂质、霉变	个体较短，上中部直径0.4 cm以上，单个重量0.4 g以上，每50 g块根数130个以内，个头均匀
	二等		个体较长，上中部直径0.3 cm以上，单个重量0.2 g以上，每50 g块根数250个以内，个头均匀
	统货	干货。细长纺锤形或长条形，弯曲明显。表面黄白色或棕黄色，纵皱纹明显，凹陷处有须根痕。质硬，断面平坦，淡黄白色或类白色。气微，味微甘。上中部直径0.3 cm以下，单个重量0.2 g以下，每50 g块根数250个以外。有须根，长短不均一。无杂质、霉变	

历史沿革

依据各地植物志的记载，野生太子参分布在辽宁金县、庄河、桓仁，内蒙古乌兰察布、阿拉善盟，河北秦皇岛、迁西、景县，山东临沭、莒县，安徽黄山、宣城、铜陵，江苏句容、南京，浙江杭州、临安、天台，陕西西安、宝鸡，山西长治，河南焦作、新乡、鹤壁，湖北通山、钟祥，以及湖南安化等地区有分布。这些地区多山地丘陵，是太子参生长的适生生境。

20世纪50年代，山东临沂和莒南开始驯化和试种太子参，临沭则形成以提供种苗为主的经营模式。早期江苏省中医院以太子参替代人参制成"参味合剂"，用于治疗神经衰弱，在镇江、江宁等地也有一定的引种栽培经验。20世纪60年代末，福建闽东山区开始引种太子参，至80年代太子参的种植逐步成为当地山地资源开发利用的支柱产业。1973年安徽宣城以洪林为基地种植太子参，至1991年面积达300余公顷，还通过选育出适宜当地种植的品种推广。1992年贵州施秉牛大场镇从福建柘荣引种栽培太子参，经过近30年的种植栽培，该乡镇从数公顷发展推广到施秉及周边200 km范围，形成了适合贵州施秉、黄平、余庆、镇远等地自身发展的特色中药材种植产业，种植面积达1万余公顷。2012年"施秉太子参"获国家地理标志商标。现今，贵州施秉、安徽宣城、福建柘荣成为全国太子参药材的三大主产区，贵州施秉成为全国太子参药材主要集散地。由于贵州太子参具有色泽好、药效佳、个体饱满等优良品质，受到全国各地药商青睐。

参考文献

［1］康传志，周涛，江维克，等.我国太子参栽培资源现状及药材品质的探讨［J］.中国现代中药，2014，16（7）：6542-6546.

［2］康传志，周涛，郭兰萍，等.全国栽培太子参生态适宜性区划分析［J］.生态学报，2015，36（10）：2934-2944.

［3］曾令杰，林茂兹，李振方，等.连作对太子参光合作用及药用品质的影响［J］.作物学报，2012，38（8）：1522-1528.

［4］康传志，周涛，江维克，等.贵州栽培太子参质量评价及生长区划［J］.中国中药杂志，2016，41（13）：2391-2396.

［5］吴玉香，汉琪，沈少炎，等.不同处理对太子参产量及活性成分的影响［J］.福建农业学报，2017，1（11）：51-55.

天　冬

天冬是百合科植物天门冬*Asparagus cochinchinensis* (Lour.) Merr.的干燥块根，为临床常用中药，始见于《神农本草经》，具有养阴清热、润肺生津的功效，用于肺燥干咳、顿咳痰黏、咽干口燥、肠燥便秘等病证。

本篇所述即为百合科植物天门冬*Asparagus cochinchinensis*（Lour.）Merr.的干燥块根，相关技术和规范适用于四川内江及周边地区主产药材天冬的生产加工。

一、产区生态环境

（一）海拔
适宜海拔为1 200 m以下。

（二）气温
适宜年平均气温为12 ～ 18℃。

（三）无霜期
适宜年平均无霜期为240 d以上。

（四）降雨量
适宜年平均降雨量为600 ～ 1 000 mm。

（五）光照
川天冬喜阴，一般种植于林下，半阴坡或阴坡，忌强光照射。

（六）土壤
以中性至微酸性的腐殖土或砂质壤土为宜，土层深厚、疏松而透气。

二、选地和整地

（一）选地
1. 产地环境要求　宜在海拔1 200 m以下的稀疏

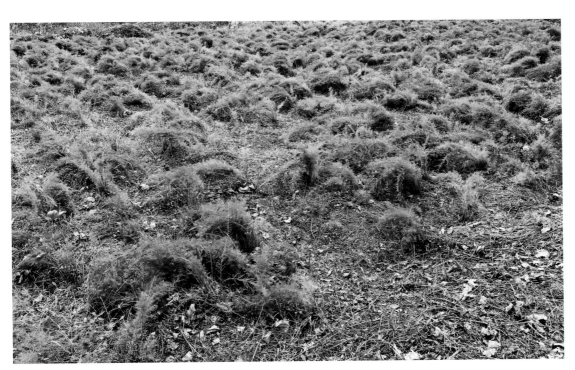

天冬种植基地

阔叶林或混交林下种植，林密则需适当疏林，亦可与玉米、蚕豆等作物间作。

2. 空气、土壤及用水质量要求　同"艾叶"。

（二）整地

前作收获后，深翻30 cm，除去杂物，并开好四周排水沟，晾晒。栽种时，施腐熟有机肥2 500 ～ 45 000 kg/hm²、饼肥1 500 kg/hm²、过磷酸钙750 kg/hm²，整平耙细，作成宽120 ～ 150 cm，高20 ～ 30 cm的厢。

三、育苗移栽

（一）种子繁殖

1. 种子采集与保存　天冬果实在6 ～ 8月由绿变黄，此时即应摘下；若果实过熟，则易脱落。将采集的果实进行堆积发酵，待果肉稍腐后在水里搓洗至种子露出，选出颗粒大而饱满的种子即可进行秋播。如要进行春播，应将洗出的种子与湿沙1：3混拌均匀，于温度5 ～ 10℃条件下保存至来年春季，淘去湿沙后即可播种。此贮藏条件下，种子寿命为1年左右。天冬种子干燥后，易丧失活力，发芽率大大降低。

2. 选地播种

（1）苗床地的选择：选择在海拔1 200 m以下、温度适宜、土质疏松、富含腐殖质的地方，必须有天然或人工设置的遮阴条件。

（2）播种时间：秋播于种子采收后的8 ～ 9月进行，春播在次年3月进行，以春播为宜。

（3）播种方法：翻地开厢后开横沟，沟距25 cm，深5 ～ 6 cm，播幅10 cm，将种子以2 ～ 3 cm的间距均匀地撒在沟内，播后覆土，厚2 ～ 3 cm，再盖稻草保温保湿。每公顷地宜用种150 ～ 180 kg。

（二）分株繁殖

选择芽头粗壮、根头大的健壮母株，用小刀在凹口处进行分株，每株分为3簇，每簇应带1 ～ 2个芽苞和2 ～ 3个小块根。

在整好的厢面上，按20 cm×30 cm的株行距穴栽，盖土，以不露根蒂为宜。

（三）小块根繁殖

收获天冬时，取带根蒂的小块根留用，繁殖育苗。

（四）苗期管理

1. 排灌水　苗期应保持苗床湿润，如遇雨季则注意排水，防止积水。

2. 除草施肥　适当除草施肥，肥料以腐熟农家肥为主，结合松土施腐熟农家肥15 000 ～ 22 500 kg/hm²，可少量添加尿素，每50 kg肥水宜加尿素0.1 kg。注意肥料不能直接与苗接触，每隔3个月左右施肥1次。

（五）大田移栽

幼苗高10 ～ 12 cm时进行移栽。起苗时应带土，按天冬大小分级移栽。以行距50 cm、株距24 cm、深约17 cm为宜，将块根向四面摆匀后，盖土压实。每两行天冬间预留50 cm左右间距，以便与玉米、蚕豆等间作。净作天冬，株行距宜20 cm×30 cm。

四、田间管理

（一）中耕除草

每年除草、松土4 ～ 5次，深度不宜过深，以免伤及块根。

（二）排灌水

天冬移栽后半月，注意保持土壤湿润，遇旱可进行灌溉，以提高成活率，其余时间无需灌水，雨季需注意排水防涝。

（三）搭架

当植株生长到50 cm左右时，要设搭架，以便藤蔓缠绕生长，同时方便田间管理。

（四）施肥

结合中耕除草，3 ～ 4月和6 ～ 7月各追施有机肥1次，或每公顷用225 kg尿素或复合肥（氮：磷：钾=15：15：15）兑水淋，每隔1个月淋1次，9 ～ 10月追施1次土杂肥并培土。以后每年在萌芽期（即春节前）每公顷追施有机肥30 000 ～ 37 500 kg，其余2次同第1年。

（五）病虫害防治

1. 防治原则　同"艾叶"。

2. 防治措施

（1）农业防治：早春进行翻地，清除地面杂草，将枯枝落叶深埋或烧毁，越冬卵孵化期间保持田间无杂草。

（2）生物防治：保护红蜘蛛的天敌中华草蛉、食螨瓢虫和捕食螨类等，并增加其数量。

（3）化学防治：无登记可用于天冬的农药。

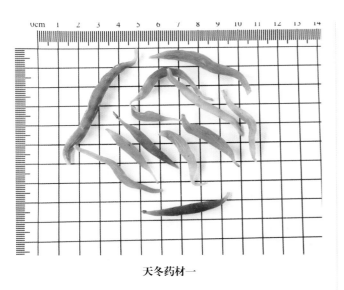

天冬药材一

注：在生产实际中，药农针对天冬种植中常见的虫害红蜘蛛会施用石硫合剂等。

五、采　收

（一）采收期

采用种子播种育苗的方式，移植后生长 3 ～ 4 年

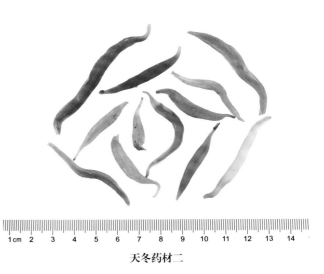

天冬药材二

采挖为宜，从当年 9 月到翌年 3 月均可采收；分株繁殖的则以 2 ～ 4 年采收为宜。

（二）采收方式

首先将茎蔓在离地面 7 cm 左右处割断，然后挖出块根，去须根，分为粗块根、母根及小块根，前者作为药材，后者作留种用。

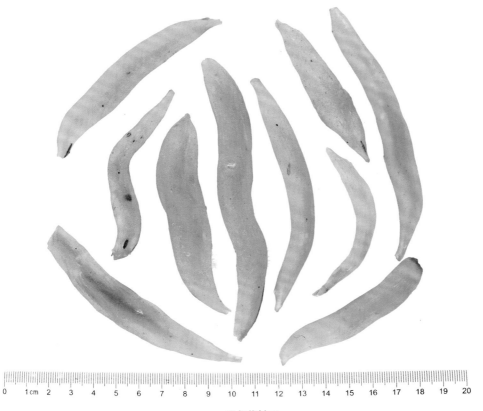

天冬药材三

六、产地加工

（一）清洗

将采收的天冬块根用清水淘净泥沙，清洗干净。

（二）初分级

将洗净的天冬块根按大、中、小分为三个等级。

（三）剥皮

将分级后的天冬分别放入沸水中煮12～15 min至易剥皮时，捞出浸入凉水中冷却，之后一次性剥净内外两层皮，再用清水洗去外层胶质。

（四）干燥

将剥皮后的天冬自然晒干或放入烘箱中烘干，为防止干燥过程中变色，可于天冬表面覆盖一层白纸。

七、包装及贮存

（一）包装

将检验合格的产品按不同商品规格分级包装。在包装物上应注明产地、品名、等级、净重、毛重、生产者、生产日期及批号。

（二）贮存

天冬加工产品应贮存在通风、干燥、阴凉、无异味、避光、无污染并具有防鼠、防虫设施的仓库内，仓库相对湿度控制在45%～60%，温度控制在0～20℃。药材应存放在货架上，与地面距离15 cm，与墙壁距离50 cm，堆放层数为8层以内。贮存期应注意防止虫蛀、霉变、破损等现象发生，做好定期检查养护。

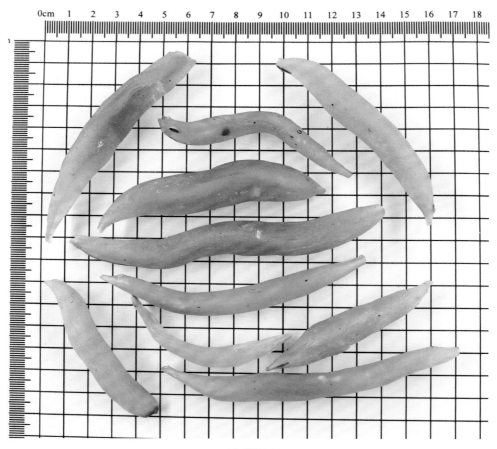

天冬药材四

历史沿革

宋代《本草图经》记载天冬"今处处有之",并绘建州、汉州、温州、梓州、西京、兖州六种天冬药图,说明天冬分布广泛。今用天冬主产于贵州、四川、广西、云南等地,以往多在四川集散,故称"川天冬"。川天冬主产于四川内江、古蔺等地区,《药物出产辨》中明确记载:"以产四川为上。"即川天冬品质较优。据内江县(现内江东兴区)县志记载:早在"清道光十九年(1839)即有药农种植大宗天冬……""1975年四川省中药材公司定内江县为天冬生产基地""1976年宜宾专区确定隆昌县(现属内江市)家种的中药材有……天冬……"《四川省中药材栽培技术》天冬项下记载:"四川省主产区为内江县。"1988年版《四川省志·医药卫生志》记载,早在1934年内江天冬产量就在2.5万千克以上,1946年天冬被列为川产药材的主要品种之一。据《内江中药资源普查》(1985)记载:仅1978年内江市天冬的栽培面积就达70公顷;1990年仅隆昌县天冬的栽培面积达666.7公顷。该地区在长期的栽培、加工、生产过程中,形成了一套独特的天冬传统种植经验。据《四川省中药材产业发展规划(2018—2025年)》公布,预计至2025年将发展天冬种植面积达2 000公顷。

参考文献

[1] 韦荣昌,韦树根,付金娥,等.天门冬种植技术[J].江苏农业科学,2014,42(1):216-217.
[2] 张向军,庾韦花,蒙平,等.广西天冬规范化生产技术规程[J].中国现代中药,2013,15(4):295-297.
[3] 朱立强.天门冬的药用价值及栽培[J].特种经济动植物,2008,11(12):34.
[4] 费曜.天冬规范化种植(GAP)研究[D].成都:成都中医药大学,2004.
[5] 李彦连.天门冬栽培与采集加工[J].技术与市场,2001(9):30.
[6] 陆善旦.天门冬药材栽培[J].广西农业科学,2001(3):146-147.
[7] 李彦连.天门冬的价值及栽培[J].特种经济动植物,2000(1):31.
[8] 吕向阳,陈艾萌,刘丹,等.内江地区天冬栽培技术与加工工艺现状与展望[J].现代农业科技,2019(14):77-79.

天　麻

　　天麻为兰科植物天麻*Gastrodia elata* Bl.的干燥块茎，以"赤箭"之名始载于《神农本草经》，列为上品，具有息风止痉、平抑肝阳、祛风通络的功效，用于小儿惊风、癫痫抽搐、破伤风、头痛眩晕、手足不遂、肢体麻木、风湿痹痛等病证。天麻在我国已有2 000多年的药用历史，为我国名贵中药材。天麻包括原变型红天麻、绿天麻、乌天麻、黄天麻和松天麻，其中以原变型红天麻与乌天麻的栽培最为广泛。现以云南昭通、陕西汉中、湖北宜昌、安徽六安和贵州大方为天麻道地产区或主产区。

　　本篇所述药材即为兰科植物天麻*Gastrodia elata* Bl.的变型乌天麻*Gastrodia elata* f. glauca S. Chow的干燥块茎，相关技术和规范适用于云南昭通的彝良、镇雄、盐津、永善、威信、大关、绥江、昭阳及邻近地区道地药材天麻的生产加工。

一、产区生态环境

（一）海拔
　　适宜海拔为1 400 ～ 2 300 m。

（二）气温
　　适宜年平均气温为7.9 ～ 12.5℃，最冷月（1月）平均气温为−0.9 ～ 2.5℃，最热月（7月）平均气温为15.2 ～ 21.5℃。

（三）降雨量
　　适宜年平均降雨量为950 ～ 1 100 mm，空气相对湿度为70% ～ 90%。

（四）土壤
　　以黄砂壤为主，少数为黄棕壤；土壤质地以结构疏松、保温保湿、通气排水的砂壤土为佳，土壤

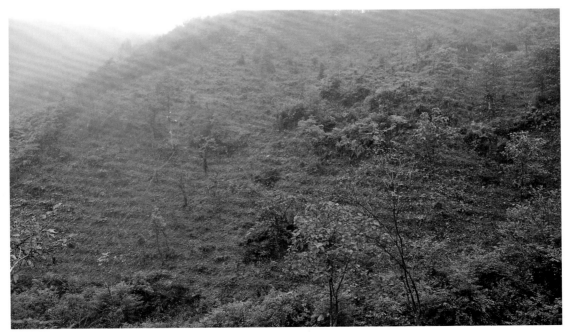

天麻生境

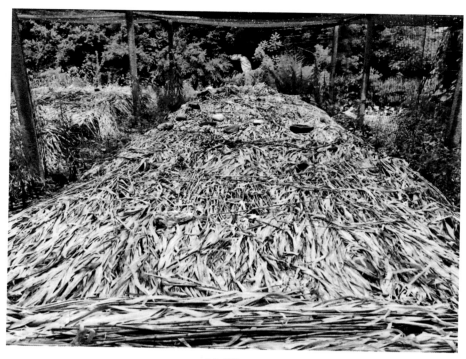

天麻种植基地

pH以5.0～6.5为宜，土层厚度在30 cm以上，土壤相对持水量宜为60%～80%。

（五）地形地势

宜选择坡度在5°～30°的坡地种植。冷凉高寒山区，选择在阳坡种植天麻；低海拔高温地区，选择在阴坡或林下种植天麻；半山区，选择在半阴半阳坡种植天麻。

二、选地和整地

（一）选地

1. 产地环境要求　天麻适宜采用林下仿野生种植。在彝良、镇雄、威信、盐津、大关、永善、绥江、昭阳等地，选择阴雨绵绵、多雨潮湿、雾气大的林区种植。或选择稀疏的天然林和人工林（杉树、花楸）下种植，少数亦可为生荒地和草地种植，坡地坡度在5°～30°。种植区一般含有丰富的蕨类资源。土壤含有丰富的腐殖质，质地均匀、疏松肥沃、保温保湿、通气排水。应于种植当年的3月之前选定种植地块。

注：忌连作，要求选择新地或间隔年限在5年以上地块来种植。

2. 空气、土壤及用水质量要求　同"艾叶"。

（二）整地

适当修整地面上过密的杂树、灌木，挖掉大块石头，把土表渣滓清除干净。陡坡的地方可稍整理成小梯田或鱼鳞坑，并有一定的斜度利于排水。雨水多的地方，栽培场应保持一定坡度，有利排水，不宜过平。同时，做好种植基地四周防护。

三、播种育苗

（一）种子生产

1. 种麻选择　种麻的选择要求顶芽饱满、无黑斑、健壮、无创伤、无虫害，块茎卵形或宽卵形，重量在100～300 g的天麻。

2. 育种地选择　可选择在管理方便、能避风遮阴的地方育种，四周不宜与农作物地块接壤。多选择室内和大棚做育种室。育种室温度保持18～22℃，空气湿度75%～85%。需要部分散射光，忌强光直射。

3. 种麻定植　种麻在2～4月定植，采用盆（筐）栽。先在盆（筐）底覆土10 cm，再将种麻按间距3～4 cm，顶芽垂直向上定植于盆内，覆土5～8 cm。

4. 种麻管理　种麻抽薹后用竹竿、木架固定，防止倒伏，并注意防治蚜虫和茎秆黑斑病。种麻开花授粉期间需疏花疏果，底部3～4朵宜摘除，保障种子种性。距离顶部3～5朵去顶，减少种麻营养消耗，硕果比较弱小的需要摘除。

5. 种麻人工授粉　天麻为虫媒花，育种时需人工授粉。选择开花前1 d或开花后3 d内进行人工授粉，一般在10时以前或16时以后，避开中午高温低湿时间。授粉时左手轻轻握住花朵基部，右手用授粉针慢慢压下花的唇瓣，让雌蕊柱头露出，然后用授粉针刺入药帽，将花粉块粘放在雌蕊柱头上即可。

6. 种子采收　天麻果实为蒴果。授粉后16～25 d，天麻果实自下而上陆续成熟。待蒴果由硬变软，颜色由深乌变成浅乌，果缝泛白色，成将裂果状态，即可采收。采收时直接剪下蒴果基部，放入容器内，防止蒴果裂开后粉种随风飘散，采收后种子应及时播种。如不能及时播种，应放5℃左右的低温条件下保存。

7. 种子质量要求　种子千粒重要求在0.000 5 g以上，生活力不低于50%，净度不低于80%。

（二）种苗生产

1. 播种时期　播种时期为5～8月。

2. 播种前准备

（1）拌种：打开萌发菌栽培种（500 mL/袋）菌包，将菌包中粘连的树叶或菌块撕成小块，放入盆内，将天麻蒴果撒开，抖出种子，均匀播撒在长有萌发菌的树叶或菌块上，并拌匀。拌种量按4～5颗蒴果拌1袋萌发菌。拌好种后，放入无菌塑料袋，放置在避光房内，室温放置3～5 d，促进天麻种子充分接种上萌发菌。

（2）菌材处理：所选菌材一般为青冈、野樱桃、花楸、桦木、毛桃等阔叶树。将直径4～8 cm菌材树棒锯成长12～15 cm的节段，将直径1～2 cm粗的树枝砍成8～10 cm的节段。采集壳斗科树的干树叶，在播种前一天将树叶浸泡1 d，捞出备用。

3. 菌床铺放　挖长60 cm，宽40 cm，深25～30 cm的塘，塘底土壤干燥时须浇水至湿润；按菌材断面间距2～3 cm，节段间距3～4 cm，摆三行，每行5～10列菌材与坡呈一平面排列；菌材和塘底土壤底土间不留空隙，用土填实，铺满为止，最后用土填好菌材之间的空隙。

4. 接菌　两树棒之间和树棒两端接种5～6段（块）蜜环菌栽培种，蜜环菌块大小约为4 cm×4 cm×2 cm（每塘菌种量为1瓶，500 mL/瓶）。

5. 播种　在铺好的菌床上均匀平铺一层拌种萌发菌树叶。1袋拌种后的萌发菌（500 mL/袋）可播种4塘。

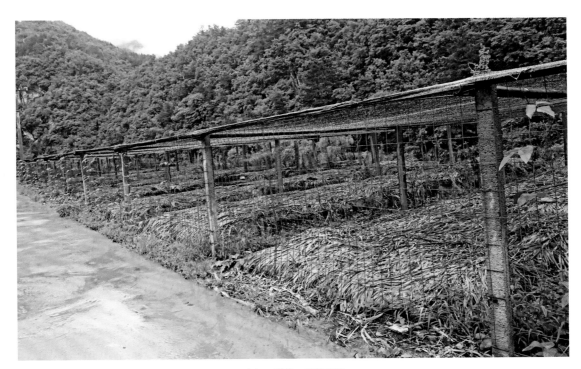

天麻、灵芝、核桃套种

6. 铺放树枝树叶　在播种萌发菌的树叶上先薄撒上一层阔叶树树枝节段，然后再撒一层 2～3 cm 厚的干树叶（提前用水浸泡透）。

7. 覆土　先覆新土，以盖满菌材为宜，再覆表层土压紧，厚 10～20 cm。

8. 苗田管理

（1）温度调控：冬季温度低于 0℃，在菌床表面加盖落叶或加厚覆盖土层以保暖；夏季温度高于 30℃，在菌床表面覆盖树叶或杂草降温。

（2）水分管理：雨季及时检查清理积水或撤掉菌床表面土壤上的覆盖物，增加透气性；夏季土壤干旱，适合浇水保持土壤湿润。

（3）建栏防护：在人畜容易到达的种植区域，应建防护栏，防止人畜践踏。

（三）种苗采收

1. 采收时间　第 2 年 11 月下旬至第 3 年 3 月采收。

2. 采收方法　将菌床表土去除，戴手套轻轻将种苗取出，不能碰伤种苗，按级别放置于阴凉、通风场地。

四、商品麻栽培

（一）菌床培养

1. 菌床挖建　种植当年 4～6 月挖建菌床。顺坡向挖长 60～80 cm，宽 40～50 cm，深 20～30 cm 的培养塘，培养塘底部顺坡向做成 5°～15° 的斜面，以利排水。每公顷根据地形打 3 000～3 250 塘，培养塘间距为 50～100 cm。

2. 菌材选择　菌材选用长效树种和速效树种搭配使用。长效树种有青冈、栓皮栎、麻栎、板栗、茅栗、水青冈、灯台树、野樱桃、牛奶子、冬瓜杨等；速效树种有桤木、旱冬瓜、两叶桦、红桦、苹果、花楸、苦桃等。菌材要求新鲜且无病虫害。菌材直径要求在 5～10 cm，超过 10 cm 的可分成 2～4 份。

3. 菌材加工　将菌材锯成长 12 cm 或 20 cm 左右的节段，长度尽量保持一致。

4. 摆放菌材　按长效树种：速效树种=6：4，粗细搭配摆放菌材。在已挖好的菌塘底铺一层松软新土。陡坡地块菌材顺坡向横放 2～3 根（木段平行于等高线，12 cm 长摆 3 根，20 cm 长摆 2 根），竖放 5～10 排（根据菌材直径大小决定排数），铺满为

止；缓坡地块菌材顺坡向竖放 3～5 根（木段摆放方向垂直于等高线，12 cm 长摆 5 根，20 cm 长摆 3 根），横放 4～6 排（根据菌材直径大小决定排数），铺满为止；相邻两木段间和断面间距 2～3 cm；菌材和底土间不留空隙，铺满后，最后用土填好表面空隙。

5. 接菌　在菌材两端和中间接 5～6 段（块）蜜环菌栽培种，蜜环菌块大小约为 4 cm×4 cm×2 cm（每塘菌种量为 1 瓶，750 mL/瓶），再在菌材上撒一层长度不超过 5 cm、直径小于 2 cm 的新鲜小树枝或新鲜树叶进行引菌。

6. 覆土　先覆新土，以盖满菌材为宜，高 3～5 cm；再覆表层土，10～20 cm（干燥地区覆表层土可稍厚，表面呈平面；湿润地区表层土可适当薄一些，表面呈龟背垄面）。

7. 盖塘　在菌床表土上覆盖一层树叶或蕨草保墒，避免太阳直射。

8. 菌床管理

（1）温度调控：夏季温度高于 30℃，在菌床表面覆盖树叶或杂草降温。

（2）水分管理：夏季土壤干旱，适当浇水保持土壤湿润，使之手握成团，落地能散。雨季及时检查清理好排水沟或撤掉菌床表面土壤上的覆盖物，增加透气性。

（3）除草松土：及时清除天麻塘面和地沟表面的杂草。

（4）建栏防护：在人畜容易到达的种植区域，应建防护栏，防止人畜践踏。

（二）商品麻定植

1. 种植季节　培养菌床当年的 12 月至翌年 3 月进行商品麻定植。

2. 种苗选择　生产所用种苗主要指有性繁殖 0～1 代的白头麻。白头麻大小以 5～25 g 重为宜。无机械损伤，外观色泽正常，新鲜淡黄色，无病、虫危害。

3. 种植要求　种植时选择晴天，避免冰冻、下雪和雨天等天气种植。种植过程中应去除表皮发黑、腐烂、干枯及存在机械损伤的种苗。及时转移并清除感染杂菌的菌材，避免杂菌污染。

4. 种植方法　挖开已培养好菌床的表土，在相邻两根菌材断面间上面放 1 个白头麻，菌材靠塘边断面处放 1 个白头麻，白头麻脐眼靠近菌材断端蜜环

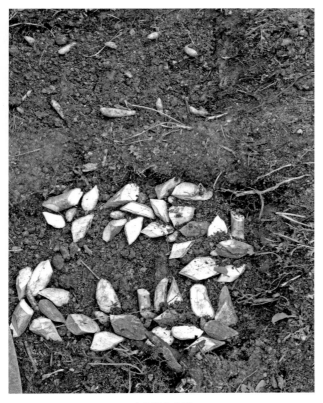

天麻种苗定植

菌丛处，茎芽斜向上。一般每平方根据种苗大小下种0.5～1 kg白头麻。放置好白头麻后，再在白头麻脐眼四周摆放3～5根引菌材（新鲜小木段，直径2～5 cm，长4～5 cm，木段断面为斜切），而后先覆新土3～5 cm，再覆表层土10～12 cm（干燥地区覆表层土可稍厚，表面呈平面；湿润地区表层土可适当薄一些，表面呈龟背垅面，利于排水）。

5. 盖塘　定植完后在塘表土上覆盖一层树叶，保墒并防太阳直射。

五、商品麻田间管理

（一）温度调控

早春温度低于0℃，在菌床表面加盖落叶或加厚覆土层以保暖；夏季温度高于30℃，在菌床表面覆盖树叶或杂草降温。

（二）水分管理

7～9月雨季应及时清理好排水沟或撤掉菌床表面土壤上的覆盖物，排除多余雨水。

（三）打草盖塘

4月中上旬和7月下旬，及时割除天麻种植地的

杂草，并将其覆盖于菌床上。

（四）建栏防护

在人畜容易到达的种植区域，应建防护栏，防止人畜践踏。

（五）病虫害防治

1. 防治原则　认真贯彻"预防为主，综合防治"的植保方针，采取农业防治、物理防治等综合防治措施，创造有利于天麻生长发育，不利于各种病菌繁殖、侵染、传播的环境条件，将有害生物控制在允许范围内，使经济损失降到最低限度。

注：在生产实际中，如涉及农药使用，农药安全使用间隔期遵守GB/T 8321的要求，没有标明农药安全间隔期的品种，收获前30 d停止使用，执行其中残留性最大的有效成分的安全间隔期。

2. 防治措施

（1）农业防治

1）块茎腐烂病

选地：选择生荒地栽天麻，减少重茬引起杂菌危害。种植地块要选择排水良好的土壤。

菌种纯：培养菌枝、菌材、菌床时所选用的蜜环菌种一定要纯。

加大接菌量：在培养菌材、菌床、菌枝时，多加蜜环菌种。

选择新鲜木段培养菌材：培养菌材、菌床时应随砍随育，尽量不用干材培菌。栽培年限不宜过长，最好一年一收。

菌坑不宜大和过深：地下水位高或降雨量大的地区，菌坑宜小和浅，防止菌坑过大过深造成淹窖和土壤过湿。

注意控制菌坑湿度变化：保持菌坑适宜湿度，湿度过大应去掉或减薄覆盖物，使之通风或周围挖排水沟，天旱时应浇水。

杀灭菌材上的杂菌：菌材上轻微污染的杂菌，可将菌材在太阳下翻晒2～3 d，晒死表面杂菌和蜜环菌（仍做菌材使用）。如杂菌污染较重，便不宜再用。

严格选种：选择生长健壮、颜色正常的块茎做种，严禁使用有病害和受伤的天麻块茎做种。

2）蜜环菌病理侵染

选地：选择排水较好的砂壤土及腐殖土栽培天

麻，促进天麻旺盛生长，提高抵抗力。

清好排水沟：雨季应开好排水沟，尤其是容易积水的地块和平地更应注意排除积水。

提前采挖：9月下旬至10月上旬雨水太大时，一方面应注意排水，同时应经常检查田间土壤湿度，避免因含水量过高，蜜环菌长势过旺反噬天麻，发现有天麻被蜜环菌危害，则应考虑提前收获。

3）蛴螬：在整地和栽种收获天麻时，将挖出的蛴螬逐个消灭。

（2）物理防治：利用蝼蛄、蛴螬等害虫趋光性强的特性，在有电源的地方，设置黑光灯诱杀成虫。对于鼠害采用专业的物理机械进行防治，并对及时收集死鼠深埋处理。

（3）生物防治：利用白僵菌来防治蛴螬。

（4）化学防治：无登记可用于天麻的农药。

注：在实际生产中，化学农药使用较少，药农针对天麻种植中常见的蝼蛄会施用敌百虫扮成毒谷或毒饵诱杀。

六、采 收

（一）采收期

宜在11月至翌年3月采收天麻。

（二）采收方法

先用挖锄铲去种植床的表层土，用手小心取出天麻，严防器械损伤。

（三）菌床清理

天麻采收后，及时清理菌塘。

（四）运输及贮存

采收的天麻不耐长途运输；若需长途运输，需用透气性好的装载工具（如竹篓）并加上少量海花或蕨草保持新鲜。鲜天麻如不能及时加工，应置于库房存放。库房应宽敞、通风，温度不低于2℃、不高于10℃。鲜天麻贮藏时间不宜超过1周，若需长期贮藏，应沙埋保存，温度不低于2℃、不高于10℃。

七、产地加工

（一）分拣

天麻运回加工场地后，按天麻大小进行分拣。根据天麻大小可分为4个等级，一级麻重量200 g/个以上，二级麻重量150～200 g/个，三级麻重量100～150 g/个，100 g以下和碰伤挖断的为统麻。

（二）清洗

分拣后的天麻运往清洗车间，采用毛刷清洗机清洗干净。清洗天麻时不要去鳞片，不刮外皮，清

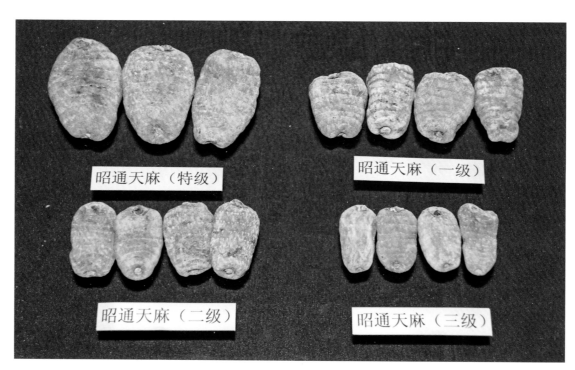

昭通天麻（特级）　昭通天麻（一级）

昭通天麻（二级）　昭通天麻（三级）

昭通天麻药材

洗过程中小心保护顶芽，避免机械损伤。洗净的天麻应及时蒸制，不能放置过夜。

（三）蒸制

洗净的天麻按等级分别放入蒸笼中，待水蒸气温度高于100℃以后，一级天麻蒸30～35 min，二级天麻蒸20～25 min，三级天麻蒸15～20 min，统麻蒸10～15 min；天麻以刚好蒸透未见白心为度，未透或过透均不适宜。

（四）晾晒

将蒸制好的天麻平摊于晾晒架上，晾干麻体表面的水汽。

（五）干燥

1. 铺放天麻　晾干水汽的天麻及时运往烘房，均匀平摊于竹帘或木层架上。

2. 第1次烘烤　将烘房温度加热至50～60℃，烘烤12～24 h，使麻体表面微皱。烘烤过程中烤房要加强通风排湿，以利天麻脱水干燥。

3. 密封回潮　第1次烘烤后的天麻集中堆放于密封容器中，在室温条件下回潮12～24 h，使麻体表面平整。

4. 第2次烘烤　回潮后的天麻在40～50℃条件下进行低温烘烤12～24 h，防止天麻空心，保证品质。烘烤过程中烤房要加强通风排湿，以利天麻脱水干燥。

5. 回潮定型　回潮方法同上，回潮后麻体柔软便于手工定型。

6. 反复烘烤　天麻采用上述方法反复烘烤和密封回潮的方式，一般烘烤回潮3～5次，直至天麻水分低于12%，整个烘干过程需15 d左右。

7. 产地初分级　将干燥好天麻置于拣选台上，按个头大小进行分类，再按规格、等级和感观进行分级。规格分为冬麻、春麻，等级以支数/1 000 g划分为：16支、25支、50支、50支以上。

八、包装及贮存

（一）包装

将检验合格的产品按不同商品规格分级包装。在包装物上应注明产地、品名、等级、净重、毛重、生产者、生产日期及批号。

（二）贮存

天麻加工产品贮存在清洁卫生、阴凉干燥（温度不超过20℃、相对湿度不高于65%）、通风、防潮、防虫蛀、无异味的库房中。定期检查天麻的贮存情况，必要时定期进行翻晒，防虫蛀，防霉变。

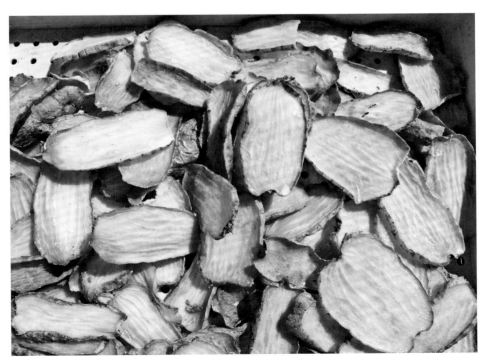

天麻饮片

历史沿革

清代之前的天麻产地多在北方，但之后产地不断向南扩展，在清代的一些地方志中就记载了天麻新产地，如光绪《叙州府志》记载："贡天麻为叙府之要务，每年派员从乌蒙之小草坝购得，马帮入川，载以官船，直送京都，皇上分赠诸臣，文武要员以获此赏为荣。"乌蒙小草坝为现今云南省昭通市彝良县小草坝乡，此地位于长江上游的金沙江，为现代天麻主产地之一。

民国《药物出产辨》记载："四川、云南、陕西、汉中所产者均佳。贵州亦有产，但全无气味，不适用"。该书新增加了云南、贵州两个新产地，并认为四川、云南和陕西汉中为天麻道地产区。《本草药品实地之观察》则记载"真正之天麻，多半出于四川，但西藏方面亦有之；四川之雷波、马边、峨边、屏山诸县均产之；而大宗货物，仍多来自夷地（苗人住处），如小凉山中之中山坪、大谷堆、滥坝子，大凉山中之锣鼓拉达等处"。则是明确了四川天麻主产在凉山州和宜宾市。民国时期天麻主产地则进一步西迁，迁移到金沙江边上的四川（主要为凉山州和宜宾市）、云南（主要是昭通）、贵州（主要是织金、纳雍、贵定等）以及陕西汉中产区等新产地。这一时期，天麻道地产区和主产地西迁到四川、云南和陕西汉中，而宋元时期本草记载的山东泰安、济宁和湖南邵阳和新化等地不再有记载。

1959年《中药志》记载："主产于云南昭通、镇雄及四川峨眉、乐山、宜宾，贵州织金、纳雍、贵定等地；此外陕西、湖北及东北各省亦产。以云南昭通产者最佳，销全国并有出口。"1959年《药材资料汇编》记载：云南昭通所属鲁甸和海螺坝，永善、镇雄、彝良的小草坝，绥江、盐津（老雅滩）为主产地区。四川宜宾、马边、叙永、雷波、雅安、荥经、洪雅、乐山、峨眉高庙一带。又川北之巴中、万县邻近地区，亦多见产，以上统称川天麻。贵州之兴仁、毕节、织金、瓮安、贵定、都匀所产称贵天麻（亦称川天麻）。此外，如湖北咸丰、鹤峰、巴东所产称什路天麻。河南南阳，陕西汉中地区西乡、宁强、大安、镇巴、佛坪、石泉，甘肃康县等地，都有野生，称西天麻（亦称汉中天麻）。以云南昭通海螺坝、彝良小草坝及四川荥经所产为上品，尚有云南永善、绥江、镇雄、盐津及四川雷波、马边、叙永等地所产，其品质佳者居多，统称"川天麻"。现代以来，由于交通和信息的发达，社会稳定和经济稳步提升，野生天麻产地在全国逐步扩展。其中新中国成立初期是以云南昭通和四川为道地产地，20世纪80年代则是以贵州、云南、四川为道地产地，品质最佳。而古代记载天麻道地产地山东泰安、济宁，河南嵩山，陕西宝鸡，湖南邵阳和怀化不再有天麻药材记载。至此，天麻道地产地由我国东部的山东泰安、济宁和南部湖南邵阳、新化变迁到西南部云、贵、川交界的云南昭通、贵州毕节、四川宜宾、泸州和凉山地区。但由于天麻用量的大幅度增加及野生天麻自然更新缓慢，人为大量采挖，迅速导致了天麻野生资源破坏严重，从20世纪70年代开始野生天麻资源逐步衰竭濒危。

综上所述，天麻在清代开始出现昭通彝良产地；民国认为四川、云南和陕西汉中为道地产区；新中国成立后发展为云南昭通、镇雄，四川峨眉、乐山、宜宾、叙永、泸州、凉山及贵州毕节、赫章、织金、黔西等地为道地产区，并认为云南昭通产最佳。20世纪80年代开始，野生天麻逐渐枯竭，天麻人工栽培获得成功且逐渐成熟，至21世纪初，野生天麻已经形成不了商品，商品天麻现全部为栽培天麻；全国已经形成了湖北罗田、英山、夷陵区、巴东等，安徽金寨、霍山、岳西等，陕西汉中宁强、略阳、勉县等，河南商城、西峡等，贵州大方、德江、施秉等，云南昭通的彝良、镇雄、大关、永善和丽江的永胜、古城、宁蒗等栽培产区。

天麻产地历史沿革见表63。

表 63 · 天麻产地历史沿革表

年 代	出 处	产 地 及 评 价
汉	《神农本草经》	"生川谷。"未记载天麻具体产地
	《吴普本草》	"或生太山,或少室。"太山即今山东泰山一带,少室则为今河南省登封的嵩山一带(少室山)
魏晋	《名医别录》	"生陈仓、雍州,及太山、少室",陈仓为今秦岭以北的陕西宝鸡市,秦、汉时期的雍州为今陕西省西部、甘肃武威市以及宁夏大部分地区
南北朝	《本草经集注》	同《名医别录》
唐	《新修本草》	同《名医别录》
宋	《开宝本草》	"生郓州、利州、太山、崂山诸山。"郓州即今山东泰安西南部的东平和郓城,利州即今四川的广元,崂山即今河南登封的嵩山一带(崂山),并首次明确古郓州产天麻质量最好
	《本草图经》	"今京东、京西、湖南、淮南州郡亦有之。嵩山、衡山人,或取生者蜜煎作果食之。"京东、京西为今河南开封的东部和西部地区,湖南为今湖南全部和湖北荆山、大洪山以南,鄂城、崇阳以西,巴东、五峰以东地区,淮南为今安徽、江苏的南部和江西、浙江的北部地区;嵩山为今河南登封的嵩山,衡山为今湖南衡阳的衡山
	《重广补注神农本草并图经》	"注云出郓州。考今之所出,赤箭根苗,乃自齐郓而来者为上",强调了郓州(今山东东平县和郓城县)为天麻道地产区,药材质量优良
	《证类本草》	"今多用郓州着佳",强调了郓州(今山东东平县和郓城县)天麻药材质量优良
明	《本草品汇精要》	"赤箭,道地为兖州;天麻,邵州、郓州者佳。"兖州为今山东济宁的兖州一带,邵州为今湖南邵阳和新化一带,明确山东泰安的东平、郓城及其相邻的济宁兖州、湖南的邵阳和新化为天麻道地产区
	《药性粗评》	"生山东州郡平泽,今湖南、淮南(安徽)州郡亦有之。"山东州郡平泽可能指山东菏泽一带
清	《医经允中》	"出山东郓利二州山谷",其进一步强调了山东泰安东平、郓城为天麻主产地
	《叙州志》	"贡天麻为叙府之要务,每年派员从乌蒙(今昭通)之小草坝购得……皇上分赠诸臣,文武要员以获此赏为荣。"增加了云南昭通小草坝为天麻新产地
民国	《药物出产辨》	四川、云南、陕西、汉中所产者均佳。贵州亦有产,但全无气味,不适用
	《本草药品之实地观察》	真正之天麻,多半出于四川,但西藏方面亦有之;四川之雷波、马边、峨边、屏山诸县均产之;而大宗货物,仍多来自夷地(苗人住处),如小凉山中之中山坪、大谷堆、滥坝子,大凉山中之锣鼓拉达等处
现代	《中药志》	以云南昭通产者最佳,销全国并有出口
	《药材资料汇编》	云南昭通所属鲁甸和海螺坝,永善、镇雄、彝良的小草坝,绥江、盐津(老雅滩)为主产地区。四川宜宾、马边、叙永、雷波、雅安、荥经、洪雅、乐山、峨眉高庙一带。又川北之巴中、万县邻近地区,亦多见产。以上统称川天麻。贵州之兴仁、毕节、织金、瓮安、贵定、都匀所产称贵天麻(亦称川天麻)。此外,如湖北咸丰、鹤峰、巴东所产称什路天麻。河南南阳专区、陕西、汉中地区西乡、宁强、大安、镇巴、佛坪、石泉、甘肃文县等地,都有野生,称西天麻(亦称汉中天麻)。以云南昭通海螺坝、彝良小草坝及四川荥经所产为上品,尚有云南永善、绥江、镇雄、盐津及四川雷波、马边、叙永等地所产,其品质佳者居多,统称川天麻

参考文献

［1］神农本草经［M］.尚志钧，校注.北京：学苑出版社，2008.

［2］雷敩.雷公炮炙论［M］.王兴法，辑校.上海：上海中医学院出版社，1986.

［3］李时珍.本草纲目（金陵版排印本）［M］.北京：人民卫生出版社，2004.

［4］吴普.吴普本草［M］.尚志钧，辑校.北京：中国古籍出版社，2005.

［5］陶弘景.名医别录［M］.尚志钧，辑校.北京：中国中医药出版社，2013

［6］陶弘景.本草经集注［M］.尚志钧，尚元胜，辑校.北京：人民卫生出版社，1994.

［7］苏敬，等.唐·新修本草（辑复本）［M］.尚志钧，辑校.合肥：安徽科学技术出版社，1981.

［8］卢多逊，李昉，等.开宝本草（辑复本）［M］.尚志钧，辑校.合肥：安徽科学技术出版社，1998.

［9］苏颂.本草图经（辑校本）［M］.尚志钧，辑校.北京：学苑出版社，2017.

［10］郑金生.中华大典：医药卫生典：药学分典四［M］.成都：巴蜀书社，2012.

［11］唐慎微.重修政和经史证类备用本草［M］.北京：人民卫生出版社，1957.

［12］刘文泰.本草品汇精要［M］.北京：人民卫生出版社，1982.

［13］许希周.药性粗评［M］//中国本草全书：56卷.北京：华夏出版社，1999.

［14］李熙和.医经允中［M］.朱辉，等，校注.北京：中国中医药出版社，2015.

［15］陈仁山.药物出产辨［M］.台北：新医药出版社，1930.

［16］赵燏黄.本草药品实地之观察［M］.樊菊芬，点校.福州：福建科学技术出版社，2006.

［17］中国医学科学院药物研究所.中药志：第一册［M］.北京：人民卫生出版社，1950.

［18］中国药学会上海分会，上海市药材公司.药材资料汇编：上集［M］.上海：上海科学技术出版社，1959.

天 南 星

　　天南星为天南星科植物天南星 *Arisaema erubescens* (Wall.) Schotts、异叶天南星 *Arisaema heterophyllum* Bl. 或东北天南星 *Arisaema amurense* Maxim. 的干燥块茎。具有祛风止痉、化痰散结的功效，用于中风痰壅、口眼喝斜、半身不遂、手足麻痹、风痰眩晕、癫痫、惊风、破伤风、咳嗽多痰、痈肿、瘰疬、跌扑损伤、毒蛇咬伤，外用治痈肿、蛇虫咬伤等病证。

　　本篇所述药材即为天南星科植物天南星 *Arisaema erubescens* (Wall.) Schott.、异叶天南星 *Arisaema heterophyllum* Bl. 或东北天南星 *Arisaema amurense* Maxim. 的干燥块茎，相关技术和规范适用于河南禹州及邻近地区天南星药材的生产加工。

一、产区生态环境

（一）海拔
　　适宜海拔为 200 ～ 2 000 m。

（二）气温
　　宜在年平均气温 14℃以上的地区种植，绝对最低温度不低于−15℃。

（三）降雨量
　　天南星喜湿润，适宜年平均降雨量为 50 ～ 600 mm。

（四）土壤
　　宜选湿润、疏松、肥沃、富含腐殖质的壤土或砂壤土，黏土及洼地不宜种植。对土壤的适应范围较大，pH 以 6.5 ～ 7.5 为宜。

（五）地形地势
　　育苗地通常选择地势平坦，排水良好，水源充足，深厚肥沃，保水保肥，前茬未种植天南星科植物的地块。大田选择山谷或林下湿润、疏松、肥沃的黄沙土地，海拔为 1 000 m 以下，土层深厚，排灌便利的地区。

二、选地整地

（一）选地
　　1. 产地环境要求　喜冷凉湿润气候和阴湿环境，怕强光，应适度荫蔽或与高秆作物或林木间作。

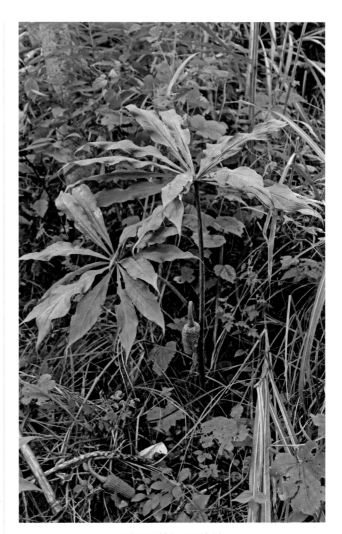

天南星原植物（天南星）

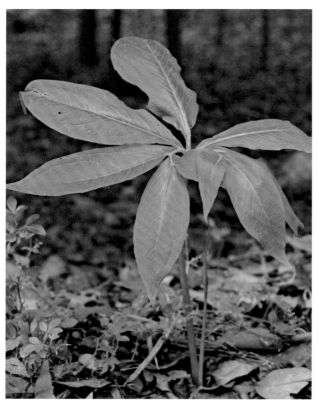

天南星原植物（虎掌）

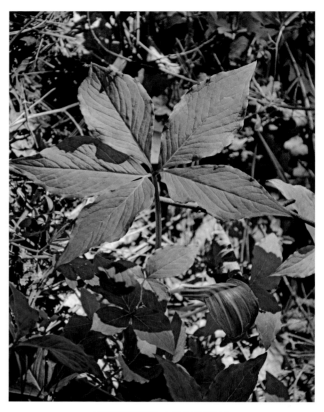

天南星原植物（东北天南星）

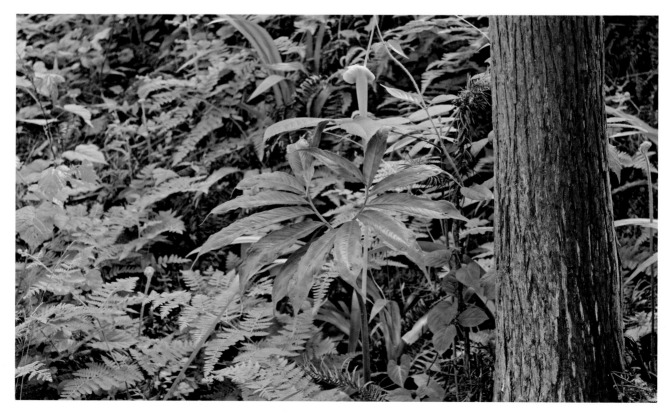

天南星原植物（异叶天南星）

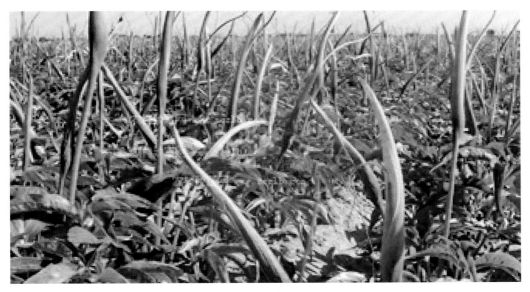

天南星栽培基地

注：忌连作。

2. 空气、土壤及用水质量要求　同"艾叶"。

（二）整地

1. 苗田整地　育苗地整平耙细后作畦，畦高15～20 cm，畦宽1～1.5 m。

2. 大田整地　秋季将土壤深翻20～25 cm，结合整地每公顷施入腐熟厩肥或堆肥45 000～75 000 kg作基肥，肥沃地可少施。栽种前，再浅耕一遍。然后，整细耙平作成宽1.2 m的高畦或平畦，四周开好排水沟，畦面呈龟背形。

三、栽培技术

（一）种子繁殖

1. 留种　8月上旬，采收生长旺盛、无病虫害植株的成熟（绿色至黄白色）浆果，略晒，使水分蒸发，籽粒松散，趁湿播种。

2. 播种时间　禹州及邻近地区常在8月开始播种育苗。

3. 播种方法　在苗床上，按行距15～20 cm挖浅沟，将种子均匀地播入沟内，覆土与畦面齐平。温度在20℃左右，约10 d出苗。翌年4～5月苗高5～10 cm时进行移栽，按株距15 cm定植。亦可用湿沙贮藏，翌年春季播种育苗。

（二）块茎繁殖

1. 选种　10～11月收获南星块茎后，选择生长健壮、完整无损、无病虫害的中、小块茎，晾晒1 d，至表层晾干后，置深1.5 m左右的地窖内储藏作种用。

2. 种植时间　春栽，于4月初栽植。

3. 种植方法　在畦面开浅沟，沟距20～25 cm，株距15 cm下种，芽头向上，覆土4～5 cm，浇水，每公顷需种茎600～750 kg，小的种茎30～40 kg。栽后15 d左右出苗。

（三）间套作

天南星前两年生长较缓慢，在畦埂上按株距30 cm间作玉米或豆类等高秆作物。

四、田间管理

（一）松土除草

苗高6～9 cm，进行第1次松土除草，宜浅不宜深，只要把松表土层即可；第2次于6月中下旬，松土可适当加深；第3次于7月下旬正值天南星生长旺盛时期，结合除草松土；第4次于8月下旬，结合松土除草。

（二）追肥

结合除草进行追肥，前两次追施1次厩肥，每公顷用量15 000～22 500 kg；第3次行间开沟，每公顷追施堆肥22 500～30 000 kg，施后覆土盖肥；第4次每公顷追施尿素150～300 kg兑水施入，另增施饼肥50 kg和适量磷、钾肥。

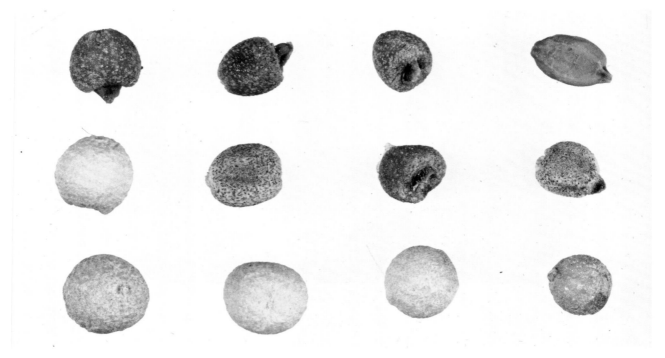

天南星种子

（三）排灌水

保持土壤湿润，勤浇水。雨季要注意排水，防止田间积水。

（四）摘花薹

5～6月天南星肉穗状花序从鞘状苞片内抽出时，除留种地外，应及时剪除，以减少养分消耗，有利增产。

（五）病虫害防治

1. 防治原则　同"艾叶"。

2. 防治措施

（1）农业防治：① 选抗病品种栽种，选择无病单株留种。② 增施磷、钾肥，增强植株抗病力。③ 秋后至早春耕翻土壤，消灭越冬蛹。

（2）化学防治：无登记可用于南星的农药。

注：在生产实际中，药农针对南星种植中常见的病毒病会施用寡糖链蛋白、吗胍乙酸铜等；针对红天蛾会施用苏云金杆菌、虫酰肼、甲氨基阿维菌素苯甲酸盐、茚虫威等。

五、采　收

（一）采收期

大田定植后1年，于9月下旬至10月上旬进行采收。过迟，天南星块茎难去表皮。

（二）采收方式

采挖时，选晴天，挖起块茎，去掉泥土、残茎及须根，然后装入筐内。

（三）采收注意事项

天南星全株有毒，加工块茎时要戴橡胶手套和口罩，避免接触皮肤，以免中毒。

六、产地加工

（一）去皮

将采收后的天南星块茎置于流水中，去掉芽头，反复刷洗去外皮，洗净杂质。未去净的块茎，可用竹刀刮净外表皮。

（二）干燥

晒干。

七、包装及贮存

（一）包装

包装用透气性好，无异味和污染的材料包装。包装要牢固、密封、防潮，以保证药材在运输、贮藏、使用过程中的质量。包装上应注明品名、重量、规格、产地、批号、日期、编号、毒麻药材等注意事项。

（二）贮存

选择通风、干燥、清洁、阴凉、无异味、无污染的地方作为专用仓库，彻底灭虫，防止霉变和虫蛀。定期检查天南星的贮存情况。

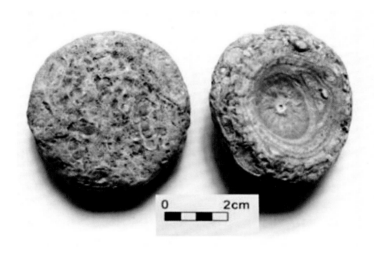

天南星药材

历史沿革

药材"天南星"之名在本草记载上有虎掌、天南星等名。唐代以前本草著作中基本都是虎掌，首载于我国现存最早的本草著作《神农本草经》中，列为下品。宋代苏颂在《图经本草》天南星条目中曰："古方多用虎掌，不言天南星。天南星近出唐世，中风痰毒方中多用之。"说明天南星之名在唐代处方才开始出现。天南星首次正式在本草著作中列出是在北宋的《开宝本草》，曰："天南星……生平泽，处处有之，叶似蒻叶，根如芋。"直到明代李时珍《本草纲目》出版，这段时间天南星与虎掌同时出现在一些本草著作中，如《开宝本草》《图经本草》《证类本草》等。《本草纲目》曰"有当并而折者，如南星、虎掌、一物而分为二种"，从而错误地将虎掌和天南星合二为一。自此虎掌一词在本草著作中消失，直到清代《植物名实图考》将天南星和虎掌重新单独列入条目中。至当代，虎掌再没有单独收录，只是作为天南星的原植物，如《中药材品种论述》《新编中药志》。天南星基原比较多，仅药典收载就有3种，市场上流通的药材天南星基本都是虎掌，而药典收载的品种所占份额较少，且都来自野生。天南星主产于全国大部分省区。禹南星，又称会南星、禹南星，为产于河南、集散于禹州者，品质最优，销往全国，并供出口。禹南星为地理标志保护产品。

参考文献

［1］汪荣斌，刘晓龙，王存琴，等.天南星的本草考证与药用品种调查［J］.中药材，2010，33（7）：1182-1185.
［2］潘春彩，董东平.禹州市天南星的生态学特性及繁殖技术研究［J］.河南农业科学，2008（8）：119-121.
［3］刁诗冬，徐杰，徐同印.天南星的栽培技术［J］.时珍国医国药，2004（3）：189-190.
［4］孙稚颖，周凤琴，于金宝.天南星病虫害种类及综合防治措施［J］.现代中药研究与实践，2009，23（1）：6-8.
［5］孙稚颖，周凤琴，于金宝.虎掌南星规范化种植技术［J］.中国现代中药，2013，15（9）：769-772.
［6］张贵君.中药商品学［M］.2版.北京：人民卫生出版社，2008.

铁皮石斛

　　铁皮石斛为兰科植物铁皮石斛 *Dendrobium officinale* Kimura et Migo 的干燥或新鲜茎，具有益胃生津、滋阴清热的功效，用于热病津伤、口干烦渴、胃阴不足、食少干呕、病后虚热不退、阴虚火旺、骨蒸劳热、目暗不明、筋骨痿软等病证。据文献考证，铁皮石斛初以"石斛"载入《神农本草经》，至今已有 2 300 年以上的药用历史。铁皮石斛首见于《市隐庐医学杂著》(1913)，但历代本草对铁皮石斛的原植物形态描述并不一致，直至近代经多番考证，1977 年版《中国药典》首次在基原中提出铁皮石斛品种，确定为兰科植物铁皮石斛 *Dendrobium officinale* Kimura et Migo 的干燥茎。据文献考证，铁皮石斛的主产区为浙江和云南。

　　本篇所述药材即为兰科植物铁皮石斛 *Dendrobium officinale* Kimura et Migo 的干燥或新鲜茎，相关技术和规范适用于浙江乐清、台州天台、金华武义、杭州临安、云南滇南地区及德宏周边地区道地药材铁皮石斛的生产加工。

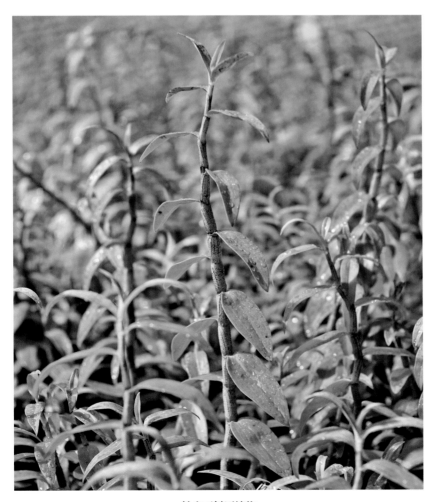

铁皮石斛原植物

一、产区生态环境

（一）气温

适宜年平均气温为 15 ～ 18℃。

（二）光照

适宜年平均日照时数为 1 710 ～ 2 100 h。

（三）降雨量

适宜年平均降雨量为 980 ～ 2 000 mm。

二、选　地

（一）产地环境要求

铁皮石斛喜荫凉、湿润的环境，宜选择生态条件良好，水源清洁，立地开阔，通风、向阳、排水良好的地块，要求周围 5 km 内无"三废"污染等其他污染源，且距离交通主干道 200 m 以外的生产区域。

（二）空气、土壤及用水质量要求

同"艾叶"。

三、育苗栽培

（一）播种育苗

1. 留种

（1）原植物应为兰科植物铁皮石斛（*Dendrobium officinale* Kimura et Migo，又名黑节草），选用适合当地栽培环境的优质、高产、抗病、抗逆性强的审定品种或经鉴定确认的种源。

（2）留种地应具备有效的物理隔离条件。

（3）留种株应该选择品种特性纯正、生长健壮的植株。

（4）在盛花期，进行授粉，授粉后立即摘除唇瓣，及时挂标志牌。授粉当年 10 月以后，采收转黄、饱满、成熟的蒴果，在 4℃短期保存。

2. 播种　成熟或经后熟的蒴果，采用 75% 乙醇消毒后进行无菌播种。

3. 组培　利用植物组织培养技术培育铁皮石斛的实生苗、类（拟）原球茎诱导苗和不定芽诱导苗，原球茎继代控制在 4 ～ 6 代，不定芽继代控制在 3 ～ 5 代。

4. 出苗

（1）3 ～ 6 月，小心取出经检验合格的组培瓶苗，用清水洗净培养基后，晾至根部发白。

（2）用于栽培的苗应该为生长健壮、无污染、无烂茎、无烂根；根 2 条以上，叶 4 片以上，株高 3.0 cm 以上，茎粗 0.2 cm 以上，叶片正常展开，叶色嫩绿或翠绿。

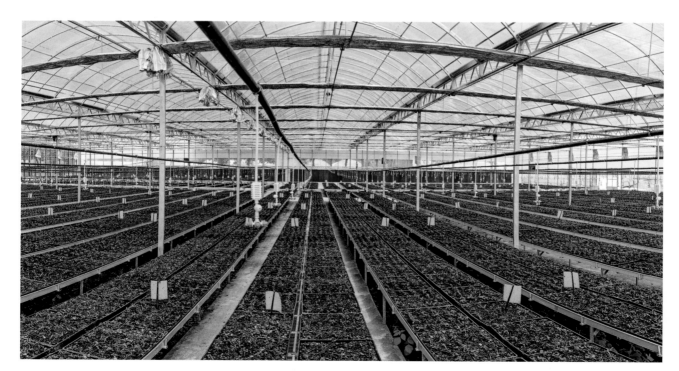

铁皮石斛种植基地一

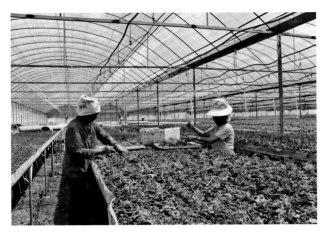

铁皮石斛种植基地二

（二）栽培

1. 场地准备

（1）土壤处理：栽培设施搭建前先翻耕土壤20 cm左右，曝晒，表面撒生石灰，用量为1 125 kg/hm²。

（2）开沟作畦：畦宽1.3 m左右、畦沟宽0.35 m、长不宜大于40 m；畦面平整，畦高约15 cm；开好畦沟、围沟，使沟沟相通，排水良好，地下水位0.5 m以下。

（3）设施准备：以单体（或连体）钢架大棚设施栽培为宜，单体棚棚间距在1～2 m，配备遮阳网、防虫网、无滴大棚膜、微喷灌等设备。采用离地栽培的搭30～50 cm高苗床。石棉瓦等存在安全隐患的材质不得用于垫板、护栏等。

2. 基质准备

（1）基质选择及处理：基质包括松鳞、木屑及碎石片等。基质在使用前应堆制发酵或高温灭菌处理。

（2）基质铺设：将基质铺在畦面或苗床上，高10～15 cm，基质含水量55%左右。

3. 栽种管理

（1）栽种时间：以3～6月栽种为宜，有保护地设施9～10月也可栽种。

（2）栽种方法：3～4株为一丛，按（10～20）cm×（10～15）cm行株距栽种，做到浅种，轻覆基质。用苗量为120万～150万株/公顷。

四、田间管理

（一）光照

采用遮阳网降低光照，小苗期大棚须盖有70%～80%遮光率的遮阳网，生长期的铁皮石斛遮光率以60%～70%为宜。

（二）温度

铁皮石斛适宜生长温度为15～30℃。高温季节及时掀膜通风、喷雾降温；低温时盖膜保温。

（三）水分

栽种后视植株生长情况，控制基质含水量在55%左右，空气相对湿度在75%～85%。如遇高温干旱，可在早晚雾喷降温。多雨季节应及时清沟排水、降低湿度。

（四）施肥

栽种1周后，可施保苗肥；栽种1个月后，施腐熟的有机肥3 000～4 500 kg/hm²；10月下旬喷施一次0.2%的磷酸二氢钾；次年开春后追施有机肥，1 500～3 000 kg/hm²。

（五）除草

栽种后，应及时人工除去棚内及棚外杂草，不应使用化学除草剂除草。

（六）越冬管理

可采用加盖二道膜、无纺布等方式进行越冬保温。进入冬季前要进行抗冻锻炼并适时通风、降低湿度，保持基质含水量45%～50%。

（七）病虫害防治

1. 防治原则　同"艾叶"。

2. 防治措施

（1）农业防治：① 选抗病性强、抗逆性好的优良品种。② 加强生产场地管理，保持环境清洁，合理灌溉，科学施肥。③ 适时通风、降湿。

（2）物理和生物防治：① 采用杀虫灯、粘虫板等诱杀害虫，宜用防虫网隔离。② 使用生物农药、天敌等防治病害虫。

（3）化学防治：有登记可用于铁皮石斛的农药。如确需使用，应按照农业管理部门批准使用的农药进行化学防治。

五、采　收

（一）采收期

待植株种植第3年，加工鲜铁皮石斛11月后可全年采收；加工铁皮枫斗（铁皮石斛）11月至翌年3月采收。

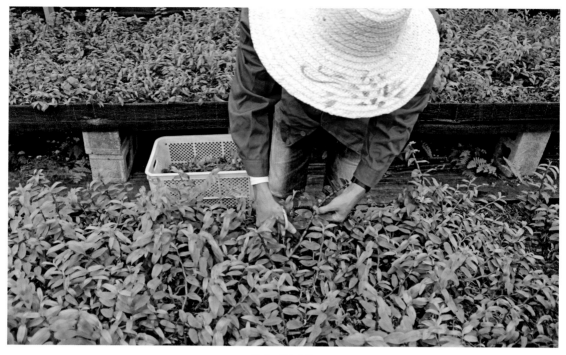

铁皮石斛采收

（二）采收方式

可实行采旧留新和全草采收的方式。

六、产地加工

（一）鲜铁皮石斛

经挑选、除杂、去叶、去须根，按长短、粗细分类包装，置阴凉处，防冻。

（二）铁皮石斛

鲜茎经清洗切段，置50～85℃烘至水分≤12%。

（三）铁皮枫斗

取鲜茎，剪成6～12 cm的短条。50～85℃烘焙至软化，并在软化过程中尽可能除去残留叶鞘。

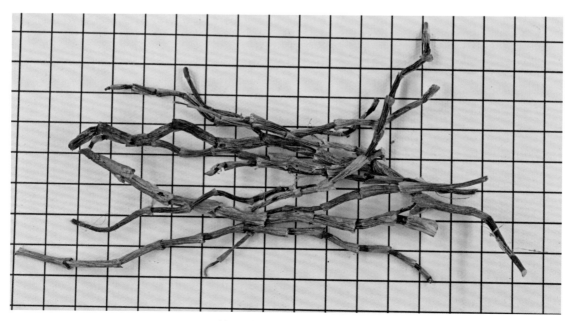

铁皮石斛药材一（铁皮石斛）

经卷曲加工、烘干定形成螺旋形或弹簧状的枫斗。用打毛机除去毛边或残留叶鞘。

七、包装、贮存及运输

（一）包装

按不同商品规格分级后包装。包装袋上必须注明产品名称、重量、产地、销售单位名称、地址、生产日期、储藏条件等。

（二）贮存

清洁卫生、阴凉干燥、通风、防潮、防虫蛀、无异味的库房中，定期检查和养护，发现霉变、虫害，及时进行无害化处理。

（三）运输

产品运输工具应清洁卫生、干燥、无异味，不应与有毒、有异味、有污染的物品混装混运。运输途中应防雨、防潮、防暴晒。

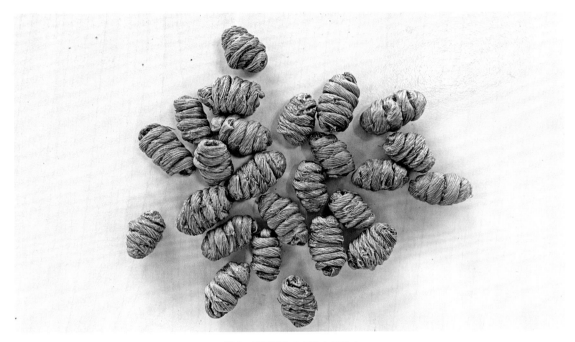

铁皮石斛药材二（铁皮枫斗）

历史沿革

铁皮石斛的道地性，首先与产地有关，历史上有产江浙和广南之说，17世纪以来更强调温州、台州为贵。广西《容县志》云"都峤产者特良"（丹霞地貌型）。由于江、浙、皖、闽等地铁皮石斛资源被采挖殆尽，随着科研水平的不断提高，逐步突破人工种植技术瓶颈，开始人工栽培，将浙江优良品种引至云南，而云南适宜的气候使其种植面积迅速扩大，逐渐形成了浙江与云南两大主要产区。《药材资料汇编》中提到20世纪50年代市场上形成云南铁皮、贵州铁皮、广西铁皮为主的局面，铁皮石斛的分布很广，资源曾经很丰富的。《中华本草》中也明确记载："又名黑节草（贵州、云南），铁皮兰（广西）……分布于广西、贵州、云南等地。"铁皮石斛的道地性还体现在生境方面，《神农本草经》的石斛之名体现了石生环境，多部本草记载"生石上"。《本草纲目》列为石草类。王肯堂校张三锡著《医学六要》之"本草选"标为石草部，记载石斛的"道地"是"丛生石上"。石斛属植物有70多种，但生于潮湿岩壁和石缝者为数不多，铁皮石斛是其中之一。

综上，铁皮石斛的使用历史，佐证道地药材是由临床长期使用遴选出来的规律。在石斛属70多种植物中，历代医药学家通过临床长期实践和研究，发现了浙江铁皮石斛独特的性状和疗效，发明了枫斗的加工方法，使浙江产的铁皮石斛在20世纪30年代价格高于冬虫夏草近30倍。21世纪以来，科技进步使铁皮石斛的生产加工高速发展，创造了巨大的经济效益，续写了铁皮石斛的辉煌。铁皮石斛的历史还清楚地表明，浙江和云南是铁皮石斛及其加工品枫斗的发源地，以"铁皮"或"铁"来命名而竖立其正宗性是一个"色"字（色青如铁），并且"生嚼之脂膏黏舌"（茎饱满不虚、黏液细胞丰富、多糖含量高）。以此为标准来衡量铁皮石斛是否道地、评价生物技术生产铁皮石斛是否优质，是传承道地铁皮石斛的基本标准。所以，通过历史文献考证表明，浙江、云南的铁皮石斛有独特的性状和疗效，医家临床用药对其较为推崇，认为浙江、云南产的铁皮石斛品质佳，为道地药材。

铁皮石斛产地历史沿革见表64。

表64·铁皮石斛产地历史沿革表

年　代	出　处	产地及评价
宋	《本草图经》	石斛，生六安山谷水旁石上，今荆湖、川、广州郡及温、台州亦有之，以广南者为佳。多在山谷中
	《台州总志》	石斛，按本草温台亦有之，以广南者为佳
明	《本草品汇精要》	〔地〕（图经曰）生六安山谷水傍石上，今荆州广州郡及温台州亦有之。（唐本注云）荆襄及汉中江左（陶隐居云）出始兴宣城庐江始安（道地）广南者为佳
	《太平县志》	石斛，按本草温台亦有之，以广南者为佳
	《本草纲目》	荆州、光州、寿州、庐州、江州、温州、台州亦有之，以广南者为佳
	《本草汇言》	近以温、台者为贵……蜀人呼为金钗花。今充贡者取川地者进之
	《宣平县志》	石斛，俗名吊兰……人有取来，以沙石栽之或以物盛挂檐下，经年不死，俗名为千年润
	《本草乘雅半偈》	出六安山谷，及荆襄、汉中、江左、庐州、台州、温州诸处。近以温、台者为贵。谓其形似金钗……此即蜀中所产
清	《本草崇原》	石斛始出六安山谷水旁石上，今荆襄、汉中、庐州、台州、温州诸处皆有
	《本草从新》	温州最上、广西略次、广东最下
	《本草述钩元》	出六安山谷。及荆襄汉中。江左庐州。浙中台近以温台者为贵
民国	《临海县志》	石斛一名风兰，俗名吊兰，产高山石上，功用胜川产，值甚贵。有一种秆细而长者俗称竹兰，值较贱
	《台州府志》	台温亦有之，以广南者为佳
现代	《药材资料汇编》	铁皮石斛，广东、福建、江西所产，称本山货，湖南道县、广西八步，亦称本山货，品质好；云南所产质较好，当地称黑节草，市上称云南铁皮。贵州铁皮，广西铁皮，条干多属瘦长，叶薄而长，带有白色茎衣

参考文献

［1］神农本草经［M］.孙星衍，孙冯翼，辑.上海：集文书局，1976.

［2］姜武，吴志刚，陶正明.铁皮石斛的本草考证［J］.中药材，2014（4）：697-699.

［3］斯金平，张媛，罗毅波，等.石斛与铁皮石斛关系的本草考证［J］.中国中药杂志，2017（10）：2001-2005.

［4］艾娟，严宁，胡虹，等.温度对铁皮石斛生长及生理特性的影响［J］.云南植物研究，2010（5）：420-426.

［5］唐丽，李菁，龙华，等.生态因子对铁皮石斛生长发育影响的研究进展［J］.中药材，2014（1）：153-156.

［6］王洋，诸燕，斯金平，等.铁皮石斛2种采收方式的比较［J］.中国中药杂志，2015（5）：881-884.

［7］罗在柒，杨洋，吴仕艳.不同栽培方式铁皮石斛的产量与品质分析［J］.贵州林业科技，2016（3）：14-18.

［8］谢静，许环映，吴建涛，等.栽培基质对铁皮石斛生长的影响［J］.热带作物学报，2017（1）：28-32.

［9］范珺，徐丽红，傅久红，等.有机肥施用方式对铁皮石斛品质和产量的影响［J］.浙江农业科学，2018（6）：962-965.

通 关 藤

通关藤为萝藦科植物通关藤 *Marsdenia tenacissima* (Roxb.) Wight et Arn. 的干燥藤茎，具有止咳平喘、祛痰、通乳、清热解毒等功效，用于咽喉肿痛、肺热咳喘、湿热黄疸、小便不利、乳汁不通、疮疖、癌肿等病证。由于通关藤中化学成分有明显的抗肿瘤活性，临床上多用于治疗肝癌、胃癌等各种恶性肿瘤。通关藤药用历史悠久，始载于明代《滇南本草》。云南作为通关藤药材的主要产区，尤以云南红河、文山和临沧及其周边地区所产的通关藤药材质量为佳。

本篇所述药材即为萝藦科植物通关藤 *Marsdenia tenacissima* (Roxb.) Wight et Arn. 的干燥藤茎，相关技术和规范适用于云南红河、文山和临沧及其周边地区主产药材通关藤的生产及产地加工。

一、产区生态环境

（一）海拔
适宜海拔为 400～1 600 m。

（二）气温
适宜年平均气温为 15～24℃。

（三）降雨量
适宜年平均降雨量为 750～2 500 mm，集中在 800～1 300 mm。

（四）土壤
适宜选择土质疏松、有机质含量丰富、土层浅薄的初育土（包括粗骨土和石质土）。土壤质地以壤土为主，兼有砂壤土，土壤为弱酸性，适宜 pH 为 4.5～7.4。

（五）地形地势
宜选择坡度在 30°～70° 的山腰疏林的向阳坡地。

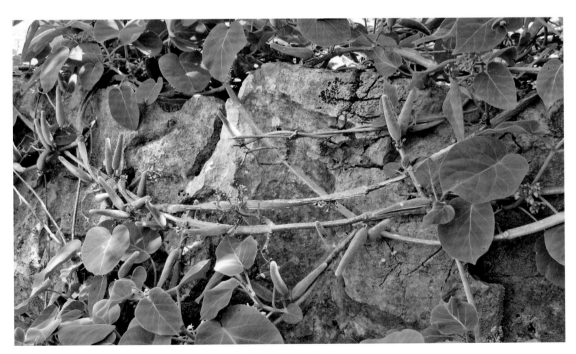

通关藤原植物一

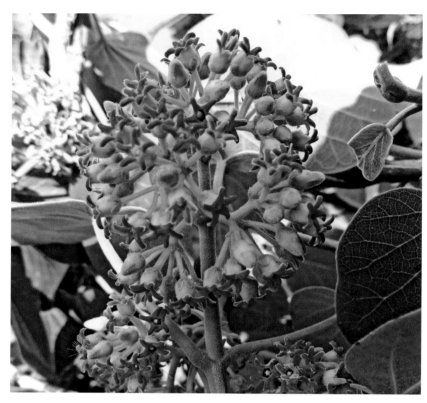

通关藤原植物二

二、选地和整地

（一）选地

1. 产地环境要求　适宜生长于石灰岩较多的喀斯特环境，山体周边、阔叶林缘及稀疏灌丛中。

2. 空气、土壤及用水质量要求　同"艾叶"。

（二）整地

先进行苗床地深翻，暴晒15～20 d。然后进行整地，结合施基肥，要求施用农家肥7 500～15 000 kg/hm²，施后翻挖1次，清除杂草根，整细耙平理成板瓦状的墒面。

三、育苗移栽

（一）育苗

1. 种子直播法　穴播，以株距4 cm、行距10 cm、直径0.6 cm的规格进行打穴，穴深2 cm，每穴播2粒种子。播种完毕后，盖上细土，再盖上地膜，保持土壤湿润。待种子出苗60%以上时揭去地膜，至植株长至20 cm以上即可移栽定植。

2. 插条法　3月初剪取2年生带芽的枝条，每节留1个节间，随剪随插，株距16 cm，保持土壤湿润，日光强烈时须搭棚蔽荫。至次年雨季移栽定植。

（二）移栽

1. 移栽时间　移栽前1个月清除田间杂物，翻耕30 cm以上，耙碎整平，用50%可湿性多菌灵750倍液喷施和50%辛硫磷乳油200 mL拌25 kg细土撒施于土壤中消毒，雨季来临后即可进行移栽。

2. 移栽方法　定植前按行距2 m，株距0.5 m开穴，穴径20 cm，穴深20 cm。5月进入雨季后，雨前或雨后挖穴，在穴中放入直播苗或扦插苗（提前1年育苗）；定植，回土压实。如无雨水，应及时浇足定根水。

四、田间管理

（一）中耕除草

种苗和植株生长期应注意除草。

（二）灌溉与排水

播种后，因春旱严重，主要靠人工灌溉，应保持墒面足够的水分，同时墒面两边开沟，以方便田间除草及排水。

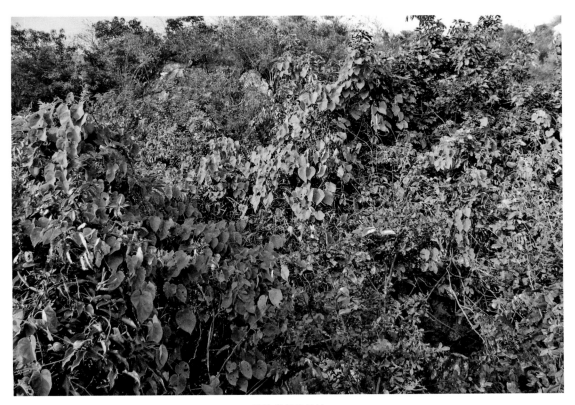

通关藤种植基地

（三）施肥

苗期，苗出齐后隔 10 ～ 15 d，施含氮46%的尿素1次，用量为52.5 kg/hm²；施后立即浇水，以利幼苗生长。翌年4 ～ 5月各追施1次复合肥，每公顷施肥300 ～ 450 kg。以质量分数计，所述复合肥中氮含量为13%，磷含量为5%，钾含量为7%。定植植株，每年追肥2 ～ 3次，每公顷施用复合肥300 kg。

（四）牵藤及修枝

使用塑钢线作为通关藤攀爬附着体，水泥桩或木桩作为塑钢线支撑架；塑钢线分为主线与辅线，主线直径2.5 mm，辅线直径1.2 mm；水泥桩高2.5 m，埋入地下部分30 ～ 50 cm。水泥桩纵向间距6 m，使用主线连接；横向间距4 m，以辅线连接；在主线上每隔1 m垂直设置1根辅线。使用白色塑料撕裂带将藤牵引到最近的主塑钢线。

第1次牵藤时间为80%的植株抽藤时（约种苗移栽后2个月），或通关藤茎藤长高至40 cm时。人工帮助茎藤按顺时针的方向向上缠绕，易滑落的用细绳将茎藤拴在塑钢线上；每株通关藤只留两棵主蔓上架，将其余的分蘖枝从根部剪去，当年12月或次年1月需将植株的地上部分修剪掉，离地留20 ～ 30 cm。第2次牵藤时间为次年4月。除预留采种地外，其余的通关藤在现花蕾时，用枝剪连花柄一起剪下，带出地外。

（五）病虫害防治

1. 防治原则　同"艾叶"。

2. 防治措施

（1）农业防治：① 选择排水便利、土层较深厚的种植地。② 培育和选用健壮无病的种子、种苗。③ 加强田间通风排湿。④ 及时拔除病株并烧毁，清洁田园和清除田间杂草。⑤ 施用完全腐熟的有机肥，合理施肥，避免施肥过量。⑥ 起高畦栽培，加深田间畦沟，防止田间积水。⑦ 施用生石灰进行田间病害防治。

（2）物理防治：① 利用成虫的向光性，在成虫盛发期放置一些黑光灯进行诱杀。② 放置糖醋酒盆可诱杀地老虎成虫。

（3）化学防治：无登记可用于通关藤的农药。

注：在生产实际中，药农针对通关藤种植中常

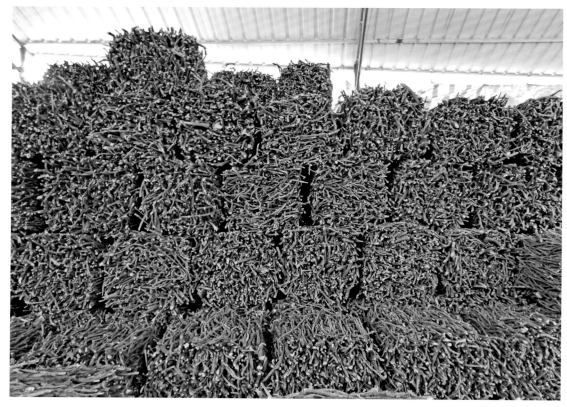

通关藤药材

见的根腐病会施用多菌灵、扑海因；针对蚜虫会施用辟蚜雾超微可湿性粉剂、灭多威乳油、辛硫磷乳油等；针对紫金鬼会施用阿维高氯等。

五、采 收

（一）生长年限
栽后第 2 ～ 3 年采收，可多茬采收。

（二）采收期
秋、冬二季采收，一般为 10 月至次年 3 月。

（三）采收方式
割下藤茎，并根据打包标准进行切段。

六、产地加工

剔除伪品、霉变部分、直径不合格部分（直径 1 ～ 4 cm 为合格）、腐烂部分，并去除泥沙、杂质、苔藓等，通过晾晒或阴干方式，使通关藤药材含水量至 12% 以下。

七、包装及贮存

（一）包装
将干燥后药材进行压包，使用铁丝捆扎 3 ～ 4 道，捆包规格为 60 cm×60 cm×80 cm 或相近规格，捆包重量为 40 ～ 65 kg，并按不同商品规格分级包装。在包装物上应注明产地、品名、等级、净重、毛重、生产者、生产日期及批号。

（二）贮存
通关藤加工产品贮存在通风、干燥、阴凉、无异味、避光、无污染并具有防鼠、防虫设施的仓库内，仓库相对湿度控制在 30% ～ 65%，温度在 10 ～ 30℃。药材应存放在地台板（垫板）上，与地面距离 10 cm 以上，与墙壁距离 30 cm 以上，堆放层数为 6 层以内。贮存期应注意防止虫蛀、霉变等现象发生，做好定期检查养护。

历史沿革

通关藤始载于明代《滇南本草》，兰茂谓之曰"奶浆藤又名通关散，茎心有白奶浆流出，味苦、涩、性寒。主治通乳、利尿、祛痰及清火"，据《滇南本草》整理组调查考证，可确认其所述"奶浆藤"即今之通关藤。通关藤生于"海拔600～1 400 m的向阳山坡杂木林中，或攀援于岩壁上"，分布地点常聚集在"滇西、滇中南、滇南及滇东南等地"。中国科学院植物研究所王文采等人于1976～1983年编写了《中国高等植物图鉴》，对通关藤生长区域及环境描述如下："通关藤分布于云南、贵州；中南半岛，印度尼西亚，缅甸，印度和斯里兰卡也有。生于海拔2 000 m以下疏林中。"据《现代中药材商品通鉴》记载"主产于云南临沧、红河、思茅（现普洱）、文山、澜沧、大理、沧源等地"。《云南经济植物》中记载通关藤生长环境为："多生于海拔600～1 400 m（稀达2 200 m）的向阳山坡杂木林中，或攀援于岩石上。产于云南省西部、中南部、南部及东南部等地。"《西双版纳植物名录》："全州有分布，低、中山常绿阔叶林或石灰山季雨林中。"《西双版纳傣药志》："主产景洪，勐腊两县；多攀援在岩石或树干上。"

通关藤传统产地为云南西部、中南部。近年来，随着其抗肿瘤疗效的研究深入，通关藤栽培面积迅速增长。现主要分布于滇东南桂西片区、滇西南片区和黔西南片区，其分布模式呈现不规则的斑块状分布，很少有大面积连片生长的区域，总资源蕴藏量约为3 655 000 kg。其中，以云南红河州、文山州通关藤分布较为集中，贮量均在50万千克以上，是通关藤的主产区。

参考文献

［1］肖雪峰，刘丽，郭巧生，等.通关藤种子萌发条件的研究［J］.中草药，2015，46（5）：746-750.

［2］赵久霞，孟珍贵，郑开颜，等.通关藤的资源调查研究［J］.中药材，2018，41（4）：806-814.

［3］孟珍贵，杨生超，陈军文，等.云南红河州通关藤药材资源调查［J］.中国中药杂志，2014，39（13）：2478-2483.

土　木　香

土木香为菊科植物土木香 *Inula helenium* L. 的干燥根，具有健脾和胃、行气止痛、安胎的功效，用于胸胁、脘腹胀痛，呕吐泻痢，胸胁挫伤，岔气作痛，胎动不安等病证。土木香之名始见于《本草图经》，本品属古代外来药草，原产欧洲，以根入药。土木香在河北安国（古称祁州）栽培历史悠久而且质量好，在国内外市场颇有信誉。有学者对祁木香、新疆木香、藏木香进行植物形态和生药学对比研究，结果表明三者因产地不同，除外观形态略有差异外，在药效、功能主治方面差别也很大；但由于三者的性状较为相似，尤其饮片不易区别，所以在临床上经常混用，存在一定的用药安全隐患，因此在2005版《中国药典》中将土木香列为新品种收载。

本篇所述即为菊科植物土木香 *Inula helenium* L. 的干燥根，相关技术和规范适用于河北安国及其邻近环境地理条件相似地区主产药材土木香的生产加工。

一、产区生态环境

（一）海拔
适宜海拔在 500 m 以下。

（二）气温
适宜年平均气温为 11.5 ～ 12.7℃。

（三）无霜期
适宜年平均无霜期为 150 d 以上。

（四）降雨量
适宜年平均降雨量为 400 ～ 600 mm。

（五）土壤
以质地疏松、排灌良好的砂质壤土或壤土为宜，pH 以 6.5 ～ 8.5 为宜，前茬以豆科、禾本科作物为佳。

二、选地整地

（一）选地
1. 产地环境要求　应选择不受污染源影响或污染物含量限制在允许范围之内，生态环境良好的农业生产区域。

2. 空气、土壤及用水质量要求　同"艾叶"。

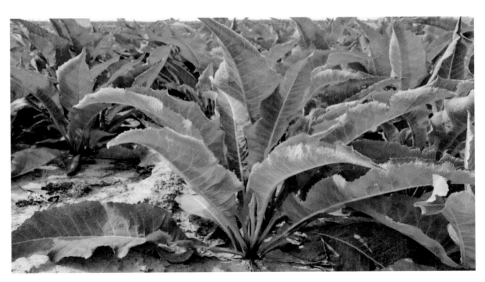

土木香原植物

（二）整地

每公顷施腐熟农家肥30 000 ～ 45 000 kg，或生物有机肥6 000 ～ 7 500 kg，或在施用农家肥的基础上，再施入三元复合肥750 ～ 1 500 kg。翻耕前均匀的将肥料撒施于地面，深翻40 cm以上。深翻后作畦，一般畦面宽约1.2 m为宜，畦面整平、耙细。

三、播　种

（一）播种材料

选择优质无病虫害的土木香根茎或根头作为繁殖材料，并根据根茎大小进行切块，每个切块要求带有2 ～ 3个侧芽；同时还需将各块根的主芽去掉，以防止在生长期抽薹。

播种前需对土木香切块进行消毒处理。

（二）播种时间

春播宜在3月下旬至4月上旬，秋播宜在11月下旬进行栽种。

（三）播种方法

在整好的畦面上按行株距30 cm×40 cm进行穴栽，穴深约6 cm；然后将块根切口向下放入穴内，覆土、踩实、耙平。栽后立即灌水，保持土壤湿润。

四、田间管理

（一）苗期管理

冬季栽种的块根当年不出苗，次年春季4月中旬左右出苗，出苗期应保持土壤适宜墒情。

（二）中耕除草

出苗后，要及时进行中耕松土，清除杂草。当苗高约15 cm时，进行中耕，保持田间无杂草；一般进行2 ～ 3次，每次间隔15 ～ 20 d。

（三）追肥

一年可追肥2次，第1次在封垄前，每公顷追施尿素525 kg；第2次在8月块根膨大期，每公顷追施氮磷钾三元复合肥450 kg。

（四）排灌水

应根据土壤墒情，合理排灌水。

（五）剪薹

土木香进入花期后，抽薹开花对根部的生长影响较大，应及时剪掉花薹。剪薹需分多次进行，避免伤及叶片。

（六）病虫害防治

1. 防治原则　同"艾叶"。

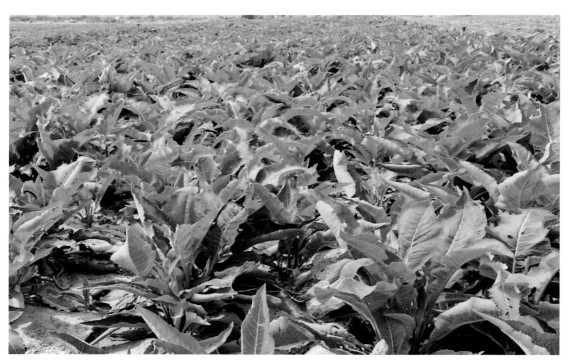

土木香种植基地

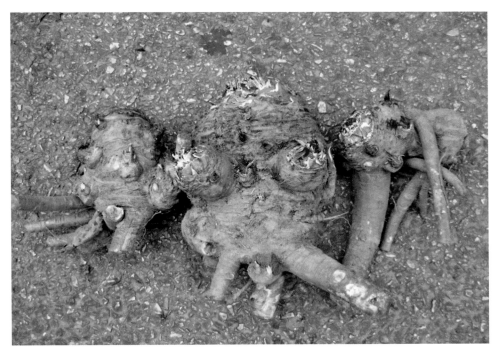

土木香芽头

2. 防治措施

（1）农业防治：① 实行轮作，选用无病虫害的健壮块根。② 栽种前，清理田间病叶残株、杂草，集中烧毁。③ 加强水肥管理，雨后及时排水，保持田间排水通畅。④ 发病后，及时拔除病株，集中烧毁。

（2）物理防治：① 通过安装电灯和黑光灯来诱杀地老虎类的害虫。② 悬挂黄板诱杀蚜虫。③ 利用虫对糖、酒、醋的趋性进行诱杀。④ 在幼虫盛发期进行人工捕杀。⑤ 播种前深翻晒土杀虫灭菌。

（3）化学防治：暂无登记可用于土木香的农药。

注：在实际生产中，药农针对土木香种植中常见的根腐病会施用多菌灵、甲基硫菌灵等；针对叶斑病会施用甲基硫菌灵、异菌脲等；针对蛴螬会施用敌百虫、辛硫磷等。

五、采 收

（一）采收期
种植 1 ～ 2 年的土木香，应在土壤上冻前采收。

（二）采收方式
选择晴好天气，采挖前先割去茎叶，人工或机械采挖，抖去泥土，及时运回。

六、产地加工

（一）切制
采收后趁鲜纵切为片。

（二）晾晒
将切制后的土木香置阴凉通风处，及时摊开晾晒，防止发霉变质；晾晒期间，每日翻动 1 ～ 2 次，直至晒干，土木香水分不得过 14.0%。如有霉烂，及时剔除。

七、包装及贮存

（一）包装
选择无公害的包材，按不同商品规格分级后包装。外包装上必须注明产品名称、批号、重量、产地、日期、生产单位、地址、贮存条件。

（二）贮存
包装好的土木香药材应贮存在清洁卫生、阴凉干燥、通风、防潮、防虫蛀、防鼠、无异味的库房中，药材堆放时与地面、墙壁保持一定间距，堆放层数以不超过 10 层为宜。储藏期间应定期检查与养护，如发现虫蛀、霉变、鼠害等，需及时采取措施。

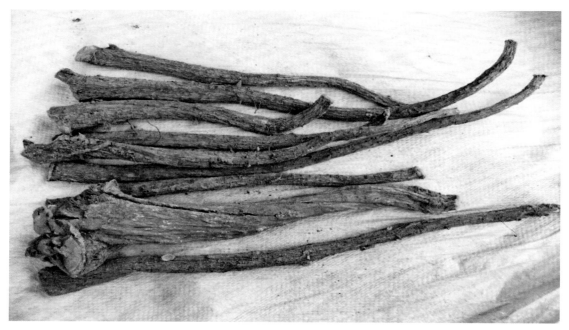

土木香药材

历史沿革

土木香最早见于宋代《图经本草》，谓："伪蜀王昶苑中亦尝种之，云苗高三四尺，叶长八九寸，皱软而有毛，开黄花，恐亦是土木香种也。"《证类本草》也有此记载。民国《祁州药志》和《本草药品实地之观察》中记载"祁州西郊农民栽培之品，土人俗称为青木香"。中华人民共和国成立前河北安国（古称祁州）大量种植。

"土木香"作为正名收载是在1949年以后，1959年收载于《中药志》，曰："土木香，本品为常用中草药。商品为菊科植物土木香的根。"1985年版《中国药典》始有收载，并将 Inula helenium L.列为土木香（藏木香）来源品种之一。2005年版《中国药典》以土木香取代已取消药用标准的青木香。

参考文献

［1］中国科学院《中国植物志》编辑委员会.中国植物志：第75卷［M］.北京：科学出版社，1979.
［2］戴斌，张桂珍.新疆木香的生药学研究［J］.中药通报，1986（2）：14-17.
［3］廖建秀.新疆木香的资源开发利用状况概述［J］.新疆中医药，2004（6）：47-48.
［4］穆兰澄，李冀湘，益德元，等.浅析5种来源不同木香差异［J］.中国中医药信息杂志，2009，16（12）：109-111.
［5］李文希.土木香生物活性研究进展［J］.世界最新医学信息文摘，2019，19（46）：80-81.
［6］徐雪梅，王福成，道吉仁青，等.人工种植藏木香质量研究［R］.兰州：兰州旭康药业有限公司，2010.
［7］孙伟，刘玉章，李敬，等.土木香引种栽培研究［J］.现代中药研究与实践，2010，24（1）：7-8.

王不留行

王不留行为石竹科植物麦蓝菜 *Vaccaria segetalis* (Neck.) Garcke 的干燥成熟种子，具有活血通经、下乳消肿、利尿通淋的功效，用于经闭、痛经、乳汁不下、乳痈肿痛、淋证涩痛等病证。除华南外，全国各地区都有分布，主产于河北、山东、辽宁、黑龙江。此外，山西、湖北、湖南、河南、安徽、陕西、江苏、浙江、江西、吉林、新疆等地亦产，以河北产量为最大。

本篇所述药材即是石竹科植物麦蓝菜 *Vaccaria segetalis* (Neck.) Garcke 的干燥成熟种子，相关技术和规范适用于河北内丘及周边地区主产药材王不留行的生产加工。

一、产区生态环境

（一）海拔
适宜海拔为 20 ～ 500 m。

（二）气温
适宜年平均气温为 10.0 ～ 12.0℃。

（三）无霜期
适宜年平均无霜期 178 d 以上。

（四）光照
适宜年平均日照时数为 1 998 ～ 2 956 h。

（五）降雨量
适宜年平均降雨量为 500 ～ 800 mm。

（六）土壤
适宜土壤疏松、肥沃，排水良好的壤土，土壤 pH 以 6.5 ～ 7.5 为宜。

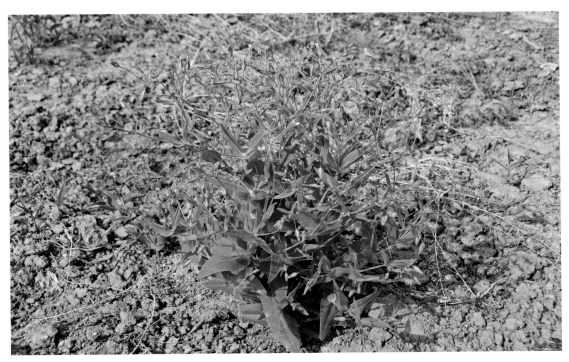

王不留行原植物一

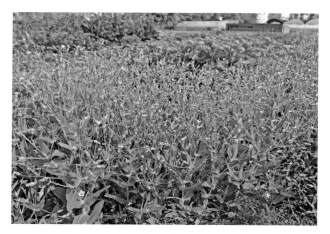

王不留行原植物二

（七）地形地势

适宜坡度小于15°的坡地或平地，田间通风和排水条件良好，有浇灌条件。

二、选地整地

（一）选地

1. 环境质量要求　选择不受污染源影响或污染物含量限制在允许范围之内，生态环境良好的农业生产区域。

2. 空气、土壤及用水质量要求　同"艾叶"。

（二）整地

结合整地，每公顷施入腐熟有机肥37 500 kg或氮磷钾复合肥600 ～ 750 kg，翻耕、整地、耙平。

三、播　种

（一）选种

选择《中国药典》规定的石竹科植物麦蓝菜 *Vaccaria segetalis* (Neck.) Garcke 的干燥成熟种子，发芽率在80%以上。

（二）播种方法

于9月中下旬至10月上旬，按行距25 ～ 30 cm，深度3 cm条播，每公顷用种量22.5 ～ 30 kg。

四、田间管理

（一）中耕除草

苗高7 ～ 10 cm时，进行第1次中耕除草，浅松土。结合中耕除草，进行间苗和补苗，条播的按株距15 cm左右间苗。如有缺株，将间苗下来的壮苗进行补苗。第2次中耕除草于第2年春季3 ～ 4月进行，以后看杂草滋生情况，再进行中耕除草，保持土壤疏松和田间无杂草。

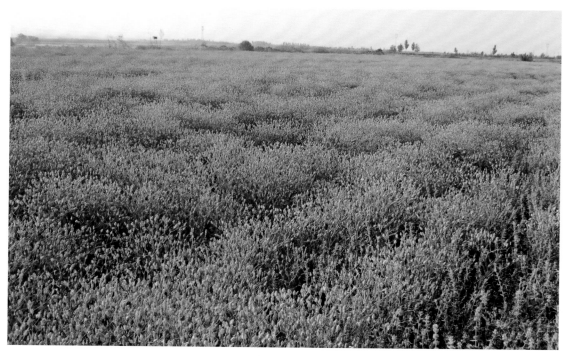

王不留行种植基地

（二）排灌水

早春萌芽期间和初冬季节，适当灌水。多雨季节应及时排水。

（三）追肥

一般进行2～3次，第1次在苗高7～10 cm时，中耕除草后每公顷施入尿素75 kg。第2年春季进行中耕除草后，每公顷施入氮磷钾三元复合肥300 kg、过磷酸钙300 kg，或用0.2%磷酸二氢钾根外喷施肥1次。

（四）病虫害防治

1. 防治原则　同"艾叶"。

2. 防治措施

（1）农业防治：① 机械翻耕或者人力翻耕。② 通过中耕除草来破坏虫卵。③ 选择地势较高，透水性好的土壤种植。④ 加强田间管理，做好排水排涝，及时中耕改良土壤结构，增施有机肥和磷钾肥，增强植株抵抗力。⑤ 及时清除病枝落叶。

（2）物理防治：① 利用黑光灯来诱杀棉小造桥虫，利用黄板诱杀蚜虫。② 利用虫对糖、酒、醋的趋性进行诱杀。③ 在幼虫盛发期进行人工捕杀幼虫。④ 播种前深翻晒土杀虫灭菌。

（3）化学防治：无登记可用于王不留行的农药。

注：在实际生产中，药农针对王不留行种植中常见的黑斑病会施用氨基酸络氨酮、嘧菌酯、代森锰锌络合物等；针对蚜虫会施用吡虫啉、噻嗪酮、噻虫嗪等；针对棉小造桥虫会施用氟啶脲、氟虫脲、氯虫苯甲酰胺、辛硫磷乳油等。

五、采　收

（一）采收期

于播种后第2年5月下旬至6月上旬，待萼筒变黄、种子变黑时采收。

（二）采收方式

选择晴好天气，收割地上部分，运回晾晒。或用联合收割机直接收获。

六、产地加工

地上部分收割运回后及时摊开晾晒，干燥后进行碾压或机械脱粒。通过风选，去除杂质、瘪粒。干燥的王不留行含水率不得超过12%。

七、包装及贮存

（一）包装

将检验合格的王不留行药材用无公害包材进行分

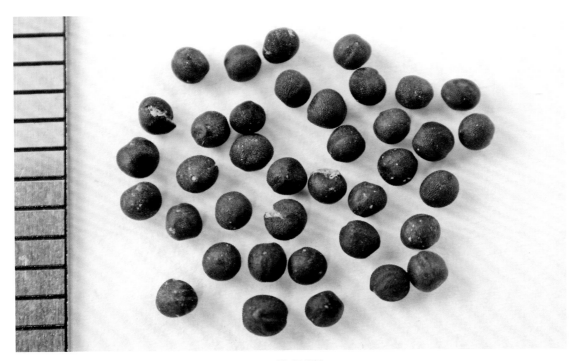

王不留行药材

级包装。外包装上必须注明产品名称、批号、重量、产地、等级、日期、生产单位、地址、贮存条件。

（二）贮存

包装好的王不留行药材贮存在清洁卫生、干燥、通风、防潮、防虫蛀、防鼠、防鸟、无异味的库房中，药材堆放时与地面、墙壁保持一定间距，堆放层数以10层之内为宜。定期检查与养护。如发现虫蛀、霉变、鼠害等，应及时采取措施。

历史沿革

《本草纲目》曰："王不留行，多生麦地中，苗高一二尺。三四月开小花如铎铃状，红白色。结实如灯笼草子，壳有五棱，壳内包一实，大如豆，实内细子，大如松子，生白熟黑，下圆如细珠可爱。"而《实用中草药原色图谱》中这样描述王不留行："一年生草本，全株无毛。叶对生，卵状椭圆或卵状披针形，无柄，粉绿色。花粉红色，5数；聚伞共序；花萼具5条宽绿色带，并稍具5棱；花瓣倒卵形，先端具小齿，基部具长爪；雄蕊10。蒴果卵形。种子多数，球形，黑色。"经以上古今两读本对照，前者形态特征与现今药用的石竹科植物王不留行 *Vaccaria segetalis* (Neck.) Garcke 完全相符。

然而《中草药野外识别手册》写道："薜荔（凉粉果、王不留行、馒头果），〔药名〕广东王不留行，桑科植物薜荔 *Ficus pumila* L.的花序托，隐头花序，花单性，小花多数，着生在肉质花托的内壁上；雄花托长椭圆形；雌花托稍大，倒卵形，表面紫绿色。公布于我国华东、华南和西南等地。"《广东中药志》载："广东王不留行，系桑科薜荔的花序托（果壳），秋季采收近成熟的隐头花序，纵剖2～4瓣，除去瘦果晒干；性味甘微涩平；功能活血通经、下乳消肿，主治瘀滞经闭，乳汁不下，乳痈等。"可见广东王不留行并不是石竹植物王不留行。

参考文献

［1］刘晓清，杨太新，高钦.王不留行不同生育期干物质积累和黄酮苷的动态研究［J］.时珍国医国药，2016，27（9）：2256-2258.
［2］于凤芸，张建明.中药材王不留行引种试验［J］.新疆农垦科技，2018，41（8）：13-14.
［3］李宁，高钦，杨太新.不同种质王不留行的产量和质量研究［J］.时珍国医国药，2017，28（10）：2521-2523.
［4］刘晓清，高钦，杨太新.种植密度及施肥对王不留行生长指标及干物质积累影响的研究［J］.中药材，2016，39（11）：2437-2440.
［5］周国洪，汪小根.王不留行炮制历史沿革及研究进展［J］.海峡药学，2019，31（4）：34-36.

乌 药

　　乌药为樟科植物乌药 *Lindera aggregata* (Sims) Kosterm. 的干燥块根，具有行气止痛、温肾散寒的功效，用于寒凝气滞、胸腹胀痛、气逆喘急、膀胱虚冷、遗尿尿频、疝气疼痛、经寒腹痛等病证。《开宝本草》载其"生岭南、邕、容州及江南"，即宋代已经与现乌药主产区相近。后《本草图经》已经明确指出"以天台者为胜"。此后本草典籍所记载乌药产区基本相似，可见乌药的产地基本没有发生变化。乌药自宋代起以产于天台者为胜，即现今的台乌药。经过长期的临床应用，公认为浙江天台所产者为道地药材，其品质最佳，是浙江传统道地药材之一，道地产区位于浙江台州天台，包括仙霞岭山脉、括苍山山脉及周边地区。

　　本篇所述药材即为樟科植物乌药 *Lindera aggregata* (Sims) Kosterm. 的干燥块根，相关技术和规范适用于浙江台州天台，包括仙霞岭山脉、括苍山山脉及周边地区道地药材乌药的生产加工。

一、产区生态环境

（一）海拔

育苗地、种植地适宜海拔为 100～800 m。

（二）气温

适宜年平均气温为 12.2℃。

（三）降雨量

适宜年平均降雨量为 1 412 mm。

（四）土壤

宜选黄壤土以及红黄壤土，呈微酸性。

（五）地形地势

适宜生长在灌木林中或林缘，以及山麓、旷野、蒿草丛中阳光充足、土壤疏松肥沃处。

二、选地整地

（一）选地

　　1. 产地环境要求　应选择地势平坦，交通方便，排水良好，有水源，地下水位在 1 m 以下，无积水，环境质量符合要求的区域。土层厚一般不少于 30 cm，土质疏松，pH 为 4.6～5.3，以土质疏松肥沃的黄壤土（或红黄壤土）为宜。山地宜选择土层深厚、肥力好、坡度小于 25° 的中下部阳坡；耕地宜土层深厚、结构疏松、富含有机质、排水良好。

　　2. 空气、土壤及用水质量要求　同"艾叶"。

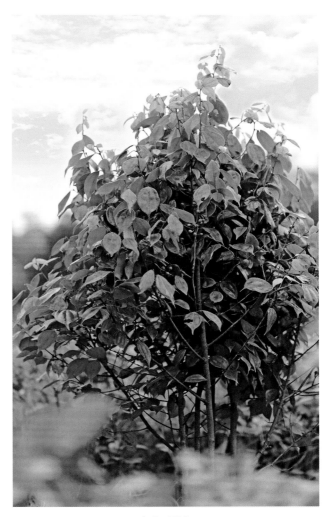

乌药原植物

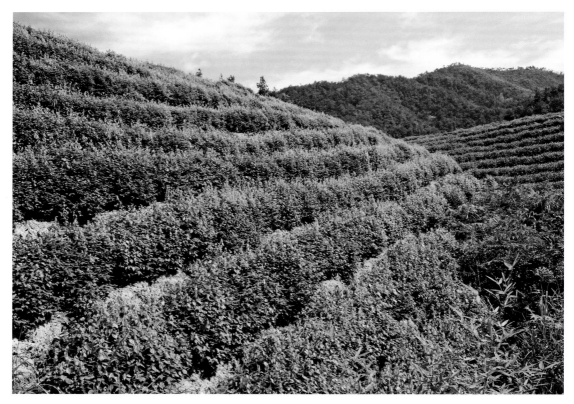

乌药种植基地

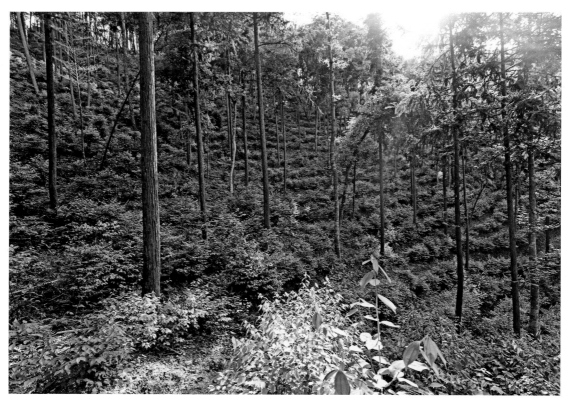

乌药产地环境

（二）整地

1. 育苗整地　育苗前应整地，深耕细整，清除草根、石块，地平土碎。结合整地，每公顷施入腐熟栏肥 15 000 kg，或腐熟饼肥 3 750 kg，或复合肥 750 kg，将肥料翻拌入土层并整平畦面。

2. 栽种整地　整地一般在 10 ～ 12 月进行。地势平缓、土层深厚、肥力好的地块宜采用带状整地；荒山荒地和林下种植的地块，根据郁闭度大小及林木分布情况，在林中空地采用穴状整地。穴状整地应尽量连成带状或小带状。挖穴规格长 40 cm × 宽 40 cm × 深 30 cm，除净杂草、树根、石块、杂物等，再施基肥，每穴可施 5 kg 腐蚀有机肥。

三、苗木培育

（一）播种育苗

1. 种子准备　天台乌药一般在每年霜降前后 20 d 采摘核果。采收时，选取块根生长良好、粗壮的植株作为采种的母株。核果采摘后，在流水中轻轻搓去果肉，然后洗净种子，用流水法剔除变质及不饱满的种子，用 0.3% 的高锰酸钾浸种消毒 30 min，晾干。种子千粒重 80 ± 4 g。

2. 种子储藏　湿沙混藏，用丝网袋装袋，每袋 5 kg 左右，置于室外沙埋 50 cm 以下，期间需勤检查，保持一定湿度。于 2 月底至 3 月上旬种子少部分发芽时取出播种。

3. 作苗床　整地后分畦做床，床宽 1.5 m（净床面宽 1.2 m，步道宽 0.3 m）、床高 20 cm，苗床长度视苗圃地而定。

4. 播种　采取条播或散播形式。条播：在整平的苗床上用 15 cm 宽的木板压出播种沟，深 2 cm，种沟间距 20 cm。将种子均匀地播在沟内，播种后盖土，厚度 2 ～ 3 cm，以不见种子为度，并稍加镇压，播种量每公顷为 75 ～ 90 kg。散播：苗床整平后，按上述播种量均匀撒布种子后覆土。覆土后均需覆盖切割成 3 ～ 4 cm 长的短稻草或蕨类草等。

（二）苗期管理

1. 遮阳　种子出苗后、小苗幼期生长需遮阳。6 月上中旬，可用 50% ～ 70% 遮阳率的遮阳网架网遮阳，网高 2.3 m 左右；9 月，选阴天或雨天揭去遮阳网。

2. 水分管理

（1）浇水：苗圃地土壤发白时及时浇水、补水，浇水选择早上和傍晚进行，使苗圃始终保持湿润状态。

（2）排水：多雨季节要及时排水，尤其是在出苗和幼苗时期，防止圃地积水。

3. 间苗和定苗　按株行距（5 ～ 10）cm ×（5 ～ 10）cm 进行间苗和定苗。拔除生长过密、生长不良和受伤、感染病虫害的幼苗，使幼苗分布均匀，同时，对过于稀疏地段进行补栽。间苗和补栽选择阴雨天进行。

4. 施肥管理　提倡使用有机肥，肥料使用应符合 NY/T 394 规定。

幼苗萌芽后、小苗移栽 20 d 后，配合除草，施追肥，每公顷用尿素 45 ～ 150 kg、氯化钾 15 ～ 75 kg，掺水浇施，先稀后浓，后期控肥。

5. 除草　采用人工除草的方法，掌握除早、除小的原则。中耕要浅锄，勿伤苗根，并把沟土培到苗床上。

（三）苗木出圃

1. 苗木质量　出圃苗木宜选择生长健壮、长度适中、根系膨大完整、无检疫性病虫害的苗木，苗高 20 cm 以上、地径 0.3 cm 以上。

2. 出圃时期　宜在春季 3 ～ 4 月出圃。

3. 起苗和检疫　选择晴天或阴天起苗，若遇干旱应提早 1 ～ 2 d 浇水。就地移栽者可带宿土定植。外运时，应在运输前按 GB 15569 规定的程序进行检疫并附植物检疫证书。

4. 苗木包装　将已起出分选好的裸根苗木截枝干，留 15 ～ 20 cm 高度或保留 70% 枝叶为宜，根系修剪后蘸以浓泥浆（加入菌肥），以不见根的颜色为度。每 50 ～ 100 株为一捆，放入铺有湿稻草或清洁湿苔藓的草束中央，将苗四周的稻草包住整个根系和主干，然后捆紧，包装过程中，不能使根系干燥。

四、栽　种

（一）定植时间

一般每年 2 ～ 3 月。

（二）定植密度

按照株行距 1.5 m × 1.5 m，每公顷约 4 500 株进行定植。

（三）定植方法

苗木植入穴中后回填土深度应为盖住根部上2～3 cm，提苗保证苗木与土壤密接。定植后及时浇透定根水。

五、田间管理

（一）中耕除草

一般在5～6月和8～9月各锄抚1次，进行松土、除草和苗木培土、扩穴、埋青。

（二）施肥

自第2年开始，结合抚育进行施肥，每年1次，施肥方法是在苗枝干的基部挖穴，每穴均匀施入100～200 g（逐年增加）复合肥，再覆土填平。

（三）疏枝

种植3～4年后，可根据幼树生长情况进行适当修剪、整枝，每年1次。达到一定的郁闭度后，应及时进行抚育间伐。

（四）病虫害防治

1. 防治原则 同"艾叶"。

2. 防治措施

（1）农业防治：① 控制幼苗密度，苗期增施钾、磷肥。② 控制苗圃环境，做到圃内无杂草。③ 加强通风排湿，清沟排水。④ 发现病苗及病株及时清除。⑤ 如发现虫巢，及时采取人工捕抓摘除。⑥ 冬季结合施肥深翻树冠下土壤，以冻死土中越冬结茧幼虫。

（2）物理防治：幼苗期间将石灰粉与草木灰以1∶4的比例混合均匀，每公顷苗床撒施1 500～2 250 kg。

（3）生物防治：当幼虫出现时，用0.5 kg闹羊花或雷公藤粉末加水75～100 kg制成浸泡液喷杀。

（4）化学防治：无登记可用于乌药的农药。

注：在实际生产中，针对乌药种植中常见的白粉病和黑斑病会喷洒竹醋液、波尔多液或波美0.3～0.5°石硫合剂等。

六、采 收

（一）采收期

定植后6～8年时开始采收，采收时间以冬季为宜。

（二）采收方式

1. 乌药个采收 采收时将天台乌药整株连根挖出，然后除净根部泥土，剪除块根，及时除去须根，洗净，风干，置通风干燥处贮藏。

若需连续种植，则将剪除块根后的植株及时采

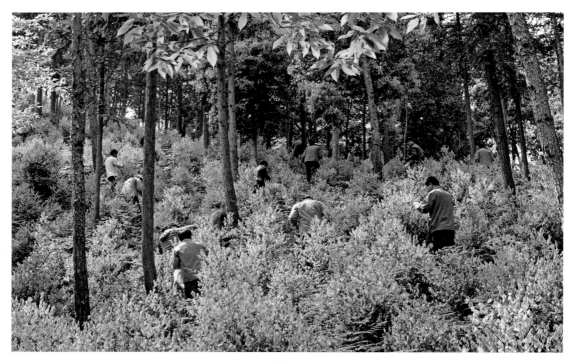

乌药嫩叶采收

用剪根修枝等措施，重新定植回去，缩短天台乌药收获期。

2. 嫩叶采收　进行"茶园式"利用，每年3～5月采收天台乌药的嫩叶，经晾干、杀青后用于制茶。

七、产地加工

（一）挑选和刮皮

根据质量等级要求预先进行筛选。刮去外表皮，剔除须根等其他附着物，清洗干净。

（二）切片

切片宜采用特制刨刀或圆盘式切片机加工，顶头和尾部剔除另作他用。

（三）压片

采用标本夹压制，标本夹为木制或不锈钢制品。压片时底铺洁净吸水纸，将切好的乌药片数层平铺于上方，再覆相同吸水纸。如此反复数层后，用重物压紧，置通风、阴凉处1 d。其后进行一次翻压，并更换吸水纸，直至乌药片平直不卷为止。

（四）干燥

采用日晒或烘干方式，干燥用容器采用无污染的竹筛或其他制品，并具良好透气性。使用时保持清洁卫生。

（五）过筛

将干燥后的乌药个、乌药片按分级标准进行过筛分级。

八、包装及贮存

（一）包装

选择无公害的包材，将干燥后的乌药按不同商品规格分级后包装。包装上应有明显标签，注明品名、规格、数量、产地、采收（初加工）时间、包装时间、生产单位等，并附有质量合格的标志信息。

（二）贮存

成品贮存时应保持干燥、通风、防污染，不得与有毒物品和异物混合贮存。成品保质期为常温下36个月。

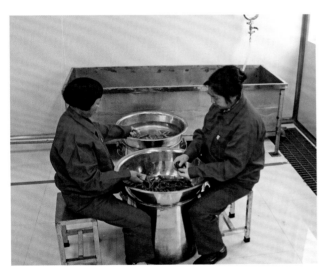

乌药挑选和刮皮

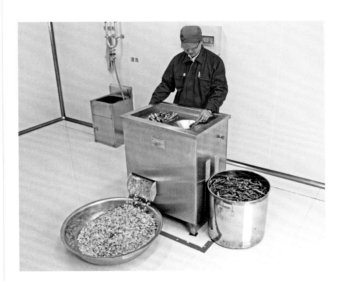

乌药切片

历史沿革

宋代《本草图经》记载："乌药，生岭南邕容州及江南，今台州、雷州、衡州亦有之，以天台者为胜。"《嘉定赤城志》载："……乌药……上十二品按本草皆出天台山。"明代《本草品汇精要》中明确指出："道地：天台者胜。"《本草乘雅半偈》云："生岭南邕州、容州，今台州、雷州、衡州皆有，以天台者为胜。"

清代康熙年间《天台县志》载：元代，岁贡"药味，乌药二十斤"；明代，"岁进药味，乌药三十斤""岁办药材，乌药三百斤……"从元代开始，天台乌药成为朝廷贡品，证明其质较佳。《本草易读》云："乌药……生岭南、江南诸处，今台州、雷州、衡州皆有之。以天台者为胜。"

《中药材手册》（1959）载："商品中习惯以浙江天台所产乌药量大而质佳，故有台乌药之称……惟湖南产者纤维性强，粉性小，质量较台乌药为差。"《中药大辞典》（1986）载：乌药，"主产浙江、湖南、安徽、广东、广西……习惯以浙江天台所产者品质最佳，故称'天台乌药'或'台乌药'。"《中华本草》（1997）载："主产于浙江、安徽、湖南、广东、广西；江西、福建、台湾、湖北、陕西、四川等地亦产，以浙江产量最大，品质最好，销全国。"

综上分析，自宋代起以天台者为胜，即现今的台乌药。经过长期的民间临床应用，公认浙江天台县所产者为道地药材，品质最佳，是浙江省传统道地药材之一。

乌药产地历史沿革见表65。

表 65 · 乌药产地历史沿革表

年 代	出 处	产 地 及 评 价
宋	《开宝本草》《重修政和经史证类备用本草》	乌药，生岭南，邕、容州及江南
	《本草图经》	乌药，生岭南邕容州及江南，今台州、雷州、衡州亦有之，以天台者为胜
	《太平惠民和剂局方》	方剂"大陈香丸""术香散"中用到"天台乌药"，方剂"乌沉汤""鸡舌香散"中用到"天台乌"
	《卫生家宝方》	方剂"胜金散"：天台乌药、茴香、香橘皮、良姜
	《嘉定赤城志》	……乌药、百棱藤，右十二品按本草皆出天台山
	《魏氏家藏方》	载有方剂"固真丹"：天台乌药、益智子各等分。"固真丹"即现在《中国药典》中的"缩泉丸"
	《严氏济生方》	方剂"四磨汤"：人参、槟榔、沉香、天台乌药
	《类编朱氏集验医方》	载有方剂"八宝回春汤"，共用到24味药材，其中包含天台乌药
元	《医学发明》	载有方剂"天台乌药散"
	《普济方》	载有方剂"天台乌药丸"
明	《本草品汇精要》	道地：天台者胜
	《本草蒙筌》	虽称天台者，香白固优
	《本草纲目》	载有方剂"川芎劳、天台乌药等分，为末"治气厥头痛，妇人气盛头痛及产后头痛。本书中还有诸多方剂也用到了天台乌药
	《赤水玄珠》	载有方剂"乌药顺气散""六磨汤""天台乌药散"均用到天台乌药
	《本草乘雅半偈》	生岭南邕州、容州，今台州、雷州、衡州皆有，以天台者为胜

续 表

年　代	出　处	产 地 及 评 价
清	《康熙天台县志》	元代，岁贡"药味，乌药二十斤"；明代，"岁进药味，乌药三十斤"，"岁办药材，乌药三百斤……"
	《本草易读》	生岭南、江南诸处，今台州、雷州、衡州皆有之。以天台者为胜
	《本草纲目拾遗》	乌药，生岭南邕州、容州及江南
现代	《中药材手册》	商品中习惯以浙江天台所产乌药量大而质佳，故有台乌药之称
	《中药大辞典》	主产浙江、湖南、安徽、广东、广西……习惯以浙江天台所产者品质最佳，故称"天台乌药"或"台乌药"
	《中华本草》	以浙江产量最大，品质最好，销全国

参考文献

[1] 张婷，康显杰，杨莹，等.不同产地乌药质量的评价 [J].中成药，2017，39（10）：2113-2118.
[2] 赵佳，天台乌药人工栽培技术研究 [D].杭州：浙江农林大学，2012.
[3] 杨立平，邓桂明，欧阳荣.乌药产地加工的研究 [J].中国现代药物应用，2010，4（14）：20-22.

吴　茱　萸

　　吴茱萸为芸香科植物吴茱萸*Euodia rutaecarpa* (Juss.) Benth.、石虎*Euodia rutaecarpa* (Juss.) Benth. var. *officinalis* (Dode) Huang或疏毛吴茱萸*Euodia rutaecarpa* (Juss.) Benth. var. *bodinieri* (Dode) Huang的干燥近成熟果实，具有散寒止痛、降逆止呕、助阳止泻的功效，用于脘腹冷痛、厥阴头痛、疝痛、痛经、脚气肿痛、呕吐吞酸、寒湿泄泻等病证。

　　本篇所述药材即为芸香科植物石虎*Euodia rutaecarpa* (Juss.) Benth var. *officinalis* (Dode) Huang或疏毛吴茱萸*Euodia rutaecarpa* (Juss.) Benth var. *bodinieri* (Dode) Huang的干燥近成熟果实，相关技术和规范适用于湖南湘西、怀化及周边地区道地药材吴茱萸的生产加工。

一、产区生态环境

（一）海拔
适宜海拔为200 ～ 1 000 m。

（二）气温
适宜年平均气温为12 ～ 20℃。

（三）降雨量
适宜年平均降雨量为1 200 ～ 1 600 mm。

（四）土壤
以质地疏松，富含有机质的砂壤、红壤、黄壤和风化页岩为宜，不宜选择重黏土。pH以5.0 ～ 6.0为宜。

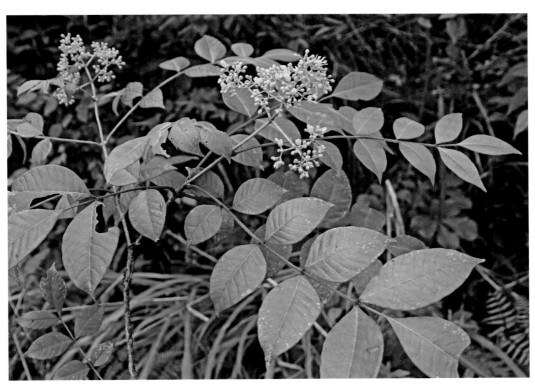

吴茱萸原植物一

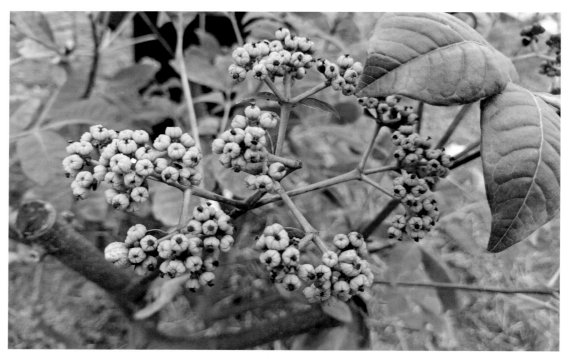

吴茱萸原植物二

（五）地形地势

移栽地宜选择坡度小于15°的平缓地。

二、选地和整地

（一）选地

1. 产地环境要求　育苗地宜选择向阳的砂质土或半砂壤土，尤以土层深厚、肥沃、排水良好的土壤为宜。移栽地海拔不超过1 000 m，选地阳光充足、温和湿润，土地土层深厚，排灌方便，土壤以黄壤和砂质壤土为宜。

2. 空气、土壤及用水质量要求　同"艾叶"。

（二）整地

1. 育苗地整地　于秋冬深翻30 cm，基肥以农家肥为主，每公顷施入农家肥30 000～45 000 kg，深翻入土，做成宽1.4～1.5 m，长3～4 m，高约30 cm的畦，畦间步道30～50 cm，畦面耙平整细，四周开好排水沟。

2. 移栽地整地　平缓地可直接开穴移栽，若坡度大于15°，可在山坡上修宽度为1.5～3 m的反坡梯田，梯田长度依具体地形、地势而定。梯田修好后，在梯田内按株距3～3.5 m顺梯田中心线方向确定栽植点。每个栽植坑应施有机肥10 kg，有条件者

可增施饼肥2 kg。

三、育苗移栽

（一）扦插育苗

1. 插条选择　生产上常用无性繁殖进行育苗。选择4～6年生长旺盛的优良单株作为母株，剪取生长健壮、无病虫害的1年生枝条作插穗。

2. 采穗时间　春季萌芽前，宜在上午10点前进行。

3. 插条处理　将选择的插条剪成20 cm长的插穗，保留3个芽眼，上端截平，下端近节处剪成斜面。将插穗下端插入浓度为1 mL/L的吲哚丁酸溶液中，浸30 min取出，晾干，备用。若条件允许，即剪即插；也可阴凉处通风保湿保存，保存不超过3 d。

4. 扦插时间　扦插时间不宜过晚，宜在落叶后至萌芽前上午10点以前进行。

5. 扦插方法　按株行距30 cm×10 cm斜插入苗床中，入土深度以插条长的3/4为宜，覆土压实。切忌倒插。

（二）根插繁殖

选择树龄4年以上的健壮植株，于早春挖开树

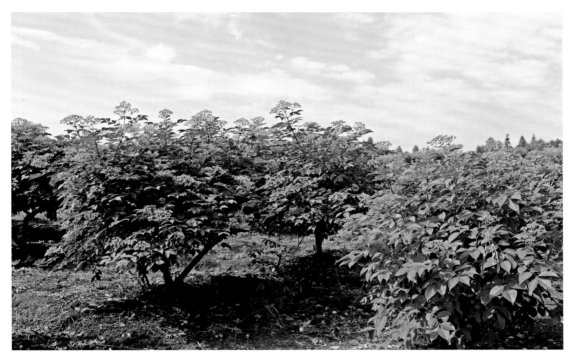

吴茱萸种植基地

根，取直径1 cm左右的侧根，剪成长20 cm左右的根段，按扦插的方法进行育苗。

（三）苗期管理

1. 浇水遮阴　育苗地上搭建拱形塑料膜或覆盖消毒稻草、常吴茱萸落叶，保持畦面湿润，浇水宜用喷淋。高温干燥天气早晚各浇水1次，阴天浇水1次，苗床上水分保持65%～75%。插条发芽后，待生枝展叶后即可撤出荫棚。

2. 锄草追肥　育苗前期及时除草，避免草荒，中耕除草不要伤及种苗根部。生根发芽后，喷施0.2%的磷酸二氢钾或0.2%的尿素水溶液1次，每公顷用量2 250 kg，施肥次数不少于5次。

（四）起苗移栽

1. 适时起苗　移栽前1日开始起苗，从紧靠苗垄开始，顺垄逐行采挖，力争不伤根，起出的幼苗按等级分类捆扎，每捆100株。种苗运输过程中应防止种苗失水和高温腐烂，跨区域运输还需要检验和检疫。

2. 移栽种植　移栽时间为早春萌发前和秋冬休眠期，以早春为好。移栽前将幼苗的根部于拌有1 000倍液多菌灵和500倍液生根粉的泥浆中浸根1 min，随即移栽。生产上多以穴栽为主，每穴施入底肥，放入一株幼苗，填土，而后轻提幼苗再将土轻轻踩实，浇足定根水。定植后检查幼苗成活情况，及时补苗。

四、大田管理

（一）幼年树管理

1. 中耕除草　结合中耕和田间管理，及时清除杂草，一般在5～6月间除草1～2次，视土地板结情况进行浅耕；在8～9月除草1次，在11～12月进行一次深耕。锄草宜浅不宜深，避免伤及幼树的根部，影响植株健康生长。

2. 合理追肥　幼年树每年施肥两次，于4月上、中旬施肥1次，每株施人畜粪3～4 kg或者复合肥300 g；于9～10月施第2次肥，每株增施磷酸钙200 g和复合肥200 g。施肥过程中在离根际20 cm处开环形沟，施后覆土。

3. 修枝整形　当幼树高80～100 cm时剪去主干顶部，促使抽生侧枝，在侧枝选留3～4个不同方位的健壮枝条培养成主枝。翌年春夏季节，在主枝上选留3～4个生长发育充实的分枝，培育成副主枝。经过几年的修剪整形，使其成为外圆内空，树冠开张，通风透气，矮干低冠的丰产树型。

4. 摘果处理　移栽后的3年尽量将果实尽早摘掉，以免影响以后挂果的数量和质量。

（二）成年树管理

1. 施肥　成年树每年施肥3次，第1次于春季开花前，第2次于6～7月结果前，第3次秋季采果后。第1次和第2次施肥每株施入人畜粪尿15～20 kg，第2次可增施过磷酸钙200 g；第3次施肥每株可施复合肥500 g和过磷酸钙200 g。施肥可在树冠边缘下开环形沟施入。

2. 修剪整形　成年树要剪除过密枝、重叠枝、徒长枝和病虫枝等，保留枝条粗壮、芽饱满的枝条，促使形成结果枝。修剪整形主要有疏删和短截，疏删主要剪除过密枝、病虫枝、细弱枝和下垂枝，保留枝鞘健壮、芽苞椭圆的枝条，形成内疏外密的树形；短截主要是截除生长过快过强的枝条，保持树体生长均衡。

（三）病虫害防治

1. 防治原则　同"艾叶"。

2. 防治措施

（1）农业防治：① 选择抗病、抗害虫优良品种。② 开春后及时清除病枝残叶并集中烧毁，适当增施磷、钾肥，促进植物生长健壮。③ 秋、冬季在树干基部刷白，防止害虫产卵。

（2）物理防治：采用黄板诱杀蚜虫，可用黄板或方形纸板或木板等涂抹黄色油漆进行诱杀。

（3）化学防治：无登记可用于常吴萸的农药。

注：在生产实际中，药农针对常吴萸种植中常见的锈病会施用代森锌、粉锈宁、敌锈钠等；针对蚜虫会施用吡虫啉、啶虫脒、吡蚜酮等。

五、采收

（一）采收期

吴茱萸采收季节性很强，采收期较短。于定植后3年，每年8～9月果实心皮由绿色转变为橙黄色尚未开裂时采收。

（二）采收方式

选择晴天早上或上午，将成串果穗剪下，轻采轻放，避免震动落果。采收时注意保护枝条，不要将结果枝剪下，以免影响第2年开花结果。

六、产地加工

（一）干燥

采用暴晒或烘干。采摘完成后，立即进行干燥

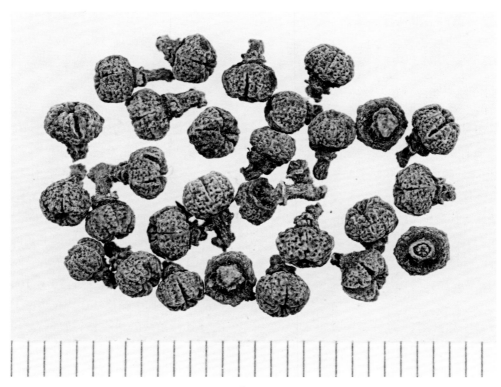

吴茱萸药材

处理，将采收的常吴萸摊在晒具内，放于阳光下暴晒，经常翻动，保证干燥一致。晚上将果实收回，室内晾开。反复5～8 d即可。如遇阴雨天气，可将果实在烘烤房干燥，烘烤温度不得超过60℃，烘烤时要经常翻动。

（二）搓揉

干燥完成后，用人工方法进行搓揉，使果实与果柄分离，筛除果柄、杂质。

七、包装及贮存

（一）包装

干燥去杂后，按不同商品规格等级的常吴萸装入有内衬塑料编织袋中，并注明品名、规格、产地、批号、日期、生产单位等。

（二）贮存

置通风干燥处，并注意防潮、霉变、虫蛀等，定期检查常吴萸的贮存情况。

历史沿革

吴茱萸始载于《神农本草经》，列为中品，历代本草著作如《本草经集注》《千金翼方》《图经本草》《本草纲目》《本草蒙筌》《本草品汇精要》等均有记载。过去因交通关系，湖南新晃及湘西地区药材集散于常德或转汉口，故称为"常吴萸"。其品质纯净无枝梗，粒细圆而均匀，色灰绿，芳香浓郁，市上以该路货作"上品"。近代以来，吴茱萸主产区逐渐转移至湖南、湖北、贵州、四川、广西等省区相邻地区，以湖南、贵州、湖北三省交界处所产的小果吴茱萸质量最优，其中湖南湘西、怀化及周边地区，是吴茱萸公认的道地产区。

参考文献

［1］吴波.吴茱萸种质资源遗传多样性及抗旱生理研究［D］.广州：广州中医药大学，2013.
［2］张红梅，赵志礼，王长虹，等.吴茱萸的本草考证［J］.中药材，2011，34（2）：307-309.
［3］熊红红.江西吴茱萸类药材资源分布研究［J］.江西化工，2013（4）：277-280.
［4］周迎新，肖鸣，张海道.中药吴茱萸类的质量比较［J］.中国中药杂志，1993，18（2）：201-203.
［5］袁清照，张水寒，李顺祥，等.吴茱萸道地药材的高效液相指纹图谱［J］.中草药，2010，41（9）：1538-1543.
［6］魏宝阳.中药吴茱萸道地性形成相关因子的研究［D］.长沙：湖南农业大学，2012.

细　辛

细辛为马兜铃科植物北细辛 *Asarum heterotropoides* Fr. Schmidt var. *mandshuricum* (Maxim.) Kitag.、汉城细辛 *Asarum sieboldii* Miq. var. *seoulense* Nakai、华细辛 *Asarum sieboldii* Miq. 的干燥根及根茎，具有解表散寒、祛风止痛、通窍、温肺化饮的功效，用于风寒表证、头痛、牙痛、风湿痹痛、痰饮咳喘、鼻塞、鼻渊、口疮等病证。因祛风散寒作用显著，而被中医列为解表药。细辛始载于《山海经》，药用历史悠久。古代多推崇华阴和高丽两地的细辛，吉林、辽宁等东北地区一直为细辛的主品质产地，习称"北细辛"或"辽细辛"，为东北道地常用中药材，其基原为北细辛和汉城细辛，因其根多、色灰黄、味浓烈而闻名。道地产区位于辽宁盖州、辽阳、海城、本溪、新宾、清原、桓仁及周边地区，目前主产区位于吉林通化、柳河，辽宁新宾、清原、桓仁等地。

本篇所述药材即为北细辛 *Asarum heterotropoides* Fr. Schmidt var. *mandshuricum* (Maxim.) Kitag. 和汉城细辛 *Asarum sieboldii* Miq. var. *seoulense* Nakai 的干燥根及根茎，相关技术和规范适用于辽宁盖州、辽阳、海城、本溪、新宾、清原、桓仁及周边地区细辛药材的生产加工。

一、产区生态环境

（一）海拔

在海拔160 ～ 1 755 m均可生长，以海拔500 ～ 880 m为宜。

（二）气温

适宜年平均温度为2.1 ～ 6.5℃。

（三）降雨量

适宜年平均降雨量为650 ～ 1 000 mm，适宜年平均相对空气湿度为58.2% ～ 74.1%。

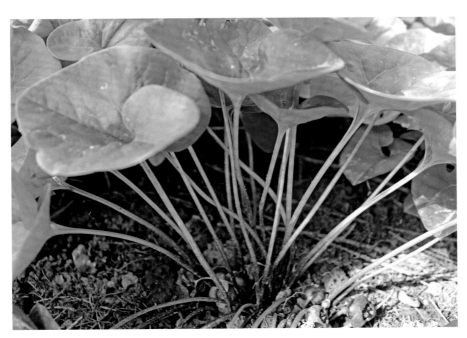

细辛原植物

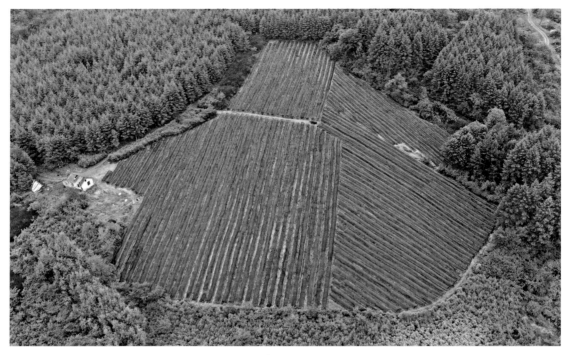

细辛种植基地

（四）土壤

细辛喜湿润、疏松、肥沃的森林棕壤土、山地黑壤土和农田砂壤土，适宜土壤含水量为30%～40%，适宜土壤pH为5.5～7.0。

（五）地形地势

适宜山区、半山区区域。荒山、林地和农田地均可。育苗地需地势平坦，移栽地坡度小于20°。荒山和林下地以北坡、东坡、东北坡或西北坡为宜。

二、选地整地

（一）选地

1. 产地环境要求 细辛忌连作。农田地栽培，前茬以豆科和玉米为宜；林下地栽培，森林植被以天然阔叶林或针阔叶混交林为宜，乔木层以白桦、白杨、水曲柳、紫椴、九角枫、落叶松、柞树、榆树、胡桃楸、红松、色木槭、枫桦、椴树、山里红、茶条槭为宜；灌木层以山梅花、榛、鼠李、暴马丁香、金银忍冬、梨、龙牙楤木、刺五加为宜；草本层以美汉草、羊胡子苔草、尾叶香茶菜、东北贯众、尾叶香茶菜、木贼、掌叶铁线蕨、透骨草、车前为优势种。育苗田应选择排灌方便的地块。

2. 空气、土壤及用水质量要求 同"艾叶"。

（二）整地

1. 作畦 整地前清除杂物，深翻20～25 cm。林地、荒山或坡耕地畦作，每开垦50 m留10～15 m植被带。结合整地，每1 000 m²施入腐熟农家肥3 000～5 000 kg。若农家肥不足，也可与化肥或微生物肥配合使用，即农家肥1 000 kg，加尿素10 kg或磷酸二铵20 kg，或微生物肥料60 kg。整平耕细后作畦，坡地应顺坡作畦，畦宽1.4～1.5 m，畦高25～30 cm，作业道宽50～60 cm。

2. 穴作 林下穴栽清除过密的灌木和草本植物。

三、育苗移栽

（一）播种育苗

1. 留种与采种 选择5～6年生发育健壮，无病虫害的植株，疏蕾后留种。6月中下旬，待果实变软、果肉粉质、种子黄褐色无乳浆时采种。应随熟随采。一般每日采收2～3次，果实采摘后在阴凉处放置2～3 d，待变软开裂时用清水清洗种子，沥干种子表面水分，趁鲜播种。

2. 种子质量 鲜种子千粒重不低于8.10 g、生活力不低于85%、含水量不低于20%、净度不低于89%、纯度不低于99%。

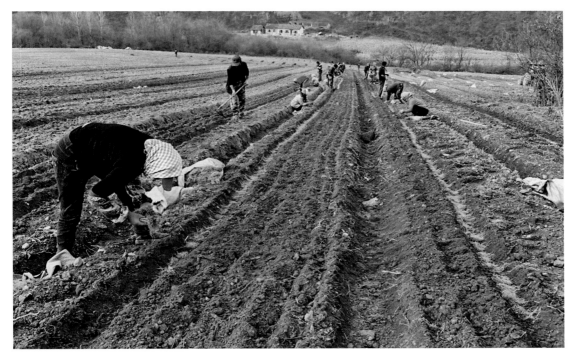

细辛移栽

外购种子须进行种子生活力测试，试验方法参照 GB/T 3543.7 的四唑（TTC）法进行。取 100 粒种子，2 次重复。种子在温水中预湿 6 h 后，将种子纵切，30℃ 条件下，用 0.1% TTC 溶液中染色 18 h 后，计算生活力。

3. 种子贮藏　清选后的种子，如不能及时播种，须进行沙藏处理，种子与细河沙按 1 : 3 的比例。沙子的湿度以手握成团、松手即散为度，温度以 15～25℃为宜。

4. 播种时间　6 月下旬至 7 月上旬，种子采收后趁鲜播种。贮藏的种子应于种子萌动前播种，最迟应于 7 月末播种。

5. 播种方法

（1）单作：播种前，将覆盖用土堆放在畦间距上面，搂平畦面，用少量细沙与种子拌匀，均匀地撒播在畦面上，覆土 0.5～1.0 cm，畦面覆盖松针等保湿。每平方米播种鲜种子 60～80 g。

（2）套作：细辛与玉米套作，玉米选择抗病抗倒、优质高产的优良品种，玉米在 4 月 25 日左右播种，在距细辛畦边 20 cm 左右的作业道内刨穴，穴与穴之间距离为 1 m。

6. 苗田管理

（1）覆盖物管理：育苗田播种后至翌春出苗前，检查床面覆盖物变化，发现有裸露或过薄的地方，应及时补盖。

（2）除草：1～2 年生苗，见草就除；3 年生苗除草同移栽田。

（3）防旱排涝：每年 5 月中旬至 6 月下旬，发现床土干旱，应及时浇水。无灌溉条件情况下，一是要采取加厚畦面覆盖；二是降低光照强度，在荫棚上铺放一些带叶树枝，或临时加盖一层尼龙遮阳网，待旱情缓解后及时撤除；雨季到来前，疏通排水沟，及时排除积水。

（4）调光：农田、荒山及林下地曝光度大的地方，春季出苗后，及时搭设遮阴棚架。1～2 年生细辛苗 5 月下旬至 8 月上旬遮阴；3 年生苗 6 月上旬至 8 月上旬遮阴。林下地透光率弱的地方冬季修剪树冠。透光率均以 50% 左右为宜。

（5）撤除荫棚：8 月下旬，将荫棚撤除。撤尼龙网时做好原畦号标记，翌年春季复位。

7. 起苗　播种后生长 2～3 年植株可移栽。起苗于移栽前进行，应随起随栽。起苗时，从畦的一头开始，将种苗起出，抖净泥土，不要伤及越冬芽。种苗按大、中、小分三级后分别栽植。如果不能及时移栽，可在移栽地附近进行假植。

（二）大田移栽

1. **移栽时间** 春栽和秋栽均可，生产上以秋栽为主。秋栽于9月下旬至土壤封冻之前进行，春栽于4月中下旬细辛发芽前进行。

2. **移栽方法**

（1）农田地畦作：农田移栽细辛，因空气干燥，地面水分易蒸发而引起干旱，可适当密植。在准备好的畦上，按行距20 cm横畦或顺畦开沟，沟深视种苗长度而定，以不窝卷须根为宜，按穴距15 cm，每穴栽苗6～8株，栽植时芽孢向上对齐，须根舒展，春栽覆土3 cm，秋栽覆土4～5 cm。畦面覆盖厚3～5 cm稻草或树叶。

（2）坡耕地或林下畦作：从畦下坡端开沟栽植，按行穴距20 cm×20 cm，每穴栽苗6～8株，芽孢摆齐，根系舒展开，覆土3～5 cm，畦面覆盖厚3～5 cm的稻草或树叶。

（3）林下穴栽：按行株距20 cm×20 cm刨穴，将芽孢朝山地上坡方向摆放，每穴栽苗6～8株，覆土3～5 cm，畦面覆盖厚3～5 cm稻草或树叶。

（4）套作：同农田地。

四、田间管理

（一）除草松土

每年进行3次，松土与除草结合进行。第1次于4月中下旬出苗前进行；第2次在6月中旬进行；第3次在7月上、中旬进行。

（二）调光

1. **农田地、荒山栽培** 出苗后，及时搭设遮阴棚架。6月上旬至8月上旬遮阴，透光率以50%为宜。

2. **林下栽培** 林下大面积曝光的地方，出苗后搭设遮阴棚架，6月上旬至8月上旬遮阴；光照过弱的地方冬季修整树冠。保证透光率在50%左右。

（三）追肥

每年需进行2次追肥。第1次在细辛出苗前进行，用腐熟农家肥每平方米5 kg，加过磷酸钙或磷酸二铵100 g，混拌均匀后，于行间开沟追施，施后灌水效果更好。第2次在7月中、下旬进行，可喷施2～3次叶面肥料，按说明书进行。有条件的也可在床土封冻前，于畦面上覆盖1～2 cm厚腐熟的农家肥，可替代防寒，翌年春季可不追肥。

（四）摘蕾

除留种田外，生产田在细辛现蕾期将花蕾摘除。

（五）防旱排涝

参相关技术和规范。

（六）撤除荫棚

参相关技术和规范。

（七）清理田园

9月下旬至10月上旬，地上部植株枯萎以后，及时将残枝落叶清理出田外集中烧毁或深埋。遮阴作物收获后及时清理秸秆。

（八）补苗

春季出苗后发现缺苗的地方做好标记，于9月下旬或10月上旬进行补栽，补栽用苗应与原地细辛年生一致。

（九）防寒

结冻前要在畦面上覆盖一层厚3～5 cm的落叶或稻草防寒。追施盖头粪者，可替代防寒。

（十）病虫害防治

1. **防治原则** 同"艾叶"。

2. **防治措施**

（1）农业防治：① 选择土质疏松肥沃、排水良好的壤土或砂壤土。② 彻底清除畦面上的残枝落叶，集中到田外烧毁或深埋。③ 人工捕杀虫害等。

（2）化学防治：无登记可用于北细辛的农药。

注：在生产实际中，药农针对北细辛种植中常见的叶枯病会施用多菌灵、代森锰锌、乙烯菌核利、多抗霉素、腐霉利、万霉灵、凯泽烟酰胺、凯润等；针对菌核病会施用代森铵、腐霉利、高锰酸钾、多菌灵等；针对锈病会施用三唑酮、敌锈钠、腈菌锰锌、戊唑醇等；针对蝼蛄会施用辛硫磷、敌百虫等；针对小地老虎会施用敌百虫等；针对细辛凤蝶会施用敌百虫等。

五、采 收

（一）采收期

采收年限为5～6年生植株，即移栽2生种苗，移栽后3～4年采收；移栽3年生种苗，移栽后2～3年采收。采收时期以9月中旬为宜。

（二）采收方式

清理好待采收场地后，从畦的一头开始，人工刨出或药材采挖机械起出，注意不要伤及根系。起出的细辛，轻轻抖去泥土，装入木箱或纸箱或筐中，运至加工厂。

六、产地加工

（一）除杂

剪去细辛植株的茎叶，清除杂质。

（二）清洗

将根部沿顺根的方向将细辛根部切开，方便清除泥沙。采用人工或专业清洗设备洗去泥沙后，置于烘干盘上，将须根捋直平放，于室外晾干根系表面水分。清洗用水符合GB/T 5749《生活饮用水卫生标准》。

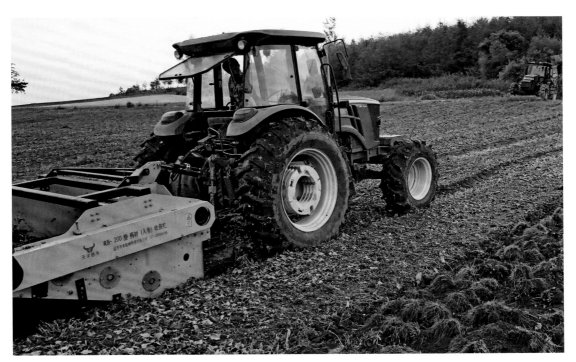

机械化采收细辛

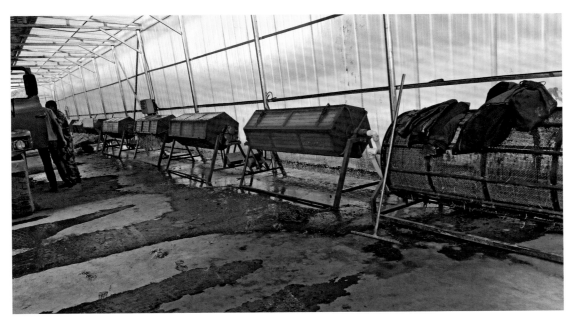

细辛清洗

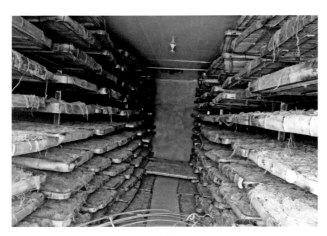

细辛烘干

（三）烘干

将装盘的细辛放入烘干室烘干，烘干温度保持在30～60℃，烘干过程中进行多次排潮，直到细辛根含水量降至10%以下。

七、包装、贮存及运输

（一）包装

将检验合格的产品，选择无公害的包装材料密封保存，包装材料可参考绿色食品通用准则NY/T 658。按不同商品规格等级分级后包装，挂上标签，注明产品名称、批号、重量、产地、等级、日期、生产单位、地址、贮存条件等信息。

（二）贮存

包装好的产品贮存在清洁、阴凉、干燥、无异味、无污染的库房中。含水量高于10%的细辛不得入库。库房应有专人管理，定期检查与养护，防潮、防霉变、防虫蛀，一经发现立即采取措施。

（三）运输

运输工具必须清洁、干燥，遇阴雨天应严防雨、防潮。运输时应严禁与可能污染其品质的货物混装。

历史沿革

细辛产地最早记载于《山海经》："又东三十里，曰浮戏之山。有木焉，叶状如樗而赤实，名曰亢木，食之不蛊。汜水出焉，而北流注于河。其东有谷，因名曰蛇谷，上多少辛。"经现代考证，浮戏山应是现在巩义市、荥阳市、郑州市一带。

《名医别录》云："生华阴山谷。"《本草经集注》云："今用东阳（今浙江省金华市）临海（今浙江省临海市）者，形段乃好，而辛烈不及华阴、高丽者，去其头节。"高丽为今辽宁东部（昌图、沈阳、营口一线以东）和吉林南部（扶余、长春、抚松一线以南）至朝鲜半岛。华阴地区的细辛应为华细辛 *Asarum sieboldii* Miq.，也是药典中所收载的正品，高丽地区产的细辛，应为当今的北细辛 *Asarum heterotropoides* var. *mandshuricum* (Maxim.) Kitag. 和汉城细辛 *Asarum sieboldii* var. *seoulense* Nakai。

《本草图经》曰："细辛，生华山山谷，今处处有之，然他处所出者，不及华州者真。其根细，而其味极辛，故名之曰细辛。"《本草衍义》曰："细辛惟出华州者良。"

明代卢之颐《本草乘雅半偈》总结出"出华阴、高丽山谷中者为上，今处处虽有，皆不及也。南阳临海者亦可用。"至此，说明高丽产的辽细辛也为正品药用细辛。现代研究也证实了辽细辛的道地性。

民国时期《增订伪药条辨》记载："按细辛气味辛温，辽、冀产者，名北细辛，可以入药；南方产者名杜衡，其茎稍粗，辛味稍减，一茎有五七叶，俗名马蹄香，不堪入药。北产者，其茎极细，其味极辛。若此种粗而无味，先失命名之义，又莫有治病之功乎。炳章按：细辛，六月出新。关东出者，为北细辛，根茎细，清白，气辛，叶少梗多为最佳。江南宁国泾县出亦佳，江宁、句容、滁州、白阳山等处出，皆次。亳州出者为马细辛，山东出为东细辛，均次，不堪药用。"《药物出产辨》载："产自奉天、吉林两省。五月新。朝鲜亦有出。以烟台牛庄为聚处。"

现代，《药材资料汇编》记载："产地吉林之抚松、临江、桦甸、敦化、安图、辑安、柳河、通化、靖宇（即长白山一带地区）。辽宁之盖平、辽阳、海城、本溪。黑龙江之五常、尚志等地为主产。"《中华本草》记载："北细辛分布于东北及山西、陕西及山东、河南等地。汉城细辛分布于辽宁。"

综上所述，细辛古代多推崇华阴与高丽两地，可见辽宁等东北地区一直为细辛的高品质产地，习称"北细辛"或"辽细辛"，其基原为马兜铃科细辛属植物北细辛 *Asarum heterotropoides* var. *mandshuricum* (Maxim.) Kitag.、汉城细辛 *Asarum sieboldii* var. *seoulense* Nakai，随着野生资源的日益减少，细辛逐步转为栽培，当前在吉林通化，辽宁清原、新宾等地区有大面积的种植，是全国细辛的主产地。可见北细辛也是临床长期应用优选出来的道地品种，明清代以来不少医籍便采用"北细辛"之名。

细辛的产地历史沿革见表66。

表 66 · 细辛产地历史沿革表

年　代	出　处	产　地　及　评　价
战国	《山海经》	又东三十里，曰浮戏之山。有木焉，叶状如樗而赤实，名曰亢木，食之不蛊。汜水出焉，而北流注于河。其东有谷，因名曰蛇谷，上多少辛
魏晋	《名医别录》	生华阴山谷
南北朝	《本草经集注》	今用东阳临海者，形段乃好，而辛烈不及华阴、高丽者
宋	《梦溪笔谈》	极细而直，深紫色，味极辛，嚼之习习如生椒，其辛更甚于椒
	《本草图经》	细辛生华山山谷，今处处有之，然他处所出者，不及华州者真
	《本草衍义》	细辛惟出华州者良
明	《本草乘雅半偈》	出华阴、高丽山谷中者为上，今处处虽有，皆不及也。南阳临海者亦可用
民国	《增订伪药条辨》	关东出者，为北细辛，根茎细，清白，气辛，叶少梗多为最佳。江南宁国泾县出亦佳，江宁、句容、滁州、白阳山等处出，皆次。亳州出者为马细辛，山东出为东细辛，均次，不堪药用
	《药物出产辨》	产自奉天、吉林两省。五月新。朝鲜亦有出。以烟台牛庄为聚处
现代	《药材资料汇编》	产地吉林之抚松、临江、桦甸、敦化、安图、辑安、柳河、通化、靖宇（即长白山一带地区）。辽宁之盖平、辽阳、海城、本溪。黑龙江之五常、尚志等地为主产
	《中华本草》	北细辛分布于东北及山西、陕西及山东、河南等地。汉城细辛分布于辽宁

参考文献

［1］符玉荣.细辛道地药材的研究与生产［J］.中国社区医师（医学专业），2010，12（30）：30.

［2］陶弘景.本草经集注草木上［M］.芜湖：芜湖医学专科学棱柱印，1963.

［3］卢之颐.本草乘雅半偈［M］.北京：人民卫生出版社出版，1986.

［4］郑奋扬.伪药条辨［M］.绍兴：和济药局，1928.

［5］沈亮，吴杰，李西文.北细辛全球产地生态适宜性分析及品质生态学研究［J］.世界科学技术，2016，18（8）：1295-1302.

［6］邵财，郭靖，王志清，等.东北三省野生北细辛资源调查报告［J］.中国野生植物资源，2012，31（3）：52-57.

［7］郭靖，王英平.北方主要中药材栽培技术［M］.北京：金盾出版社，2019.

［8］邢丽伟，于营，欧阳艳飞，等.应用TTC法快速测定北细辛种子生活力［J］.特产研究，2016，38（3）：31-35.

［9］郭靖，王志清，邵财，等.北细辛种子检验及质量标准初步研究［J］.河北农业大学学报，2015，38（6）：52-56.

［10］王志清，张舒娜，韩月乔，等.北细辛种子萌发特性研究［J］.种子，2014，33（12）：13-18.

［11］高福坤.怎样调节好细辛生长期间的光照［J］.新农业，1990（3）：13.

［12］王志清.北细辛种子特性及光合生理研究［D］.北京：中国农业科学院，2011.

［13］程哲，胡延生.遮阴对北细辛中马兜铃酸A含量的影响［J］.贵州农业科学，2014，42（4）：69-71.

［14］吴寿兴，李继祥，赵曰丰.细辛菌核病研究初报［J］.中药材科技，1979（2）：26.

［15］王崇仁，吴友仁.细辛菌核疫病的研究［J］.沈阳农学院学报，1985，16（3）：11-21.

［16］傅俊范，王崇仁，吴友三.细辛叶枯病病原菌及其生物学研究［J］.植物病理学报，1995，25（2）：175-178.

［17］傅俊范，王崇仁，吴友三，等.细辛叶枯病侵染循环、流行规律及其防治对策研究［J］.植物保护学报，1995，22（3）：275-280.

［18］逄世峰，吴连举，关一鸣，等.防治东北细辛叶枯病药剂筛选［J］.特产研究，2009（3）：20-23.

［19］傅俊范，姚远，刘伟成，等.细辛锈病在辽宁省发生初报［J］.植物保护，1994（1）：20-21.

［20］林逢秦，李雄权，周济.虎凤蝶对细辛的危害及防治［J］.吉林林业科技，1990（4）：55-56.

［21］陈文杰，曲振山.主成分分析确定北细辛的最佳采收期［J］.黑龙江医药，2006，19（1）：38-39.

［22］吴艳蓉，贾凌云，高福坤，等.不同产地和采收期辽细辛挥发油的含量测定［J］.沈阳药科大学学报，2006，23（5）：285-288.

［23］蔡少青，陈世忠，谢丽华，等.不同生长年限及不同采集时间对北细辛根挥发油的影响［J］.北京医科大学学报，1997，29（4）：336-338.

［24］刘兴权.平贝母细辛无公害高效栽培与加工［M］.北京：金盾出版社，2003.

［25］冉懋雄，周厚琼.现代中药栽培与加工手册［M］.北京：中国中医药出版社，1995.

小 茴 香

小茴香为伞形科植物茴香 *Foeniculum vulgare* Mill. 的干燥成熟果实，具散寒止痛、理气和胃的功效，用于寒疝腹痛、睾丸偏坠、痛经、少腹冷痛、脘腹胀痛、食少吐泻等病证。小茴香药用历史悠久，为常用大宗中药材，主产区为重庆云阳、新疆喀什地区岳普湖、山西。近年来由于种植收益可观，很多地区都在大面积种植小茴香，包括内蒙古、甘肃、辽宁等地。

本篇所述药材即为伞形科植物茴香 *Foeniculum vulgare* Mill. 的干燥成熟果实，相关技术和规范适用于重庆云阳、奉节、巫山、万州，四川达州、南充，湖北利川及邻近地区主产药材小茴香的生产加工。

一、产区生态环境

（一）海拔

适宜栽培海拔为 200 ～ 800 m。

（二）气温

适宜年平均气温为 14 ～ 19℃，最冷月（1月）平均温度为 3.9℃，最热月（7月）平均温度为 20 ～ 27℃。

（三）无霜期

适宜年平均无霜期为 160 ～ 180 d。

（四）降雨量

适宜年平均降雨量为 226.7 mm，年平均蒸发量为 2 055.3 mm，年平均相对湿度为 52%。

（五）光照

适宜年平均日照时数为 2 900 h。

（六）土壤

宜选择土质疏松肥沃、富有团粒结构和营养物质、酸碱适中的轻壤土或中壤土，pH 为 8.5 ～ 9.5。土壤全氮含量为 0.05% ～ 0.09%，全磷含量为 0.1% ～

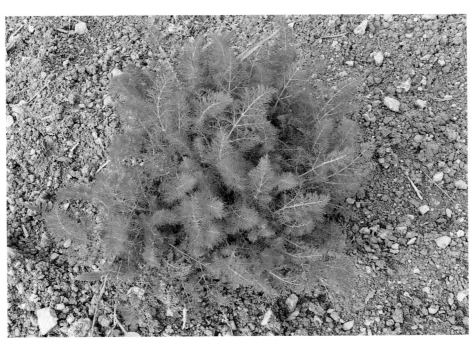

小茴香原植物

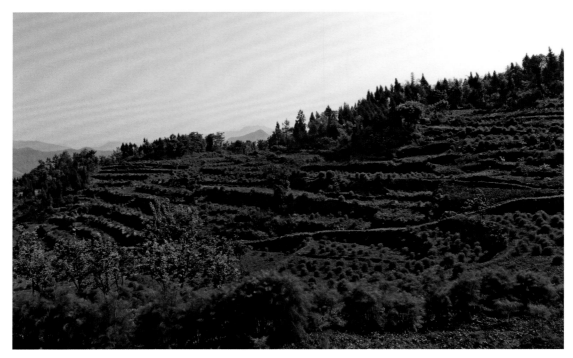

小茴香种植基地一

0.18%，全钾含量为2%～3%，有机质含量为1.0%～1.5%。避免选择黏重土壤或粗壤土、缺乏有机质的土地。

二、选地整地

（一）选地

1. 产地环境要求　应选地势平坦、水源方便、肥力较高的壤土或砂壤土，也可人工搭建温棚（育苗棚）。

注：可与玉米、油菜、大豆等作物轮作或套种。

2. 空气、土壤及用水质量要求　同"艾叶"。

（二）整地

1. 育苗圃苗田整地　将田间土弄细、开厢1.5 m宽，灌排条件好、土质疏松肥沃、富含腐殖质、排水良好的砂质壤土。施厩肥3 000～4 000 kg/hm²，过磷肥50 kg，均匀撒于地面，深翻30 cm，耙细整平，用铁耙耙平，并轻轻压实，做宽1～1.3 m高畦或2～3 m宽的平畦，畦长视地势情况调整。

2. 大田整地　2月底至3月初整地、深耕30 cm以上，深翻土地25～30 cm，打碎土块，清除杂物。要求做到充分破碎和翻耙。结合整地每亩施用充分腐熟的农家肥1 500～2 500 kg/hm²（或生物有机肥300～500 kg/hm²）、复合肥50～100 kg/hm²作底肥，整细、耙平。

三、育苗移栽

（一）种子质量要求

本品为双悬果，呈圆柱形，有的稍弯曲，长4～8 mm，直径1.5～2.5 mm。表面黄绿色或淡黄色，两端略尖，顶端残留有黄棕色突起的柱基，基部有时有细小的果梗。分果呈长椭圆形，背面有纵棱5条，接合面平坦而较宽。横切面略呈五边形，背面的四边约等长。有特异香气，味微甜、辛。纯度分别在95%以上者。

（二）育苗直播

1. 育苗圃移植　经过鉴定的小茴香的种子，云阳及周边地区常在开春后3月开始播种，也可秋播，一般以春播较好。方法是先选择籽粒饱满，色泽鲜艳，无病虫种子，再把种子搓一遍，使每粒种子分离，然后用布将种子包好放于18～20℃清水（高锰酸钾或多菌灵溶液）中浸泡24 h，清除杂物后取出催芽，发芽适温16～23℃，5～6 d即可出芽，10～15 d可出苗。

2. 直播种　播种时期春播在2～3月，秋播在

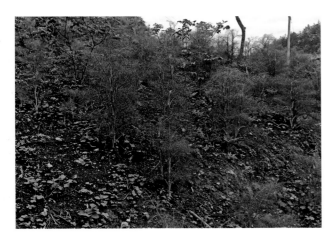

小茴香种植基地二

10月中下旬至11月中旬，一般以春播较好。窝播穴播（行距20～30 cm，穴距9～12 cm）每穴撒种5～10粒，播种深度1.5～2.0 cm为宜，播种后覆土1 cm。播后立即浇水，保持气温在15℃以上，畦面湿润，以利出苗。盖草保湿，以利出苗。小茴香种子比较小，播种也可前应与墒度比较适中的土壤或灰过筛拌匀，种子与土壤的比例是1：10倍（以体积计算）。

（三）育苗田间管理

1. 苗床　育苗后，以保持苗床温湿度；待新生茎长至3 cm时拆除小拱棚。

2. 控温　白天保持温度24℃左右，夜间10～13℃，超过24℃时揭膜通风降温，持续高温时搭遮阳网遮阴。

3. 灌溉　发苗及时浇水以保持苗床湿润；发苗后需控制苗床湿度；生根长叶后，视土壤墒情每2～3 d浇水一次。

4. 除草　苗床采用人工除草，要除早、除小。

5. 追肥　当苗生长至5 cm时，用0.2%磷酸二氢钾溶液和0.5%尿素溶液作叶面肥每10 d喷施1次，叶面追肥次数应不超过2次，一般一次后出苗。

6. 起苗　一般在春季（3～4月）或秋季（10～11月）以春天为佳，移栽前起苗。起苗前一日，用水浇透苗床。起苗时，用小锄头顺沟小心挖起扦插苗，不伤根，不伤苗。以随起随栽为好，起苗后放于背阴处选苗，剔除不合格苗，打捆，每捆20株。

（四）移栽

1. 苗圃移栽　育苗圃小茴香苗高10～15 cm时，选无病虫健康的苗移栽，以雨季和早春移栽最好。根据地形按株、行距1.2 m×1.5 m～1.4 m×1.7 m挖穴，穴径50 cm左右，深30～50 cm。挖松底土，每穴施土杂肥2～3 kg，与底土混匀，放置于坑底约15 cm，再回填土5 cm，苗放入坑中央，埋土固定，合理密度一般行距为50～60 cm，株距30～40 cm，每公顷留苗31 500～37 500株。栽植后及时浇透定根水。

2. 直播间苗、定苗　直播种；待小茴香长出2～3片真叶，苗高10 cm时即可间苗，移株距30～40 cm或50～60 cm，每穴留苗2～3株；4～5片真叶苗高6～8 cm时定苗，每穴留苗1株，禁留双苗，以利高产。合理密度一般行距为50～60 cm，株距30～40 cm，每公顷留苗31 500～37 500株。土质肥沃，分枝较多，可适当稀些；若土壤肥力差，可适当密植。

四、田间管理

（一）中耕除草

5～8月，植株生长旺盛，一般每月除草一次，冬季休眠期不用除草。

（二）灌溉与施肥

小茴香喜湿润但怕积水，天气炎热多雨季节，要注意排涝，切忌水淹。待苗高30 cm左右，施人粪尿1 000 kg，后期用含氮、磷的农家肥根外追肥。5月上旬、8月上旬再各施一次肥，且宜在株间掘穴下并覆土。

（三）病虫害防治

1. 防治原则　同"艾叶"。

2. 防治措施

（1）农业防治：① 禁止检疫性病虫害从疫区传入保护区，保护区不得从疫区调运种苗或种子，一经发现立即销毁。② 通过机械翻耕或者人力翻耕。③ 通过中耕除草来破坏病虫害虫卵。④ 选择地势较高，透水性好的土壤种植。⑤ 加强田间管理，做好排水排涝，及时中耕改良土壤结构，增施有机肥和磷钾肥。⑥ 采用喷施石硫合剂或叶面肥等方式共同防治小茴香的病害（白粉病、根腐病、立枯病、菌核病）等。⑦ 收割后清除杂草，将枯枝、烂叶清理掉，结合施肥冬耕，施用腐熟肥料。⑧ 在植株未发

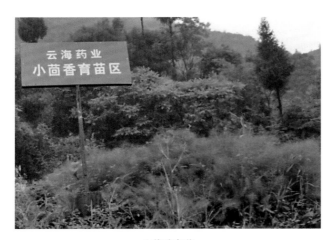

小茴香育苗

芽前用石硫合剂喷一次，在小茴香周围种植玉米、高粱诱集带，也可套种大蒜、葱等有辛辣刺激气味的驱避植物。

（2）物理防治：①应用灯光防治害虫，可用黑光灯引诱或驱避吸果夜蛾、金龟子、卷叶蛾、茴香虫等。②蚜虫发生期可用黄粘板诱杀，用于监测时每公顷悬挂75～150片，预防期每公顷悬挂20 cm×30 cm粘虫板225～300片，害虫发生期每公顷悬挂20 cm×30 cm粘虫板675片以上。

（3）化学防治：无登记可用于小茴香的农药。如确需使用，应按照农业管理部门批准绿色食品生产允许使用的农药进行化学防治。

注：在生产实际中，药农针对灰斑施用波尔多液；针对灰霉病施用65%甲霉灵可湿性粉剂600倍液、50%多霉灵可湿性粉剂700倍液；针对茴香虫施用90%敌百虫1 000倍液。

五、采 收

（一）采收期

9月初，种子逐渐开始成熟，由于种子成熟期不一致，又因为商品用小茴香以淡绿色为上等，所以当种皮由绿色变淡黄，上有黑筋出现时或植株开始变黄时，分次收获，防止种子落粒。

（二）采收方式

人工采收。收割的种株，连花梗一起摘下（整朵采收），晒干搓碎，去掉杂质，妥善保存，进行晾晒阴干，防止雨淋和种株发霉变暗，提高种子的产量和质量。收获时一定要选晴天头、阴天尾，让小茴香收割后有一段晴好的天气，使小茴香及时风干。

六、产地加工

（一）自然干燥

用取原药材，除去杂质及残梗，筛去获屑。

在干净晾晒场摊薄晒干或阴干，晾晒初期要勤翻动，防止褐变，晾晒期间不要淋雨或受潮。自然干燥的小茴香颜色淡绿色为上等。

（二）烘房烘干

连花梗（整朵采收）摊放厚度3～5 cm。开始设置温度在30～35℃，打开进出口风闸（小档），进行预烘1 h；之后升温至40～45℃，保持3～5 h，

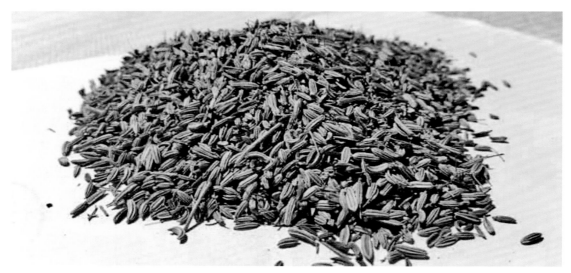

小茴香药材

进出口风闸调至中档；最后升温至45～50℃，进出口风闸调至大挡，保持温度直至含水量低于6%即可。

进行定额包装。包装袋上必须注明产品名称、重量、产地、生产单位名称、执行标准、生产日期、储藏条件等。

七、包装及贮存

（一）包装

小茴香含水量在6%以下时，选用绿色环保材料

（二）贮存

置阴凉干燥处储藏，储藏过程中注意防鼠、防潮、防霉变、防串味等。

历史沿革

小茴香始载于孙思邈《千金要方》："煮臭肉，下少许，即无臭气，臭酱入末齐香，故曰茴香。"李时珍在《本草纲目》中也曾说：古人喜欢把小茴香放在怀里，当一种食品来食用。茴香原产地中海地区，从唐代开始传入，全国各地都有均有，《中药大辞典》记载山西、甘肃、辽宁、内蒙古、吉林、河北、陕西、贵州、四川、重庆、广西等地亦产。

目前重庆云阳周边地区在市场上占有重要的地位，年产量200万千克，占全国产量的10%左右，是小茴香的主产区之一。

参考文献

［1］国家药典委员会.中华人民共和国药典：一部［S］.北京：中国医药科技出版社，2020.
［2］杨丽兰，李博，付东方，等.棉花套种小茴香种植技术［J］.新疆农垦科技，2013，36（5）：15.
［3］任万海，顾敏，任慧霞.宁夏海原特色作物小茴香种植技术［J］.中国农技推广，2006（9）：31-33.
［4］郭永忠，李浩霞，杜建民，等.不同种植方式对小茴香生产性能的影响［J］.宁夏农林科技，2017，58（9）：10-11，22.
［5］郭霞.小茴香不同种植密度试验［J］.农业科技与信息，2009（1）：16.

辛　夷

辛夷为伞形科植物望春花*Magnolia biondii* Pamp.的干燥花蕾，具有散风寒、通鼻窍的功效，用于风寒头痛、鼻塞流涕、鼻鼽、鼻渊等病证。河南作为辛夷道地产区，其出产的辛夷以花蕾大、香气浓郁、产量大而驰名中外，其中尤以南召及邻近地区所产辛夷质量最佳。

本篇所述药材即为伞形科植物望春花*Magnolia biondii* Pamp.的干燥花蕾，相关技术和规范适用于河南南召及邻近地区道地药材辛夷的生产加工。

一、产区生态环境

（一）海拔

栽培或野生适宜海拔为 600 ～ 1 200 m。

（二）气温

生长在年平均气温为15.4℃的山区，适宜生长的温度为25 ～ 28℃，在−17℃低温下可露地越冬。

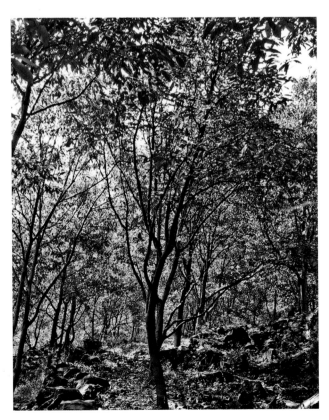

辛夷原植物一

（三）降雨量

适宜年平均降雨量为814.3 mm。

（四）土壤

在酸性或微酸性、疏松肥沃、排水良好的砂质土壤中生长良好，而土质黏重、排水不良、低洼积水及盐碱地均不宜种植。

（五）地形地势

辛夷有较强的适应性和抗逆境能力，不论是山谷、丘陵、平原、坡地均能生长。

二、选地和整地

（一）选地

空气、土壤及用水质量要求　同"艾叶"。

（二）整地

1. 苗田整地　每公顷施厩肥45 000 kg，过磷酸钙450 kg，均匀撒入作为基肥。冬季翻耕，经冻融风化，早春再浅耕一次，并进行土壤消毒。耙细整平后做宽1 ～ 1.5 m，高15 ～ 20 cm的苗床。

2. 大田整地　一般为穴栽，按行株距3 m×2 m开穴，穴长、宽、深均为1 m，施入腐熟厩肥、堆肥或腐殖质土，10年以下幼树50 kg/株，10年以上成年树100 kg/株，50年以上盛蕾期大树150 kg/株。

三、繁　殖

辛夷的繁殖方法有种子繁殖、嫁接繁殖、分株繁殖、压条繁殖、扦插繁殖，生产上以种子繁殖和嫁接繁殖为主。

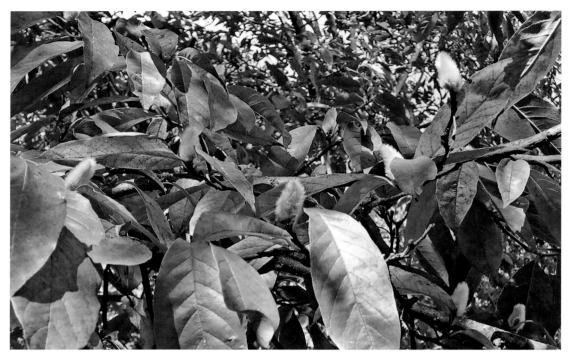

辛夷原植物二

（一）种子繁殖

1. 选种　选择15年以上株型标准，生长健壮的母株，选留20～30个花蕾，花将开放时进行人工授粉。于8月至9月当果轴呈紫红色，果即将开裂露出朱红色种子时采下果实，晒至果实裂开，用手抖打，使种子脱落。

2. 种子处理　将种子置于0.3%碱液中浸泡20～24 h，搓去种皮油脂，捞出种子用清水洗净，沥水后，捞出除去杂质，与干净细砂按1：2～1：3的

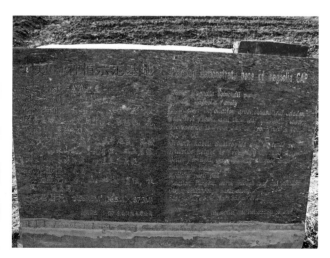

辛夷种植基地

比例拌匀，置容器内进行室内砂藏，量多者可在室外高燥处挖窖层积处理。窖深60 cm，长、宽根据种子量而定，窖底铺厚约10 cm的鹅卵石，上面铺一层10 cm的河砂，然后将1份种子与2份湿度为60%的河砂拌匀约厚30 cm，平铺于窖内，上面再盖10 cm细砂，窖顶封土成龟背形，盖草帘防止雨水浸入。第2年春季，当种子露白时立即取出播种。

3. 播种育苗　3月中下旬取出层积处理的种子，在整好的畦面上，按行距25～30 cm开深3～4 cm的沟条播，将种子按3～5 cm的株距均匀播入沟内。覆土与床面平，稍压实盖草，保持苗床湿润，约经30 d即可出苗。每公顷播种量150 kg左右，齐苗后及时揭去盖草，加强水肥管理。当幼苗出现2片和3～4片真叶时，各间苗一次，按株距10～20 cm定苗，及时进行中耕除草、浇水、追肥、遮阴等苗田管理，培育2年，当苗高80～100 cm时，出圃定植。

4. 定植　秋冬季至翌年早春萌发前，春植宜早不宜迟。在选好的定植地上，按株距3 m×2 m挖穴，施入足量的基肥，与底土拌匀。2年生大苗根系蘸黄泥浆或带小土团定植成活率较高，随起随栽，每公顷栽1 650株。

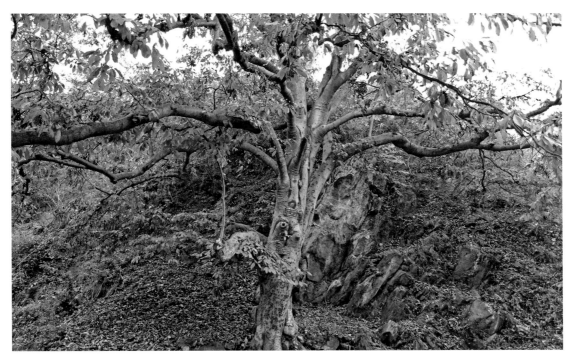

辛夷栽培环境

（二）嫁接繁殖

芽接宜在初春幼芽萌发前或秋季新梢成熟后，日平均气温22～26℃，相对湿度70%～80%的晴天下午进行。选发育充实、无病虫害、地径1～1.5 cm的实生苗作砧木。接穗采自10～15年生、已经开花结果的丰产型母株及无病虫害的1年生枝条上的饱满芽体。采用稍带芽片的丁字形芽接法或削芽腹接法。嫁接15 d左右即可成活，然后解带，截去砧木接芽以上部分枝干。秋季嫁接者不宜截去砧干，翌年萌芽前再剪。适时截砧是提高芽接成活率的关键技术。

（三）扦插繁殖

5月中旬至6月上旬，选取当年生健壮枝条，截成长10～12 cm，留叶2片，剪口上平下马耳形，插前穗基部蘸1 000 mg/L吲哚乙酸溶液，随采随处理穗扦插，按行株距15 cm×4 cm进行斜插，叶片不能重叠或贴地。插后浇透水，上面搭拱形塑料矮棚保湿，其上盖草帘遮阴，加强光照、温度及水分的管理，1个月左右即可生根。培育一年后即于秋季落叶后或早春萌芽前定植。

（四）分株繁殖

立春前后，把有多数分蘖的老株挖起，带根分株栽植，随挖随分随栽。

四、大田管理

（一）中耕除草

定植后，在每年的春、夏、秋三季各进行一次中耕除草，冬季在植株基部适当培土壅根，除掉萌蘖。成株后，每年夏、冬两季各进行一次中耕除草，并将草覆盖根际，以利越冬。

（二）施肥

每年秋季（9月下旬至10月上旬）施足基肥，以农家肥为主。10年以下幼树50 kg/株，10年以上树100 kg/株，50年以上盛蕾期150 kg/株。施肥方法：幼树沿树冠外围环沟或条沟施入，施后翻耕25 cm左右。2月上中旬植株萌发前，20年以下植株每株施尿素1～1.5 kg，20年生以上植株每株施尿素2～2.5 kg。4月下旬至5月上旬花芽分化前每株施入磷酸二铵1～2 kg。

（三）深翻改土

结合施肥进行，在幼树栽植后，自定植穴边缘开始，每年或隔年向外扩展，挖宽30～40 cm、深40～60 cm的环状沟，将耕作层土与肥料掺匀后施入下层，底土盖在上边，至全园翻完为止。

（四）排水灌溉

遇干旱天气，可适量浇水；多雨季节及时排除田间积水。

（五）修剪整形

1. 修剪　分为冬剪（落叶后至萌芽前修剪）和夏剪（生长期修剪）。

（1）修剪原则：花蕾顶生型品种长枝轻短截，促发中短枝；短枝中截促发中长枝，再行轻截，培养成结蕾枝组。花蕾腋生型树种，所有花枝均应中短截，促发中长枝。叶丛枝要重截，刺激萌发长壮枝结蕾。

（2）修剪方法：疏除下垂枝、培养壮枝，立体结蕾。回缩弱枝、老树上的骨干枝、刺激隐芽萌发，充实内膛，复壮树势。连续结蕾2～3年后的枝组和腋花结蕾2～3年后的中长枝也要回缩更新，降低蕾位。每年采蕾时应按照花枝剪截原则，结合采药进行掐摘。花蕾叶生型品种重掐（约1/2），在最下一个花蕾下面2～3 cm处截下；花蕾顶生型品种，20 cm以上长花枝应轻剪或不剪，10 cm以下短花枝应在1/2处重掐。

2. 整形　花蕾顶生型品种，采用自然圆头型树形，干高80～100 cm，主枝角度为60°～70°。花蕾叶生型品种，采用主干疏层树形，层间距80～120 cm，主枝角度为70°～80°。

（六）老树复壮

对多年生少开花结果的侧枝，从基部剪去弱枝，刺激隐芽萌发长出强壮枝条，并加强水肥管理，促进重发新枝，再去弱留壮，去密留疏，经2～3年抚育，即可形成新生树冠。

（七）间作

辛夷林间可间作小麦、大豆、芝麻或耐阴性中草药。

（八）病虫害防治

1. 防治原则　同"艾叶"。

2. 防治措施

（1）农业防治：① 实行合理轮作，苗床平整，排水良好，及时开沟排水，降低湿度。② 选用健壮无病种苗。③ 幼虫群集为害时，摘除虫叶，人工捕杀幼虫，捕杀时注意幼虫毒毛。④ 在病区或病株周围挖1 m以上深沟加以封锁。⑤ 刮治病根：扒开根部周围土壤，彻底刮除病部，切除烂根，外涂伤口保护剂，如煤焦油、波尔多液等，刮除或切除的病部或病根周围扒出的土壤要携出园外，并进行土壤消毒。⑥ 扒土晾根：于春秋季节，扒开根部土壤，刮除病根，经晾晒1～2周后，每株掺入5～10 kg草木灰封好。⑦ 掘除病株：对病情严重将要死亡或已经死亡的树，应尽早掘除销毁，并撒施石灰水，消毒穴土。⑧ 彻底清园，结合冬剪将树干上的病枯枝、枯桩、死枝、病皮彻底清出园外。⑨ 修枝时，不留枝桩，伤口要平滑，并在伤口涂杀菌剂。⑩ 春秋发病高峰期，检查发现病斑及时彻底刮除，刮到周围3～5 mm宽的好皮，刮后涂药1～2次消毒并保护伤口。⑪ 秋冬季人工挖虫茧烧毁。

（2）化学防治：无登记可用于南召辛夷的农药。

注：在生产实际中，药农针对辛夷种植中常见的根腐病会施用10亿芽孢/g的枯草芽孢杆菌、福美双、甲基硫菌灵等；针对紫纹羽病会施用代森锰锌、福美双、甲基硫菌灵等；针对干腐病会施用嘧啶核苷类抗菌素、菌毒清等；针对刺蛾、蓑蛾会施用辛硫磷等。

五、采　收

（一）采收期

辛夷的采收期与栽培地区的气温有密切关系。一般在每年的1月至2月底，花蕾即将开放时。

（二）采收方式

人工采摘。齐花柄处摘下未开放的花蕾，尽量不要伤及花枝。过早产量低，过晚花已开放，影响质量，否则将影响翌年花枝的形成和药材产量，采

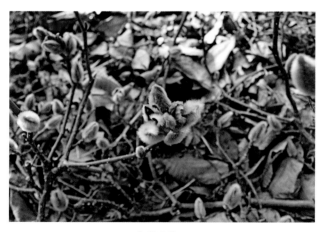

辛夷采收一

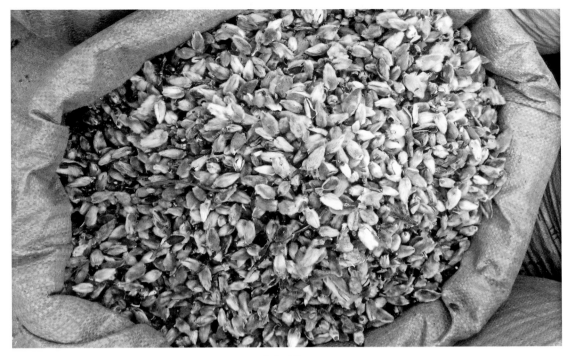

辛夷采收二

摘时做好防护措施。

六、产地加工

（一）除杂

花蕾摘回后，除去杂质，剪去枝梗。

（二）晾晒

辛夷药材中含有大量挥发性药分，切忌在阳光下暴晒，生产上多采用凉棚阴干方式。

（三）发汗

晚上收回室内堆放发汗 1～2 d。

（四）低温烘烤

堆放后再晾晒至干透为止。晒制时如遇雨可用烘房低温烘烤，当烘至半干时，堆放 1～2 d，复烘至花蕾内部全干。也可置室内通风处阴干，质量较好。折干率 30% 左右。

七、包装及贮存

（一）包装

选用不易破损、不脱落纤维、干燥、清洁、无异味、不影响品质的材料制成的包装袋，以保证药材在储藏、运输、使用过程中的质量。每件 20 kg。包装要牢固、密封、防潮，能保护药材品质。包装材料应易回收，易降解。外包装上必须注明产品名称、批号、重量、产地、等级、日期、生产单位、地址、贮存条件，并附有质量合格的标志。

（二）贮存

宜在 30℃ 以下，清洁卫生、阴凉干燥环境中贮藏，注意防霉、防虫蛀，发现及时进行无害化处理。

历史沿革

辛夷最早记载于汉代《神农本草经》，曰："辛夷，一名辛矧，一名候桃，一名房木。"记载辛夷产地是"生川谷"，现代翻译为山川河谷。

魏晋《名医别录》则记载有"汉中，魏兴，梁州川谷"，说明辛夷长在汉中（今陕西西南部），魏兴（今陕西东南部），梁州（今陕西西南部）等地的山川河谷地带。

宋代之后的古文献就出现了"处处有之"的记载，如宋代《本草衍义》中记载"全国各地"均有辛夷，《证类本草》仍是记载"生汉中川谷"，《本草图经》中初次出现了"人家园庭亦多种植"，表明此时辛夷不仅有野生的，也有栽培的。

明代古本草《本草蒙筌》《本草纲目》《本草品汇精要》《本草乘雅半偈》等均记载辛夷"所在有之，人家园庭亦多种植"，表明辛夷很常见，寻常人家家里的庭院也种植的。

清代《本草崇原》中记载"今近道处处有之"，近道即中原一带，在现代是河南省及其毗邻地区，表明辛夷在河南地区资源丰富。

到了现代，《本草钩沉》则是"湖北、四川、陕西等省均有野生，江苏、浙江、安徽等省均有栽培。本种喜生于温暖地带，偏向阳性树种"。《新编中药志》记载："原产湖北西部，现秦岭南、北坡均有分布。主产于河南的伏牛山南坡及桐柏山区，陕西甘肃南部也有分布。"《中国药材学》："分布于甘肃、陕西、湖北、河南、四川、湖南。生于海拔400～2 000 m山地""以河南、四川产量大，质量佳"。《河南中药手册》中记载辛夷"主产南阳市南召县及西峡县，均系野生的小灌木"，说明辛夷主产南阳市南召，而且南召是辛夷的道地产区，该地是原国家林业局首批命名的全国唯一的"中国名特优经济林辛夷之乡"，今药材市场上所售的辛夷绝大多数也是来源于河南南阳地区的望春花。

参考文献

[1] 神农本草经［M］.顾观光，辑.杨鹏举，校注.北京：学苑出版社，2008.
[2] 陶弘景.名医别录［M］.尚志钧，辑校.北京：人民卫生出版社，1986.
[3] 唐慎微.证类本草［M］.北京：人民卫生出版社，1957.
[4] 寇宗奭.本草衍义［M］.张丽君，丁侃，校注.北京：中国医药科技出版社，2012.
[5] 苏颂.本草图经［M］.合肥：安徽科学技术出版社，1994.
[6] 李时珍.本草纲目（校点本）：下册［M］.2版.北京：人民卫生出版社，2004.
[7] 陈嘉谟.本草蒙筌［M］.陆拯，赵法新，校点.北京：人民卫生出版社，1988.
[8] 刘文泰，等.本草品汇精要［M］.北京：人民卫生出版社，1982.
[9] 卢之颐.本草乘雅半偈［M］.张永鹏，校注.北京：中国医药科技出版社，2014.
[10] 张志聪.本草崇原［M］.北京：中国中医药出版社，1999.
[11] 叶桔泉.本草钩沉［M］.北京：中国医药科技出版社，1988.
[12] 肖培根.新编中药志：第二卷［M］.北京：化学工业出版社，2002.
[13] 徐国钧，何宏贤，徐珞珊，等.中国药材学［M］.北京：中国医药科技出版社，1996.
[14] 河南省卫生厅药品检验所.河南中药手册：第一册［M］.郑州：河南人民出版社，1959.
[15] 查道成.南召辛夷种植开发优势浅析［J］.光明中医，2014，29（6）：1319-1320.
[16] 倪锋轩，吴玉洲，张江涛.河南辛夷丰产栽培技术［J］.中国园艺文摘，2011（5）：193-194.
[17] 张行，吴迎春，郭夫江，等.道地药材南召辛夷现状调研［J］.中药材，2015（11）：2285-2287.
[18] 黄海欣.辛夷采收期和加工方法对质量的影响［J］.特产研究，1993（7）：60.
[19] 江芒，温龙友，方益柱，等.辛夷栽培技术［J］.江西：现代农业科技，2008（20）：51-54.

续　断

　　续断为川续断科植物川续断 *Dipsacus asper* Wall. ex Henry 的干燥根，具有补肝肾、强筋骨、续折伤、止崩漏的功效，用于肝肾不足、腰膝酸软、风湿痹痛、跌扑损伤、筋伤骨折、崩漏、胎漏等病证。续断药用历史悠久，为常用大宗药材，在中医药生产中占有重要地位。近年来，随着市场需求增加，续断的种植面积不断扩大，目前续断产区以四川、重庆、云南、湖北、湖南和贵州为主。

　　本篇所述药材即为川续断科植物川续断 *Dipsacus asper* Wall. ex Henry 的干燥根，相关技术和规范适用于云南大理、丽江、楚雄及周边地区主产药材续断的生产加工。

一、产区生态环境

（一）海拔
适宜海拔为 1 600 ～ 3 000 m。

（二）气温
适宜年平均气温为 8 ～ 15℃。

（三）降雨量
适宜年平均降雨量为 800 ～ 1 500 mm。

（四）土壤
适宜选择土层深厚、疏松肥沃、富含腐殖质的砂壤土或壤土。

（五）地形地势
适宜选择向阳背风、土层深厚、疏松肥沃、地下水位低的缓坡或平地。

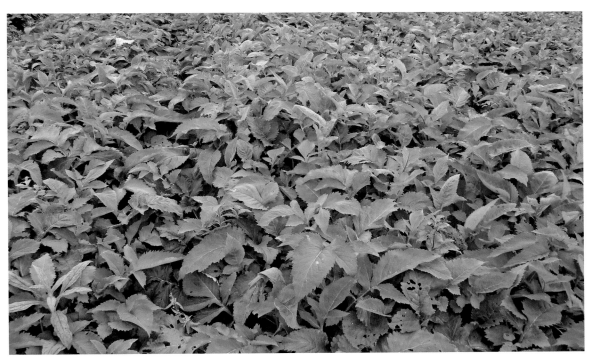

续断种植基地

二、选地整地

（一）选地

1. 产地环境要求　应选择不受污染源影响，生态环境良好的农业生产区域。

2. 空气、土壤及用水质量要求　同"艾叶"。

（二）整地

清除地块中的前作秸秆、杂草等。将地整平耙细，耕作深度不少于30 cm。然后作畦，顺坡做成宽120 cm、高25 cm，作业道30 cm，畦长因地而定。

三、播　种

（一）采种

9～11月选择健壮植株，待果实呈黄绿色、充实饱满时，将整个果球采回，置阴凉通风处后熟数日，晾干，抖出种子，除去杂质，放室内阴凉干燥处保存。

（二）种子质量要求

选择上一年新产的颗粒饱满、无霉变、无病斑、不携带虫卵病菌的种子，净度不低于90%，发芽率不低于80%。

（三）种子处理

在播种前用40～50℃温水浸泡种子12 h，捞出后置于25±2℃环境中催芽，待70%种子露白时即可播种。播种期间如遇连续晴天，则不宜对种子进行催芽处理，可直接播种。

（四）播种时间

6月下旬至8月上旬。

（五）播种方法

按株行距30 cm×20 cm打穴，穴深4～6 cm，每穴播种子3～5粒，每公顷用种量6～7.5 kg；播种后覆盖1～1.5 cm厚的细土，畦面覆盖2 cm厚的枯叶或铡碎的草。

四、田间管理

（一）定苗

当苗高6～8 cm时，间去过密的弱苗，及时对缺苗的穴补苗，每穴留1株壮苗。

（二）中耕除草

幼苗期除草2～3次，第2年返青至封行前中耕除草1～2次。

（三）施肥

施肥采用行间沟施。定苗后，追施尿素150 kg/hm²。45 d后追施复合肥（氮：磷：钾=15：15：15）300 kg/hm²。第2年返青后，追施尿素225 kg/hm²；7月中旬，追施复合肥（氮：磷：钾=15：15：15）450 kg/hm²。

（四）摘薹打顶

第2年见花蕾时，及时打顶，除去全部花蕾。

（五）越冬管理

冬季地上茎叶枯萎后，割去枯枝，清除田间枝叶。地表覆盖1～2 cm厚的腐殖土或农家肥。

（六）病虫害防治

1. 防治原则　同"艾叶"。

2. 防治措施

（1）农业防治：① 合理轮作。② 选择土壤透气性好、适宜的环境种植。③ 整地理墒，增施腐熟有机肥作基肥。④ 合理密植，挖好排水沟。⑤ 合理施肥，适时中耕除草。⑥ 彻底清除和销毁病株残体以及田间杂草。⑦ 如发病重时，可提前采收。

（2）物理防治：根据成虫的趋光性和趋化性，可用黑光灯和糖、醋、蜜诱杀地老虎。

（3）化学防治：无登记可用于续断的农药。

注：在生产实际中，药农针对续断种植中常见的根腐病会施用多菌灵、异菌脲等；针对叶斑病会施用代森锰锌等；针对蚜虫会施用辟蚜雾等；针对地老虎会施用辛硫磷、敌百虫等。

五、采　收

（一）采收期

宜在第2年11～12月地上茎叶枯萎后采挖。

（二）采收方式

采收时，割去枯萎的茎叶，在畦旁开挖25～35 cm深的沟，顺序挖出根茎。抖去泥土，剔除芦头、烂根，运回加工。

六、产地加工

除去须根，晾晒或在50℃条件下烘至半干，集中堆置，盖上麻袋或棉絮，使根"发汗"至内部变成绿色时，再晒干或在50℃条件下烘干至含水量≤10%。

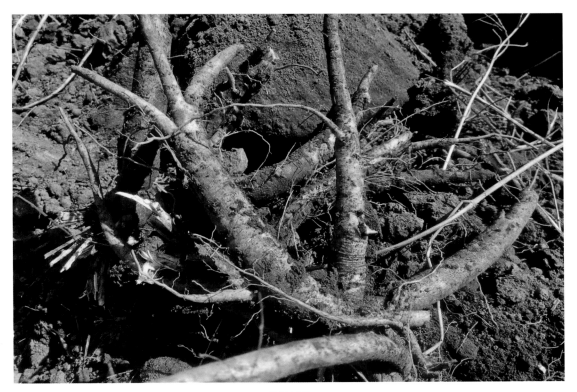

续断采挖

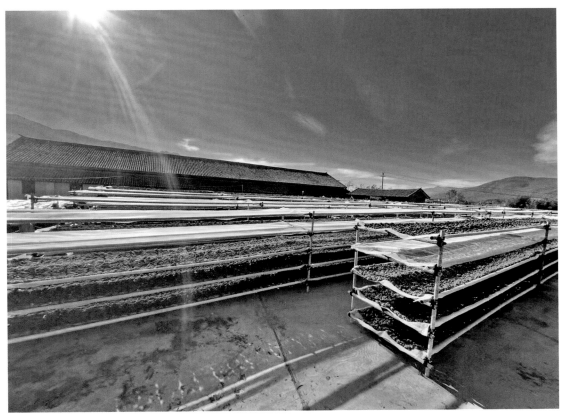

续断晾晒

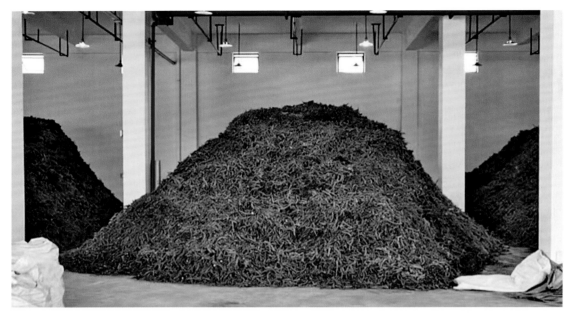

续断发汗

七、包装及贮存

（一）包装

将干燥后的续断药材，按不同商品规格分级后包装。包装袋上必须注明产品名称、重量、产地、生产单位、地址、生产日期、贮存条件等。

（二）贮存

包装好的产品应贮存于清洁卫生、阴凉干燥、通风、防潮、防虫蛀、无异味的库房中。库房应有专人管理，定期检查与养护，防潮、防霉变、防虫蛀，一经发现立即采取措施。

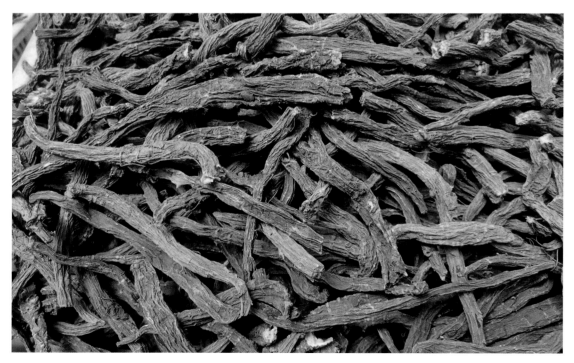

续断药材一

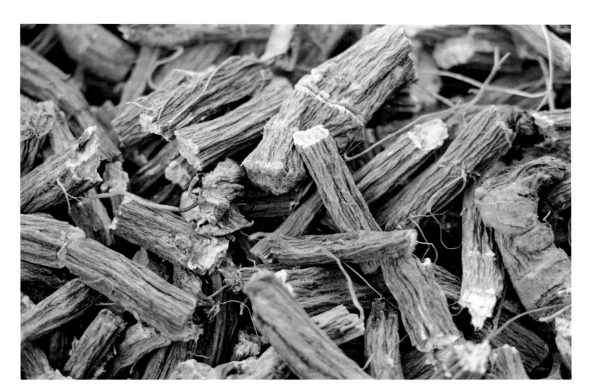

续断药材二

历史沿革

据基原考证，明代开始才以川续断科植物川续断 *Dipsacus asper* Wall. ex Henry 作为续断的正品来源，故对其产地及道地产区的考证均以正品续断为主。《滇南本草》一书中虽未记载续断的产地，但续断被收载于此书的药材品种当中，因此可以推断续断在云南有分布。蔺道人《理伤续断方》一书中首次在续断等药材名上冠以"川"字命名，即四川所产续断。《本草纲目》载："今人所用，以川中来，色赤而瘦，折之有烟尘起者为良焉。"《本草品汇精要》载："续断出《神农本草经》……道地，蜀川者佳。"《中药材商品规格质量鉴别》记载："以湖北产量大，质量好，尤以鹤峰所产质量佳。"《中国药材学》载："以湖北产量大，质量好。"《现代中药材商品通鉴》记载："以湖北产量大，质量好，尤以鹤峰所产质量佳。"《金世元中药材传统鉴别经验》载："以五峰、鹤峰产品质优。"

综上，自明清以来对续断明确续断基原为川续断 *Dipsacus asper* Wall. ex Henry，以川产为佳，湖北鹤峰、五鹤紧靠四川东部，因此，本草记载的"川续断"应为四川川东平行岭谷，重庆，湖北鹤峰、五鹤及周边地区。

续断产地历史沿革见表67。

表 67 · 续断产地历史沿革表

年　代	出　处	产　地　及　评　价
明	《滇南本草》	虽未记载续断的产地，但续断被收载于此书的药材品种当中，因此可以推断续断在云南有分布
	《本草纲目》	今人所用，以川中来，色赤而瘦，折之有烟尘起者为良焉
	《本草品汇精要》	道地，蜀川者佳
清	《植物名实图考》	今滇中生一种续断……滇、蜀密布，疑川中贩者即此种，绘之备考，原图俱别存
民国	《中国药学大辞典》	处方用名川断、川断肉……名曰川断，实出自湖北
现代	《中药材手册》	以四川、湖北产质量较佳
	《中药材商品规格质量鉴别》	以湖北产量大，质量好，尤以鹤峰所产质量佳
	《中国药材学》	以湖北产量大，质量好
	《现代中药材商品通鉴》	以湖北产量大，质量好，尤以鹤峰所产质量佳
	《金世元中药材传统鉴别经验》	以五峰、鹤峰产品质优

参考文献

［1］兰茂.滇南本草：第一卷［M］.昆明：云南人民出版社，1975.
［2］李时珍.本草纲目（校点本）［M］.北京：人民卫生出版社，1982.
［3］吴其濬.植物名实图考［M］.上海：商务印书馆，1957.
［4］中华人民共和国卫生部药政管理局.中药材手册［M］.北京：人民卫生出版社，1959.
［5］冯耀南，刘明，刘剑，等.中药材商品规格质量鉴别［M］.广州：暨南大学出版社，1995.
［6］张贵君.现代中药材商品通鉴［M］.北京：中国中医药出版社，2001.
［7］徐国均，何弘贤，徐珞珊，等.中国药材学［M］.北京：中国医药科技出版社，1996.
［8］卢赣鹏.500味常用中药材的经验鉴别［M］.北京：中国中医药出版社，2002.
［9］金世元.金世元中药材传统鉴别经验［M］.北京：中国中医药出版社，2010.
［10］彭成.中华道地药材［M］.北京：中国中医药出版社，2011.
［11］卫莹芳，刘永，谢达温，等.不同产地续断的质量比较［J］.华西药学杂志，2010，25（2）：173-174.
［12］冯良.不同产地续断中4种皂苷类成分的HPLC含量测定［J］.社区医学杂志，2017，15（13）：50-52.

玄　参

玄参为玄参科植物玄参 *Scrophularia ningpoensis* Hemsl. 的干燥根，具有清热凉血、滋阴降火、解毒散结的功效，用于热入营血、温毒发斑、热病伤阴、舌绛烦渴、津伤便秘、骨蒸劳嗽、目赤、咽痛、白喉、瘰疬、痈肿疮毒等病证。玄参药用历史悠久，为常用大宗中药材，亦为著名的浙产道地药材，道地产区位于浙江金华磐安，包括大盘山山脉、钱塘江流域及周边等地。

本篇所述药材即为玄参科植物玄参 *Scrophularia ningpoensis* Hemsl. 的干燥根，相关技术和规范适用于浙江金华磐安，包括大盘山山脉、钱塘江流域及周边地区道地药材玄参的生产加工。

一、产区生态环境

（一）海拔
大田栽培适宜海拔为 600～1 200 m。

（二）气温
适宜年平均气温为 13.9～17.4℃。

（三）降雨量
适宜年平均降雨量为 1 409.8～1 527.8 mm。

（四）土壤
宜选排水良好的砂壤土。

（五）地形地势
适宜丘陵、低山坡地区，常生于向阳的林下、坡地。

二、选地整地

（一）选地

1. 产地环境要求　选择疏松、土层深厚、排水良好的砂质壤土，不宜选择黏土或保水保肥能力差的砂土，2 年内栽培白术及豆科、茄科等易发白绢病的作物轮作的田块不得栽培。

2. 空气、土壤及用水质量要求　同"艾叶"。

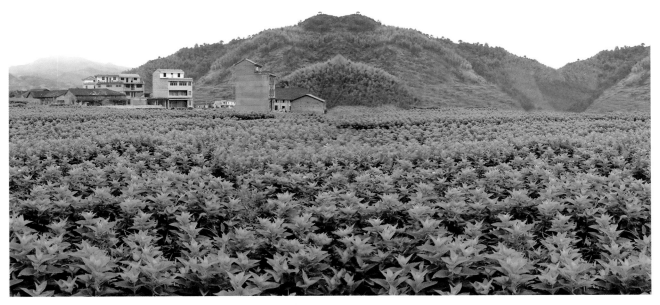

玄参种植基地

（二）整地

翻耕土地，深度30～40 cm，整平耙细后，作龟背形畦，沟宽25～35 cm，畦面宽100～130 cm。

三、栽　种

（一）选种

秋末冬初玄参收获时，选择无病害、粗壮、侧芽少、长2.0 cm以上、直径0.5 cm以上的白色子芽；剔除芽头呈红紫色、青绿色的子芽，同时剔除芽鳞开裂（开花芽）、分叉、细小、干瘪无活力的子芽。

（二）栽种时间

宜在12月中旬至次年1月下旬播种。

（三）栽种密度

栽种密度范围为每公顷600～750 kg。

（四）栽种方法

按株行距（30～40）cm×（30～40）cm开穴，深10 cm，每穴放种栽1个，边上施入有机肥等肥料，覆土时使种栽芽头向上，齐头不齐尾，土层高出芽头3 cm为宜。

四、田间管理

（一）施肥

1. 要求　施肥和肥料标准按NY/T 496、NY/T 394、NY 525规定执行。

2. 基肥　每公顷施用有机肥15 000～75 000 kg，结合整地施入土中。种栽覆土后，每公顷施入钙镁磷肥750 kg。

3. 苗肥　第1次在齐苗时，每公顷施有机肥2 250～3 000 kg和碳酸氢铵225～300 kg，第2次在苗高30 cm以上时，施有机肥2 250～3 000 kg和尿素150 kg。

4. 秋肥　打顶后，每公顷施用有机肥1 500～2 250 kg加过磷酸钙750 kg，混拌后，于株旁开沟或挖穴施入，施后盖土。

（二）排水

四周开好排水沟，田块较大的应开腰沟，排水沟深度在40 cm以上。

（三）摘花打顶

抽薹开花后，选晴天，及时将花薹剪除，并将剪下花薹集中销毁。

（四）中耕除草

结合施肥中耕除草。

（五）病虫害防治

1. 防治原则　同"艾叶"。

2. 防治措施

（1）农业防治：① 选用'浙玄1号'等良种。② 加强田间管理，合理施肥，清除田间杂草，在病虫害发生初期及时清除病株、病叶和有虫枝叶，并带出田外销毁。收获后清洁田园。③ 采取轮作措施，宜与禾本科等作物轮作，轮作间隔期3年以上，不能与白菜、白术、白芍等作物轮作。

（2）物理防治：根据害虫的不同性质，在林间安装频振式杀虫灯或悬挂黄色粘虫板等。杀虫灯应符合GB/T 24689.2标准执行，挂灯时间为5月初至10月下旬，雷雨天不开灯；黄色粘虫板（规格20 cm×25 cm或25 cm×30 cm），每公顷悬挂量450～600张。

（3）生物防治：保护和利用天敌控制病虫害发生。

（4）化学防治：有登记可用于玄参的农药。如确需使用，应按照农业管理部门批准的农药进行化学防治。

五、采　收

秋末冬初，当玄参地上茎叶黄萎时，割去茎秆，晴天采挖，切下块根，将块根运回室内加工。

六、产地加工

（一）生晒加工

先将块根白天摊晒，经常翻动，夜晚收拢堆积，使其"发汗"，反复堆积摊晒至五六成干时，再集中堆积5～7 d，等块根内部全部变黑，再进行翻晒，直至全干。

（二）产地火烘加工

遇阴雨天气，可用火烘干，保持温度40～50℃。在烘烤时应适时翻动。烘至五六成干时，取出堆积"发汗"，上面可用草或薄膜盖严，至块根内部变黑后再用文火烘至全干。

（三）产地车间加工

晒房通风晒干至根条变软，表皮出现皱缩，进行根型分级；中心直径大于7 cm的为粗根，中心直径小

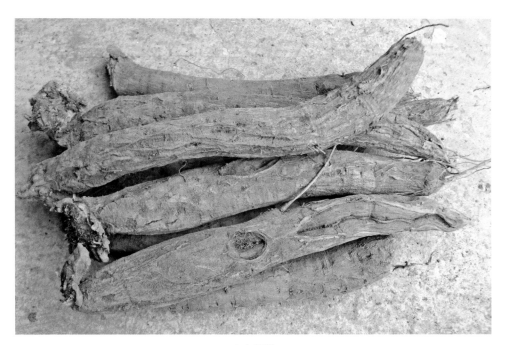

玄参药材

于7 cm的为细根，两者分开加工；保持温度40～50℃鼓风干燥，干燥至鲜重的50%～60%，取出堆积"发汗"，粗根发汗3 d，细根发汗1～2 d至块根内部变黑，整体又变柔软，发汗期间用塑料薄膜覆盖；之后40～50℃鼓风烘干至含水量在16%以下。

七、包装及贮存

（一）包装

应采用清洁、无毒、无异味的麻袋、编织袋等材料，包装应牢固、整洁、防潮、美观，符合SB/T 11182要求。

（二）贮存

产品应贮存在清洁无异味、通风、干燥、避光的场所，远离有毒、有异味、有污染的物品，并具有防鼠、虫、禽畜的措施。产品应存放在货架上，与墙壁保持足够的距离，防止虫蛀、霉变、腐烂等现象发生，并定期检查，发现变质，应及时剔除。

历史沿革

本品为产于浙江金华磐安及周边地区的栽培玄参。

汉代《吴普本草》记载："或生冤句（即今山东菏泽）山阳。"南北朝时期《本草经集注》记载："生河间（即今河北河间）川谷及冤句（即今山东菏泽）……今出近道，处处有。"指出玄参广泛存在处处有。据《本草图经》的衡州玄参附图，并指出玄参分布广泛，但未指出品质较好的玄参产地。

明代《本草品汇精要》记载："【地】（《图经》曰）生河间（即今河北河间）、川谷及冤句（即今山东菏泽），今处处有之。〔道地〕江州（即今江西九江）、衡州（即今湖南衡阳）、邢州（即今河北邢台）。"记载了玄参的道地药材产自江州（即今江西九江）、衡州（即今湖南衡阳）、邢州（即今河北邢台）。

明代《本草乘雅半偈》记载："生河间（即今河北河间）川谷，及冤句（即今山东菏泽），山阳近道亦有之。"清代光绪《杭州府志》载："玄参出仁和者多，笕桥者佳。"

从民国开始，药物学文献记载玄参的道地产区从江西、湖南、河北等地迁移到浙江，例如，民国《药物出产辨》记载："产浙江杭州府。"《中国药学大辞典》（1935）记载："元参为浙江之特产……然浙江元参之产地非处处有之，亦有栽培者，有不栽培者。栽培者如杭县之笕桥、乔司及临平等地方为多。"《本草药品实地之观察》记载："北方药肆之玄参，皆谓来自杭州，著者特移植杭州笕桥之玄参苗，及笕桥人之所谓乌玄参者，培植结果，知为 *Scrophularia ningpoensis* Hemsl.。"民国二十九年（1940）《重修浙江通志》记载："磐安生产药材，元参270担、元胡580担、芍药420担、白术9 600担。"

《中药材手册》（1959）记载玄参："【产地】主产于浙江磐安、杭州笕桥、东阳。"另有记载浙江称为乌元参，"乌"表示玄参中环烯醚萜类物质含量高，是浙产玄参外观优质的标志。

《中华本草》记载玄参："主产于浙江东阳、杭州、临海、义乌、临安、富阳、桐庐等地。此外四川、陕西、贵州、湖北、江西、河北等地亦产，以浙江产量最大，销全国，并有出口。"

综上分析，历代本草玄参药用来源以玄参科植物玄参 *Scrophularia ningpoensis* Hemsl. 为主。其历史上未曾有明显道地产区。直至民国，各种本草学著作较为推崇浙产玄参，以肥壮、坚实、内色乌黑为佳，认为浙江产的玄参品质较高。其道地产区及主产区为浙江一带，产量大、质量高、疗效好，享誉海内外，为道地药材。玄参为"浙八味"之一，早在汉代著名医学家张仲景的《伤寒杂病论》中就有运用。

玄参产地历史沿革见表68。

表68·浙玄参产地历史沿革表

年　代	出　处	产地及评价
清	《杭州府志》	玄参出仁和者多，笕桥者佳
民国	《药物出产辨》	产浙江杭州府
	《中国药学大辞典》	元参为浙江之特产……然浙江元参之产地非处处有之，亦有栽培者，有不栽培者。栽培者如杭县之笕桥、乔司及临平等地方为多
	《本草药品实地之观察》	北方药肆之玄参，皆谓来自杭州，著者特移植杭州笕桥之玄参苗，及笕桥人之所谓乌玄参者，培植结果，知为 *Scrophularia ningpoensis* Hemsl.
	《重修浙江通志》	磐安生产药材，元参270担、元胡580担、芍药420担、白术9 600担
现代	《中药材手册》	主产于浙江磐安、杭州笕桥、东阳

参考文献

［1］姚国富，王兆林，潘秋祥.白术、玄参全程标准化操作手册［M］.杭州：浙江科学技术出版社，2016.
［2］陆中华，张真，王兆林，等.玄参浙玄1号栽培技术研究［J］.浙江农业科学，2013，1（4）：390-395.
［3］李会伟，刘培，钱大玮，等.不同干燥方法及其影响因子对玄参药材初加工过程品质形成的影响［J］.中国中药杂志，2015，40（22）：4417-4423.
［4］严宝飞，朱邵晴，李会伟，等.多指标综合评价优选玄参药材干燥工艺［J］.中国中药杂志，2016，41（16）：3002-3008.

延胡索（元胡）

延胡索（元胡）为罂粟科植物延胡索 *Corydalis yanhusuo* W. T. Wang 的干燥块茎，具有活血、行气、止痛的功效，用于胸胁、脘腹疼痛，胸痹心痛，经闭痛经，产后瘀阻，跌扑肿痛等病证。据文献考证，元胡在唐代时便有记载，但对原植物形态描述并不详尽。而后从明代的《本草纲目》《本草原始》《本草乘雅半偈》等记载，确定当时的元胡品种即为当前主产于浙江东阳等地的罂粟科植物延胡索 *Corydalis yanhusuo* W. T. Wang。

本篇所述药材即为罂粟科植物延胡索 *Corydalis yanhusuo* W. T. Wang 的干燥块茎，相关技术和规范适用于浙江金华（磐安、东阳），包括金衢盆地及周边地区道地药材延胡索的生产加工。

一、产区生态环境

（一）气温

适宜温和湿润气候，年平均气温17℃。

（二）无霜期

适宜年平均无霜期为200～260 d。

（三）光照

适宜年平均日照时数为2 000 h。

（四）降雨量

适宜年平均降雨量为1 500 mm。

（五）土壤

适宜土壤呈弱酸性至中性，土层深厚，质地疏松，透气性好，有机质含量高，保肥力强。

（六）地形地势

地处金衢盆地东缘，浙东丘陵西侧，地形以丘陵和盆地为主。

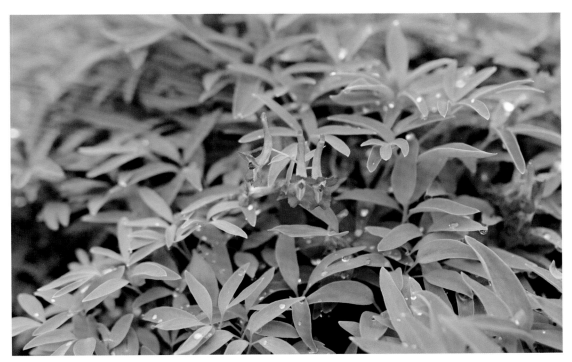

延胡索原植物一

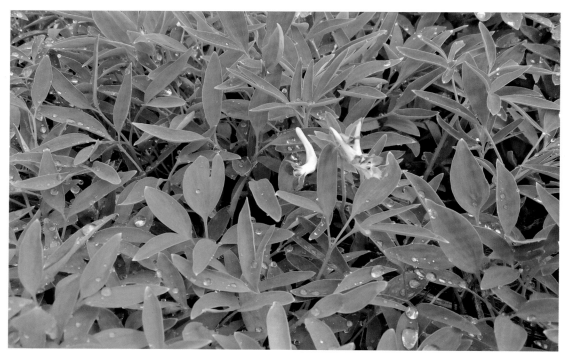

延胡索原植物二

二、选地和整地

（一）选地

1. 产地环境要求　通常应选择不受污染源影响或污染物含量限制在影响范围之内，生态环境良好的农业生产区域。应选择生态条件良好、远离污染源、土层较深、排水良好、疏松肥沃的砂质壤土。

2. 空气、土壤及用水质量要求　同"艾叶"。

（二）整地

起沟整平作畦：稻板田用锄头等工具削平稻桩，填平低洼处，依地势拉绳用削刀划好畦和沟，畦宽90～110 cm，沟宽25～30 cm，沟深20～25 cm。

三、播种育苗

（一）选种

选择抗性强的元胡品种。宜选择当年生的块茎，直径大于1 cm，外表无破损、无病虫害。

（二）种块茎越夏

将种块茎摊放在阴凉、通风处，晾4～5 d，待种块茎表皮风干发白后包装贮存。可用编织袋、布袋、篓筐等符合卫生要求的包装材料包装，贮存在通风、阴凉、干燥、泥土地面的仓库或室内。

（三）种块茎预处理

临播前，将选好的种块茎在50%多菌灵可湿性粉剂1 000倍药液中浸种1 h，以浸没为准，捞出晾干后备用。浸泡时，应除去浮在水面的病烂种块茎。

（四）播种

1. 播种时间　宜在9月底至11月上旬选晴天播种。

2. 播种量　播种量为600～675 kg/hm²。

3. 播种方法　在畦上按行株距10 cm×（11～13）cm的密度排放种块茎，芽眼朝上。施基肥后，将沟中的泥土敲碎覆盖于畦面，覆土厚度为5～6 cm。

四、田间管理

（一）施肥

1. 总则　宜使用腐熟农家有机肥和商品有机肥，限量使用化肥，氮磷钾及微量元素肥料合理搭配，并按NY/T 496规定执行。

2. 基肥　施有机肥或栏肥，商品有机肥用量为3 000 kg/hm²，栏肥用量为15 000 kg/hm²，施在排放好种块茎的畦面。

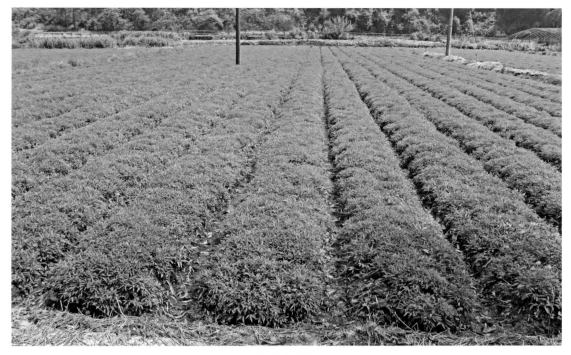

延胡索种植基地

3. 腊肥　12月中下旬施，碳酸氢铵的用量为375 ～ 450 kg/hm²、过磷酸钙为375 ～ 450 kg/hm²，混匀后撒施畦背，盖栏肥15 000 kg/hm²，或盖稻草等。

4. 春肥　分2次施入，第1次在2月底3月初，尿素用量为75 ～ 90 kg/hm²；第2次在3月中旬，尿素用量为60 ～ 75 kg/hm²，采用冲水泼浇法，浓度为0.5% ～ 0.6%。

5. 根外追肥　3月中、下旬植株旺长期，叶面喷施磷酸二氢钾15 ～ 22.5 kg/hm²，肥液浓度为1%，隔5 ～ 7 d喷1次，连喷2次。

（二）中耕除草

1. 中耕　12月中旬，施腊肥前，选晴天露水干后进行一次浅中耕，操作时应小心谨慎，避免伤及地下种芽。

2. 除草　宜人工除草。春季旺长期，选晴天露水干后进行人工除杂草2 ～ 3次。

（三）排灌水

播种后，遇干旱天气，灌水抗旱，水不应漫过畦面。出苗后，遇春季多雨，应清沟排水，田间不应积水。

（四）病虫害防治

1. 防治原则　同"艾叶"。

2. 防治措施

（1）农业防治：① 选抗病性强、丰产性好的优良品种，块茎外表无破损、无病虫害。② 采用水旱轮作模式。

（2）物理防治：① 整地时人工捕杀蛴螬等地下害虫。② 用灯光诱杀等方法进行防治金龟子、元胡龟象等害虫。③ 用色板诱杀蚜虫。

（3）生物防治：保护和利用天敌，控制病虫的发生、繁殖和危害，应用有益微生物及其代谢产物防治病虫。

（4）化学防治：无登记可用于延胡索的农药。

注：在生产实际中，药农针对延胡索种植中常见的霜霉病会施用多菌灵、甲基硫菌灵、三乙磷酸铝等；针对菌核病会使用多菌灵、甲基硫菌灵、扑海因等。

五、采　收

（一）采收期

5月上、中旬，当地上茎叶枯萎后，选晴天及时收获。

（二）采收方式

清理田间杂草，用四齿耙等工具浅翻，边翻边捡元胡块茎，运回室内摊晾。

六、产地加工

（一）水煮

将元胡块茎用孔径1 cm竹筛分成大小两级，洗净泥土，除去杂质，盛入竹筐，浸入沸水，大的煮4～5 min，小的煮2～3 min，煮至块茎横切面呈黄色无白心时捞出，晒3～4 d后，收进室内闷1～2 d，待其内部水分外渗，再继续晒2～3 d，晒至干燥。

（二）生晒

元胡块茎洗净，除去杂质，晒10～15 d，直至干燥，即成生晒元胡。

七、包装、贮存及运输

（一）包装

按不同商品规格分级后包装。包装袋上必须注明产品名称、重量、产地、销售单位名称、地址、生产日期、储藏条件等。

（二）贮存

清洁卫生、阴凉干燥、通风、防潮、防虫蛀、无异味的库房中，定期检查和养护，发现霉变、虫害，及时进行无害化处理。

（三）运输

运输工具应清洁卫生、干燥、无异味，不应与有毒、有异味、有污染的物品混装混运。运输途中应防雨、防潮、防暴晒。

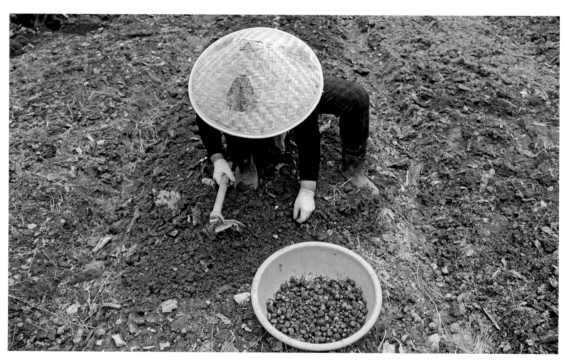

延胡索采收

历史沿革

明代后期，延胡索 *Corydalis yanhusuo* 的产地从江苏转移到浙江。明《本草乘雅半偈》（1647）记载："今茅山上空洞，仁和（杭州的旧称）笕桥亦种之……立春后生苗，高三四寸，延蔓布地，叶必三之，宛如竹叶，片片成个，细小嫩绿，边色微红，作花黄色亦有紫色者，根丛生，乐蔓延，状似半夏，但黄色耳。"刘若金《本草述》（1691）："今二茅山上龙洞、仁和、笕桥亦种之。"迁居浙江湖州的医家凌奂（1822—1893）在其名著《本草害利》中提到："今多出浙江笕桥。"《康熙重修东阳县志》载："延胡索生田中，虽平原亦种。"以上记载标志着浙产延胡索逐渐形成规模，在全国处于主导地位。

近百年来，药材学方面的文献无不以浙江为元胡的道地产区和主产地，例如，《药物出产辨》（1930）载："延胡索……产浙江宁波府。"《中药材手册》（1959）记载延胡索："【产地】主产于浙江东阳、磐安、缙云、永康等地。此外，东北及内蒙古等地亦有产。"《药材资料汇编》（1959）载："玄胡是浙江省主要药材出产之一，主要以东阳和磐安两地出产为大宗。"《中华本草》（1997）载："【药材及产销】延胡索主产于浙江东阳、磐安，销全国并出口；湖北、湖南、江苏等地的栽培品，多自产自销。"

综上分析，明代后期，元胡产地从江苏转移到浙江，并逐渐规模化；民国至今，元胡主要为栽培物，主产于浙江中部的东阳、缙云、磐安、永康等地，产量大、质量高、疗效好，享誉海内外，为道地药材。元胡为"浙八味"之一，早在汉代著名医学家张仲景的《伤寒杂病论》中就有运用。

延胡索产地历史沿革见表69。

表 69 · 延胡索产地历史沿革表

年　代	出　处	产　地　及　评　价
明	《本草乘雅半偈》	今茅山上空洞，仁和（杭州的旧称）笕桥亦种之……立春后生苗，高三四寸，延蔓布地，叶必三之，宛如竹叶，片片成个，细小嫩绿，边色微红，作花黄色亦有紫色者，根丛生，乐蔓延，状似半夏，但黄色耳
清	《本草述》	今二茅山上龙洞、仁和笕桥亦种之
	《本草害利》	今多出浙江笕桥
民国	《药物出产辨》	延胡索……产浙江宁波府
	《中国实业志》	元胡产地以东阳为中心，其区域包括磐安、永康、缙云几个县的交界处，直径50公里。过去四县交界地区年产量1 000担左右，属于东阳政区内有五六百担
现代	《中药材手册》	【产地】主产于浙江东阳、磐安、缙云、永康等地。此外，东北及内蒙古等地亦有产
	《药材资料汇编》	玄胡是浙江省主要药材出产之一，主要以东阳和磐安两地出产为大宗
	《中华本草》	【药材及产销】延胡索主产于浙江东阳、磐安，销全国并出口；湖北、湖南、江苏等地的栽培品，多自产自销
	《中药材产销》	浙江的东阳为著名产地；磐安、缙云、永康为主产地

参考文献

［1］许翔鸿，王峥涛，余国奠.光照对延胡索生长及生物碱积累影响的初步研究［J］.中药材，2004（11）：804-805.

［2］梁引库，王美妮，梁刚.不同水分条件对延胡索产量的影响［J］.河南农业科学，2009（3）：97-98.

［3］徐春梅.延胡索优质高产栽培技术体系的研究［D］.杭州：浙江大学，2005.

［4］杨志铜，曹文元，刘晓平，等.不同施肥水平对延胡索（元胡）产量和品质影响的研究［J］.基层农技推广，2015（12）：24-27.

［5］高普珠，晋小军，张喜民，等.不同覆盖方式对延胡索产量质量的影响［J］.时珍国医国药，2016（10）：2503-2505.

［6］胡本祥，李华，赵丽，等.元胡GAP标准化栽培研究——元胡的水肥实验研究［J］.陕西中医学院学报，2013（5）：79-82.

薏 苡 仁

薏苡仁为禾本科植物薏米 *Coix lacryma-jobi* L. var. *ma-yuen* (Roman.) Stapf 的干燥成熟种仁，具有健脾渗湿、除痹止泻、清热排脓的功效，用于水肿、脚气、小便淋沥、湿温病、泄泻、带下、风湿痹痛、筋脉拘挛、肺痈、肠痈、扁平疣等病证。近代学者多认为，南北朝时期，薏苡产地由中国西南逐步传播到华北平原，如今薏苡广泛栽培于南北各地，其中，广西、贵州、云南、浙江、河北等地产量较大。薏苡仁体大粒圆，色白如玉，被称为"植物珍珠"，是闻名全国的道地药材。

本篇所述药材即为禾本科植物薏米 *Coix lacryma-jobi* L. var. *ma-yuen* (Roman.) Stapf 的干燥成熟种仁，相关技术和规范适用于河北安国及邻近地区道地药材薏苡仁的生产加工。

一、产区生态环境

（一）海拔
适宜海拔 1 000 m 以下。

（二）气温
适宜年平均气温为 10 ～ 13℃。

（三）降雨量
适宜年平均降雨量为 400 ～ 600 mm。

（四）土壤
以向阳、肥沃的壤土为宜。

二、选地和整地

（一）选地
空气、土壤及用水质量要求　同"艾叶"。

（二）整地
每公顷施腐熟有机肥 30 000 ～ 45 000 kg，或

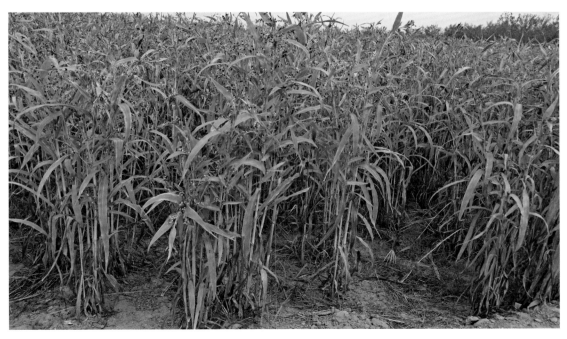

薏苡仁原植物

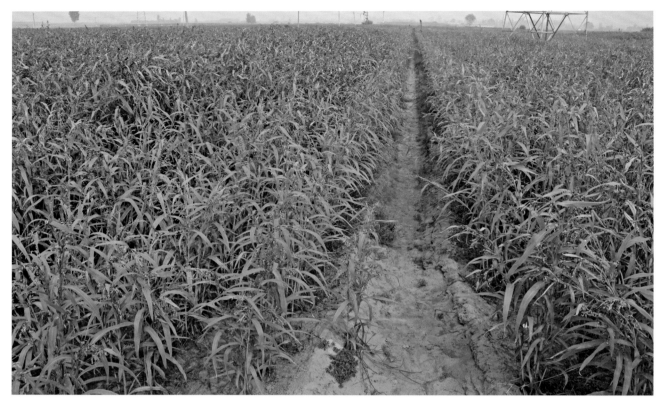

薏苡仁种植基地

生物有机肥6 000 ～ 7 500 kg，均匀撒于地表，深翻30 cm以上，整平耙细，做成宽2 ～ 3 m的平畦。适量灌水造墒，墒情适宜时播种。

三、栽 种

（一）选种

以《中国药典》收载的禾本科植物薏苡 *Coix lacryma-jobi* var. *mayuen* (Roman.) Stapf为物种来源。对留种田去杂去劣，使植株整齐一致、籽粒饱满，待颖果成熟时，采收留种。

（二）颖果处理

通过清选将病粒、秕粒、青粒和杂质除去后，药剂拌种，用50%多菌灵可湿性粉剂或10%苯醚甲环唑或70%甲基硫菌灵，按颖果重量的0.4% ～ 0.5%进行拌种。

（三）栽种时间

4月中下旬。

（四）栽种方法

按行距40 ～ 50 cm，深3 ～ 4 cm条播，每公顷用种量45 ～ 60 kg。

四、田间管理

（一）间苗定苗

在幼苗长到5 ～ 7 cm时按株距5 ～ 8 cm间苗、定苗，拔除病弱苗。

（二）中耕除草

及时进行中耕除草，保持田间无杂草，促进植株分蘖。

（三）追肥

在6月中下旬，当苗高30 ～ 40 cm，结合灌水每公顷追施氮磷钾三元素复合肥300 kg。

（四）灌排水

如遇天气干旱，一般在分蘖期、开花灌浆期注意灌水，如遇雨水过多，注意排水。

（五）病虫害防治

1. 防治原则　同"艾叶"。

2. 防治措施

（1）农业防治：①与非禾本科作物轮作。②通过中耕除草来破坏病虫害虫卵。③冬前将栽种地块深耕多耙，杀伤虫源、减少幼虫的越冬基数。④还可以选择地势较高，透水性好的土壤种植。⑤加强田间管理，做好排水排涝，及时中耕改良土壤结构，增施有机肥和磷钾肥，提高植株抗病力。⑥发现病株立即拔除集中烧掉。

（2）化学防治：无登记可用于薏苡的农药。

注：在实际生产中，药农针对薏苡种植中常见的黑穗病会施用咯菌腈＋精甲霜灵种衣剂、苯醚甲环唑拌种处理；针对叶枯病会施用络合态代森锰锌、甲基硫菌灵等；针对玉米螟会施用氯虫苯甲酰胺、虫螨腈等；针对黏虫会施用辛硫磷乳油、溴氰虫酰胺等。

五、采 收

（一）采收期

种植一年即可采收，最适宜采收期为10月中下旬，一般在植株下部叶片变黄，有80%籽粒变黑灰时收获。

（二）采收方式

选择晴好天气，人工或机械收获，运回晾晒。

六、产地加工

（一）晾晒

将收获的种子，晾晒至干。晾晒时及时翻动，防止霉烂。

（二）脱壳

用脱壳机将果实外壳脱除，经风选净化去除杂质，薏苡仁含水量不得超过12.0%，装袋保存。

七、包装及贮存

（一）包装

将检验合格的产品包装，在包装物上应注明产地、品名、净重、毛重、生产者、生产日期及批号。

（二）贮存

薏苡仁存放于清洁卫生、干燥、通风、防潮、防虫蛀、无异味的库房中，定期检查薏苡仁的贮存情况。

历史沿革

自《名医别录》起，薏苡仁以产自真定（今河北正定）者为佳，直至近代以来形成祁州知名道地药材，至今仍为中医药界所推崇，然受到各种因素影响，安国及周边等地种植薏苡仁较少。当前薏苡仁主流产地主要在贵州兴仁，约占全国薏仁种植面积的80%，兴仁已成为全国乃至东南亚地区最大的薏仁米种植、加工和产品集散地，其他地区如云南、东北等地亦有一定规模的种植。

薏苡仁产地历史沿革见表70。

表70 · 薏苡仁产地历史沿革表

年 代	出 处	产地及评价
汉	《神农本草经》	味甘，微寒。主治筋急拘挛，不可屈伸，风湿痹，下气。久服轻身益气。其根：下三虫。一名解蠡。生平泽及田野
南北朝	《本草经集注》	生真定平泽及田野。八月采实，采根无时
唐	《新修本草》	生真定平泽及田野。八月采实，采根无时。真定县属常山郡，近道处处有，多生人家

续　表

年　代	出　处	产　地　及　评　价
宋	《本草图经》	生真定平泽及田野今所在有之。春生苗，茎高三四尺；叶如黍；开红白花作穗子；五月、六月结实，青白色，形如珠子而稍长，故呼意珠子
明	《本草蒙筌》	近道俱出，真定（郡名，属北直隶。）者良
清	《植物名实图考》	薏苡，本经上品。江西、湖南所产颇多
近代	《药物产出辨》	引自《本经》薏苡仁，以产山东牛庄为上，其次广西昭平。主治：甘，微寒。筋急拘挛不可屈伸，久风湿痹，下气
现代	《金世元中药材传统鉴别经验》	全国大部分地区均有产出。主要分布于福建、浙江、河北、辽宁、江苏等地。以福建浦城产"浦薏苡"、河北安国（祁州）产"祁薏米"、辽宁产"关薏米"最著名

参考文献

［1］国家药典委员会.中华人民共和国药典：一部［S］.北京：中国医药科技出版社，2020.

［2］赵晓明，宋秀英，李贵全.薏苡名实考［J］.中国农史，1995，14（2）：34-38.

［3］陶崇斌，吴家丹.薏苡仁药理作用及鉴别的研究概况［J］.中医药学刊，2005（23）：919-920.

［4］黄亨履，陆平，朱玉兴，等.中国薏苡的生态型、多样性及利用价值［J］.作物品种资源，1995（4）：4-8.

［5］聂江力，裴毅.薏苡GAP栽培技术初探［J］.园艺与种苗，2011（4）：43-45，117.

［6］刘国庆，李伟，李海权，等.薏苡生物学研究进展［J］.河北农业科学，2015，19（4）：1-5，28.

［7］邓素芳，林忠宁，陆烝，等.薏苡产品开发与利用研究进展［J］.粮食与饲料工业，2016（6）：30-33.

银　柴　胡

银柴胡为石竹科植物银柴胡 *Stellaria dichotoma* L. var. *lanceolata* Bge. 的干燥根，有清虚热、除疳热的功效，用于阴虚发热、骨蒸劳热、小儿疳热等病证。

本篇所述药材即为石竹科植物银柴胡 *Stellaria dichotoma* L. var. *lanceolata* Bge. 的干燥根，相关技术和规范适用于宁夏及陕西道地药材银柴胡的生产加工。

一、产区生态环境

（一）海拔

适宜海拔为 1 200 ～ 1 500 m。

（二）气温

适宜年平均气温为 7.9 ～ 8.8℃。

（三）降雨量

适宜年平均降雨量为 185 ～ 350 mm。

（四）土壤

银柴胡适宜的道地产区为宁夏、内蒙古、陕西毗邻的荒漠草原地带，该地区为土层深厚、透水性良好的松砂土或砂壤土。

二、选　地

（一）产地环境要求

直播地宜选择土壤肥力较好的壤土、淡灰钙土、风沙土。育苗地宜选择有多年耕种史，无病虫或严重草害史，熟化土层厚，有机质含量高，土壤肥力较好的水浇地。移栽地应选择具有灌溉条件的熟耕地。

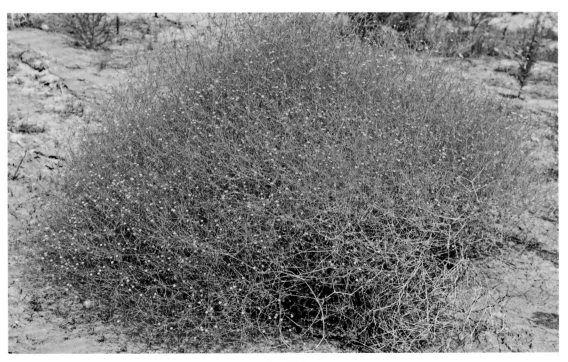

银柴胡原植物一

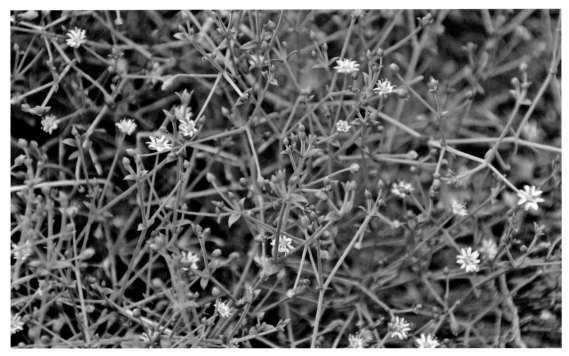

银柴胡原植物二

（二）空气、土壤及用水质量要求

同"艾叶"。

三、旱地直播

（一）选种

种子质量应符合表71规定。

表 71 · 银柴胡种子质量分级表

级别	净度（%）	发芽率（%）	水分（%）
一级	≥98.0	≥82.0	11.0 ～ 12.0
二级	≥95.0	≥75.0	11.0 ～ 12.0
三级	≥90.0	≥70.0	11.0 ～ 12.0

（二）整地与施肥

播前机械深翻20 ～ 22 cm，精细耙耱，使土壤表层达到"上虚下实"。同时结合整地均施腐熟农家肥45 ～ 75 m³/hm²、氮磷钾复合肥（氮18%、磷18%、钾9%）450 ～ 750 kg/hm²作基肥，深耙、耥平。

（三）播种

1. 播种时间 春秋两季均可进行，春季为4月下旬至5月上旬；秋季为8月上旬。

2. 用种量 一级种子15 kg/hm²，二级种子22.5 kg/hm²，三级种子30 kg/hm²。

3. 播种前处理 用常温水浸种12 h，浮洗净种后将种子捞出，沥干水分，即可播种。播种以撒播和条播为主。

4. 播种方式

（1）撒播：播前将土壤精细耙耱，旋耕深度应小于2.0 cm，拌沙匀播，播后轻微镇压。

（2）条播：行距30 cm。

（四）田间管理

1. 间苗、定苗 当株高7 ～ 8 cm时，按株距4 ～ 5 cm进行间苗；株高10 ～ 12 cm时，按株距10 ～ 12 cm定苗。

2. 中耕除草 地上植株封垄前，及时中耕除草；当植株长高完全封垄覆盖地表后，无需中耕除草。

3. 追肥 每年5月至植株封垄前，追施尿素或氮磷钾复合肥1 ～ 2次，每公顷每次150 ～ 300 kg。

四、育苗移栽

（一）育苗

1. 播种 苗床宽3 m，播前将土壤精细耙耱，旋耕深度应小于2.0 cm，拌沙匀播，播后轻微镇压。

银柴胡种植基地

2. 灌溉　苗前灌水，灌水定额为1 200 m³/hm²，苗前灌水应视土壤墒情相应地采取以下2种措施：墒情较好，宜先播种后灌水；墒情较差，宜先灌水后播种。苗后灌水，苗出齐后灌第2次水，每次灌水定额为900 m³/hm²；苗高10 cm灌第3次水，灌水定额为600 m³/hm²。

3. 施肥　苗高10 cm以上和幼苗分枝期，喷施磷酸二氢钾型叶面肥，浓度为原药20～25 g兑水15 kg喷雾，全年2～3次；同时，结合灌水每次追尿素150～225 kg/hm²，或有机无机复合液体肥20 kg，全年2次。

4. 中耕除草　结合灌水，幼苗生长高度达10 cm时，中耕，疏松土壤，深5 cm；生长期间每月1次。人工除草应结合中耕进行，出苗期不宜除草，以免拔除杂草时，将银柴胡幼苗带出。

（二）移栽

1. 移栽时间　春移栽时间为4月下旬至5月中旬，秋季移栽培时间为冬灌前。

2. 移栽方法　选择具有灌溉条件的熟耕地，开沟移栽。施基肥，以基施氮磷钾复合肥750 kg/hm²为宜，当年基施纯氮量不宜超过150 kg/hm²。具体方法：铧犁开沟，种苗倾斜35°～40°，根头同方向摆放，根头部埋入土层下15～25 cm，根尾部顺沟平放，不要打弯。个别外露的根头人工覆土补压。

3. 移栽密度　行距30 cm，株距20 cm，180 000～210 000株/hm²。

4. 灌溉　移栽后1周内开始灌第1次水，灌水定额为900～1 200 m³/hm²或喷灌湿润深度40～60 cm；6月中、下旬灌第2次水，灌水定额为450～600 m³/hm²或喷灌湿润深度30～40 cm；7月中、下旬灌第3次水，灌水定额为600～900 m³/hm²或喷灌湿润深度30～40 cm。全年灌3～4次水。

5. 施肥、除草　苗高10 cm以上和幼苗分枝期，喷施磷酸二氢钾型叶面肥浓度为原药20～25 g兑水15 kg喷雾，全年2～3次；同时，结合灌水每次追尿素150～225 kg/hm²，或有机无机复合液体肥20 kg，全年2次。人工除草应结合灌水中耕进行，出苗期不宜除草，以免拔除杂草时，将银柴胡幼苗带出。苗地杂草不宜超过10 cm。拔除的杂草应及时清理出苗地。

（三）病虫害防治

1. 防治原则　贯彻"预防为主，综合防治"的植保方针，通过选用抗性品种，培育壮苗，加强栽培管理，科学施肥等栽培措施，综合采用农业防治，物理防治、生物防治等方法，将有害生物危害控制在允许范围以内。

注：在生产实际中，如涉及农药使用，农药安全使用间隔期遵守GB/T 8321的要求，没有标明农药安全间隔期的品种，收获前30 d停止使用，执行其中残留性最大的有效成分的安全间隔期。

2. 农业防治　①清除田边地埂杂草，阻断害虫从荒漠草原向农田传播。②播种前结合整地人工捡拾幼虫。③选择土壤疏松、排水条件好的地块。④合理施肥控制氮肥，促进植株抗病能力。

3. 化学防治　无登记可用于银柴胡的农药。

注：在生产实际中，药农针对银柴胡种植中常见的巨膜长蝽会施用阿维菌素、啶虫脒等；小云斑鳃金龟会施用绿僵菌等；根腐病会施用枯草芽孢杆菌、甲霜灵等。

五、采　收

（一）种子采收

1. 采收期　9月下旬至10月上旬，植株地上部分开始枯黄，种子成熟（花果期6～9月，果实陆续成熟）。

2. 采收方式　于晨间有露水时割取地上部分，晒干，打下种子，除去未成熟种子。第2年每公顷产种子150 kg，以后每公顷每年可产种子300～750 kg。

（二）药材采收

1. 采收期　银柴胡药用部位为地下根，在种植3～4年才可采挖。根据银柴胡在生长期的特点，一般在9月上旬（白露前后）或第4年3月底至4月初采挖。

2. 采收方式　银柴胡为直根系，入土较深，鲜根质地较脆，易断，故采挖时须从田块的一侧顺行开沟，顺序向另一边挖掘，保持药材根部完整。

六、产地加工

（一）场所和用具

1. 加工场所　干净宽敞的加工场地和晾晒场，加工场所保持洁净、干燥、通风。

2. 用具　专用切刀。

（二）加工方法

1. 去杂　将采收的银柴胡，拣出杂质，去掉泥沙。

2. 净制　将采集的原草经过剁、切、剪进行分

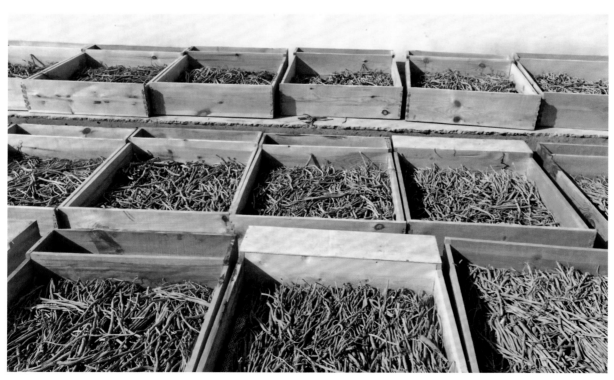

银柴胡晾晒

类。剁切掉过于纤细的须根和支根，以及受过冻伤、损伤、霉烂的部分。

3. 分类　栽培银柴胡商品规格一般为统货。

4. 干燥　将银柴胡码放在露天晾晒场或搭建有遮雨棚的晾晒场，下面用木杠或木板垫等工具架起10～20 cm，晒至六七成干时，趁柔软时，理顺捆成小把，晒干至含水量12%以下。晾干过程要注意：银柴胡干品也较脆，为防止根梢折断，在将根的中部进行捆扎时，也应趁柔软时将根梢捆扎起来。晒干过程不得受冻，以免引起"曝皮"（即根皮曝起），影响质量。

七、包装及贮存

（一）包装

按不同商品规格分级后包装。包装袋上应注明产品名称、重量、产地、销售单位名称、地址、生产日期、储藏条件等。

（二）贮存

应存放在清洁卫生、阴凉干燥、通风、防潮、防虫蛀、无异味的库房中，定期检查和养护，发现霉变、虫害，应及时进行无害化处理。

历史沿革

银柴胡主产于陕西米脂、佳县、榆林以及与此区域接壤的内蒙古中西部（阿巴嘎旗、鄂托克前旗、苏尼特左旗、乌审旗、鄂托克旗、临河及周边地区）、宁夏东北部（陶乐、盐池、灵武、同心、平罗、红寺堡、中卫及周边地区）等地区。

在明代《本草纲目》之前，由于柴胡和银柴胡的混用，无法准确记载石竹科银柴胡的具体生境分布。石竹科银柴胡的生境分布最早准确记载于明李时珍《本草纲目》，列于柴胡项下，作为柴胡的伪充品被记载，曰："银川，即今延安府神木县，五原城是其废迹。所产柴胡长尺余而微白且软，不易得也……今时有一种，根似桔梗、沙参，白色而大，市人以伪充银柴胡，殊无气味，不可不辨。"明代逐渐清晰银柴胡为石竹科植物，在清代将银柴胡专条列出。

综上所述，历代本草中所载银柴胡产地位于古银州、夏州，即今陕西、宁夏、内蒙古交界地区。

银柴胡产地历史沿革见表72。

表 72 · 银柴胡产地历史沿革表

年　代	出　处	产　地 及 评 价
明	《本草纲目》	银州即今延安府神木县，五原城是其废迹。所产柴胡，长尺余而微白且软，不易得也
	《本草原始》	今以银、夏者为佳
	《本草崇原》	小柴胡生于银州者为胜，故又有银柴胡之名
清	《本经逢原》	甘微寒，无毒。银州者良。今延安府、五原城所产者，长尺余，肥白而软
	《本草正义》	柴胡，古以银州产者为胜
	《增订伪药条辨》	味淡，芦头又大，不知何物伪充，按银柴胡以银州及宁夏出者为胜

续　表

年　代	出　处	产 地 及 评 价
现代	《中国药典》	收载银柴胡主产于宁夏、内蒙古、陕西等地
	《中华本草》	收载银柴胡分布于东北及内蒙古、河北、陕西、甘肃、宁夏等地。近年来宁夏的陶乐、平罗、固原、西吉、隆德、彭阳等县试行栽培

参考文献

［1］邢世瑞.宁夏中药志［M］.银川：宁夏人民出版社，2006.

［2］肖培根.新编中药志：第一卷［M］.北京：化学工业出版社，2001.

淫 羊 藿

    淫羊藿为小檗科植物淫羊藿 *Epimedium brevicornum* Maxim.、箭叶淫羊藿 *Epimedium sagittatum* (Sieb. et Zucc.) Maxim.、柔毛淫羊藿 *Epimedium pubescens* Maxim.、朝鲜淫羊藿 *Epimedium koreanum* Nakai，以及巫山淫羊藿 *Epimedium wushanense* T. S. Ying 的干燥叶，具有补肾阳、强筋骨、祛风湿的功效，用于阳痿遗精、筋骨痿软、风湿痹痛、麻木拘挛等病证。淫羊藿始载于《神农本草经》，已有2000多年的历史，淫羊藿在医药、保健品领域应用广泛，为多种产品的主要原料。在大健康和中医药大发展的背景下，淫羊藿作为保健品常用品种，市场需求量逐年递增，逐渐步入大宗品种行列，在中药产业中占有重要地位。目前淫羊藿野生资源远不能满足日益增长的市场需求，采集和消耗远大于自然的再生能力，此外，野生资源多样性丰富，质量不均一。《中国药典》2020年版中淫羊藿5种基原植物是典型的半阴植物，生长、产量及品质受光照、水分、土壤pH等环境因素影响，其一般生长在腐殖质丰富的阴湿处，如林下、沟边灌丛中、山坡、地边等。淫羊藿主要分布于甘肃、陕西、四川等；箭叶淫羊藿主要分布于湖南、贵州、四川、湖北、河北等地；柔毛淫羊藿主要分布于四川、陕西、重庆等地；朝鲜淫羊藿主要分布于东北三省；巫山淫羊藿主要分布在四川、贵州、湖北、广西等地，这些地区逐渐成为淫羊藿药材的主产区。

    本篇所述药材即为小檗科植物淫羊藿 *Epimedium brevicornum* Maxim.、箭叶淫羊藿 *Epimedium sagittatum* (Sieb. et Zucc.) Maxim.、柔毛淫羊藿 *Epimedium pubescens* Maxim.、朝鲜淫羊藿 *Epimedium koreanum* Nakai 及巫山淫羊藿 *Epimedium wushanense* T. S. Ying 的干燥叶，相关技术和规范适用于甘肃、贵州、四川、重庆、陕西、湖南、湖北、东北及其周边地区主产药材淫羊藿的生产加工。

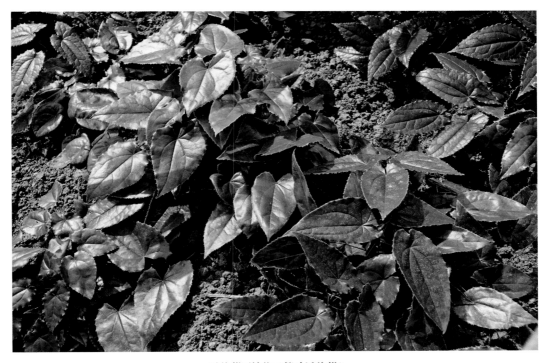

淫羊藿原植物（箭叶淫羊藿）

一、产区生态环境

（一）海拔

适宜栽培海拔为300～1 700 m。

（二）气温

适宜年平均气温12℃以上，1月平均温度在3℃以上，年平均年总积温高于3 000℃。

（三）光照

适宜年平均日照时数为1 200～1 500 h。

（四）降雨量

适宜年平均降雨量为900～1 600 mm，环境相对湿度为70%～90%。

（五）土壤

宜选择砂壤土，以富含腐殖质和有机质的壤土为佳。

（六）地形地势

适宜在坡度为25°～50°、郁闭度约0.7的杂木林、经果林、葡萄架下栽培，不宜露地净作。

二、选地和整地

（一）选地

1. 产地环境要求　选择半阴坡或阴坡、坡度25°以下，土层厚度≥40 cm、土质疏松、富含有机质、保水保肥性能良好的微酸性至中性偏碱的砂质壤土。选择不受污染源影响或污染物含量限制在允许范围之内，生态环境良好的农业生产区域。

2. 空气、土壤及用水质量要求　同"艾叶"。

（二）整地

1. 林下生态种植　根据坡度、林木郁闭度等适当除去林下杂草与小灌木。于林木间整地种植，根据地形做成单行垄畦，垄宽40～80 cm不等。

2. 标准化设施种植　深耕30 cm以上，结合整地使用充分腐熟的农家肥或厩肥（2 000～3 000 kg/hm²），或复合肥50～100 kg/hm²，或生物有机肥200～300 kg/hm²作为底肥。整细、耙平；做畦，畦宽1.5 m，高25 cm，畦间留沟25 cm宽；或根据地形合理垄畦。搭建75%的遮阳网设施。

三、育苗移栽

（一）育苗

1. 种子质量　选择当年产新的淫羊藿砂藏种子进行播种育苗，发芽率不低于65%，净度不低于90%。

2. 苗床选地整地　选择有水浇条件、土壤肥沃、地势平坦、排水良好的砂壤土；深耕30 cm以上，同时施充分腐熟的厩肥或绿肥2 500 kg/hm²，整平耙细，清除石块。作畦，畦宽1.5 m，畦间沟宽

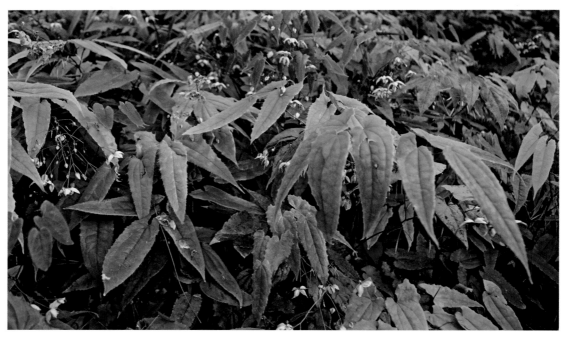

淫羊藿原植物（巫山淫羊藿）

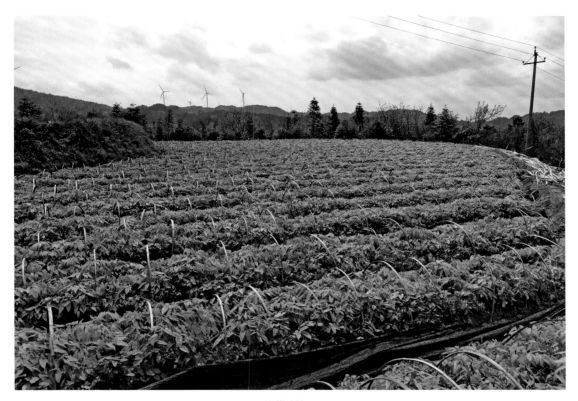

淫羊藿种植基地

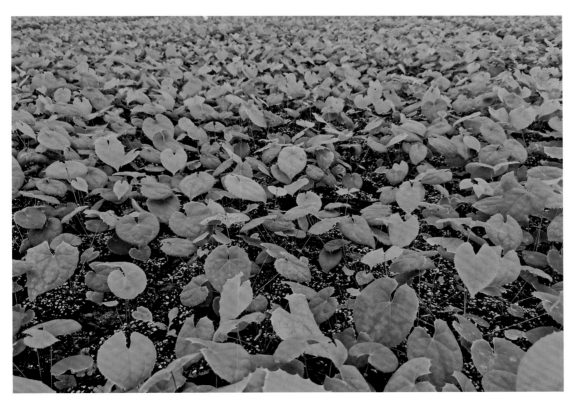

淫羊藿育苗

30 cm，深20 cm。搭建遮阴度为70%的遮阳网，高度为1.5～2.0 m。

3. 播种　12月中旬至1月上旬播种。育苗用种量为3～5 kg/hm²，掺细土2～3倍混匀，均匀撒播在苗床上，覆土1 cm左右，使用农作物秸秆如麦秸、麦糠等覆盖，出苗时清除覆盖物；苗期确保苗床不受干旱。

4. 田床管理　播种后，每3～5 d检查苗床一次，观察苗床出苗情况；出苗后如有杂草，应及时除草。

5. 起苗　用十字镐等便于操作的农用工具起苗，起苗后应立即在隐蔽处选苗，拣选不合格苗。修剪须根，保留须根长度为4 cm左右。

（二）移栽

6月后移栽定植，选择雨后或阴天起苗。株行距30 cm×30 cm，挖穴，穴深10 cm，栽种培土至微露芽头即可。用苗量为8 000～10 000株/hm²。栽种后及时浇定根水。林下生态种植栽培区应根据地形确定株行距，通常为45 cm×45 cm，用苗量约4 000株/hm²。

四、田间管理

（一）中耕除草

5月上旬和6月下旬分别除草一次。林下生态种植地采用镰刀等农用工具适当割除较高大的杂草、小灌木等，视情况每年除草1～2次，及时对林间进行修枝整理，确保林下郁闭度0.4～0.6。

（二）灌溉与施肥

每年在展叶后和采收后各施肥1次，每平方米施腐熟农家肥2 kg；雨季应及时清理排水沟渠、不积水，在整个生育期应保持地下块茎部位土层湿润。林下生态种植根据林地土壤肥力情况合理追肥。

（三）病虫害防治

1. 防治原则　同"艾叶"。

2. 防治措施

（1）农业防治：① 及时清除病残植株并销毁，减少侵染源，清洁田园，加强管理。② 在秋春季铲除田埂、地边5 cm以上的土及杂草，把卵块暴露在地面晒干或冻死，也可重新加厚地埂，增加盖土厚度，使孵化后的蝗蝻不能出土。

（2）物理防治：① 通过安装电灯和黑光灯来诱杀地老虎类的害虫。② 利用虫对糖、酒、醋的趋性进行诱杀。③ 在幼虫盛发期进行人工捕杀。④ 播种前深翻晒土杀虫灭菌。

（3）生物防治：可利用麻雀、青蛙等天敌进行害虫防治。

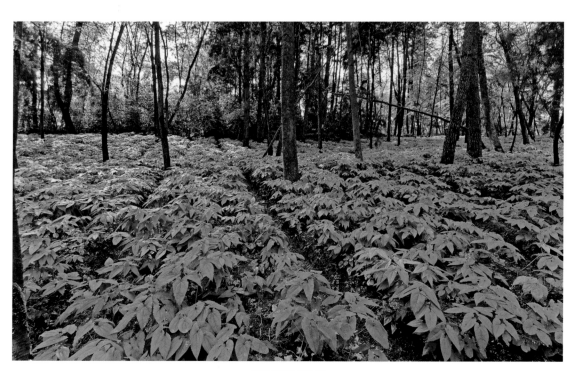

淫羊藿林下种植

（4）化学防治：无登记可用于巫山淫羊藿的农药。

注：在生产实际中，药农针对巫山淫羊藿种植中常见的叶褐斑枯病会施用多菌灵、甲基硫菌灵等；针对锈病会施用三唑酮、萎锈灵等；针对蝗虫会施用速灭杀丁等。

五、采收

（一）采收期

淫羊藿种植2年后便可进行采收。8～9月，选择晴朗的天气进行采收，割取地上部茎叶，选出杂质、粗梗及混入的异物后，扎成小捆，边割边捆。割取茎叶时，不宜将刀割入土中，以防伤及根茎及越冬芽；不宜连根拔起，以免影响次年生长。连续采收3～4年后，宜轮息2年再采。

（二）采收方式

选择晴天，用镰刀等适宜的农用工具齐地面割取巫山淫羊藿地上部分，扎成小捆，装筐运输到产地加工场地。

六、产地加工

拣选去除杂草、病叶及杂质。于晴天或阴天，均匀铺放在晾晒场内进行阴干或晒干。

七、包装及贮存

（一）包装

将检验合格的产品堆垛存放，或选择无公害的包材，按不同产地分批包装。外包装上应注明产品名称、批号、重量、产地、等级、日期、生产单位、地址、贮存条件。

（二）贮存

避光、通风、常温（25℃以下）、干燥（相对湿度60%以下）条件下贮存。将包装后的产品堆放于地面铺垫有厚10 cm左右木垫板上，堆码高度适中（一般不超5层），距离墙壁不小于30 cm，要求整个库房整洁卫生、易清洁。库房需配置温湿度计、防火防盗及防鼠、虫等设施，并随时做好台账记录及定期、不定期检查等仓储管理工作。

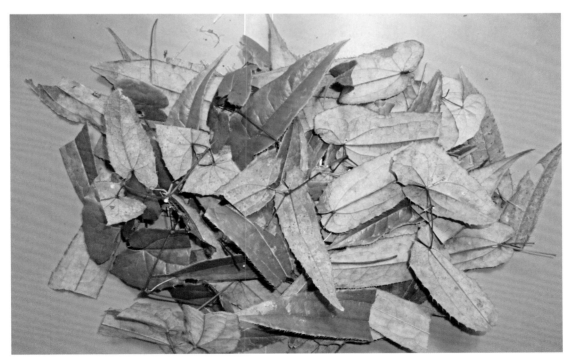

淫羊藿药材（巫山淫羊藿）

历史沿革

淫羊藿属植物药用历史悠久，历代本草及苗医药文献均有记载。始载于《神农本草经》，列为中品，有两千多年的药用历史。古本草所指的淫羊藿系指小檗科淫羊藿属植物，国内分布区域较广。《名医别录》记载"生上郡阳山（今陕西西北部及内蒙古马审旗）山谷"和"西川北部（今四川西北部）"。《神农本草经图考》记载亚山淫羊藿主要分布于西南地区。

我国淫羊藿产地传统主要集中分布于甘肃、湖北、贵州、四川、重庆、陕西等地。近年来，由于受市场需求等因素的影响，淫羊藿人工栽培成为必然的趋势。

参考文献

[1] 陈士林.中国药材产地生态适宜性区划［M］.北京：科学出版社，2010.

[2] 杨小翔，冉懋雄，赵致.贵州道地特色药材规范化生产技术与基地建设［M］.北京：科学出版社，2020.

[3] 杨相波，贺勇，冉懋雄.道地特色药材淫羊藿［M］.贵阳：贵州科技出版社，2014.

[4] 何顺志.中国淫羊藿属植物彩色图鉴［M］.贵阳：贵州科技出版社，2014.

[5] 冉懋雄，魏德生，邹剑灵，等.淫羊藿规范化种植与保护抚育标准操作规程（SOP）［J］.中药研究与信息，2002（9）：17.

[6] 魏德生，杨相波，付小兵，等.贵州省雷山县巫山淫羊藿资源及群落调查［J］.现代中药研究与实践，2010，24（1）：21-24.

[7] 徐艳琴，李作洲，张学军，等.三种药用淫羊藿的地理分布与资源调查［J］.武汉植物学研究，2008（1）：91-98.

玉　竹

玉竹为百合科植物玉竹 *Polygonatum odoratum* (Mill.) Druce 的干燥根茎，具有养阴润燥、生津止渴的功效，用于肺胃阴伤、燥热咳嗽、咽干口渴、内热消渴等病证。玉竹以女萎之名首载于《神农本草经》，列为上品，谓其"味甘平，主中风暴热，不能动摇，跌筋结肉，诸不足。久服去面黑䵟，好颜色润泽，轻身不老"。2020年版《中国药典》载其性味归经为甘，微寒，归肺、胃经。玉竹品种主要有湖南的湘玉竹、东北及内蒙古一带的关玉竹、江苏海门一带的海门玉竹、广东连州一带的西玉竹等，尤以湘玉竹品质上乘，色黄白而莹润，节长而肥大，味甜而嚼之有黏感。湘玉竹主要分布于湖南邵阳、娄底以及益阳，其中邵东因盛产优质"湘玉竹"而被称为中国"玉竹之乡"，为湖南道地药材。

本篇所述药材即为百合科植物玉竹 *Polygonatum odoratum* (Mill.) Druce 的干燥根茎，相关技术和规范适用于以衡邵盆地为核心的邵阳、衡阳以及与此区域接壤的娄底、益阳、长沙等湘中丘陵盆地区域内道地药材玉竹的生产加工。

一、产区生态环境

（一）海拔

适宜海拔为 300 ～ 1 000 m。

（二）气温

适宜年平均气温为 12 ～ 20℃。

（三）降雨量

适宜年平均降雨量为 1 200 ～ 1 600 mm。

（四）土壤

适宜排水良好、土壤疏松、土层深厚、富含有机质的微酸性砂质土壤，pH 为 5.5 ～ 6.5。

二、选地和整地

（一）选地

1. 产地环境要求　玉竹对土壤的生长适应性较强，对土壤要求不严。选择背风向阳，富含有机质的微酸性砂质壤土种植。平地、坡地、干旱稻田均可栽培，新垦荒地亦可。忌选择土质黏重、地势低洼、易积水的地块栽培。

注：玉竹不宜连作，前作以禾本科和豆科植物为宜，不宜为百合、葱、芋头、辣椒等作物。同一种植地，宜 3 ～ 5 年轮作一次，水旱轮作效果更好。

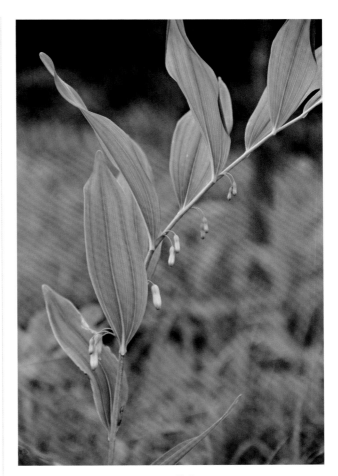

玉竹原植物

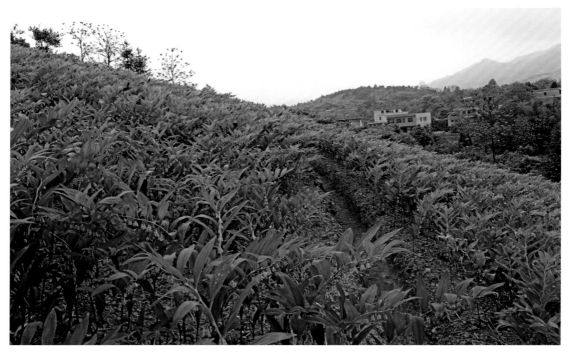

玉竹种植基地

2. 空气、土壤及用水质量要求　同"艾叶"。

（二）整地施肥

前作收获后，冬前深翻土地，来年气温回升后，进行整地作畦。一般畦宽120～150 cm，沟宽30～35 cm，沟深20～30 cm，畦长视地形与方便作业而定。若种植地为平地，宜采用高畦栽培，畦高20～30 cm。施基肥和整地相结合，基肥采用有机肥与复合肥配合施肥，一般以公顷施入750 kg复合肥、45 000 kg腐熟有机肥和300 kg过磷酸钙为宜。

三、选苗种植

（一）种茎选择与处理

1. 种茎选择　秋季地上部分枯萎后，挖取2～3年生健壮的根茎，选择芽头大、顶芽饱满、无病虫害、无黑斑、无麻点、无机械损伤，色泽新鲜黄白，须根多，质量20 g以上，有2～3个节的肥大根状茎做种茎。过于细小或瘦弱的根茎不宜留种。

2. 种茎处理　玉竹种茎选好后，播种前需进行消毒处理，一般采用70%甲基硫菌灵800倍液或50%多菌灵500倍液将种茎浸泡2～3 min，取出晾干。

（二）移栽

1. 时间　玉竹种植一般在秋季9～11月进行，最

迟不超过11月上旬；也可在翌年春季2～3月进行。

2. 移栽方法　若在秋季9～11月进行，种茎处理后，在畦面开横沟，行株距（25～30）cm×（8～17）cm，沟深15～20 cm。种植方式有两种，一种双排并栽法，将根茎在沟内摆成"八"字形，其芽头一行向右，一行向左，前后错开摆放；一种单排法，即将根茎在沟内顺排摆成单行，芽头一左一右，或者芽头朝一个方向，斜向上放好。种茎移栽后盖上腐熟干肥，再盖一层细土与畦面齐平，用种量3 750～4 500 kg/hm²。若在翌年春季2～3月进行，利用大棚或温室将种茎进行催芽处理，待外界气温稳定回升到5℃以上，方可移栽播种，播种量3 000～4 500 kg/hm²。玉竹播种移栽宜在晴天进行。

3. 栽后处理　秋季播种移栽后需要覆盖，覆盖材料可采用稻草、麦秆、玉米秆、枯枝落叶等，覆盖厚度6～7 cm为宜。

四、大田管理

（一）中耕除草

玉竹栽种后第1年只长出1个地上茎，生长前期适度浅耕除草2～3次，6月后不再中耕除草。到第2、第3年，玉竹长势较快，不需要行间中耕，每年

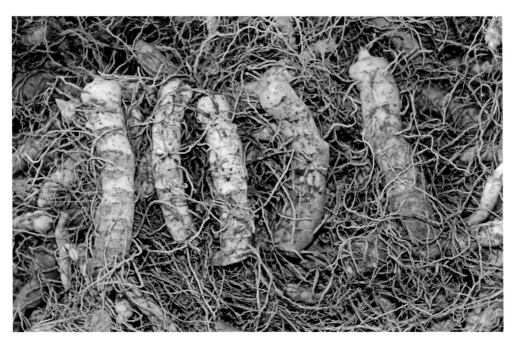

玉竹种茎选择

除草1～2次即可。通常采用人工除草。

（二）追肥培土

玉竹栽种后，当苗高7～10 cm时，追施苗肥，多用硫酸钾复合肥或尿素。秋冬季节，玉竹进入休眠期，追施腐熟农家肥30 000 kg/hm²或复合肥1 500 kg/hm²。施后培土覆盖5～7 cm。

（三）疏沟排灌

湖南地区春季雨水较多，及时清沟排水。夏季高温干旱季节，及时加强灌溉。秋冬季倒苗后，培覆时要做好清沟沥水，防止渍水沤根。

（四）病虫害防治

1. 防治原则　同"艾叶"。

2. 防治措施

（1）农业防治：① 积极做好田间管理，疏通沟渠，防止渍水沤根。② 秋冬季节追肥培土，加强植株的抗病虫害能力。③ 定期排查、记录，及时清理病株，集中烧毁。

（2）物理防治：利用害虫趋光性强的特点，用黑光灯、日光灯进行诱杀。

（3）化学防治：无登记可用于湘玉竹的农药。

注：在生产实际中，药农针对湘玉竹种植中常见的根腐病会施用退菌特、甲基硫菌灵、绿乳铜等；针对叶斑病会施用可杀得、甲基硫菌灵、世高等；针对蛴螬会施用敌百虫、阿维菌素等。

五、采　收

（一）生长年限

玉竹栽种后2～3年采收，一般不超过4年。

（二）采收期

最佳采收时间为8月中旬至9月上旬。

（三）采收方式

选择晴好天气，采挖前，割去茎叶，挖取根茎，采挖时从底往上倒着挖，采挖过程注意防止根茎折断或损伤，挖出后放地里1～2 d，失水后抖去泥土，集中运回，防止碰断。

六、产地加工

（一）晒（烘）毛坯

玉竹采收后，将玉竹摊开晾晒2～4 d后烘干，直至较为柔软开始出现皱纹即可。

（二）去须根

干燥后的玉竹柔软、不易折断，可用竹筐或机器去掉须根。如若一次不能除尽，可反复多次。

（三）揉糖汁

采用揉糖机把玉竹揉软，揉的时间长短要根据毛坯晾晒程度、方法以及温度而定。以揉出糖汁，

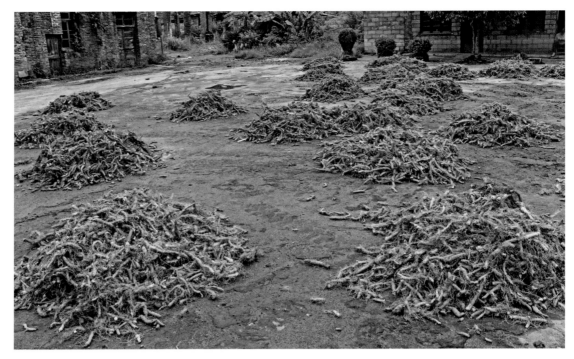

玉竹晒毛坯

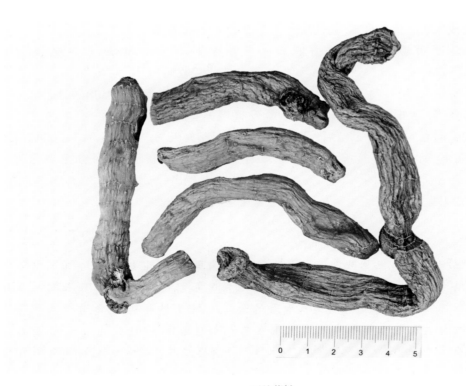

玉竹药材一

揉至透明粘手为宜。

（四）刨片子

玉竹只可纵刨，厚度要求0.1 cm以下，刨出的玉竹片需及时晒干。

七、包装及贮存

（一）包装

玉竹采收加工后，按不同商品规格等级的玉竹装入有内衬塑料编织袋中，并注明品名、规格、产地、批号、日期、生产单位等，包装材料应符合GB 4806.7的规定。

（二）贮存

应选择清洁卫生、阴凉干燥（温度不超过20℃、相对湿度不高于65%）、无异味、通风、防潮、防虫蛀、防尘、防霉变、防鼠的仓库储存，并定期检查产品保存情况。

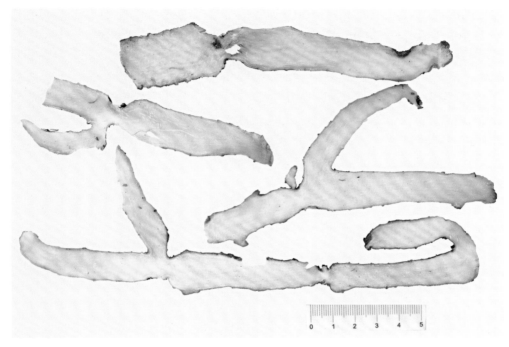

玉竹药材二（玉竹片）

历史沿革

玉竹的产地历代皆有变迁。《名医别录》云："生太山山谷及丘陵。"《本草经集注》云："今处处有。"唐代《四声本草》云："萎蕤，补中益气，出均州（今湖北丹江口）。"《本草图经》云："生太山山谷丘陵，今滁州（今安徽滁州）、舒州（今安徽安庆）及汉中皆有之。"并附滁州、舒州药图。《救荒本草》云："生太山山谷，及舒州、滁州、均州，今南阳府马鞍山亦有。"明代《本草蒙筌》谓："泰山山谷多生，滁州舒州俱有。"《本草纲目》云："处处山中有之。"清代诸本草未见玉竹产地描述，可见明清以前，玉竹来源于野生资源，尚未形成明显的道地产区。

近百年来，玉竹出现了一些质量优良的产区。清末《邵阳县乡土志·卷四地理·物产》载："药属有元参、玉竹参……玉竹参一名葳蕤，又名女萎，近谷皮洞多产此。"《药材出产辨》载："产北江连州、乐昌一带，名曰西竹。修长，开片好看，但糖质少，味鲜带淡。夏至前后出新。有产直隶北山一带，名曰海竹，又曰津竹，身短，味甜香浓厚，糖质重。凡食玉竹者，非此种莫属。有产湖南，名曰广竹，糖质与海竹同。"

中华人民共和国成立以来，玉竹产地不断发展变化。《中药志》（1959）载："主产湖南邵东、祁阳，河南洛阳、伊川、栾川，江苏海门、南通，浙江新昌、孝丰……以湖南、河南产量最大，销全国；浙江新昌质最佳，但产量少。"《药材资料汇编》（1959）载："主产江苏海门，称为江北玉竹。安徽安庆、铜陵、南陵所产称为安玉竹。河北丰润、玉田、遵化、怀来和辽宁绥中、锦西、建昌、凌源、辽阳、海城、盖平所产的统称为关玉竹。"《药材资料汇编》（1999）载："家种主产湖南耒阳、隆回、新邵、邵东；广东连县；江苏宜兴、南通、海门；浙江东阳、磐安、仙居、新昌；以湖南产量大、质佳。"《中华本草》（1999）记载玉竹"主产于浙江、湖南、广东、江苏、河南等地……以湖南、浙江、广东产者质量为佳"。《中药材产销》于玉竹项下单列湘玉竹条目，载"湖南邵东等地种植……销全国各地及出口"。

综上分析，古代玉竹药用商品主要来源野生资源。近百年来，玉竹开始发展栽培，先后形成了浙江、河北、江苏、湖南等主要产地，最终湖南邵东及周边地区的栽培玉竹，形成了根条粗壮，色泽黄亮，质地柔润的质量特点，产量大，疗效好，尤其适用于食疗，以"湘玉竹"之名行销全国及出口，并被广大医家认可。

玉竹产地历史沿革见表73。

表 73 · 玉竹产地历史沿革表

年 代	出 处	产地及评价
魏晋	《名医别录》	生太山山谷及丘陵
南北朝	《本草经集注》	今处处有
唐	《四声本草》	出均州（今湖北丹江口）
宋	《本草图经》	生太山山谷丘陵，今滁州（今安徽滁州）、舒州（今安徽安庆）及汉中皆有之
明	《救荒本草》	生太山山谷，及舒州、滁州、均州，今南阳府马鞍山亦有
	《本草蒙筌》	泰山山谷多生，滁州舒州俱有
	《本草纲目》	处处山中有之
清	《邵阳县乡土志·卷四地理·物产》	玉竹参一名葳蕤，又名女萎，近谷皮洞多产此
民国	《药物出产辨》	玉竹……有产湖南，名曰广竹，糖质与海竹同
现代	《中药志》	主产湖南邵东、祁阳，河南洛阳、伊川、栾川，江苏海门、南通，浙江新昌、孝丰……以湖南、河南产量最大，销全国
	《中华本草》	主产于浙江、湖南、广东、江苏、河南等地……以湖南、浙江、广东产者质量为佳
	《药材资料汇编》	家种主产湖南耒阳、隆回、新邵、邵东……以湖南产量大、质佳

参考文献

［1］吴勇，罗琳，曾健强，等.湖南玉竹栽培存在的问题及对策［J］.现代农业科技，2022（4）：89-92.

［2］文淑中，方喜明，高述华，等.湘玉一号玉竹参特征特性及丰产栽培技术［J］.现代农业科技，2016（3）：116，118.

［3］杨旭辉，刘文斌，易光辉，等，廖国安.宁乡县湘玉竹高产栽培技术［J］.中国农技推广，2016，32（10）：36-37.

［4］伍贤进，王依清，李胜华，等.南方玉竹规范化栽培技术规程［J］.安徽农业科学，2014，42（6）：1669-1670，1677.

［5］才巨明，孙涛，张文军，等.我国玉竹的栽培研究进展［J］.人参研究，2012，24（4）：55-57.

郁　金

　　郁金可分为温郁金和川郁金，温郁金为姜科植物温郁金*Curcuma wenyujin* Y. H.的干燥块根，川郁金为姜科植物姜黄*Curcuma longa* L.和蓬莪术*Curcuma phaeocaulis* Val.的干燥块根，前者俗称"黄丝郁金"，后者俗称"绿丝郁金"。郁金具有活血止痛、行气解郁、清心凉血、利胆退黄的功效，用于胸胁刺痛、胸痹心痛、经闭痛经、乳房胀痛、热病神昏、癫痫发狂、血热吐衄、黄疸尿赤等病证。据文献考证，郁金药用历史悠久，在唐代《新修本草》中便有记载。

　　本篇所述药材即为姜科植物温郁金*Curcuma wenyujin* Y. H. Chen et C. Ling、姜黄*Curcuma longa* L.和蓬莪术*Curcuma phaeocaulis* Val.的干燥块根，相关技术和规范适用于浙江温州瑞安及周边地区，四川金马河和羊马河流域沿岸，乐山犍为、沐川及周边地区道地药材郁金的生产加工。

一、产区生态环境

（一）海拔
适宜海拔为10～700 m。

（二）气温
适宜年平均气温为16.0～25.2℃，1月最低温度1.2℃，7月最高温度33.8℃，≥10℃积温为3 741.3～7 281.5℃。

（三）无霜期
适宜年平均无霜期为290 d左右。

（四）光照
适宜年平均日照时数为1 100～1 800 h。

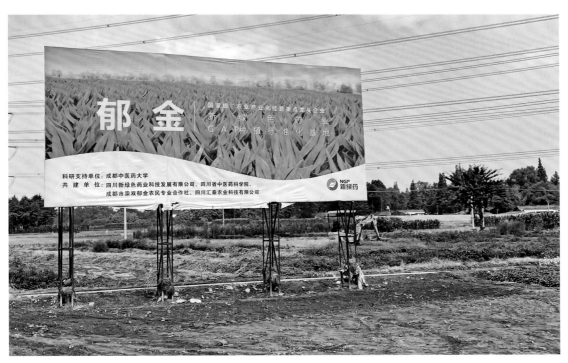

郁金种植基地一

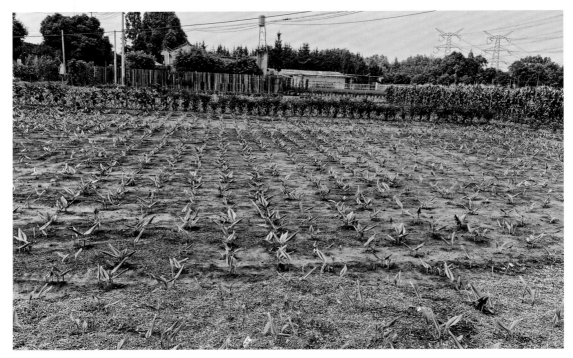

郁金种植基地二

（五）降雨量

适宜年平均降雨量为900～1 700 mm，年平均相对湿度为76.5%～85.3%。

（六）土壤

宜选择土壤肥沃、土层深厚、土质疏松、排水良好的沿江平原、河坝滩地及丘陵缓坡地带的砂壤土，pH呈中性偏酸或微酸性。

二、选地和整地

（一）选地

1. 产地环境要求　通常应选择不受污染源影响或污染物含量限制在影响范围之内，生态环境良好的农业生产区域。郁金喜温暖湿润气候，阳光充足，雨量充沛的环境，怕严寒霜冻，干旱积水。

注：郁金不宜连作，可与禾本科、豆科、十字花科作物轮作，以水旱轮作为佳。

2. 空气、土壤及用水质量要求　同"艾叶"。

（二）整地

种前将土地翻耕20～25 cm，耙细，每公顷施腐熟的农家肥1 500～3 000 kg和油枯75～100 kg有机肥作基肥；筑畦种单行，畦基部宽110～120 cm，高35～40 cm，沟宽25～35 cm，畦面渐狭至宽35～40 cm。

三、播种育苗

（一）选种

应选择抗病性强、丰产性好的品种，以无病虫害、生长健壮、芽饱满、形短粗的二头、三头作种茎为宜。郁金种茎质量等级见表74。

表74 · 郁金种茎质量等级

项　　目	指　　标	
	一　级	二　级
净度（%）	≥95	≥90
大小（个/kg）	10～15（二头）	15～20（三头）
外观	健壮、芽饱满、粗短、无病虫斑	
内质	断面黄色均匀	
检疫对象	不得检出	

（二）播种

1. 播种时间　温郁金宜在4月上旬；川郁金中黄丝郁金宜在夏至前后1周，绿丝郁金于清明前播种为宜。

2. 播种密度

温郁金：按单行株距35～40 cm、越沟行距

100 ～ 120 cm穴植。下种不应过深，穴径10 ～ 15 cm，穴深6 ～ 9 cm。穴底要平。

川郁金：黄丝郁金行距33 ～ 40 cm、穴距30 ～ 33 cm，每公顷种植90 000窝左右。绿丝郁金：行距50 ～ 55 cm，穴距45 ～ 50 cm，每公顷种植40 500窝左右。

3. 播种方法　采用穴播，口大而底平，行与行间的穴交错排列，播种前施过磷酸钙作为种肥，每穴倾斜放种茎1个，芽朝上，播种后3 ～ 6 cm至与畦面齐平。用种量为每公顷1 800 ～ 1 950 kg。

川郁金：黄丝郁金每穴放种姜4 ～ 5块，绿丝郁金每穴放种姜3 ～ 4块，播种后盖细土与畦面平。

四、田间管理

（一）施肥

1. 原则　依据NY/T 496使用商品有机肥为主，化肥的施用应遵循有效剂量原则，控制硝态氮肥，实行磷钾肥配施。

2. 基肥　翻地时施入商品有机肥15 000 kg/hm^2。

3. 苗肥　齐苗后用腐熟的农家肥22 500 kg/hm^2、磷酸铵112.5 ～ 150 kg/hm^2（或过磷酸铵375 kg/hm^2）开沟施于株旁，并覆土2 cm。

4. 追肥　第1次追肥在立夏前后，施复合肥（总养分≥48%，氮、磷、钾含量各为16%）450 ～ 600 kg/hm^2；第2次追肥在立秋前后，施复合肥（总养分≥48%，氮、磷、钾含量各为16%）450 ～ 600 kg/hm^2。同时，追肥应结合中耕除草进行。

（二）水分管理

播种后1周内可灌水1次，使种茎充分吸水，满足种茎发芽对水分的需求。天气干旱、土层干燥时，要进行灌溉或淋水。高温干旱时应在清晨或傍晚灌水。在雨季特别是台风季节要注意及时排除积水。10月以后不宜再灌水。

（三）中耕培土

在苗齐后全面松土1次，以后每隔半个月中耕培土1次，中耕宜浅。植株封行后停止。

（四）病虫害防治

1. 防治原则　同"艾叶"。

2. 防治措施

（1）农业防治：① 选用优良抗病品种和健壮种茎，加强栽培管理。② 不宜连作，可与禾本科、豆科、十字花科作物轮作，提倡水旱轮作。③ 合理灌溉，科学施肥。④ 发病季节及时清除病株，集中销毁。⑤ 收获后清洁田园，保持环境清洁。

（2）物理和生物防治：① 人工捕捉幼虫。② 用炒香的菜籽饼制作毒饵，诱杀成虫。③ 采用杀虫灯（或黑光灯）、粘虫板等诱杀害虫。④ 整地时发现蛴螬等，及时灭杀。⑤ 保护和利用天敌，控制病虫害的发生和危害。

（3）化学防治：无登记可用于郁金的农药。

注：在生产实际中，药农针对温郁金种植中常见的细菌性枯萎病会施用乙蒜素等；针对川郁金种植中较为常见的地老虎和蛴螬会施用敌百虫；针对蛞蝓会施用多聚甲醛、密达等；针对蛴螬会施用辛硫磷等；针对其他害虫会施用信息素、乙蒜素等。

五、采　收

（一）采收期

12月中下旬（冬至前后）至次年3月，地上植株枯萎后选晴天进行。

（二）采收方式

选晴天，先清理地上茎叶，将根茎及块根全部挖起，抖去泥土，摘下块根，分开放置，剔除去年做种的老根茎。采收完毕后及时清洁田园，将枯叶、杂草等清理干净。

六、产地加工

（一）预处理

采收后去掉须根，除去杂质，洗净泥土，分别加工。

（二）郁金

将块根放置锅内，加适量清水或已煮过的原汁，煮约2 h；拣较大的一颗折断，用指甲掐其内心无响声或呈粉质即可。捞出沥干，摊放竹帘上晒干，不宜烘烤。若遇阴雨天，每100 kg加草木灰10 kg混拌。干燥过程中经常翻动，翻堆时勿损表皮。

七、包装、贮存及运输

（一）包装

按不同商品规格分级后包装。包装袋上必须注

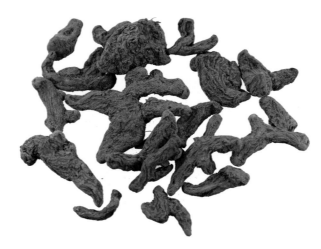

郁金药材一（川郁金）

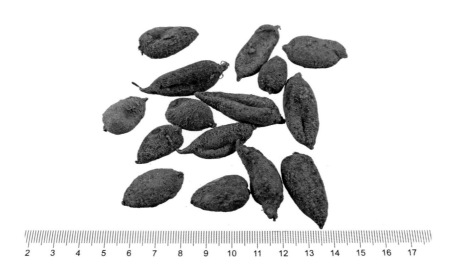

郁金药材二（川郁金）

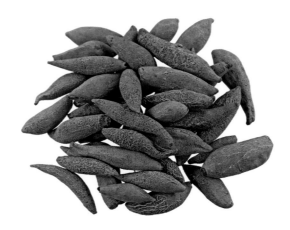

郁金药材三（温郁金）

明产品名称、重量、产地、销售单位名称、地址、生产日期、储藏条件等。

（二）贮存

清洁卫生、阴凉干燥、通风、防潮、防虫蛀、无异味的库房中，定期检查和养护，发现霉变、虫害，及时进行无害化处理。

（三）运输

运输工具必须清洁、干燥、无异味、无污染，并具备良好的通气性以保持干燥，运输中应防雨、防潮、防暴晒、防污染。

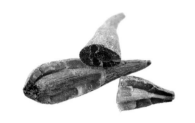

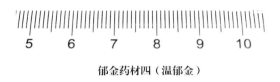

郁金药材四（温郁金）

历史沿革

温郁金

《本草图经》云："江浙或有之。三月生苗，在田野中。"说明在北宋温郁金可能已经栽培在田野中。《本草图经》还附有温州蓬莪茂图，把"江浙或有之"具体化为温州，姜黄属药用植物专家认为温州蓬莪茂的植物基源是温郁金 *Curcuma wenyujin*。北宋唐慎微《重修政和经史证类备用本草》记载蓬莪茂时，更冠以"温州"二字，以示道地。在盛用郁金（含莪术、姜黄）的南宋，温州地区已成为郁金（含莪术、姜黄）的重要产地。该药材在温州瑞安已有1 000多年的种植历史，据《浙江分县简志》载，南宋淳熙年间（1174—1189）凿峻的永瑞塘河，使瑞安成为浙江特产药材温郁金的重要产地，这一情况延续至今。宋周淙《乾道临安志》（1169）记载瑞安是莪术、郁金的主要产地，生产量居全国首位。民国《增订伪药条辨》载："老郁金虽产四川，近今名称广郁金。所谓川郁金，乃温州产也，色黯黑，形扁亦有心，唯不香耳。"《中药材手册》（1959）载："川郁金主产于浙江温州，故又称温郁金，为莪术的附生根；又因其外皮呈灰黑色故亦称黑郁金。"《中华本草》（1997）载："温郁金（黑郁金）主产于浙江瑞安。销全国，主销华东及京津地区。"

综上分析，历代本草书籍考证结果表明，"温郁金"在唐代始见，苏敬的《新修本草》把其归类在姜黄条中。到宋代则单独有温郁金的形态描述，且有"温州蓬莪茂"之说，足以证明现今温郁金来源于当时所称的"温州蓬莪茂"。并古今温郁金药用情况基本相似，莪术、片姜黄分别在宋、清两代确立了温州的道地地位。经医学家长期临床实践证明瑞安产的郁金（含莪术、姜黄），质量上佳，为道地药材。鉴于温郁金为"浙八味"之一，因此本标准采纳温郁金称谓。

温郁金产地历史沿革见表75。

川郁金

从唐代至民国郁金产于四川、广西、江西等地，《增订伪药条辨》载："两广、江西咸有之，而以蜀产者为胜。"《药物出产辨》载："产四川为正地道，好气味，色金黄。"皆推崇四川产郁金，可见川产郁金自古以来占有重要地位。

川郁金产地历史沿革见表76。

表 75 · 温郁金产地历史沿革表

年 代	出 处	产 地 及 评 价
宋	《本草图经》	"今广南（今云南东南部）、江西（包括今江西及广东大部）州郡亦有之，然不及蜀中者佳……江浙或有之。"附端州蓬莪茂和温州蓬莪茂图
	《乾道临安志》	瑞安是莪术、郁金的主要产地，生产量居全国首位
民国	《增订伪药条辨》	所谓川郁金，乃温州产也，色黯黑，形扁亦有心，唯不香耳
现代	《中药材手册》	川郁金主产于浙江温州，故又称温郁金，为莪术的附生根；又因其外皮呈灰黑色故亦称黑郁金
	《中华本草》	温郁金（黑郁金）主产于浙江瑞安。销全国，主销华东及京津地区

表 76 · 川郁金产地历史沿革表

年 代	出 处	产 地 及 评 价
唐	《新修本草》	生蜀地及西戎
宋	《本草图经》	生蜀地及西戎……今广南、江西州郡亦有之，然不及蜀中者佳
明	《本草纲目》	颂曰：今广南、江西州郡亦有之，然不及蜀中者佳
清	《本经逢原》	蜀产者体圆尾锐
	《植物名实图考》	其生蜀地者为川郁金，以根如螳螂肚者为真
民国	《增订伪药条辨》	两广、江西咸有之，而以蜀产者为胜
	《药物出产辨》	产四川为正地道，好气味，色金黄

参考文献

［1］郭海朋，胡润淮，邵清松.温郁金的道地性研究［J］.安徽农业科学，2009（17）：7993-7994，8010.

［2］吴志刚，陶正明，冷春鸿，等.温郁金本草考证［J］.中药材，2009（3）：455-456.

［3］姜程曦，熊伟，陶正明，等.瑞安陶山温郁金规范化种植基地适宜性研究［J］.安徽农业科学，2010（4）：1807-1810.

［4］张钰苓，刘德军，李敏，等.温郁金不同药用部位的最佳采收期研究［J］.现代中药研究与实践，2010（1）：9-11.

［5］宋珅，陈建伟，姜国非.HPLC研究加工、贮藏过程对温郁金化学成分的影响［J］.中国实验方剂学杂志，2011（24）：61-64.

远　志

　　远志为远志科植物远志*Polygala tenuifolia* Willd.或卵叶远志*Polygala sibirica* L.的干燥根，具有安神益智、交通心肾、祛痰、消肿的功效，用于心肾不交引起的失眠多梦、健忘惊悸、神志恍惚，咳痰不爽，疮疡肿毒，乳房肿痛等病证。远志药用历史悠久，为常用大宗中药材。历代本草文献对远志主产地多有记载，远志产区主要沿着黄河流域分布、迁移，从最早有记录的产地山东菏泽、泰山等地，到宋代、明代增加了河南开封、南阳、洛阳及山西运城等产地，清代与现代本草文献则多以陕西、山西作为远志的道地产区，而其中又以山西所产者量大质优，为道地产区首选。现将远志的道地产区定位黄河中游流域为核心地域，以山西的吕梁山脉、中条山脉及太行山脉及周边地区为主。

　　本篇所述药材即为远志科植物远志*Polygala tenuifolia* Willd.或卵叶远志*Polygala sibirica* L.的干燥根，相关技术和规范适用于河北太行山区赞皇、灵寿、顺平等地区道地药材远志的生产加工。

一、产区生态环境

（一）海拔

　　适宜海拔为200～2 000 m。

（二）无霜期

　　适宜年平均无霜期为120～200 d。

（三）光照

　　适宜年平均日照时数为2 500～2 800 h。

（四）土壤

　　以砂壤土为主，土壤质地以结构疏松的壤土为佳，土壤pH以6.0～8.0为宜，土层厚度要在30 cm以上。

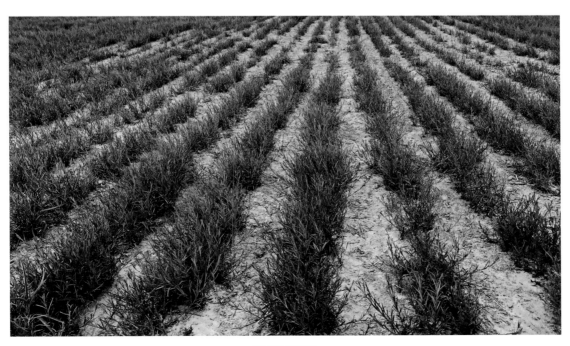

远志种植基地

（五）降雨量

适宜年平均降雨量为 500 ～ 750 mm。

（六）地形地势

选择坡度小于 15° 的坡地或平地，坡向以东南至西北方向为佳，田间通风和排水条件良好，有浇灌条件。

二、选地整地

（一）选地

1. 产地环境要求　选择不受污染源影响或污染物含量限制在允许范围之内，生态环境良好的农业生产区域。

2. 空气、土壤及用水质量要求　同"艾叶"。

（二）整地

每公顷施充分腐熟的有机肥 7 500 kg，氮、磷、钾三元复合肥 50 kg，耕深 30 cm 以上，耙细整平。

三、播　种

（一）播种材料

1. 选种　以《中国药典》（2020 版）收载的远志科植物远志 *Polygala tenuilolia* Willd. 或卵叶远志 *Polygala sibirica* L. 为物种来源，选择籽粒饱满的种子。纯度 ≥ 95%，净度 ≥ 96%，发芽率 ≥ 80%，水分 ≤ 12%。

2. 种子处理　播种前用温水浸种 5 ～ 6 h，捞出后在种子表面包裹少许的草木灰，以备播种。

（二）播种时期

春季 4 月，夏季 6 ～ 7 月进行播种。

（三）播种方法

在整好的平畦上，按行距 20 ～ 30 cm 进行条播，播种深度 1 cm，覆土镇压，每公顷播种量 22.5 ～ 30 kg。

四、田间管理

（一）遮阴

春播或夏播选用麦草或茅草等覆盖，覆盖至不露土为宜，然后上压树枝即可。播种后，每 5 d 检查 1 次，观察墒情，如干旱可在覆盖物上喷水。待子叶出土后，于晴天傍晚或阴天逐渐多次揭去覆盖物。

（二）中耕除草

苗期中耕除草要浅，用小锄浅锄，锄松地面。

浇水或雨后及时中耕，保持田间土壤疏松无杂草。

（三）灌水排水

苗期控制水分，返青期及追肥后及时灌水，收获前酌情灌水。雨季疏通排水沟，排出田间积水。

（四）追肥

从第 2 年起进行追肥，4 ～ 5 月间每公顷追施氮磷钾三元复合肥 450 ～ 750 kg。7 月，每公顷喷施 0.2% 磷酸二氢钾溶液 675 ～ 900 kg，每隔 10 ～ 12 d 喷 1 次，连续喷施 2 ～ 3 次。

（五）病虫害防治

1. 防治原则　同"艾叶"。

2. 防治措施

（1）农业防治：① 与禾本科作物轮作。② 合理施肥，配方施肥，适当增施磷、钾肥，提高植株抗病力。③ 及时拔除病株烧毁。④ 秋季深翻土地，杀伤越冬害虫。

（2）化学防治：无登记可用于远志的农药。

注：在实际生产中，药农针对远志种植中常见的根腐病会施用氨基寡糖素、恶霉灵、咯菌腈、代森锌等；针对叶枯病会施用氨基寡糖素、苯醚甲环唑、代森锰锌络合物等；针对蚜虫会施用吡虫啉、噻嗪酮、噻虫嗪等；针对豆芫青会施用虫螨脲、茚虫威、溴氰虫酰胺、氯虫苯甲酰胺等。

五、采　收

（一）采收期

远志种子直播田，播种 3 ～ 4 年后，于秋季回苗后或春季萌芽前采挖。

（二）采收方式

选择晴好天气，顺垄采挖，避免断根，保持根系完整，在田间晾晒半日，待水分稍蒸发，抖去泥土运回加工。

六、产地加工

采挖后除去泥土和杂质，稍加晾晒，至根条柔软时，挑选大且直的根条剪去芦头抽出木心，晒干即为"远志筒"；较小的可以用木棒敲打至皮部与木心分离，去除木心晒干即为"远志肉"，也可直接晒干，即为"远志棍"。干燥的远志药材水分不得过 12%。

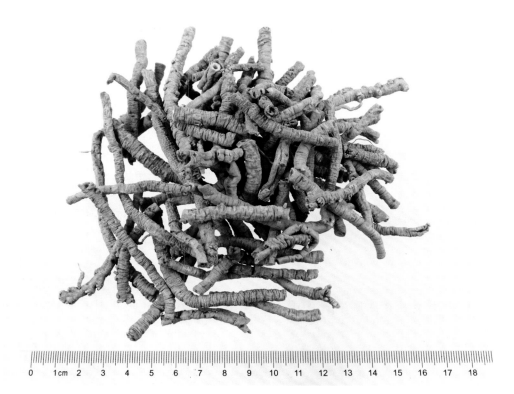

远志药材一

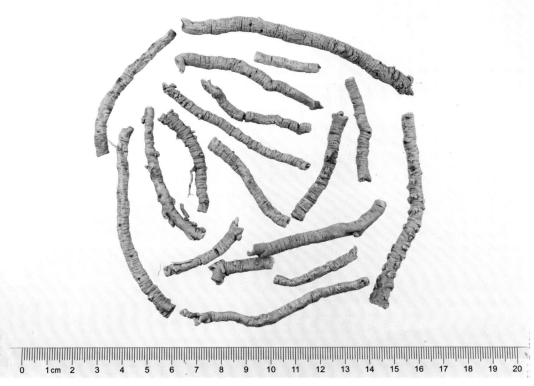

远志药材二

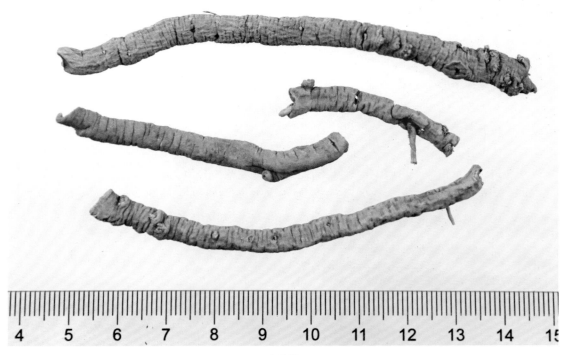

远志药材三

七、包装及贮存

（一）包装

选择无公害的包材，将检验合格的远志药材按不同商品规格分级后包装。外包装上必须注明产品名称、批号、重量、产地、等级、日期、生产单位、地址、贮存条件。

（二）贮存

包装好的远志药材贮存在清洁卫生、干燥、通风、防潮、防虫蛀、防鼠、无异味的库房中，药材堆放时与地面、墙壁保持一定间距，堆放层数以10层之内为宜。定期检查与养护，如发现虫蛀、霉变、鼠害等，应及时采取措施。

历史沿革

远志在我国分布广泛，关于远志产地最早记录于《名医别录》（以下简称《别录》）："生太山及宛朐。"太山为今山东泰山，宛朐为今山东菏泽西南部。

南北朝《本草经集注》在《别录》的基础上增加"宛朐县属兖州（今山东济宁）济阴郡，今犹从彭城北兰陵（今山东临沂）来。"

宋代《本草图经》记载："……今河（今河南）、陕（今河南陕县）、京西（京为今河南开封，京西为今河南洛阳以西、黄河以南全境）州郡亦有之。"可知，《本草图经》中新增产地河南开封和山西运城，地处黄河沿岸。认为夷门（今河南开封）出产的远志最佳。

明代《救荒本草》记载："……河陕商洛齐（今山东济南）泗州亦有……今蜜县梁家衡山谷间多

有之。"

明代《本草纲目》对远志产地的记载同《别录》及《本草图经》。《本草纲目》中引用与《本草图经》中"今河、陕、京西州郡亦有之"稍有出入且无注解,推测为《本草纲目》作者笔误所致。

明代《本草乘雅半偈》记载:"……今此药犹从彭城北兰陵来。今河、陕、京西州郡亦有之……"

清代《本草从新》记载以山西为远志药材的道地产区:"山西白皮者佳。(山东黑皮者、次之)。"

1930年《药物出产辨》收载远志的产地有"山西曲沃县(位于今临汾)、河南省禹州府(位于今河南许昌)。"

1959年《药材资料汇编》中收载远志主产区在"山西中条山汾河流域,陕北高原地带,在山西省有曲沃、绛县、闻喜、侯马、夏县、平陆、芮城、稷山、太古、运城等地。内以闻喜、洪赵、万荣为主产地",并记录"按历史经验,山西所产远志,无论质量与数量都居首位"。同时,还记录"在陕西省有华阴、邰阳、澄城、韩城、蒲城、宜川、潼关、朝邑、三原、高陵,而以邰阳、澄城为主产地。河北省有沙河、元氏、阜平、定兴、昌平、迁安等地。河南省有卢氏(位于今河南三门峡)、荥阳(位于今河南郑州)、南召(位于今河南南阳)等地。其他内蒙之乌拉山、大青山,甘肃之东南部及四川、辽宁、山东、江苏等省均有少数出产。"

1992年《常用中药材品种整理和质量研究》记录"我国远志属植物多分布于南方,特别是西南比较丰富,但商品远志的产地均集中在北方,以山西、陕西两地产量最大,传统也认为这两地产的质量最好;东北、华北、河南以及山东、甘肃、安徽等省的部分地区也有一定的产量,其植物来源主要是细叶远志 *P. tenuifolia*,少数为宽叶远志 *P. sibirica* 和瓜子金 *P. japonica*。"

经过对历代本草中对于远志 *P. tenuifolia* 主产地记载的整理,发现远志产区主要沿黄河流域分布、迁移,从最早有记录的产地山东菏泽、泰山等地,到宋、明时期的本草增加了河南开封、南阳、洛阳及山西运城等产地,清代与近现代本草中则多以山西、陕西作为远志的道地产区,而其中又以山西量大质优为道地产区首选,且在20世纪80年代山西运城地区的药农完成野生远志的引种驯化,至今已有约40年之久,形成了独特成熟的采收、加工、贮藏方式,并成为重要的远志集散地,是以现代将山西立为远志的道地产区。

远志的产地历史沿革见表77。

表 77 · 远志产地历史沿革表

年 代	出 处	产 地 及 评 价
汉	《神农本草经》	生川谷
魏晋	《名医别录》	生太山(今山东泰山)及宛朐(今山东菏泽西南部)
南北朝	《本草经集注》	生太山及宛朐川谷 宛朐县属兖州(今山东济宁)济阴郡,今犹从彭城北兰陵(今山东临沂)来
唐	《新修本草》	生太山及宛朐川谷
宋	《本草图经》	远志,生泰山(今山东泰山)及宛朐(今山东菏泽西南部)川谷,今河(今河南)、陕(河南省陕县)、京(开封)西州郡亦有之。泗州(河南省南阳市唐河县)出者花红,根、叶俱大于他处;商州(陕西省商洛市辖区的建制)者根又黑色

年　代	出　处	产地及评价
明	《救荒本草》	生太山及菀句川谷，河陕商洛齐（今山东济南）泗州亦有，俗传夷门远志最佳，今蜜县梁家衡山谷间多有之
	《本草品汇精要》	《图经》曰：泰山（今山东泰山）及菀句（今山东菏泽西南部）川谷，泗洲（今河南南阳唐河），商州（今陕西商洛辖区的建制），今河（今河南）、陕（今河南陕县）、京（今开封）西州郡亦有之。夷门（今河南开封）者为佳
	《本草纲目》	《别录》曰：远志生太山（今山东泰山）及菀句（今山东菏泽西南部）川谷 弘景曰：菀句属兖州（今山东济宁）济阴郡，今此药犹从彭城北兰陵（为今山东临沂）来 颂曰：今河（今河南）、陕（今河南陕县）、洛（今河南洛阳）西州郡亦有之
清	《本草从新》	山西白皮者佳（山东黑皮者、次之）
	《植物名实图考》	陶隐居云：菀句系属兖州济阴郡，今犹从彭城北兰陵来 《图经》曰：远志，生太山及菀句川谷，今河、陕、京西州郡亦有之 《救荒本草》：俗传夷门远志最佳，今蜜县梁家衡山谷间多有之 《图经》载数种，所谓似大青而小，三月开花白色者，不知何处所产。今太原产者，与《救荒本草》图同，原图解州（今山西运城盐湖）远志，不应与太原产迥异
现代	《药物出产辨》	山西曲沃县（位于今临汾）、河南省禹州府（位于今河南许昌）
	《药材资料汇编》	山西中条山汾河流域，陕北高原地带，在山西省有曲沃（位于今山西临汾）、绛县、闻喜、侯马、夏县、平陆、芮城、稷山（绛县—稷山均位于山西运城）、太古（位于今山西晋中）、运城、平遥（位于今晋中）、洪赵（位于今山西临汾）、榆次（位于今晋中）、蒲县（位于今临汾）、阳曲（位于今山西太原）、翼城（位于今临汾）、祁县（位于今晋中）、永济（位于今运城）、临汾、万荣（位于今运城）、襄汾（位于今临汾）、河津（位于今运城）等地。内以闻喜、洪赵、万荣为主产地
	《药材资料汇编》	按历史经验，山西所产远志，无论质量与数量都居首位 在陕西省有华阴、邰阳、澄城、韩城、蒲城（华阴—蒲城位于今陕西渭南）、宜川（位于今陕西延安）、潼关、朝邑（潼关、朝邑位于今渭南）、三原（位于今陕西咸阳）、高陵（位于今陕西西安），而以邰阳、澄城为主产地。河北省有沙河（位于今河北邢台）、元氏（位于今河北石家庄）、阜平、定兴（阜平、定兴位于今河北保定）、昌平（位于今北京）、迁安（位于今河北唐山）等地。河南省有卢氏（位于今河南三门峡）、荥阳（位于今河南郑州）、南召（位于今河南南阳）等地。其他内蒙之乌拉山、大青山，甘肃之东南部及四川、辽宁、山东、江苏等省均有少数出产
	《常用中药材品种整理和质量研究》	商品远志的产地均集中在北方，以山西、陕西两地产量最大，传统也认为这两地产的质量最好；东北、华北、河南以及山东、甘肃、安徽等省的部分地区也有一定产量
	《中华本草》	分布于东北、华北、西北及山东、江苏、安徽和江西等地。主产于东北、华北、西北以及河南、山东、安徽部分地区，以山西、陕西产量最大

参考文献

［1］蒲雅洁，王丹丹，张福生，等.远志的本草考证［J］.中草药，2017，48（1）：211-218.

［2］张陶珍，荣巍巍，李清，等.远志的研究进展［J］.中草药，2016，47（13）：2381-2389.

［3］田洪岭，许陶瑜，郭淑红，等.山西产区远志药材资源现状与分析［J］.中国实验方剂学杂志，2018，24（24）：26-30.

［4］柳敏.远志高效栽培技术［J］.河北农业，2019（12）：16.

［5］魏红国，关扎根，王玉龙，等.远志的研究与开发利用［J］.安徽农业科学，2012，40（11）：6439-6441，6443.

泽　泻

泽泻为泽泻科植物东方泽泻 *Alisma orientate*（Sam.）Juzep. 或泽泻 *Alisma plantago-aquatica* L. 的干燥块茎，具有利水渗湿、泄热、化浊降脂的功效，用于小便不利、水肿胀满、泄泻尿少、痰饮眩晕、热淋涩痛、高脂血症等病证。泽泻分布广泛，现主要道地产区为四川、福建、江西。四川产泽泻习称"川泽泻"，福建、江西产泽泻习称"建泽泻"。

本篇所述即为泽泻科植物泽泻 *Alisma plantago-aquatica* L. 的干燥块茎，相关技术和规范适用于四川彭山、眉山、乐山及相邻生态区域道地药材泽泻的生产加工。

一、产区生态环境

（一）海拔

适宜海拔为 400 ～ 800 m。

（二）气温

适宜年平均气温为 16.8 ～ 18.9℃。

（三）降雨量

适宜年平均降雨量为 700 ～ 800 mm。

（四）土壤

宜选阳光充足、腐殖质丰富，而稍带黏性的土壤；以排灌方便、地势平坦的水田为佳。质地过砂或土温低的冷浸田不宜种植。

二、选地整地

（一）选地

1. 产地环境要求　喜温暖湿润的气候，幼苗喜

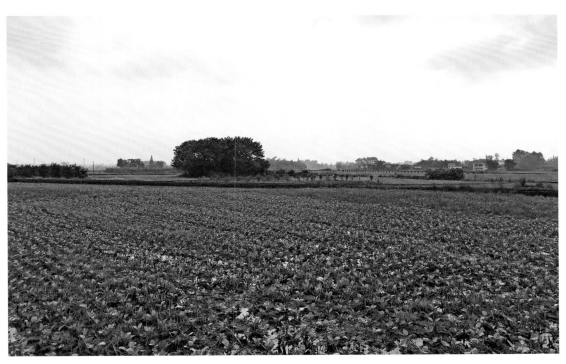

泽泻种植基地一

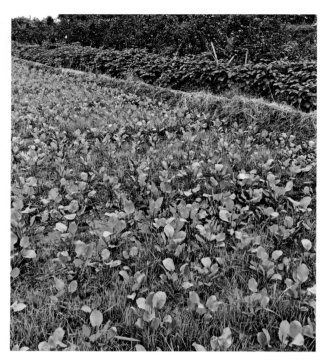

泽泻种植基地二

荫蔽，成株喜阳光，怕寒冷。

注：前作以水稻或莲为好。

2. 空气、土壤及用水质量要求　同"艾叶"。

（二）整地

育苗前数日放干水，翻耕后施厩肥或绿肥45 000 ～ 60 000 kg/hm²，然后耙匀，做成宽1.0 ～ 1.2 m的厢，使厢面泥细、田平；移栽地待前作收获后及时翻犁，除去稻根，施厩肥或绿肥22 500 ～ 30 000 kg/hm²，施肥后耙田，要求地面平整。

三、育苗移栽

（一）育苗

1. 留种　冬季选留种茎，选择生长健壮、无病虫害，基叶聚成三束的植株作种株。去掉枯萎残叶，在比较潮湿的旱地，将其斜插入土，假植。覆盖地膜防冻，保温以促使早发芽。第2年立春后，每一块茎发出十余个新苗，待其长到17 ～ 20 cm高时，挖取母株，按已形成的新苗分切成单株，栽种于阳光充足，土壤肥沃的水田种植，用地膜覆盖。行株距30 ～ 40 cm栽种，加强水肥管理，6月上旬种子呈谷黄色时，分批采收，先熟先收，每隔3 ～ 5 d收割一次。

2. 播种时间　6月上旬至7月上旬，不宜晚于7月中旬。

3. 种子处理　将当年采收种子用纱布包好，放入清水中浸泡24 ～ 48 h，晾干水汽，与草木灰拌和，混合均匀。

4. 播种量　苗床每公顷用3 750 ～ 7 500 g种子。

5. 播种方法　均匀撒播，用扫帚轻拍厢面，使种子贴在厢面上，防止种子被水冲走。

6. 种苗培育管理　播种后，应插枝条遮阴，并立即灌水至3 cm深。待苗出齐后，间苗除杂草，保持株间距3 cm左右，以后每隔3 ～ 5 d，见草即拔。

（二）大田移栽

1. 移栽时间　苗龄35 ～ 50 d、苗高15 cm以上、有5 ～ 8片真叶的矮、壮秧苗即可起苗移栽。

2. 移栽密度　按行距30 ～ 33 cm，株距24 ～ 27 cm，每穴1苗，每公顷栽105 000 ～ 150 000株。并可在田边地角密植数行预备苗，补苗用。每栽8 ～ 10行，留一条40 cm的宽行，方便管理。

3. 移栽方法　移栽宜选阴天或晴天的下午进行，栽正，栽稳，以浅栽为宜，入泥中3 ～ 4 cm。

四、田间管理

（一）补苗

秧苗栽后若发现有死苗、浮苗，应立即重栽或补苗。

（二）中耕除草

结合追肥进行3 ～ 4次。苗转青后，进行一次除草。每次追肥前先排浅田水，拔除杂草，然后施肥，晒田1 ～ 2 d，再灌水。

（三）追肥

栽后2个月内追肥，每隔15 ～ 20 d施肥1次，施3 ～ 4次为宜。前2次追肥，畜粪尿11 250 ～ 22 500 kg/hm²，第1次宜少，第2 ～ 4次逐步增加。前2次还可配合施些尿素、氮磷钾（15∶15∶15）混合肥，用量64.5 ～ 150 kg/hm²。第3、第4次可掺和腐熟的油饼粉，用量300 ～ 345 kg/hm²；最后1次追肥应在霜降前。

（四）排灌

移栽后，田间要保持浅水灌溉，前期田水一般保持水深3 cm左右，后期限制在3 ～ 5 cm为宜。采收前1个月内，可视生长发育情况逐步排水至完全排干，晒田，以利块茎生长和采收。

（五）摘芽去薹

植株出现抽薹现蕾，并萌发许多侧芽，结合中耕及时摘除花薹和侧芽。须从茎部折断，不留茎桩，以免侧芽再继续产生。

（六）病虫害防治

1. 防治原则　同"艾叶"。

2. 防治措施

（1）农业防治：实行水旱轮作，同一田块种植泽泻不应超过2年，2年后改种旱作作物1年。

（2）物理防治：人工扑杀，或者采用黑光灯诱杀银纹蛾等害虫。

（3）化学防治：无登记可用于川泽泻的农药。

注：在生产实际中，药农针对川泽泻种植中常见的白斑病会施用代森锰锌等；针对银纹夜蛾会施用敌百虫等。

五、采　收

（一）采收期

采收期为12月下旬至次年1月上旬。

（二）采收方式

排水晒田后选择晴天收获，收获时用竹撬在泽泻植株附近转一下泥土，然后拔起即可。除去泥土、

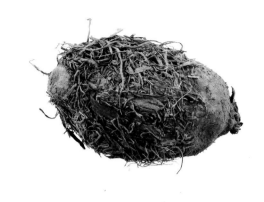

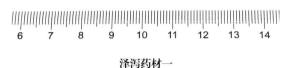

泽泻药材一

须根和茎叶，保留中心叶，以免干燥时流出黑汁液。

六、产地加工

（一）干燥

采挖后置于通风处阴干或晒干1～2 d，再行微火烘干5～6 d，表面黄白色或黄棕色，内心发软或相碰时发出响声即可。

（二）撞皮

趁热装入撞笼或去毛机内，往来撞擦，除去须根及粗皮，再晒干即可。或趁鲜切片晒干。

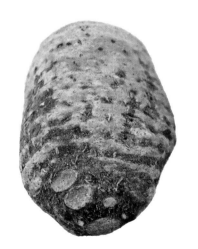
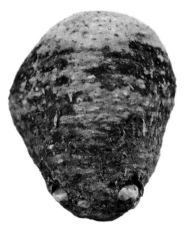

泽泻药材二

七、包装及贮存

（一）包装

将检验合格的产品按不同商品规格分级包装。在包装物上应注明产地、品名、等级、净重、毛重、生产者、生产日期及批号。

（二）贮存

清洁卫生、阴凉干燥（温度不超过20℃、相对湿度不高于65%）、通风、防潮、无异味的贮存环境中，定期检查泽泻的贮存情况。

历史沿革

泽泻首次作为药物被记载于《神农本草经》："生池泽。"《名医别录》记载泽泻："生汝南（今河南东南部、安徽阜阳一带）。五月、六月、八月采根，阴干。"南北朝《本草经集注》描述泽泻："今近道亦有，不堪用。惟用汉中南郑（汉中郡南郑县，为今陕西汉中南郑）、青（汉代青州，辖境相当于今山东淄博临淄北，辖地较广，包括如今山东青州、淄博的淄川、临淄两区）、代（汉代代郡，为今河北蔚县东），形大而长，尾间必有两歧为好。"

唐代《新修本草》记载泽泻："汝南郡属豫州（隋初汝南郡，隶属豫州。唐肃宗乾元初改汝南郡为豫州，为今河南驻马店）。今近道亦有，不堪用。惟用汉中、南郑、青弋，形大而长，尾间必有两歧为好。"所描述与《本草经集注》相近，但作者特地标注［谨案］曰："今汝南不复采用，惟以泾州（今甘肃平凉泾川）、华州（当时辖境约今陕西华县、华阴、潼关等地及渭北的下邽镇附近地区）者为善也。"

宋代《本草图经》记载："生汝南池泽，今山东、河陕、江淮亦有之，以汉中者为佳。"

明代《品汇精要》载："汝南池泽，山东河陕（为地理概念，泛指崤山、华山或太行山以东的黄河流域广大地区），江淮南郑、邵武（今福建南平邵武），青代亦有之。道地：泾州（今甘肃平凉泾川）、华州（今陕西华县、华阴、潼关等地及渭北的下邽镇附近地区）、汉中（今陕西汉中）者佳。"与《证类本草》所注相近。此外，《本草蒙筌》记载泽泻："淮北虽生，不可入药。汉中所出，方可拯病。盖因形大而长，尾有两歧为异耳。"《本草乘雅半偈》曰："出汝南池泽。今汝南不复采，以泾州华山者为善，河陕江淮八闽亦有之。"

民国时期《药物出产辨》载："产福建省建宁府为上。其次江西省、四川省均有产出。但甜味以四川为浓厚，世上所用者以福建为多。"

据《四川省医药卫生志》记载四川泽泻历史上主产于灌县，但书中未明确可追溯的时期。早年崇州也有种植。崇州药材市在湖广馆，当时以川芎、泽泻为大宗品种。药材从元通上船，水运出口。民国26年后，元通土匪猖獗，药栈被迫停业，川芎、泽泻逐步向灌县石羊场转移。

《川游漫记》为陈友琴于1933—1934年在四川考察所见，其记载当时灌县产泽泻15万千克。1937年，四川灌县药用植物物产充足，泽泻就是代表性的一种。20世纪40年代，灌县为西商之总汇处，亦松潘、理番、茂汶、五屯之要口。当时出产之物包括泽泻。抗日战争时期，灌县外商人数增加，泽泻的外运频繁，邮局亦办理商包邮寄。据1951年出版的《中国土产综览》记载，1931年以前，川泽泻外销最高时，年产量可达60万千克。

《中药材手册》记载泽泻主产于福建浦城、建阳，四川川西、灌县、郫县，江西广昌等地。

《中华本草》记载泽泻主产于福建、四川、江西，多系栽培品。现广东、广西、湖北、湖南等地也有生产。销全国，并有出口。

《四川中药志》收载泽泻的四川产地有包括彭山、眉山、崇庆在内的12个，产区范围相对较广。

综上所述，明代之前，本草中均记载"汉中"泽泻为道地药材。秦汉时期的汉中郡地域辽阔，它西起沔阳的阳平关（今陕西勉县武侯镇），东至郧关（今湖北郧阳）和荆山，绵延千里。秦、西汉时其郡治在西城（今陕西安康），属下有12个县；东汉时裁至9个县，为今陕西省西南部汉中市附近。当时的四川地区在明代朱元璋开国定年号之后还在征讨之中，中间也发生过多次地方叛乱等，相对处在变动中。明末清初，今天贵州遵义、云南北部、重庆全境、陕西南部、甘肃南部、西藏东部少许、青海东南部都还是四川。而四川地区最早被记载的泽泻产区位于灌县。灌县，即今都江堰市（元入灌州，明改灌县，1988年改设都江堰市，以都江堰得名），松、理、茂、汶边区及甘肃、青海的部分药材多在此集散。灌县早期的里人，大多死于明灭叛乱，之后人员大半由陕、甘、云南等地迁来。以前当地人民多以农商为职业。因此明代之前记载的"汉中泽泻"很有可能由于药材的集散以及人员的迁移，逐渐转移至四川灌县。

中华人民共和国成立以后，四川泽泻的产区发生改变。20世纪60年代以前，灌县的泽泻产量依然保持前列。1964年省内各地开始引种试种，由于泽泻生产适应性较强，不少县引种成功，并不断扩大种植。70年代，彭山、眉山、乐山、峨眉、夹江、内江、泸州等30多县大面积种植泽泻。同时，灌县（都江堰市）的种植面积不断缩小。直至80年代，灌县作为老产区被新产区所替代。目前，彭山、眉山、乐山等为泽泻的主要产区。

泽泻产地历史沿革见表78。

表 78 · 泽泻产地历史沿革表

年 代	出 处	产 地 及 评 价
汉	《神农本草经》	生池泽
魏晋	《名医别录》	生汝南（今河南东南部、安徽阜阳一带）
南北朝	《本草经集注》	生汝南池泽。汝南郡属豫州。今近道亦有，不堪用。惟用汉中南郑（汉中郡南郑县，为今陕西汉中南郑）、青（汉代青州，辖境相当于今山东淄博临淄北，辖地较广，包括如今山东青州、淄博的淄川、临淄两区）、代（汉代代郡，今河北蔚县东），形大而长，尾间必有两歧为好
唐	《新修本草》	汝南郡属豫州（隋初汝南郡，隶属豫州。唐肃宗乾元初改汝南郡为豫州，今河南驻马店）。今近道亦有，不堪用。惟用汉中、南郑、青弋，形大而长，尾间必有两歧为好。[谨案]曰：今汝南不复采用，惟以泾州（今甘肃省平凉市泾川县）、华州（当时辖境约今陕西华县、华阴、潼关等地及渭北的下邽镇附近地区）者为善也
明	《品汇精要》	汝南池泽，山东河陕（为地理概念，泛指崤山、华山或太行山以东的黄河流域广大地区），江淮南郑、邵武（今福建南平邵武）、青代亦有之。道地：泾州（今甘肃平凉泾川）、华州（今陕西华县、华阴、潼关等地及渭北的下邽镇附近地区）、汉中（今陕西汉中）者佳
	《本草乘雅半偈》	出汝南池泽。今汝南不复采，以泾州华山者为善，河陕江淮八闽亦有之⋯⋯形大而圆，尾间必有两岐者为好
民国	《药物出产辨》	泽泻产福建省建宁府为上；其次，江西省、四川省均有出，但甜味以四川为浓厚。市上所售者，以福建为多
	《川漫游记》	灌县产泽泻三十万斤

参考文献

［1］万德光，彭成，赵军宁.四川道地中药材志［M］.成都：四川科学技术出版社，2005.

［2］张天国.一种泽泻的栽培方法：201510325280.8［P］.2015-06-12.

浙 贝 母

贝母为百合科植物浙贝母 *Fritillaria thunbergii* Miq. 的干燥鳞茎，具有清热化痰止咳、解毒散结消痈的功效，用于风热咳嗽、痰火咳嗽、肺痈、乳痈、瘰疬、疮毒等病证。据文献考证，贝母始载于《神农本草经》，列为中品。从产地历史沿革可见，直至明末清初方才认识到川贝、象贝之分。清代的《得配本草》中首次明确记载浙贝母。浙贝母的主产区为以浙江宁波（鄞州、海曙、象山）、金华（磐安、东阳、武义）为中心，核心区域包括浙东丘陵低山小区、浙东沿海平原小区、浙中丘陵盆地小区等周边地区。

本篇所述药材即为百合科植物浙贝母 *Fritillaria thunbergii* Miq. 的干燥鳞茎，相关技术和规范适用于浙江宁波、金华及周边地区道地药材浙贝母的生产加工。

一、产区生态环境

（一）气温
适宜年平均气温为 13 ～ 18℃。

（二）光照
适宜年平均日照时数为 2 000 ～ 2 100 h。

（三）降雨量
适宜年平均降雨量为 1 300 ～ 1 600 mm。

（四）土壤
适宜栽培在富含腐殖质、土深疏松、排水良好、微酸或微碱性的砂质壤土中，要求"抓起成团，放之即散"，pH 为 5.5 ～ 7.5。

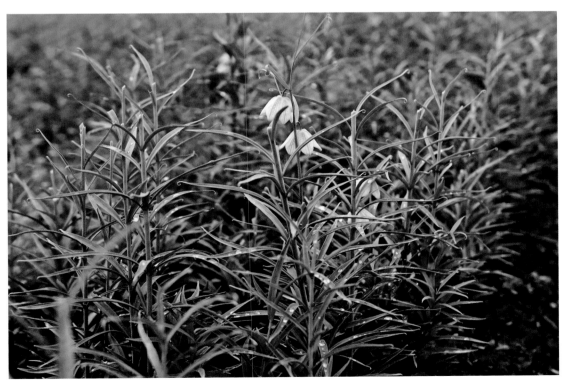

浙贝母原植物

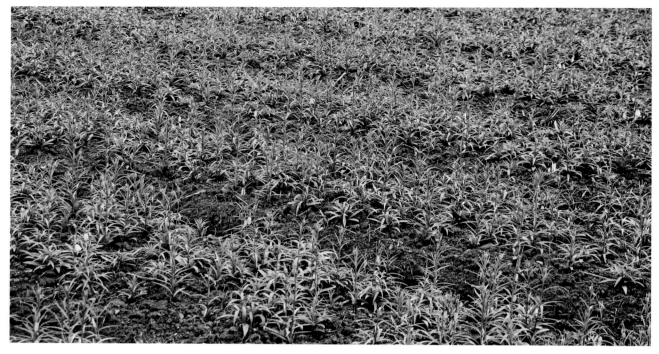

浙贝母种植基地

二、选地整地

（一）选地

1. 产地环境要求　选择生态条件良好，无污染源或污染物含量限制在允许范围之内的农业生产区域。以质地疏松肥沃，排水良好，微酸性或近中性的砂质轻壤土为佳，黏性土壤不宜种植浙贝母。

注：贝母不宜连作，前作以禾本科和豆科作物为好，轮作间隔时间宜2年以上，有条件的地方可实行水旱轮作。

2. 空气、土壤及用水质量要求　同"艾叶"。

（二）整地

深翻土地25～30 cm，碎土耙平，作龟背形畦。畦宽连沟100～120 cm，沟宽20～25 cm，沟深20～25 cm；或做成凹状播种床，中对中宽100～120 cm。

三、播种育苗

（一）选种

选择适应性强、抗病性强、丰产性好的浙贝母新品种或地方品种类型。选择种鳞茎抱合紧密、芽头饱满无损、中等大小、无病虫害的鳞茎做种用。宜选二级以上的浙贝母种鳞茎，其质量标准见表79。

表 79 · 浙贝母种鳞茎的质量标准

项　目	指　标		
	一　级	二　级	三　级
净度（%）	≥95	≥90，<95	≥90，<95
大小（个/kg）	≥40，≤80	>80，≤120；<40	>120，≤280
外观	鳞茎抱合紧密，新鲜、无破损、无病虫斑	鳞茎完整，新鲜、无病虫斑	新鲜、无病虫斑
内质	断面白色均匀		
检疫对象	不得检出		

（二）种鳞茎越夏

1. 田间越夏

（1）应选地势高燥、排水好的砂壤土坡地。枯苗后播种深度较浅的，应适当培土，使深度达10～12 cm。

（2）选择5～9月遮阴度大，在9月中旬前收获的作物套种，套种作物在浙贝母植株未枯苗前种下，或在畦面铺一层嫩的柴梢遮阴和利用田间自然生长的杂草遮阴。

（3）及时排水，做到田间无积水。各种田间操作不应在畦面上进行，套种作物应少施化肥。

2. 室内越夏

（1）5月下旬以后，待浙贝母全部枯苗，茎秆与鳞茎分开，且根部干枯后，将育种田浙贝母起土。将起土鳞茎进行挑选，选健壮无病的鳞茎作种，剔除破损、有病的鳞茎，并按大小分级后沙藏。

（2）沙藏时，先在地面铺一层厚5 cm含水量10%～15%的细砂土，上铺一层8～10 cm厚的种鳞茎，再上覆5 cm细砂土，如此放3～4层种鳞茎，最上层盖细砂土10 cm。

（3）贮存期间，定期检查，防止鼠害，保持细砂土10%～15%的水分。

（三）播种

1. 播种时间 9月中旬至10月下旬。

2. 播种方法 根据种鳞茎大小，在畦面上开沟或在凹面播种床上摆放鳞茎，芽头朝上，覆土5～7 cm；或两凹面播种床间凸起部分土向两边播种床覆盖，形成排水沟。播种后，用腐熟的有机肥、稻草、芒萁、茅草、废秸秆等覆盖物进行畦面覆盖。不同大小的种鳞茎需不同的种植密度和深度，具体见表80。留种田种植深度可略深。

四、露地栽培田间管理

（一）水分管理

浙贝母播种后，到翌年5月上中旬植株枯萎前，土壤保持湿润。雨后及时排水，雨停无积水。

（二）中耕除草

在出苗前和植株生长前期，一般结合施肥进行人工除草3～4次。

（三）摘花打顶

当植株有2～3朵花开放时，选晴天露水干后摘花打顶，将花连同顶端花梢一并摘除。

（四）施肥

不应使用含有毒、有害物质的垃圾和污泥。宜使用腐熟农家有机肥和商品有机肥，限量使用化肥，氮磷钾及微量元素肥料合理搭配。繁种田少施或不施化肥，并按NY/T 496规定执行。

1. 基肥 翻地时施入鸡粪6 000～7 500 kg/hm² 或商品有机肥（氮含量为5%、磷含量为5%、钾含量为5%、有机质含量为45%）4 500～6 000 kg/hm²。

2. 种肥 播种前或播种后覆土前，施钙镁磷肥500～600 kg/hm²加焦泥灰7 500 kg/hm²，钙镁磷肥量视土壤肥力而定。

3. 腊肥 12月中下旬将氮磷钾三元复合肥施入畦面，用量氮磷钾三元复合肥（15：15：15）为300 kg/hm²。

4. 苗肥 齐苗后施氮肥75～115 kg/hm²或氮磷钾三元复合肥（15：15：15）100 kg/hm²。间隔10～15 d，再施1次。第1次苗肥施后2～3 d施钾肥30 kg/hm²或硫酸钾80 kg/hm²。

5. 花肥 现蕾时施尿素75 kg/hm²，硫酸钾80 kg/hm²。摘花打顶以后，视苗的长势和土壤肥

表80·不同大小的种鳞茎种植密度、深度

种鳞茎大小（个/kg）	行距（cm）	株距（cm）	深度（cm）
≤80	18～20	14～20	5～10
81～120	15～18	12～14	4～5
121～160	10～15	5～12	3～4
>160	散播		3～4

力施肥，施氮磷钾三元复合肥（15∶15∶15）150 kg/hm²，生长茂盛的应少施氮肥。生长后期视长势用磷酸二氢钾 1.5 kg/hm²，兑成0.2%浓度根外追肥。

（五）病虫害防治

1. 防治原则　同"艾叶"。

2. 防治措施

（1）农业防治：① 选抗病性强、丰产性好的优良品种，种鳞茎芽头饱满无损，无病虫害。② 选疏松肥沃、排水良好的微酸性或近中性砂质壤土，前作以水稻、大豆等禾本科和豆科作物为宜。③ 合理密植，覆盖保墒，注意防冻、防渍；及时摘花打顶，保持通风透光。④ 科学施肥，多施有机肥和磷钾肥，控施氮肥；及时中耕除草，收获后及时清洁田园，销毁残枝落叶。⑤ 避雨栽培可参照执行。

（2）物理和生物防治：① 采用杀虫灯诱杀金龟子成虫。② 利用夏季高温，采用地膜覆盖20 d左右，进行土壤处理和除草等。③ 保护和利用天敌，控制病虫害的发生和为害。

（3）化学防治：有登记可用于贝母的农药。如确需使用，应按照农业管理部门批准使用的农药进行化学防治。

五、大棚栽培田间管理

（一）棚膜管理

宜于11月下旬至12月初；无喷灌设施、周围环境通风不良、后期不采用遮阳网覆盖栽培和不留种的，宜于3月上旬视天气与生长情况及时去除覆盖的大棚薄膜。

去膜后的管理同露地栽培。

（二）温度管理

大棚膜覆盖后至出苗前，棚外气温达20℃以上时，开门或卷起边膜通风降温。棚外平均气温降到10℃以下时闭棚。从出苗开始，原则上边膜昼夜均卷起通风，当气温降到零下3℃以下时，放下大棚膜（边膜和棚头膜）。倒春寒来临时，温度降到0℃以下，晚上将边膜放下。

（三）水分管理

棚膜覆盖期间，保持土壤湿润，种植时已经盖好棚膜的，应在播种前后及时调整好土壤湿度，土壤含水量因土质而异，一般控制在15%～25%。出苗后大棚膜覆盖期间，遇大雨天气，双门可打开通风，但边膜不宜卷起或卷高。

（四）施肥

大棚栽培腊肥、苗肥、花肥的施肥时期都应比露地栽培提前施入，其中腊肥应比露地早15～20 d，畦面撒施颗粒肥时，施肥后应进行喷灌至畦面潮湿外，其他方面同露地栽培。

（五）病虫害防治

大棚栽培棚膜覆盖期间，可以采用腐霉利、百菌清烟熏剂防治灰霉病、黑斑病，用药量为每公顷3～4.5 kg，安全间隔期5 d，最多使用2次。烟熏剂使用时，不应在有太阳的白天进行，宜在太阳下山后的傍晚或阴天进行，且全棚薄膜封闭。病虫害其它防治方法同露地栽培。

六、采　收

（一）采收期

5月中上旬，当地上茎叶枯萎后，选晴天及时收获。

（二）采收方式

清理田间杂草，用短柄二齿耙从畦边开挖，二齿耙落在两行之间，边挖边拣，防止挖破地下鳞茎。

七、产地加工

（一）洗净去杂

将挖起的浙贝母放在竹箩里，置清水中洗净，或直接放入清洗机，除去杂质，沥干水。

（二）分级

将鳞茎按大小分级，大的挖去芯芽加工成大贝，较大的芯芽可加工成贝芯，较小的不去芯芽，加工成珠贝。

（三）壳灰干燥法

将新鲜浙贝母放入加工电动去皮桶内，开动机器1～2 min，待鳞茎有50%～60%脱皮时，放入用贝壳煅烧而成的壳灰，每100 kg鳞茎用壳灰3～5 kg，继续擦皮2～3 min，待浙贝母鳞茎全部拌上壳灰为止，倒入箩筐晾一夜。将拌上壳灰的浙贝母置太阳下暴晒3～4 d，然后用麻袋装起来，放置1～3 d，让内部水分渗到表面来，再晒干

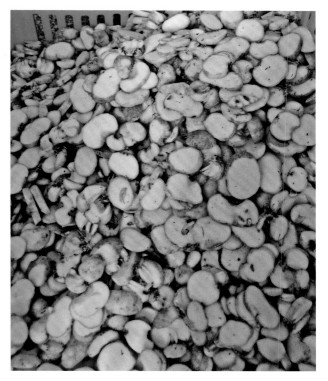

浙贝母加工

即可。

（四）切片干燥法

取鳞茎，大小分开，趁鲜切成厚片，厚度为 3～5 mm。晒干或烘干成浙贝母片，切片如不能及时干燥，应在通风处薄摊。

八、包装、贮存及运输

（一）包装

按不同商品规格分级后包装。包装袋上必须注明产品名称、重量、产地、销售单位名称、地址、生产日期、储藏条件等。

（二）贮存

清洁卫生、阴凉干燥、通风、防潮、防虫蛀、无异味的库房中，定期检查和养护，发现霉变、虫害，及时进行无害化处理。

（三）运输

应采用无污染的交通运输工具，不应与其他有毒有害物质混装混运。应有防雨、防潮措施。

历史沿革

贝母产地的描述最早见于魏晋《名医别录》："生晋地。"《本草经集注》云："今出近道（今江苏镇江句容茅山或江苏全境）……"

唐代苏敬《新修本草》记载："贝母……出润州（今江苏镇江）、荆州（今湖北荆州）、襄州（今湖北襄阳）者最佳。江南诸州亦有，味甘苦不辛。"可见，浙贝母的临床应用历史悠久。宋代苏颂《本草图经》云："贝母，生晋地。今河中（今山西永济）、江陵府（今湖北江陵）、郢（今湖北武汉）、寿（今安徽凤台）、随（今湖北随县）、郑（今河南郑州）、蔡（今河南汝南）、润（今江苏镇江）、滁（今安徽滁州）州皆有之。"其中产寿州、滁州、润州者，是浙贝母 *F.thunbergi* Miq.。

清代吴仪洛《本草从新》载："川产开瓣，圆正底平者良；浙江产形大，亦能化痰，散结，解毒。"清代赵学敏《本草纲目拾遗》载："出川者曰川贝，出象山者名象贝，绝大者名土贝。"又云："贝形大如钱。独瓣不分，与川产迥别，各处皆产。有出安徽六安之安山者，有出江南宜兴之章注者，有出宁国府之孙字埠者，浙江惟宁波鄞县之樟村及象山有之。入药选白大而燥皮细者良。"又据《象山县志》记载："贝母乾隆志：邑产之最良者。道光志：象山出者象贝，异他处……近象产甚少，所用浙贝皆鄞小溪产。"表明清代象山农民将野生贝母转为人工栽培，称象贝。后传入鄞州樟村一带，大批种植，改称浙贝。

民国时期《药物出产辨》载："浙贝母产浙江宁波府。"

《中药材手册》（1959）载："浙贝，主产于浙江宁波专区的鄞州。"《中华本草》（1997）载："浙贝母主产于浙江，江苏等地亦产。销全国并出口。"

综上，在《本草纲目》以前的历代本草学著作中没有说明何地贝母优质，直至明代《本草汇言》始有"川者为妙"之说。《本草从新》曰："川产最佳……"自此，才有川贝、浙贝、土贝之分。浙贝母是清代开始转引为家种。临床医家从实践中认识到浙贝母疗效独特、广泛使用，使其逐渐成为药材市场交易的一部分，并成为药材市场的主要药材之一，被人们称为地道药材。浙贝母为"浙八味"之一，早在汉代著名医学家张仲景的《伤寒杂病论》中就有运用。

浙贝母产地历史沿革见表81。

表81 · 浙贝母产地历史沿革表

年　代	出　处	产地及评价
明	《本草汇言》	贝母，开郁、下气、化痰之药也……若解痈毒，破癥结，消实痰，敷恶疮，又以土者为佳
清	《本草从新》	浙江产形大，亦能化痰，散结，解毒
	《本草纲目拾遗》	出川者曰川贝，出象山者名象贝，绝大者名土贝……贝形大如钱。独瓣不分，与川产迥别，各处皆产。有出安徽六安之安山者，有出江南宜兴之章注者，有出宁国府之孙字埠者，浙江惟宁波鄞县之樟村及象山有之。入药选白大而燥皮细者良
民国	《药物出产辨》	浙贝母产浙江宁波府
现代	《中药材手册》	浙贝主产于浙江宁波专区的鄞州
	《中华本草》	浙贝母主产于浙江，江苏等地亦产。销全国并出口

参考文献

［1］赵宝林，刘学医.药用贝母品种的变迁［J］.中药材，2011（10）：1630-1634.

［2］何琛晔，张春椿，李石清，等.浙贝母品质现状及中药材生态适宜性的研究进展［J］.中国实验方剂学杂志，2018（2）：220-225.

知　母

知母为百合科植物知母 *Anemarrhena asphodeloides* Bunge 的干燥根茎，具有清热泻火、滋阴润燥的功效，用于外感热病、高热烦渴、肺热燥咳、骨蒸潮热、内热消渴、肠燥便秘等病证。

本篇所述药材即为百合科植物知母 *Anemarrhena asphodeloides* Bunge 的干燥根茎，相关技术和规范适用于河北易县及周边地区道地药材知母的生产加工。

一、产区生态环境

（一）海拔

适宜海拔为 100 ～ 1 000 m。

（二）气温

适宜年平均气温为 8 ～ 12℃，≥ 10℃ 积温为 4 300℃左右。

（三）降雨量

适宜年平均降雨量为 500 ～ 600 mm。

（四）土壤

适宜质地疏松、富含腐殖质的壤土和砂质壤土，酸碱度中性至弱碱性，避免低洼积水土壤。

二、选地整地

（一）选地

1. 产地环境要求　知母育苗地应选择光照充足、地势平坦、灌溉方便、排水良好、含腐殖质较多的疏松肥沃壤土或砂质壤土。禁用菜园、果园等具有蛴螬、蝼蛄等虫源聚集的地方。

采用仿野生栽培或生态化栽培，即"平地育苗，山地、丘陵移栽"方式种植，使其生长环境接近野生状态。

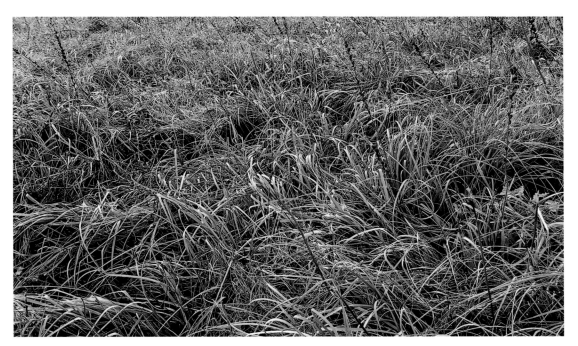

知母种植基地

2. 空气、土壤及用水质量要求　同"艾叶"。

（二）整地

栽植前结合整地施基肥，深耕20～30 cm，耙糖整平。基肥以腐熟有机肥为主，可适量配施长效复合肥，施肥量因土地肥力情况而异。提倡测土配方施肥，鼓励使用微生物肥和专用肥。

三、育苗移栽

（一）播种育苗

1. 种子质量要求　选择河北易县西陵及其附近产区饱满、无病虫害的种子，千粒重≥6.0 g，发芽率≥65%，净度≥80%，含水量≤10%。

2. 播前种子处理　将种子浸泡于起始温度为60℃的温水中8～12 h，捞出晾干外皮，用2倍湿砂拌匀，在向阳温暖处挖坑，将种子放入，上方覆土3～4 cm，再加盖农膜，四周压紧。待多数种子胚芽伸出时即可播种。

3. 播种方法　知母种子播种分秋播和春播。秋播在封冻前，春播在4月上旬。播种时按行距25～30 cm，开1～2 cm浅沟进行条播，覆土0.5～1.0 cm，稍镇压。大风干燥天气，播种后覆盖杂草来遮阴、防热和保墒。播后保持土壤湿润，10～12 d便可出苗。

4. 育苗地管理

（1）中耕除草：育苗地应及时清除杂草2～3次，雨后或灌溉后土壤湿润时连根拔除。

（2）间苗：苗高4～6 cm时结合松土除草及时除去过密、瘦弱和感染病虫的幼苗，按计划留苗密度进行间苗。

（3）补苗：播种后出苗少、不整齐或遭遇病虫害造成缺苗，须在阴天或晴天傍晚及时补种。可与间苗同时进行，从间苗中选择生长健壮的幼苗带土移栽，并浇足定根水。

（4）定苗：苗高5～6 cm时，条播按株距4 cm定苗，畦播按株行距4 cm×4 cm定苗。

（5）追肥：6～7月知母幼苗生长旺盛时追肥一次；8月中下旬，第2次追肥。肥料种类宜使用多种营养元素复合配方的叶面肥。

（6）灌溉与排水：生长期内结合除草和施肥，于6月中旬和8月中旬早晨或傍晚各灌水1次。雨季土壤含水量达到60%左右时，可不进行灌溉。育苗

地如有积水，应及时排出。

（二）移栽种植

1. 起苗　知母适宜移栽时间为春季（3月下旬至4月上旬）和秋季（10月中上旬）。移栽前一天开始起苗，采挖时应避免伤根和种芽，起出的知母苗要分类扎捆，每捆100～200株，随采随栽。

2. 种苗运输　起苗至移栽过程中应严格控制种苗腐烂和失水。种苗长距离运输需要采取防止腐烂和失水过多措施，种苗应用透气性好的包装材料包装，车顶遮盖篷布，以防运输中失水，同时防止种苗腐烂。跨区域运输需进行检验检疫。

3. 移栽

（1）种苗质量：移栽种苗需来自河北易县及周边道地产区种子所育种苗，且达到合格种苗标准，即种球直径≥0.5 cm，百株重≥0.5 kg。

（2）栽植时期：移栽种植宜在春季（4月中上旬）、雨季（6～8月）或秋季（10月中上旬）。春季移栽采用上一年培育的种苗，雨季或秋季移栽可选用当年所育种苗。

（3）栽植密度：山区、丘陵地区按行距25 cm，株距15～20 cm；平原地区按行距30～35 cm，株距20 cm。沟深5～6 cm进行栽植，覆土压实，覆土深度以超过种苗原地面土2 cm左右为宜。

（4）栽后保苗措施：土壤干旱时移栽后应灌溉1次。雨季或秋季栽植，种苗地上叶子保留10 cm左右，多余部分剪掉，其他技术要求与春季移栽相同。

（三）分株繁殖

分株繁殖宜在早春发芽前或晚秋植株休眠后进行。将生长2年以上的根茎挖出，带须根切成5 cm左右长，含有1～2个芽的根茎段。按行距25～30 cm，株距15～20 cm，沟深6 cm种植。晚秋栽植时，需培土6～7 cm厚，翌年春季将土堆扒平，以利新芽出土生长。为节约繁殖材料，也可结合采收药材，将刨出的根茎芽头切下进行分株繁殖。仿野生栽培可以按行距25～30 cm，株距15～20 cm进行穴植。

四、田间管理

（一）间苗与补苗

知母大田种子直播，苗高4～5 cm时及时间苗和补苗。间苗宜早不宜迟，去弱留强，可结合松

土除草同时进行。苗高6～10 cm时定苗，按株距5～7 cm定苗。缺苗严重时，选择合格种苗按株行距及时补植。

（二）中耕除草

中耕除草应选晴天土壤湿度较低时进行，除草宜尽早并结合松土进行。苗高7～8 cm时进行第1次中耕除草，中耕宜浅，深度5 cm左右。成苗阶段，中耕除草宜少。大田育苗除草需人工除草和机械除草相结合，早期宜人工除草，中后期宜结合施肥机械中耕除草。

（三）排灌水与施肥

1. 灌溉和排水　知母生长期结合除草、施肥于6月中旬和8月中旬各灌溉一次。如果在此期间降雨，根系主要分布区土壤含水量达到60%左右时，可不进行灌溉。知母易发生涝害，高温多雨季节应及时排水，防地面积水，引起根茎腐烂。

2. 施肥　育苗播种前施用腐熟有机肥30 000～45 000 kg/hm²，苗期以追施氮肥为主，生长中后期8～9月以追施氮、钾肥为好。每年7～8月生长旺盛期，喷施0.3%磷酸二氢钾溶液900～1 350 kg/hm²，每隔半月喷施叶面1次，连续2次。喷施时间以晴天下午4时以后喷施效果最好。喷洒后若遇雨天，应重喷1次。

（四）花前剪薹

知母播种后第2年开始抽薹开花，除留种田外，一律于花前剪薹。剪薹宜选在晴天上午9时以后进行，不宜在有露水时进行。

（五）病虫害防治

1. 防治原则　同"艾叶"。

2. 防治措施

（1）农业防治：① 冬前将种植地深耕多耙，杀伤虫源，减少幼虫越冬基数。② 及时剔除病株，集中处理。③ 合理追肥、浇水，雨后及时排水，做好排水排涝。④ 增施有机肥和磷钾肥，提高植株抗病力。⑤ 与禾本科作物实行轮作。

（2）物理防治：采用黄板诱杀蚜虫，有翅蚜初发期可用市场上出售的商品黄板、长方形纸板或木板等涂抹黄色油漆进行诱杀。

（3）生物防治：① 前期蚜量少时，保护利用蚜虫天敌如瓢虫等，进行自然控制。② 施用乳状菌和卵孢白僵菌等生物制剂，按说明使用。

（4）化学防治：无登记可用于知母的农药。

注：在实际生产中，药农针对知母种植生产常见的立枯病会施用甲基立枯磷乳油、多菌灵或甲基硫菌灵等；针对枯萎病会施用多菌灵、甲基硫菌灵、恶霉灵或25%咪鲜胺等进行防治。

五、采　收

（一）采收期

种子繁殖的知母生长3年以上采收；分株繁殖的知母生长2年以上采收。春季和秋季采收均可，春季采收在3～4月出苗前，秋季采收在9～10月茎叶枯萎后。

（二）采收方式

采收时割除茎叶，从畦的一端挖起，采挖时将整株知母根茎挖起。使用镐或拖拉机自制犁和根茎药材收刨机械等采收机具，用具须清洁，定点存放，避免污染。采挖药材注意根茎不要挖断。

六、产地加工

（一）毛知母

1. 拣选、修整　鲜知母挖出后抖掉泥土，运回加工场地，拣出药材中的杂质，存放厚度不超过50 cm。对鲜知母进行晾晒，不容易去皮者加工成毛知母。

2. 净制　将知母装入滚筒式去毛机内（功率2.2 kW，滚筒转速400转/min）旋转30 min撞皮去除毛须，注意每次药材的装入量不超过滚筒内径体积的50%。

3. 干燥　在晾晒场自然晒干或干燥设备60℃烘干，含水量不得过12%。

（二）知母肉

运回的鲜知母，除去地上茎、叶、须根及泥沙，取容易去皮者加工成知母肉，趁鲜用刀刮去外皮，晒干或60℃烘干至含水量不得过12%。知母肉去皮时注意不能沾水。采收后未加工的知母，置于通风阳光充足的场地，平摊晾晒，防止变质腐烂。

七、包装、贮存及运输

（一）包装

将检验合格的产品堆垛存放或按不同商品规格分级后包装。

（二）贮存

置干燥通风处，防潮、防蛀、防霉变。由于药材含糖分，易回潮、发霉、虫蛀，贮藏期间应定期检查，高温高湿季节可装入内衬防潮纸的木箱保存。知母肉商品安全水分12%以下，毛知母商品安全水分12%以下。

（三）运输

按不同级别分批装运，运输途中要做好防晒、防雨、通风透气等工作，禁止与有害、有毒或其他可造成污染物品混贮、混运，严防潮湿。

历史沿革

西陵知母最早出现于民国时期的《药物出产辨》："知母产直隶东陵、西陵等。清明后收成，野生。"知母道地产区变化较大，现将其产地变迁梳理如下：

《名医别录》记载："生河内。二月、八月采根，曝干。"其中"河内"即山西、河北西部和北部，及河南一部分地区。《本草经集注》记载："今出彭城。形似菖蒲而柔润，叶至难死，掘出随生，须枯燥乃止。"增加了"彭城"产区，其中彭城即今江苏徐州。《本草图经》载："生河内川谷，今濒河诸郡及解州、滁州亦有之。"除《名医别录》所载产区，还增加了濒河诸郡及解州、滁州产区，濒河诸郡即今河南沁阳、汲县（卫辉）、汝南，山东德州；解州即今山西解县；滁州即今安徽滁州。其所描述植物形态与今用知母 Anemarrhena asphodeloides Bunge 一致，其后历代本草所描述也均与此一致，但其图上所描述的"解州知母、滁州知母"与今用知母植物形态差异较大，有异物同名之嫌。

明代刘文泰所著《本草品汇精要》对知母的产区记载除有《本草经集注》《本草图经》中所述产区还指出："知母，道地：卫州、威胜军、隰州，根黄白。脂润者为好。"指出知母的道地产区为今河南卫辉、陕西乾县和山西隰县。后世本草著作《本草纲目》《本草原始》《药镜》所述之产区皆不脱离于上述。

清代王翃所著《握灵本草》指出知母的产地为河南，即"知母出河南诸郡"。

民国时期《药物出产辨》记载："知母产直隶东陵、西陵等。清明后收成，野生。"增加了河北的东陵、西陵即唐山市遵化、保定市易县等地为知母的产区。自此出现"西陵知母"的描述。

现代对于知母的产区的描述较为固定，主要为河北、山西、陕西、内蒙古等。《中药志》一书记载："知母，主产于河北易县（西陵）、怀来、房山、涞源、承德、张家口；此外山西盂县、长治，河南济源、林县，内蒙古，甘肃，陕西及东北各省均产。以易县所产品质最佳，又称西陵知母，主销华北，华南并出口；西南及中南都销毛知母；华北及东北销知母肉。"《中药大辞典》一书记载"产地河内、川谷、濒河及解州、滁州、河北东陵、西陵等处都产"。《中华本草》记载"主产于河北、山西、陕西、内蒙古；甘肃、河南、山东、辽宁、黑龙江等地亦产。以河北易县产者质量最好。主销华东、华南，并有出口"。《药用本草》《全国中草药汇编》《常用中药彩色图谱》《中国道地药材》等皆记载"知母主产于河北、山西、内蒙古等地，以河北易县者为优，称'西陵知母'"。历史上一直使用知母野生药材，直到现代才出现了栽培品。其中河北易县产的西陵知母品质最佳，主销华东、华南并由天津口岸出口。由于人类活动及需求量的增加导致野生知母越来越少，栽培品种和栽培面积日益增加，经过自然和人工选择，一些优良品种逐渐兴起，并形成了固定的产地，知母药材的分布范围逐渐向栽培地集中。因此，河北易县成为西陵知母的道地产区。

从本草考证来看，知母的产地主要在河北、山西、陕西、内蒙古及北京郊区等地。历代以来其道地产区的变迁不大，与今知母的主要栽培产区较为接近。目前栽培知母主产于河北易县、河北安国及其周边地区、安徽亳州。其中"易县所产知母条粗肥大、质硬、外皮色黄、断面色白，质量佳。因其质地纯正，药效良好，畅销全国各地，故名'西陵知母'"。

知母产地历史沿革见表82。

表 82 · 知母产地历史沿革表

年　代	出　处	产 地 及 评 价
汉	《神农本草经》	生川谷
魏晋	《名医别录》	生河内。二月、八月采根，曝干
南北朝	《本草经集注》	今出彭城
宋	《本草图经》	生河内川谷，今濒河诸郡及解州、滁州亦有之
明	《本草品汇精要》	知母，道地：卫州、威胜军、隰州，根黄白。脂润者为好
明	《本草纲目》	《别录》曰：知母，生河内川谷。二月、八月采根，曝干。弘景曰：今出彭城。形似菖蒲而柔润，叶至难死，掘出随生，须枯燥乃止。禹锡曰：按《范子》云：提母出三辅，黄白者善。郭璞释《尔雅》云：蕁，知母也。生山上，叶如韭。颂曰：今濒河怀、卫、彰、德诸郡及解州、滁州亦有之。四月开青花如韭花，八月结实
清	《握灵本草》	知母出河南诸郡
民国	《药物出产辨》	知母产直隶东陵、西陵等
现代	《中药志》	主产于河北易县（西陵）、怀来、房山、涞源、承德、张家口；此外山西盂县、长治，河南济源、林县，内蒙古、甘肃、陕西及东北各省均产。以易县所产品质最佳，又称西陵知母，注销华北，华南并出口；西南及中南都销毛知母；华北及东北销知母肉
现代	《中药大辞典》	产地河内、川谷、濒河及解州、滁州、河北东陵、西陵等处都产
现代	《中华本草》	主产于河北、山西、陕西、内蒙古；甘肃、河南、山东、辽宁、黑龙江等地亦产。以河北易县产者质量最好。主销华东、华南，并有出口

参考文献

[1] 陈千良."西陵知母"质量特征及其影响因素研究［D］.北京：北京中医药大学，2006.
[2] 陈千良，石张燕，孙小明.栽培西陵知母与野生知母药材质量比较［J］.中国中药杂志，2011，36（17）：2316-2320.
[3] 郭晓晔.采收加工方法对知母成分含量影响研究及北京市医疗机构知母饮片质量调查［D］.北京：北京中医药大学，2010.
[4] 陈彩霞，贾彩凤，李先恩，等.知母种子质量分级标准研究［J］.中国现代中药，2020，22（2）：237-242.
[5] 陈彩霞，马春英，李先恩，等.知母种苗质量分级标准研究［J］.中国现代中药，2020，22（3）：398-404.
[6] 钟可，王文全，靳凤云.知母道地药材史学探讨［J］.中医药信息，2013，30（1）：29-33.

栀　子

　　栀子为茜草科植物栀子 *Gardenia jasminoides* Ellis. 的干燥成熟果实，具有泻火除烦、清热利湿、凉血解毒、消肿止痛（外用）的功效，用于热病心烦、黄疸尿赤、血淋涩痛、血热吐血、目赤肿痛、火毒疮疡等病证。栀子药用历史悠久，最早出现于《神农本草经》，列为中品，且历代本草均重点记载。栀子是国家首批公布的药食两用资源，为常用中药材。江西作为栀子道地产区，其出产的栀子具有皮薄、色红、饱满的特点，素有"小红栀"的美称，驰名中外。

　　本篇所述药材即为茜草科植物栀子 *Gardenia jasminoides* Ellis. 的干燥成熟果实，相关技术和规范适用于江西地区道地药材栀子的生产加工。

一、产区生态环境

（一）气温

　　幼苗期最适温度为25 ～ 28℃，能耐−5℃极端低温；生长期最适温度为12 ～ 35℃。

（二）降雨量

　　适宜年平均降雨量为1 200 ～ 1 700 mm。

（三）土壤

　　宜选背风向阳、疏松肥沃、通透性好、灌排方便的酸性至中性的红黄壤土。

（四）地形地势

　　适宜山地、丘陵地区。

二、选地整地

（一）选地

　　1. 产地环境要求　栀子生长环境要求温暖湿润、阳光充足；其适应性强，较耐旱，忌积水。

　　2. 空气、土壤及用水质量要求　同"艾叶"。

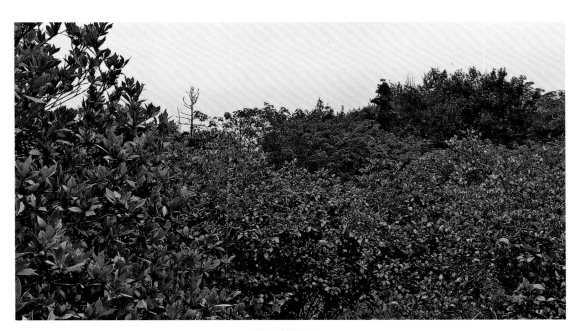

栀子种植基地一

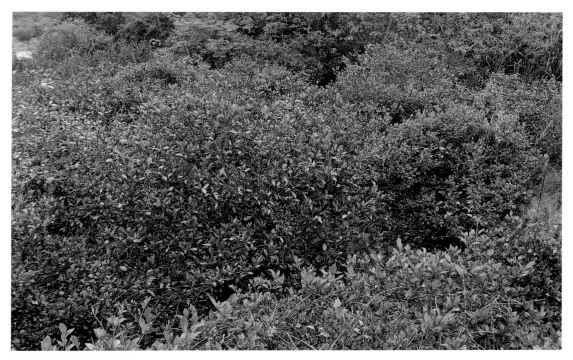

栀子种植基地二

（二）整地

1. 苗田　施腐熟的猪、牛粪等有机肥料 15 000 ～ 30 000 kg/hm² 作基肥，深翻约 30 cm，耙细整平，做成高约 25 cm、宽 1 ～ 1.2 m 的苗床。播种前的 10 ～ 15 d，每公顷用生石灰 1 000 ～ 1 500 kg 对土壤消毒。

2. 大田　根据立地条件和是否套种确定，按宽行窄株配置，株距 1.2 ～ 1.5 m，行距 2 ～ 3 m，栽植密度宜 3 000 ～ 4 500 株 /hm²。肥沃立地、准备套种的可偏稀，较瘠薄立地、不套种的可偏密。栽植前先开穴，穴宽 40 cm，深 30 cm，每穴施 5 kg 有机肥，钙镁磷肥 0.5 kg（可加 0.5% 硼砂混合使用），与土拌匀。

三、育苗移栽

（一）播种育苗

1. 留种　11 月前后选择优良健壮植株，采集充分成熟、饱满、色深的鲜果，连壳晒至半干留种。

2. 播种时间　一般在 2 月下旬至 3 月中下旬。

3. 播前浸种　将果实去壳取出种子并浸入 30 ～ 40℃ 温水中 0.5 ～ 1 d，揉搓后去杂质及瘪粒，捞出沉底的饱满种子，稍晾干后拌草木灰待播。

4. 播种方法　在整好苗床撒播或按行距 15 ～ 20 cm 浅沟条播，播后覆盖黄心土 1 ～ 2 cm，再盖上稻草。每公顷播量以 30 ～ 45 kg 为宜。

（二）扦插育苗

1. 扦插时间　春季 2 ～ 3 月或秋季 9 ～ 10 月。

2. 插穗剪制　选二年生健壮枝条，截成长约 15 cm 的小段作插穗，插条上端留叶 1 ～ 2 片。

3. 插穗处理　用生根粉处理插穗，如用 500 mg/kg 的 GGR 溶液速蘸插条基部 10 s。

4. 扦插方法　按株行距约 5 cm × 10 cm 插于苗床中，插条入土深近 2/3。插后浇透水，之后苗床保持湿润。

（三）苗田管理

1. 除草　经常性中耕除草，控制田间杂草。

2. 灌溉、排水　适时适量浇水，保持苗床湿润；及时清沟排水，不得有积水。

3. 施肥　氮肥为主，磷肥为辅，3 ～ 7 月每月追肥 2 次，8 ～ 9 月各追肥 1 次。宜土壤施 5% 沼气液或 0.5% 尿素，叶面喷施 0.2% 磷酸二氢钾、0.3% 尿素等。

4. 适时起苗　1 年生苗，根系发达，苗干通直，色泽正常，健壮无病虫害，苗高达 30 cm 以上，地径 0.4 cm 以上。起苗应尽量保持根系完好。

苗木出圃应按照《中华人民共和国进出境动植物检疫法实施条例》和《植物检疫条例实施细则（林业部分）》通过病虫害检疫合格。

（四）大田移栽

移栽前苗木修剪去嫩梢及过长的根系，再用钙镁磷肥拌黄泥浆沾根。在已经整地挖穴中央栽植，每穴栽1株。将苗木扶正栽入穴内，当填土至一半时，幼苗轻轻往上一提，使根系舒展，然后填土至满穴，用脚踏实，表面再覆盖松土。栽植深度宜填土至略高于苗木茎干出圃土痕位置。栽植适期为2～3月，选择雨前、阴天、小雨天气等时机移栽为宜。

四、田间管理

（一）中耕除草

定植后每年春、夏、秋季各中耕除草1次，冬季全垦除草并培土1次。

（二）追肥

3月以氮肥为主追施一次农家肥或化肥，如沼气肥18 000 kg/hm²，或者硫酸铵每株15 g。

5月开花期喷施叶面肥，用0.15%硼砂加0.2%磷酸二氢钾喷施叶面。在栀子花谢3/4时，用50 mg/kg的赤霉素（920）加0.5%的尿素，或复合微肥加0.5%尿素喷洒。应选阴天或者晴天傍晚喷肥。

根据栀子生长发育具体情况，6月下旬至8月上旬施复合肥一次，每株用量约0.1 kg。

（三）整形修剪

定植生长1年后冬季开始修剪培养树形，培养1～3个主干，每主干培养3个主枝，各主枝培养3～4个副主枝。对主干、主枝应抹芽除蘖，剪除下部萌蘖；每年冬季剪去病枝、徒长枝、交叉枝和过密枝；培养形成枝条分布均匀、向四周舒展的圆头形树冠。

定植后2年内应摘除花芽，第3年适当留果。应摘除8月以后的花蕾。

（四）冬季培土施肥

每年冬季沿树冠滴水线外开沟施肥并培土，施有机肥料（堆肥、厩肥）30 000 kg/hm²，施拌混0.5%硼砂的钙镁磷肥375 kg/hm²。

（五）病虫害防治

1. 防治原则　同"艾叶"。

2. 防治措施

化学防治：无登记可用于栀子的农药。

注：在生产实际中，药农针对栀子种植中常见的褐斑病会施用甲基硫菌灵、波尔多液等；针对咖啡透翅天蛾会施用敌百虫、杀灭菊酯、杀螟杆菌（每克含活孢子100亿以上）等；针对栀子卷叶螟会施用敌百虫、杀灭菊酯杀螟杆菌（每克含活孢子100亿以上）等；针对龟蜡介壳虫会施用杀蚧螨、噻嗪酮、松脂合剂、石硫合剂等。

五、采收

（一）采收期

每年在果皮呈红黄色时分批采收，第1批10月中下旬，采摘已经成熟的果实，第2批11月，采收剩余的全部果实。

（二）采收方式

选择晴天露水干后或午后，手工摘果置干净容器中带回，堆放库房，加工前应先除去枝叶、果柄等杂物。

六、产地加工

（一）蒸制、晾晒

采取蒸气熏蒸，将栀子鲜果倒入蒸汽甑中，蒸约3 min即可，不得破果皮。干净晒场上曝晒3～5 d，至表皮干燥，然后堆放室内"发汗"1～2 d，接着再晒4～5 d，再收回"发汗"1 d，最后晒2 d，至果实坚硬干燥为止。干燥过程中应翻动，并小心轻翻不得伤果皮。

（二）蒸制、烘干

采取蒸气熏蒸，将栀子鲜果倒入蒸汽甑中，蒸约3 min即可，不得破果皮。将蒸后鲜果置60℃热风循环烘干处理，期间也需堆放"发汗"。

七、包装、贮存及运输

（一）包装

包装前应再次检查是否已充分干燥，并清除劣质品及异物。一般使用编织袋为包装材料，或者根据购货商的要求而定。每件包装袋上注明产品名称、重量、产地、销售单位名称、地址、生产日期、储藏条件等。

（二）贮存

清洁卫生、阴凉干燥、通风、防潮、防虫蛀、无异味的库房中，定期检查和养护，发现霉变、虫害，及时进行无害化处理。

（三）运输

运输工具或容器应具有较好的通气性，以保持干燥，并且应有防潮设施。应尽可能地缩短运输时间。不得与其他有毒、有害物质混装。

历史沿革

历代本草对药用栀子的形态、果实特征，以及开花结实、采收季节、分布区域的记载与今栀子 *Gardenia jasminoides* Ellis 的描述基本一致，且古代本草典籍中已有山栀子与水栀子的区分，入药者为山栀子，而水栀子多作染色用而不入药，这与现代研究基本一致。关于栀子的产地变迁据考证，栀子在宋代以前产于河南南阳，宋代迁往南方各地，宋代之后产地较多，明代以来将江西临江军（今为新余、新干、樟树等地）、福建建州（今建瓯）、湖北荆州作为道地产区，其中江西樟树等地一直为优质道地产区延续至今。现家种野生均有，以家种产量大。

栀子的产地历史沿革见表83。

表 83 · 栀子产地历史沿革表

年　代	出　　处	产　地　及　评　价
汉	《神农本草经》	枝子，味苦，寒。主治五内邪气，胃中热气，面赤酒疱皶鼻，白癞，赤癞，疮疡。一名木丹。生南阳川谷
魏晋	《名医别录》	大寒，无毒。主治目热赤痛，胸心大小肠大热，心中烦闷，胃中热气。一名越桃，生阳。九月采实，曝干
唐	《新修本草》	枝子，味苦，寒、大寒，无毒……一名木丹，一名越桃。生南阳川谷
宋	《本草图经》	栀子，生南阳川谷，今南方及西蜀州郡皆有之……
明	《本草品汇精要》	……南阳川谷今南方及西蜀州郡皆有之。〔道地〕临江军、江陵府、建州
清	《植物名实图考》	山栀子，以染黄者；以七棱至九棱者为佳
民国	《药物出产辨》	以广东北江、星子、连州产者佳，其次乐昌、英德、清远、翁源亦可

珠 子 参

珠子参为五加科植物珠子参 *Panax japonicus* C. A. Mey. var. *major* (Burk.) C. Y. Wu et K. M. Feng 或羽叶三七 *Panax japonicus* C. A. Mey. var. *bipinnatifidus* (Seem.) C. Y. Wu et K. M. Feng 的干燥根茎，具有补肺养阴、滋补强壮、舒筋活络、祛瘀生新、补血、活络止血的功效，用于气阴两虚、烦热口渴、虚劳咳嗽、消炎止痛、腰腿痛、虚弱乏力、咳血、吐血、衄血、劳伤腰痛、便血、月经不调，外治跌扑损伤、关节疼痛、外伤出血等病证。珠子参的本草记载一直存在争议，有人认为珠子参始载于17世纪70年代本草学家赵学敏所著的《本草纲目拾遗》，而《常用中草药品种鉴别整理和质量研究（第二册）》珠子参类专题研究中认为：珠子参始载于明代的《滇南本草》，其记载的珠子参应为五加科珠子参类植物。珠子参是云南主产的名贵中药材之一，是白族、彝族、傈僳族、藏族等少数民族的传统常用药。在云南主要分布于大理、昭通、丽江和楚雄等地，野外自然分布集中于2 500～3 000 m的高海拔地区，喜冷凉气候和阴湿环境。

本篇所述药材即为五加科植物珠子参 *Panax japonicus* C. A. Mey. var. *major* (Burk.) C.Y. Wu et K. M. Feng 或羽叶三七 *Panax japonicus* C. A. Mey. var. *bipinnatifidus* (Seem.) C. Y. Wu et K. M. Feng 的干燥根茎，相关技术和规范适用于云南玉龙及周边地区主产药材珠子参的生产加工。

一、产区生态环境

（一）海拔

适宜海拔为2 500～3 000 m。

（二）气温

适宜年平均气温为9～13℃，最低气温-8℃，最高气温31℃，种子出苗适宜的温度为16～23℃。

（三）降雨量

适宜年平均降雨量为900～1 400 mm，空气相对湿度为60%～85%。

（四）土壤

适宜种植在砂质壤土或腐殖质土中，不宜种植于黏重土壤以及低洼积水地。以中性或微酸性，pH以5.5～6.5为宜。

（五）地形地势

适宜小于15°的西北向和东北向坡地、河谷坡地，且有一定的散射光。

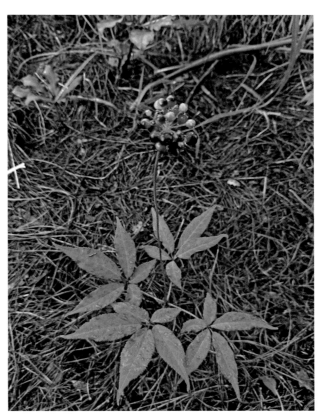

珠子参原植物一

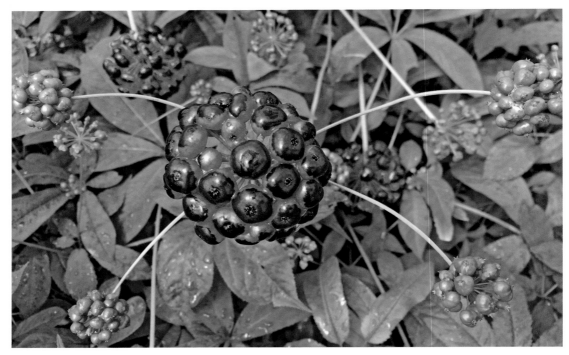

珠子参原植物二

二、选地和整地

（一）选地

1. 产地环境要求　宜选择不积水的缓坡地，或通风、排水条件良好的平缓地块，同时满足土层深厚、腐殖质深厚、肥沃疏松、交通便利，有优质水源的条件。

注：珠子参忌连作。种植前茬作物以禾本科和豆科作物（如玉米、豆类、花生等）为好，不宜为茄科作物；亦可选生荒地、或停种4年以上的地。

2. 空气、土壤及用水质量要求　同"艾叶"。

（二）整地

1. 翻地　一般在秋季10～11月进行翻土，耕深为20～30 cm，连续翻耕1～2次，以不翻出生土为原则。在次年春季珠子参播种前进行第2次翻耕，耕深15～20 cm，每公顷用70%代森锰锌粉剂7.5 kg进行土壤消毒处理，将土细整耙平准备作畦。

2. 作畦　作畦可视地形而定，顺风向能够通风减湿。一般畦宽1.2～1.5 m，沟宽20～30 cm，沟深15 cm，畦长随地块地形而定，一般为8～10 m。

3. 土壤处理　做畦时，可用多菌灵按1：20的比例配制成毒土撒在土表进行土壤消毒，也可以用3%硫酸亚铁溶液处理土壤，药液用量为0.5 kg/m²。

4. 搭遮阴棚　做好畦后，在畦面搭成80～160 cm高的荫棚，遮光度控制在30%。

三、育苗移栽

（一）播种育苗

1. 留种要求　应选择根茎移植3年或种子繁育4年以上、无病虫害、健壮的植株所结种子。

2. 种子采集

（1）种子采收期：在7月中、下旬至8月下旬，选择晴天采摘种子。

（2）种子成熟标准：果序浆果由橘红色变为黑红色呈现黑斑时，即表示种子成熟。

（3）种子处理：种子采摘后应及时处理，用水洗去外果皮，选取成熟、饱满、无病虫害的种子，用150 ppm赤霉素浸种24 h，晾干表面水分后，拌入湿砂（种子：河砂=1：4），装入塑料编织袋或麻袋中贮藏待播，选择湿润而不积水的地方挖1 m深的坑，袋子放入后盖土30 cm压实，上面加盖树枝等覆盖物，防止人畜践踏，定期检查种子干湿情况，如有异常立即处理。

3. 播种　冬季或春季播种均可，但以12月上、

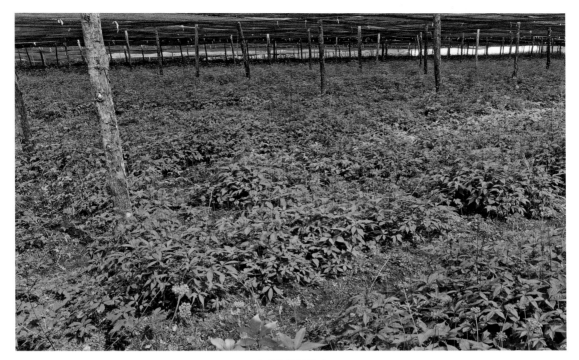

珠子参种植基地

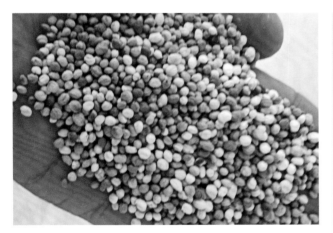

珠子参种子

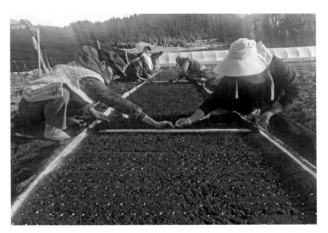

珠子参播种

中旬播种较好，可大大减少鼠害，保证珠子参生长。若进行春播，种子用湿砂贮藏后，应用75%代森锰锌600倍液浸种，时间约为5 h，种子萌发或裂口即可播种，播后约1个月出苗。种子一般采用撒播，尽量使种子均匀分布，每公顷大约需要225 kg种子。播种完后再盖杂草（干叶、松针等），保持湿润，避免畦土板结，冬播可防止土壤冻结，覆盖厚度以床土不外露为原则。

4. 苗田管理

（1）灌溉排水：珠子参抗旱能力较弱，必须保持土壤水分。干旱及时浇水，雨涝及时排水，为避免烂根，一般每10～15 d浇一次水。

（2）除草间苗：出苗后，应及时撤走盖头草，并人工除净畦间杂草，苗长至3～5 cm时，可按6 cm的株距进行定苗，并追施磷酸二氢钾或复合肥300 kg/hm²，1～2次。

（3）苗期病虫害防治：苗期主要以立枯病及蚜虫为主。立枯病发生时，应及时用70%代森锰锌800倍液喷雾；严重时拔除病株，并用1∶1∶120倍波尔多液灌根2～3次。对于蚜虫，主要采取农业措施和物理防治法。

（4）通风除湿：雨季棚内湿气较大，需将荫棚围边敞开通风，降低田间病虫害发生率。

5. 起苗　在第2年秋季9月下旬至11月上旬起挖二年生苗进行移植，缺水地方可提前至6～7月移植。采挖时从畦的一边向另一边按顺序采挖，不要伤到越冬芽，去除茎后，置于阴凉通风处保存待种，受损伤、具有病虫害及弱小的种苗应在采挖时清除。

6. 种苗运输　种苗一般用竹筐或透气编织袋装放和运输。边采挖、边运输、及时移栽。如种植地较远，珠子参种苗运输途中要做好保湿防晒。

（二）移栽定植

1. 移栽时期　移栽定植时间为9月下旬至11月上旬。

2. 种植密度　株行距为10 cm×15 cm～20 cm×20 cm，种植密度为22.5万～30万株/hm²。

3. 种植方法　在畦面上开横向深8～10 cm浅沟，按行距15～20 cm，株距10～20 cm开沟条播。播完应盖上约3 cm厚的腐殖土，并用杂草（干叶、松针等）覆盖整个畦面，保持畦面土壤湿润，厚度以看不到床土为宜，盖草过程中要求厚薄均匀一致。

（三）根茎繁育

1. 种源要求　选1～3年无病虫害、生长健壮、珠芽完好的地下根茎作为种源进行移栽。4年以上根茎萌芽率低，不宜作为繁殖材料。

注：利用种子繁殖，成药周期长达6年，故在生产中多采用根茎直播。

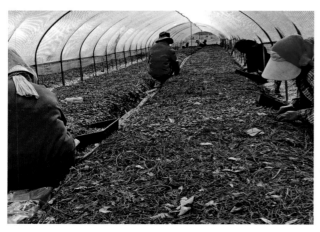

珠子参移栽

2. 种源采集　根茎采集应在霜、雪来临之前，即10～11月初，将珠子参根茎从根茎的节间处切断作为单株种苗，选择无病斑、虫害的完整根茎。

3. 种源的处理　根茎作为种源一般要求现挖现栽，若要翌年进行栽种，则应在室内摊晾至萎蔫，其间及时采取保湿保温措施，防止冻伤或腐烂。

4. 栽种　根茎栽种以开沟条播的方式为主，建议将1年生、2年生、3年生根茎分开栽种，栽种前浸根3 h（0.5 kg 50%退菌特+0.5 kg尿素+250 kg水），取出晾干后，按行距15～20 cm，株距10～20 cm开沟条播（沟深8～10 cm），播完后盖上约3 cm厚腐殖土。盖土后在墒面上覆盖薄厚适中的干叶、松毛或稻草等，保持墒面土壤湿润。珠子参根茎栽种完后，及时浇足定根水。

四、田间管理

（一）水分管理

珠子参生长期中应依据天气状况及时排水、灌水，保持土壤湿润，以少浇勤浇为宜，有条件的地方可选择滴灌、喷灌、渗灌等，避免大水漫灌造成墒面积水从而导致茎腐烂。雨季需随时检查排水；同时还需注意检查遮阴棚架安全。

（二）除草

根茎直播初期及移栽法育苗阶段，杂草生长旺盛，可以适当覆盖干松针减缓杂草生长速度。根据田间杂草发生情况人工除草2～3次，禁止使用化学除草剂。珠子参生长至第2、第3年可减少除草次数。

（三）施肥

珠子参4月出苗，集中生长期短。在苗高3～5 cm时，一次性将肥料撒施于畦面，以农家肥为主，家畜粪便、灶灰、油枯、骨粉等为宜，施用量3 750～5 250 kg/hm²，不宜施用人粪尿。在盛花期追肥，施用过磷酸钙525 kg/hm²；越冬季节可施用厩肥、土杂肥4 500 kg/hm²。

（四）摘花

为提高珠子参的产量和质量，对于不采种的植株应见花序后立即摘除。

（五）病虫害防治

1. 防治原则　同"艾叶"。

2. 防治措施

（1）农业防治：① 珠子参可与滇重楼间作，并与五加科以外的作物轮作。② 发现病株应及时摘除病叶、拔除病株，并在四周撒施生石灰。③ 清除杂草，通风排湿，防止积水，科学施肥，及时清园。

（2）物理防治：① 喷洒矿物油不仅能在蚜虫卵壳或虫体上形成油膜使其窒息死亡，也能预防蚜虫传播的非持久性病毒。② 在蚜虫发生初期可利用其趋光性和趋黄性等习性防治蚜虫，也可利用温度、湿度、光照、降雨量和气流等环境因子能够影响蚜虫生长发育和生存繁殖的特性来控制蚜虫。

（3）化学防治：无登记可用于珠子参的农药。

注：在生产实际中，药农针对珠子参种植中常见的立枯病会施用代森锰锌、多抗霉素、噁霉灵等；针对猝倒病会施用甲霜灵、多菌灵、硫酸铜等；针对疫病会施用代森锰锌等；针对根腐病会施用多菌灵、甲基硫菌灵等；针对地老虎会施用敌百虫、辛硫磷等。

五、采 收

（一）采收期

珠子参药材一般育苗（2年）移栽定植大田3～4年后才能采收，根茎直播种植4年后采收。适宜采收时期是秋冬季节，即10月初至12月中旬地上部茎叶枯萎时采收。

（二）采收方式

宜选晴天进行采收，用采挖工具从畦床头开始，朝另一方向按顺序松土翻挖，防止漏挖，采挖时应防止损伤根茎，尽量保持根系完整。用竹筐和透气编织袋运回加工。

六、产地加工

珠子参运回后不能堆置，应及时按商品用途进行加工干燥。除去泥沙，剪去茎秆和须根，洗净，在洁净晾晒场（光照和通风条件好，清洁卫生，最好有防雨棚）摊开直接晒干或烘干、或切片后晒干，即为珠子参生品。也可将其剪去茎秆和须根，并在水中踩踏洗净后，放于沸水中煮透心，晒干或烘干，即为珠子参熟品。干燥时避免直火，先用文火，逐渐升温，温度不宜超过50℃，经常翻炕。

珠子参在干燥或晾晒至半干时，及时堆捂回软（堆置发汗1～2 d），边晒边堆，如此反复一两次至全干，能使珠子参药材坚实美观。

七、包装及贮存

（一）包装

将检验合格的产品按不同商品规格分级包装。所使用包装物应清洁、干燥，符合药材包装质量的有关要求。在包装物上应注明产地、品名、等级、净重、毛重、产地、批号、生产日期、包装日期及生产单位，并附有质量合格标志。

（二）贮存

珠子参加工产品应贮存在通风、干燥、阴凉、无异味、避光、无污染并具有防鼠、防虫设施的仓库内，仓库相对湿度控制在45%～60%，温度控制在0～20℃。药材应存放在货架上与地面距离15 cm、与墙壁距离50 cm，堆放层数为8层以内。贮存期应注意防止虫蛀、霉变、破损等现象发生，做好定期检查养护。

历史沿革

明《滇南本草》珠子参记载为："味甘、微苦，性温、平。止血生肌，服之无甚功效。今人假充鸡肾参，误矣。古土方：将珠子参为末，捻刀伤疮，收口甚速。"清代袁栋《书影丛说》记载："云南姚安府也产人参，其形扁而圆，谓之珠儿参。"《维西见闻记》称珠子参："茎叶皆类人参，根皮质亦多相似而圆如珠故云。奔子栏、粟地坪产之，皆在冬日盛雪之区，味苦而性燥，远不及人参也。"纳西民族药著作《玉龙本草》中也有记载，即珠子参主产于云南。此外，据记载，珠子参分布于喜马拉雅山脉和我国的西部地区，特别是云南滇西北、滇西的横断山脉（怒山山脉、澜沧江、云岭、金沙江山脉）的三江并流地区。云南珠子参的野生资源主要分布在海拔3 000～4 000 m的云南西部、西北部的亚高山针叶林及阔叶林下，沿河谷延伸到腾冲、龙陵。在云南滇东北、滇中地区海拔为2 200 m以上，以及永胜、大姚、姚安的高海拔地区，滇中的梁王山脉一带高海拔植被保护较好区域，也有珠子参零散分布。近年随着中药资源的开发利用，玉龙及其周边成为珠子参人工栽培的新兴产区。

参考文献

［1］刘超.秦巴山区人参属中药珠子参道地性及主导因子研究［D］.西安：陕西中医学院，2013.

［2］郭乔仪，普荣，鲁菊芬，等.中海拔地区珠子参栽培技术［J］.农村实用技术，2015（6）：28-29.

［3］张志清，山学祥，李东明，等.珠子参、羽叶三七规范化栽培生物学研究［J］.云南中医中药杂志，2011，32（9）：34-36.

［4］刘万里，刘婷，何忠军，等.珠子参规范化栽培技术［J］.陕西农业科学，2014，60（8）：127-128.

［5］和金花.珠子参人工栽培管理技术［J］.吉林农业，2016（8）：111.

［6］赵毅，赵仁，宋亮，等.珠子参药材品种概述及资源现状调查［J］.中国现代中药，2011，13（1）：11-17.

［7］杨新杰，王薇，刘超，等.珠子参药材无机元素特征及与道地性的关系［J］.中药材，2014，37（11）：1951-1955.

［8］张庭发，杨进波，易小光，等.土壤消毒方法综述［J］.云南农业，2017（12）：43-45.

猪　苓

　　猪苓为多孔菌科真菌猪苓 *Polyporus umbellatus* (Pers.) Fries 的干燥菌核，具有利水渗湿的功效，用于小便不利、水肿、泄泻、淋浊、带下等病证。猪苓始载于《神农本草经》，列为中品。根据《本草图经》《本草品汇精要》等记载，野生猪苓的分布范围很广。猪苓喜冷凉、荫蔽、湿润环境，怕干旱，多生于山林地树根周围，主产于陕西、山西、河北、辽宁、吉林、黑龙江、湖南、四川、贵州等地。

　　本篇所述药材即为多孔菌科真菌猪苓 *Polyporus umbellatus* (Pers.) Fries 的干燥菌核，相关技术和规范适用于河北太行山、燕山山区及邻近地区主产药材猪苓的生产加工。

一、产区生态环境

（一）海拔
适宜海拔为 1 000 ～ 1 600 m。

（二）气温
适宜年平均气温为 6.0 ～ 12.5℃。

（三）降雨量
适宜年平均降雨量为 500 ～ 800 mm。

（四）土壤
适宜土层较厚、疏松肥沃、排水渗水良好、近中性的腐殖土。

（五）地形地势
适宜半阴半阳坡或有一定遮阴度的阳坡，坡度小于 50°。

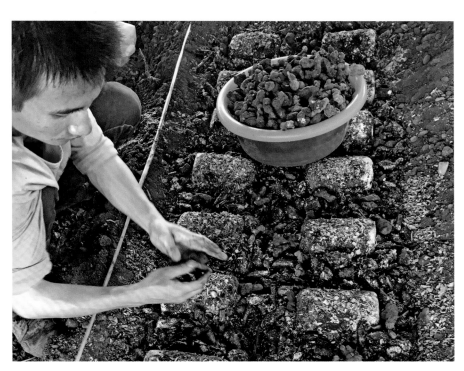

猪苓种植

二、选 地

（一）产地环境要求

选择半阴半阳坡，坡度小于50°的次生阔叶林或混交林的山区林下空地，且土层较厚、疏松肥沃、排水渗水良好。

（二）空气、土壤及用水质量要求

同"艾叶"。

三、栽培技术

（一）种源及要求

1. 种源　多孔菌科真菌猪苓 *Polyporus umbellatus* (Pers.) Fries。

2. 种栽要求　选择2～3年生，灰色或黑色且具有一定弹性的猪苓菌核作种栽。

（二）栽植期

春季土壤解冻后至晚秋上冻前均可栽植。

（三）种栽处理

将猪苓种栽按自然结构分成重20～30 g的菌核块作为种苓。

（四）蜜环菌准备

选用优质纯度较好的蜜环菌菌种，或未受污染野生蜜环菌经人工分离纯化、复壮的蜜环菌菌种。

（五）蜜环菌菌材培养

将蜜环菌菌种与桦树或橡树等木段、湿树叶等共培养，培育蜜环菌菌材。

（六）栽植方法

依地形地势和空间大小而定，挖长30～50 cm，宽20～30 cm，深20～30 cm的栽植穴或深20～30 cm的栽植沟。穴（沟）底铺上5～10 cm厚半腐烂树叶，摆放预培好的蜜环菌菌材或菌棒，将8～10块种苓撒播在半腐树叶中，用腐殖土填平并略高于地面，上盖适量树叶或杂草。

（七）种苓用量

适宜种苓用量为600～800 g/m²。

四、栽后管理

（一）田间管理

栽植后保持猪苓自然生长状态。每年春季在栽植穴上面加盖一层树叶，及时清除栽植穴周边杂草；防止鼠害及其他动物践踏，并由专人看管种植场。

（二）病虫害防治

1. 防治原则　同"艾叶"。

2. 防治措施

（1）农业防治：① 确保蜜环菌菌材的木材干净无菌。② 栽植时严格按照技术要求操作。③ 种植场保持通风透光和排水良好，严防栽培穴（沟）内积水。④ 将杂菌感染的菌材剔除烧毁。⑤ 采用发现感病猪苓及时挖除等方式防治危害菌材的各种杂菌、猪苓菌核腐烂病以及生理性干枯病等。

（2）物理防治：① 猪苓栽植穴应避开蚁穴，发现蚁害可用大蒜水或烟草水驱杀，或用黑光灯诱杀。② 发现鼠妇可人工捕杀。

（3）化学防治：无登记可用于猪苓的农药。

注：在实际生产中，药农针对猪苓种植中常见的蚁害可用4.5%高效氯氰菊酯乳油1 000倍液灌穴毒杀；针对鼠妇用麦糠8 kg、90%敌百虫晶体0.5 kg混合拌制成毒饵撒施诱杀。

五、采 收

（一）采收期

生长3年后采收，春季4～5月或秋季9～10月选晴天采挖。

（二）采挖方式

人工刨挖。刨出后抖净或洗净猪苓菌核附着的泥土及菌索，运至晾晒或干燥场地。

六、产地加工

将猪苓菌核加工成薄片或小块晒干或烘干，烘干温度控制在50℃。干燥品水分含量不得过14.0%。

七、包装、贮存及运输

（一）包装

选择无公害的包装材料，将检验合格的猪苓药材按不同商品规格分级包装。在外包装物上应注明产地、品名、等级、重量、生产单位、生产日期及批号等。

（二）贮存

应存放于清洁、无异味、通风、干燥的场所或药材专用仓库内。夏季高温季节注意防潮、防霉变、

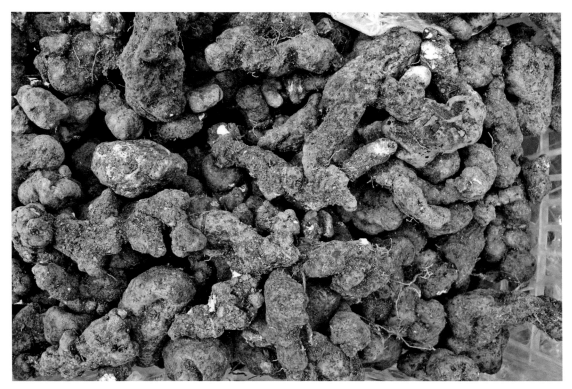

猪苓药材一

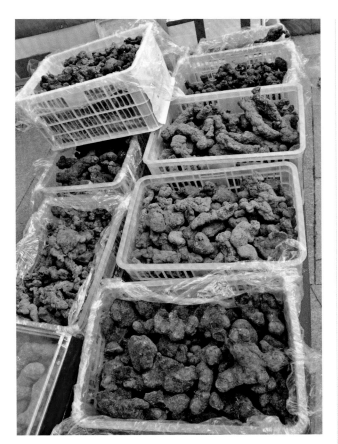

猪苓药材二

防虫蛀，发现受潮应及时通风或晾晒。

（三）运输

运输工具必须清洁、干燥，遇阴雨天应防雨防潮。运输时应严禁与可能污染药材品质的货物混装。

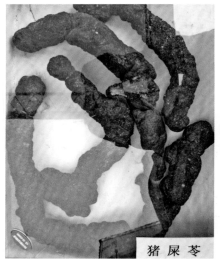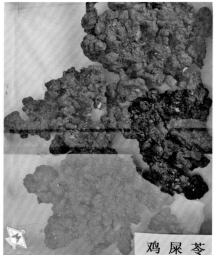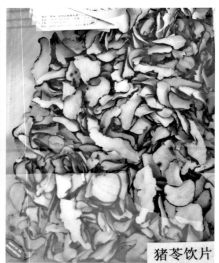

猪屎苓　　　　　　　　　　鸡屎苓　　　　　　　　　　猪苓饮片

历史沿革

猪苓始载于《神农本草经》，列为中品。据《本草图经》《本草品汇精要》等记载，野生猪苓的分布范围很广，其喜冷凉、荫蔽、湿润环境，怕干旱，多生于山林地树根周围，主产于陕西、山西、河北、辽宁、吉林、黑龙江、湖南、四川、贵州等地。近代鲁文静、徐锦堂等研究了不同生态环境因素对猪苓生长的影响，表明海拔和坡向是影响猪苓生长的重要因素，进而影响猪苓药材的产量和质量。对河北涞源、阜平、邢台、武安、赤城、丰宁、滦平等太行山、燕山山区资源普查发现，猪苓自然资源较丰富。

猪苓的人工栽培始于20世纪60年代，70年代猪苓人工栽培获得成功，80年代初徐锦堂等研究在猪苓栽培穴中增放湿树叶可以提高猪苓产量，之后陕西等地猪苓人工种植面积不断扩大。近年来，河北涞源、赤城、邢台、丰宁等地猪苓仿野生种植不断发展，面积达660公顷以上，逐步发展成为新的猪苓主产地之一。刘国库等对不同产地的猪苓药材质量分析结果表明：河北仿野生栽培猪苓含水量较低，且质量优良。

参考文献

［1］彭成.中华道地药材［M］.北京：中国中医药出版社，2011.
［2］鲁文静，周密，梁宗锁.猪苓药材质量影响因素及质量评价的研究进展［J］.中国实验方剂学杂志，2013，19（17）：366-370.
［3］徐锦堂，郭顺星，肖根培.猪苓生物学特性的研究进展［J］.中国药学杂志，1996，21（9）：515.
［4］刘国库.蜜环菌与猪苓菌种培养条件优化及猪苓栽培技术研究［D］.保定：河北农业大学，2016.
［5］刘国库，杨太新，吴和平，等.蜜环菌菌材高效培养体系的建立［J］.中药材，2016，39（9）：1952-1955.

紫　草

　　紫草为紫草科植物新疆紫草 *Arnebia euchroma* (Royle) Johnst.或内蒙紫草 *Arnebia guttata* Bunge 的干燥根，是我国的常用中药材，具有凉血、活血、解毒透疹的功效，用于吐血、衄血、尿血、紫癜、斑疹、麻疹、黄疸、痈疽、烫伤等病证。新疆紫草又称新疆软紫草，研究表明其有效成分紫草素及其衍生物含量比其他紫草高出3倍，因质好品优列为药典收载品种之首而行销国内外，有"道地药材"之誉。目前它主要分布于新疆的和静、阿克陶、乌恰、塔什库尔干、阿图什、和硕、昭苏、察布查尔、叶城、阿克苏、温泉、博乐、阿合奇、精河、霍城、伊宁、乌鲁木齐、玛纳斯、木垒等地。

　　本篇所述药材即为紫草科植物新疆紫草 *Arnebia euchroma*（Royle）Johnst.的干燥根，相关技术和规范适用于新疆及周边地区道地药材紫草的生产加工。

一、产区生态环境

（一）海拔
　　适宜海拔为400～1 500 m。

（二）气温
　　适宜年平均气温为10～13℃，4～9月气温为5～10℃，7～8月平均气温为18℃。

（三）无霜期
　　适宜年平均无霜期为200～220 d。

（四）光照
　　适宜年平均日照时数为2 500～3 000 h。

（五）降雨量
　　适宜年平均降雨量为145 mm，天山南北坡20～400 mm。

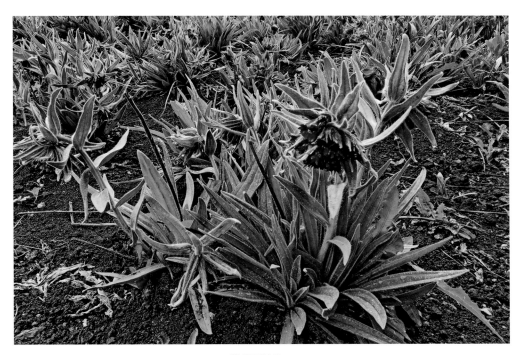

紫草原植物一

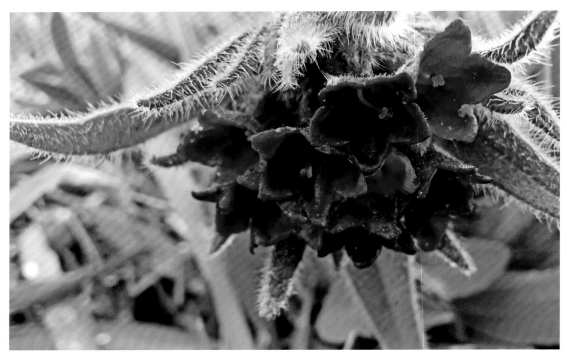

紫草原植物二

（六）土壤

宜选择土层深厚、疏松肥沃、富含有机质的石灰质壤、砂质壤土、黏壤土。盐碱地、低洼地不宜种植。

（七）地形地势

野生新疆紫草长在干山坡、草地、树林下或灌丛间，经过人工驯化后的栽培品种喜凉爽、湿润的气候，忌高温、怕水浸，需要日照充足区域种植。

二、选地和整地

（一）选地

1. 产地环境要求　选择不受污染源影响或污染物含量限制在影响范围之内，生态环境良好的农业生产区域，不宜靠近公路、厂矿等易受环境污染处种植。以土层深厚，疏松肥沃，富含有机质的石灰质壤、砂质壤土、黏壤土为佳。盐碱地、低洼地不宜种植。

注：紫草前茬作物以高粱、玉米为宜，所有的菜地均不宜种植。

2. 空气、土壤及用水质量要求　同"艾叶"。

（二）整地

深耕细作，结合整地，施足基肥，施农家肥45 000 kg/hm²，过磷酸钙750 kg。作畦宽1 m的平畦。

三、播　种

（一）采种

7～9月种实呈白色，种皮发亮有光泽，即采收种子。

（二）净选

选择籽粒饱满、无虫蛀的种子，去除不成熟的种子，置于阴凉通风处贮存。

（三）种子处理

紫草种子必须进行低温处理，让胚发育成熟。经处理后春播，有足够的温度和湿度约10 d内开始出苗；若直接干播种子，则当年不出苗。10月下旬至11月上旬将采收的种子用温水（30℃）浸泡30 min，捞出后与湿沙按1∶3掺和均匀后，坑藏。在向阳坡挖深45 cm，长宽各30 cm的土坑，在坑底放入少量树枝，上铺一层树叶，将种子放进后，覆土10 cm。种子沙藏期间注意防鼠害。翌年清明前后，待部分种子已萌芽，再行播种。

（四）播种时间

秋播时期为种子采收后至11月上旬，土壤封冻为止，翌年4月初开始萌发，4月下旬至5月上旬出全苗；春播时间为3月至4月上旬，4月下旬至5月上

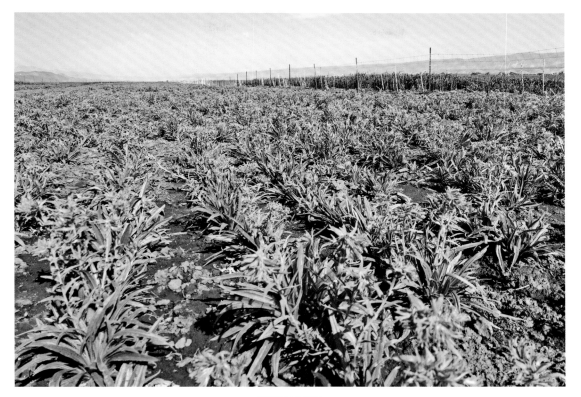

紫草种植基地

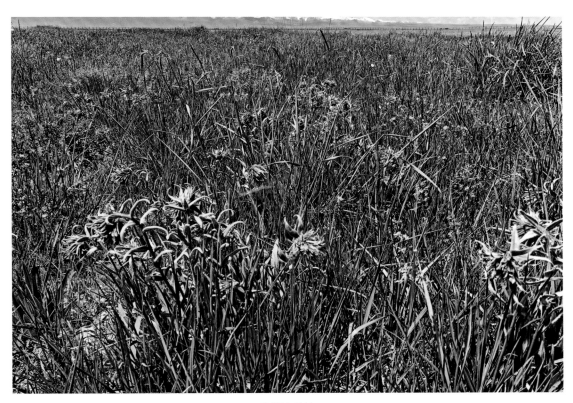

仿野生种植

旬出全苗。

（五）播种量

播种量45 kg/hm^2。

（六）播种方法

1. 条播　按行距15～20 cm开3 cm深的浅沟，将种子均匀播入，播后覆土3 cm，后适度镇压。

2. 撒播　将种子均匀撒入畦面，覆土2～3 cm，播后适度镇压。

四、田间管理

（一）中耕除草

及时进行松土除草，防止草荒欺苗。

（二）补苗、定苗

幼苗期及时查补苗，如果过密可适当间苗，发现缺少选阴雨天或傍晚及时补苗，补后浇水、保墒。苗高10 cm时，按行株距15 cm×10 cm定苗。

（三）追肥

7～8月，每公顷用土杂肥30 000 kg，开花后每公顷追过磷酸钙375 kg，宜雨天追肥或施后浇水。

（四）排灌

紫草最怕涝，雨季注意排水，以免发生根腐病。如干旱严重，可适当浇水。

（五）病虫害防治

1. 防治原则　同"艾叶"。

2. 防治措施

（1）农业防治：① 雨后及时排水。② 清除病株并烧毁，用石灰粉对病穴进行消毒。

（2）物理防治：人工捕杀害虫。

（3）化学防治：无登记可用于新疆紫草的农药。

注：在实际生产中，药农针对新疆紫草种植中常见的根腐病会施用硫酸亚铁等；针对叶斑病会施用波尔多液等；针对虫害如蛴螬会施用辛硫磷等。

五、采　收

（一）采收期

一般栽种后2年即可收获，10月下旬霜降前后或第2年苗尚未出土时挖取根部。

（二）采收方式

从一侧挖深沟，待根露出后采挖，采收时连同地上茎一起挖出，动作要轻以防弄伤弄断。

六、产地加工

去净泥土及地上茎和芦头，进行晾晒，晒至七成干时，理直根条，捆成小把，再晒至全干，切忌

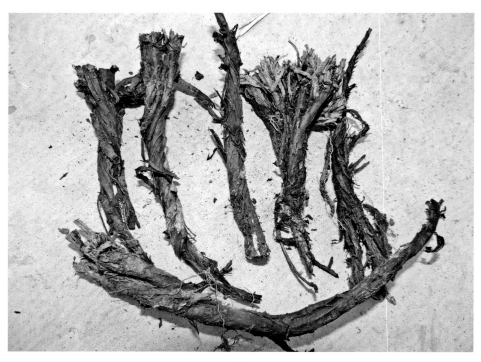

采收

水洗。以身干粗大、紫色者为佳。一般每公顷产干药 1 500 ～ 2 250 kg。

必须注明产品名称、批号、重量、产地、等级、日期、生产单位、地址、贮存条件。

七、包装及贮存

（一）包装

将检验合格的产品堆垛存放，或选择无公害的包材，按不同商品规格等级分级后包装。外包装上

（二）贮存

包装好的紫草药材贮存在清洁卫生、阴凉干燥、通风、防潮、防蛀虫、防鼠、防鸟、无异味的库房中。定期检查与养护，如发现虫蛀、霉变、鼠害等，应及时采取措施。

历史沿革

《名医别录》云：“生砀山山谷及楚地。”陶弘景云：“今出襄阳，多从南阳鲜野来，彼人种之，即是今染紫者，方药都不复用。”《博物志》云：“平氏阳山紫草特好；魏国者染黑色殊黑。比年东山亦种之，色不浅于北者。”《本草品汇精要》云：“单州东京为胜。”《药物出产辨》云：“以产湖南、山西、陕西等为证。”以上所论均指目前商品硬紫草而言。新中国成立后，通过药源普查和临床应用考察，发现本草未载之新疆紫草（软紫草），产量大，质量优，销全国。

参考文献

［1］吴迪，李成义.紫草的本草考证［J］.时珍国医国药，2008，19（8）：2042.
［2］贾新岳，李晓瑾，贾晓光.新疆紫草种子萌发特性的研究［J］.中药材，2004，27（10）：714-715.
［3］王升，李璇，周良云，等.新疆紫草繁育生物学及人工栽培［J］.中国现代中药，2011，13（11）：18-22.

紫　菀

紫菀为菊科植物紫菀 *Aster tataricus* L. f. 的干燥根及根茎，具有润肺下气、化痰止咳的功效，用于咳嗽、肺虚劳嗽、肺痿肺痈、咳吐脓血、小便不利等病证。河北为紫菀药材的主要产区之一，安国紫菀药材素有"祁紫菀"之称。

本篇所述药材即为菊科植物紫菀 *Aster tataricus* L. f. 的干燥根及根茎，相关技术和规范适用于河北安国及周边地区道地药材紫菀的生产加工。

一、产区生态环境

（一）海拔

适宜海拔为 50 ～ 500 m。

（二）气温

适宜年平均气温为 12℃。

（三）降雨量

适宜年平均降雨量为 500 ～ 1 000 mm。

（四）无霜期

适宜年平均无霜期 187 d 以上。

（五）光照

适宜年平均日照时数为 2 500 ～ 2 757 h。

（六）土壤

以富含腐殖质、结构疏松的壤土及砂质壤土为佳，土壤 pH 以 5.5 ～ 6.5 为宜，耕层厚度 30 cm 为宜。

（七）地形地势

选择坡度小于 15° 的坡地或平地，坡向以东南至西北方向为佳，田间通风和排水条件良好，有浇灌条件。

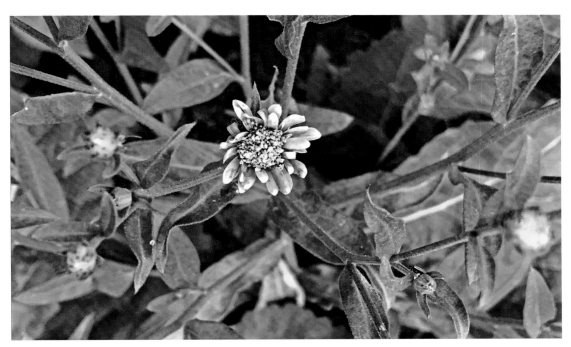

紫菀原植物

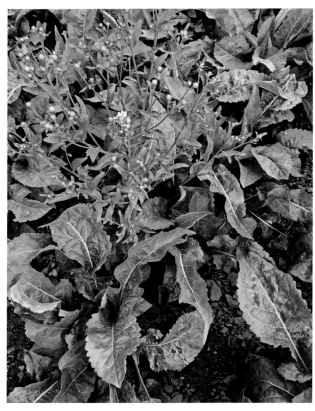

紫菀种植基地

二、选地整地

（一）选地

1. 产地环境要求　选择不受污染源影响或污染物含量限制在允许范围之内，生态环境良好的农业生产区域。

2. 空气、土壤及用水质量要求　同"艾叶"。

（二）整地

播前每公顷施入腐熟有机肥37 500 ～ 45 000 kg，深翻土壤，耙细整平，畦面宽2 m左右。

三、播　种

（一）播种材料

10月下旬，当叶片枯萎时挖地下根茎，选择粗壮节密，稍带有紫红色，无病斑，近地面生长的根状茎作种栽。春栽根茎需与湿沙层积窖藏，或春季萌发前采挖，随挖随栽。将选好的根茎切成6 ～ 10 cm的小段，每段有2 ～ 3个芽眼。

（二）栽植时期

于3 ～ 4月进行。

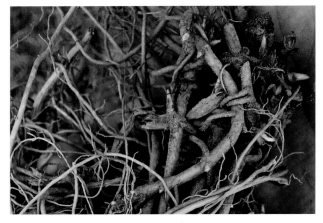

繁殖材料

（三）栽植方法

平畦，开沟3 ～ 5 cm，按行株距30 cm × 20 cm，平放入沟内，覆土、镇压。每公顷用900 kg根茎段。

四、田间管理

（一）中耕除草

浇水或雨后及时中耕除草，不宜深锄，保持田间土壤疏松无杂草。

（二）灌水排水

苗期适当灌水；6月叶片生长旺盛期，应多灌水勤松土；9月根系发育期需适当灌水。雨季注意排水。

（三）追肥

6 ～ 7月，每公顷追施氮磷钾复合肥525 kg，开沟施入。

（四）摘花除蕾

若植株抽薹开花，应及时剪除。

（五）病虫害防治

1. 防治原则　同"艾叶"。

2. 防治措施

（1）农业防治：① 与禾本科作物实行2年以上的轮作。② 秋季清洁田园，销毁病残体。③ 雨季注意田间排水，不要积水。

（2）物理防治：① 通过安装电灯和黑光灯来诱杀地老虎类的害虫。② 悬挂黄板诱杀蚜虫。③ 利用虫对糖、酒、醋的趋性进行诱杀。④ 在幼虫盛发期进行人工捕杀。⑤ 播种前深翻晒土杀虫灭菌。

（3）化学防治：无登记可用于祁紫菀的农药。

注：在实际生产中，药农针对祁紫菀种植中常

见的根腐病会施用多菌灵、甲基硫菌灵；针对黑斑病会施用百菌清、异菌脲；针对银纹夜蛾会施用阿维菌素、辛硫磷；针对蛴螬会施用敌百虫、辛硫磷。

五、采　收

（一）采收期

春季播种，于当年10月霜降前或次年3月萌发前收获。

（二）采收方式

采挖时，先割去地上枯萎茎叶，然后小心挖出地下根及根状茎，除去有节的根茎（留做种栽）和泥沙。

六、产地加工

（一）编辫

紫菀运回后及时摊开晾晒，防止发霉变质。失水变软后，将须根编成辫子状。

（二）晾晒

将编成辫状的紫菀挂起在阴凉通风干燥处晾晒；晾晒期间，每日翻动检查，如有霉烂，及时剔除。

七、包装、贮存及运输

（一）包装

将干燥的检验合格的产品选择无公害的包材，按不同商品规格分级后包装。外包装上必须注明产品名称、批号、重量、产地、等级、日期、生产单位、地址、贮存条件。

（二）贮存

包装好的紫菀药材贮存在清洁卫生、阴凉干燥、通风、防潮、防虫蛀、防鼠、防鸟、无异味的库房中，药材堆放时与地面、墙壁保持一定间距，堆放层数以10层之内为宜。定期检查与养护，如发现虫蛀、霉变、鼠害等，应及时采取措施。

（三）运输

运输工具必须清洁、干燥，遇阴雨天应严防雨、防潮。运输时应严禁与可能污染其品质的货物混装。

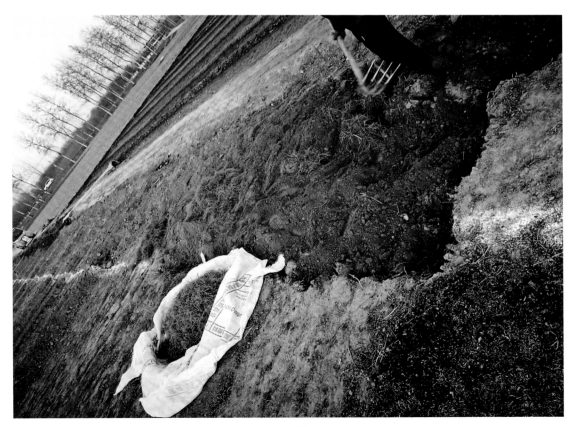

人工采挖

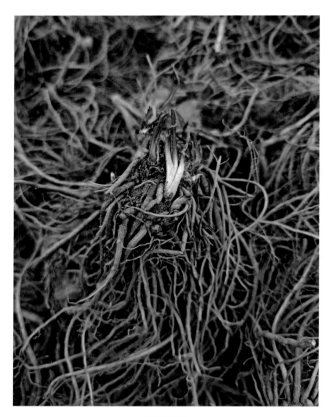

紫菀鲜品

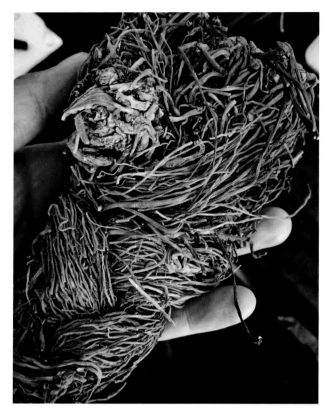

紫菀辫

历史沿革

紫菀的生境分布最早记载于秦汉时期的《神农本草经》，曰："生山谷。"未明确具体位置。此后魏晋时期《名医别录》、南北朝《本草经集注》、宋代苏颂《本草图经》、北宋唐慎微《证类本草》描述为："生房陵（湖北房县）山谷及真定、邯郸（今河北正定、邯郸），二月、三月采根，阴干。"生境分布为现在的湖北房县山区和河北正定、邯郸。

明代《本草蒙筌》记载为："近道多生，真定，独胜。根甚柔细，春初采收。"指出河北正定所产质量好。明代《本草纲目》描述为："紫菀以牢山（今山东崂山）所出根如北细辛者为良，沂（今山东临沂）兖（今山东济宁市）以东皆有之。"增加了产地山东，并指出山东崂山所产者为佳。清代吴其濬《植物名实图考》记载："江西建昌谓之关公须，肖其根形，初生铺地，秋抽方紫茎，开紫花微似丹参。"增加了产地江西建昌。

清乾隆年间《祁州志》记载安国当时种植的药材已有28种，药市规模达到全国之最。全国各地药商千里迢迢来到祁州，采购祁紫菀为首的"八大祁药"，此时始有"祁紫菀"的记载。民国时期，《药物出产辨》记载："紫菀凤阳府、亳州龙王庙四乡出者，须根粗，软糯，色紫红，硬梗少者佳。河南淮庆府出，枝略细，软糯，亦可用。湖北出者，性硬根细，泥屑重者次。伪者浙江尚少。因价贱，出货亦多故耳。"指出紫菀以凤阳、亳州产者为佳。赵燏黄《祁州药志》记载"自祁州本帮所得者，乃亳州（亳紫菀）移植于祁州之种"。

《中药大辞典》《新编中药志》《中华本草》等现代本草记载："紫菀主产安徽亳州、涡阳及河北安国，其中河北安国、安徽亳县、涡阳均为栽培。"《祁州中药志》载："祁州所产紫菀，根粗且长，质柔韧。因其质地纯正，药效良好，畅销全国各地，故名'祁紫菀'。"《金世元中药材传统鉴别经验》指出："家种紫菀以河北安国、安徽亳州种植历史悠久，提供商品质优，称为'道地药材'。"《实用中药材经验鉴别》载："紫菀主产于河北、河南、安徽、山西、黑龙江等地，而以河北安国、安徽亳州出产者质量最佳。"可见河北安国、安徽亳州均为紫菀道地产区，而河北安国产者称为"祁紫菀"。

从本草考证来看，紫菀的产地主要在河北、安徽、陕西、河南、山东、甘肃等地，在应用过程中品种亦有混杂，包括有白菀等，但主流品种仍以紫菀为主，白菀做替代品用。其道地产区的变迁不大，南北朝时为湖北、河北，明代时为河北、安徽等地。与今紫菀的主要栽培产区（安国、亳州）较为接近。目前栽培紫菀主产于河北安国、安徽亳州，其中"安国所产紫菀，根粗且长，质柔韧。因其质地纯正，药效良好，畅销全国各地，故名'祁紫菀'"。

紫菀产地历史沿革见表84。

表 84 · 紫菀产地历史沿革表

年　代	出　处	产 地 及 评 价
汉	《神农本草经》	生山谷
魏晋	《名医别录》	生房陵（今湖北房县）及真定、邯郸（今河北正定、邯郸），二月、三月采根，阴干
南北朝	《本草经集注》	生房陵（今湖北房县）山谷及真定、邯郸（今河北正定、邯郸），二月、三月采根，阴干
宋	《本草图经》	生房陵（今湖北房县）山谷及真定、邯郸（今河北正定、邯郸），二月、三月采根，阴干
	《证类本草》	紫菀生房陵（今湖北房县）山谷及真定、邯郸。今耀（今陕西耀州）、成（今甘肃成县）、泗（今安徽泗县）、寿（今安徽寿县）、台（今浙江台州）、孟（今河南孟州）诸州，兴国军（今湖北阳新）皆有之
	《药性粗评》	生江北（今江苏、安徽两省的长江以北地区）州郡山谷，今江南近道亦有之
明	《本草蒙筌》	近道多生，真定，独胜
	《本草纲目》	紫菀以牢山（今山东崂山）所出根如北细辛者为良，沂（今山东临沂）兖（今山东济宁）以东皆有之
清	《植物名实图考》	江西建昌谓之关公须，肖其根形，初生铺地，秋抽方紫茎，开紫花微似丹参
	《祁州志》	安国当时种植的药材已有28种，药市规模达到全国之最。全国各地药商千里迢迢来到祁州，采购祁紫菀为首的"八大祁药"

续 表

年 代	出 处	产 地 及 评 价
民国	《增订伪药条辨》	紫菀凤阳府、亳州龙王庙四乡出着，须根粗，软糯，色紫红，硬梗少者佳。河南淮庆府出，枝略细，软糯，亦可用。湖北出者，性硬根细，泥屑重者次。伪者浙江尚少。因价贱，出货亦多故耳
	《祁州药志》	自祁州本帮所得者，乃亳州（亳紫菀）移植于祁州之种
现代	《中药大辞典》	紫菀主产安徽亳州、涡阳及河北安国，其中河北安国、安徽亳县、涡阳均为栽培
	《新编中药志》	紫菀主产安徽亳州、涡阳及河北安国，其中河北安国、安徽亳县、涡阳均为栽培
	《中华本草》	紫菀主产安徽亳州、涡阳及河北安国，其中河北安国、安徽亳县、涡阳均为栽培
	《祁州中药志》	祁州所产紫菀，根粗且长，质柔韧。因其质地纯正，药效良好，畅销全国各地，故名"祁紫菀"
	《金世元中药材传统鉴别经验》	家种紫菀以河北安国、安徽亳州种植历史悠久，提供商品质优，称为"道地药材"
	《实用中药材经验鉴别》	紫菀主产于河北、河南、安徽、山西、黑龙江等省地，而以河北安国、安徽亳州出产者质量最佳

参考文献

［1］卢艳花，王峥涛，徐珞珊，等.紫菀中的多元酚类化合物［J］.中草药，2002（1）：19-20.

［2］卢艳花，戴岳，王峥涛，等.紫菀祛痰镇咳作用及其有效部位和有效成分［J］.中草药，1999（5）：360-362.

［3］姚洁，程磊，朱月健，等.优质紫菀种苗标准化体系评价指标研究进展［J］.现代农业科技，2019（16）：67-68，71.

［4］袁桂平，张敏.药材种子（种苗）品质管理亟待加强［J］.中国药事，2003（3）：21.